LA VIDA ESENCIAL

UNA GUÍA SENCILLA PARA VIVIR UN ESTILO DE VIDA DE BIENESTAR.

QUEREMOS AGRADECER AL GRAN NÚMERO DE PERSONAS QUE CONTRIBUYERON CON SU GENIO COLECTIVO PARA ELABORAR ESTE TRABAJO, Y POR COMPARTIR UNA VISIÓN SOBRE CÓMO LAS PLANTAS Y LOS REMEDIOS NATURALES APORTAN NUEVOS NIVELES DE BIENESTAR Y TIENEN UN GRAN IMPACTO EN NUESTRAS VIDAS.

3ª EDICIÓN

La información que contiene este libro no ha sido evaluada o aprobada por la Administración de Alimentos y Fármacos de los Estados Unidos o por ninguna otra agencia reguladora. La información no pretende diagnosticar, tratar, curar, prevenir o reducir de otro modo los efectos de cualquier tipo de enfermedad o padecimiento. La información ni nada de lo contenido aquí ha sido, ni se alega que haya sido, escrito, editado, avalado o investigado por un proveedor de salud con licencia o un profesional médico, o corroborado por ninguna ciencia médica específica. De hecho, no lo es. La información a la que se hace referencia aquí sólo tiene propósitos educativos y no pretende, ni se debería entender que pretende, sustituir en forma alguna buscar atención médica calificada de un médico licenciado o buscar un tratamiento prescrito en lugar de un tratamiento prescrito por un profesional médico licenciado para una condición de salud específica. Consulte a un proveedor de atención médica calificado para obtener un diagnóstico, atención médica y tratamiento.

La información que contiene este libro no pretende en forma alguna promocionar o avalar ninguna marca específica de aceites esenciales, productos nutricionales, ni ningún otro producto ofrecido o suministrado por ninguna compañía específica. Cualquier mención que se haga en este libro al nombre de una marca específica no significa un endoso o recomendación de ninguna compañía o producto específico.

Los autores de este libro han expresado sus opiniones de buena fe, las cuales no han sido determinadas por profesionales médicos convencionales. Total Wellness Publishing, LLC, así como los colaboradores de este libro declinan expresamente toda responsabilidad derivada del uso de la información contenida en este libro, o por cualquier resultado adverso derivado del uso de la información contenida en él por cualquier razón, incluyendo, entre otros, cualquier diagnóstico erróneo, aplicación incorrecta o interpretación errónea de la información presentada en el mismo. En ningún caso los autores de este libro o Total Wellness Publishing, LLC serán responsables por ningún daño directo, indirecto, consecuente, especial, ejemplar, o ningún otro daño relacionado con el uso de la información contenida en este libro.

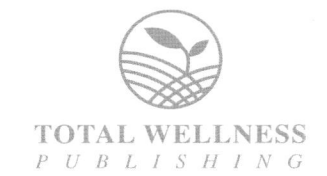

TOTAL WELLNESS
PUBLISHING

© 2017 TOTAL WELLNESS PUBLISHING, LLC

ISBN 978-1-5323-4805-1

ÍNDICE

SECCIÓN 1
introducción

Cómo usar esta guía — 6
¿Por qué un estilo de vida saludable? — 7
Por qué la calidad importa — 9
Cómo usar los aceites esenciales — 11
   Métodos de Aplicación — 11
   Técnica de Toque de Aceite — 14
   Seguridad y Almacenamiento — 17

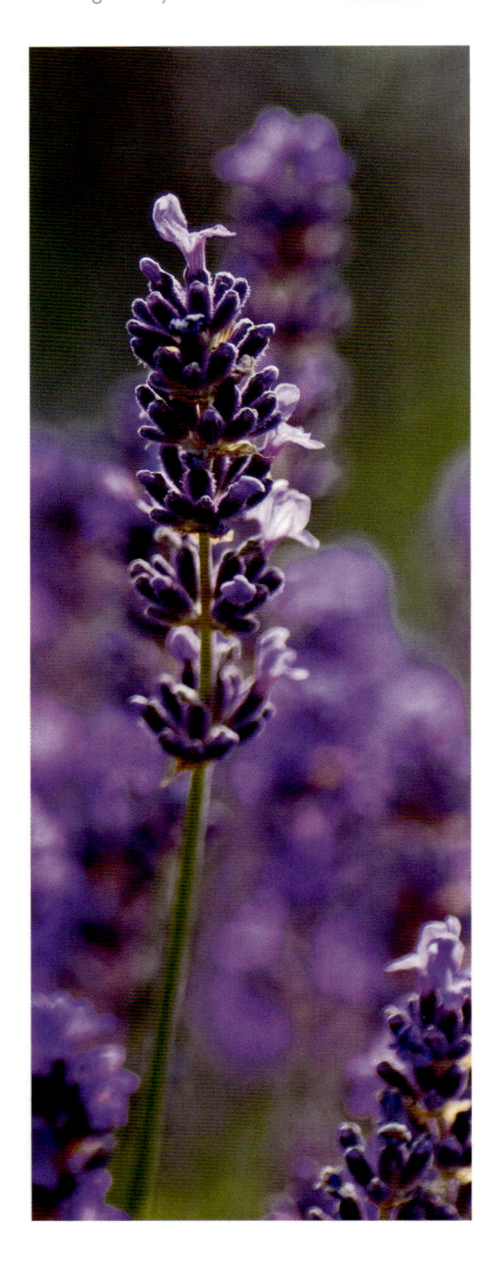

SECCIÓN 2
referencia rápida

Índice de enfermedades de la A a la Z — 20

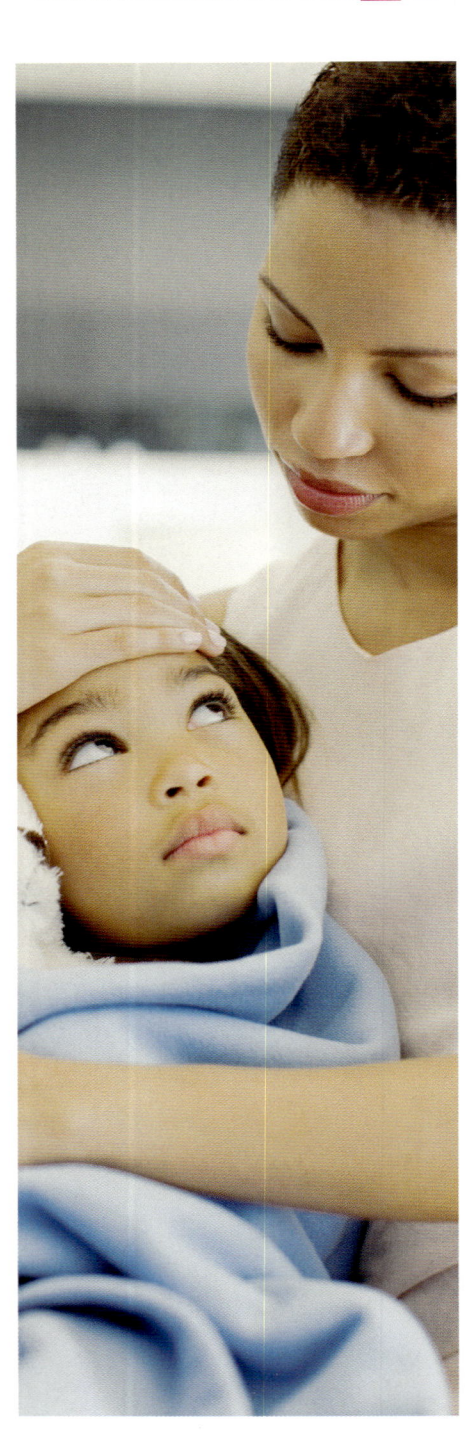

SECCIÓN 3
soluciones naturales

Aceites individuales — 72
Mezclas de aceites — 138
Productos Complementarios — 167

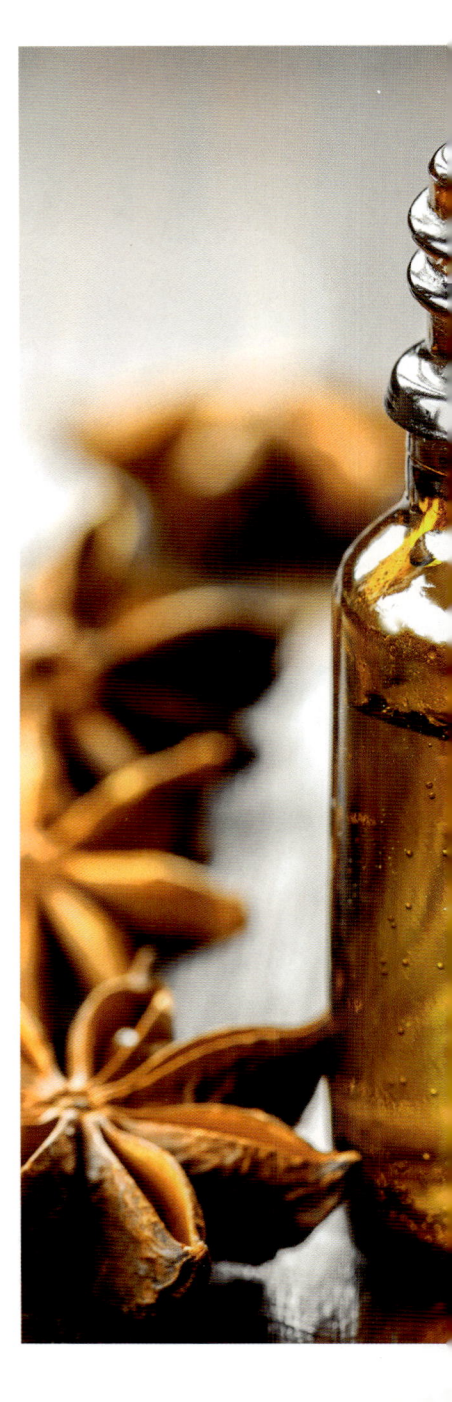

SECCIÓN 4
sistemas del organismo y áreas de enfoque

Adicciones	188
Alergias	192
Atletas	195
Autoinmune	198
Candida	203
Sistema Cardiovascular	207
Cerebro	212
Desintoxicación	216
Sistema Digestivo e Intestinal	221
Dolor e Inflamación	226
Embarazo, Parto y Lactancia	230
Sistema Endocrino	236
Energía y Vitalidad	240
Enfoque y Concentración	243
Sistema Esquelético	247
Estado de Ánimo y Comportamiento	251
Estrés	255
Glucemia	258
Sistema Inmunológico y Linfático	261
Integumento (cabello, uñas y piel)	266
Intimidad	272
Sistema Límbico	275
Sistema Muscular	278
Sistema Nervioso	282
Niños	286
Parásitos	291
Peso	294
Primeros Auxilios	299
Sistema Respiratorio	303
Salud Celular	309
Salud de la mujer	313
Salud del Hombre	317
Salud Oral	320
Sueño	323
Trastornos Alimenticios	327
Sistema Urinario	331
Bienestar emocional	334
Índice de emociones	340

SECCIÓN 5
recetas para una vida natural

A la Mano	344
Aire Libre	346
Aptitud Física	348
Bebé	350
Bricolaje y Regalos	352
Cuidado Personal	354
Culinario	356
Aderezos y Marinados	358
Alimentos Fermentados	360
Bebidas	362
Bocadillos	364
Desayunos	366
Ensladas	370
Guarniciones	372
Licuados	374
Panes	376
Platillo Principales	380
Postres	384
Salsas y Condimentos	388
Sopas	392
Embarazo	394
Hombres	396
Intimidad	398
Jardínería	400
Limpieza	402
Baño	404
Cocina	406
Lavandería	408
Mascotas	410
Navideña	412
Primeros Auxilios	414

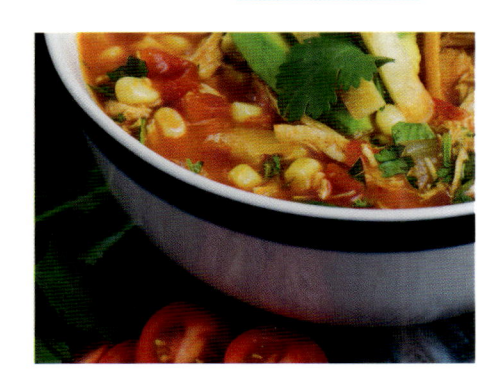

SECCIÓN 6
suplementario

Sé un Usuario Experto	418
Composicion y Quimica del Aceite	421
Mezclas y Capas	424
Masaje con Aceites	429
Reflexología	430
Tabla de Cocina con Aceites	432
Glosario de Propiedades de Aceites	433
Propiedades de Aceites	434
Índice de Recetas	436
Índice de Investigación	438
Bibliografía	442
Índice	443

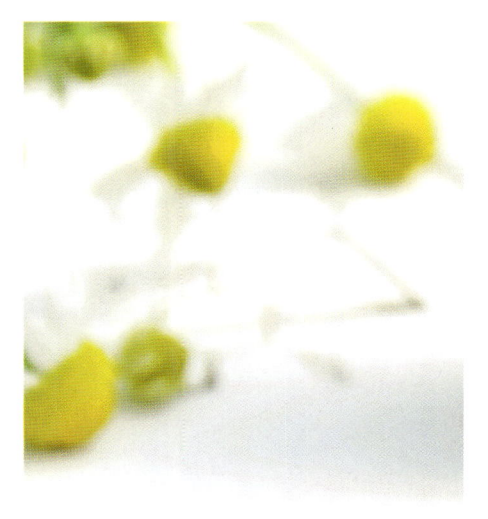

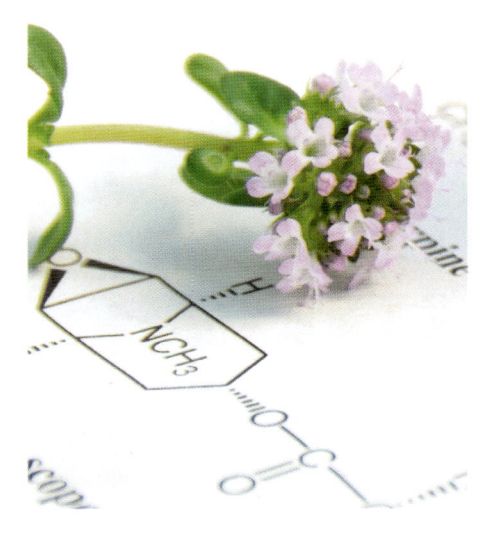

SECCIÓN 1

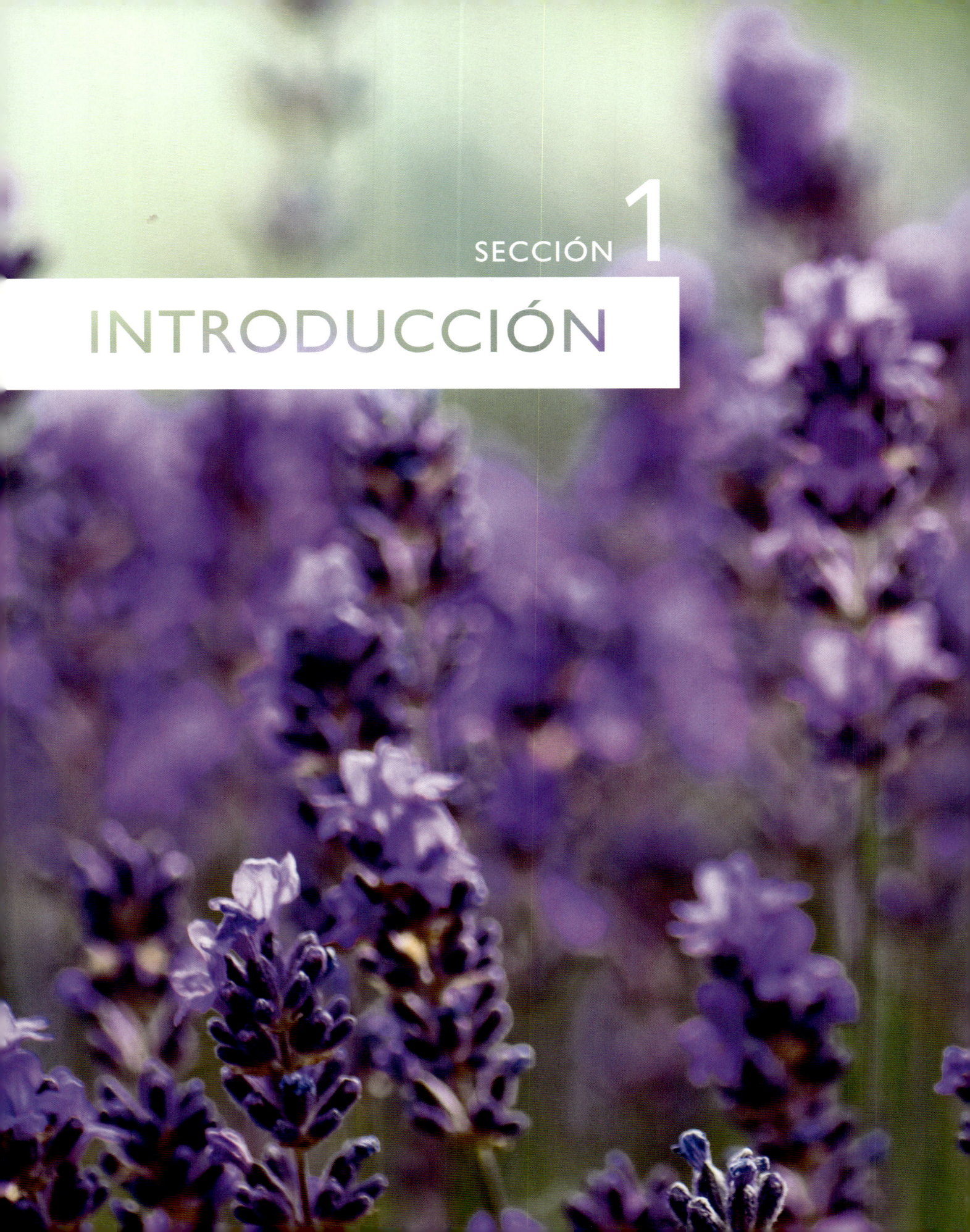

INTRODUCCIÓN

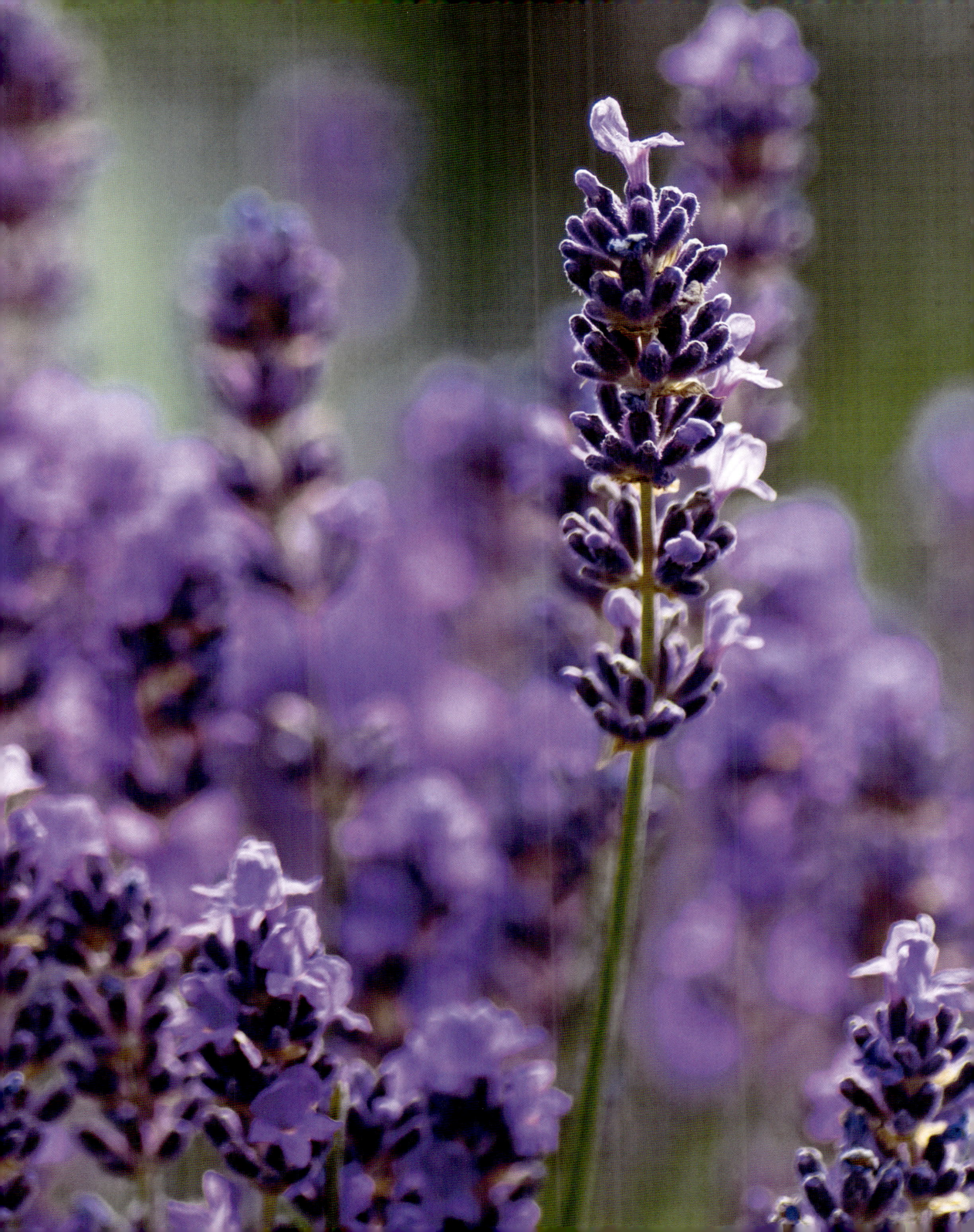

Cómo usar esta guía

LA VIDA ESENCIAL es una composición de todo lo que es esencial para una vida vibrante. Está diseñada tanto para el nuevo usuario de aceites esenciales como para el experimentado. Brinda información sencilla, de consulta rápida, y conocimientos a nivel de experto. Su contenido está dirigido a mejorar su estilo de vida y consecuentemente, su experiencia de vida.

Comience por descubrir cómo usar cada sección de este libro.

SECCIÓN 1: Introducción

Establezca una base de conocimientos sencillos para usar los aceites esenciales. Conozca lo que son los aceites esenciales, de dónde provienen, y cómo usarlos en forma eficaz y segura.

SECCIÓN 2: Consulta Rápida

Consulte rápidamente cualquier trastorno, y vincúlelo a los aceites esenciales que se usan habitualmente con este índice de trastornos de la A a la Z. Conozca los métodos básicos de aplicación para los remedios.

SECCIÓN 3: Soluciones Naturales

Familiarícese con la información detallada sobre aceites esenciales individuales y mezclas de aceites esenciales, así como con productos suplementarios. Descubra cómo se destilan los aceites esenciales, los usos comunes, los beneficios emocionales básicos, y sugerencias para cada aceite.

SECCIÓN 4: Sistemas del cuerpo

Experimente el nivel más profundo de conocimientos curativos al explorar los síntomas de las enfermedades y los síntomas del cuerpo para apoyar el funcionamiento de todos sus sistemas. Conozca cómo abordar el bienestar de manera holística, reconociendo las causas esenciales y las herramientas de curación correspondientes.

SECCIÓN 5: Vida Natural

¡Incluya los aceites esenciales en todo su estilo de vida! Explore y disfrute los beneficios de usar aceites esenciales para limpiar, cocinar, la jardinería, su aptitud física, las relaciones íntimas, para perder peso, para los hijos, las mascotas, sobre la marcha, y más.

SECCIÓN 6: Complementario

Explore otra información más detallada sobre los aceites esenciales y las dolencias en el glosario, el índice, y otros recursos.

Busque sus aceites y consulte este libro diariamente, ¡y disfrute LA VIDA ESENCIAL!

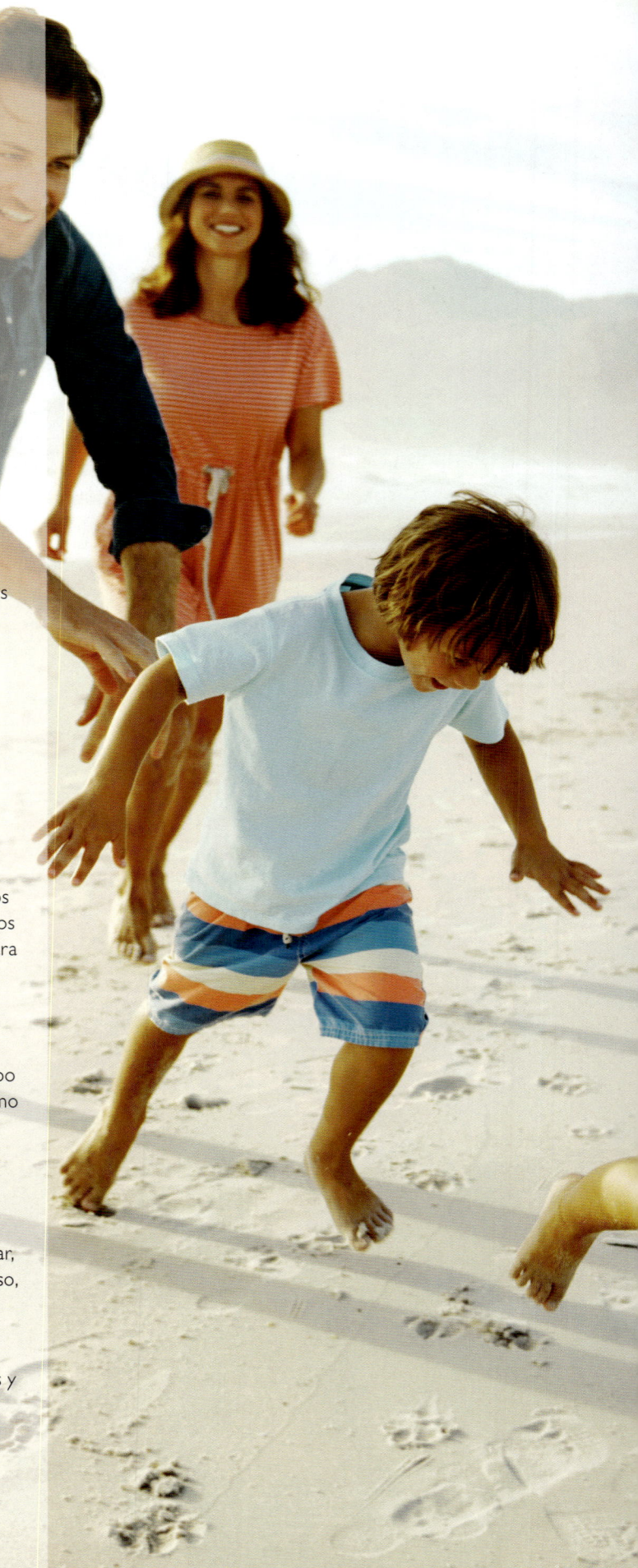

¿Por qué un estilo de vida saludable?

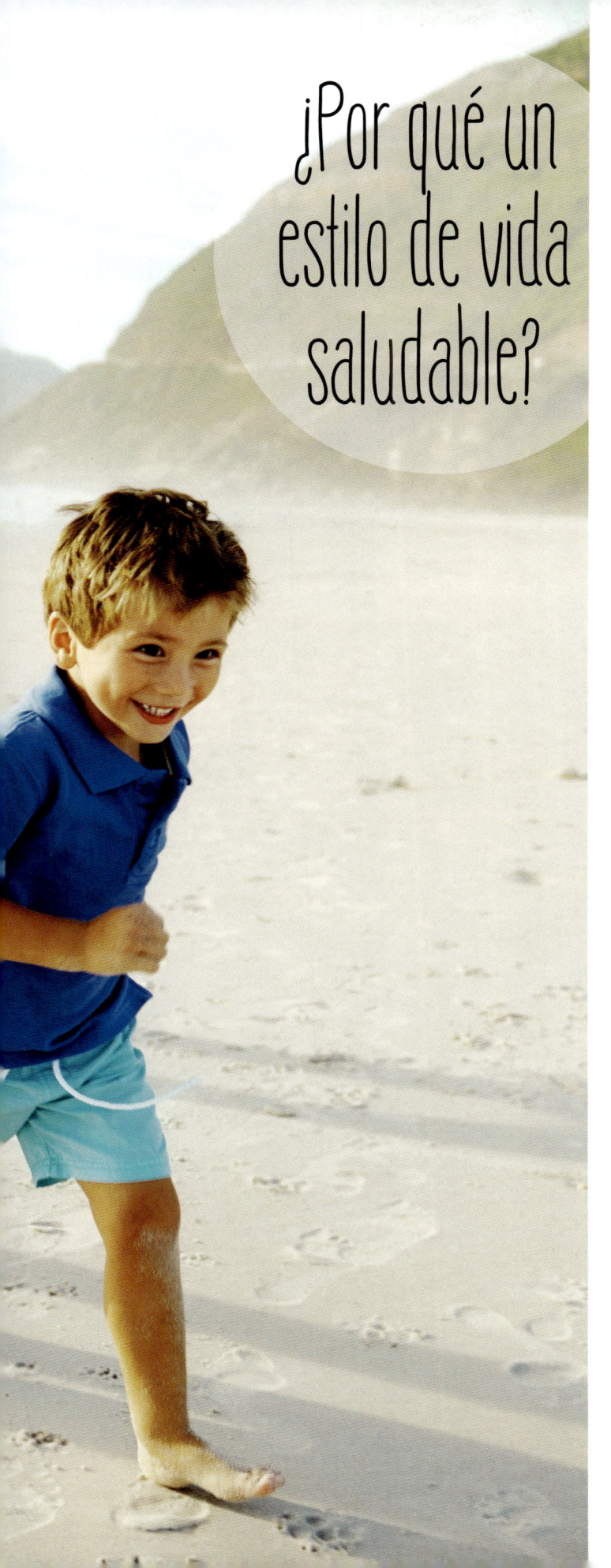

¿Qué significa estar bien? El bienestar se puede caracterizar no sólo por la ausencia de enfermedades, sino además por sentirse bien y disfrutar la vida. Como usted se siente - física, mental y emocionalmente - determina el estado de su salud y bienestar general. Podría decirse que su salud es su activo principal ya que afecta la forma en que piensa, siente, se mueve, interactúa, prospera y alcanza logros. Cuando no se siente muy bien, todos los demás aspectos de su vida se afectan.

Los malos hábitos de estilo de vida ponen a las personas en riesgo de contraer prácticamente cualquier enfermedad física y mental. Los Centros para el Control y Prevención de enfermedades (CDC) informan que las enfermedades cardíacas son la causa principal de muerte de los hombres y las mujeres, y son responsables por una de cada cuatro muertes en los Estados Unidos. De acuerdo con el Instituto Nacional de Salud Mental, del 75 al 90 por ciento de todas las visitas a las consultas médicas de los Estados Unidos se deben a quejas y trastornos relacionados con el estrés. Algunos acontecimientos importantes de la vida, como un divorcio, la pérdida de un ser querido, los problemas económicos, o el nacimiento de un hijo, se pueden combinar con predisposiciones genéticas o biológicas que pueden provocar una crisis de salud relacionada con el estrés. Nuestra cultura con frecuencia fomenta la dependencia de los médicos, fármacos y sistemas de atención médica para arreglar y sanar estos trastornos físicos y emocionales. Y sin embargo, es de sobra conocido y aceptado en la comunidad médica que los comportamientos aprendidos y las decisiones de estilo de vida, como un manejo deficiente del estrés, una nutrición inapropiada, la inactividad física, la falta de sueño, fumar y consumir alcohol en exceso, son los principales contribuyentes a las enfermedades y a una calidad de vida reducida.

La medicina moderna tiende a concentrarse en el diagnóstico y el tratamiento, mientras que un estilo de vida de bienestar se enfoca en la educación, la conciencia y la prevención. En vez de simplemente tratar de disfrazar la enfermedad, el estilo de vida de bienestar aborda sus causas - lo que se esconde debajo de la enfermedad y sus síntomas. Nuestros pensamientos, sentimientos, creencias, hábitos y decisiones están avivando el fuego de la inflamación, el dolor, la toxicidad, y la enfermedad del cuerpo. Al abordar las causas esenciales de la enfermedad en lugar de sólo tratar los síntomas, podemos ayudar al cuerpo a sanarse a sí mismo.

La ola del futuro es la Medicina Integral, mientras que los tratamientos alopáticos tradicionales trabajan en conjunto con las prácticas alternativas no tradicionales para tratar a toda la persona y no sólo la enfermedad. De esta forma, los pacientes y los profesionales establecen una colaboración cuyo objetivo es tratar la mente, el cuerpo y el espíritu a la misma vez.

Su cuerpo es capaz de sanarse de forma natural. La mayoría de las veces, no necesita medicamentos sintéticos que asuman su trabajo, sino simplemente las herramientas de apoyo correctas para permitirle hacer lo que está diseñado para hacer. La clave del bienestar es simplemente aprender lo que sirve al cuerpo, y luego restituir al cuerpo lo que éste necesita. Esto generará sanación duradera y bienestar contínuo.

INTRODUCCIÓN

Los remedios derivados de plantas, conocidos como aceites esenciales, se han utilizado en todo el mundo desde hace miles de años y son una de las herramientas más poderosas disponibles para ayudar a que su cuerpo se sane a sí mismo. Los aceites esenciales se pueden usar en muchos aspectos de nuestra vida diaria. Los usos típicos incluyen limpiar, cocinar, el cuidado de la piel, el cuidado de los animales, mejorar la calidad del aire en una habitación, y apoyar las necesidades emocionales y físicas del cuerpo.

La calidad general de los aceites esenciales es muy importante cuando se usan para fines terapéuticos. El factor más importante al seleccionar los aceites esenciales es que hayan sido probados y certificados en cuanto a su pureza, potencia, legitimidad y autenticidad.

La clave del bienestar está en que todos los días toma decisiones que afectan su salud. En última instancia, su salud está en sus manos. Usted tiene el poder de vivir una vida de salud óptima. Lo invitamos a que se una a nosotros para vivir un estilo de vida de bienestar usando este libro como su guía. Su viaje hacia la salud y el bienestar comienza aquí.

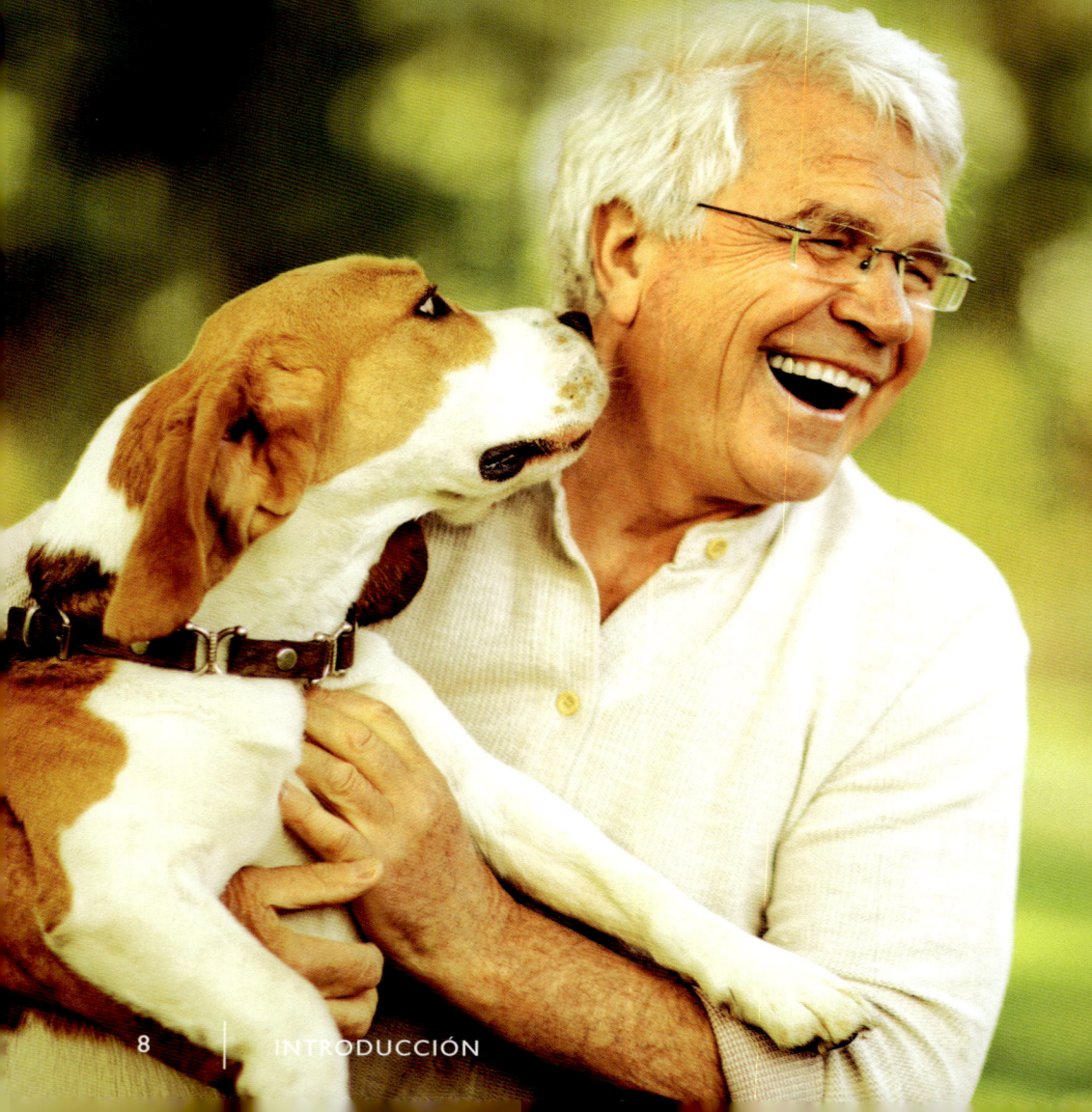

Por qué la Calidad Importa

Procedencia

Cuando se trata de la procedencia de los aceites esenciales, el terreno y el suelo de origen son importantes. Si un campo se rocía con sustancias químicas tóxicas, o si estas sustancias químicas se agregan al suelo, eso afecta la química de las plantas. El proceso de destilación y la temperatura, además del uso de solventes y productos químicos tóxicos para la extracción de los aceites esenciales, afectan también su pureza y potencia.

Las variaciones en la química natural de los aceites está permitida, ya que es una expresión legítima de la naturaleza. A medida que uno realmente estudia el arte de cultivar, cosechar y destilar los aceites esenciales, descubre el arte del productor y la belleza de arte humano especializado. Hoy en día experimentamos lo mejor de la tradición en la experiencia y la sabiduría de los productores transmitida a través de generaciones, combinada con los avances científicos, agrícolas, y en las prácticas de destilación.

Proveedor

Cuando se trata de sanación, elegir un proveedor de aceites esenciales reconocido por la calidad y eficacia que ofrece, es... "esencial". Cada aceite tiene componentes específicos que proporcionan varios niveles de efectos terapéuticos. Por lo tanto, es necesario analizar docenas de especies de una sola fuente, de miles de lugares geográficos, para encontrar la combinación correcta de compuestos terapéuticos.

Ésta es una de las tareas principales del proveedor: buscar en todo el mundo los compuestos de más alta calidad que producen los mejores aceites esenciales posibles que la naturaleza puede proporcionar. Una de las mejores maneras en que esto se logra es creando pactos de confianza con productores y destiladores honrados.

Autenticidad

La regulación del grado terapéutico de los aceites esenciales es limitada, y los estándares son mínimos. Esto hace que los proveedores sean quienes autorregulen la calidad. El término "grado terapéutico" simplemente no es suficiente para identificar un nivel de calidad. Por lo tanto, existen dos perspectivas sustancialmente diferentes. En una, la procedencia en entredicho es permisible y los aditivos sintéticos son componentes aceptables. En la otra, la sanación verdadera requiere aceites sin procesar que provengan directamente de la naturaleza sin nada añadido. Estas normas estrictas permiten que los aceites permanezcan ricos y complejos como la naturaleza los creó. Uno puede esperar pagar un precio más alto por estos aceites esenciales genuinos, auténticamente puros, y con un grado superior de potencia.

Calidad

Para que un aceite esencial sea realmente terapéutico y superior, debe ser probado y certificado como puro, potente, genuino y auténtico. Cada uno de estos términos es importante y significativo en cuanto a las medidas de calidad. Es de vital importancia señalar que, aunque los químicos han recreado con éxito muchos componentes de plantas, nunca han replicado un aceite esencial completo. ¿Por qué? Sencillamente no han descubierto o identificado cada componente que la naturaleza produce.

Proceso

Para proteger y conservar la máxima calidad de los aceites esenciales, las plantas deben ser cultivadas pacientemente por expertos conocedores que sean honestos y estén comprometidos con obtener la especie correcta, y que permitan un tiempo de maduración adecuado de la planta.

Después de la cosecha, el material vegetal está listo para la destilación. Para extraer cuidadosamente los preciados componentes, este proceso se debe llevar a cabo con delicadeza, despacio y hábilmente. La destilación de calidad requiere una presión y una temperatura reducidas, protegiendo estas esencias contra la oxidación o destrucción por exceso de calor.

Una vez que se completa la destilación, los aceites esenciales se trasportan a las empresas de distribución o a los intermediarios, conocidos como agentes. Como regla general, cuanto más se avanza en la cadena de suministro, menos probabilidades tiene de obtener un producto puro. La mayoría de las empresas que venden aceites esenciales no tienen la capacidad (o en muchos casos el deseo) de verificar la calidad de los aceites que reciben del suplidor antes de remitirlos a sus clientes. Busque empresas que trabajen directamente con los productores, procedentes de todo el mundo.

Existe un número creciente de productos que alegan falsamente que son aceites esenciales o que contienen aceites esenciales. Con demasiada frecuencia, estos productos utilizan sustitutos aromáticos químicos sintéticos o diluyen o sustituyen los extractos de aceites esenciales más caros. Estas alegaciones engañan a muchos consumidores que creen que están usando productos naturales.

Los aceites esenciales están compuestos de tres elementos solamente: carbono, hidrógeno y oxígeno. Las moléculas de los aceites esenciales son principalmente monoterpenos, sesquiterpenos, y sus derivados oxigenados. Los aceites esenciales son líquidos orgánicos volátiles. Los aceites esenciales no contienen vitaminas, minerales, ácidos grasos esenciales ni hormonas. Cualquier alegación de que contengan esos ingredientes simplemente pone de manifiesto la impureza de un producto.

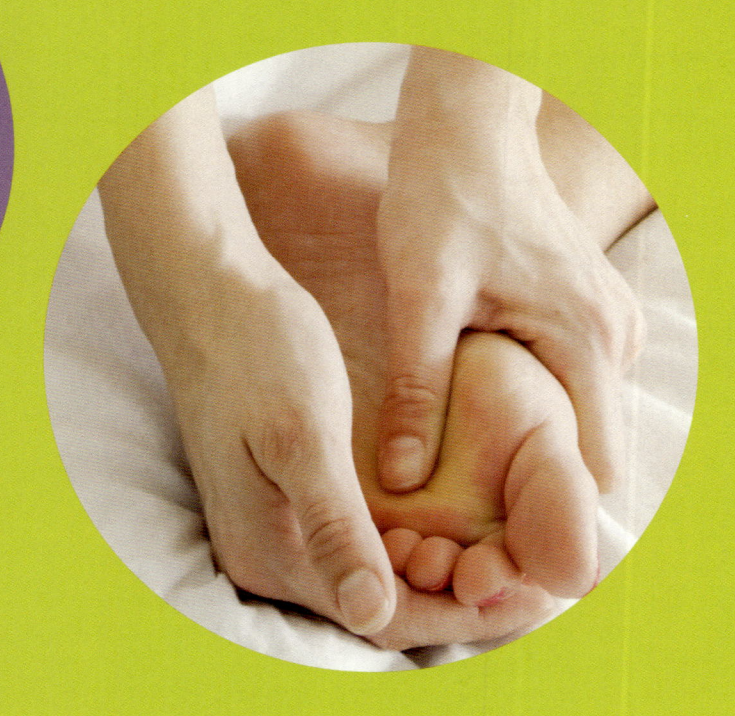

Aroma

Una de las maneras más contundentes de detectar la pureza y la alta calidad de los aceites es a través de su aroma. El aroma excelente se adquiere, y es el resultado de la calidad de la procedencia de las plantas, la calidad de los procesos de destilación, y la ausencia de disolventes químicos. Generalente, cuanto más puro y "dulce" es el aroma, mayor es la pureza y mejor es la procedencia.

Responsabilidad del proveedor

La empresa distribuidora tiene la responsabilidad de proporcionar aceites esenciales cuidadosamente extraídos y puros (sin relleno ni ingredientes artificiales) al cliente. Las pruebas rigurosas de calidad, más allá del mínimo requerido, ayudan a garantizar que los aceites no tienen contaminantes. Busque empresas que verifiquen varias veces la calidad y la pureza antes de poner el producto a disposición del cliente. Además, el distribuidor es responsable de rotular los productos de acuerdo a los estándares GRAS (Generalmente Considerados como Seguros) de la FDA.

Medición de la calidad

Las medidas de la calidad corresponden a categorías específicas del producto como genuino, auténtico, puro y potente.

Auténtico

En el mundo de los aceites esenciales, el término "Autenticidad" significa:
- La composición de un aceite es igual a la planta especificada en la etiqueta.
- El aceite no es una mezcla de especies de plantas, sino la planta especificada.
- El aceite no es el producto de una mezcla de plantas o malezas que crecen junto a las especies.
- El aceite sólo está compuesto y ha sido destilado de las partes de la planta claramente identificadas.
- Finalmente, el aceite se califica con precisión de forma que identifique claramente sus cualidades curativas mediante compuestos que se producen sistemáticamente.

Genuino

El término "Genuino" equivale al término "No adulterado," que significa:
- **El aceite esencial es 100 por ciento natural** y no contiene niguna otra sustancia agregada – ni siquiera otras sustancias naturales. NO contiene sustancias sintéticas, agentes, disolventes ni aditivos.
- **El aceite esencial es 100 por ciento puro** y NO contiene otro aceite esencial similar o híbrido que haya sido añadido para ampliar el producto.
- **El aceite esencial es 100 por ciento completo** y ha sido totalmente destilado. Casi todos los aceites esenciales se destilan en un solo proceso. El Ylang ylang es una excepción, ya que pasa por más de un proceso de destilación para completarse. Los procesos de destilación alterados pueden producir aceites esenciales de las clases I, II, III y "Extra".

Puro

La pureza por sí sola no significa necesariamente que un aceite es de buena calidad. Un aceite puro puede haber sido destilado incorrectamente o haber sido obtenido de una variedad particular de especies vegetales inferiores. Además, los aceites pueden contener contaminantes, pesticidas, herbicidas, disolventes, plantas de procedencia inferior o no identificada, y compuestos sintéticos. El proceso de destilación puede aumentar la concentración de estos elementos indeseables.

Potente

Los aceites esenciales son la forma más potente del material vegetal. Los componentes químicos que se encuentran en el material vegetal aumentarán o disminuirán la potencia del aceite esencial. El clima y la composición del suelo afectan la potencia de la materia vegetal. Por eso es esencial que el suministro de un aceite proceda de su hábitat natural.

Responsabilidad Personal

Cuando se trata de obtener aceites esenciales de calidad, el consumidor debe hacer su propia investigación, usar el sentido común, ejercer prudencia, y hacer lo que sea mejor para sí mismo y para su familia. La educación es clave para convertirse en un usuario experto de estos potentes extractos de plantas.

Cómo usar los aceites esenciales
Métodos de Aplicación

Aromático

El término **Aromaterapia** se deriva del hecho de que los aceites esenciales son, por naturaleza, aromáticos. Sus aromas pueden provocar poderosas respuestas psicológicas, mentales y emocionales. Los aceites esenciales también son volátiles, lo que significa que se evaporan pronto y son rápidamente absorbidos por el cuerpo. El proceso de transmitir aromas al cerebro se llama olfato, o simplemente, oler. Se produce gracias al sistema.

Cuando una persona inhala un aceite esencial, las moléculas de aceite ascienden por la parte posterior de cada fosa nasal hasta llegar al parche de epitelio del tamaño de un sello postal. Allí, las moléculas se adhieren a los receptores en los cilios (vellos), que se convierten en nervios en el lado opuesto del parche de la mucosa nasal. Estos nervios envían la información olfativa al bulbo olfatorio en el cerebro. Esto significa que el aceite esencial en sí mismo no es enviado al cerebro, sino que se transmite una información neuronal o "mensaje" de la química compleja que contiene. Los millones de nervios penetran el bulbo olfatorio, que se comunica directamente con la amígdala, el hipocampo, y otras estructuras cerebrales.

La amígdala, un centro para las emociones en el sistema límbico, vincula nuestro sentido del olfato con nuestra capacidad de aprender emocionalmente. Aquí, la información aromática se conecta con las emociones de la situación. Esta capacidad de vincular la información y las emociones está inextricablemente relacionada con nuestra capacidad de supervivencia, y hace que los aceites esenciales sean un poderoso aliado para crear y mantener la salud emocional. La inhalación de los aceites esenciales también se recibe a través de los alvéolos pulmonares, y de ahí pasa al torrente sanguíneo.

La forma más fácil de usar los aceites esenciales en forma aromática es abrir un frasco y simplemente aspirar el aroma a través de la nariz. Esta técnica se conoce como **inhalación directa**. Para reforzar este método, ponga una gota de aceite o mezcla en sus manos, frótelas, ahuéquelas y colóquelas alrededor de la nariz y la boca (no es necesario entrar en contacto con la cara), y aspire. Además, las gotas de aceite pueden ponerse en un pedazo de tela o pañuelo desechable, sostenerse cerca de la cara e inhalarse.

Difundir aceites esenciales en forma aromática es beneficioso para influir en el estado de ánimo, eliminar los patógenos en el aire y cambiar el aroma de un entorno, como una habitación, la oficina o el automóvil. Otros usos incluyen un enfoque dirigido a relajar o estimular la mente. Además, una de las formas más efectivas de tener un impacto en una condición respiratoria es usar un difusor como dispositivo de inhalación, ya sea estando en una habitación donde se lleva a cabo la difusión, o respirando el vapor intencionalmente. **Los difusores** son dispositivos que se pueden usar para evaporar un aceite esencial en un entorno circundante. Hay cuatro tipos principales de difusores: atomizadores, vaporizadores o humidificadores, ventilador y calor. Los mejores difusores son los atomizadores, y usan una bomba de aire frío para impulsar el aceite esencial a través del atomizador, separando el aceite en pequeñas partículas que crean un vapor microfino en el aire. El frasco de aceite esencial, en cierta forma, se conecta directamente al difusor, sin utilizar agua. Los difusores atomizadores normalmente son un poco más caros, y por lo general hacen un poco de ruido debido a los mecanismos en acción. Los difusores de vaporización o humidificación utilizan agua con el aceite esencial, y usan ondas ultrasónicas para la emisión de partículas de aceite y agua al aire. Los difusores de ventilador o calor normalmente son de bajo costo y se usan principalmente para áreas pequeñas como automóviles. La cantidad de aceite utilizado varía de acuerdo al tipo de difusor.

Cada tipo de difusor ofrece distintas capacidades para cubrir la superficie cuadrada de un cuarto. Otras funciones pueden incluir temporizadores, algunos de los cuales cuentan con opciones para distribución constante o intermitente. Los aceites esenciales pueden añadirse al agua o alcohol (como vodka) en una **botella de aerosol** (preferiblemente de cristal). La mezcla puede entonces rociarse en el aire (como un ambientador), en superfices (por ejemplo, un mostrador), o en el cuerpo (por ejemplo, para efectos refrescantes y calmantes).

La dosificación **más apropiada** para el uso aromático de los aceites esenciales es utilizar dosis más pequeñas varias veces a lo largo del día. Es mejor evitar que los bebés y niños pequeños inhalen los aceites a poca distancia, ya que es más difícil determinar la dosificación.

Tópico

Debido a que los aceites esenciales son liposolubes, cuando se **aplican directamente** a la piel, sus compuestos químicos son absorbidos rápidamente y entran al torrente sanguíneo. Ésta es una de las razones por las cuales la calidad de los aceites es importante. Muchos aceites de calidad son seguros para utilizarlos PUROS (definido como: aplicados tópicamente a la piel sin aceite vehicular. Un aceite vehicular es un aceite de un tipo distinto utilizado para dilución, como el aceite de coco fraccionado). Un lugar más aceptado universalmente como la mejor aplicación PURA es la planta de los pies.

El otro método principal de distribuir los aceites esenciales tópicamente es combinarlos con un aceite vehicular, utilizado tanto para su dilución como para evitar la evaporación. Utilizar un aceite vehicular ANTES de aplicar un aceite reduce la velocidad del proceso de absorción (no la prohíbe), reduciendo el tiempo de inicio de la acción terapéutica. Aplicar un aceite vehicular DESPUÉS de la aplicación del aceite esencial estimula el inicio de la acción terapéutica. En cualquier caso, el aceite vehicular evita una posible evaporación rápida.

Tomarse el tiempo para masajear a fondo un aceite esencial en la piel mejora la absorción al aumentar el flujo de la sangre a esa zona, y por tanto permitiendo que la piel absorba sus valiosos componentes en forma más eficaz. Aplicar los aceites esenciales con un aceite vehicular y luego **masajear** la piel o aplicar calor seco, como una bolsa de arroz o **una compresa** húmeda, ayuda a que el aceite penetre más en los tejidos. Esto es especialmente útil para los dolores musculares, dolores corporales y tejidos dañados. Los aceites vehiculares también protegen la piel contra la irritación. Se aconseja que los niños, las personas mayores y las personas con piel sensible o sistemas comprometidos usen siempre un aceite vehicular.

Algunos de los **aceites vehiculares** más populares son: aceite de coco fraccionado, aceite de coco virgen, aceite de jojoba, aceite de semilla de uva, aceite de almendra, aceite de aguacate y aceite de oliva virgen extra. Los aromas contrarios se deben tener en cuenta al seleccionar el aceite vehicular de preferencia. El aceite de coco fraccionado es uno de los favoritos, y se crea eliminando los aceites grasos del aceite de coco regular que se vuelve sólido a 76 grados. Fraccionar o eliminar los ácidos grasos mantiene el aceite en estado líquido, facilitando su uso para aplicarlo (por ejemplo, al dar un masaje) y combinarlo con aceites esenciales en envases como frascos de aerosol y de aplicación en roll on. El proceso de fraccionamiento también alarga la vida útil y hace que sea inodoro e incoloro. Es formidable para la piel y no obstruye los poros.

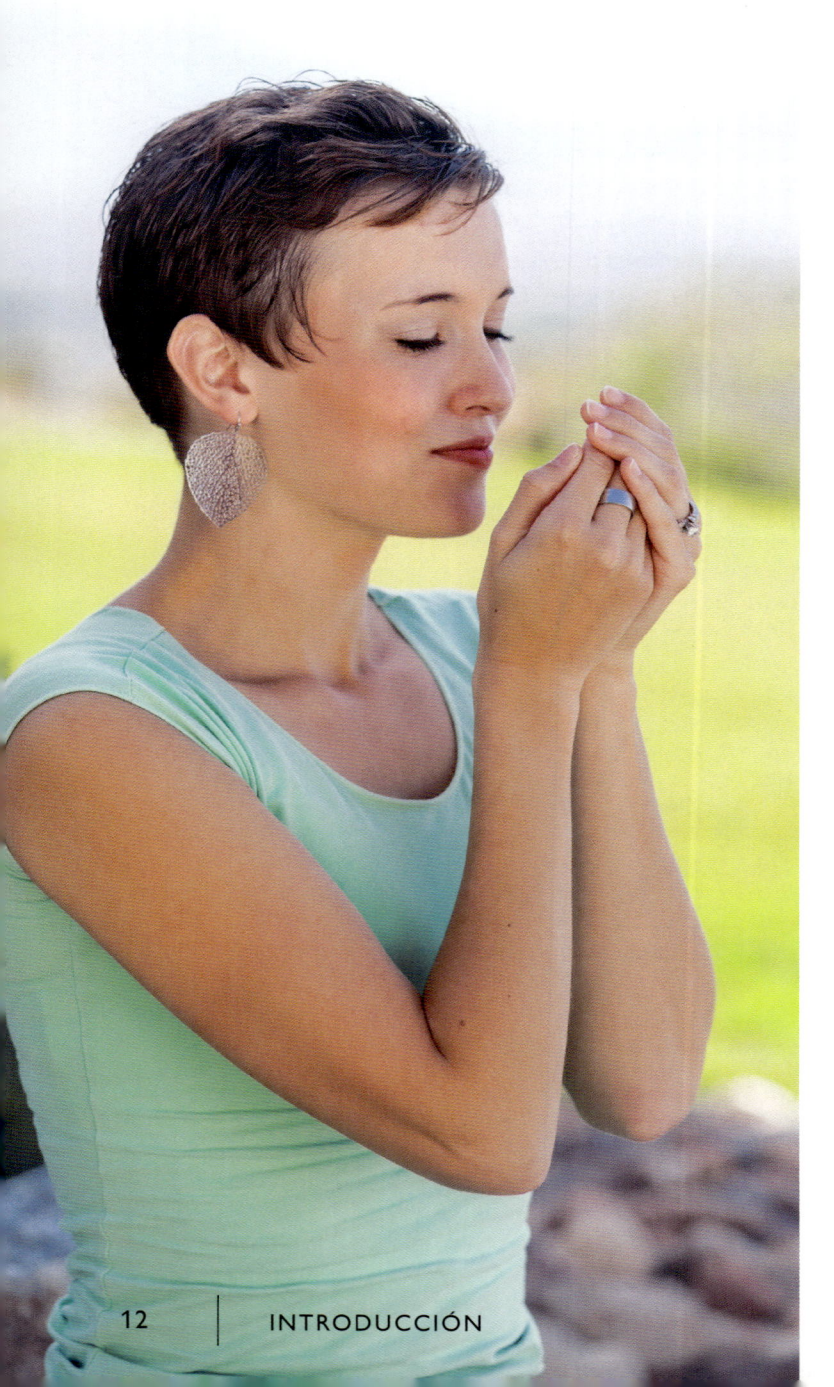

Los métodos de aplicación tópica pueden variar considerablemente. Con mayor frecuencia, los aceites se aplican a la piel de cualquier área que sea motivo de preocupación o en la planta de los pies. Otros métodos adicionales de distribución pueden incluir combinar aceites en una loción sin fragancia, o con un aceite vehicular o agua en un frasco de aerosol, de bálsamo o de aplicación roll on. Limitar el número de gotas utilizadas y diluirlas es la mejor forma de usar los aceites esenciales tópicamente en forma segura. Generalmente no es necesario usar una cantidad exagerada para obtener un efecto terapéutico. Cada gota de aceite esencial contiene un amplio buqué de poderosos componentes químicos elaborados por la naturaleza para proporcionar efectos poderosos, a veces en tan solo una o varias gotas.

La dosis **apropiada** para el uso tópico de los aceites esenciales varía para cada persona, y debe ajustarse a sus circunstancias personales. La edad y la talla de una persona son las consideraciones más importantes a tenerse en cuenta, así como el estado general de su salud. Es mejor usar cantidades más pequeñas. Comience con la cantidad mínima que le haga sentido, y luego aumente la dosis según sea necesario para lograr el resultado deseado. Una dosis tópica de aceites esenciales se puede repetir cada veinte minutos en una situación crítica, o cada dos a seis horas en caso contrario. Una proporción de dilución recomendada es la siguiente:

Bebés	dilución al 0.3%	(1 gota a 1 cucharada)
Niños	dilución al 1.0%	(1 gota a 1 cucharadita)
Adultos	dilución al 2.0%-4.0%	(3-6 gotas a 1 cucharadita)

Al aplicar aceites esenciales tópicamente evite las áreas sensibles de la piel como en ojos, oído interno, genitales y piel escoriada dañada o lesionada. Después de aplicar los aceites esenciales, el residuo se puede frotar en las palmas de las manos para obtener beneficios terapéuticos. Sin embargo, si espera entrar en contacto con áreas sensibles, como los ojos, asegúrese de lavarse bien las manos.

Uno de los usos favoritos de los aceites esenciales es en el **baño** lo cual funciona como método tópico y también aromático. Usar un emulsionante como champú, gel de baño, leche o miel con un aceite esencial antes de colocarlo en el agua de la bañera dispersa el aceite a través del agua en lugar de que flote en la superficie. O añada de 3 a 10 gotas de aceites esenciales a **las sales de baño** (use la cantidad indicada en las instrucciones del producto) o 1 taza de sales de Epsom y luego disuelva en el agua del baño.

Los aceites esenciales pueden aplicarse en los **puntos de reflejo** o en las terminaciones nerviosas en pies o manos. Los aceites también se pueden aplicar en varios puntos de los bordes y partes de las orejas, lo que se denomina **terapia auricular**, similar a los puntos de reflejo de manos o pies. Consulte "Reflexología" más adelante en esta sección.

Aplicación a capas es el proceso de aplicar más de un aceite en un lugar deseado con el fin de intensificar el efecto de un aceite y lograr varios objetivos a la vez. Por ejemplo, el incienso suele usarse como el primer aceite que se aplica a un área de la piel para intensificar los efectos de las sucesivas capas de aceite aplicadas. Si una persona es sensible o le desagrada el olor de un aceite o aceites, puede resistirse a usarlos. Puede ser eficaz aplicar un aceite a la planta de los pies (quizás aplique el aroma de menor preferencia primero) y luego aplicar una segunda e incluso una tercera capa de aceite para "desodorizar" y crear un aroma diferente. Ponerse medias después de una aplicacion puede "contener" el aroma hasta cierto punto, como una opción adicional. Por ejemplo, aplicar vetiver y luego una capa de lavanda. Si está satisfecho, el proceso ha terminado. Si no, añada un tercer aceite como naranja silvestre o una mezcla estimulante. El último aceite que debe aplicar será el aceite inicial de aroma más fuerte. Con el tiempo, un aceite con una mayor nota de fondo perdura más que un aceite con una nota superior.

Interno

Al igual que las plantas se comen frescas, se usan secas para las hierbas, en agua caliente para las infusiones (té), se toman internamente para obtener beneficios terapéuticos y se utilizan para realzar el sabor de las comidas, los aceites esenciales también se pueden tomar internamente para estos mismos usos. Consumimos aceites esenciales cuando comemos alimentos. Las plantas aromáticas frescas normalmente contienen del 1 al 2 por ciento por peso, de compuestos volátiles o aceites esenciales. Cuando las plantas se destilan para extraer los aceites esenciales, las propiedades se concentran. Los aceites esenciales son más potentes que el material vegetal completo. Se deben usar pequeñas cantidades al tomar los aceites esenciales

Los aceites esenciales son liposolubles, por lo tanto se transportan rápidamente a todos los órganos del cuerpo incluyendo el cerebro. Entonces son metabolizados por el hígado y otros órganos. El uso interno de los aceites esenciales es el método de uso más potente, y se debe seguir una dosis adecuada para su uso interno segun las recomendaciones de la etiqueta y las directrices de otros profesionales para evitar un uso excesivo o toxicidad innecesarios. Todos los alimentos ingeridos pueden ser tóxicos si se consumen en dosis demasiado altas. Algunos usuarios tradicionales de aceites esenciales sostienen que el uso interno de los aceites esenciales no es seguro. Sin embargo, las investigaciones modernas, asi como el uso interno de cientos de miles de usuarios a través de muchos años, indican que el uso interno, si se siguen las directrices de dosis adecuadas y seguras es totalmente seguro y apropiado. Las directrices de dosis para el uso interno varían de acuerdo a la edad y la talla de la persona, así como de su estado de salud.

Los aceites esenciales pueden **ingerirse** internamente bajo la lengua (1 a 2 gotas por vía sublingual), en una cápsula de gelatina (a menudo denominada "gel cap"), en una cápsula vegetal (a menudo denominada "veggie cap"), en un té, en un alimento o en agua. Es preferible usar algunos aceites esenciales, como el de canela y el de orégano, internamente. El calor afecta a los componentes de un aceite. Por lo tanto, es mejor añadir los aceites a líquidos calientes después de que el proceso de calentamiento se haya producido.

Otro método de uso interno de los aceites esenciales es el de **inserción vaginal**. Los aceites se pueden diluir en un aceite vehicular, insertarse usando una jeringa vaginal, y mantenerlos en su sitio utilizando un tampón. Los aceites también se pueden diluir en un aceite vehicular, y luego ser absorbidos en un tampón. El tampón se introduce y se mantiene normalmente durante la noche hasta la mañana siguiente. Los aceites esenciales también pueden dilurise en agua y utilizarse para irrigar el área vaginal con una jeringa.

La Inserción rectal es una forma adecuada y segura de aplicar los aceites esenciales, especialmente para condiciones internas. Los aceites se pueden depositar en el recto utilizando una jeringa recta, o se pueden colocar en una cápsula y luego introducir ésta para retenerla en el recto durante la noche hasta la mañana siguiente. Consulte a un profesional en aromaterapia sobre el uso de los aceites esenciales en **supositorios**.

Tenga en cuenta que una sola gota de aceites esenciales se obtiene de una gran cantidad de material vegetal. Una gota de aceite esencial puede contener cientos de componentes y es muy potente. Estos dos factores deben tenerse en cuenta al determinar la cantidad de aceite a ingerir. Por ejemplo, se necesita un limón para hacer unas cinco gotas de aceite esencial de limón. Una dosis interna común para un adulto es de 1 a 5 gotas de aceite esencial cada hora o dos hasta seis horas (dependiendo de los aceites seleccionados), pero preferiblemente no más de 25 gotas de aceites esenciales, divididos en dosis, en un período de 24 horas. Este método permite que el organismo, especialmente el hígado, tenga tiempo para procesar cada dosis. Esta dosis se debe ajustar de acuerdo a la edad, talla y estado de salud de la persona. Para un uso interno prolongado se recomienda utilizar una dosis diaria menor. Si desea utilizar una dosis mayor, consulte a un profesional de atención médica.

Algunos aceites no se consideran seguros para ser ingeridos. Estos incluyen aceites de las agujas de árboles como el aceite esencial de pino y algunos aceites de cortezas, como el ciprés y algunas variedades de eucalipto. Verificar el enunciado "Seguro para uso complementario" o "Datos del Suplemento" en la etiqueta del frasco del aceite esencial, sirve como una guía para conocer los aceites que son adecuados para usarse internamente. A otros aceites como gauteria y abedul se les requiere por ley que tengan tapas a prueba de niños, porque el beneficio como anticoagulante de la sangre puede ser peligroso para un niño pequeño o un bebé si lo ingieren.

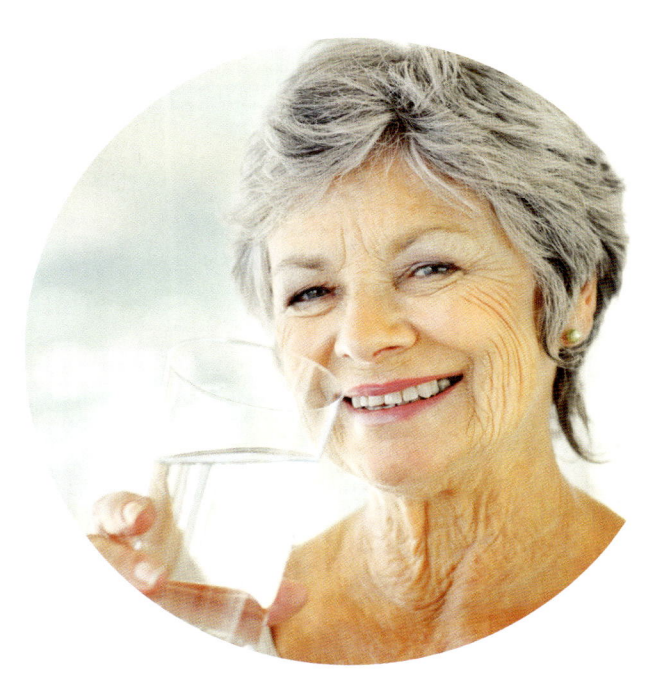

Técnica de toque de aceite

Los aceites esenciales tienen un efecto poderoso en el bienestar. Estos efectos son específicos y únicos de cada aceite que la naturaleza ofrece. Cuando entendemos estas propiedades curativas y cómo nuestros cuerpos responden a ellos naturalmente, podemos usar los aceites esenciales para fomentar un estado de vida superior. La técnica de Toque de Aceite proporciona una forma de usar estos dones para maximizar la sanación emocional y física.

La técnica de Toque de Aceite se compone de cuatro etapas. Cada etapa utiliza dos aceites o mezclas de aceites. No substituya por otros aceites esenciales. Como estos aceites esenciales se aplican con su plena potencia (PUROS) a la piel, es muy importante que sólo utilice los aceites esenciales de la más alta calidad. Los aceites deben ser puros y potentes. El método de destilación, los estándares de cultivo y cosecha, las especies vegetales, incluso la región del mundo de la que proviene, afectan notablemente el contenido del aceite esencial. Al igual que la materia prima que llega a una fábrica determina totalmente el producto final, un Toque de Aceite es eficaz si el aceite esencial empleado tiene una composición química consistente e integral.

¿Qué es Toque de Aceite?

Toque de Aceite es una interacción entre la química de la naturaleza y la neurología (el sistema de comunicación entre el cerebro y la sanación). Apoya al organismo para que avance a un estado de sanación. La salud se crea a medida que el cuerpo logra y mantiene un equilibrio. Este equilibrio puede verse interrumpido por un aumento en el estrés, por toxinas ambientales o por traumas. El Toque de Aceite fomenta el equilibrio para que la sanación pueda continuar, y se recomienda como parte integral del cuidado preventivo incluso para personas saludables.

El Toque de Aceite no es un tratamiento para ninguna enfermedad o condición específica. La capacidad natural de sanación del cuerpo es milagrosa. Despertar esta capacidad en otras personas es un don sencillo y precioso.

¿Cómo funciona?

El equilibrio de su organismo se parece en cierta forma a una serie de subibajas conectados. Para ilustrar esto, considere el proceso de ponerse de pie. Para que usted se pueda parar y caminar, su cuerpo mantiene un delicado equilibrio entre caer hacia adelante o caer hacia atrás. Al igual que inclinarse demasiado a un lado u otro le haría caer, su cuerpo en su interior mantiene un equilbrio delicado similar. Por ejemplo, su sistema nervioso no está en un estado de estrés ni en un estado de descanso. Como un subibaja, ambos lados no pueden estar a la misma altura a la vez. Su sistema inmunológico es igual y replicará las acciones de su sistema nervioso. O está expulsando una infección fuera de su cuerpo o está alejándola hacia el interior para ocuparse de ella más tarde. Su cuerpo también funciona de esta forma en relación con sus sentidos. Cuando se lastima, su cuerpo envía señales de dolor; a esto le llamamos nocicepción. Cuando el cuerpo no tiene dolor, envía buenas sensaciones a las que llamamos propiocepción. Cuando todo esto está en equilibrio, usted está más saludable y sana mucho más rápido. El Toque de Aceite puede ayudarle a restablecer este equilibrio. Puede compararse con reiniciar una computadora para que funcione óptimamente. Esta condición se denomina homeostasis.

Técnica de Toque de Aceite

La técnica de Toque de Aceite se divide en cuatro etapas. Cada etapa refuerza un cambio en la forma en que su cuerpo sana y se adapta al estrés y las lesiones.

Paso 1- Cambia el sistema nervioso de estrés a descanso. Paso 2 - Estimula al cuerpo a que pase del sistema inmunológico secundario al sistema inmunológico primario. Paso 3 - Reduce el dolor y la inflamación. Durante todo el proceso se estimula una sensación agradable (propiocepción). A medida que la técnica progresa, los efectos se suman y se produce un cambio dramático en los tres factores.

Una vez que su receptor está en este estado, está listo para el paso 4. En este paso, le da un pequeño empujón en dirección contraria. El cuerpo se hace cargo y encuentra su equilibrio. Por eso es que es como reiniciar una computadora. Lo apaga y lo vuelve a encender. El cuerpo sabe dónde permanecer para hacer bien su trabajo de sanación.

Para hacer esto, usted deberá aprender algunas destrezas fáciles y hacerlas en el orden correcto.

Para un Toque de Aceite:

Debe buscar un lugar silencioso y cómodo. Es mejor usar una mesa de masaje. Un cabezal que se incline hacia arriba y hacia abajo puede proporcionar mayor comodidad. Puede que desee levantar los tobillos del receptor con una toalla o sábana enrollada. Su objetivo es hacer que su destinatario esté lo más cómodo posible. Su receptor necesitará una cobija para mantenerse caliente y para su privacidad, ya que deberá quitarse la ropa de la cintura hacia arriba y acostarse boca abajo en la mesa. Tendrán sus brazos a los lados y se quitarán los zapatos y las medias. Permanecerán en esta posición durante el tiempo que dure la técnica. Anime al receptor a relajarse y recibir plenamente.

Aplicar el aciete

Cuando aplique el aceite, sostenga el frasco en un ángulo de 45 grados sobre el receptor y deje caer una gota en su espalda. Normalmente aplicará de 3 a 4 gotas a lo largo de la columna vertebral. Es preferible comenzar en la espalda baja y subir hacia el cuello. En la etapa 4, aplicará un par de gotas a cada pie.

Cómo distribuir el aceite

Cuando distribuya el aceite a lo largo de la columna vertebral, extiéndalo desde la base de la espalda baja hasta la parte superior de la cabeza. Esto se hace usando suavemente las yemas de los dedos. Se trata de un toque muy ligero que termina cuando haya extendido el aceite a lo largo de la columna vertebral en tres pasadas.

Círculos con las palmas en el área del corazón:

Forme un triángulo con los dedos pulgar e índice de la mano, y coloque éstas en el centro de la espalda a nivel del corazón. Deslice las manos sobre la piel en sentido de las manecillas del reloj, creando un círculo de unas ocho pulgadas de ancho. Complete tres círculos y espere un momento. Después de hacer una pausa, separe las manos deslizándolas a lo largo de la columna vertebral. Una mano se mantiene en la nuca, mientras que la otra se detiene y descansa justo debajo de la cintura. Haga una pausa, y deje sus manos en esta posición. Conéctese con su receptor, y sienta su respiración. Concéntrese en estar presente con ellos para encontrar un ritmo que sea el de ellos y no el de usted.

Movimiento alternando las palmas de la mano:

Este movimiento es un ritmo creado al deslizar las manos a lo largo de la superficie de la piel. Párese al lado del receptor, y coloque su mano en la espalda baja con sus dedos apuntando en sentido contrario a usted al nivel justo debajo de su cintura. Coloque su palma contra el lado más apartado de la columna vertebral. Deslice su mano ejerciendo una presión muy ligera. Ese es el movimiento básico. Empiece este movimiento con la punta de sus dedos en la columna vertebral y coloque su palma en la piel del receptor, a medida que desliza su mano en dirección contraria a usted. El deslizamiento termina cuando su mano empieza a girar hacia el costado del receptor. Continúe su primer movimiento con un segundo deslizamiento usando su otra mano y, mientras alterna las manos, mueva el cuerpo hacia la cabeza con cada deslizamiento horizontal. Mantenga el toque muy ligero y rítmico. Es algo parecido a cortar el pasto, un trazo solapa al siguiente a medida que sube por la espalda hacia la cabeza. Este movimiento continúa subiendo por la espalda, los hombros, el cuello, y finalmente la cabeza hasta que llegue al nivel justo sobre las orejas.

Repita esto tres veces comenzando cada vez en la cintura. Pase al otro lado del receptor y complete tres pasadas en el lado opuesto.

Activación de 5 zonas

Imagine rayas verticales anchas que van desde la cintura hasta los hombros, cinco a la izquierda de la columna vertebral y cinco a la derecha, paralelas a la columna. El área de dos pulgadas directamente a cada lado de la columna es la Zona 1. Los espacios a ambos lados directamente contiguos a la Zona 1 son la Zona 2, y así sucesivamente. La Zona 5 es la más alejada, ubicada en ambos lados del ángulo de las costillas, donde empiezan a girar hacia los costados del receptor. Párese a la cabecera de la mesa, coloque ambas manos a ambos lados de la columna vertebral a la altura de la cintura, tan juntas como le sea posible. Arrastre las palmas de sus manos aplicando una leve presión a la columna, permitiendo que sus dedos vayan detrás como la cola de un vestido de novia. Continúe este movimiento a lo largo del cuello y la cabeza, permitiendo que sus manos suavemente continúen el movimiento hacia la coronilla de la cabeza. Eso completa la Zona 1. Ahora vaya a la Zona 2. De nuevo coloque sus manos en la cintura, pero sepárelas unas dos pulgadas (esta es la Zona 2). Lleve sus manos hacia los hombros en línea recta como hizo en la Zona 1. Sin embargo, una vez que sus manos lleguen a los hombros, gire la punta de sus dedos hacia adentro, arrastre sus palmas hacia afuera a lo largo del omóplato, gire los dedos hacia afuera, y deslícelos por debajo de la parte frontal de los hombros a medida que arrastra sus palmas suavemente hacia la columna; continúe subiendo hacia el cuello y la cabeza como hizo en la Zona 1. Repita en las Zonas 3, 4 y 5 como hizo en la zona 2, comenzando con sus manos en la zona justo en la parte exterior de la zona anterior. Complete una pasada por zona solamente.

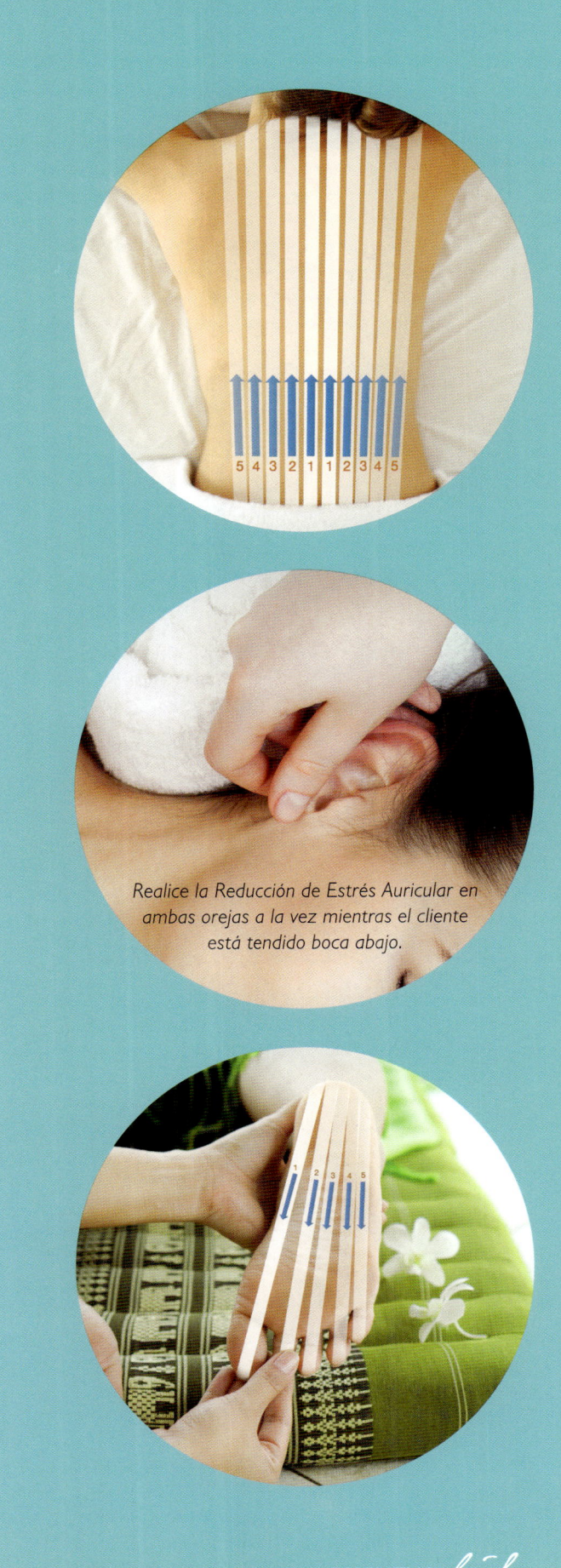

Realice la Reducción de Estrés Auricular en ambas orejas a la vez mientras el cliente está tendido boca abajo.

Reducción del Estrés Auricular:

Párese a la cabecera de la mesa. Use sus pulgares e índices para tomar lo lóbulos de ambas orejas. Deles un masaje con un movimiento circular en la forma en que frotaría una moneda. Masajee el borde de las orejas, desde el lóbulo hasta la parte superior. Deslice sus dedos hacia abajo hasta el lóbulo de las orejas y repita tres veces.

Tirón de Tejido con los Pulgares:

Párese al lado del receptor, cerca de sus caderas. Coloque sus manos en la parte posterior de la cintura y sus pulgares en los músculos, directamente a ambos lados de la columna vertebral. Con un movimiento circular de sus pulgares, masajee el músculo a ambos lados, a medida que sube por la columna de forma alternada hasta que llegue a la nuca. Repita tres veces.

Equilibrio Autonómico en los Pies:

Hay tres pasos para los pies. Aplique los aceites (naranja silvestre y hierbabuena) a la vez y extiéndalos en la planta del pie. Puede que también desee aplicar aquí algo de aceite de coco fraccionado.

Agarre el pie con sus manos y, aplicando un movimiento circular con sus pulgares, similar al tirón de tejido con el pulgar, haga que el aceite penetre en la piel. Comience en la parte lateral del talón y muévase por él horizontalmente, luego baje una pulgada y siga en dirección contraria, casi como si estuviera labrando un campo. Repita este patrón hasta llegar al final del empeine. Usted habrá hecho rápidamente que el aceite penetre más profundamente en la piel.

Divida el pie en cinco zonas, igual que hizo en la espalda. La franja que va desde el talón hasta el dedo gordo es la Zona 1, la zona que incluye el segundo dedo es la Zona 2, y así sucesivamente. Para desencadenar los reflejos del pie, coloque un pulgar cerca del otro, comenzando en la parte interior del talón (Zona 1); muévase por el pie hacia abajo y presione la planta del pie. Deje que un pulgar siga al otro pulgar, para que cada punto se estimule dos veces. Complete una pasada para cada una de las cinco zonas, continuando hacia la punta de los dedos del pie.

Sostenga el pie y deslice los pulgares hacia abajo en cada zona mientras lo comprime suavemente con su mano. Parecido a ordeñar una vaca, alterne sus manos, páselas tres veces por la Zona 1 y continúe por todas las cinco zonas. Dé una pasada.

Repita estos pasos en el otro pie.

El Bombeo Linfático:

Si su receptor se duerme, déjelo que lo haga, o realice el Bombeo Linfático. Esto le ayudará a ponerse en movimiento de nuevo y a estar menos desorientado cuando se levante. Haga esto tomando ambos pies en sus manos, enlazando sus pulgares justo al frente del arco del talón. Empuje hacia la cabeza firmemente una vez, sacudiéndolos hacia adelante. Su cuerpo rebotará hacia usted. Repita el movimiento, compensando el rebote. Cree un impulso moviéndose hacia adelante y hacia atrás. Haga esto por unos diez segundos y repita un par de veces.

---

sugerencias

- Si por alguna razón un aceite esencial no se puede utilizar, no lo sustituya por otro aceite. Elimínelo de la técnica y use aceite de coco fraccionado en esa etapa.
- La técnica de Toque de Aceite está diseñada para realizarse en una mesa de masaje. Si no tiene acceso a una, adáptese y haga lo mejor que pueda.
- En cuanto establezca contacto con su receptor, manténgalo en forma permanente por lo menos con una mano sobre su cuerpo.
- Puede usar aceite de coco fraccionado en cualquier momento durante este proceso, pero si lo está usando para lubricar la piel, está presionando demasiado fuerte. Debe poder hacer esto en piel seca. Complete los siguientes pasos en orden, consultando las descripciones anteriores.

PASO 1   Mezcla Armonizadora
- Aplicar y distribuir el aceite
- Círculos del Chakra del Corazón

Lavanda
- Aplicar y distribuir el aceite
- Alternar las palmas de las manos
- Activación de 5 Zonas
- Reducción de estrés auricualr

PASO 2   Melaleuca
- Aplicar y distribuir el aceite
- Alternar las palmas de las manos
- Activación de 5 Zonas

Mezcla Protectora
- Aplicar y distribuir el aceite
- Alternar las palmas de las manos
- Activación de 5 Zonas
- Aplicación de pulgares tirón de tejidos

PASO 3   Mezcla para Masajes
- Aplicar y distribuir el aceite
- Alternar las palmas de las manos
- Activación de 5 Zonas

Mezcla Calmante
- Aplicar y distribuir el aceite
- Alternar las palmas de las manos
- Activación de 5 Zonas
- Aplicación de pulgares tirón de tejidos

PASO 4   Naranja Silvestre y Hierbabuena
- Aplicar aceite a los pies
- Equilibrio Autonómico en los pies
- Aplicar y distribuir el aceite en la columna vertebral
- Círculos del Chakra del Corazón
- Rombeo Linfático

Seguridad y Almacenamiento

Los aceites esenciales son extractos de plantas concentrados y potentes, y deben usarse con un cuidado razonable. Los aceites esenciales son muy eficaces y seguros cuando se usan en forma apropiada. Una pequeña cantidad produce un beneficio terapéutico poderoso.

Nunca aplique los aceites directamente a los ojos o a los canales auditivos. Después de aplicar los aceites esenciales, evite el contacto con los ojos o tocar áreas sensibles. Si los aceites esenciales caen en los ojos, coloque una gota de aceite vehicular, como aceite de coco fraccionado, en el ojo y parpadee hasta eliminar el aceite. Nunca use agua, ya que los aceites y el agua no se mezclan ni ayudan a la dilución.

Algunos aceites son "cálidos", producen una sensación en la piel parecida al calor, y deben ser diluidos con un aceite vehicular cuando se usan tópicamente. Estos aceites pueden incluir abedul, casia, canela, clavo, eucalipto, jengibre, hierba limonera, orégano, hierbabuena, tomillo y gaulteria. Con los bebés, niños y personas con piel sensible o cuya salud está comprometida, es especialmente importante ejercer precaución o evitar estos aceites, ya que pueden irritar la piel temporalmente o son demasiado potentes para la piel delicada. Cuando estos aceites se usan internamente, es mejor consumirlos en una cápsula de gelatina o vegetal.

Algunos aceites contienen furocumarinas, un componente que puede causar que la piel se vuelva fotosensible. Los aceites fotosensibles reaccionan a fuentes de rayos ultravioleta. Cuanto mayor sea la concentración de furano, mayor será la sensibilidad. Los aceites con cantidades concentradas de furano incluyen todo aceite cítrico prensado en frío, como la bergamota, toronja, limón y lima, en cantidades menores en la naranja silvestre. El uso interno de estos aceites normalmente no representa un problema. Es mejor esperar como mínimo doce horas después de una aplicación tópica de aceites fotosensibles, antes de exponerse a los rayos ultravioleta.

La mayoría de los aceites esenciales que se aplican tópicamente y que se usan razonablemente, son seguros para ser utilizados durante el embarazo y la lactancia. Algunas personas prefieren evitar el uso interno durante el embarazo, y algunas usan los aceites esenciales sólo en forma aromática durante el primer trimestre. Varios aceites pueden ser útiles durante y después del parto. El uso interno del aceite esencial de hierbabuena debe evitarse durante la lactancia, ya que puede reducir el suministro de leche.

Las personas con condiciones críticas de salud deben consultar a un profesional de la salud, o a una persona calificada en aromaterapia antes de usar aceites esenciales, y deben investigar los aceites individuales antes de usarlos. En general, las personas con umbrales bajos para convulsiones deben ejercer precaución o evitar del todo el uso de hinojo, albahaca, romero, abedul, y cualquier mezcla digestiva que contenga hinojo. Las personas que padecen alta presión deben tener precaución o evitar el uso de aceites esenciales de tomillo y romero.

Ocasionalmente, una persona puede experimentar una reacción de limpieza, que se produce cuando el cuerpo está tratando de librarse de toxinas más rápidamente de lo que es capaz. Cuando esto ocurra, aumente la ingesta de agua y reduzca la aplicación de aceites esenciales, o cambie el área de aplicación.

sugerencias de seguridad

- Evite el contacto con los ojos, oídos y nariz.
- Evite exponer el área de aplicación a la luz solar por 12 horas, después de usar los aceites cítricos de manera tópica.
- Diluya los aceites con aceite de coco fraccionado, para aplicar en niños y personas con piel sensible.
- Consulte la sección Soluciones Naturales para ver la seguridad y uso específico de los aceites.

Los compuestos de los aceites esenciales se conservan mejor cuando se almacenan y mantienen al amparo de la luz, el calor, el aire y la humedad. La exposición prolongada al oxígeno empieza a descomponer y cambiar la composición química de un aceite esencial. Este proceso se llama oxidación, y se dice que el aceite experimenta una "degradación oxidativa". Este proceso es lento pero, con el tiempo, puede causar sensibilidad de la piel con algunos aceites. Los aceites cítricos y los aceites teñidos de azul están especialmente propensos a esta degradacion. Para un almacenamiento óptimo de estos tipos de aceite por más de un año, refrigerarlos es la mejor opción. Se puede añadir un aceite vehicular para retardar el proceso de oxidación. También es una buena práctica mantener el mínimo espacio de aire en los frascos de aceites esenciales. El proceso oxidativo de los aceites que se abren y mantienen por un largo período de tiempo se puede retardar, transfiriendo los aceites a frascos más pequeños. Algunos aceites con compuestos mayores, como los compuestos de sesquiterpeno (mirra y sándalo) mejoran con el tiempo. Los aceites esenciales pueden ser inflamables, y deben mantenerse lejos de llamas abiertas, chispas, o riesgos de incendio.

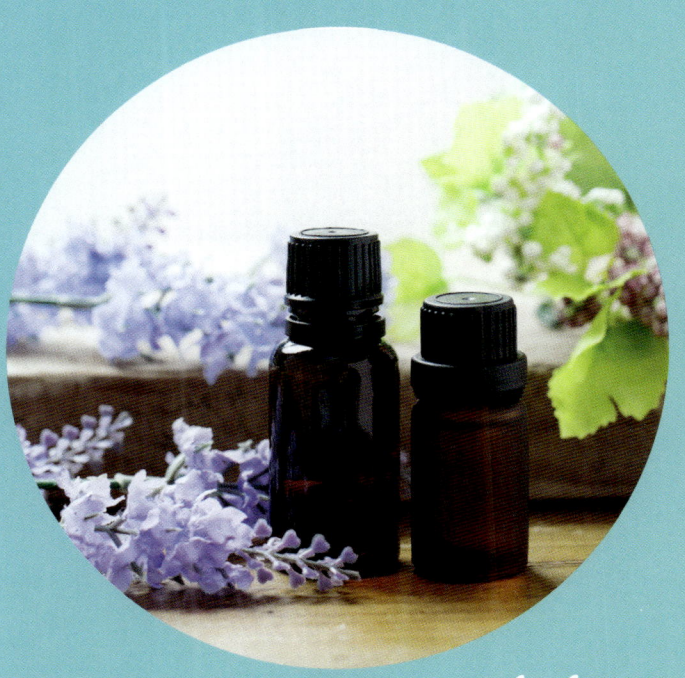

SECCIÓN 2
REFERENCIA RÁPIDA

Cómo usar esta Sección

Las enfermedades están indexadas de la A a la Z. Para comenzar busca la enfermedad en cuestión, luego anota los aceites esenciales recomendados para cada enfermedad. Los aceites se enumeran por orden de uso más habitual. También se recomiendan los métodos de aplicación de cada aceite. Estas son las aplicaciones clave para que puedas elegir:

 = **Aromático**
- Vaporizar con un difusor.
- Inhalar con las manos ahuecadas (tu difusor personal).
- Inhalar de la botella de aceite.
- Usar un collar para aceites.

 = **Tópico:**
- Aplícar sobre la zona de dolor o molestia (diluido según sea necesario).
- Aplicar debajo de la nariz, en la parte posterior del cuello, la frente o las muñecas.
- Para influir sobre todo el cuerpo, aplicar en las plantas de los pies, la columna vertebral o el ombligo.
- Para lograr un efecto en órganos o sistemas orgánicos específicos aplique en puntos reflejo de las orejas, manos o pies. (Refiérase al aparte *Reflexología* pg. 430).
- * Añadir una compresa caliente o un masaje para que los aceites penetren más profundamente en los tejidos del cuerpo.

 = **Interna:**
- Colocar una o dos gotas de aceite debajo de la lengua, mantenerlas unos segundos y luego tragar.
- Beber unas gotas en un vaso de agua.
- Colocar unas gotas de aceite en una cápsula vacía y tragar.
- Colocar una gota de aceite en la parte posterior de la mano y lamer.

Para obtener instrucciones más específicas, ver *Métodos de Aplicación* en la página 11.
Para obtener más información en profundidad, ver *Sé un Usuario Experto* en la página 418.

Frecuencia:

Para condiciones agudas utilizar cada quince o veinte minutos hasta que desaparezcan los síntomas, luego aplicar cada dos a seis horas según sea necesario. Para condiciones crónicas o actuales repetir una o dos veces al día, por lo general por la mañana y por la tarde.

Para más información sobre una enfermedad particular, vea la página correspondiente de *Sistemas del Organismo*.

THE ESSENTIAL life

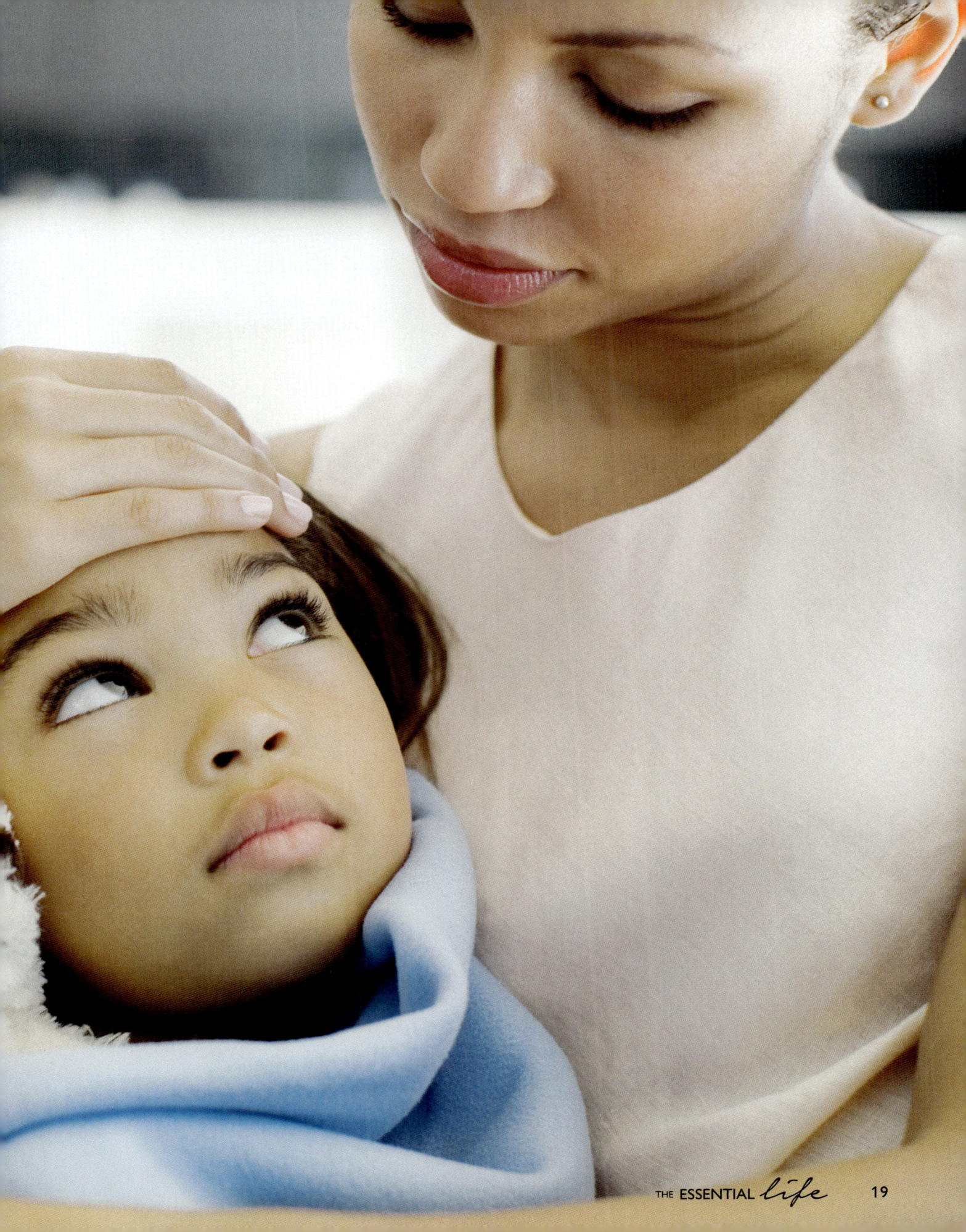

Índice de Enfermedades de la A a la Z

PASOS:
1. Buscar padecimiento.
2. Seleccionar uno o más de los aceites recomendados. (El orden de recomendación es de izquierda a derecha)
3. Utilizar el/los aceite/s como se indica.
4. Aprende más dirigiéndote al sistema del organismo/área de enfoque correspondiente.
5. Consulte otras soluciones en essentiallife.com

REFERENCIA RÁPIDA

ENFERMEDAD	ACEITES RECOMENDADOS Y USO	SISTEMA DEL ORGANISMO/ÁREA DE ENFOQUE
Aborto (prevención)	Fracaso espontáneo e inesperado del embarazo, que trae como consecuencia una recuperación emocional posterior compleja y con frecuencia agotadora. mezcla reconfortante · pachuli · mezcla anti-edad · Tomillo · mezcla de complejo celular	Embarazo, Parto y Lactancia pg. 230
Aborto (recuperación)	Fracaso espontáneo e inesperado del embarazo que trae como consecuencia una recuperación emocional compleja y con frecuencia difícil mezcla desintoxicante · mezcla de complejo celular · salvia esclarea · mezcla reconfortante · mezcla mensual para mujeres	Embarazo, Parto y Lactancia pg. 230
Abrumación	Sentimiento de agobio físico o mental absoluto, debido a la experiencia de grandes cantidades de estrés. mezcla reconfortante · mezcla para la concentración · romero · mezcla apacible · limón	Estado de ánimo y Comportamiento pg. 251
Absceso (diente)	Cantidad de tejido licuado conocido como pus, que reacciona como defensa ante la presencia de material extraño. clavo · melaleuca · tomillo · incienso · mezcla purificadora	Salud Oral pg. 320
Ácaros de oído	Presencia de pequeños parásitos que se alimentan de la cera y la grasa del canal auditivo. mezcla purificadora · cedro · tomillo · clavo · melaleuca	Parásitos pg. 291; Sistema Respiratorio pg. 303
Acidez	Dolor o malestar ardiente en la parte superior del pecho. mezcla digestiva · hierbabuena · cardamomo · pimienta negra · mezcla desintoxicante	Sistema Digestivo e Intestinal pg. 221; Embarazo, Parto y Lactancia pg. 230
Acidosis	El exceso de ácido en el cuerpo debido a la acumulación de ácido o el agotamiento de las reservas alcalinas. mezcla desintoxicante · helicriso · limón · hinojo · mezcla de complejo celular	Desintoxicación pg. 216
Acné	Afección común de la piel que se manifiesta como espinillas que aparecen cuando los poros de la dermis se obstruyen. mezcla purificadora de la piel · melaleuca · sándalo · mezcla anti-edad · arborvitae	Integumentario pg. 266; Sistema Endócrino pg. 236; Desintoxicación pg. 216
Acromegalia	Producción excesiva de la hormona del crecimiento, que sufre la glándula pituitaria anterior después de la pubertad. incienso · mezcla desintoxicante · mezcla estabilizadora · mezcla reconfortante · romero	Sistema Endócrino pg. 236
ACV	La repentina muerte de las células cerebrales en un área localizada debida a un flujo sanguíneo insuficiente. casia · helicriso · albahaca · hinojo · ciprés	Cerebro pg. 212
ADD/ADHD	Trastorno caracterizado por atención dispersa, impaciencia y en algunos casos, hiperactividad. mezcla para la concentración · vetiver · mezcla reconfortante · lavender · mezcla alentadora	Enfoque y Concentración pg. 243
Adenitis	Inflamación de los nódulos linfáticos presentes en el abdomen. mezcla de complejo celular · romero · hierba limonera · mezcla purificadora · melaleuca	Sistema Inmunológico y Linfático pg. 261

REFERENCIA RÁPIDA

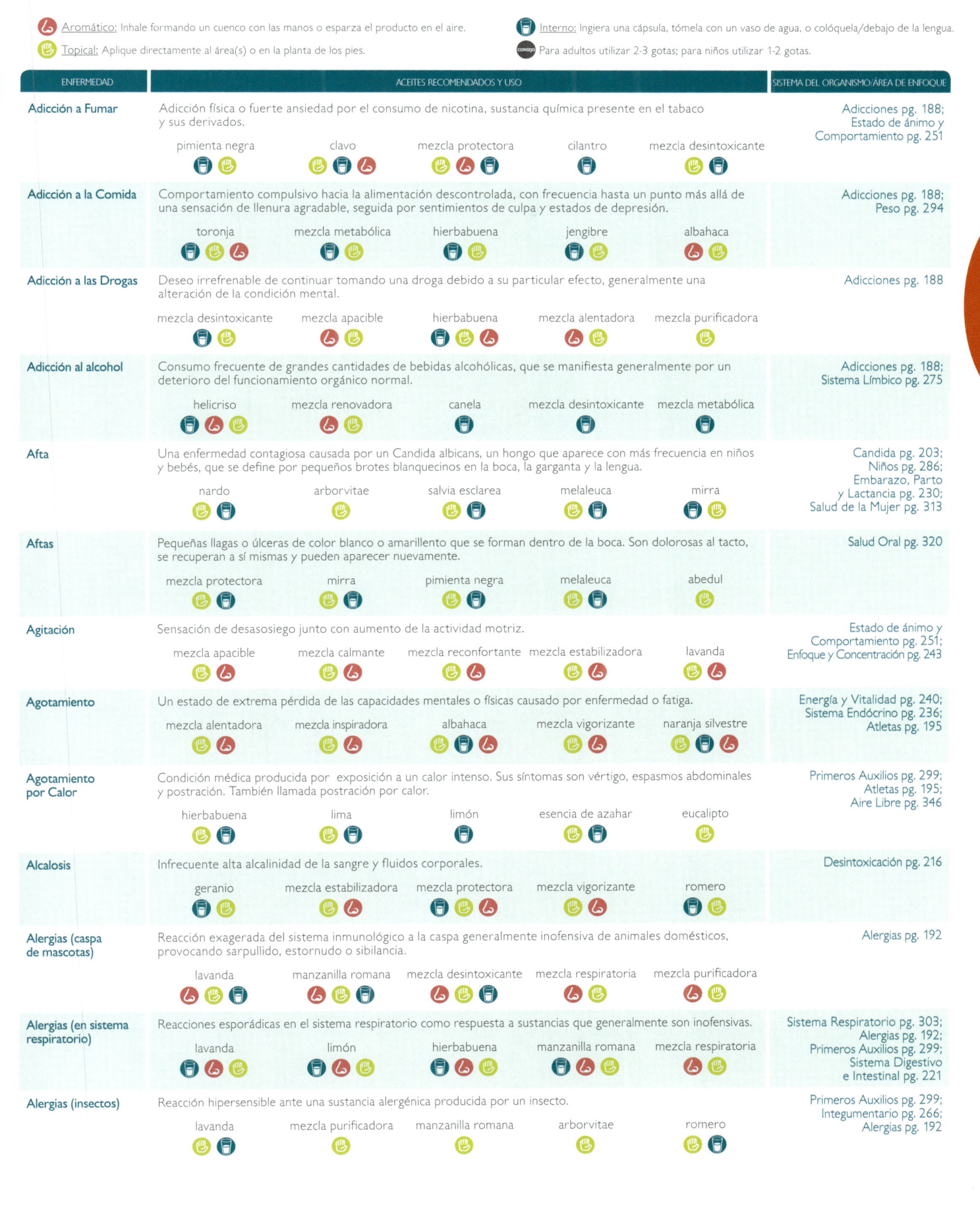

Aromático: Inhale formando un cuenco con las manos o esparza el producto en el aire.

Tópico: Aplique directamente al área(s) o en la planta de los pies.

Interno: Ingiera una cápsula, tómela con un vaso de agua, o colóquela/debajo de la lengua.

Consejo: Para adultos utilizar 2-3 gotas; para niños utilizar 1-2 gotas.

ENFERMEDAD	ACEITES RECOMENDADOS Y USO	SISTEMA DEL ORGANISMO/ÁREA DE ENFOQUE
Adicción a Fumar	Adicción física o fuerte ansiedad por el consumo de nicotina, sustancia química presente en el tabaco y sus derivados. pimienta negra · clavo · mezcla protectora · cilantro · mezcla desintoxicante	Adicciones pg. 188; Estado de ánimo y Comportamiento pg. 251
Adicción a la Comida	Comportamiento compulsivo hacia la alimentación descontrolada, con frecuencia hasta un punto más allá de una sensación de llenura agradable, seguida por sentimientos de culpa y estados de depresión. toronja · mezcla metabólica · hierbabuena · jengibre · albahaca	Adicciones pg. 188; Peso pg. 294
Adicción a las Drogas	Deseo irrefrenable de continuar tomando una droga debido a su particular efecto, generalmente una alteración de la condición mental. mezcla desintoxicante · mezcla apacible · hierbabuena · mezcla alentadora · mezcla purificadora	Adicciones pg. 188
Adicción al alcohol	Consumo frecuente de grandes cantidades de bebidas alcohólicas, que se manifiesta generalmente por un deterioro del funcionamiento orgánico normal. helicriso · mezcla renovadora · canela · mezcla desintoxicante · mezcla metabólica	Adicciones pg. 188; Sistema Límbico pg. 275
Afta	Una enfermedad contagiosa causada por un Candida albicans, un hongo que aparece con más frecuencia en niños y bebés, que se define por pequeños brotes blanquecinos en la boca, la garganta y la lengua. nardo · arborvitae · salvia esclarea · melaleuca · mirra	Candida pg. 203; Niños pg. 286; Embarazo, Parto y Lactancia pg. 230; Salud de la Mujer pg. 313
Aftas	Pequeñas llagas o úlceras de color blanco o amarillento que se forman dentro de la boca. Son dolorosas al tacto, se recuperan a sí mismas y pueden aparecer nuevamente. mezcla protectora · mirra · pimienta negra · melaleuca · abedul	Salud Oral pg. 320
Agitación	Sensación de desasosiego junto con aumento de la actividad motriz. mezcla apacible · mezcla calmante · mezcla reconfortante · mezcla estabilizadora · lavanda	Estado de ánimo y Comportamiento pg. 251; Enfoque y Concentración pg. 243
Agotamiento	Un estado de extrema pérdida de las capacidades mentales o físicas causado por enfermedad o fatiga. mezcla alentadora · mezcla inspiradora · albahaca · mezcla vigorizante · naranja silvestre	Energía y Vitalidad pg. 240; Sistema Endócrino pg. 236; Atletas pg. 195
Agotamiento por Calor	Condición médica producida por exposición a un calor intenso. Sus síntomas son vértigo, espasmos abdominales y postración. También llamada postración por calor. hierbabuena · lima · limón · esencia de azahar · eucalipto	Primeros Auxilios pg. 299; Atletas pg. 195; Aire Libre pg. 346
Alcalosis	Infrecuente alta alcalinidad de la sangre y fluidos corporales. geranio · mezcla estabilizadora · mezcla protectora · mezcla vigorizante · romero	Desintoxicación pg. 216
Alergias (caspa de mascotas)	Reacción exagerada del sistema inmunológico a la caspa generalmente inofensiva de animales domésticos, provocando sarpullido, estornudo o sibilancia. lavanda · manzanilla romana · mezcla desintoxicante · mezcla respiratoria · mezcla purificadora	Alergias pg. 192
Alergias (en sistema respiratorio)	Reacciones esporádicas en el sistema respiratorio como respuesta a sustancias que generalmente son inofensivas. lavanda · limón · hierbabuena · manzanilla romana · mezcla respiratoria	Sistema Respiratorio pg. 303; Alergias pg. 192; Primeros Auxilios pg. 299; Sistema Digestivo e Intestinal pg. 221
Alergias (insectos)	Reacción hipersensible ante una sustancia alergénica producida por un insecto. lavanda · mezcla purificadora · manzanilla romana · arborvitae · romero	Primeros Auxilios pg. 299; Integumentario pg. 266; Alergias pg. 192

REFERENCIA RÁPIDA

THE ESSENTIAL *life*

PASOS:
1. Buscar padecimiento.
2. Seleccionar uno o más de los aceites recomendados. (El orden de recomendación es de izquierda a derecha)
3. Utilizar el/los aceite/s como se indica.
4. Aprende más dirigiéndote al sistema del organismo/área de enfoque correspondiente.
5. Consulte otras soluciones en essentiallife.com

ENFERMEDAD	ACEITES RECOMENDADOS Y USO	SISTEMA DEL ORGANISMO/ÁREA DE ENFOQUE
Alucinaciones	Visión, audición o manifestación de sensaciones que parecen reales, pero que son producto de la imaginación. mezcla estabilizadora — incienso — cedro — mezcla reconfortante — mezcla apacible	Sistema Límbico pg. 275
Amenorrea	Mujer que no ha presentado tres períodos menstruales consecutivos, de igual forma que sucede en adolescentes que no han iniciado la menstruación a la edad de 15 años. mezcla mensual para mujeres — albahaca — romero — mezcla de complejo celular — salvia esclarea	Salud de la Mujer pg. 313
Amigdalitis	Una inflamación e infección de las amígdalas, que son masas de forma oval de tejido de la glándula linfática situadas a ambos lados de la parte posterior de la garganta. mezcla protectora — mirra — limón — melaleuca — eucalipto	Sistema Inmunológico y Linfático pg. 261; Salud Oral pg. 320
Amnesia	Pérdida parcial o total de la memoria. hierbabuena — mezcla para la concentración — mezcla renovadora — mezcla reconfortante — incienso	Cerebro pg. 212
Ampollas en los pies	Inflamación localizada de la piel con contenido acuoso, provocada por humedad o fricción. mirra — incienso — pachuli — lavanda — eucalipto	Integumentario pg. 266
Ampollas provocadas por exposición a los rayos del sol	Inflamación localizada con contenido acuoso de la piel, causada por exposición exagerada a los rayos del sol. lavanda — mirra — mezcla anti-edad — helicriso — sándalo	Integumentario pg. 266
Anemia	Una condición en la cual hay un número inusualmente bajo de glóbulos rojos en la sangre. mezcla desintoxicante — canela — helicriso — geranio — mezcla de complejo celular	Sistema Cardiovascular pg. 207
Anemia de Células Falciformes	Trastorno sanguíneo caracterizado por glóbulos rojos deformes que se debilitan y rompen con facilidad. Disminución del número de glóbulos rojos como resultado de una condición de anemia. mezcla desintoxicante — incienso — hierba limonera — geranio — casia	Sistema Cardiovascular pg. 207; Desintoxicación pg. 216
Anemia Perniciosa	Una anemia grave asociada con la ingesta o absorción insuficiente de vitamina B12, caracterizada por una producción defectuosa de glóbulos rojos. helicriso — geranio — mezcla desintoxicante — canela — limón	Autoinmune pg. 198; Sistema Cardiovascular pg. 207
Aneurisma	Agrandamiento o inflamación localizada y exagerada de una arteria, provocada por el debilitamiento de la pared arterial. helicriso — ciprés — mezcla de complejo celular — incienso — mejorana	Sistema Cardiovascular pg. 207
Angina	Condición médica caracterizada por fuerte dolor en el pecho como resultado de un suministro insuficiente de sangre al corazón. abeto douglas — tomillo — albahaca — canela — romero	Sistema Cardiovascular pg. 207
Anorexia	Trastorno emocional que se caracteriza por *f*un deseo obsesivo de pérdida de peso mediante el rechazo de comida. toronja — pachuli — mezcla metabólica — bergamota — mezcla reconfortante	Trastornos Alimenticios pg. 327; Adicciones pg. 188; Peso pg. 294
Anosmia	Pérdida del olfato generalmente provocada por una condición médica nasal o daño cerebral. hierbabuena — albahaca — hierba limonera — helicriso — arborvitae	Sistema Respiratorio pg. 303

REFERENCIA RÁPIDA

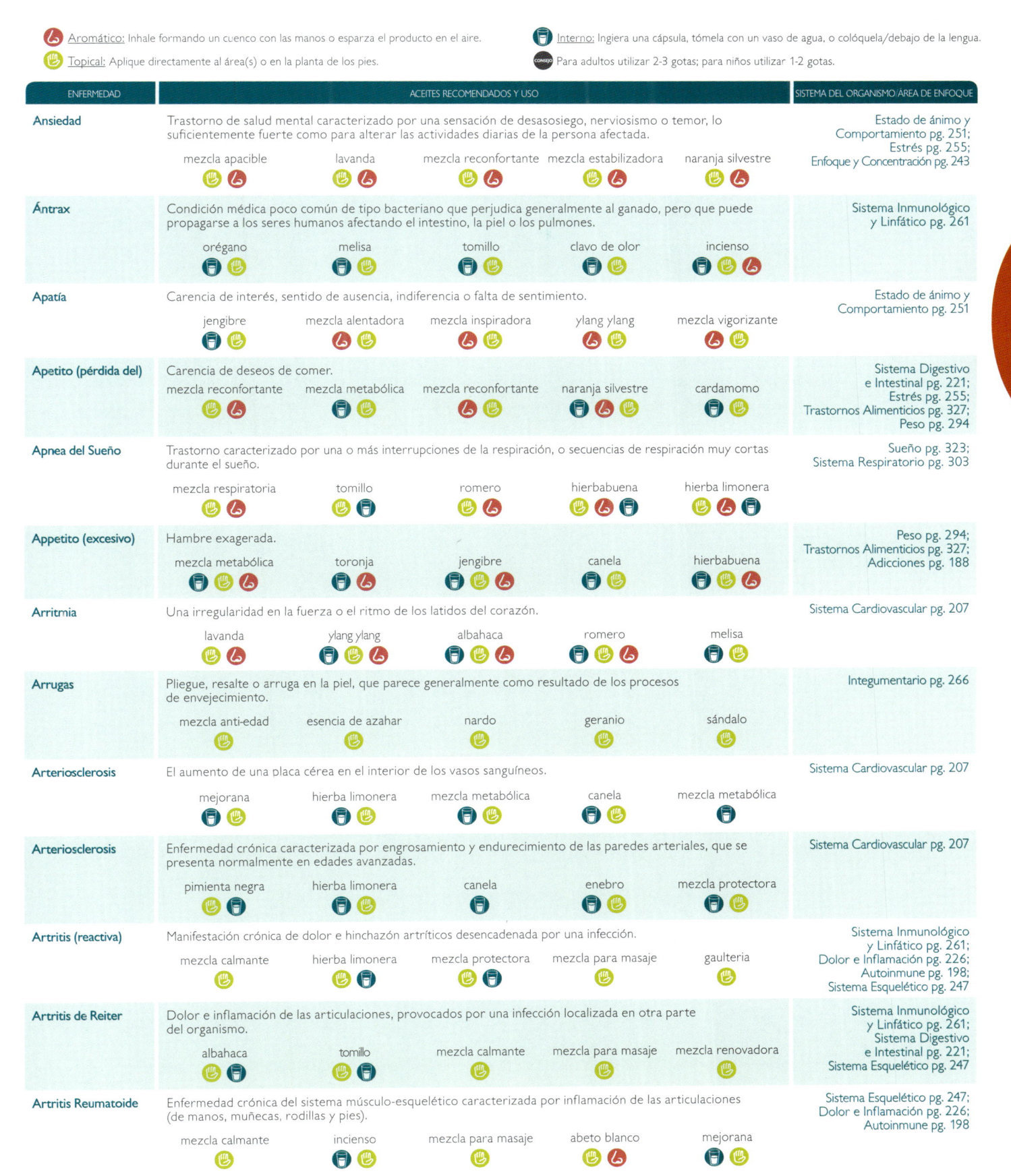

Aromático: Inhale formando un cuenco con las manos o esparza el producto en el aire.

Tópical: Aplique directamente al área(s) o en la planta de los pies.

Interno: Ingiera una cápsula, tómela con un vaso de agua, o colóquela/debajo de la lengua.

CONSEJO Para adultos utilizar 2-3 gotas; para niños utilizar 1-2 gotas.

ENFERMEDAD	ACEITES RECOMENDADOS Y USO	SISTEMA DEL ORGANISMO/ÁREA DE ENFOQUE
Ansiedad	Trastorno de salud mental caracterizado por una sensación de desasosiego, nerviosismo o temor, lo suficientemente fuerte como para alterar las actividades diarias de la persona afectada. mezcla apacible · lavanda · mezcla reconfortante · mezcla estabilizadora · naranja silvestre	Estado de ánimo y Comportamiento pg. 251; Estrés pg. 255; Enfoque y Concentración pg. 243
Ántrax	Condición médica poco común de tipo bacteriano que perjudica generalmente al ganado, pero que puede propagarse a los seres humanos afectando el intestino, la piel o los pulmones. orégano · melisa · tomillo · clavo de olor · incienso	Sistema Inmunológico y Linfático pg. 261
Apatía	Carencia de interés, sentido de ausencia, indiferencia o falta de sentimiento. jengibre · mezcla alentadora · mezcla inspiradora · ylang ylang · mezcla vigorizante	Estado de ánimo y Comportamiento pg. 251
Apetito (pérdida del)	Carencia de deseos de comer. mezcla reconfortante · mezcla metabólica · mezcla reconfortante · naranja silvestre · cardamomo	Sistema Digestivo e Intestinal pg. 221; Estrés pg. 255; Trastornos Alimenticios pg. 327; Peso pg. 294
Apnea del Sueño	Trastorno caracterizado por una o más interrupciones de la respiración, o secuencias de respiración muy cortas durante el sueño. mezcla respiratoria · tomillo · romero · hierbabuena · hierba limonera	Sueño pg. 323; Sistema Respiratorio pg. 303
Appetito (excesivo)	Hambre exagerada. mezcla metabólica · toronja · jengibre · canela · hierbabuena	Peso pg. 294; Trastornos Alimenticios pg. 327; Adicciones pg. 188
Arritmia	Una irregularidad en la fuerza o el ritmo de los latidos del corazón. lavanda · ylang ylang · albahaca · romero · melisa	Sistema Cardiovascular pg. 207
Arrugas	Pliegue, resalte o arruga en la piel, que parece generalmente como resultado de los procesos de envejecimiento. mezcla anti-edad · esencia de azahar · nardo · geranio · sándalo	Integumentario pg. 266
Arteriosclerosis	El aumento de una placa cérea en el interior de los vasos sanguíneos. mejorana · hierba limonera · mezcla metabólica · canela · mezcla metabólica	Sistema Cardiovascular pg. 207
Arteriosclerosis	Enfermedad crónica caracterizada por engrosamiento y endurecimiento de las paredes arteriales, que se presenta normalmente en edades avanzadas. pimienta negra · hierba limonera · canela · enebro · mezcla protectora	Sistema Cardiovascular pg. 207
Artritis (reactiva)	Manifestación crónica de dolor e hinchazón artríticos desencadenada por una infección. mezcla calmante · hierba limonera · mezcla protectora · mezcla para masaje · gaulteria	Sistema Inmunológico y Linfático pg. 261; Dolor e Inflamación pg. 226; Autoinmune pg. 198; Sistema Esquelético pg. 247
Artritis de Reiter	Dolor e inflamación de las articulaciones, provocados por una infección localizada en otra parte del organismo. albahaca · tomillo · mezcla calmante · mezcla para masaje · mezcla renovadora	Sistema Inmunológico y Linfático pg. 261; Sistema Digestivo e Intestinal pg. 221; Sistema Esquelético pg. 247
Artritis Reumatoide	Enfermedad crónica del sistema músculo-esquelético caracterizada por inflamación de las articulaciones (de manos, muñecas, rodillas y pies). mezcla calmante · incienso · mezcla para masaje · abeto blanco · mejorana	Sistema Esquelético pg. 247; Dolor e Inflamación pg. 226; Autoinmune pg. 198

REFERENCIA RÁPIDA

THE ESSENTIAL *life* 23

PASOS:
1. Buscar padecimiento.
2. Seleccionar uno o más de los aceites recomendados. (El orden de recomendación es de izquierda a derecha)
3. Utilizar el/los aceite/s como se indica.
4. Aprende más dirigiéndote al sistema del organismo/área de enfoque correspondiente.
5. Consulte otras soluciones en essentiallife.com

REFERENCIA RÁPIDA

ENFERMEDAD	ACEITES RECOMENDADOS Y USO	SISTEMA DEL ORGANISMO/ÁREA DE ENFOQUE
Asma	Condición médica respiratoria caracterizada por espasmos en los alvéolos pulmonares que provocan dificultad en la respiración. Generalmente es consecuencia de una reacción alérgica u otras formas de hipersensibilidad. mezcla respiratoria • eucalipto • romero • hierbabuena • cardamomo	Sistema Respiratorio pg. 303; Alergias pg. 192; Digestivo e Intestinal pg. 221
Ataques de Pánico	Períodos de intensa aprehensión o miedo cuya sintomatología está marcada generalmente por hiperventilación, de ocurrencia repentina y con duración variable entre algunos minutos y varias horas. esencia de azahar • mezcla apacible • incienso • mezcla reconfortante • mezcla estabilizadora	Estado de ánimo y Comportamiento pg. 251
Ataxia	Pérdida completa de la capacidad de coordinación del movimiento muscular orgánico. incienso • sándalo • helicriso • mejorana • mezcla de complejo celular	Cerebro pg. 212; Sistema Muscular pg. 278
Atención	Una medida de estar mentalmente agudo, activo y rápidamente consciente del entorno. hierbabuena • romero • mezcla alentadora • mezcla respiratoria • mezcla para la concentración	Cerebro pg. 212; Enfoque y Concentración pg. 243; Energía y Vitalidad pg. 240
Audición Unidireccional	Capacidad de escuchar solamente una cosa a la vez, con la sensación de percibir al mismo tiempo un ruido parecido al que se siente transitando un túnel. helicriso • limón • salvia esclarea • cardamomo • mezcla purificadora	Sistema Respiratorio pg. 303
Autismo / Síndrome de Asperger	Trastorno grave del desarrollo que se presenta en etapas tempranas de la niñez, que perjudica la capacidad de comunicación, de interacción y de moderación del comportamiento. salvia esclarea • mezcla apacible • mezcla estabilizadora • mezcla desintoxicante • incienso	Cerebro pg. 212; Estado de ánimo y Comportamiento pg. 251; Sistema Nervioso pg. 282
Autointoxicación	Envenenamiento causado por toxinas o residuos metabólicos que se producen dentro del mismo organismo. mezcla desintoxicante • cilantro • clavo • geranio • tomillo	Desintoxicación pg. 216; Peso pg. 294
Bacteria	Microorganismos unicelulares que pueden existir en forma independiente (autónoma) o como parásitos (dependencia de otros organismos para la subsistencia), y que prosperan en diferentes ambientes naturales. mezcla purificadora • canela • melaleuca • orégano • cilantro	Sistema Inmunológico y Linfático pg. 261
Bocio	Inflamación de la glándula tiroidea que algunas veces puede ocasionar hinchazón de la laringe (caja de resonancia) o del cuello. mirra • hierba limonera • mezcla de complejo celular • incienso • pachuli	Autoinmune pg. 198; Sistema Endócrino pg. 236
Bolsas debajo de los ojos	Aparición de inflamación moderada o abultamiento del tejido bajo los ojos, provocada por la acumulación de líquidos. lima • mezcla anti-edad • enebro • cedro • manzanilla romana	Integumentario pg. 266; Sueño pg. 323
Bronquitis	Inflamación del tejido de revestimiento interno de los bronquios que transportan aire hasta y desde los pulmones, provocando carraspera y una tos fuerte. mezcla respiratoria • eucalipto • cardamomo • tomillo • mezcla protectora	Sistema Respiratorio pg. 303; Sistema Inmunológico y Linfático pg. 261
Bulimia	Desorden alimenticio crónico caracterizado por episodios reiterados de ingestión descontrolada, seguidos por una purga auto-inducida. melisa • canela • toronja • mezcla renovadora • pachuli	Trastornos Alimenticios pg. 327; Adicciones pg. 188
Bursitis	Inflamación de los cojines llenos de líquido que actúan como amortiguadores de las articulaciones. mezcla calmante • abedul • gaulteria • abeto blanco • ciprés	Sistema Esquelético pg. 247

24 | REFERENCIA RÁPIDA

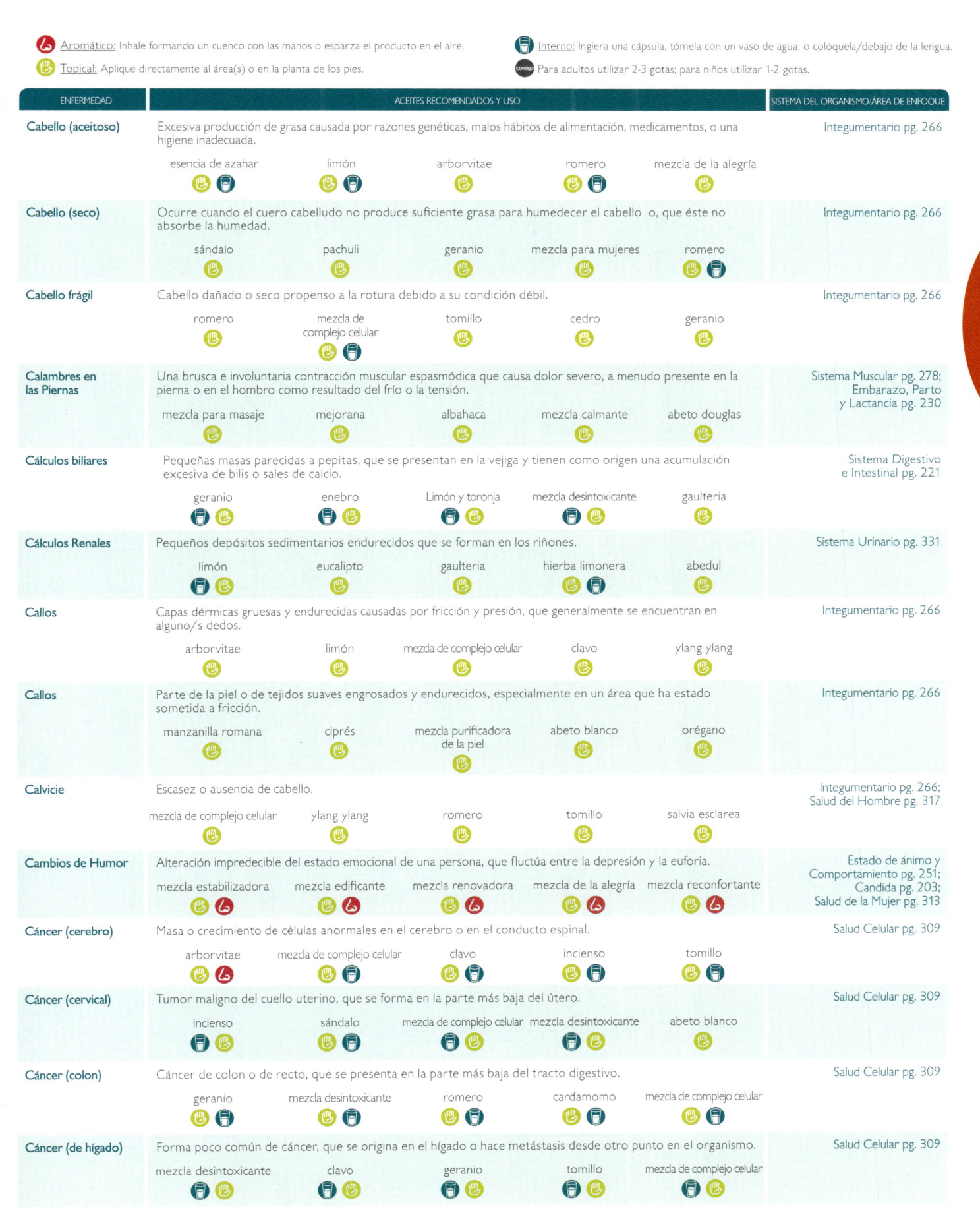

Aromático: Inhale formando un cuenco con las manos o esparza el producto en el aire.

Topical: Aplique directamente al área(s) o en la planta de los pies.

Interno: Ingiera una cápsula, tómela con un vaso de agua, o colóquela/debajo de la lengua.

CONSEJO: Para adultos utilizar 2-3 gotas; para niños utilizar 1-2 gotas.

ENFERMEDAD	ACEITES RECOMENDADOS Y USO	SISTEMA DEL ORGANISMO/ÁREA DE ENFOQUE
Cabello (aceitoso)	Excesiva producción de grasa causada por razones genéticas, malos hábitos de alimentación, medicamentos, o una higiene inadecuada. esencia de azahar (T,I) · limón (T,I) · arborvitae (T) · romero (T,I) · mezcla de la alegría (T)	Integumentario pg. 266
Cabello (seco)	Ocurre cuando el cuero cabelludo no produce suficiente grasa para humedecer el cabello o, que éste no absorbe la humedad. sándalo (T) · pachuli (T) · geranio (T) · mezcla para mujeres (T) · romero (T,I)	Integumentario pg. 266
Cabello frágil	Cabello dañado o seco propenso a la rotura debido a su condición débil. romero (T) · mezcla de complejo celular (T,I) · tomillo (T) · cedro (T) · geranio (T)	Integumentario pg. 266
Calambres en las Piernas	Una brusca e involuntaria contracción muscular espasmódica que causa dolor severo, a menudo presente en la pierna o en el hombro como resultado del frío o la tensión. mezcla para masaje (T) · mejorana (T) · albahaca (T) · mezcla calmante (T) · abeto douglas (T)	Sistema Muscular pg. 278; Embarazo, Parto y Lactancia pg. 230
Cálculos biliares	Pequeñas masas parecidas a pepitas, que se presentan en la vejiga y tienen como origen una acumulación excesiva de bilis o sales de calcio. geranio (T,I) · enebro (T,I) · Limón y toronja (I) · mezcla desintoxicante (I) · gaulteria (T)	Sistema Digestivo e Intestinal pg. 221
Cálculos Renales	Pequeños depósitos sedimentarios endurecidos que se forman en los riñones. limón (T,I) · eucalipto (T) · gaulteria (T) · hierba limonera (I) · abedul (T)	Sistema Urinario pg. 331
Callos	Capas dérmicas gruesas y endurecidas causadas por fricción y presión, que generalmente se encuentran en alguno/s dedos. arborvitae (T) · limón (T) · mezcla de complejo celular (T) · clavo (T) · ylang ylang (T)	Integumentario pg. 266
Callos	Parte de la piel o de tejidos suaves engrosados y endurecidos, especialmente en un área que ha estado sometida a fricción. manzanilla romana (T) · ciprés (T) · mezcla purificadora de la piel (T) · abeto blanco (T) · orégano (T)	Integumentario pg. 266
Calvicie	Escasez o ausencia de cabello. mezcla de complejo celular (T) · ylang ylang (T) · romero (T) · tomillo (T) · salvia esclarea (T)	Integumentario pg. 266; Salud del Hombre pg. 317
Cambios de Humor	Alteración impredecible del estado emocional de una persona, que fluctúa entre la depresión y la euforia. mezcla estabilizadora (T,A) · mezcla edificante (T,A) · mezcla renovadora (T,A) · mezcla de la alegría (T,A) · mezcla reconfortante (T,A)	Estado de ánimo y Comportamiento pg. 251; Candida pg. 203; Salud de la Mujer pg. 313
Cáncer (cerebro)	Masa o crecimiento de células anormales en el cerebro o en el conducto espinal. arborvitae (T,A) · mezcla de complejo celular (T,I) · clavo (T) · incienso (T,I) · tomillo (T,I)	Salud Celular pg. 309
Cáncer (cervical)	Tumor maligno del cuello uterino, que se forma en la parte más baja del útero. incienso (T,I) · sándalo (T,I) · mezcla de complejo celular (T,I) · mezcla desintoxicante (T,I) · abeto blanco (T,I)	Salud Celular pg. 309
Cáncer (colon)	Cáncer de colon o de recto, que se presenta en la parte más baja del tracto digestivo. geranio (T) · mezcla desintoxicante (I) · romero (T) · cardamomo (T) · mezcla de complejo celular (I)	Salud Celular pg. 309
Cáncer (de hígado)	Forma poco común de cáncer, que se origina en el hígado o hace metástasis desde otro punto en el organismo. mezcla desintoxicante (I) · clavo (I) · geranio (I) · tomillo (I) · mezcla de complejo celular (I)	Salud Celular pg. 309

REFERENCIA RÁPIDA

THE ESSENTIAL *life* 25

PASOS:
1. Buscar padecimiento.
2. Seleccionar uno o más de los aceites recomendados. (El orden de recomendación es de izquierda a derecha)
3. Utilizar el/los aceite/s como se indica.
4. Aprende más dirigiéndote al sistema del organismo/área de enfoque correspondiente.
5. Consulte otras soluciones en essentiallife.com

ENFERMEDAD	ACEITES RECOMENDADOS Y USO	SISTEMA DEL ORGANISMO/ÁREA DE ENFOQUE
Cáncer (de la boca)	Cáncer que se desarrolla en cualquier parte de la boca y es generalmente inducido por el uso de tabaco, la ingestión abundante de bebidas alcohólicas y por el papiloma humano (HPV en inglés). También se conoce como cáncer de la cavidad oral. mirra — tomillo — incienso — mezcla de complejo celular — pimienta negra	Salud Celular pg. 309
Cáncer (de la sangre)	Cáncer en los tejidos generadores de sangre, que dificulta la capacidad del organismo para combatir la infección. Se conoce también como leucemia. incienso — mezcla de complejo celular — mezcla desintoxicante — clavo — hierba limonera	Salud Celular pg. 309
Cáncer (de la tiroides)	Enfermedad que presenta células cancerosas en los tejidos de la glándula tiroides. mezcla de complejo celular — tomillo — sándalo — incienso — romero	Salud Celular pg. 309
Cáncer (de mama)	Reproducción descontrolada de células en el seno, formando un tumor maligno. Generalmente sólo ocurre en las mujeres pero algunas veces aparece en los hombres. incienso — tomillo — toronja — mezcla de complejo celular — eucalipto	Salud Celular pg. 309
Cáncer (de vejiga)	Proliferación de células anormales en la vejiga, que llegan a formar masas conocidas como tumores. incienso — mezcla de complejo celular — hierba limonera — romero — canela	Salud Celular pg. 309
Cáncer (folicular de tiroides)	Se produce cuando las células de la tiroides sufren cambios genéticos (mutaciones). Las mutaciones permiten que las células se multipliquen y crezcan rápidamente. Se caracteriza por una invasión capsular y vascular causada por células tumorales. romero — salvia esclarea — incienso — limón — sándalo	Salud Celular pg. 309
Cáncer (garganta)	Tipos de cáncer en boca, senos nasales, nariz, amígdalas o garganta. incienso — mezcla de complejo celular — tomillo — lavanda — canela	Salud Celular pg. 309
Cáncer (huesos)	Cáncer óseo caracterizado por la formación de una masa de células irregulares reproduciéndose en un hueso. incienso — mezcla de complejo celular — helicriso — hierba limonera — abeto blanco	Salud Celular pg. 309
Cáncer (lengua)	Una forma de cáncer que comienza en las células de la lengua. geranio — mezcla de complejo celular — mezcla desintoxicante — incienso — canela	Salud Celular pg. 309
Cáncer (linfático)	Cáncer que afecta los glóbulos blancos, caracterizado por la formación de tumores compactos en el sistema inmunológico. También se conoce como linfoma. hierba limonera — incienso — mezcla de complejo celular — canela — cardamomo	Salud Celular pg. 309
Cáncer (ovario)	Cáncer que se origina en los órganos femeninos de producción de óvulos (ovarios). incienso — naranja silvestre — mezcla desintoxicante — toronja — mezcla de complejo celular	Salud Celular pg. 309
Cáncer (pancreático)	Multiplicación descontrolada de células del páncreas (órgano que yace detrás de la parte inferior del estómago), que afecta las funciones exo y endocrinas. incienso — semilla de cilantro — clavo — mezcla desintoxicante — mezcla de complejo celular	Salud Celular pg. 309

REFERENCIA RÁPIDA

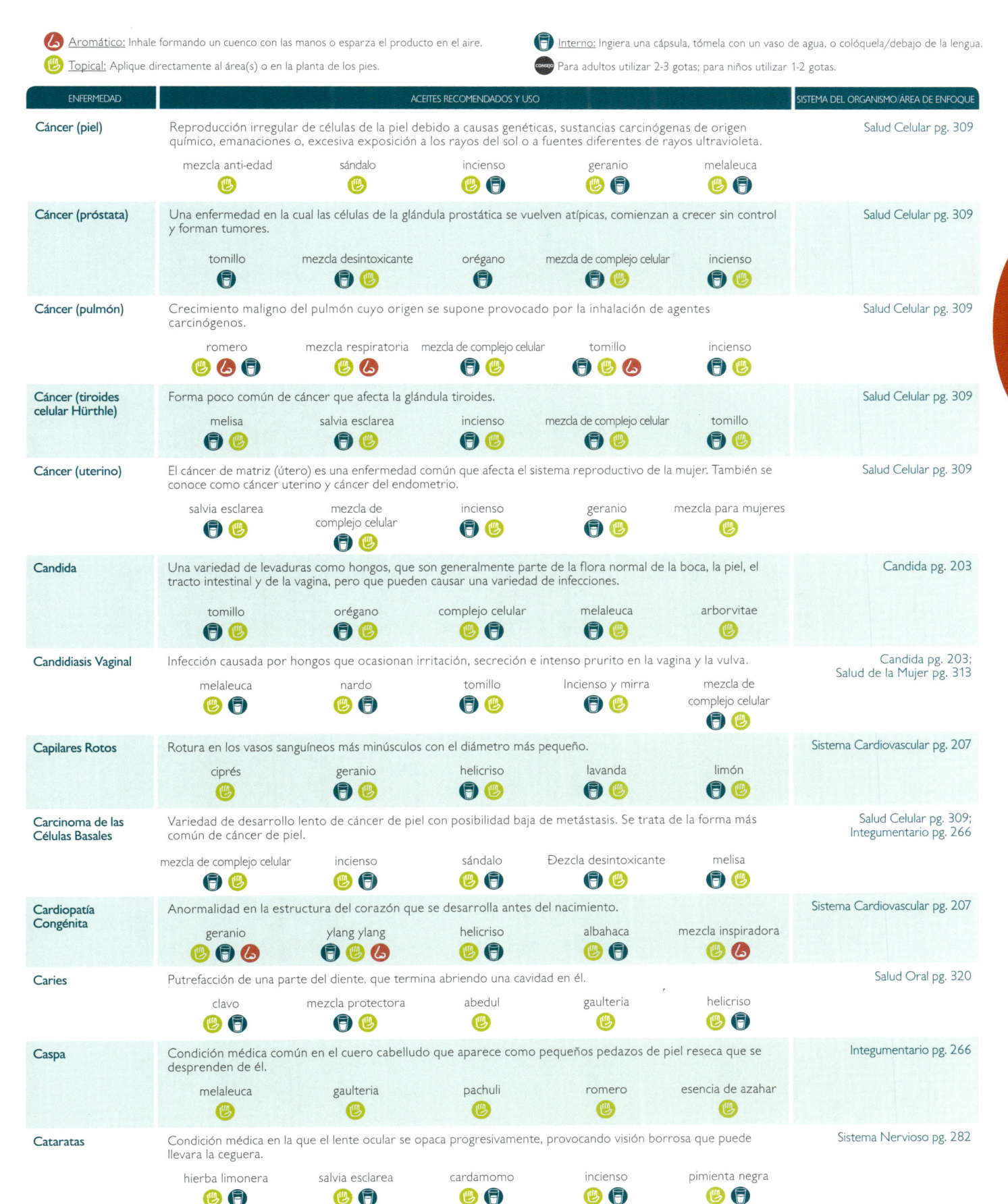

Aromático: Inhale formando un cuenco con las manos o esparza el producto en el aire.
Tópico: Aplique directamente al área(s) o en la planta de los pies.
Interno: Ingiera una cápsula, tómela con un vaso de agua, o colóquela/debajo de la lengua.
CONSEJO Para adultos utilizar 2-3 gotas; para niños utilizar 1-2 gotas.

ENFERMEDAD	ACEITES RECOMENDADOS Y USO	SISTEMA DEL ORGANISMO/ÁREA DE ENFOQUE
Cáncer (piel)	Reproducción irregular de células de la piel debido a causas genéticas, sustancias carcinógenas de origen químico, emanaciones o, excesiva exposición a los rayos del sol o a fuentes diferentes de rayos ultravioleta. mezcla anti-edad — sándalo — incienso — geranio — melaleuca	Salud Celular pg. 309
Cáncer (próstata)	Una enfermedad en la cual las células de la glándula prostática se vuelven atípicas, comienzan a crecer sin control y forman tumores. tomillo — mezcla desintoxicante — orégano — mezcla de complejo celular — incienso	Salud Celular pg. 309
Cáncer (pulmón)	Crecimiento maligno del pulmón cuyo origen se supone provocado por la inhalación de agentes carcinógenos. romero — mezcla respiratoria — mezcla de complejo celular — tomillo — incienso	Salud Celular pg. 309
Cáncer (tiroides celular Hürthle)	Forma poco común de cáncer que afecta la glándula tiroides. melisa — salvia esclarea — incienso — mezcla de complejo celular — tomillo	Salud Celular pg. 309
Cáncer (uterino)	El cáncer de matriz (útero) es una enfermedad común que afecta el sistema reproductivo de la mujer. También se conoce como cáncer uterino y cáncer del endometrio. salvia esclarea — mezcla de complejo celular — incienso — geranio — mezcla para mujeres	Salud Celular pg. 309
Candida	Una variedad de levaduras como hongos, que son generalmente parte de la flora normal de la boca, la piel, el tracto intestinal y de la vagina, pero que pueden causar una variedad de infecciones. tomillo — orégano — complejo celular — melaleuca — arborvitae	Candida pg. 203
Candidiasis Vaginal	Infección causada por hongos que ocasionan irritación, secreción e intenso prurito en la vagina y la vulva. melaleuca — nardo — tomillo — Incienso y mirra — mezcla de complejo celular	Candida pg. 203; Salud de la Mujer pg. 313
Capilares Rotos	Rotura en los vasos sanguíneos más minúsculos con el diámetro más pequeño. ciprés — geranio — helicriso — lavanda — limón	Sistema Cardiovascular pg. 207
Carcinoma de las Células Basales	Variedad de desarrollo lento de cáncer de piel con posibilidad baja de metástasis. Se trata de la forma más común de cáncer de piel. mezcla de complejo celular — incienso — sándalo — ĐezcIa desintoxicante — melisa	Salud Celular pg. 309; Integumentario pg. 266
Cardiopatía Congénita	Anormalidad en la estructura del corazón que se desarrolla antes del nacimiento. geranio — ylang ylang — helicriso — albahaca — mezcla inspiradora	Sistema Cardiovascular pg. 207
Caries	Putrefacción de una parte del diente, que termina abriendo una cavidad en él. clavo — mezcla protectora — abedul — gaulteria — helicriso	Salud Oral pg. 320
Caspa	Condición médica común en el cuero cabelludo que aparece como pequeños pedazos de piel reseca que se desprenden de él. melaleuca — gaulteria — pachuli — romero — esencia de azahar	Integumentario pg. 266
Cataratas	Condición médica en la que el lente ocular se opaca progresivamente, provocando visión borrosa que puede llevar a la ceguera. hierba limonera — salvia esclarea — cardamomo — incienso — pimienta negra	Sistema Nervioso pg. 282

REFERENCIA RÁPIDA

THE ESSENTIAL *life*

PASOS:

1. Buscar padecimiento.
2. Seleccionar uno o más de los aceites recomendados. (El orden de recomendación es de izquierda a derecha)
3. Utilizar el/los aceite/s como se indica.
4. Aprende más dirigiéndote al sistema del organismo/área de enfoque correspondiente.
5. Consulte otras soluciones en essentiallife.com

REFERENCIA RÁPIDA

ENFERMEDAD	ACEITES RECOMENDADOS Y USO	SISTEMA DEL ORGANISMO/ÁREA DE ENFOQUE
Celulitis	Un depósito de grasa que provoca una apariencia irregular o con hoyuelos, aparece comúnmente alrededor de los muslos. eucalipto · toronja · mezcla metabólica · nardo · hierba limonera	Desintoxicación pg. 216; Peso pg. 294
Chinches	Pequeños insectos parásitos de forma ovalada y color parduzco que se alimentan de la sangre de seres humanos y animales. mezcla repelente · arborvitae · eucalipto · abeto blanco · hierbabuena	A la mano pg. 344
Ciática	Una inflamación del nervio ciático, comúnmente definido por dolor y sensibilidad en el trayecto del nervio a través de la pierna y el muslo. mezcla calmante · abeto douglas · incienso · abeto blanco · albahaca	Sistema Nervioso pg. 282; Dolor e Inflamación pg. 226; Atletas pg. 195
Cicatrización	El tejido fibroso que reemplaza el tejido normal dañado por una enfermedad o lesión. incienso · helicriso · lavanda · sándalo · mezcla anti-edad	Integumentario pg. 266
Ciclo menstrual (irregular o escaso)	Flujo menstrual muy leve o poco frecuente. mezcla mensual para mujeres · geranio · romero · tomillo · mezcla desintoxicante	Salud de la Mujer pg. 313
Cinetosis	Sensación desagradable de náusea que las personas experimentan en el momento en que su sentido de estabilidad y equilibrio, se ve alterado por un movimiento continuo. jengibre · albahaca · hierbabuena · casia · mezcla digestiva	Sistema Digestivo e Intestinal pg. 221; Primeros Auxilios pg. 299
Circulación (deficiente)	Circulación sanguínea deficiente por todo el organismo incluyendo corazón, vasos sanguíneos, sangre, linfa y vasos linfáticos, además de glándulas. ciprés · mezcla para masaje · geranio · casia · hierbabuena	Sistema Cardiovascular pg. 207
Cirrosis	Enfermedad degenerativa permanente en la que las células normales del hígado se deterioran y son reemplazadas por tejido cicatrizante. mezcla desintoxicante · geranio · mirra · helicriso · mejorana	Sistema Digestivo e Intestinal pg. 221
Coágulo sanguíneo	Grumo espesado en la sangre para detener el sangrado, como el que se forma en alrededor de una cortadura. semilla de cilantro · mezcla de complejo celular · hinojo · helicriso · mezcla para masaje	Sistema Cardiovascular pg. 207
Codo de Tenista	Inflamación de los tendones del codo causada por uso exagerado de los músculos del antebrazo. mezcla para masaje · mezcla calmante · albahaca · jengibre · hierba limonera	Sistema Esquelético pg. 247; Sistema Muscular pg. 278
Cólera	Enfermedad bacteriana que causa diarrea grave y deshidratación, con individuos contaminantes generalmente presentes en agua contaminada. canela · romero · mezcla desintoxicante · mezcla respiratoria · melisa	Sistema Inmunológico y Linfático pg. 261
Colesterol (alto)	Niveles anormalmente altos de colesterol (sustancia cerosa presente en el contenido grasoso de la sangre), que puede provocar un aumento del riesgo de una enfermedad cardíaca. mezcla metabólica · hierba limonera · semilla de cilantro · canela · limón	Sistema Cardiovascular pg. 207
Cólico	Llanto persistente y sin explicación en un bebé sano de entre dos semanas y cinco meses de edad. mezcla digestiva · hinojo · manzanilla romana · mezcla apacible · ylang ylang	Niños pg. 286; Sistema Digestivo e Intestinal pg. 221; Bebé pg. 350

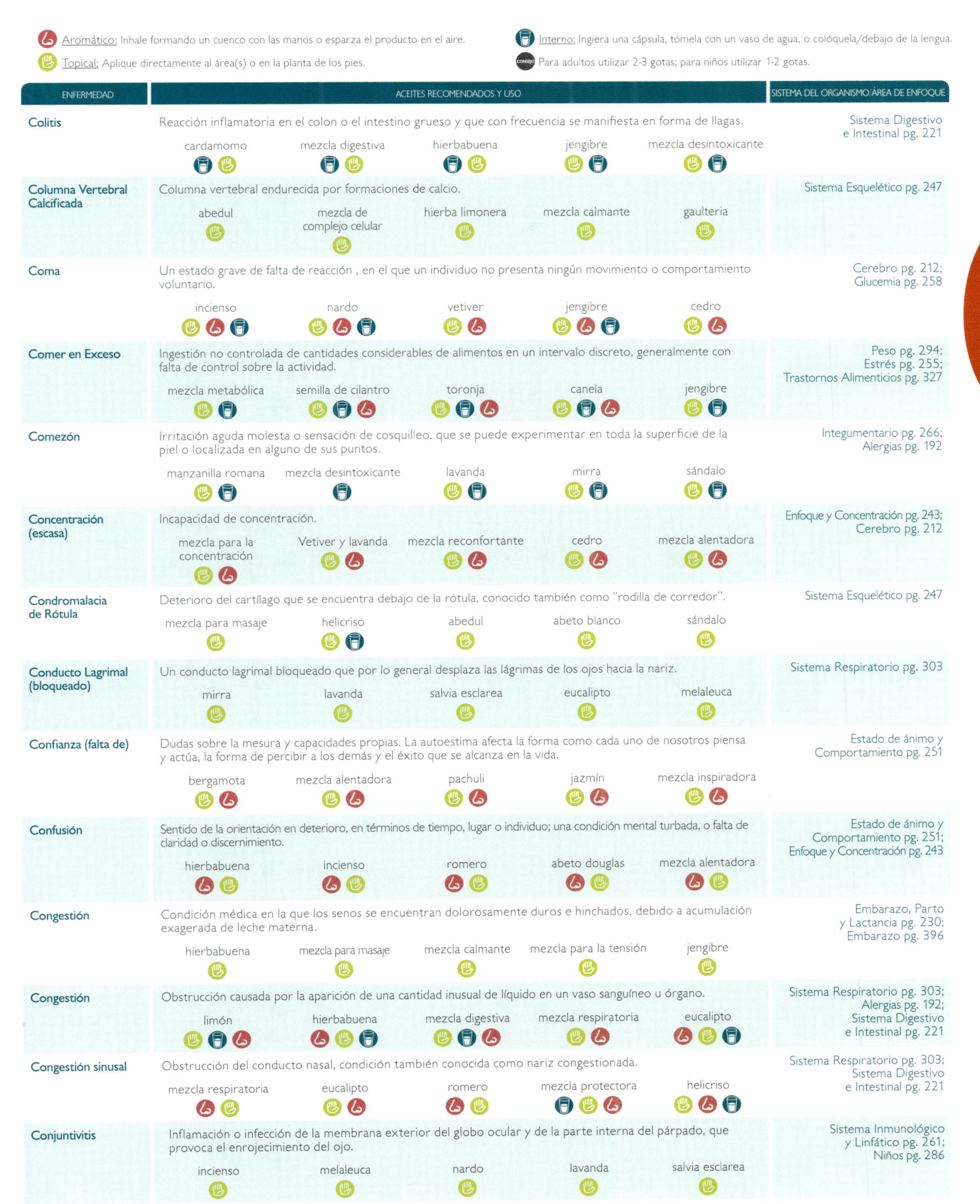

Aromático: Inhale formando un cuenco con las manos o esparza el producto en el aire.
Topical: Aplique directamente al área(s) o en la planta de los pies.
Interno: Ingiera una cápsula, tómela con un vaso de agua, o colóquela/debajo de la lengua.
CONSEJO Para adultos utilizar 2-3 gotas; para niños utilizar 1-2 gotas.

ENFERMEDAD	ACEITES RECOMENDADOS Y USO	SISTEMA DEL ORGANISMO/ÁREA DE ENFOQUE
Colitis	Reacción inflamatoria en el colon o el intestino grueso y que con frecuencia se manifiesta en forma de llagas. cardamomo · mezcla digestiva · hierbabuena · jengibre · mezcla desintoxicante	Sistema Digestivo e Intestinal pg. 221
Columna Vertebral Calcificada	Columna vertebral endurecida por formaciones de calcio. abedul · mezcla de complejo celular · hierba limonera · mezcla calmante · gaulteria	Sistema Esquelético pg. 247
Coma	Un estado grave de falta de reacción, en el que un individuo no presenta ningún movimiento o comportamiento voluntario. incienso · nardo · vetiver · jengibre · cedro	Cerebro pg. 212; Glucemia pg. 258
Comer en Exceso	Ingestión no controlada de cantidades considerables de alimentos en un intervalo discreto, generalmente con falta de control sobre la actividad. mezcla metabólica · semilla de cilantro · toronja · canela · jengibre	Peso pg. 294; Estrés pg. 255; Trastornos Alimenticios pg. 327
Comezón	Irritación aguda molesta o sensación de cosquilleo, que se puede experimentar en toda la superficie de la piel o localizada en alguno de sus puntos. manzanilla romana · mezcla desintoxicante · lavanda · mirra · sándalo	Integumentario pg. 266; Alergias pg. 192
Concentración (escasa)	Incapacidad de concentración. mezcla para la concentración · Vetiver y lavanda · mezcla reconfortante · cedro · mezcla alentadora	Enfoque y Concentración pg. 243; Cerebro pg. 212
Condromalacia de Rótula	Deterioro del cartílago que se encuentra debajo de la rótula, conocido también como "rodilla de corredor". mezcla para masaje · helicriso · abedul · abeto blanco · sándalo	Sistema Esquelético pg. 247
Conducto Lagrimal (bloqueado)	Un conducto lagrimal bloqueado que por lo general desplaza las lágrimas de los ojos hacia la nariz. mirra · lavanda · salvia esclarea · eucalipto · melaleuca	Sistema Respiratorio pg. 303
Confianza (falta de)	Dudas sobre la mesura y capacidades propias. La autoestima afecta la forma como cada uno de nosotros piensa y actúa, la forma de percibir a los demás y el éxito que se alcanza en la vida. bergamota · mezcla alentadora · pachuli · jazmín · mezcla inspiradora	Estado de ánimo y Comportamiento pg. 251
Confusión	Sentido de la orientación en deterioro, en términos de tiempo, lugar o individuo; una condición mental turbada, o falta de claridad o discernimiento. hierbabuena · incienso · romero · abeto douglas · mezcla alentadora	Estado de ánimo y Comportamiento pg. 251; Enfoque y Concentración pg. 243
Congestión	Condición médica en la que los senos se encuentran dolorosamente duros e hinchados, debido a acumulación exagerada de leche materna. hierbabuena · mezcla para masaje · mezcla calmante · mezcla para la tensión · jengibre	Embarazo, Parto y Lactancia pg. 230; Embarazo pg. 396
Congestión	Obstrucción causada por la aparición de una cantidad inusual de líquido en un vaso sanguíneo u órgano. limón · hierbabuena · mezcla digestiva · mezcla respiratoria · eucalipto	Sistema Respiratorio pg. 303; Alergias pg. 192; Sistema Digestivo e Intestinal pg. 221
Congestión sinusal	Obstrucción del conducto nasal, condición también conocida como nariz congestionada. mezcla respiratoria · eucalipto · romero · mezcla protectora · helicriso	Sistema Respiratorio pg. 303; Sistema Digestivo e Intestinal pg. 221
Conjuntivitis	Inflamación o infección de la membrana exterior del globo ocular y de la parte interna del párpado, que provoca el enrojecimiento del ojo. incienso · melaleuca · nardo · lavanda · salvia esclarea	Sistema Inmunológico y Linfático pg. 261; Niños pg. 286

REFERENCIA RAPIDA

THE ESSENTIAL *life* 29

PASOS:
1. Buscar padecimiento.
2. Seleccionar uno o más de los aceites recomendados. (El orden de recomendación es de izquierda a derecha)
3. Utilizar el/los aceite/s como se indica.
4. Aprende más dirigiéndote al sistema del organismo/área de enfoque correspondiente.
5. Consulte otras soluciones en essentiallife.com

REFERENCIA RÁPIDA

ENFERMEDAD	ACEITES RECOMENDADOS Y USO	SISTEMA DEL ORGANISMO/ÁREA DE ENFOQUE
Conjuntivitis (ojos colorados)	Inflamación o infección de la membrana exterior del globo ocular y de la parte interna del párpado. lavanda · melaleuca · abeto douglas · romero · melisa	Sistema Inmunológico y Linfático pg. 261; Niños pg. 286
Conmoción	Condición crítica causada por caída repentina del flujo de sangre en el organismo, a menudo como consecuencia de lesión grave o enfermedad. hierbabuena · mezcla reconfortante · lavanda · manzanilla romana · mezcla estabilizadora	Primeros Auxilios pg. 299; Sistema Nervioso pg. 282; Estrés pg. 255
Conmoción cerebral	Cambio inducido por un trauma en la condición mental, con o sin breve pérdida de la conciencia. incienso · Sándalo · cedro · clavo de olor · esencia de azahar	Atletas pg. 195; Cerebro pg. 212
Constipación	Condición médica en la que los movimientos del intestino son lentos, o hay formación de heces duras que provocan dolor y dificultad en la expulsión. mezcla digestiva · mejorana · mezcla desintoxicante · jengibre · hierbabuena	Sistema Digestivo e Intestinal pg. 221; Niños pg. 286
Contenido de azúcar en la sangre (alto) / Hiperglucemia	Condición médica en la que el organismo no regula el contenido de glucosa de manera eficaz Los niveles de glucosa en sangre pueden fluctuar sobrepasando el rango ideal de concentración. semilla de cilantro · canela · casia · mezcla metabólica · hinojo	Glucemia pg. 258; Sistema Endócrino pg. 236;
Contenido de azúcar en la sangre (bajo) / Hipoglucemia	Inusual concentración baja de glucosa en el torrente sanguíneo. casia · lavanda · mezcla desintoxicante · ciprés · enebro	Glucemia pg. 258; Sistema Endócrino pg. 236
Control de la vejiga	La incontinencia urinaria es una pérdida inesperada de orina, que causa preocupación física y/o emocional en la persona que la padece debido a su cantidad y periodicidad. mezcla renovadora · tomillo · romero · semilla de cilantro · hierbabuena	Sistema Urinario pg. 331; Estado de ánimo y Comportamiento pg. 251
Convalecencia	Tiempo de recuperación dedicado al restablecimiento de una enfermedad o tratamiento médico esencia de azahar · incienso · nardo · mezcla reconfortante · mirra	Cerebro pg. 212
Convulsiones	Contracción violenta y repentina de un grupo de músculos. Se conoce también como ataque. esencia de azahar · sándalo · nardo · incienso · salvia esclarea	Cerebro pg. 212
Convulsiones	Convulsión o ataque generalmente causado por un ataque al corazón o un acceso epiléptico. nardo · incienso · esencia de azahar · cedro · sándalo	Cerebro pg. 212; Niños pg. 286
Cortes	Rasgado de la piel o de cualquier otro tejido por acción de un borde afilado. melaleuca · incienso · geranio · lavanda · helicriso	Primeros Auxilios pg. 299; Integumentario pg. 266
Costra láctea	Parches blancos o amarillos de piel escamosa en el cuero cabelludo de un bebé. lavanda · melaleuca · sándalo · incienso · mezcla anti-edad	Bebé pg. 350
Crup	Infección en la parte superior de las vías respiratorias que dificulta la respiración y se manifiesta de manera particular con una tos perruna típica en los niños. tomillo · limón · eucalipto · mejorana · mezcla respiratoria	Niños pg. 286 Sistema Respiratorio pg. 303
Daño por Radiación	La energía radiante puede afectar las moléculas de ADN presentes en el núcleo de las células, y si el daño es grande la célula se puede volver cancerosa. hierbabuena · mezcla desintoxicante · pachuli · cilantro · geranio	Salud Celular pg. 309; Desintoxicación pg. 216

REFERENCIA RÁPIDA

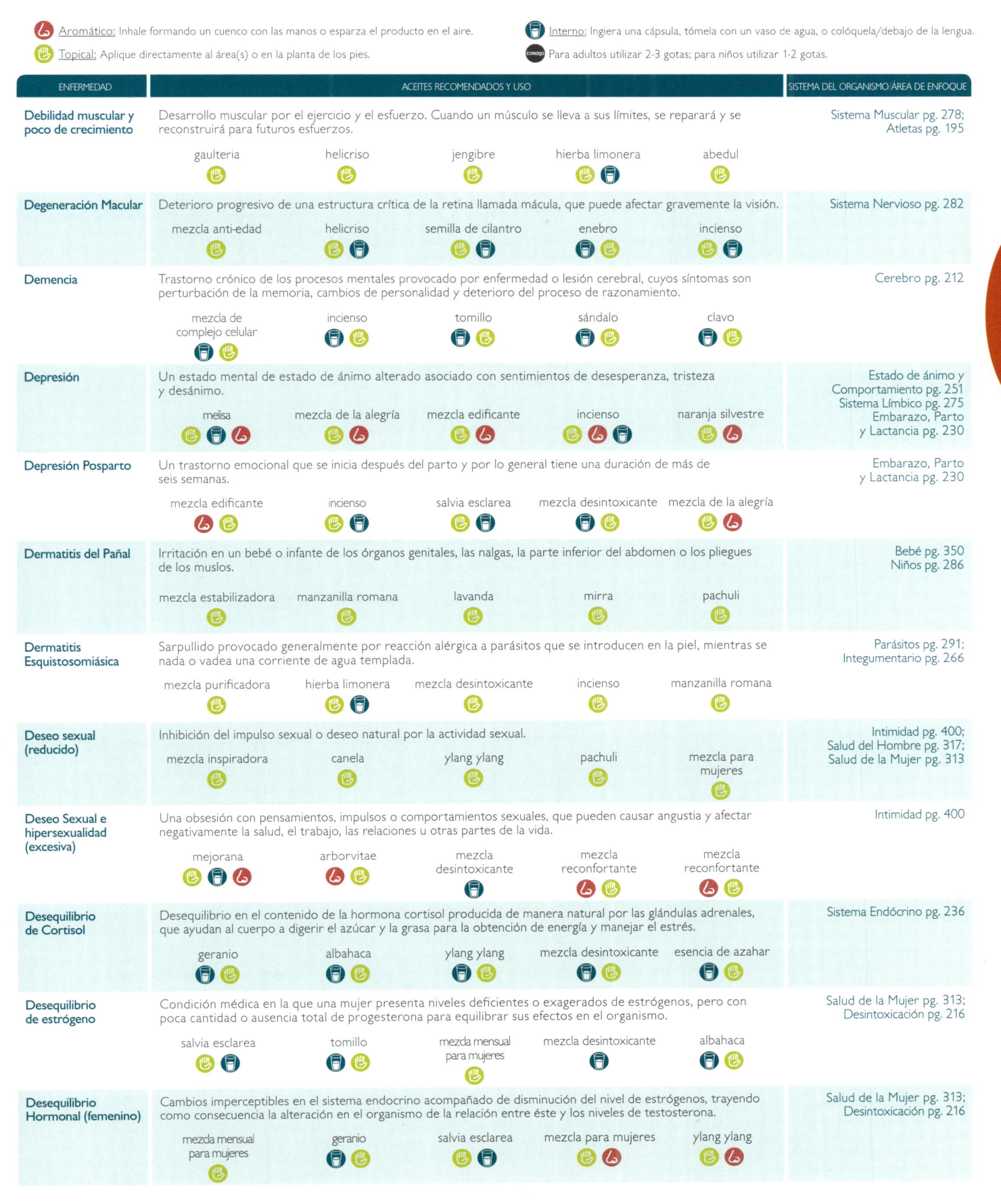

Aromático: Inhale formando un cuenco con las manos o esparza el producto en el aire.
Topical: Aplique directamente al área(s) o en la planta de los pies.
Interno: Ingiera una cápsula, tómela con un vaso de agua, o colóquela/debajo de la lengua.
CONSEJO Para adultos utilizar 2-3 gotas; para niños utilizar 1-2 gotas.

ENFERMEDAD	ACEITES RECOMENDADOS Y USO	SISTEMA DEL ORGANISMO/ÁREA DE ENFOQUE
Debilidad muscular y poco de crecimiento	Desarrollo muscular por el ejercicio y el esfuerzo. Cuando un músculo se lleva a sus límites, se reparará y se reconstruirá para futuros esfuerzos. gaulteria · helicriso · jengibre · hierba limonera · abedul	Sistema Muscular pg. 278; Atletas pg. 195
Degeneración Macular	Deterioro progresivo de una estructura crítica de la retina llamada mácula, que puede afectar gravemente la visión. mezcla anti-edad · helicriso · semilla de cilantro · enebro · incienso	Sistema Nervioso pg. 282
Demencia	Trastorno crónico de los procesos mentales provocado por enfermedad o lesión cerebral, cuyos síntomas son perturbación de la memoria, cambios de personalidad y deterioro del proceso de razonamiento. mezcla de complejo celular · incienso · tomillo · sándalo · clavo	Cerebro pg. 212
Depresión	Un estado mental de estado de ánimo alterado asociado con sentimientos de desesperanza, tristeza y desánimo. melisa · mezcla de la alegría · mezcla edificante · incienso · naranja silvestre	Estado de ánimo y Comportamiento pg. 251; Sistema Límbico pg. 275; Embarazo, Parto y Lactancia pg. 230
Depresión Posparto	Un trastorno emocional que se inicia después del parto y por lo general tiene una duración de más de seis semanas. mezcla edificante · incienso · salvia esclarea · mezcla desintoxicante · mezcla de la alegría	Embarazo, Parto y Lactancia pg. 230
Dermatitis del Pañal	Irritación en un bebé o infante de los órganos genitales, las nalgas, la parte inferior del abdomen o los pliegues de los muslos. mezcla estabilizadora · manzanilla romana · lavanda · mirra · pachuli	Bebé pg. 350; Niños pg. 286
Dermatitis Esquistosomiásica	Sarpullido provocado generalmente por reacción alérgica a parásitos que se introducen en la piel, mientras se nada o vadea una corriente de agua templada. mezcla purificadora · hierba limonera · mezcla desintoxicante · incienso · manzanilla romana	Parásitos pg. 291; Integumentario pg. 266
Deseo sexual (reducido)	Inhibición del impulso sexual o deseo natural por la actividad sexual. mezcla inspiradora · canela · ylang ylang · pachuli · mezcla para mujeres	Intimidad pg. 400; Salud del Hombre pg. 317; Salud de la Mujer pg. 313
Deseo Sexual e hipersexualidad (excesiva)	Una obsesión con pensamientos, impulsos o comportamientos sexuales, que pueden causar angustia y afectar negativamente la salud, el trabajo, las relaciones u otras partes de la vida. mejorana · arborvitae · mezcla desintoxicante · mezcla reconfortante · mezcla reconfortante	Intimidad pg. 400
Desequilibrio de Cortisol	Desequilibrio en el contenido de la hormona cortisol producida de manera natural por las glándulas adrenales, que ayudan al cuerpo a digerir el azúcar y la grasa para la obtención de energía y manejar el estrés. geranio · albahaca · ylang ylang · mezcla desintoxicante · esencia de azahar	Sistema Endócrino pg. 236
Desequilibrio de estrógeno	Condición médica en la que una mujer presenta niveles deficientes o exagerados de estrógenos, pero con poca cantidad o ausencia total de progesterona para equilibrar sus efectos en el organismo. salvia esclarea · tomillo · mezcla mensual para mujeres · mezcla desintoxicante · albahaca	Salud de la Mujer pg. 313; Desintoxicación pg. 216
Desequilibrio Hormonal (femenino)	Cambios imperceptibles en el sistema endocrino acompañado de disminución del nivel de estrógenos, trayendo como consecuencia la alteración en el organismo de la relación entre éste y los niveles de testosterona. mezcla mensual para mujeres · geranio · salvia esclarea · mezcla para mujeres · ylang ylang	Salud de la Mujer pg. 313; Desintoxicación pg. 216

REFERENCIA RÁPIDA

THE ESSENTIAL *life* 31

PASOS:
1. Buscar padecimiento.
2. Seleccionar uno o más de los aceites recomendados. (El orden de recomendación es de izquierda a derecha)
3. Utilizar el/los aceite/s como se indica.
4. Aprende más dirigiéndote al sistema del organismo/área de enfoque correspondiente.
5. Consulte otras soluciones en essentiallife.com

REFERENCIA RÁPIDA

ENFERMEDAD	ACEITES RECOMENDADOS Y USO	SISTEMA DEL ORGANISMO/ÁREA DE ENFOQUE
Desequilibrio Hormonal (masculino)	Llanto persistente y sin explicación en un bebé sano de entre dos semanas y cinco meses de edad. mezcla digestiva / hinojo / manzanilla romana / mezcla apacible / ylang ylang	Niños pg. 286; Digestivo e Intestinal pg. 221; Bebé pg. 350
Desequilibrio Químico	Un desequilibrio de uno o más neurotransmisores. Los desequilibrios químicos muestran una relación muy cercana con la enfermedad mental. mezcla desintoxicante / mezcla de la alegría / cilantro / mezcla de complejo celular / melisa	Cerebro pg. 212; Estado de ánimo y Comportamiento pg. 251
Desequilibrios de Insulina	Niveles irregulares de insulina producida por el páncreas, para ayudar al organismo en la digestión del azúcar (glucosa) tendiente al almacenamiento de energía. semilla de cilantro / canela / mezcla metabólica / casia / geranio	Glucemia pg. 258
Desequilibrios/Insuficiencias de Melatonina	La melatonina es una hormona producida al comienzo de la oscuridad para ayudar a dormir. Los desequilibrios o insuficiencias pueden dar lugar a la privación o trastornos del sueño. vetiver / lavanda / mezcla apacible / esencia de azahar / manzanilla romana	Sistema Endócrino pg. 236; Sueño pg. 323
Desgarramiento perineal, falta de elasticidad	Traumatismo no intencional de la dermis femenina y de otras estructuras de tejido blando que aíslan la vagina del ano. geranio / incienso / sándalo / manzanilla romana / lavanda	Embarazo, Parto y Lactancia pg. 230; Embarazo pg. 396
Deshidratación	Condición médica que se manifiesta cuando la pérdida de líquidos corporales, generalmente agua, excede la cantidad que se ingiere. naranja silvestre / limón / mezcla metabólica / mezcla desintoxicante / enebro	Primeros Auxilios pg. 299; Atletas pg. 195; Sistema Urinario pg. 331
Desintoxicación	Proceso de eliminación del organismo de sustancias o condiciones tóxicas, realizado principalmente por el hígado. mezcla desintoxicante / toronja / mezcla metabólica / clavo / limón	Desintoxicación pg. 216
Desmayo	Pérdida del conocimiento causada por una breve falta de oxígeno en el cerebro. hierbabuena / romero / mezcla vigorizante / sándalo / incienso	Sistema Cardiovascular pg. 207; Primeros Auxilios pg. 299
Desorden Afectivo Estacional (SAD, por sus siglas en inglés)	Un tipo de depresión que tiende a ocurrir cuando los días se hacen más cortos en el otoño y el invierno. mezcla edificante / bergamota / mezcla alentadora / mezcla de la alegría / mezcla inspiradora	Estado de ánimo y Comportamiento pg. 251; Sistema Límbico pg. 275
Deterioro de la Columna Vertebral	Deterioro del grupo de vértebras que dan soporte y estructura ósea flexible a la médula espinal. gaulteria / abedul / mezcla de complejo celular / helicriso / abeto blanco	Sistema Esquelético pg. 247
Diabetes	Una enfermedad identificada por la incapacidad de procesar los azúcares en la dieta, debido a una disminución o ausencia total de la producción de insulina. canela / semilla de cilantro / mezcla metabólica / enebro / casia	Glucemia pg. 258
Diabetes (gestacional)	Condición médica en que las mujeres sin diagnóstico previo de diabetes muestran altos niveles de glucosa en sangre durante el embarazo, especialmente después del tercer trimestre. canela / mezcla desintoxicante / semilla de cilantro / casia / enebro	Embarazo, Parto y Lactancia pg. 230; Glucemia pg. 258
Diarrea	Rápido desplazamiento de materia fecal por los intestinos, que provoca deficiente absorción de los nutrientes contenidos en los alimentos y presencia de heces aguadas. mezcla digestiva / cardamomo / pimienta negra / melaleuca / jengibre	Sistema Digestivo e Intestinal pg. 221;

32 | REFERENCIA RÁPIDA

Aromático: Inhale formando un cuenco con las manos o esparza el producto en el aire.
Topical: Aplique directamente al área(s) o en la planta de los pies.
Interno: Ingiera una cápsula, tómela con un vaso de agua, o colóquela/debajo de la lengua.
CONSEJO: Para adultos utilizar 2-3 gotas; para niños utilizar 1-2 gotas.

ENFERMEDAD	ACEITES RECOMENDADOS Y USO	SISTEMA DEL ORGANISMO/ÁREA DE ENFOQUE
Dientes decolorados	Ocurre cuando la cubierta exterior del diente se mancha a consecuencia del hábito de fumar, de tomar café, coca cola u otro tipo de bebidas y alimentos. gaulteria · limón · hierbabuena · lima · mezcla desintoxicante	Salud Oral pg. 320; Cuidado Personal pg. 354
Dificultades de Aprendizaje	Deterioro o disminución importante de la capacidad de aprendizaje, comprensión, organización, retención y/o uso de nueva información. Vetiver y lavanda · mezcla estabilizadora · mezcla para la concentración · hierbabuena · Cedro	Enfoque y Concentración pg. 243; Cerebro pg. 212
Difteria	Enfermedad contagiosa que generalmente complica la garganta, la nariz y las vías respiratorias. eucalipto · mezcla respiratoria · mezcla protectora · mezcla digestiva · tomillo	Sistema Respiratorio pg. 303 Sistema Inmunológico y Linfático pg. 261
Disentería	Infección intestinal que provoca diarrea grave con posible presencia de moco y sangre en las heces. hierbabuena · jengibre · mezcla protectora · mirra · hierbabuena	Sistema Digestivo e Intestinal pg. 221;
Disfagia	Dificultad en pasar alimentos sólidos o líquidos que lleguen a la garganta o el esófago. hierbabuena · arborvitae · pimienta negra · mezcla apacible · lavanda	Sistema Digestivo e Intestinal pg. 221; Salud Oral pg. 320
Disfunción Cerebral Focal (lesión cerebral)	Lesiones específicas de una área particular del cerebro, generalmente como consecuencia de un trauma grave en la cabeza. helicriso · incienso · mezcla de complejo celular · sándalo · mezcla estabilizadora	Cerebro pg. 212 Sistema Límbico pg. 275
Disfunción Eréctil	La incapacidad de lograr o mantener una erección para tener actividad sexual satisfactoria; también conocido como impotencia. ciprés · mezcla desintoxicante · sándalo · ylang ylang · mezcla inspiradora	Salud del Hombre pg. 317; Intimidad pg. 400
Dismenorrea	La existencia de espasmos dolorosos durante la menstruación. mezcla mensual para mujeres · salvia esclarea · mezcla para masaje · mejorana · tomillo	Salud de la Mujer pg. 313
Distracción ausente	Preocupación tan grande que se evita la insistencia hacia la atención ordinaria. mezcla para la concentración · cedro · hierbabuena · pachuli · vetiver	Cerebro pg. 212; Enfoque y Concentración pg. 243
Distrofia Miotónica	Trastorno genético que provoca debilidad muscular progresiva. abeto douglas · mezcla de complejo celular · helicriso · abeto blanco · hierba limonera	Sistema Muscular pg. 278
Distrofia Muscular	Un grupo de trastornos hereditarios en los que la masa muscular y la fuerza descienden gradualmente. hierba limonera · incienso · mezcla para la tensión · mezcla de complejo celular · mejorana	Sistema Muscular pg. 278
Diverticulitis	Inflamación o infección en una o más pequeñas bolsas del tracto digestivo. mezcla digestiva · mezcla metabólica · albahaca · mezcla de complejo celular · mezcla para masaje	Sistema Digestivo e Intestinal pg. 221
Dolencia	Dolor que se manifiesta continuo y generalmente poco intenso. mezcla calmante · mezcla para masaje · hierbabuena · gaulteria · ciprés	Sistema Muscular pg. 278; Sistema Esquelético pg. 247; Dolor e Inflamación pg. 226; Sistema Inmunológico y Linfático pg. 261

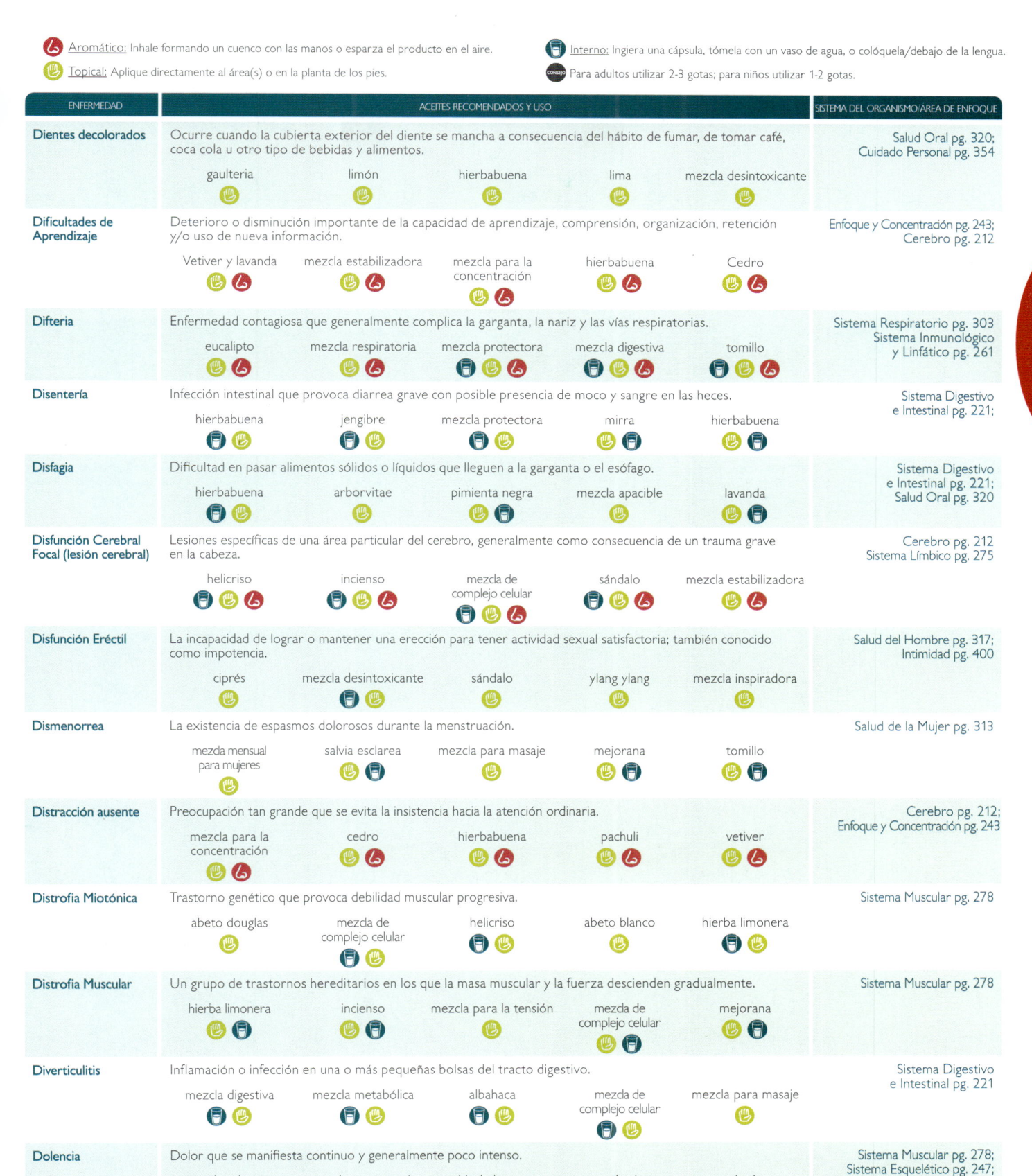

REFERENCIA RÁPIDA

THE ESSENTIAL *life* 33

PASOS:

① Buscar padecimiento.
② Seleccionar uno o más de los aceites recomendados. (El orden de recomendación es de izquierda a derecha)
③ Utilizar el/los aceite/s como se indica.
④ Aprende más dirigiéndote al sistema del organismo/área de enfoque correspondiente.
⑤ Consulte otras soluciones en essentiallife.com

REFERENCIA RÁPIDA

ENFERMEDAD	ACEITES RECOMENDADOS Y USO	SISTEMA DEL ORGANISMO/ÁREA DE ENFOQUE
Dolor	Una sensación indeseable producida en diversos grados de gravedad como consecuencia de una enfermedad, lesión o trastorno emocional. abedul — hierbabuena — helicriso — mezcla calmante — gaulteria	Dolor e Inflamación pg. 226
Dolor Crónico	Dolor persistente que puede durar semanas o hasta años, como consecuencia de alguna enfermedad o causa desconocida. mezcla calmante — helicriso — gaulteria — hierbabuena — albahaca	Dolor e Inflamación pg. 226; Sistema Muscular pg. 278; Sistema Esquelético pg. 247; Sueño pg. 323
Dolor de Cabeza	Sensación de dolor en cualquier parte de la cabeza, que va de aguda a leve. mezcla para la tensión — hierbabuena — gaulteria — lavanda — incienso	Dolor e Inflamación pg. 226; Sistema Nervioso pg. 282; Sistema Muscular pg. 278; Salud de la Mujer pg. 313
Dolor de cabeza (sinusal)	Elevación de la presión en los senos nasales que induce una presión dolorosa, con posibilidades de empeoramiento si se inclina el cuerpo hacia adelante. albahaca — cedro — romero — hierbabuena — eucalipto	Dolor e Inflamación pg. 226; Sistema Respiratorio pg. 303
Dolor de cabeza (tensión)	Forma común de dolor de cabeza acompañado de contracciones musculares dolorosas, que se desencadenan por causa de ejercicio exagerado o estrés. mezcla para la tensión — hierbabuena — mezcla calmante — mezcla para masaje — incienso	Sistema Muscular pg. 278; Dolor e Inflamación pg. 226
Dolor de Cuello	Dolor en respuesta a una lesión u otro estímulo que desaparece cuando se resuelve se retira o se cura el estímulo lesionante. mezcla calmante — mezcla para la tensión — mezcla para masaje — hierbabuena — gaulteria	Sistema Muscular pg. 278
Dolor de Dentición	Dolor que experimenta un bebé al erupcionar su primer diente a través de la encía. clavo — manzanilla romana — mirra — mezcla protectora — helicriso	Salud Oral pg. 320; Niños pg. 286; Bebé pg. 350
Dolor de Espalda	Dolor variable en intensidad y agudeza que se presenta en la región lumbar. mezcla calmante — pimienta negra — gaulteria — abeto blanco — incienso	Dolor e Inflamación pg. 226; Sistema Esquelético pg. 247; Sistema Muscular pg. 278
Dolor de Estómago	Dolor en el área del abdomen o el estómago. mezcla digestiva — hierbabuena — jengibre — naranja silvestre — pimienta negra	Sistema Digestivo e Intestinal pg. 221
Dolor de Garganta	Cualquiera de las diversas inflamaciones de la garganta, las amígdalas y la laringe, definidas por el dolor al tragar. mezcla protectora — melaleuca — mirra — lima — tomillo	Salud Oral pg. 320; Sistema Inmunológico y Linfático pg. 261; Sistema Respiratorio pg. 303
Dolor de Muelas	Una hinchazón o dolor alrededor o dentro de un diente, lo que indica inflamación y posible infección. clavo — abedul — helicriso — mezcla protectora — melaleuca	Salud Oral pg. 320
Dolor de oídos	Un dolor en el oído, percibido como un ardor sordo, agudo, intermitente o constante. melaleuca — helicriso — albahaca — lavanda — romero	Sistema Respiratorio pg. 303
Dolor de Pecho	Sensación aguda, ardiente o aplastante en el pecho. mejorana — abeto douglas — mezcla para masaje — albahaca — mezcla protectora	Sistema Cardiovascular pg. 207; Estrés pg. 255; Sistema Respiratorio pg. 303; Dolor e Inflamación pg. 226
Dolor en las Articulaciones	Malestar, dolor y/o inflamación, que se genera en cualquier parte de una articulación. gaulteria — mezcla calmante — abeto blanco — pimienta negra — abedul	Sistema Esquelético pg. 247; Dolor e Inflamación pg. 226

34 | REFERENCIA RÁPIDA

Aromático: Inhale formando un cuenco con las manos o esparza el producto en el aire.
Topical: Aplique directamente al área(s) o en la planta de los pies.
Interno: Ingiera una cápsula, tómela con un vaso de agua, o colóquela/debajo de la lengua.
CONSEJO Para adultos utilizar 2-3 gotas; para niños utilizar 1-2 gotas.

ENFERMEDAD	ACEITES RECOMENDADOS Y USO	SISTEMA DEL ORGANISMO/ÁREA DE ENFOQUE
Dolor en las Espinillas	Dolor agudo en la espinilla y la parte inferior de la pierna, que se presenta en condiciones de actividad física moderada a intensa. Se presenta generalmente en atletas que han cambiado la intensidad o la rutina de su entrenamiento. mezcla para masaje (T) · mezcla calmante (T) · hierba limonera (T) · gaulteria (T) · albahaca (T)	Sistema Esquelético pg. 247; Atletas pg. 195
Dolor en los huesos	Cualquier dolor asociado a una rara condición médica presente en el hueso, como la osteomielitis. mezcla calmante (T) · helicriso (T) · gaulteria (T) · abeto blanco (T) · abedul (T)	Sistema Esquelético pg. 247; Dolor e Inflamación pg. 226
Dolor Muscular	Dolor en un músculo o grupo de éstos, generalmente acompañado de una sensación de malestar. mezcla para masaje (T) · mezcla calmante (T) · eucalipto (T) · mejorana (T) · hierbabuena (T)	Sistema Muscular pg. 278; Atletas pg. 195; Dolor e Inflamación pg. 226; Aptitud Física pg. 348
Dolor por Artritis	Inflamación y rigidez de las articulaciones, seguido de dolor e hinchazón con probabilidad de empeoramiento con la edad. mezcla calmante (T) · gaulteria (T) · incienso (T,I) · pimienta negra (T,I) · abedul (T)	Sistema Esquelético pg. 247; Dolor e Inflamación pg. 226
Dolor y espasmos menstruales	Conocidos también como dismenorrea, se trata de una condición médica en la que los ciclos menstruales son dolorosos y producen debilidad, pudiendo ser leves o intensos. mezcla mensual para mujeres (T,I) · salvia esclarea (T) · mejorana (T) · Mezcla para masajes o disminución de la tensión (T,I) · mezcla desintoxicante (T,I)	Salud de la Mujer pg. 313
Dolores de cabeza (azúcar en sangre)	Dolor en la cabeza causado por niveles de concentración de azúcar en la sangre demasiado altos o exageradamente bajos. casia (I) · mezcla desintoxicante (T,I) · mezcla metabólica (I) · mezcla protectora (I) · semilla de cilantro (T,A,I)	Glucemia pg. 258
Dolores de Crecimiento	Dolor en las articulaciones de niños o adolescentes, que se presenta principalmente por las noches y con frecuencia se atribuye a rápido crecimiento. ciprés (T) · mezcla para masaje (T) · abeto blanco (T) · mejorana (T) · mezcla calmante (T)	Niños pg. 286; Sistema Muscular pg. 278
Dolores Fantasmas	Dolor, picazón, sensación de hormigueo o entumecimiento, en el lugar donde solían estar las partes amputadas. helicriso (T) · albahaca (T) · incienso (T) · mezcla calmante (T) · mezcla para masaje (T)	Dolor e Inflamación pg. 226; Sistema Nervioso pg. 282
Duelo	La respuesta emocional común a una pérdida externa y reconocida conscientemente. mezcla reconfortante (A) · mezcla de la alegría (A,T) · mezcla reconfortante (A) · mezcla apacible (A,T) · incienso (A)	Estado de ánimo y Comportamiento pg. 251
E. Coli	Bacteria que se encuentra en el medio ambiente, en los alimentos, y en el intestino de organismos con sangre caliente. Most E. Las bacterias de la especie coli son inofensivas, aun cuando algunas pueden provocar infecciones serias. canela (I,A,T) · mezcla protectora (I,A,T) · casia (I,A) · orégano (I,T) · clavo (I,A,T)	Sistema Inmunológico y Linfático pg. 261
Eccema	Inflamación no contagiosa crónica o aguda en algunas partes de la piel. Se caracteriza principalmente por lesiones de color rojo que causan comezón, pueden llegar a ser escamosas y estar cubiertas por una costra superficial. cedro (T) · melisa (T) · mezcla purificadora de la piel (T) · manzanilla romana (T) · mirra (T)	Integumentario pg. 266; Candida pg. 203
Edema	Condición médica que presenta una cantidad anormalmente alta de líquidos en el sistema circulatorio o, en tejidos presentes en los intersticios celulares del organismo. ciprés (T) · limón (I) · hierba limonera (I) · enebro (I) · toronja (I)	Sistema Cardiovascular pg. 207; Embarazo, Parto y Lactancia pg. 230
Ejercicio exagerado	Uso excesivo de los músculos y el tejido conectivo que puede causar lesiones o agotamiento. hierbabuena (T) · mezcla calmante (T) · mezcla para masaje (T) · mejorana (T) · eucalipto (T)	Sistema Muscular pg. 278; Atletas pg. 195

THE ESSENTIAL *life* 35

PASOS:
1. Buscar padecimiento.
2. Seleccionar uno o más de los aceites recomendados. (El orden de recomendación es de izquierda a derecha)
3. Utilizar el/los aceite/s como se indica.
4. Aprende más dirigiéndote al sistema del organismo/área de enfoque correspondiente.
5. Consulte otras soluciones en essentiallife.com

REFERENCIA RÁPIDA

ENFERMEDAD	ACEITES RECOMENDADOS Y USO	SISTEMA DEL ORGANISMO/ÁREA DE ENFOQUE
Embarazo	Período de tiempo que va desde la concepción hasta el momento de nacimiento de una criatura, con duración característica de nueve (9) meses o cuarenta (40) semanas y tres etapas o trimestres. mezcla digestiva · lavanda · geranio · ylang ylang · mezcla metabólica	Embarazo, Parto y Lactancia pg. 230 Salud de la Mujer pg. 313
Embarazo (después de término)	Concepción de la criatura a las cuarenta y una (41) semanas y tres (3) días de gestación, o pasados diez días de la fecha estimada de parto. mirra · salvia esclarea · mezcla desintoxicante · albahaca · mezcla para mujeres	Embarazo, Parto y Lactancia pg. 230
Encías (sangrado)	Encías que sangran durante y después de cepillarse los dientes. mirra · helicriso · incienso · clavo · melaleuca	Salud Oral pg. 320
Endometriosis	Condición médica en que parte de un tejido parecido al que recubre el útero, se desarrolla en otras partes del organismo. salvia esclarea · tomillo · geranio · mezcla de complejo celular · romero	Salud de la Mujer pg. 313
Endurecimiento de las Arterias	Condición crónica caracterizada por endurecimiento y engrosamiento de las arterias y acumulación de placa en las paredes arteriales. pimienta negra · hierba limonera · canela · toronja · limón	Sistema Cardiovascular pg. 207
Energía (pérdida)	Fuerza o dinamismo necesario para realizar una actividad física o mental durante largo tiempo. hierbabuena · ciprés · mezcla vigorizante · mezcla alentadora · mezcla inspiradora	Energía y Vitalidad pg. 240; Aptitud Física pg. 348
Enfermedad cardiovascular	Afecciones del corazón relacionadas con vasos sanguíneos afectados, problemas de tipo estructural y coágulos sanguíneos. mezcla para masaje · pimienta negra · albahaca · ciprés · mezcla para la tensión	Sistema Cardiovascular pg. 207
Enfermedad Celíaca	Enfermedad genética caracterizada por la absorción inadecuada de nutrientes presentes en los alimentos, y una respuesta inmune a la ingestión de gluten (proteína que se encuentra en el trigo, la cebada y el centeno). hierba limonera · mezcla digestiva · cardamomo · mezcla metabólica · mezcla desintoxicante	Autoinmune pg. 198; Sistema Digestivo e Intestinal pg. 221
Enfermedad de Addison	Trastorno endocrino de difícil tratamiento en el que las glándulas suprarrenales no producen suficientes hormonasesteroides. clavo · albahaca · canela · mezcla desintoxicante · romero	Sistema Endócrino pg. 236; Autoinmune pg. 198
Enfermedad de Alzheimer	Enfermedad neurológica progresiva que acaba con la memoria y con otras funciones del cerebro. mezcla de complejo celular · incienso · tomillo · clavo · cilantro	Cerebro pg. 212
Enfermedad de Buerger	Enfermedad de los vasos sanguíneos con hinchazón y obstrucción provocada por coágulos de sangre. Generalmente es causada por el hábito de fumar. Salvia esclárea · arborvitae · ciprés · hierba limonera · canela	Sistema Cardiovascular pg. 207
Enfermedad de Creutzfeldt-Jakob	Trastorno neurológico degenerativo e incurable que conduce a la demencia. También se conoce con el nombre de "manifestación en humanos de la enfermedad de las vacas locas". nardo · incienso · mezcla de complejo celular · clavo · mezcla desintoxicante	Cerebro pg. 212; Sistema Inmunológico y Linfático pg. 261
Enfermedad de Crohn	Un tipo de enfermedad inflamatoria intestinal (IBD), seguida de hinchazón y disfunción del tracto intestinal. mezcla digestiva · lavanda · hinojo · hierbabuena · incienso	Autoinmune pg. 198 Sistema Digestivo e Intestinal pg. 221

Aromático: Inhale formando un cuenco con las manos o esparza el producto en el aire.
Topical: Aplique directamente al área(s) o en la planta de los pies.
Interno: Ingiera una cápsula, tómela con un vaso de agua, o colóquela/debajo de la lengua.
CONSEJO Para adultos utilizar 2-3 gotas; para niños utilizar 1-2 gotas.

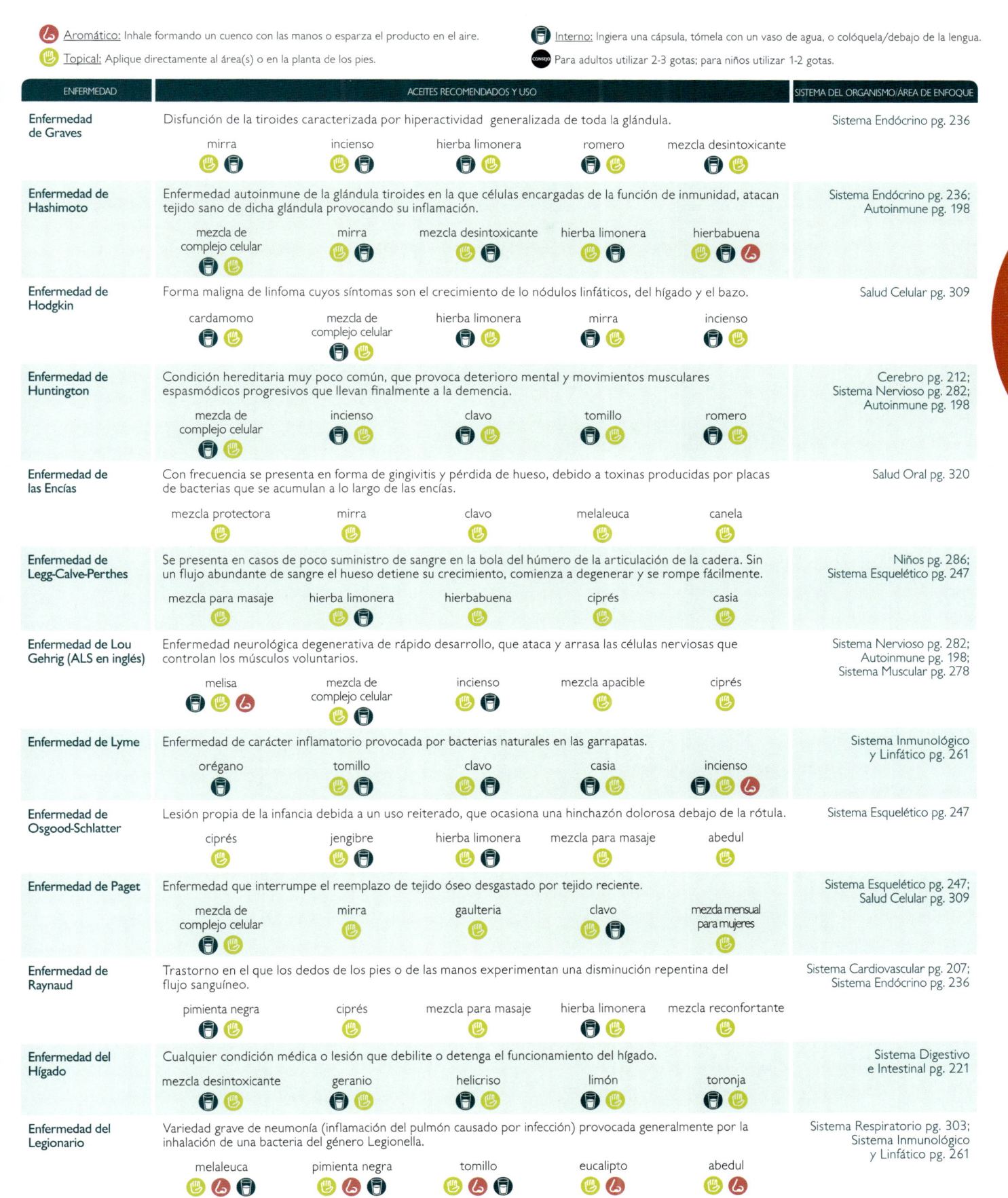

ENFERMEDAD	ACEITES RECOMENDADOS Y USO	SISTEMA DEL ORGANISMO/ÁREA DE ENFOQUE
Enfermedad de Graves	Disfunción de la tiroides caracterizada por hiperactividad generalizada de toda la glándula. mirra (T,I) · incienso (T,I) · hierba limonera (T) · romero (T) · mezcla desintoxicante (T,I)	Sistema Endócrino pg. 236
Enfermedad de Hashimoto	Enfermedad autoinmune de la glándula tiroides en la que células encargadas de la función de inmunidad, atacan tejido sano de dicha glándula provocando su inflamación. mezcla de complejo celular (I,T) · mirra (T,I) · mezcla desintoxicante (T,I) · hierba limonera (T,I) · hierbabuena (T,I,A)	Sistema Endócrino pg. 236; Autoinmune pg. 198
Enfermedad de Hodgkin	Forma maligna de linfoma cuyos síntomas son el crecimiento de lo nódulos linfáticos, del hígado y el bazo. cardamomo (T) · mezcla de complejo celular (I) · hierba limonera (T) · mirra (T) · incienso (T)	Salud Celular pg. 309
Enfermedad de Huntington	Condición hereditaria muy poco común, que provoca deterioro mental y movimientos musculares espasmódicos progresivos que llevan finalmente a la demencia. mezcla de complejo celular (I) · incienso (T,I) · clavo (I) · tomillo (I) · romero (I)	Cerebro pg. 212; Sistema Nervioso pg. 282; Autoinmune pg. 198
Enfermedad de las Encías	Con frecuencia se presenta en forma de gingivitis y pérdida de hueso, debido a toxinas producidas por placas de bacterias que se acumulan a lo largo de las encías. mezcla protectora (T) · mirra (T) · clavo (T) · melaleuca (T) · canela (T)	Salud Oral pg. 320
Enfermedad de Legg-Calve-Perthes	Se presenta en casos de poco suministro de sangre en la bola del húmero de la articulación de la cadera. Sin un flujo abundante de sangre el hueso detiene su crecimiento, comienza a degenerar y se rompe fácilmente. mezcla para masaje (T) · hierba limonera (T) · hierbabuena (T) · ciprés (T) · casia (T)	Niños pg. 286; Sistema Esquelético pg. 247
Enfermedad de Lou Gehrig (ALS en inglés)	Enfermedad neurológica degenerativa de rápido desarrollo, que ataca y arrasa las células nerviosas que controlan los músculos voluntarios. melisa (I,T,A) · mezcla de complejo celular (I) · incienso (T) · mezcla apacible (T) · ciprés (T)	Sistema Nervioso pg. 282; Autoinmune pg. 198; Sistema Muscular pg. 278
Enfermedad de Lyme	Enfermedad de carácter inflamatorio provocada por bacterias naturales en las garrapatas. orégano (I) · tomillo (T,I) · clavo (I) · casia (I) · incienso (T,I,A)	Sistema Inmunológico y Linfático pg. 261
Enfermedad de Osgood-Schlatter	Lesión propia de la infancia debida a un uso reiterado, que ocasiona una hinchazón dolorosa debajo de la rótula. ciprés (T) · jengibre (T) · hierba limonera (T) · mezcla para masaje (T) · abedul (T)	Sistema Esquelético pg. 247
Enfermedad de Paget	Enfermedad que interrumpe el reemplazo de tejido óseo desgastado por tejido reciente. mezcla de complejo celular (I) · mirra (T) · gaulteria (T) · clavo (T,I) · mezcla mensual para mujeres (T)	Sistema Esquelético pg. 247; Salud Celular pg. 309
Enfermedad de Raynaud	Trastorno en el que los dedos de los pies o de las manos experimentan una disminución repentina del flujo sanguíneo. pimienta negra (I) · ciprés (T) · mezcla para masaje (T) · hierba limonera (T,I) · mezcla reconfortante (T)	Sistema Cardiovascular pg. 207; Sistema Endócrino pg. 236
Enfermedad del Hígado	Cualquier condición médica o lesión que debilite o detenga el funcionamiento del hígado. mezcla desintoxicante (T,I) · geranio (T) · helicriso (T) · limón (I) · toronja (T,I)	Sistema Digestivo e Intestinal pg. 221
Enfermedad del Legionario	Variedad grave de neumonía (inflamación del pulmón causado por infección) provocada generalmente por la inhalación de una bacteria del género Legionella. melaleuca (T,A,I) · pimienta negra (T,A,I) · tomillo (T,I) · eucalipto (T,A) · abedul (T,A)	Sistema Respiratorio pg. 303; Sistema Inmunológico y Linfático pg. 261

REFERENCIA RÁPIDA

PASOS:

1. Buscar padecimiento.
2. Seleccionar uno o más de los aceites recomendados. (El orden de recomendación es de izquierda a derecha)
3. Utilizar el/los aceite/s como se indica.
4. Aprende más dirigiéndote al sistema del organismo/área de enfoque correspondiente.
5. Consulte otras soluciones en essentiallife.com

REFERENCIA RÁPIDA

ENFERMEDAD	ACEITES RECOMENDADOS Y USO	SISTEMA DEL ORGANISMO/ÁREA DE ENFOQUE
Enfermedad Inflamatoria Intestinal	Trastorno crónico del tracto gastrointestinal caracterizado por inflamación del intestino que causa diarrea persistente y espasmos abdominales. mezcla digestiva · jengibre · mejorana · cardamomo · albahaca	Sistema Digestivo e Intestinal pg. 221; Autoinmune pg. 198
Enfermedad Pericárdica	Se produce cuando hay demasiada acumulación de líquido alrededor del corazón. romero · enebro · mejorana · hierba limonera · mezcla desintoxicante	Sistema Cardiovascular pg. 207
Enfermedad por reflujo gastroesofágico (GERD en inglés)	Dolencia digestiva en la que los ácidos del estómago, o la bilis, irritan el tejido que recubre el tubo digestivo. mezcla desintoxicante · limón · mezcla digestiva · jengibre · semilla de cilantro	Sistema Digestivo e Intestinal pg. 221
Enfisema	Enfermedad pulmonar progresiva que causa en primera instancia ahogo, debido a una expansión exagerada de los alvéolos. abeto douglas · mezcla respiratoria · eucalipto · pimienta negra · incienso	Sistema Respiratorio pg. 303
Enfoque	Capacidad de concentración o direccionamiento de nuestra atención o esfuerzos hacia algo específico. mezcla para la concentración · Incienso y naranja silvestre · Vetiver y lavanda · cedro · hierbabuena	Enfoque y Concentración pg. 243
Entumecimiento	Pérdida de sensaciones o sentidos. hierbabuena · ciprés · mezcla para la tensión · jengibre · albahaca	Sistema Nervioso pg. 282; Sistema Cardiovascular pg. 207
Enuresis (mojar la cama)	Micción involuntaria durante el sueño luego de la edad en la que normalmente ocurre el control de la vejiga. ciprés · enebro · canela · mezcla desintoxicante · mezcla reconfortante	Niños pg. 286; Sistema Urinario pg. 331; Estado de ánimo y Comportamiento pg. 251
Envenenamiento por plomo	Acumulación potencialmente fatal de plomo en el organismo, generalmente con el transcurso de meses o años. cilantro · mezcla desintoxicante · helicriso · romero · incienso	Desintoxicación pg. 216
Epilepsia	Un trastorno neurológico definida por convulsiones recurrentes con o sin pérdida de la conciencia. nardo · incienso · salvia esclarea · cedro · mezcla de complejo celular	Cerebro pg. 212
Eritema infeccioso (Parvovirus Humano B19)	Dolencia común y altamente contagiosa de la infancia, que causa una erupción peculiar en el rostro. Algunas veces se le llama "enfermedad de las mejillas abofeteadas". mezcla protectora · mezcla de complejo celular · pimienta negra · orégano · mezcla purificadora	Niños pg. 286 Sistema Inmunológico y Linfático pg. 261
Erliquiosis	Afección bacteriana que transmiten las garrapatas y provoca una sintomatología parecida a la gripe, que va desde dolor corporal leve hasta fiebre bastante alta. orégano · mezcla protectora · tomillo · mezcla desintoxicante · romero	Sistema Inmunológico y Linfático pg. 261
Escarlatina	Enfermedad aguda contagiosa de origen bacteriano que se presenta en algunas personas que han tenido infección en la garganta, por causa de alguna bacteria del género Streptococcus. Se manifiesta con sarpullido reluciente de color rojizo en la mayor parte del cuerpo. orégano · mezcla protectora · melaleuca · sándalo · tomillo	Niños pg. 286; Sistema Inmunológico y Linfático pg. 261
Esclerodermia	Endurecimiento progresivo y retracción de la epidermis y el tejido conectivo, ya sea de modo localizado o extendido por todo el cuerpo. sándalo · helicriso · abeto douglas · jengibre · semilla de cilantro	Autoinmune pg. 198; Integumentario pg. 266; Sistema Esquelético pg. 247; Sistema Muscular pg. 278

38 | REFERENCIA RÁPIDA

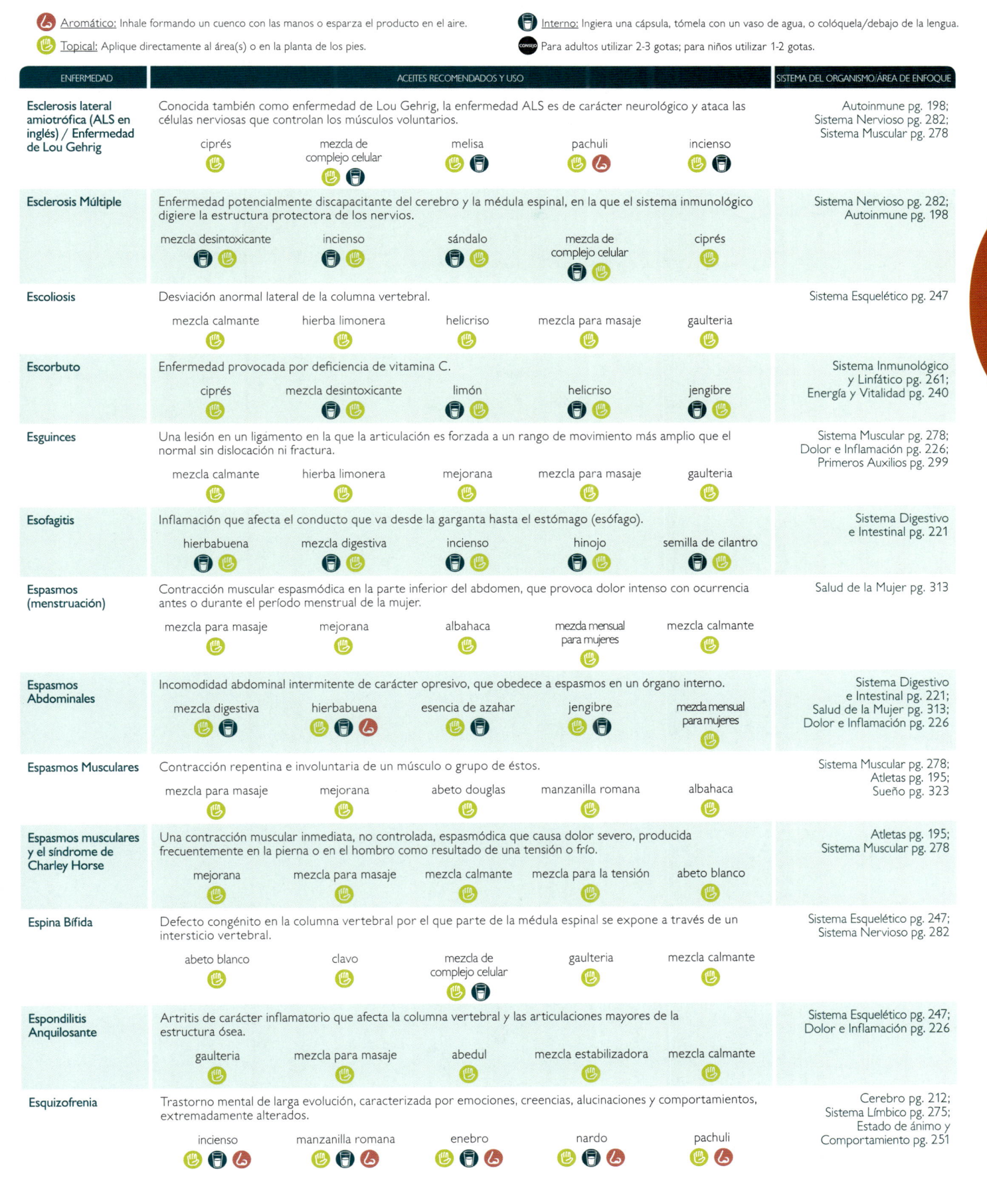

Aromático: Inhale formando un cuenco con las manos o esparza el producto en el aire.

Tópico: Aplique directamente al área(s) o en la planta de los pies.

Interno: Ingiera una cápsula, tómela con un vaso de agua, o colóquela/debajo de la lengua.

CONSEJO: Para adultos utilizar 2-3 gotas; para niños utilizar 1-2 gotas.

ENFERMEDAD	ACEITES RECOMENDADOS Y USO	SISTEMA DEL ORGANISMO/ÁREA DE ENFOQUE
Esclerosis lateral amiotrófica (ALS en inglés) / Enfermedad de Lou Gehrig	Conocida también como enfermedad de Lou Gehrig, la enfermedad ALS es de carácter neurológico y ataca las células nerviosas que controlan los músculos voluntarios. ciprés · mezcla de complejo celular · melisa · pachuli · incienso	Autoinmune pg. 198; Sistema Nervioso pg. 282; Sistema Muscular pg. 278
Esclerosis Múltiple	Enfermedad potencialmente discapacitante del cerebro y la médula espinal, en la que el sistema inmunológico digiere la estructura protectora de los nervios. mezcla desintoxicante · incienso · sándalo · mezcla de complejo celular · ciprés	Sistema Nervioso pg. 282; Autoinmune pg. 198
Escoliosis	Desviación anormal lateral de la columna vertebral. mezcla calmante · hierba limonera · helicriso · mezcla para masaje · gaulteria	Sistema Esquelético pg. 247
Escorbuto	Enfermedad provocada por deficiencia de vitamina C. ciprés · mezcla desintoxicante · limón · helicriso · jengibre	Sistema Inmunológico y Linfático pg. 261; Energía y Vitalidad pg. 240
Esguinces	Una lesión en un ligamento en la que la articulación es forzada a un rango de movimiento más amplio que el normal sin dislocación ni fractura. mezcla calmante · hierba limonera · mejorana · mezcla para masaje · gaulteria	Sistema Muscular pg. 278; Dolor e Inflamación pg. 226; Primeros Auxilios pg. 299
Esofagitis	Inflamación que afecta el conducto que va desde la garganta hasta el estómago (esófago). hierbabuena · mezcla digestiva · incienso · hinojo · semilla de cilantro	Sistema Digestivo e Intestinal pg. 221
Espasmos (menstruación)	Contracción muscular espasmódica en la parte inferior del abdomen, que provoca dolor intenso con ocurrencia antes o durante el período menstrual de la mujer. mezcla para masaje · mejorana · albahaca · mezcla mensual para mujeres · mezcla calmante	Salud de la Mujer pg. 313
Espasmos Abdominales	Incomodidad abdominal intermitente de carácter opresivo, que obedece a espasmos en un órgano interno. mezcla digestiva · hierbabuena · esencia de azahar · jengibre · mezcla mensual para mujeres	Sistema Digestivo e Intestinal pg. 221; Salud de la Mujer pg. 313; Dolor e Inflamación pg. 226
Espasmos Musculares	Contracción repentina e involuntaria de un músculo o grupo de éstos. mezcla para masaje · mejorana · abeto douglas · manzanilla romana · albahaca	Sistema Muscular pg. 278; Atletas pg. 195; Sueño pg. 323
Espasmos musculares y el síndrome de Charley Horse	Una contracción muscular inmediata, no controlada, espasmódica que causa dolor severo, producida frecuentemente en la pierna o en el hombro como resultado de una tensión o frío. mejorana · mezcla para masaje · mezcla calmante · mezcla para la tensión · abeto blanco	Atletas pg. 195; Sistema Muscular pg. 278
Espina Bífida	Defecto congénito en la columna vertebral por el que parte de la médula espinal se expone a través de un intersticio vertebral. abeto blanco · clavo · mezcla de complejo celular · gaulteria · mezcla calmante	Sistema Esquelético pg. 247; Sistema Nervioso pg. 282
Espondilitis Anquilosante	Artritis de carácter inflamatorio que afecta la columna vertebral y las articulaciones mayores de la estructura ósea. gaulteria · mezcla para masaje · abedul · mezcla estabilizadora · mezcla calmante	Sistema Esquelético pg. 247; Dolor e Inflamación pg. 226
Esquizofrenia	Trastorno mental de larga evolución, caracterizada por emociones, creencias, alucinaciones y comportamientos, extremadamente alterados. incienso · manzanilla romana · enebro · nardo · pachuli	Cerebro pg. 212; Sistema Límbico pg. 275; Estado de ánimo y Comportamiento pg. 251

REFERENCIA RÁPIDA

PASOS:
1. Buscar padecimiento.
2. Seleccionar uno o más de los aceites recomendados. (El orden de recomendación es de izquierda a derecha)
3. Utilizar el/los aceite/s como se indica.
4. Aprende más dirigiéndote al sistema del organismo/área de enfoque correspondiente.
5. Consulte otras soluciones en essentiallife.com

REFERENCIA RÁPIDA

ENFERMEDAD	ACEITES RECOMENDADOS Y USO	SISTEMA DEL ORGANISMO/ÁREA DE ENFOQUE
Estenosis de la Arteria Renal	Estrechamiento de una de las arterias renales que puede impedir el flujo sanguíneo hacia el riñón afectado, lo que provoca un tipo secundario de presión arterial alta. mezcla desintoxicante / ylang ylang / limón / mezcla vigorizante / hierba limonera	Sistema Cardiovascular pg. 207; Sistema Urinario pg. 331
Esterilidad	Incapacidad de lograr embarazo después de su intento durante un año completo. tomillo / salvia esclarea / mezcla de complejo celular / ylang ylang / mezcla desintoxicante	Salud del Hombre pg. 317; Salud de la Mujer pg. 313
Estrés	La respuesta general de un organismo ante las presiones o exigencias del entorno. mezcla reconfortante / mezcla estabilizadora / lavanda / mezcla apacible / mezcla renovadora	Estrés pg. 255
Estrías	Estrías o franjas en la piel, particularmente en el abdomen, que se forman como resultado de un estiramiento de la piel durante cierto tiempo. mezcla anti-edad / geranio / sándalo / lavanda / incienso	Integumentario pg. 266; Embarazo, Parto y Lactancia pg. 230; Peso pg. 294
Fasciitis Plantar	Inflamación de una sección densa del tejido que conecta el hueso del talón con los dedos de los pies. hierba limonera / mezcla para masaje / gaulteria / abeto blanco / eucalipto	Sistema Esquelético pg. 247; Sistema Muscular pg. 278
Fatiga	Agotamiento físico y/o mental, que puede ser desencadenado por el estrés, exceso de trabajo, medicamentos o enfermedades y enfermedades físicas y mentales. mezcla alentadora / mezcla inspiradora / albahaca / mezcla vigorizante / naranja silvestre	Energía y Vitalidad pg. 240
Fatiga adrenal	Disminución en las glándulas suprarrenales de la capacidad de producción de diferentes hormonas críticas para la supervivencia, generalmente provocada por estrés crónico. romero / albahaca / geranio / mezcla desintoxicante / ylang ylang	Sistema Endócrino pg. 236; Energía y Vitalidad pg. 240
Fatiga Crónica	Enfermedad caracterizada por fatiga extrema, irregularidad en el sueño, dolor y otros síntomas que empeoran con el esfuerzo. romero / mezcla inspiradora / geranio / pimienta negra / albahaca	Energía y Vitalidad pg. 240; Sistema Límbico pg. 275; Sistema Endócrino pg. 236
Fatiga Mental	Estado cognitivo o emocional relacionado con disminución de la capacidad de trabajo, generalmente provocado por ejercicio mental prolongado o exigencia emocional. romero / albahaca / hierbabuena / mezcla alentadora / mezcla vigorizante	Cerebro pg. 212
Fatiga Muscular de la Espalda	Un estado de fatiga o pérdida de fuerza y/o resistencia muscular después de la actividad ardua asociada con la acumulación de ácido láctico en los músculos. mezcla para masaje / mezcla calmante / jengibre / gaulteria / mejorana	Sistema Muscular pg. 278
Fatiga Nerviosa	Tipo de fatiga asociada con cambios en la densidad sináptica de moléculas neurotransmisoras en el sistema nervioso central. hierbabuena / mezcla vigorizante / Albahaca / mezcla desintoxicante / Pachulí	Energía y Vitalidad pg. 240; Estrés pg. 255
Fibrilación	Contracciones rápidas y no coordinadas de las cámaras inferiores o superiores del corazón. ylang ylang / pimienta negra / lima / mejorana / mezcla para masaje	Sistema Cardiovascular pg. 207
Fibromas (uterinos)	Tumores en el útero que no son cancerosos (benignos). sándalo / incienso / tomillo / hierba limonera / mezcla de complejo celular	Sistema Inmunológico y Linfático pg. 261; Salud de la Mujer pg. 313

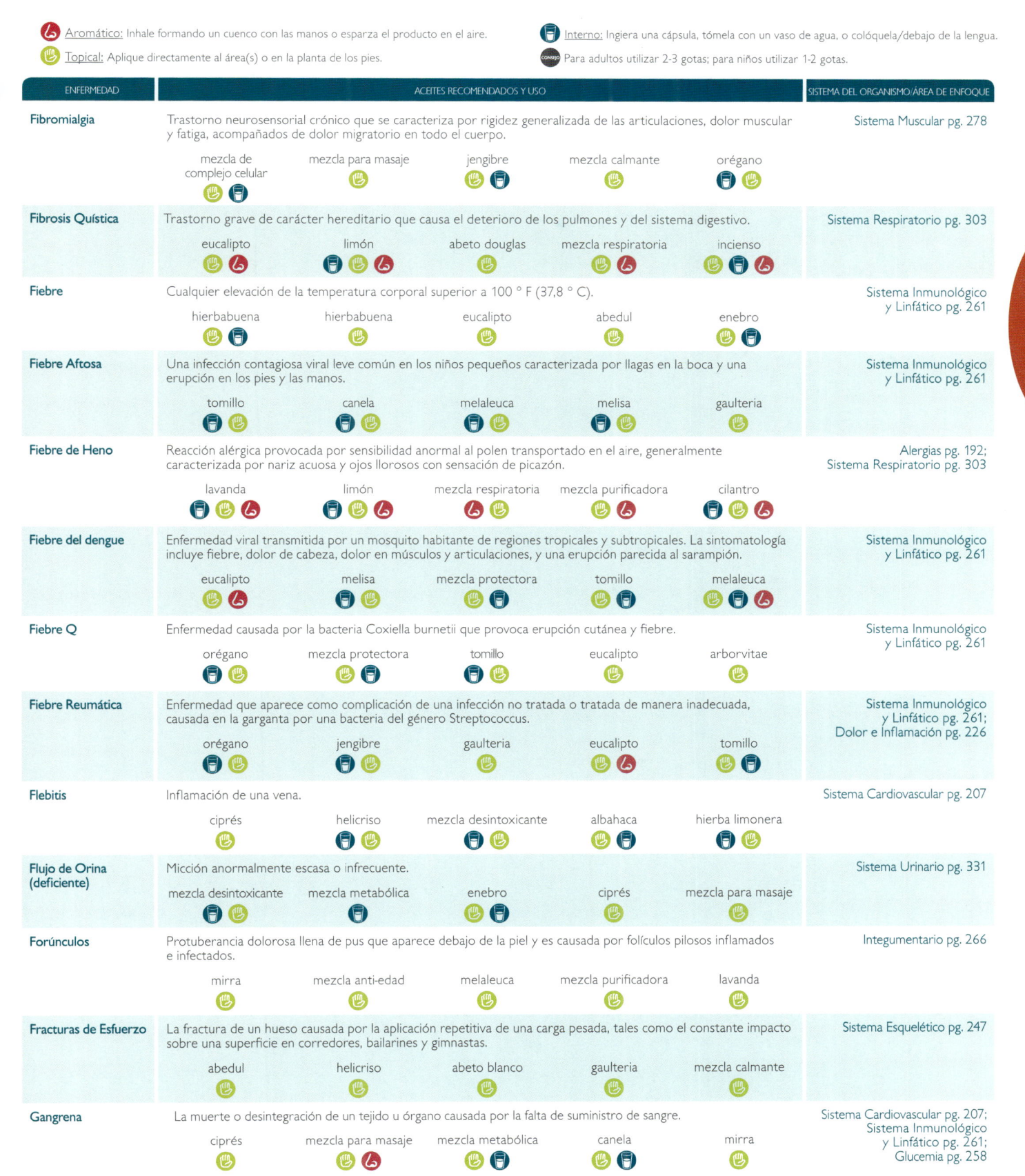

Aromático: Inhale formando un cuenco con las manos o esparza el producto en el aire.
Topical: Aplique directamente al área(s) o en la planta de los pies.
Interno: Ingiera una cápsula, tómela con un vaso de agua, o colóquela/debajo de la lengua.
CONSEJO Para adultos utilizar 2-3 gotas; para niños utilizar 1-2 gotas.

ENFERMEDAD	ACEITES RECOMENDADOS Y USO					SISTEMA DEL ORGANISMO/ÁREA DE ENFOQUE
Fibromialgia	Trastorno neurosensorial crónico que se caracteriza por rigidez generalizada de las articulaciones, dolor muscular y fatiga, acompañados de dolor migratorio en todo el cuerpo.					Sistema Muscular pg. 278
	mezcla de complejo celular 🖐️💧	mezcla para masaje 🖐️	jengibre 🖐️💧	mezcla calmante 🖐️	orégano 💧	
Fibrosis Quística	Trastorno grave de carácter hereditario que causa el deterioro de los pulmones y del sistema digestivo.					Sistema Respiratorio pg. 303
	eucalipto 🖐️🌬️	limón 🖐️💧🌬️	abeto douglas 🖐️🌬️	mezcla respiratoria 🖐️🌬️	incienso 🖐️💧🌬️	
Fiebre	Cualquier elevación de la temperatura corporal superior a 100 °F (37,8 °C).					Sistema Inmunológico y Linfático pg. 261
	hierbabuena 🖐️	hierbabuena 🖐️💧	eucalipto 🖐️	abedul 🖐️	enebro 💧	
Fiebre Aftosa	Una infección contagiosa viral leve común en los niños pequeños caracterizada por llagas en la boca y una erupción en los pies y las manos.					Sistema Inmunológico y Linfático pg. 261
	tomillo 💧🖐️	canela 💧	melaleuca 🖐️	melisa 💧	gaulteria 🖐️	
Fiebre de Heno	Reacción alérgica provocada por sensibilidad anormal al polen transportado en el aire, generalmente caracterizada por nariz acuosa y ojos llorosos con sensación de picazón.					Alergias pg. 192; Sistema Respiratorio pg. 303
	lavanda 💧🖐️🌬️	limón 💧🖐️🌬️	mezcla respiratoria 🖐️🌬️	mezcla purificadora 🖐️🌬️	cilantro 💧🌬️	
Fiebre del dengue	Enfermedad viral transmitida por un mosquito habitante de regiones tropicales y subtropicales. La sintomatología incluye fiebre, dolor de cabeza, dolor en músculos y articulaciones, y una erupción parecida al sarampión.					Sistema Inmunológico y Linfático pg. 261
	eucalipto 🖐️🌬️	melisa 🖐️💧	mezcla protectora 🖐️	tomillo 💧	melaleuca 🖐️💧🌬️	
Fiebre Q	Enfermedad causada por la bacteria Coxiella burnetii que provoca erupción cutánea y fiebre.					Sistema Inmunológico y Linfático pg. 261
	orégano 💧🖐️	mezcla protectora 🖐️	tomillo 💧	eucalipto 🖐️	arborvitae 🖐️	
Fiebre Reumática	Enfermedad que aparece como complicación de una infección no tratada o tratada de manera inadecuada, causada en la garganta por una bacteria del género Streptococcus.					Sistema Inmunológico y Linfático pg. 261; Dolor e Inflamación pg. 226
	orégano 💧🖐️	jengibre 🖐️	gaulteria 🖐️	eucalipto 🖐️🌬️	tomillo 💧	
Flebitis	Inflamación de una vena.					Sistema Cardiovascular pg. 207
	ciprés 🖐️	helicriso 🖐️	mezcla desintoxicante 🖐️	albahaca 🖐️	hierba limonera 🖐️💧	
Flujo de Orina (deficiente)	Micción anormalmente escasa o infrecuente.					Sistema Urinario pg. 331
	mezcla desintoxicante 🖐️💧	mezcla metabólica 💧	enebro 🖐️	ciprés 🖐️	mezcla para masaje 🖐️	
Forúnculos	Protuberancia dolorosa llena de pus que aparece debajo de la piel y es causada por folículos pilosos inflamados e infectados.					Integumentario pg. 266
	mirra 🖐️	mezcla anti-edad 🖐️	melaleuca 🖐️	mezcla purificadora 🖐️	lavanda 🖐️	
Fracturas de Esfuerzo	La fractura de un hueso causada por la aplicación repetitiva de una carga pesada, tales como el constante impacto sobre una superficie en corredores, bailarines y gimnastas.					Sistema Esquelético pg. 247
	abedul 🖐️	helicriso 🖐️	abeto blanco 🖐️	gaulteria 🖐️	mezcla calmante 🖐️	
Gangrena	La muerte o desintegración de un tejido u órgano causada por la falta de suministro de sangre.					Sistema Cardiovascular pg. 207; Sistema Inmunológico y Linfático pg. 261; Glucemia pg. 258
	ciprés 🖐️	mezcla para masaje 🖐️🌬️	mezcla metabólica 🖐️💧	canela 🖐️💧	mirra 🖐️	

THE ESSENTIAL *life* 41

PASOS:
1. Buscar padecimiento.
2. Seleccionar uno o más de los aceites recomendados. (El orden de recomendación es de izquierda a derecha)
3. Utilizar el/los aceite/s como se indica.
4. Aprende más dirigiéndote al sistema del organismo/área de enfoque correspondiente.
5. Consulte otras soluciones en essentiallife.com

REFERENCIA RÁPIDA

ENFERMEDAD	ACEITES RECOMENDADOS Y USO	SISTEMA DEL ORGANISMO/ÁREA DE ENFOQUE
Gases (flatulencias)	Excesiva formación de gases en el tracto intestinal. jengibre, mezcla digestiva, pimienta negra, semilla de cilantro, hierbabuena	Sistema Digestivo e Intestinal pg. 221
Gastritis	Inflamación del tejido que recubre el estómago. La sintomatología incluye fastidio o ardor estomacal. hierbabuena, mezcla digestiva, semilla de cilantro, esencia de azahar, hinojo	Sistema Digestivo e Intestinal pg. 221
Gastroenteritis o virus estomacal	Infección intestinal caracterizada por diarrea, espasmos, náusea, vómito y fiebre. cardamomo, hierbabuena, jengibre, mezcla digestiva, tomillo	Sistema Digestivo e Intestinal pg. 221; Niños pg. 286
Giardia	Infección intestinal provocada por un parásito microscópico origen de enfermedad diarreica. tomillo, orégano, romero, cardamomo, mezcla protectora	Parásitos pg. 291 Sistema Digestivo e Intestinal pg. 221
Gingivitis	Inflamación de las encías, identificada por enrojecimiento e hinchazón. mirra, clavo, mezcla protectora, incienso, pimienta negra	Salud Oral pg. 320
Glaucoma	Condición médica relacionada con elevación de la presión ocular, que puede ocasionar pérdida de la visión e inclusive ceguera. hierba limonera, mezcla de complejo celular, incienso, pimienta negra, mezcla anti-edad	Sistema Nervioso pg. 282
Gota	Forma grave de artritis que causa considerable inflamación, sensibilidad y dolor en las articulaciones. hierba limonera, gaulteria, abedul, limón, mezcla calmante	Sistema Esquelético pg. 247; Dolor e Inflamación pg. 226
Gripe (influenza)	Infección viral común de la nariz y la garganta causando síntomas corrientes como escalofrío, fiebre, nariz aguada, garganta dolorida, dolor en los músculos y fatiga. mezcla protectora, mezcla respiratoria, orégano, melisa, tomillo	Sistema Inmunológico y Linfático pg. 261 Niños pg. 286
Gusanos	Familia de parásitos que reside principalmente en el tracto intestinal, pero que puede prosperar también en el cerebro o los músculos. clavo, orégano, tomillo, hierba limonera, mezcla protectora	Parásitos pg. 291; Sistema Digestivo e Intestinal pg. 221
Gusto, Pérdida del	Pérdida de las funciones degustativas de la lengua. También hace referencia a alteraciones del sabor (como sabor metálico en la boca, etc.) hierbabuena, lima, mezcla desintoxicante, melisa, helicriso	Sistema Respiratorio pg. 303; Sistema Nervioso pg. 282
H. Pylori	Bacteria espiralada que se reproduce en el tracto digestivo y que afecta principalmente el revestimiento celular del estómago. Responsable de la mayoría de úlceras estomacales y del intestino. casia, pimienta negra, orégano, jengibre, tomillo	Sistema Inmunológico y Linfático pg. 261; Sistema Digestivo e Intestinal pg. 221
Halitosis	La condición de tener aliento con olor repugnante. hierbabuena, hierbabuena, mezcla metabólica, mezcla protectora, cardamomo	Salud Oral pg. 320
Hematoma	Una hinchazón localizada llena de sangre que surge de la ruptura de un vaso sanguíneo. ciprés, helicriso, geranio, mezcla para masaje, hierba limonera	Sistema Cardiovascular pg. 207
Hemocromatosis	Trastorno sanguíneo hereditario que provoca retención de cantidades inusuales de hierro en el organismo, trayendo como consecuencia la cirrosis. mezcla desintoxicante, mezcla de complejo celular, arborvitae, geranio, helicriso	Sistema Digestivo e Intestinal pg. 221;

42 | REFERENCIA RÁPIDA

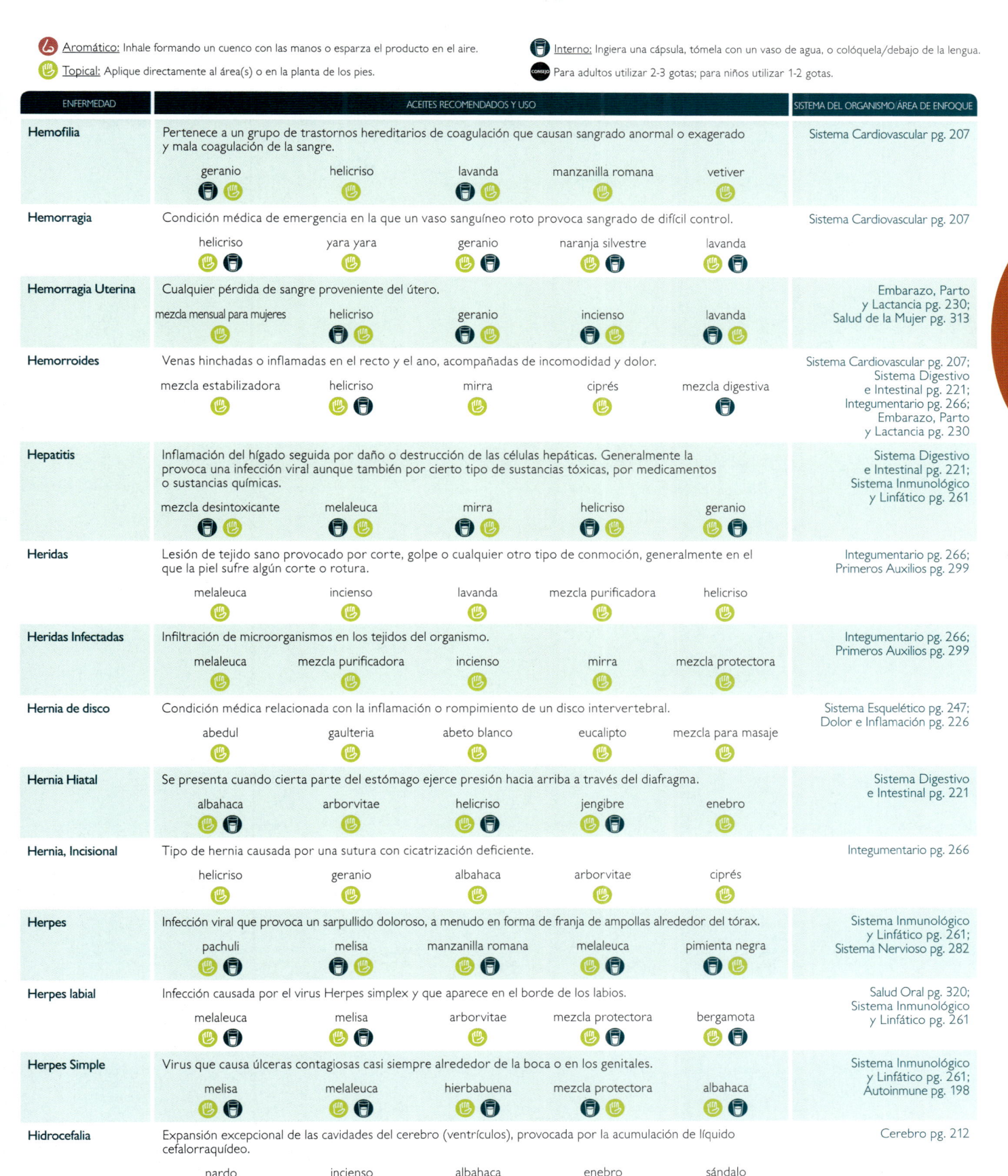

- **Aromático:** Inhale formando un cuenco con las manos o esparza el producto en el aire.
- **Topical:** Aplique directamente al área(s) o en la planta de los pies.
- **Interno:** Ingiera una cápsula, tómela con un vaso de agua, o colóquela/debajo de la lengua.
- **CONSEJO:** Para adultos utilizar 2-3 gotas; para niños utilizar 1-2 gotas.

ENFERMEDAD	ACEITES RECOMENDADOS Y USO	SISTEMA DEL ORGANISMO/ÁREA DE ENFOQUE
Hemofilia	Pertenece a un grupo de trastornos hereditarios de coagulación que causan sangrado anormal o exagerado y mala coagulación de la sangre. geranio · helicriso · lavanda · manzanilla romana · vetiver	Sistema Cardiovascular pg. 207
Hemorragia	Condición médica de emergencia en la que un vaso sanguíneo roto provoca sangrado de difícil control. helicriso · yara yara · geranio · naranja silvestre · lavanda	Sistema Cardiovascular pg. 207
Hemorragia Uterina	Cualquier pérdida de sangre proveniente del útero. mezcla mensual para mujeres · helicriso · geranio · incienso · lavanda	Embarazo, Parto y Lactancia pg. 230; Salud de la Mujer pg. 313
Hemorroides	Venas hinchadas o inflamadas en el recto y el ano, acompañadas de incomodidad y dolor. mezcla estabilizadora · helicriso · mirra · ciprés · mezcla digestiva	Sistema Cardiovascular pg. 207; Sistema Digestivo e Intestinal pg. 221; Integumentario pg. 266; Embarazo, Parto y Lactancia pg. 230
Hepatitis	Inflamación del hígado seguida por daño o destrucción de las células hepáticas. Generalmente la provoca una infección viral aunque también por cierto tipo de sustancias tóxicas, por medicamentos o sustancias químicas. mezcla desintoxicante · melaleuca · mirra · helicriso · geranio	Sistema Digestivo e Intestinal pg. 221; Sistema Inmunológico y Linfático pg. 261
Heridas	Lesión de tejido sano provocado por corte, golpe o cualquier otro tipo de conmoción, generalmente en el que la piel sufre algún corte o rotura. melaleuca · incienso · lavanda · mezcla purificadora · helicriso	Integumentario pg. 266; Primeros Auxilios pg. 299
Heridas Infectadas	Infiltración de microorganismos en los tejidos del organismo. melaleuca · mezcla purificadora · incienso · mirra · mezcla protectora	Integumentario pg. 266; Primeros Auxilios pg. 299
Hernia de disco	Condición médica relacionada con la inflamación o rompimiento de un disco intervertebral. abedul · gaulteria · abeto blanco · eucalipto · mezcla para masaje	Sistema Esquelético pg. 247; Dolor e Inflamación pg. 226
Hernia Hiatal	Se presenta cuando cierta parte del estómago ejerce presión hacia arriba a través del diafragma. albahaca · arborvitae · helicriso · jengibre · enebro	Sistema Digestivo e Intestinal pg. 221
Hernia, Incisional	Tipo de hernia causada por una sutura con cicatrización deficiente. helicriso · geranio · albahaca · arborvitae · ciprés	Integumentario pg. 266
Herpes	Infección viral que provoca un sarpullido doloroso, a menudo en forma de franja de ampollas alrededor del tórax. pachuli · melisa · manzanilla romana · melaleuca · pimienta negra	Sistema Inmunológico y Linfático pg. 261; Sistema Nervioso pg. 282
Herpes labial	Infección causada por el virus Herpes simplex y que aparece en el borde de los labios. melaleuca · melisa · arborvitae · mezcla protectora · bergamota	Salud Oral pg. 320; Sistema Inmunológico y Linfático pg. 261
Herpes Simple	Virus que causa úlceras contagiosas casi siempre alrededor de la boca o en los genitales. melisa · melaleuca · hierbabuena · mezcla protectora · albahaca	Sistema Inmunológico y Linfático pg. 261; Autoinmune pg. 198
Hidrocefalia	Expansión excepcional de las cavidades del cerebro (ventrículos), provocada por la acumulación de líquido cefalorraquídeo. nardo · incienso · albahaca · enebro · sándalo	Cerebro pg. 212

REFERENCIA RÁPIDA

PASOS:
1. Buscar padecimiento.
2. Seleccionar uno o más de los aceites recomendados. (El orden de recomendación es de izquierda a derecha)
3. Utilizar el/los aceite/s como se indica.
4. Aprende más dirigiéndote al sistema del organismo/área de enfoque correspondiente.
5. Consulte otras soluciones en essentiallife.com

REFERENCIA RÁPIDA

ENFERMEDAD	ACEITES RECOMENDADOS Y USO	SISTEMA DEL ORGANISMO/ÁREA DE ENFOQUE
Hiedra Venenosa	Vid o planta que se encuentra en Norte América, muy conocida por su acción irritante que causa picazón y salpullido en la piel que entra en contacto con ella. geranio — mezcla purificadora — manzanilla romana — lavanda — incienso	Primeros Auxilios pg. 299; Integumentario pg. 266; Aire Libre pg. 346
Hinchazón	Cualquier inflamación anormal y general de la región abdominal, con presencia de síntomas como sensación de llenura, tensa o de dolor. hierbabuena — jengibre — mezcla metabólica — hinojo — mezcla digestiva	Sistema Digestivo e Intestinal pg. 221; Navideña pg. 394
Hiperactividad	Aumento excesivo o anormal de la actividad o la función muscular. vetiver — mezcla reconfortante — lavanda o esencia de azahar — mezcla para la concentración — mezcla apacible	Enfoque y Concentración pg. 243; Niños pg. 286; Energía y Vitalidad pg. 240
Hipernea	Respiración rápida y profunda que se presenta normalmente luego de hacer ejercicio o anormalmente cuando está asociada a fiebre u otros trastornos. hierbabuena — cardamomo — pachuli — mezcla respiratoria — ylang ylang	Sistema Respiratorio pg. 303
Hiperplasia Prostática Benigna	Episodio no canceroso de la próstata, que provoca crecimiento exagerado de sus tejidos y obstrucción en la micción. salvia esclarea — tomillo — mezcla de complejo celular — enebro — sándalo	Salud Celular pg. 309; Salud del Hombre pg. 317
Hipersomnia	Somnolencia diurna excesiva. Las personas que sufren hipersomnio pueden quedarse dormidas en cualquier momento, inclusive mientras se encuentran conduciendo un vehículo. mezcla desintoxicante — hierbabuena — limón — abeto douglas — eucalipto	Sueño pg. 323; Enfoque y Concentración pg. 243; Energía y Vitalidad pg. 240
Hipertiroidismo	Una condición médica que resulta del exceso de hormona tiroidea en la sangre. mezcla de complejo celular — romero — mirra — jengibre — enebro	Sistema Endócrino pg. 236
Hipo	El resultado de una contracción involuntaria y espasmódica del diafragma seguido por el cierre de la garganta. mezcla desintoxicante — hierbabuena — mezcla apacible — arborvitae — albahaca	Sistema Respiratorio pg. 303; Niños pg. 286
Hipoglucemia	Se presenta cuando las concentraciones de glucosa o azúcar en la sangre caen por debajo del nivel necesario, para satisfacer las necesidades del organismo en el equilibrio energético a nivel celular. casia — lavanda — mezcla desintoxicante — ciprés — enebro	Glucemia pg. 258
Hipotermia	Una afección en la que la temperatura interna desciende por debajo de la temperatura necesaria para las funciones normales del metabolismo del cuerpo la cual es definida a 35,0°C (95,0 °F). canela — clavo — jengibre — gaulteria — mezcla para masaje	Primeros Auxilios pg. 299
Hipotiroidismo	Condición médica en la que la glándula tiroides no produce suficiente hormona. clavo — hierbabuena — pimienta negra — hierba limonera — mirra	Sistema Endócrino pg. 236
Histeria	Trastorno psiquiátrico caracterizado por violentos arranques emocionales y alteración de las funciones motoras y sensoriales. manzanilla romana — melisa — esencia de azahar — incienso — mezcla reconfortante	Estado de ánimo y Comportamiento pg. 251; Salud de la Mujer pg. 313
Hombro congelado	Condición médica caracterizada por rigidez y dolor en las articulaciones de los hombros. Se conoce también como capsulitis adhesiva. mezcla calmante — gaulteria — abeto blanco — hierba limonera — abedul	Sistema Esquelético pg. 247; Sistema Muscular pg. 278

44 | REFERENCIA RÁPIDA

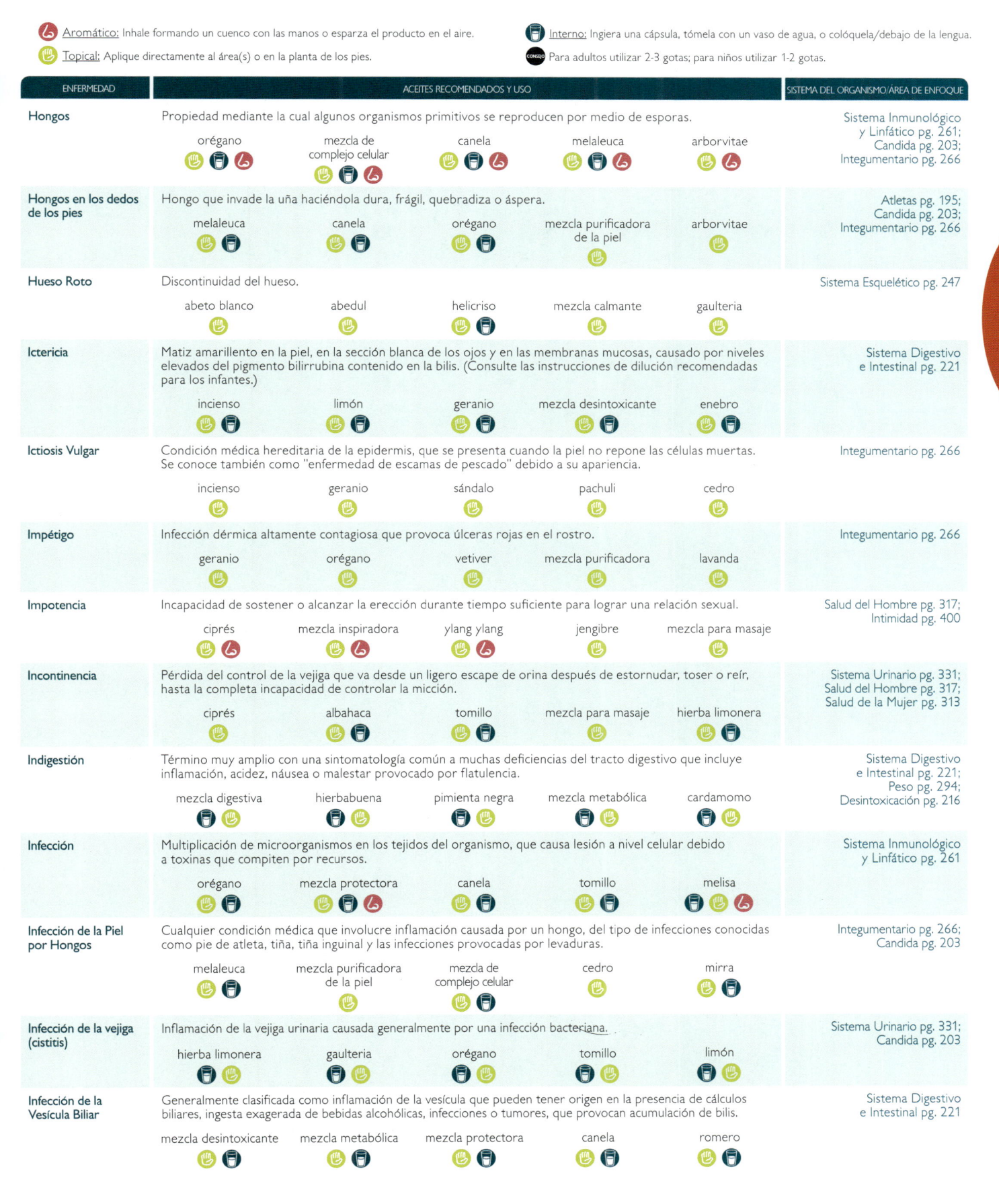

Aromático: Inhale formando un cuenco con las manos o esparza el producto en el aire.
Topical: Aplique directamente al área(s) o en la planta de los pies.
Interno: Ingiera una cápsula, tómela con un vaso de agua, o colóquela/debajo de la lengua.
CONSEJO Para adultos utilizar 2-3 gotas; para niños utilizar 1-2 gotas.

ENFERMEDAD	ACEITES RECOMENDADOS Y USO	SISTEMA DEL ORGANISMO/ÁREA DE ENFOQUE
Hongos	Propiedad mediante la cual algunos organismos primitivos se reproducen por medio de esporas. orégano · mezcla de complejo celular · canela · melaleuca · arborvitae	Sistema Inmunológico y Linfático pg. 261; Candida pg. 203; Integumentario pg. 266
Hongos en los dedos de los pies	Hongo que invade la uña haciéndola dura, frágil, quebradiza o áspera. melaleuca · canela · orégano · mezcla purificadora de la piel · arborvitae	Atletas pg. 195; Candida pg. 203; Integumentario pg. 266
Hueso Roto	Discontinuidad del hueso. abeto blanco · abedul · helicriso · mezcla calmante · gaulteria	Sistema Esquelético pg. 247
Ictericia	Matiz amarillento en la piel, en la sección blanca de los ojos y en las membranas mucosas, causado por niveles elevados del pigmento bilirrubina contenido en la bilis. (Consulte las instrucciones de dilución recomendadas para los infantes.) incienso · limón · geranio · mezcla desintoxicante · enebro	Sistema Digestivo e Intestinal pg. 221
Ictiosis Vulgar	Condición médica hereditaria de la epidermis, que se presenta cuando la piel no repone las células muertas. Se conoce también como "enfermedad de escamas de pescado" debido a su apariencia. incienso · geranio · sándalo · pachuli · cedro	Integumentario pg. 266
Impétigo	Infección dérmica altamente contagiosa que provoca úlceras rojas en el rostro. geranio · orégano · vetiver · mezcla purificadora · lavanda	Integumentario pg. 266
Impotencia	Incapacidad de sostener o alcanzar la erección durante tiempo suficiente para lograr una relación sexual. ciprés · mezcla inspiradora · ylang ylang · jengibre · mezcla para masaje	Salud del Hombre pg. 317; Intimidad pg. 400
Incontinencia	Pérdida del control de la vejiga que va desde un ligero escape de orina después de estornudar, toser o reír, hasta la completa incapacidad de controlar la micción. ciprés · albahaca · tomillo · mezcla para masaje · hierba limonera	Sistema Urinario pg. 331; Salud del Hombre pg. 317; Salud de la Mujer pg. 313
Indigestión	Término muy amplio con una sintomatología común a muchas deficiencias del tracto digestivo que incluye inflamación, acidez, náusea o malestar provocado por flatulencia. mezcla digestiva · hierbabuena · pimienta negra · mezcla metabólica · cardamomo	Sistema Digestivo e Intestinal pg. 221; Peso pg. 294; Desintoxicación pg. 216
Infección	Multiplicación de microorganismos en los tejidos del organismo, que causa lesión a nivel celular debido a toxinas que compiten por recursos. orégano · mezcla protectora · canela · tomillo · melisa	Sistema Inmunológico y Linfático pg. 261
Infección de la Piel por Hongos	Cualquier condición médica que involucre inflamación causada por un hongo, del tipo de infecciones conocidas como pie de atleta, tiña, tiña inguinal y las infecciones provocadas por levaduras. melaleuca · mezcla purificadora de la piel · mezcla de complejo celular · cedro · mirra	Integumentario pg. 266; Candida pg. 203
Infección de la vejiga (cistitis)	Inflamación de la vejiga urinaria causada generalmente por una infección bacteriana. hierba limonera · gaulteria · orégano · tomillo · limón	Sistema Urinario pg. 331; Candida pg. 203
Infección de la Vesícula Biliar	Generalmente clasificada como inflamación de la vesícula que pueden tener origen en la presencia de cálculos biliares, ingesta exagerada de bebidas alcohólicas, infecciones o tumores, que provocan acumulación de bilis. mezcla desintoxicante · mezcla metabólica · mezcla protectora · canela · romero	Sistema Digestivo e Intestinal pg. 221

REFERENCIA RÁPIDA

THE ESSENTIAL *life* 45

PASOS:
1. Buscar padecimiento.
2. Seleccionar uno o más de los aceites recomendados. (El orden de recomendación es de izquierda a derecha)
3. Utilizar el/los aceite/s como se indica.
4. Aprende más dirigiéndote al sistema del organismo/área de enfoque correspondiente.
5. Consulte otras soluciones en essentiallife.com

REFERENCIA RÁPIDA

ENFERMEDAD	ACEITES RECOMENDADOS Y USO	SISTEMA DEL ORGANISMO/ÁREA DE ENFOQUE
Infección de Oído	La existencia y el crecimiento de bacterias o virus en el oído. mezcla protectora — tomillo — albahaca — melaleuca — helicriso	Sistema Respiratorio pg. 303
Infección del Tracto Urinario (ITU)	Una infección en cualquier parte del sistema urinario, uréteres, riñones, vejiga y uretra. limón — geranio — hierba limonera — enebro — ciprés	Sistema Urinario pg. 331; Sistema Inmunológico y Linfático pg. 261
Infección del uréter	Infección del conducto que transporta orina desde el riñón hacia la vejiga. semilla de cilantro — mezcla protectora — hierba limonera — mezcla de complejo celular — canela	Sistema Urinario pg. 331; Sistema Inmunológico y Linfático pg. 261
Infección Dental	Una infección de la mandíbula, la cara, la boca o la garganta que comienza como una caries o infección dental. clavo — mezcla protectora — mirra — melaleuca — canela	Salud Oral pg. 320
Infección en el Pecho	Infección de los conductos respiratorios o los pulmones, que generalmente provoca tos con flema de color amarillento o verde (mucosidad espesa). mezcla desintoxicante — mezcla protectora — mezcla respiratoria — eucalipto — melaleuca	Sistema Inmunológico y Linfático pg. 261
Infección por Estafilococo	Infecciones causadas por bacterias del género Staphylococcus. mezcla protectora — mezcla limpiadora — geranio — orégano — mirra	Sistema Inmunológico y Linfático pg. 261
Infección por Listeria	Enfermedad provocada por bacterias presentes en los alimentos, que se contrae por consumir carne fiambre (deli en inglés) o productos lácteos sin pasteurizar. canela — orégano — mezcla protectora — melaleuca — mezcla purificadora	Sistema Inmunológico y Linfático pg. 261
Infección por Shigella	Una enfermedad intestinal causada por una familia de bacterias conocida como shigella. El principal signo de infección por Shigella es la diarrea con sangre. eucalipto — clavo — pimienta negra — tomillo — mezcla protectora	Sistema Inmunológico y Linfático pg. 261; Sistema Digestivo e Intestinal pg. 221;
Infección Renal	Condición médica que se sucede cuando algunos microbios propios de la vejiga o la sangre (bacterias, hongos y virus), invaden los tejidos del riñón y se reproducen. hierba limonera — enebro — tomillo — canela — cardamomo	Sistema Urinario pg. 331
Inflamación	Proceso de respuesta defensiva de los glóbulos blancos y sus productos metabólicos ante la infección. incienso — hierbabuena — mezcla calmante — mezcla de complejo celular — mezcla para masaje	Dolor e Inflamación pg. 226
Inflamación de la Garganta	Inflamación de la garganta acompañada de fiebre, producida por infección de alguna bacteria del género Streptococcus. orégano — mezcla protectora — melaleuca — limón — canela	Sistema Inmunológico y Linfático pg. 261
Inflamación del iris	Inflamación del iris causado por algún trauma ocular. (No aplique directamente en el ojo.) enebro — helicriso — pachuli — incienso — arborvitae	Sistema Nervioso pg. 282
Insolación	Condición médica grave provocada por sobrecalentamiento del organismo, generalmente como resultado de exposición exagerada a un calor excesivo o la ejecución de ejercicio físico bajo él. hierbabuena — esencia de azahar y limón — pimienta negra — mezcla desintoxicante — hierbabuena	Primeros Auxilios pg. 299; Atletas pg. 195; Aire Libre pg. 346
Insomnio	La imposibilidad de acceder a una cantidad o calidad de sueño satisfactoria. mezcla apacible — lavanda — esencia de azahar — manzanilla romana — vetiver	Sueño pg. 323

46 | REFERENCIA RÁPIDA

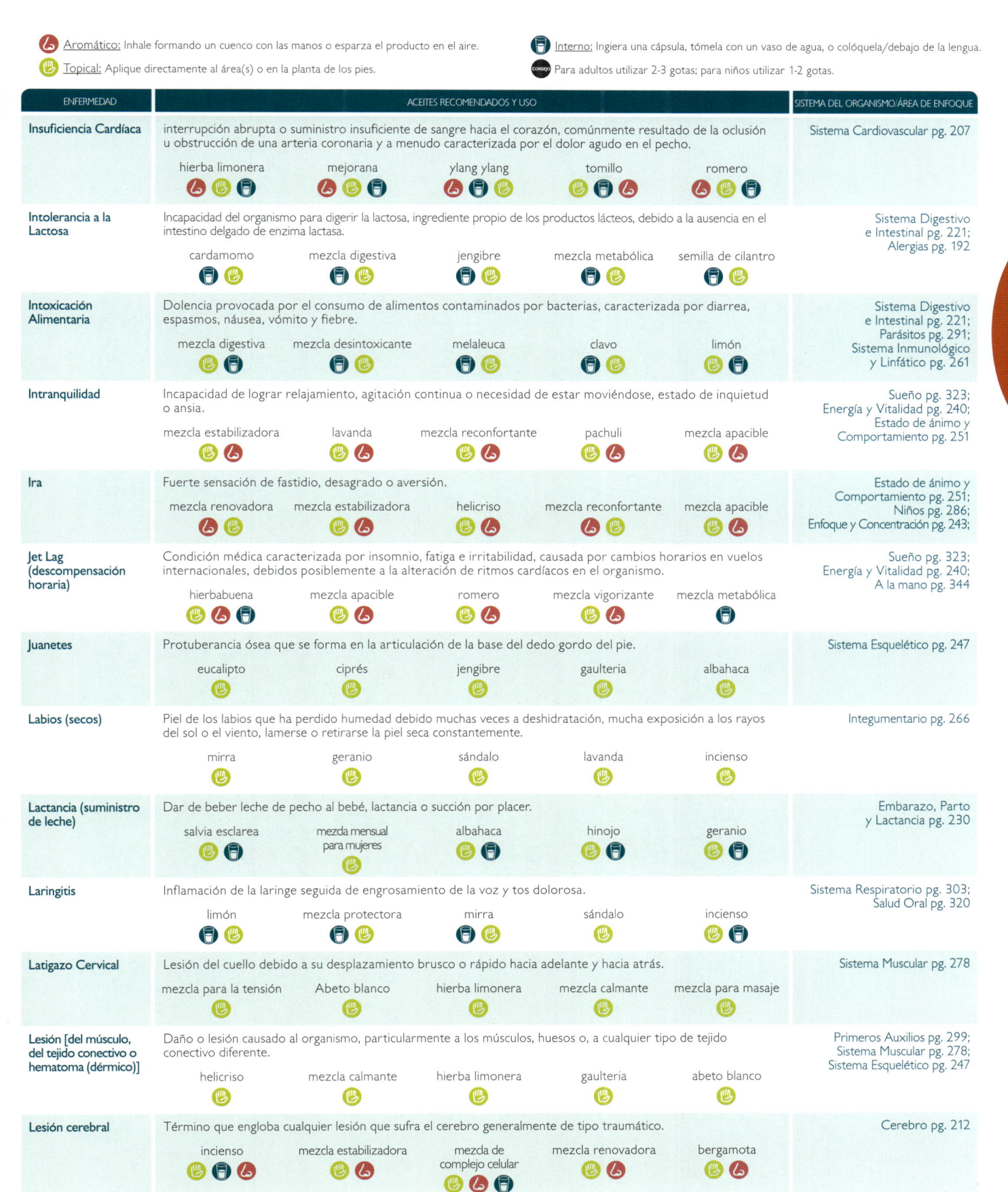

Aromático: Inhale formando un cuenco con las manos o esparza el producto en el aire.
Tópico: Aplique directamente al área(s) o en la planta de los pies.
Interno: Ingiera una cápsula, tómela con un vaso de agua, o colóquela/debajo de la lengua.
CONSEJO Para adultos utilizar 2-3 gotas; para niños utilizar 1-2 gotas.

ENFERMEDAD	ACEITES RECOMENDADOS Y USO	SISTEMA DEL ORGANISMO/ÁREA DE ENFOQUE
Insuficiencia Cardíaca	interrupción abrupta o suministro insuficiente de sangre hacia el corazón, comúnmente resultado de la oclusión u obstrucción de una arteria coronaria y a menudo caracterizada por el dolor agudo en el pecho. hierba limonera · mejorana · ylang ylang · tomillo · romero	Sistema Cardiovascular pg. 207
Intolerancia a la Lactosa	Incapacidad del organismo para digerir la lactosa, ingrediente propio de los productos lácteos, debido a la ausencia en el intestino delgado de enzima lactasa. cardamomo · mezcla digestiva · jengibre · mezcla metabólica · semilla de cilantro	Sistema Digestivo e Intestinal pg. 221; Alergias pg. 192
Intoxicación Alimentaria	Dolencia provocada por el consumo de alimentos contaminados por bacterias, caracterizada por diarrea, espasmos, náusea, vómito y fiebre. mezcla digestiva · mezcla desintoxicante · melaleuca · clavo · limón	Sistema Digestivo e Intestinal pg. 221; Parásitos pg. 291; Sistema Inmunológico y Linfático pg. 261
Intranquilidad	Incapacidad de lograr relajamiento, agitación continua o necesidad de estar moviéndose, estado de inquietud o ansia. mezcla estabilizadora · lavanda · mezcla reconfortante · pachuli · mezcla apacible	Sueño pg. 323; Energía y Vitalidad pg. 240; Estado de ánimo y Comportamiento pg. 251
Ira	Fuerte sensación de fastidio, desagrado o aversión. mezcla renovadora · mezcla estabilizadora · helicriso · mezcla reconfortante · mezcla apacible	Estado de ánimo y Comportamiento pg. 251; Niños pg. 286; Enfoque y Concentración pg. 243;
Jet Lag (descompensación horaria)	Condición médica caracterizada por insomnio, fatiga e irritabilidad, causada por cambios horarios en vuelos internacionales, debidos posiblemente a la alteración de ritmos cardíacos en el organismo. hierbabuena · mezcla apacible · romero · mezcla vigorizante · mezcla metabólica	Sueño pg. 323; Energía y Vitalidad pg. 240; A la mano pg. 344
Juanetes	Protuberancia ósea que se forma en la articulación de la base del dedo gordo del pie. eucalipto · ciprés · jengibre · gaulteria · albahaca	Sistema Esquelético pg. 247
Labios (secos)	Piel de los labios que ha perdido humedad debido muchas veces a deshidratación, mucha exposición a los rayos del sol o el viento, lamerse o retirarse la piel seca constantemente. mirra · geranio · sándalo · lavanda · incienso	Integumentario pg. 266
Lactancia (suministro de leche)	Dar de beber leche de pecho al bebé, lactancia o succión por placer. salvia esclarea · mezcla mensual para mujeres · albahaca · hinojo · geranio	Embarazo, Parto y Lactancia pg. 230
Laringitis	Inflamación de la laringe seguida de engrosamiento de la voz y tos dolorosa. limón · mezcla protectora · mirra · sándalo · incienso	Sistema Respiratorio pg. 303; Salud Oral pg. 320
Latigazo Cervical	Lesión del cuello debido a su desplazamiento brusco o rápido hacia adelante y hacia atrás. mezcla para la tensión · Abeto blanco · hierba limonera · mezcla calmante · mezcla para masaje	Sistema Muscular pg. 278
Lesión [del músculo, del tejido conectivo o hematoma (dérmico)]	Daño o lesión causado al organismo, particularmente a los músculos, huesos o, a cualquier tipo de tejido conectivo diferente. helicriso · mezcla calmante · hierba limonera · gaulteria · abeto blanco	Primeros Auxilios pg. 299; Sistema Muscular pg. 278; Sistema Esquelético pg. 247
Lesión cerebral	Término que engloba cualquier lesión que sufra el cerebro generalmente de tipo traumático. incienso · mezcla estabilizadora · mezcla de complejo celular · mezcla renovadora · bergamota	Cerebro pg. 212

REFERENCIA RÁPIDA

THE ESSENTIAL *life*

PASOS: ❶ Buscar padecimiento. ❷ Seleccionar uno o más de los aceites recomendados. (El orden de recomendación es de izquierda a derecha) ❸ Utilizar el/los aceite/s como se indica. ❹ Aprende más dirigiéndote al sistema del organismo/área de enfoque correspondiente. ❺ Consulte otras soluciones en essentiallife.com

REFERENCIA RÁPIDA

ENFERMEDAD	ACEITES RECOMENDADOS Y USO	SISTEMA DEL ORGANISMO/ÁREA DE ENFOQUE
Lesión del cartílago	Lesión del tejido fibroso, blando y conectivo en personas adultas, que provoca dolor y rigidez de las articulaciones. mezcla calmante · hierba limonera · helicriso · abedul · gaulteria	Sistema Esquelético pg. 247; Atletas pg. 195
Lesión del Cartílago de la Rodilla	Se trata de una lesión en el cartílago (tejido conectivo flexible y resistente) de la rodilla, que provoca dolor, rigidez e inflamación. hierba limonera · gaulteria · helicriso · abedul · abeto blanco	Sistema Esquelético pg. 247
Lesión en el tejido conectivo	Lesión en el tejido que une y da apoyo a otros ligamentos y tendones conectivos. hierba limonera · helicriso · gaulteria · abeto blanco · clavo	Sistema Esquelético pg. 247; Sistema Muscular pg. 278
Leucemia	Cáncer agresivo y progresivo de los tejidos que integran la sangre, que deprimen la capacidad de defensa del organismo ante la infección. incienso · mezcla de complejo celular · hierba limonera · mezcla desintoxicante · geranio	Salud Celular pg. 309
Levadura	Crecimiento excesivo del hongo Candida que habita en la superficie del cuerpo y causa infección sistémica. melaleuca · tomillo · orégano · mezcla celular compleja · hierba limonera	Candida pg. 203; Salud de la Mujer pg. 313; Niños pg. 286
Libido (baja) Hombres	Inhibición en el hombre del ímpetu sexual o el deseo natural por la actividad sexual. ylang ylang · pachuli · mezcla inspiradora · canela · mezcla renovadora	Intimidad pg. 400; Salud del Hombre pg. 317
Libido (baja) Mujeres	Inhibición en la mujer del ímpetu sexual o el deseo natural por la actividad sexual. ylang ylang · mezcla para mujeres · jazmín · mezcla inspiradora · salvia esclarea	Intimidad pg. 400; Salud de la Mujer pg. 313
Linfoadenitis Mesentérica	Condición generalmente pasajera que se presenta en los niños como inflamación dolorosa de los nódulos linfáticos, que afecta los intestinos hasta la pared abdominal. mezcla purificadora · mezcla de complejo celular · albahaca · cardamomo · mezcla desintoxicante	Sistema Inmunológico y Linfático pg. 261
Linfoma	Tipo de cáncer de la sangre que comienza en los tejidos linfáticos del organismo, haciendo que los glóbulos blancos actúen de manera descontrolada. mezcla de complejo celular · incienso · tomillo · clavo · naranja silvestre	Salud Celular pg. 309
Lipoma	Tumor benigno encapsulado de tacto cartilaginoso y contenido graso, que no es blando y se siente amasado al tacto. mezcla de complejo celular · clavo · arborvitae · incienso · eucalipto	Salud Celular pg. 309
Liquen Nítido	Condición médica crónica de inflamación dérmica, que se manifiesta con pequeñas protuberancias superficiales y relucientes con tonalidad parecida a la piel. mezcla purificadora · pachuli · mezcla de complejo celular · mezcla desintoxicante · geranio	Integumentario pg. 266
Llanto de bebé	Una vocalización repentina, fuerte, automática o voluntaria en respuesta al miedo, el dolor, o un reflejo de sobresalto. mezcla apacible · manzanilla romana · mezcla reconfortante · lavanda · mezcla reconfortante	Niños pg. 286
Lombrices Intestinales	Gusano nematodo parásito que infecta recto, colon y ano, en los seres humanos. clavo · orégano · tomillo · hierba limonera · mezcla protectora	Parásitos pg. 291

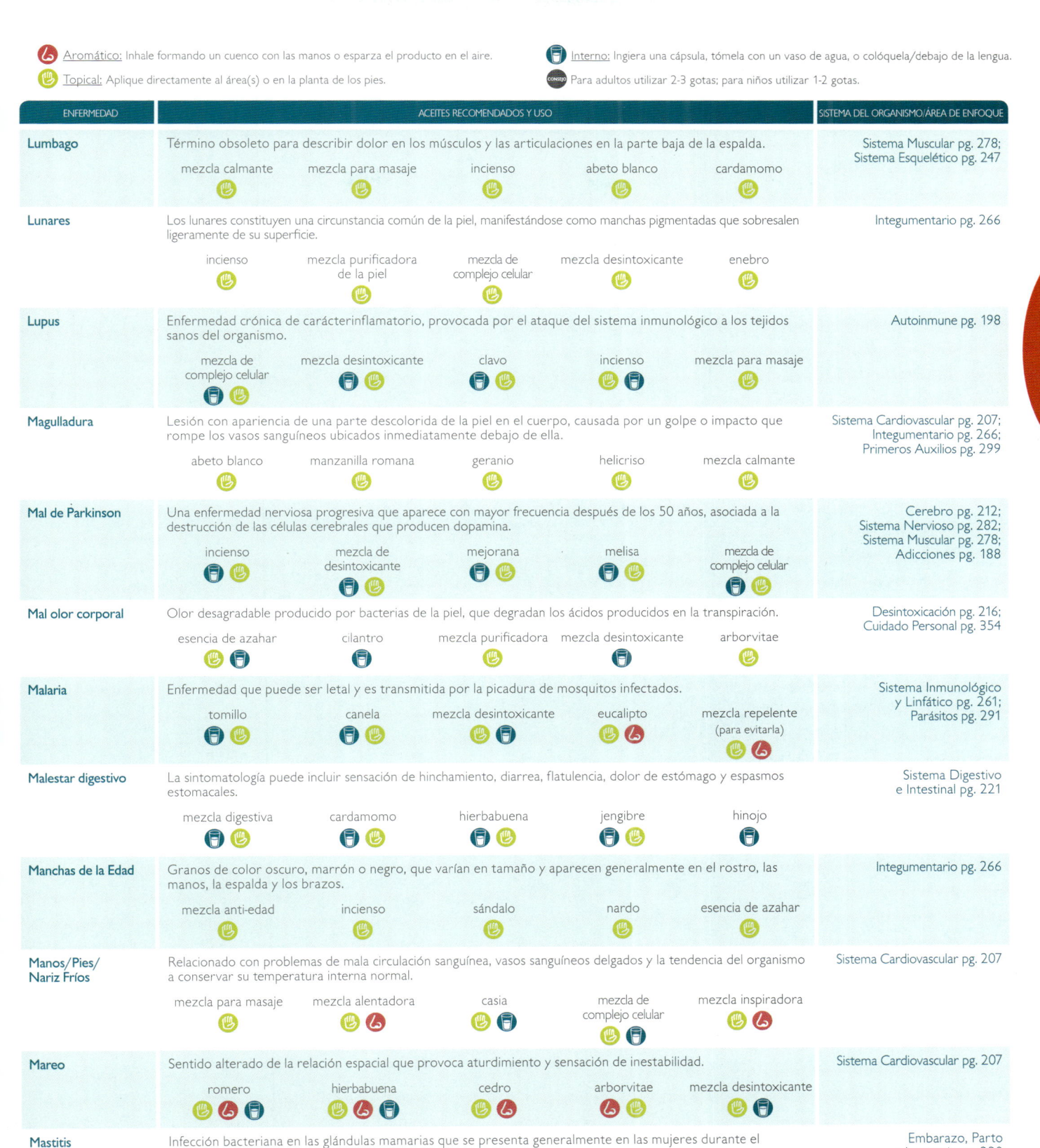

Aromático: Inhale formando un cuenco con las manos o esparza el producto en el aire.

Topical: Aplique directamente al área(s) o en la planta de los pies.

Interno: Ingiera una cápsula, tómela con un vaso de agua, o colóquela/debajo de la lengua.

CONSEJO Para adultos utilizar 2-3 gotas; para niños utilizar 1-2 gotas.

ENFERMEDAD	ACEITES RECOMENDADOS Y USO	SISTEMA DEL ORGANISMO/ÁREA DE ENFOQUE
Lumbago	Término obsoleto para describir dolor en los músculos y las articulaciones en la parte baja de la espalda. mezcla calmante · mezcla para masaje · incienso · abeto blanco · cardamomo	Sistema Muscular pg. 278; Sistema Esquelético pg. 247
Lunares	Los lunares constituyen una circunstancia común de la piel, manifestándose como manchas pigmentadas que sobresalen ligeramente de su superficie. incienso · mezcla purificadora de la piel · mezcla de complejo celular · mezcla desintoxicante · enebro	Integumentario pg. 266
Lupus	Enfermedad crónica de carácter inflamatorio, provocada por el ataque del sistema inmunológico a los tejidos sanos del organismo. mezcla de complejo celular · mezcla desintoxicante · clavo · incienso · mezcla para masaje	Autoinmune pg. 198
Magulladura	Lesión con apariencia de una parte descolorida de la piel en el cuerpo, causada por un golpe o impacto que rompe los vasos sanguíneos ubicados inmediatamente debajo de ella. abeto blanco · manzanilla romana · geranio · helicriso · mezcla calmante	Sistema Cardiovascular pg. 207; Integumentario pg. 266; Primeros Auxilios pg. 299
Mal de Parkinson	Una enfermedad nerviosa progresiva que aparece con mayor frecuencia después de los 50 años, asociada a la destrucción de las células cerebrales que producen dopamina. incienso · mezcla de desintoxicante · mejorana · melisa · mezcla de complejo celular	Cerebro pg. 212; Sistema Nervioso pg. 282; Sistema Muscular pg. 278; Adicciones pg. 188
Mal olor corporal	Olor desagradable producido por bacterias de la piel, que degradan los ácidos producidos en la transpiración. esencia de azahar · cilantro · mezcla purificadora · mezcla desintoxicante · arborvitae	Desintoxicación pg. 216; Cuidado Personal pg. 354
Malaria	Enfermedad que puede ser letal y es transmitida por la picadura de mosquitos infectados. tomillo · canela · mezcla desintoxicante · eucalipto · mezcla repelente (para evitarla)	Sistema Inmunológico y Linfático pg. 261; Parásitos pg. 291
Malestar digestivo	La sintomatología puede incluir sensación de hinchamiento, diarrea, flatulencia, dolor de estómago y espasmos estomacales. mezcla digestiva · cardamomo · hierbabuena · jengibre · hinojo	Sistema Digestivo e Intestinal pg. 221
Manchas de la Edad	Granos de color oscuro, marrón o negro, que varían en tamaño y aparecen generalmente en el rostro, las manos, la espalda y los brazos. mezcla anti-edad · incienso · sándalo · nardo · esencia de azahar	Integumentario pg. 266
Manos/Pies/Nariz Fríos	Relacionado con problemas de mala circulación sanguínea, vasos sanguíneos delgados y la tendencia del organismo a conservar su temperatura interna normal. mezcla para masaje · mezcla alentadora · casia · mezcla de complejo celular · mezcla inspiradora	Sistema Cardiovascular pg. 207
Mareo	Sentido alterado de la relación espacial que provoca aturdimiento y sensación de inestabilidad. romero · hierbabuena · cedro · arborvitae · mezcla desintoxicante	Sistema Cardiovascular pg. 207
Mastitis	Infección bacteriana en las glándulas mamarias que se presenta generalmente en las mujeres durante el período de lactancia. lavanda · mezcla de complejo celular · tomillo · hierbabuena · orégano	Embarazo, Parto y Lactancia pg. 230

REFERENCIA RÁPIDA

THE ESSENTIAL *life*

PASOS:
1. Buscar padecimiento.
2. Seleccionar uno o más de los aceites recomendados. (El orden de recomendación es de izquierda a derecha)
3. Utilizar el/los aceite/s como se indica.
4. Aprende más dirigiéndote al sistema del organismo/área de enfoque correspondiente.
5. Consulte otras soluciones en essentiallife.com

REFERENCIA RÁPIDA

ENFERMEDAD	ACEITES RECOMENDADOS Y USO	SISTEMA DEL ORGANISMO/ÁREA DE ENFOQUE
Melanoma	Cáncer de piel de rara ocurrencia pero terriblemente letal, que se desarrolla generalmente en las células que producen pigmentos. incienso — sándalo — mezcla de complejo celular — mezcla anti-edad — hierba limonera	Salud Celular pg. 309
Memoria (escasa)	Poca capacidad de la memoria para retener hechos recientes o recordar experiencias anteriores. hierbabuena — romero — incienso — tomillo — sándalo	Enfoque y Concentración pg. 243; Cerebro pg. 212
Meningitis	Inflamación de las membranas del cerebro o de la médula espinal, generalmente de origen viral o bacteriano y con una sintomatología muy complicada. melaleuca — mezcla protectora — clavo — mezcla de complejo celular — albahaca	Sistema Inmunológico y Linfático pg. 261
Menopausia	Período de suspensión permanente de la menstruación, que generalmente se presenta entre los 45 y los 55 años de edad. mezcla mensual para mujeres — mezcla desintoxicante — mezcla inspiradora — tomillo — salvia esclarea	Salud de la Mujer pg. 313
Menorragia (excesivo sangrado durante la menstruación)	Flujo extremadamente abundante con ciclos de normal duración, o sangrado uterino extendido que puede durar más de siete días. mezcla mensual para mujeres — helicriso — mezcla desintoxicante — geranio — mezcla de complejo celular	Salud de la Mujer pg. 313
Mericismo	Trastorno de la alimentación en el que una persona (generalmente un bebé o niño pequeño), devuelve y mastica nuevamente alimentos parcialmente digeridos que ya han sido ingeridos. digestion blend — mezcla desintoxicante — toronja — mezcla estabilizadora — hierbabuena	Trastornos Alimenticios pg. 327
Mesotelioma	Tumor cancerígeno del epitelio que recubre los pulmones, el corazón o el abdomen, con frecuencia asociado a la exposición al polvillo del asbesto. mezcla desintoxicante — albahaca — pimienta negra — mezcla de complejo celular — mezcla purificadora de la piel	Salud Celular pg. 309
Metabolismo (bajo)	Una tasa baja de metabolismo basal generalmente provoca una baja demanda de energía. Como resultado se tiene que la cantidad de calorías que una persona normalmente consume es probablemente menor que la cantidad de calorías consumidas. toronja — mezcla metabólica — canela — mezcla de complejo celular — clavo	Peso pg. 294
Miastenia Grave	Debilidad y fatiga rápida de los músculos de control voluntario. helicriso — jengibre — hierba limonera — ciprés — mezcla de complejo celular	Sistema Muscular pg. 278; Autoinmune pg. 198
Micción (Dolorosa/Frecuente)	Malestar o sensación de ardor al momento de la micción, que se siente generalmente en la uretra o el perineo. canela — melaleuca — hierba limonera — mezcla desintoxicante — mezcla protectora	Sistema Urinario pg. 331
Micción nocturna	Nocturia o poliuria nocturna es el término médico aplicado a la micción excesiva durante la noche. romero — ciprés — enebro — mezcla metabólica — tomillo	Niños pg. 286
Miedo a Volar	Miedo de ingresar a una aeronave o cualquier otro vehículo volador que se encuentre en vuelo, tal como un helicóptero. Se conoce también con el nombre de aerofobia. Provoca ansiedad extrema o ataques de pánico. mezcla reconfortante — mezcla estabilizadora — mezcla apacible — casia — mezcla protectora	Estado de ánimo y Comportamiento pg. 251

REFERENCIA RÁPIDA

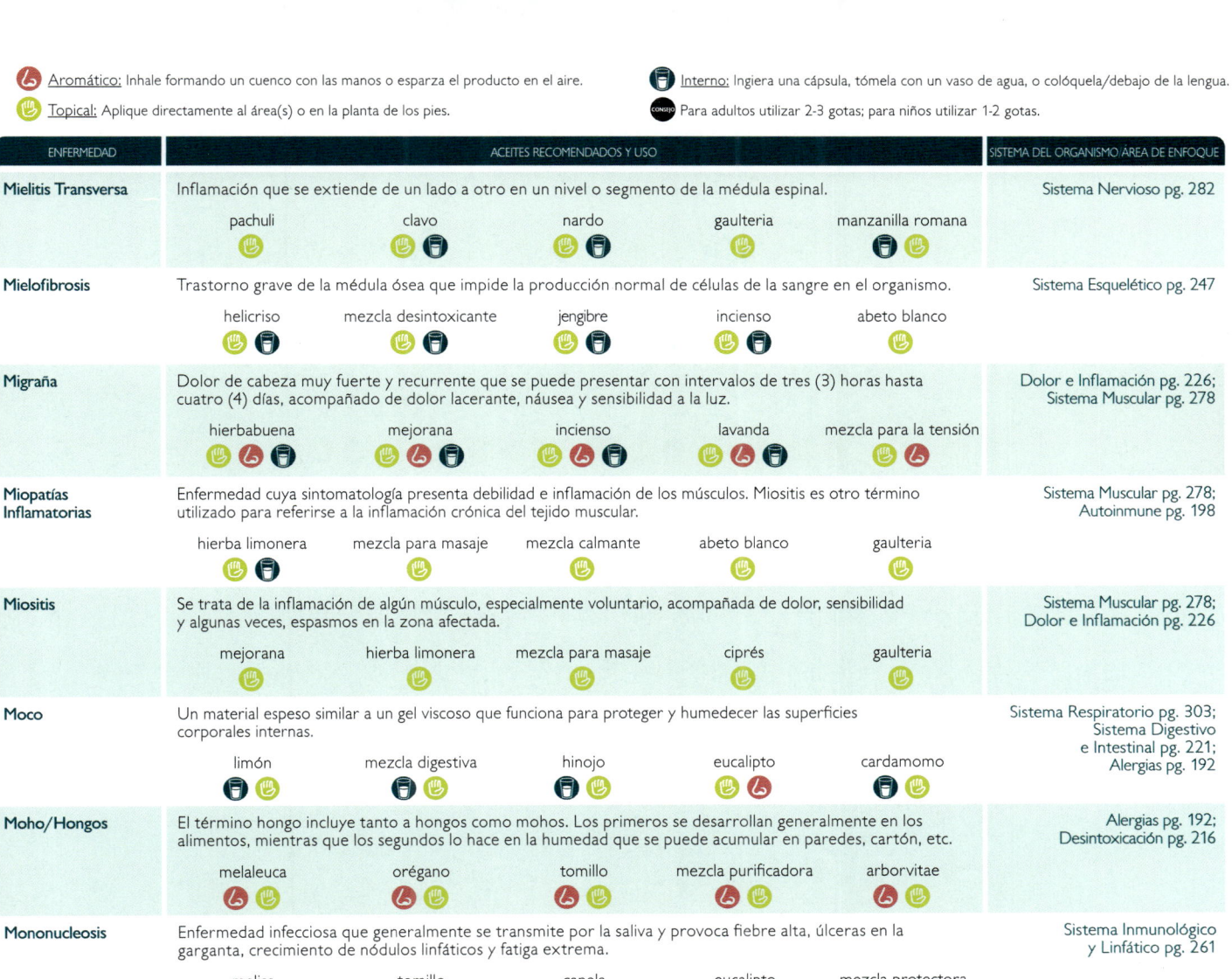

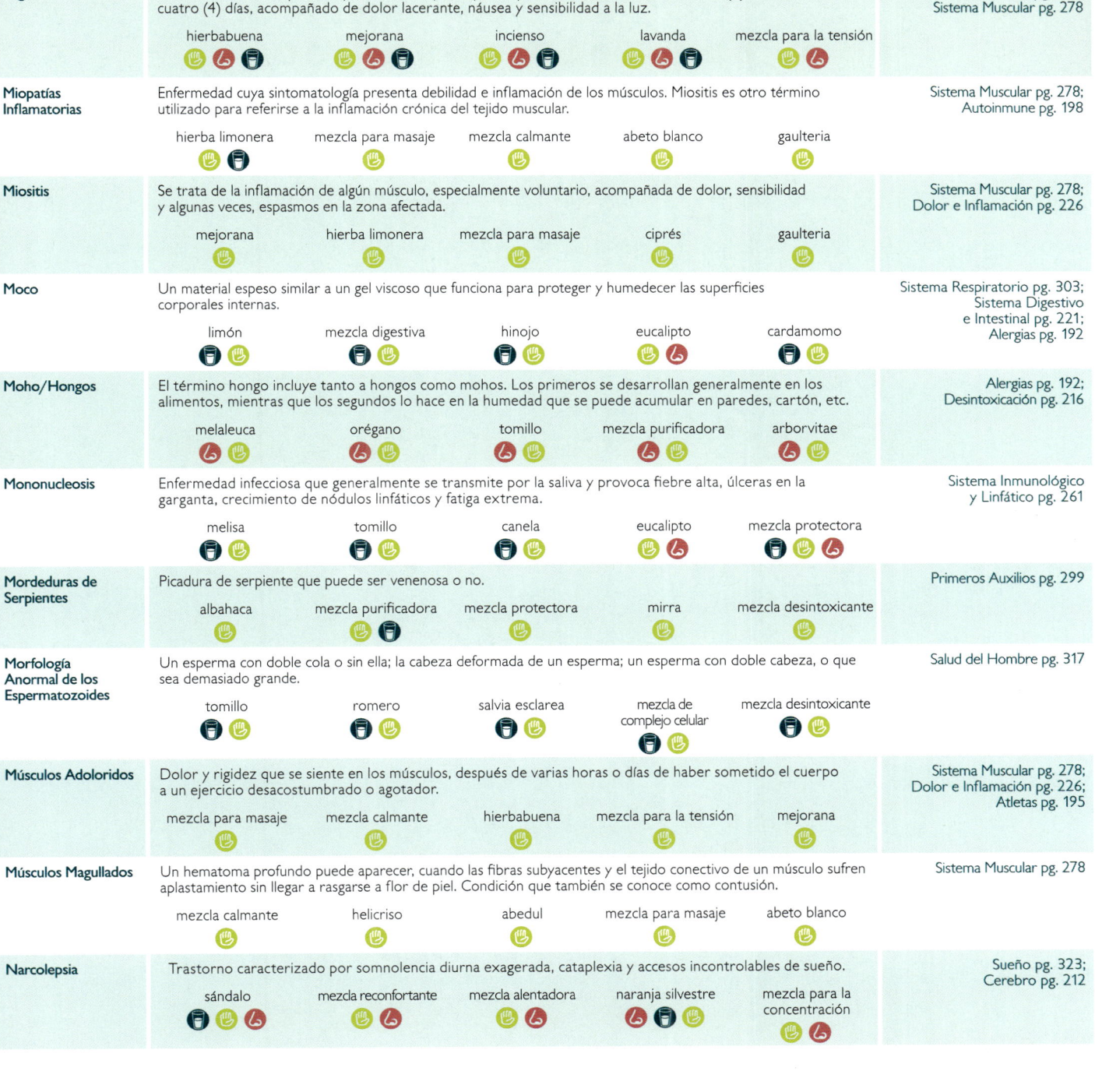

Aromático: Inhale formando un cuenco con las manos o esparza el producto en el aire.
Topical: Aplique directamente al área(s) o en la planta de los pies.
Interno: Ingiera una cápsula, tómela con un vaso de agua, o colóquela/debajo de la lengua.
CONSEJO Para adultos utilizar 2-3 gotas; para niños utilizar 1-2 gotas.

ENFERMEDAD	ACEITES RECOMENDADOS Y USO	SISTEMA DEL ORGANISMO/ÁREA DE ENFOQUE
Mielitis Transversa	Inflamación que se extiende de un lado a otro en un nivel o segmento de la médula espinal. pachuli (T) · clavo (T,I) · nardo (T,I) · gaulteria (T,I) · manzanilla romana (T,I)	Sistema Nervioso pg. 282
Mielofibrosis	Trastorno grave de la médula ósea que impide la producción normal de células de la sangre en el organismo. helicriso (T,I) · mezcla desintoxicante (T,I) · jengibre (T,I) · incienso (T,I) · abeto blanco (T,I)	Sistema Esquelético pg. 247
Migraña	Dolor de cabeza muy fuerte y recurrente que se puede presentar con intervalos de tres (3) horas hasta cuatro (4) días, acompañado de dolor lacerante, náusea y sensibilidad a la luz. hierbabuena (T,A,I) · mejorana (T,A,I) · incienso (T,A,I) · lavanda (T,A,I) · mezcla para la tensión (T,A)	Dolor e Inflamación pg. 226; Sistema Muscular pg. 278
Miopatías Inflamatorias	Enfermedad cuya sintomatología presenta debilidad e inflamación de los músculos. Miositis es otro término utilizado para referirse a la inflamación crónica del tejido muscular. hierba limonera (T,I) · mezcla para masaje (T) · mezcla calmante (T) · abeto blanco (T) · gaulteria (T)	Sistema Muscular pg. 278; Autoinmune pg. 198
Miositis	Se trata de la inflamación de algún músculo, especialmente voluntario, acompañada de dolor, sensibilidad y algunas veces, espasmos en la zona afectada. mejorana (T) · hierba limonera (T) · mezcla para masaje (T) · ciprés (T) · gaulteria (T)	Sistema Muscular pg. 278; Dolor e Inflamación pg. 226
Moco	Un material espeso similar a un gel viscoso que funciona para proteger y humedecer las superficies corporales internas. limón (T,A) · mezcla digestiva (T,I) · hinojo (T,I) · eucalipto (T,A) · cardamomo (T,I)	Sistema Respiratorio pg. 303; Sistema Digestivo e Intestinal pg. 221; Alergias pg. 192
Moho/Hongos	El término hongo incluye tanto a hongos como mohos. Los primeros se desarrollan generalmente en los alimentos, mientras que los segundos lo hace en la humedad que se puede acumular en paredes, cartón, etc. melaleuca (A,T) · orégano (A,T) · tomillo (A,T) · mezcla purificadora (A,T) · arborvitae (A,T)	Alergias pg. 192; Desintoxicación pg. 216
Mononucleosis	Enfermedad infecciosa que generalmente se transmite por la saliva y provoca fiebre alta, úlceras en la garganta, crecimiento de nódulos linfáticos y fatiga extrema. melisa (T,I) · tomillo (T,I) · canela (T,I) · eucalipto (T,A) · mezcla protectora (T,I,A)	Sistema Inmunológico y Linfático pg. 261
Mordeduras de Serpientes	Picadura de serpiente que puede ser venenosa o no. albahaca (T) · mezcla purificadora (T,A) · mezcla protectora (T) · mirra (T) · mezcla desintoxicante (T)	Primeros Auxilios pg. 299
Morfología Anormal de los Espermatozoides	Un esperma con doble cola o sin ella; la cabeza deformada de un esperma; un esperma con doble cabeza, o que sea demasiado grande. tomillo (T,I) · romero (T,I) · salvia esclarea (T,I) · mezcla de complejo celular (T,I) · mezcla desintoxicante (T,I)	Salud del Hombre pg. 317
Músculos Adoloridos	Dolor y rigidez que se siente en los músculos, después de varias horas o días de haber sometido el cuerpo a un ejercicio desacostumbrado o agotador. mezcla para masaje (T) · mezcla calmante (T) · hierbabuena (T) · mezcla para la tensión (T) · mejorana (T)	Sistema Muscular pg. 278; Dolor e Inflamación pg. 226; Atletas pg. 195
Músculos Magullados	Un hematoma profundo puede aparecer, cuando las fibras subyacentes y el tejido conectivo de un músculo sufren aplastamiento sin llegar a rasgarse a flor de piel. Condición que también se conoce como contusión. mezcla calmante (T) · helicriso (T) · abedul (T) · mezcla para masaje (T) · abeto blanco (T)	Sistema Muscular pg. 278
Narcolepsia	Trastorno caracterizado por somnolencia diurna exagerada, cataplexia y accesos incontrolables de sueño. sándalo (T,I,A) · mezcla reconfortante (T,A) · mezcla alentadora (T,A) · naranja silvestre (T,A) · mezcla para la concentración (T,A)	Sueño pg. 323; Cerebro pg. 212

PASOS:
1. Buscar padecimiento.
2. Seleccionar uno o más de los aceites recomendados. (El orden de recomendación es de izquierda a derecha)
3. Utilizar el/los aceite/s como se indica.
4. Aprende más dirigiéndote al sistema del organismo/área de enfoque correspondiente.
5. Consulte otras soluciones en essentiallife.com

REFERENCIA RÁPIDA

ENFERMEDAD	ACEITES RECOMENDADOS Y USO	SISTEMA DEL ORGANISMO/ÁREA DE ENFOQUE
Nariz (seca)	Irritación causada por la insuficiencia de mucosidad en la cavidad nasal. mirra — naranja silvestre — geranio — sándalo — lavanda	Sistema Respiratorio pg. 303
Náuseas	Sensación repulsiva insoportable acompañada de necesidad de vomitar. mezcla digestiva — jengibre — hierbabuena — esencia de azahar — mezcla desintoxicante	Sistema Digestivo e Intestinal pg. 221
Náuseas Matutinas	Sensación de vómito y náusea que se manifiesta en la mañana al momento de levantarse una mujer, muy común durante las etapas tempranas del embarazo. mezcla digestiva — hierbabuena — jengibre — semilla de cilantro — hinojo	Embarazo, Parto y Lactancia pg. 230; Embarazo pg. 396
Nervios debilitados o lesionados	Disfunción o colapso del sistema nervioso vetiver — helicriso — esencia de azahar — geranio — pachuli	Sistema Nervioso pg. 282
Nerviosismo	Un estado de preocupación, con gran malestar físico y mental. mezcla reconfortante — mezcla estabilizadora — mezcla apacible — mezcla alentadora — esencia de azahar	Estado de ánimo y Comportamiento pg. 251; Estrés pg. 255
Neumonía	Infección que provoca la inflamación de los alvéolos en uno o en ambos pulmones, y puede llenarlos de líquido. mezcla respiratoria — arborvitae — pimienta negra — manzanilla romana — eucalipto	Sistema Respiratorio pg. 303
Neuralgia	Caracterizado como un dolor extremo punzante o un ardor causado por la irritación o el daño de un nervio. helicriso — mezcla para la tensión — gaulteria — clavo — abeto douglas	Sistema Nervioso pg. 282; Sistema Muscular pg. 278; Dolor e Inflamación pg. 226
Neuralgia Trigeminal	Un trastorno del nervio trigémino que provoca episodios dolor agudo y punzante en los labios, las mejillas, las encías o la barbilla en un lado de la cara. gaulteria — enebro — helicriso — nardo — manzanilla romana	Sistema Nervioso pg. 282
Neuritis	La inflamación de un nervio o grupo de nervios definida por la pérdida de reflejos, dolor y atrofia de los músculos afectados. cardamomo — pachuli — helicriso — jengibre — mezcla calmante	Sistema Nervioso pg. 282
Neuropatía	Una afección que afecta los nervios que abastecen las piernas y los brazos. ciprés — mezcla para masaje — mezcla calmante — albahaca — gaulteria	Sistema Nervioso pg. 282
Niebla cerebral	Condición médica definida por un deterioro en la claridad de las ideas, confusión y pérdida de la memoria, que puede provocar estados de depresión leve. hierbabuena — mezcla alentadora — romero — limón — abeto douglas	Cerebro pg. 212; Enfoque y Concentración pg. 243;
Niguas	Insectos de la familia Trombiculidae de color rojizo parecidos a garrapatas; sin embargo, el ácaro no penetra en la piel sino que ha desarrollado un mecanismo de alimentación que inserta en ella. hierba limonera — mezcla purificadora — mezcla repelente — lavanda — clavo	Parásitos pg. 291; Primeros Auxilios pg. 299
Obesidad	La obesidad es una cantidad infrecuente de grasa corporal, por lo general 20% o más por encima del peso corporal ideal de un individuo. mezcla metabólica — canela — toronja — jengibre — bergamota	Peso pg. 294; Sistema Endócrino pg. 236; Estrés pg. 255; Glucemia pg. 258
Oído de nadador	Infección del conducto auditivo externo, que se extiende desde el tímpano hasta la parte externa del oído. Su origen con frecuencia se debe al agua residual que queda en el oído después de nadar. (No aplique aceite directamente en el canal auditivo.) rosemary — clavo — mezcla protectora — lavanda — orégano	Sistema Respiratorio pg. 303; Aptitud Física pg. 348

52 | REFERENCIA RÁPIDA

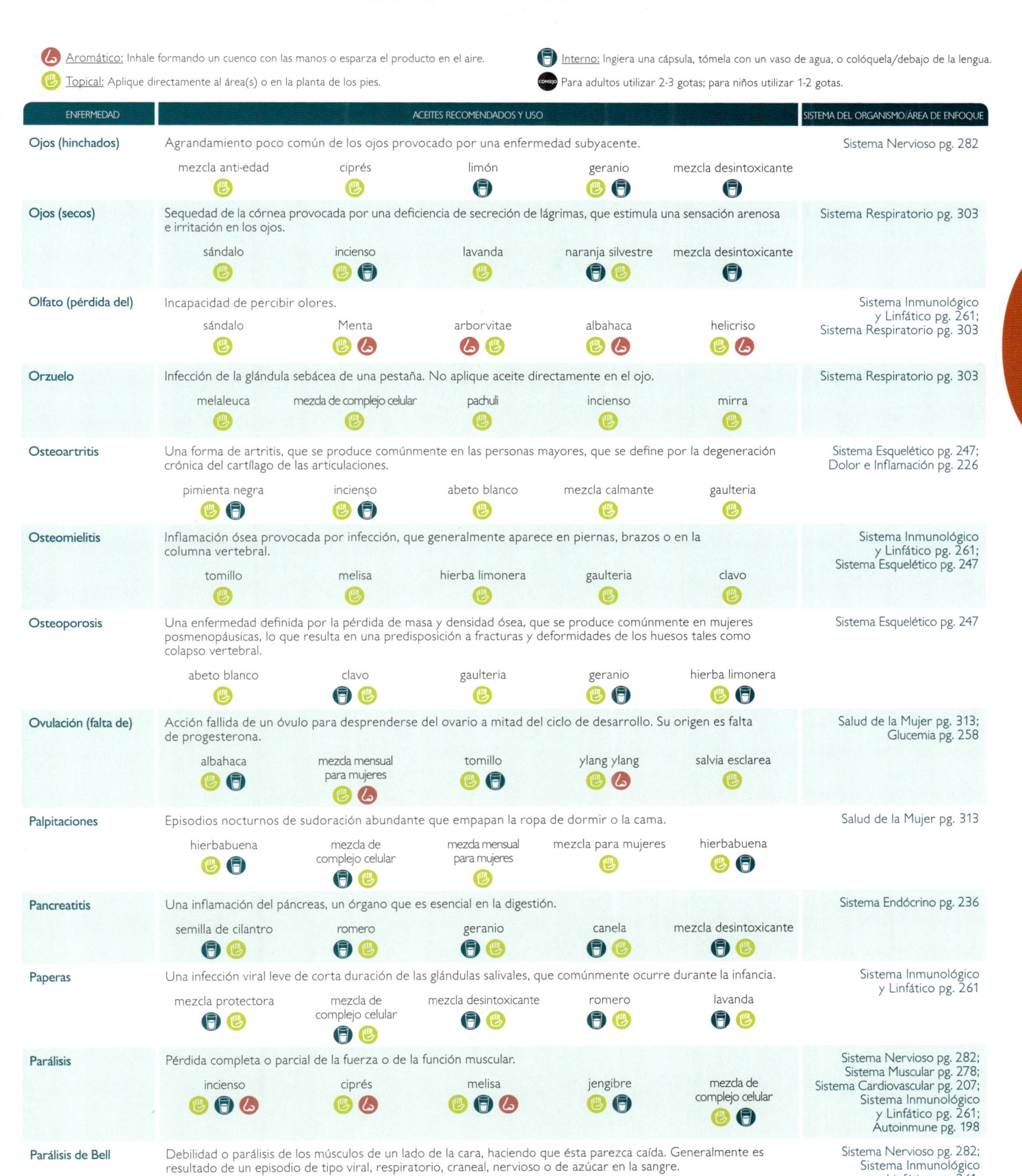

Aromático: Inhale formando un cuenco con las manos o esparza el producto en el aire.
Tópico: Aplique directamente al área(s) o en la planta de los pies.
Interno: Ingiera una cápsula, tómela con un vaso de agua, o colóquela/debajo de la lengua.
CONSEJO Para adultos utilizar 2-3 gotas; para niños utilizar 1-2 gotas.

ENFERMEDAD	ACEITES RECOMENDADOS Y USO	SISTEMA DEL ORGANISMO/ÁREA DE ENFOQUE
Ojos (hinchados)	Agrandamiento poco común de los ojos provocado por una enfermedad subyacente. mezcla anti-edad (T) · ciprés (T) · limón (I) · geranio (T) · mezcla desintoxicante (I)	Sistema Nervioso pg. 282
Ojos (secos)	Sequedad de la córnea provocada por una deficiencia de secreción de lágrimas, que estimula una sensación arenosa e irritación en los ojos. sándalo (T) · incienso (T,I) · lavanda (T) · naranja silvestre (I) · mezcla desintoxicante (I)	Sistema Respiratorio pg. 303
Olfato (pérdida del)	Incapacidad de percibir olores. sándalo (T) · Menta (T,A) · arborvitae (A) · albahaca (T,A) · helicriso (A)	Sistema Inmunológico y Linfático pg. 261; Sistema Respiratorio pg. 303
Orzuelo	Infección de la glándula sebácea de una pestaña. No aplique aceite directamente en el ojo. melaleuca (T) · mezcla de complejo celular (T) · pachuli (T) · incienso (T) · mirra (T)	Sistema Respiratorio pg. 303
Osteoartritis	Una forma de artritis, que se produce comúnmente en las personas mayores, que se define por la degeneración crónica del cartílago de las articulaciones. pimienta negra (T,I) · incienso (T,I) · abeto blanco (T) · mezcla calmante (T) · gaulteria (T)	Sistema Esquelético pg. 247; Dolor e Inflamación pg. 226
Osteomielitis	Inflamación ósea provocada por infección, que generalmente aparece en piernas, brazos o en la columna vertebral. tomillo (T) · melisa (T) · hierba limonera (T) · gaulteria (T) · clavo (T)	Sistema Inmunológico y Linfático pg. 261; Sistema Esquelético pg. 247
Osteoporosis	Una enfermedad definida por la pérdida de masa y densidad ósea, que se produce comúnmente en mujeres posmenopáusicas, lo que resulta en una predisposición a fracturas y deformidades de los huesos tales como colapso vertebral. abeto blanco (T) · clavo (T,I) · gaulteria (T) · geranio (T,I) · hierba limonera (T,I)	Sistema Esquelético pg. 247
Ovulación (falta de)	Acción fallida de un óvulo para desprenderse del ovario a mitad del ciclo de desarrollo. Su origen es falta de progesterona. albahaca (T,I) · mezcla mensual para mujeres (T,A) · tomillo (T,I) · ylang ylang (T,A) · salvia esclarea (T,I)	Salud de la Mujer pg. 313; Glucemia pg. 258
Palpitaciones	Episodios nocturnos de sudoración abundante que empapan la ropa de dormir o la cama. hierbabuena (T,I) · mezcla de complejo celular (T) · mezcla mensual para mujeres (I) · mezcla para mujeres (T) · hierbabuena (T,I)	Salud de la Mujer pg. 313
Pancreatitis	Una inflamación del páncreas, un órgano que es esencial en la digestión. semilla de cilantro (T,I) · romero (T,I) · geranio (T,I) · canela (T,I) · mezcla desintoxicante (T,I)	Sistema Endócrino pg. 236
Paperas	Una infección viral leve de corta duración de las glándulas salivales, que comúnmente ocurre durante la infancia. mezcla protectora (T,I) · mezcla de complejo celular (T) · mezcla desintoxicante (T) · romero (T,I) · lavanda (T,I)	Sistema Inmunológico y Linfático pg. 261
Parálisis	Pérdida completa o parcial de la fuerza o de la función muscular. incienso (T,I,A) · ciprés (T,A) · melisa (T,I,A) · jengibre (T,I) · mezcla de complejo celular (T,I)	Sistema Nervioso pg. 282; Sistema Muscular pg. 278; Sistema Cardiovascular pg. 207; Sistema Inmunológico y Linfático pg. 261; Autoinmune pg. 198
Parálisis de Bell	Debilidad o parálisis de los músculos de un lado de la cara, haciendo que ésta parezca caída. Generalmente es resultado de un episodio de tipo viral, respiratorio, craneal, nervioso o de azúcar en la sangre. incienso (T,I) · albahaca (T,I) · tomillo (T,I) · mezcla protectora (T,I) · helicriso (T)	Sistema Nervioso pg. 282; Sistema Inmunológico y Linfático pg. 261; Sistema Muscular pg. 278

REFERENCIA RÁPIDA

THE ESSENTIAL life 53

PASOS:
1. Buscar padecimiento.
2. Seleccionar uno o más de los aceites recomendados. (El orden de recomendación es de izquierda a derecha)
3. Utilizar el/los aceite/s como se indica.
4. Aprende más dirigiéndote al sistema del organismo/área de enfoque correspondiente.
5. Consulte otras soluciones en essentiallife.com

ENFERMEDAD	ACEITES RECOMENDADOS Y USO	SISTEMA DEL ORGANISMO/ÁREA DE ENFOQUE
Parásitos	Un organismo que se alimenta, crece y se resguarda en otro organismo a la vez que no contribuye a la supervivencia de su anfitrión. clavo / orégano / tomillo / hierba limonera / mezcla protectora	Parásitos pg. 291; Desintoxicación pg. 216; Sistema Digestivo e Intestinal pg. 221; Integumentario pg. 266
Partículas Flotantes	Puntos en la visión parecidos a manchas o cordones negros o grises, que derivan recorriendo el ojo. mezcla anti-edad / sándalo / incienso / lavanda / mezcla de complejo celular	Sistema Nervioso pg. 282
Perdida de Cabello	La falta de la totalidad o una parte significativa del cabello de la cabeza u otras partes del cuerpo. salvia esclarea / mezcla de complejo celular / tomillo / romero / arborvitae	Integumentario pg. 266
Pérdida Olfativa	Incapacidad de percibir olores o pérdida del sentido olfativo. Se conoce también como anosmia. helicriso / hierbabuena / albahaca / mezcla de complejo celular / arborvitae	Sistema Respiratorio pg. 303; Alergias pg. 192
Perimenopausia	Se trata del período de tres a cuatro años previos a la aparición de la menopausia, en el que los niveles de progesterona y estrógeno comienzan a disminuir y se comienzan a sentir los síntomas de la deficiencia hormonal. mezcla desintoxicante / mezcla para mujeres / mezcla de complejo celular / salvia esclarea / romero	Salud de la Mujer pg. 313
Pesones doloridos	Sensibilidad excesiva provocada por lactancia, fricción, actividad o desequilibrios hormonales. mirra / melaleuca / sándalo / incienso / geranio	Embarazo, Parto y Lactancia pg. 230
Pica	Sustancias que provocan antojo y deseo de masticar pero que carecen de valor nutritivo como el hielo, la arcilla, la tierra o el papel. suplementos multivitamínicos / pachuli / cilantro / canela / hierbabuena	Trastornos Alimenticios pg. 327; Niños pg. 286
Picadura de Abeja	Una lesión causada por el veneno de las abejas, por lo general seguida de inflamación y dolor. mezcla purificadora / lavanda / manzanilla romana / clavo / albahaca	Primeros Auxilios pg. 299
Picadura de Avispa	Picaduras o mordeduras dolorosas provocadas por abejas, avispas chaqueta amarilla, abejorros, moscardones y hormigas. Estas picaduras generalmente son inofensivas; Sin embargo, pueden ocurrir reacciones alérgicas másgraves, que pueden ser mortales. mezcla purificadora / manzanilla romana / lavanda / hierbabuena / cedro	Primeros Auxilios pg. 299
Picadura de Mosquito	Inflamación con forma de prurito que aparece en la piel, después de la picadura de un mosquito para alimentarse de sangre. mezcla purificadora / lavanda / manzanilla romana / arborvitae / melaleuca	Primeros Auxilios pg. 299
Picaduras de Garrapatas	Las mordeduras de cualquiera de los numerosos pequeños arácnidos parásitos chupadores de sangre del grupo Ixodidae y Argasidae, muchos de los cuales transmiten enfermedades febriles. mezcla purificadora / mezcla purificadora de la piel / melaleuca / eucalipto / hierbabuena	Parásitos pg. 291; Primeros Auxilios pg. 299
Picaduras de Insectos	Respuesta adversa a la mordedura o picadura de un insecto semejante a las abejas, avispas, avispones, garrapatas, mosquitos u hormigas. lavanda / mezcla purificadora / manzanilla romana / melisa / albahaca	Primeros Auxilios pg. 299; Alergias pg. 192

REFERENCIA RÁPIDA

Aromático: Inhale formando un cuenco con las manos o esparza el producto en el aire.
Topical: Aplique directamente al área(s) o en la planta de los pies.
Interno: Ingiera una cápsula, tómela con un vaso de agua, o colóquela/debajo de la lengua.
Consejo: Para adultos utilizar 2-3 gotas; para niños utilizar 1-2 gotas.

ENFERMEDAD	ACEITES RECOMENDADOS Y USO	SISTEMA DEL ORGANISMO/ÁREA DE ENFOQUE
Pie de Atleta	Infección producida por hongos que generalmente comienza entre los dedos de los pies, sitio en que la piel comienza a agrietarse y a despellejar produciendo picazón y dolor. melaleuca (T) · canela (T,I) · orégano (T,I) · mezcla purificadora de la piel (T) · arborvitae (T)	Atletas pg. 195; Candida pg. 203; Integumentario pg. 266
Pie equinovaro	Condición médica en la uno o ambos pies se encuentran torcidos en posición anormal antes del nacimiento. albahaca (T) · mezcla para masaje (T) · gaulteria (T) · mejorana (T) · helicriso (T)	Sistema Esquelético pg. 247; Sistema Muscular pg. 278
Piel (grasa)	Dermis exageradamente grasosa provocada por abundante descarga de grasa sólida, producida por las glándulas sebáceas. Mezcla purificadora de la piel (T) · esencia de azahar (T,I) · limón (T,I) · naranja silvestre (T,I) · ylang ylang (T,I)	Integumentario pg. 266
Piel (seca)	Piel agrietada o escamada a causa de deshidratación, falta de omega 3 o daños a causa del sol o del viento. sándalo (T) · cedro (T) · esencia de azahar (T) · mezcla anti-edad (T) · mirra (T)	Integumentario pg. 266
Piel Agrietada	Piel áspera, agrietada o enrojecida, como consecuencia de su exposición continuada a temperaturas frías o a excesiva humedad. manzanilla romana (T) · esencia de azahar (T) · sándalo (T) · mezcla anti-edad (T) · mirra (T)	Integumentario pg. 266; Bebé pg. 350
Piel seca	Epidermis que carece de sebo o humedad, a menudo identificada por un patrón de líneas finas, escamas y picazón. mirra (T) · esencia de azahar (T) · pachuli (T) · sándalo (T) · mezcla anti-edad (T)	Integumentario pg. 266
Pies Hinchados	Enfermedad que interrumpe el reemplazo de tejido óseo desgastado por tejido reciente. mezcla de complejo celular (I,T) · mirra (T) · gaulteria (T) · clavo (T,I) · mezcla mensual para mujeres (T)	Sistema Esquelético pg. 247; Salud Celular pg. 309
Piojos	Parásito sin alas que pasa su vida entera en el cuero cabelludo de los seres humanos y se alimenta exclusivamente de la sangre de éstos. Se transmite en ambientes muy concurridos. canela (T) · arborvitae (T) · eucalipto (T) · romero (T) · tomillo (T,I)	Parásitos pg. 291; Integumentario pg. 266; Primeros Auxilios pg. 299
Piorrea	Infección grave de las encías que las lesiona, con posibilidad de desgaste del hueso mandibular. clavo (T) · mirra (T,I) · cedro (T) · incienso (T,I) · mezcla protectora (T,A)	Salud Oral pg. 320
Placa	Una acumulación semi-endurecida de sustancias provenientes de fluidos que rodean un área. Los ejemplos incluyen la placa dental y la placa de colesterol. mezcla protectora (T) · clavo (T) · tomillo (T) · mirra (T) · limón (T)	Salud Oral pg. 320; Sistema Cardiovascular pg. 207
Pleuresía	Infección de la membrana que recubre y protege los pulmones. canela (T,I,A) · mezcla respiratoria (T,A) · romero (T,I,A) · eucalipto (T,A) · melisa (T,A)	Sistema Respiratorio pg. 303
Polimiositis	Una enfermedad con inflamación de las fibras musculares. jengibre (T,I) · pimienta negra (T,I) · mezcla estabilizadora (T) · mezcla calmante (T) · mezcla de complejo celular (T)	Sistema Muscular pg. 278; Dolor e Inflamación pg. 226
Polio	Enfermedad viral altamente infecciosa que puede afectar el sistema nervioso central y producir parálisis. melisa (I) · hierba limonera (T,I) · pachuli (T) · nardo (T) · incienso (T,I)	Sistema Inmunológico y Linfático pg. 261; Sistema Nervioso pg. 282

REFERENCIA RÁPIDA

THE ESSENTIAL *life* 55

PASOS:
1. Buscar padecimiento.
2. Seleccionar uno o más de los aceites recomendados. (El orden de recomendación es de izquierda a derecha)
3. Utilizar el/los aceite/s como se indica.
4. Aprende más dirigiéndote al sistema del organismo/área de enfoque correspondiente.
5. Consulte otras soluciones en essentiallife.com

ENFERMEDAD	ACEITES RECOMENDADOS Y USO	SISTEMA DEL ORGANISMO/ÁREA DE ENFOQUE
Pólipo Nasal	Una porción redondeada y estirada de mucosa pulposa dependiente que se proyecta hacia la cavidad nasal. romero — melisa — mezcla respiratoria — mezcla protectora — sándalo	Sistema Respiratorio pg. 303; Salud Celular pg. 309
Pólipos	Un tumor con una pequeña aleta que se adhiere a la pared de los diferentes órganos vasculares, tales como el recto, útero y la nariz. romero — jengibre — hierbabuena — clavo — hierba limonera	Sistema Digestivo e Intestinal pg. 221; Salud Celular pg. 309; Salud de la Mujer pg. 313; Sistema Respiratorio pg. 303
Porfiria	Trastornos provocados por acumulación de determinadas sustancias químicas relacionadas con las proteínas de los glóbulos rojos. mezcla desintoxicante — incienso — hierba limonera — geranio — mezcla de complejo celular	Sistema Nervioso pg. 282; Integumentario pg. 266; Desintoxicación pg. 216
Poros Obstruidos	Un tapón de sebo y queratina dentro de un folículo piloso. mezcla purificadora de la piel — cedro — enebro — mezcla de complejo celular — esencia de azahar	Integumentario pg. 266
Preeclampsia	Condición que se presenta durante el embarazo y provoca presión arterial alta, presencia de grandes cantidades de proteína en la orina, e hinchazón persistente. También llamada toxemia. mejorana — incienso — mezcla desintoxicante — mezcla para masaje — ciprés	Embarazo, Parto y Lactancia pg. 230
Preparación Muscular Pre Entrenamiento	Para ayudar a asegurar un buen entrenamiento y disminuir la posibilidad de lesiones, debería implementarse una preparación o estiramiento antes entrenar. mezcla calmante — hierbabuena — mejorana — naranja silvestre — mezcla metabólica	Atletas pg. 195
Presión sanguínea (alta) o hipertensión	Condición médica en la que la fuerza que ejerce la sangre contra las paredes arteriales es demasiado fuerte. Se conoce comúnmente como hipertensión. mejorana — ylang ylang — helicriso — esencia de azahar — clavo	Sistema Cardiovascular pg. 207; Sistema Urinario pg. 331
Presión sanguínea (baja) o hipotensión	Condición médica en la que la presión de la sangre de una persona no es suficiente para oxigenar los tejidos en el organismo. Se conoce comúnmente como hipotensión. tomillo — mezcla de complejo celular — albahaca — romero — lima	Sistema Cardiovascular pg. 207; Sistema Endócrino pg. 236
Problemas de Audición	Un impedimento de cualquier grado en la capacidad de aprehender sonido. helicriso — albahaca — limón — incienso — pachuli	Sistema Respiratorio pg. 303
Problemas de Equilibrio	Los síntomas incluyen desde un dolor de cabeza ligero hasta sensación de mareo, y puede ser causado por infecciones en el oído interno o el cerebro. romero — cedro — incienso — ylang ylang — abeto douglas	Cerebro pg. 212; Sistema Cardiovascular pg. 207; Sistema Inmunológico y Linfático pg. 261
Problemas de la Lactancia	Condiciones médicas que previenen o desalientan la lactancia materna, incluyendo senos abultados, pezones adoloridos, mastitis (infección), candidiasis y bajo suministro de leche, que las nuevas madres lactantes pueden experimentar. hinojo — albahaca — salvia esclarea — ylang ylang — mezcla calmante	Embarazo, Parto y Lactancia pg. 230; Embarazo pg. 396
Problemas de la piel	Conjunto de condiciones médicas en la piel que provocan irritación, brotes o agrietamiento superficial. lavanda — mezcla anti-edad — geranio — sándalo — incienso	Integumentario pg. 266
Problemas de vesícula	Incidentes que afectan el funcionamiento normal de la vesícula. mezcla desintoxicante — geranio — mezcla metabólica — toronja — romero	Sistema Digestivo e Intestinal pg. 221; Desintoxicación pg. 216

REFERENCIA RÁPIDA

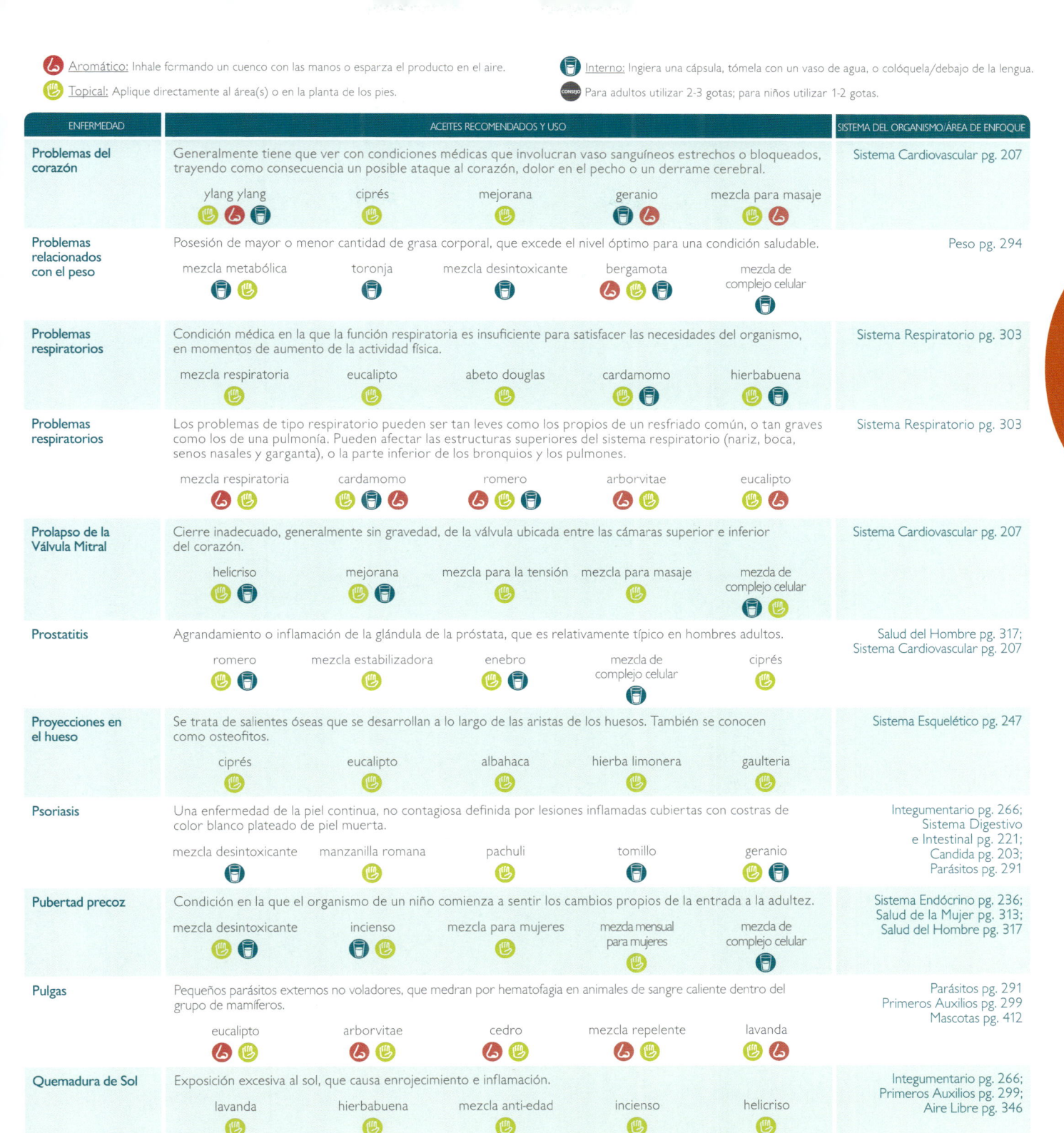

Aromático: Inhale formando un cuenco con las manos o esparza el producto en el aire.
Topical: Aplique directamente al área(s) o en la planta de los pies.
Interno: Ingiera una cápsula, tómela con un vaso de agua, o colóquela/debajo de la lengua.
CONSEJO: Para adultos utilizar 2-3 gotas; para niños utilizar 1-2 gotas.

ENFERMEDAD	ACEITES RECOMENDADOS Y USO	SISTEMA DEL ORGANISMO/ÁREA DE ENFOQUE
Problemas del corazón	Generalmente tiene que ver con condiciones médicas que involucran vaso sanguíneos estrechos o bloqueados, trayendo como consecuencia un posible ataque al corazón, dolor en el pecho o un derrame cerebral. ylang ylang (T/A/I) · ciprés (T) · mejorana (T) · geranio (I/A) · mezcla para masaje (T/A)	Sistema Cardiovascular pg. 207
Problemas relacionados con el peso	Posesión de mayor o menor cantidad de grasa corporal, que excede el nivel óptimo para una condición saludable. mezcla metabólica (I/T) · toronja (I) · mezcla desintoxicante (I) · bergamota (A/T/I) · mezcla de complejo celular (I)	Peso pg. 294
Problemas respiratorios	Condición médica en la que la función respiratoria es insuficiente para satisfacer las necesidades del organismo, en momentos de aumento de la actividad física. mezcla respiratoria (T) · eucalipto (T) · abeto douglas (T) · cardamomo (I) · hierbabuena (I)	Sistema Respiratorio pg. 303
Problemas respiratorios	Los problemas de tipo respiratorio pueden ser tan leves como los propios de un resfriado común, o tan graves como los de una pulmonía. Pueden afectar las estructuras superiores del sistema respiratorio (nariz, boca, senos nasales y garganta), o la parte inferior de los bronquios y los pulmones. mezcla respiratoria (T/A) · cardamomo (I/A) · romero (I/A) · arborvitae (T/A) · eucalipto (I/A)	Sistema Respiratorio pg. 303
Prolapso de la Válvula Mitral	Cierre inadecuado, generalmente sin gravedad, de la válvula ubicada entre las cámaras superior e inferior del corazón. helicriso (T/I) · mejorana (T/I) · mezcla para la tensión (T) · mezcla para masaje (T) · mezcla de complejo celular (I)	Sistema Cardiovascular pg. 207
Prostatitis	Agrandamiento o inflamación de la glándula de la próstata, que es relativamente típico en hombres adultos. romero (T/I) · mezcla estabilizadora (T/I) · enebro (T/I) · mezcla de complejo celular (I) · ciprés (T/I)	Salud del Hombre pg. 317; Sistema Cardiovascular pg. 207
Proyecciones en el hueso	Se trata de salientes óseas que se desarrollan a lo largo de las aristas de los huesos. También se conocen como osteofitos. ciprés (T) · eucalipto (T) · albahaca (T) · hierba limonera (T) · gaulteria (T)	Sistema Esquelético pg. 247
Psoriasis	Una enfermedad de la piel continua, no contagiosa definida por lesiones inflamadas cubiertas con costras de color blanco plateado de piel muerta. mezcla desintoxicante (I) · manzanilla romana (T) · pachuli (T) · tomillo (I) · geranio (T)	Integumentario pg. 266; Sistema Digestivo e Intestinal pg. 221; Candida pg. 203; Parásitos pg. 291
Pubertad precoz	Condición en la que el organismo de un niño comienza a sentir los cambios propios de la entrada a la adultez. mezcla desintoxicante (T/I) · incienso (I) · mezcla para mujeres (T) · mezda mensual para mujeres (T) · mezcla de complejo celular (I)	Sistema Endócrino pg. 236; Salud de la Mujer pg. 313; Salud del Hombre pg. 317
Pulgas	Pequeños parásitos externos no voladores, que medran por hematofagia en animales de sangre caliente dentro del grupo de mamíferos. eucalipto (A/T) · arborvitae (A/T) · cedro (A/T) · mezcla repelente (A/T) · lavanda (A/T)	Parásitos pg. 291; Primeros Auxilios pg. 299; Mascotas pg. 412
Quemadura de Sol	Exposición excesiva al sol, que causa enrojecimiento e inflamación. lavanda (T) · hierbabuena (T) · mezcla anti-edad (T) · incienso (T) · helicriso (T)	Integumentario pg. 266; Primeros Auxilios pg. 299; Aire Libre pg. 346
Quemaduras	Lesiones en los tejidos causadas por electricidad, radiación, calor, fricción o productos químicos. lavanda (T) · hierbabuena (T) · mezcla anti-edad (T) · mirra (T) · helicriso (T)	Integumentario pg. 266; Primeros Auxilios pg. 299
Queratosis actínica	Pequeño grano rojizo y áspero en la piel, que se produce por larga exposición a los rayos del sol. mezcla anti-edad (T) · lavanda (T) · incienso (T) · sándalo (T) · geranio (T)	Integumentario pg. 266

REFERENCIA RÁPIDA

PASOS:
1. Buscar padecimiento.
2. Seleccionar uno o más de los aceites recomendados. (El orden de recomendación es de izquierda a derecha)
3. Utilizar el/los aceite/s como se indica.
4. Aprende más dirigiéndote al sistema del organismo/área de enfoque correspondiente.
5. Consulte otras soluciones en essentiallife.com

REFERENCIA RÁPIDA

ENFERMEDAD	ACEITES RECOMENDADOS Y USO	SISTEMA DEL ORGANISMO/ÁREA DE ENFOQUE
Quiste	Bolsa membranosa anormal o cavidad en el cuerpo llena de material líquido o semisólido. abeto douglas — mezcla protectora — limón — tomillo — cardamomo	Integumentario pg. 266
Quiste de Ovario	Saco o bolsa compacta o con contenido líquido que se forma dentro de, o en la superficie de un ovario. Generalmente de carácter benigno. mezcla desintoxicante — mezcla de complejo celular — salvia esclarea — albahaca — romero	Salud de la Mujer pg. 313; Salud Celular pg. 309
Quiste Ganglionar	Formaciones redondas u ovales que con mayor frecuencia de desarrollan en las muñecas de las manos, y están llenas de un líquido parecido a gelatina. mezcla de complejo celular — incienso — hierba limonera — limón — albahaca	Sistema Esquelético pg. 247; Salud Celular pg. 309
Quiste Sebáceo	Pequeña protuberancia no cancerosa que aparece en cualquier lugar por debajo de la piel, con mayor frecuencia en el rostro, cuello y tórax. hinojo — cedro — albahaca — pimienta negra — semilla de cilantro	Integumentario pg. 266
Reacción Múltiple a la Sensibilidad Química	Condición médica que se manifiesta con síntomas característicos de una exposición a sustancias químicas de baja concentración. Estas sustancias incluyen pesticidas, emanaciones de diferente naturaleza, plásticos, productos derivados del petróleo, esencias y pinturas. cilantro — mezcla desintoxicante — abeto douglas — geranio — semilla de cilantro	Alergias pg. 192
Reacción por Sensibilidad Química	Una condición alérgica atribuida a la extrema sensibilidad a diversas sustancias químicas ambientales, tales como agua, alimentos, aire, materiales de construcción, o telas. mezcla desintoxicante — cilantro — mezcla purificadora — semilla de cilantro — arborvitae	Alergias pg. 192
Rechinamiento de Dientes	Costumbre nocturna de rechinar y apretar los dientes con fuerza durante el sueño. manzanilla romana — lavanda — mejorana — mezcla apacible — geranio	Salud Oral pg. 320
Recuperación del Entrenamiento	Período de tiempo posterior a la ejecución continuada de un ejercicio, que el cuerpo requiere para recobrarse y rehabilitar la condición muscular. mezcla para masaje — limón — mezcla calmante — hierbabuena — mezcla para la tensión	Atletas pg. 195; Sistema Muscular pg. 278
Reflujo ácido	Para ayudar a asegurar un buen entrenamiento y disminuir la posibilidad de lesiones, debería implementarse una preparación o estiramiento antes entrenar. mezcla calmante — hierbabuena — mejorana — naranja silvestre — mezcla metabólica	Atletas pg. 195
Reflujo Infantil	Condición médica en la que el contenido del estómago es expulsado poco después de ser ingerido. Se conoce también como reflujo gástrico infantil. hinojo — mezcla digestiva — hierbabuena — lavanda — manzanilla romana	Niños pg. 286
Repelente de insectos	Sustancia que se aplica al ropaje o a la piel para evitar que los insectos se posen o trepen en tales superficies. mezcla repelente — Eucalipto o arborvitae — cedro — mezcla purificadora — pachuli	Primeros Auxilios pg. 299; Aire Libre pg. 346
Resaca	Un conjunto de efectos físicos desagradables, por ejemplo, sed, náuseas, dolor de cabeza, fatiga, irritabilidad como resultado del fuerte consumo de alcohol y/o ciertas drogas. mezcla desintoxicante — mezcla metabólica — limón — geranio — mezcla para la tensión	Adicciones pg. 188; Desintoxicación pg. 216
Resfrío (común)	Infección viral del sistema respiratorio superior que afecta garganta, nariz y senos nasales. Síntomas comunes son el estornudo, la tos y temperatura alta. mezcla protectora — pimienta negra — mezcla respiratoria — tomillo — naranja silvestre	Sistema Inmunológico y Linfático pg. 261

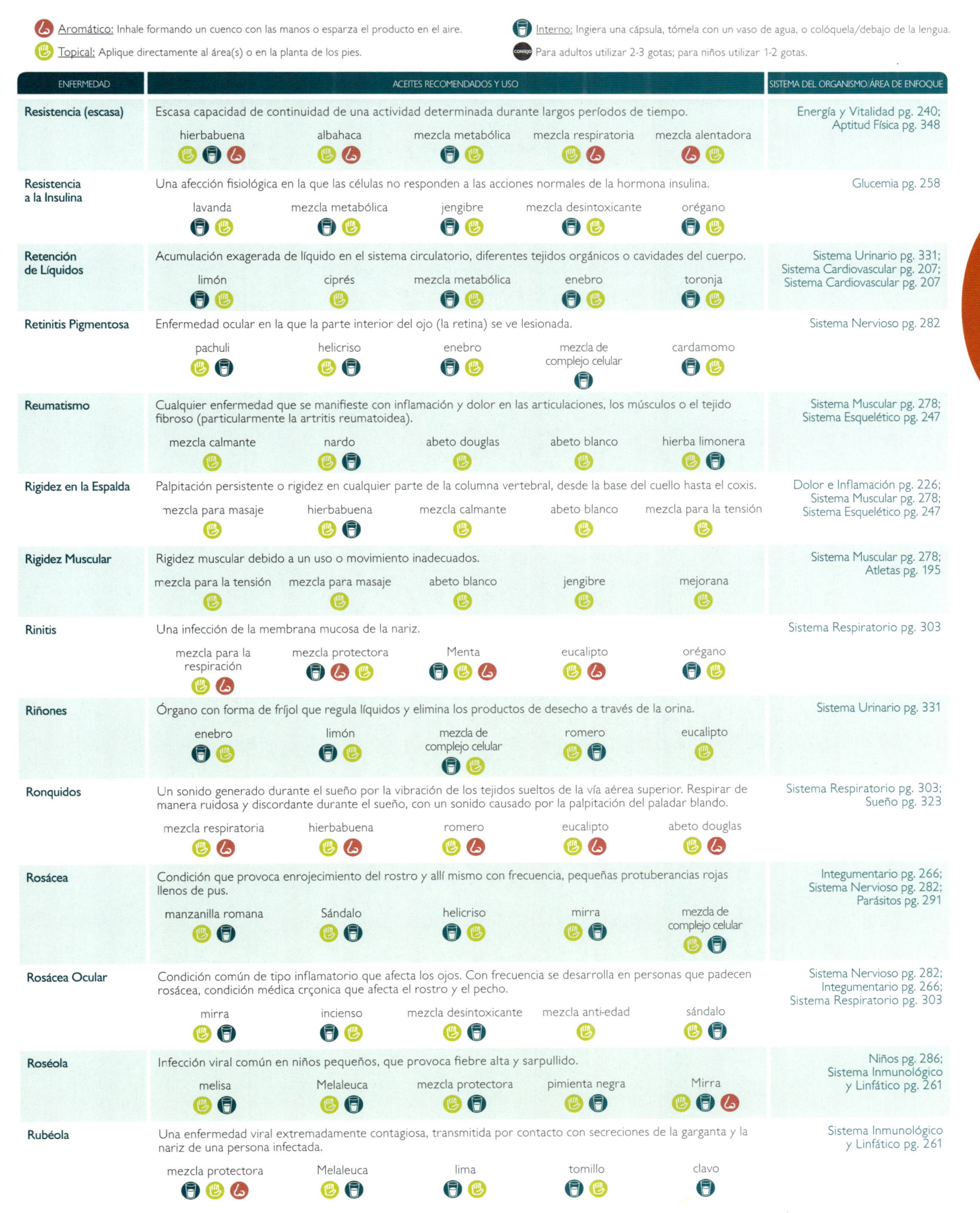

Aromático: Inhale formando un cuenco con las manos o esparza el producto en el aire.

Topical: Aplique directamente al área(s) o en la planta de los pies.

Interno: Ingiera una cápsula, tómela con un vaso de agua, o colóquela/debajo de la lengua.

Consejo: Para adultos utilizar 2-3 gotas; para niños utilizar 1-2 gotas.

ENFERMEDAD	ACEITES RECOMENDADOS Y USO	SISTEMA DEL ORGANISMO/ÁREA DE ENFOQUE
Resistencia (escasa)	Escasa capacidad de continuidad de una actividad determinada durante largos períodos de tiempo. hierbabuena · albahaca · mezcla metabólica · mezcla respiratoria · mezcla alentadora	Energía y Vitalidad pg. 240; Aptitud Física pg. 348
Resistencia a la Insulina	Una afección fisiológica en la que las células no responden a las acciones normales de la hormona insulina. lavanda · mezcla metabólica · jengibre · mezcla desintoxicante · orégano	Glucemia pg. 258
Retención de Líquidos	Acumulación exagerada de líquido en el sistema circulatorio, diferentes tejidos orgánicos o cavidades del cuerpo. limón · ciprés · mezcla metabólica · enebro · toronja	Sistema Urinario pg. 331; Sistema Cardiovascular pg. 207; Sistema Cardiovascular pg. 207
Retinitis Pigmentosa	Enfermedad ocular en la que la parte interior del ojo (la retina) se ve lesionada. pachuli · helicriso · enebro · mezcla de complejo celular · cardamomo	Sistema Nervioso pg. 282
Reumatismo	Cualquier enfermedad que se manifieste con inflamación y dolor en las articulaciones, los músculos o el tejido fibroso (particularmente la artritis reumatoidea). mezcla calmante · nardo · abeto douglas · abeto blanco · hierba limonera	Sistema Muscular pg. 278; Sistema Esquelético pg. 247
Rigidez en la Espalda	Palpitación persistente o rigidez en cualquier parte de la columna vertebral, desde la base del cuello hasta el coxis. mezcla para masaje · hierbabuena · mezcla calmante · abeto blanco · mezcla para la tensión	Dolor e Inflamación pg. 226; Sistema Muscular pg. 278; Sistema Esquelético pg. 247
Rigidez Muscular	Rigidez muscular debido a un uso o movimiento inadecuados. mezcla para la tensión · mezcla para masaje · abeto blanco · jengibre · mejorana	Sistema Muscular pg. 278; Atletas pg. 195
Rinitis	Una infección de la membrana mucosa de la nariz. mezcla para la respiración · mezcla protectora · Menta · eucalipto · orégano	Sistema Respiratorio pg. 303
Riñones	Órgano con forma de fríjol que regula líquidos y elimina los productos de desecho a través de la orina. enebro · limón · mezcla de complejo celular · romero · eucalipto	Sistema Urinario pg. 331
Ronquidos	Un sonido generado durante el sueño por la vibración de los tejidos sueltos de la vía aérea superior. Respirar de manera ruidosa y discordante durante el sueño, con un sonido causado por la palpitación del paladar blando. mezcla respiratoria · hierbabuena · romero · eucalipto · abeto douglas	Sistema Respiratorio pg. 303; Sueño pg. 323
Rosácea	Condición que provoca enrojecimiento del rostro y allí mismo con frecuencia, pequeñas protuberancias rojas llenos de pus. manzanilla romana · Sándalo · helicriso · mirra · mezda de complejo celular	Integumentario pg. 266; Sistema Nervioso pg. 282; Parásitos pg. 291
Rosácea Ocular	Condición común de tipo inflamatorio que afecta los ojos. Con frecuencia se desarrolla en personas que padecen rosácea, condición médica crçonica que afecta el rostro y el pecho. mirra · incienso · mezcla desintoxicante · mezcla anti-edad · sándalo	Sistema Nervioso pg. 282; Integumentario pg. 266; Sistema Respiratorio pg. 303
Roséola	Infección viral común en niños pequeños, que provoca fiebre alta y sarpullido. melisa · Melaleuca · mezcla protectora · pimienta negra · Mirra	Niños pg. 286; Sistema Inmunológico y Linfático pg. 261
Rubéola	Una enfermedad viral extremadamente contagiosa, transmitida por contacto con secreciones de la garganta y la nariz de una persona infectada. mezcla protectora · Melaleuca · lima · tomillo · clavo	Sistema Inmunológico y Linfático pg. 261

REFERENCIA RÁPIDA

THE ESSENTIAL *life*

PASOS:
1. Buscar padecimiento.
2. Seleccionar uno o más de los aceites recomendados. (El orden de recomendación es de izquierda a derecha)
3. Utilizar el/los aceite/s como se indica.
4. Aprende más dirigiéndote al sistema del organismo/área de enfoque correspondiente.
5. Consulte otras soluciones en essentiallife.com

REFERENCIA RÁPIDA

ENFERMEDAD	ACEITES RECOMENDADOS Y USO	SISTEMA DEL ORGANISMO/ÁREA DE ENFOQUE
Salud oral	Condición de higiene oral, de la garganta, dientes y otras estructuras que permiten morder, masticar, reír y hablar. La aplicación tópica puede señalar cepillado utilizando aceite/s para frotamiento. mirra · clavo · hierbabuena · mezcla protectora · incienso	Salud Oral pg. 320; Cuidado Personal pg. 354
Sangrado	Flujo de sangre del sistema vascular provocado por rotura de vasos sanguíneos. helicriso · lavanda · geranio · mezcla desintoxicante · mezcla purificadora	Sistema Cardiovascular pg. 207; Primeros Auxilios pg. 299
Sangrado nasal	Sangrado nasal ya sea espontáneo o provocado por trauma o manoseo. helicriso · geranio · mirra · mezcla protectora · lavanda	Sistema Respiratorio pg. 303
Sarampión	Infección viral altamente contagiosa que se presenta generalmente en los niños y provoca entre otros síntomas, sarpullido en todo el cuerpo. mezcla protectora · mezcla de complejo celular · melaleuca · semilla de cilantro · lavanda	Sistema Inmunológico y Linfático pg. 261
SARM	Infección provocada por un tipo de bacteria del género Staphylococcus que se ha hecho resistente a muchos antibióticos, corrientes en el tratamiento de infecciones comunes causadas por este tipo de bacteria. canela · orégano · tomillo · mezcla protectora · clavo	Sistema Inmunológico y Linfático pg. 261
Sarna	Infección algo contagiosa causada por un diminuto ácaro excavador. mezcla purificadora · hierbabuena · tomillo · arborvitae · mezcla protectora	Parásitos pg. 291; Integumentario pg. 266
Sarpullidos	Brote dérmico en forma de manchas de color rosado o rojo, que puede ir acompañado de picazón. cedro · mezcla desintoxicante · manzanilla romana · lavanda · mezcla anti-edad	Integumentario pg. 266; Alergias pg. 192; Autoinmune pg. 198; Parásitos pg. 291
SDRA	Síndrome de dolor agudo al respirar. Constituye una condición médica en la que se presenta acumulación de líquidos en los alvéolos pulmonares, privando de oxígeno a los órganos. romero · melisa · eucalipto · mezcla respiratoria · cardamomo	Sistema Respiratorio pg. 303
Senos Fibroquísticos	Cambios no cancerosos que da al seno una textura grumosa o fibrosa. incienso · tomillo · toronja · sándalo · geranio	Sistema Endócrino pg. 236; Salud de la Mujer pg. 313
Septicemia	Una infección bacteriana en los tejidos corporales o el torrente sanguíneo. Este es un término muy amplio, que abarca la presencia de muchos tipos de organismos microscópicos que causan enfermedades. orégano · mejorana · tomillo · pimienta negra · mezcla protectora	Sistema Inmunológico y Linfático pg. 261
SIDA o VIH	Enfermedad que presenta disminución grave del sistema inmune en las células del organismo, debilitando en grado sumo la resistencia a la infección y al cáncer. canela · mezcla protectora · melisa · melaleuca · mezcla de complejo celular	Sistema Inmunológico y Linfático pg. 261
Síndrome de Abstinencia	Síntomas desagradables físicos o mentales, que acompañan el proceso de suspensión de la ingesta de alguna droga adictiva. mezcla alentadora · incienso · nardo · mezcla desintoxicante · mezcla edificante	Adicciones pg. 188; Estado de ánimo y Comportamiento pg. 251; Enfoque y Concentración pg. 243
Síndrome de alimentación nocturna (NES en inglés)	Trastorno en los hábitos alimenticios que se caracteriza por la ingesta anormal de alimentos durante la noche. No se debe confundir con el trastorno de atracón. canela · mezcla metabólica · toronja · jengibre · hierbabuena	Trastornos Alimenticios pg. 327; Peso pg. 294

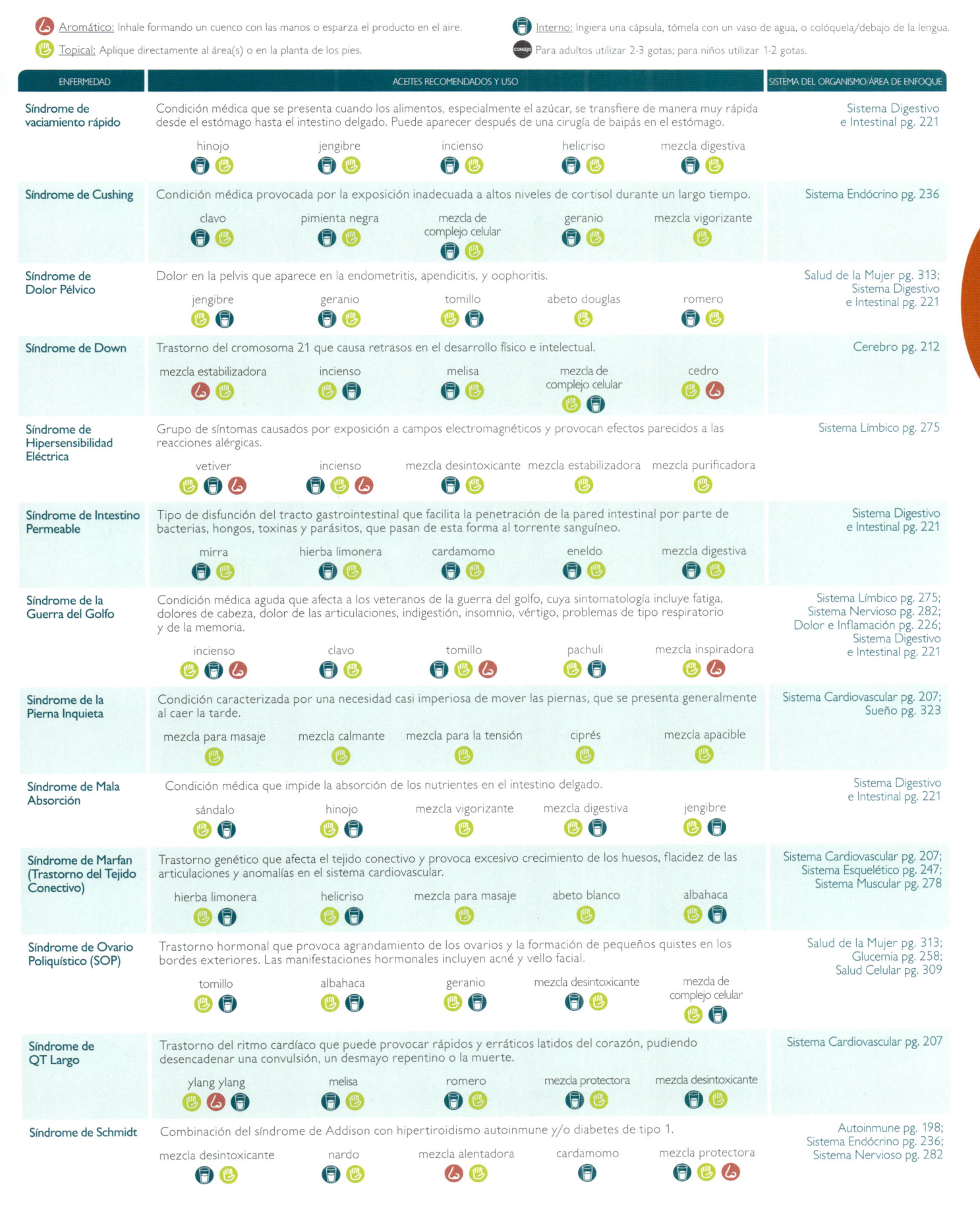

Aromático: Inhale formando un cuenco con las manos o esparza el producto en el aire.
Topical: Aplique directamente al área(s) o en la planta de los pies.
Interno: Ingiera una cápsula, tómela con un vaso de agua, o colóquela/debajo de la lengua.
Consejo: Para adultos utilizar 2-3 gotas; para niños utilizar 1-2 gotas.

ENFERMEDAD	ACEITES RECOMENDADOS Y USO	SISTEMA DEL ORGANISMO/ÁREA DE ENFOQUE
Síndrome de vaciamiento rápido	Condición médica que se presenta cuando los alimentos, especialmente el azúcar, se transfiere de manera muy rápida desde el estómago hasta el intestino delgado. Puede aparecer después de una cirugía de baipás en el estómago. hinojo · jengibre · incienso · helicriso · mezcla digestiva	Sistema Digestivo e Intestinal pg. 221
Síndrome de Cushing	Condición médica provocada por la exposición inadecuada a altos niveles de cortisol durante un largo tiempo. clavo · pimienta negra · mezcla de complejo celular · geranio · mezcla vigorizante	Sistema Endócrino pg. 236
Síndrome de Dolor Pélvico	Dolor en la pelvis que aparece en la endometritis, apendicitis, y oophoritis. jengibre · geranio · tomillo · abeto douglas · romero	Salud de la Mujer pg. 313; Sistema Digestivo e Intestinal pg. 221
Síndrome de Down	Trastorno del cromosoma 21 que causa retrasos en el desarrollo físico e intelectual. mezcla estabilizadora · incienso · melisa · mezcla de complejo celular · cedro	Cerebro pg. 212
Síndrome de Hipersensibilidad Eléctrica	Grupo de síntomas causados por exposición a campos electromagnéticos y provocan efectos parecidos a las reacciones alérgicas. vetiver · incienso · mezcla desintoxicante · mezcla estabilizadora · mezcla purificadora	Sistema Límbico pg. 275
Síndrome de Intestino Permeable	Tipo de disfunción del tracto gastrointestinal que facilita la penetración de la pared intestinal por parte de bacterias, hongos, toxinas y parásitos, que pasan de esta forma al torrente sanguíneo. mirra · hierba limonera · cardamomo · eneldo · mezcla digestiva	Sistema Digestivo e Intestinal pg. 221
Síndrome de la Guerra del Golfo	Condición médica aguda que afecta a los veteranos de la guerra del golfo, cuya sintomatología incluye fatiga, dolores de cabeza, dolor de las articulaciones, indigestión, insomnio, vértigo, problemas de tipo respiratorio y de la memoria. incienso · clavo · tomillo · pachuli · mezcla inspiradora	Sistema Límbico pg. 275; Sistema Nervioso pg. 282; Dolor e Inflamación pg. 226; Sistema Digestivo e Intestinal pg. 221
Síndrome de la Pierna Inquieta	Condición caracterizada por una necesidad casi imperiosa de mover las piernas, que se presenta generalmente al caer la tarde. mezcla para masaje · mezcla calmante · mezcla para la tensión · ciprés · mezcla apacible	Sistema Cardiovascular pg. 207; Sueño pg. 323
Síndrome de Mala Absorción	Condición médica que impide la absorción de los nutrientes en el intestino delgado. sándalo · hinojo · mezcla vigorizante · mezcla digestiva · jengibre	Sistema Digestivo e Intestinal pg. 221
Síndrome de Marfan (Trastorno del Tejido Conectivo)	Trastorno genético que afecta el tejido conectivo y provoca excesivo crecimiento de los huesos, flacidez de las articulaciones y anomalías en el sistema cardiovascular. hierba limonera · helicriso · mezcla para masaje · abeto blanco · albahaca	Sistema Cardiovascular pg. 207; Sistema Esquelético pg. 247; Sistema Muscular pg. 278
Síndrome de Ovario Poliquístico (SOP)	Trastorno hormonal que provoca agrandamiento de los ovarios y la formación de pequeños quistes en los bordes exteriores. Las manifestaciones hormonales incluyen acné y vello facial. tomillo · albahaca · geranio · mezcla desintoxicante · mezcla de complejo celular	Salud de la Mujer pg. 313; Glucemia pg. 258; Salud Celular pg. 309
Síndrome de QT Largo	Trastorno del ritmo cardíaco que puede provocar rápidos y erráticos latidos del corazón, pudiendo desencadenar una convulsión, un desmayo repentino o la muerte. ylang ylang · melisa · romero · mezcla protectora · mezcla desintoxicante	Sistema Cardiovascular pg. 207
Síndrome de Schmidt	Combinación del síndrome de Addison con hipertiroidismo autoinmune y/o diabetes de tipo 1. mezcla desintoxicante · nardo · mezcla alentadora · cardamomo · mezcla protectora	Autoinmune pg. 198; Sistema Endócrino pg. 236; Sistema Nervioso pg. 282

REFERENCIA RÁPIDA

PASOS:
1. Buscar padecimiento.
2. Seleccionar uno o más de los aceites recomendados. (El orden de recomendación es de izquierda a derecha)
3. Utilizar el/los aceite/s como se indica.
4. Aprende más dirigiéndote al sistema del organismo/área de enfoque correspondiente.
5. Consulte otras soluciones en essentiallife.com

ENFERMEDAD	ACEITES RECOMENDADOS Y USO	SISTEMA DEL ORGANISMO/ÁREA DE ENFOQUE
Síndrome de Sjogren	Enfermedad crónica autoinmune caracterizada por sequedad en la boca y los ojos. canela / pimienta negra / mezcla desintoxicante / manzanilla romana / mezcla de complejo celular	Autoinmune pg. 198
Síndrome de Stevens-Johnson	Trastorno de la piel y de las membranas mucosas, en el que las células muertas estimulan la separación de la dermis y la epidermis. mezcla desintoxicante / melaleuca / Incienso / Mirra / arborvitae	Integumentario pg. 266
Síndrome de Tourette	Trastorno del sistema nervioso caracterizado por movimientos convulsivos y reflejos condicionados. nardo / mezcla de complejo celular / pachuli / incienso / vetiver	Sistema Nervioso pg. 282; Cerebro pg. 212; Estado de ánimo y Comportamiento pg. 251
Síndrome de Turner	Trastorno cromosómico que se presenta solamente en las mujeres, y se manifiesta como ausencia parcial o total del segundo cromosoma determinante del sexo, en algunas o en todas las células. tomillo / salvia esclarea / mirra / ylang ylang / incienso	Sistema Endócrino pg. 236
Síndrome del Corazón Roto	Condición médica grave pero de corta duración, en la que el exceso de estrés puede conducir a un paro del músculo cardíaco, produciendo una sensación muy parecida a un ataque al corazón. mezcla reconfortante / ylang ylang / geranio / lima / salvia esclarea	Sistema Cardiovascular pg. 207; Estado de ánimo y Comportamiento pg. 251; Emocional pg. 334
Síndrome del Intestino Irritable	Trastorno intestinal que provoca dolor en el estómago, flatulencia, diarrea y estreñimiento. mezcla digestiva / jengibre / hierbabuena / cardamomo / mezcla desintoxicante	Sistema Digestivo e Intestinal pg. 221
Síndrome del túnel carpiano	Entumecimiento, hormigueo y debilidad en la mano y el brazo, causados por un nervio presionado en la muñeca. mezcla calmante / hierba limonera / ciprés / jengibre / albahaca	Sistema Nervioso pg. 282
Síndrome Premenstrual	Grupo de síntomas que incluyen irritabilidad, abultamiento y sensación de fatiga que se presenta en las mujeres, generalmente entre el período de ovulación y un período menstrual. mezcla mensual para mujeres / geranio / mezcla de complejo celular / salvia esclarea / mezcla para mujeres	Salud de la Mujer pg. 313; Estado de ánimo y Comportamiento pg. 251
Sinusitis	Inflamación del seno nasal. hierbabuena / mezcla respiratoria / cedro / mezcla inspiradora / tomillo	Sistema Respiratorio pg. 303
Sobrecalentamiento	Elevada temperatura corporal debido a un proceso de termorregulación defectuoso. hierbabuena / eucalipto / mezcla para la tensión / esencia de azahar / hierbabuena	Primeros Auxilios pg. 299; Atletas pg. 195
Sofocos	Calor molesto comenzando en la parte superior del pecho, el cuello y la cara, seguido de escalofríos y sudoración. mezcla mensual para mujeres / hierbabuena / eucalipto / salvia esclarea / mezcla para la tensión	Salud de la Mujer pg. 313
Sonambulismo	Movimiento o desplazamiento deliberado mientras la persona se encuentra en una etapa profunda del sueño. vetiver / mezcla apacible / lavanda / mezcla reconfortante / mezcla estabilizadora	Sueño pg. 323
Sudores Nocturnos	Episodios nocturnos de sudoración abundante que empapan la ropa de dormir o la cama. hierbabuena / mezcla de complejo celular / mezcla mensual para mujeres / mezcla para mujeres / hierbabuena	Salud de la Mujer pg. 313

REFERENCIA RÁPIDA

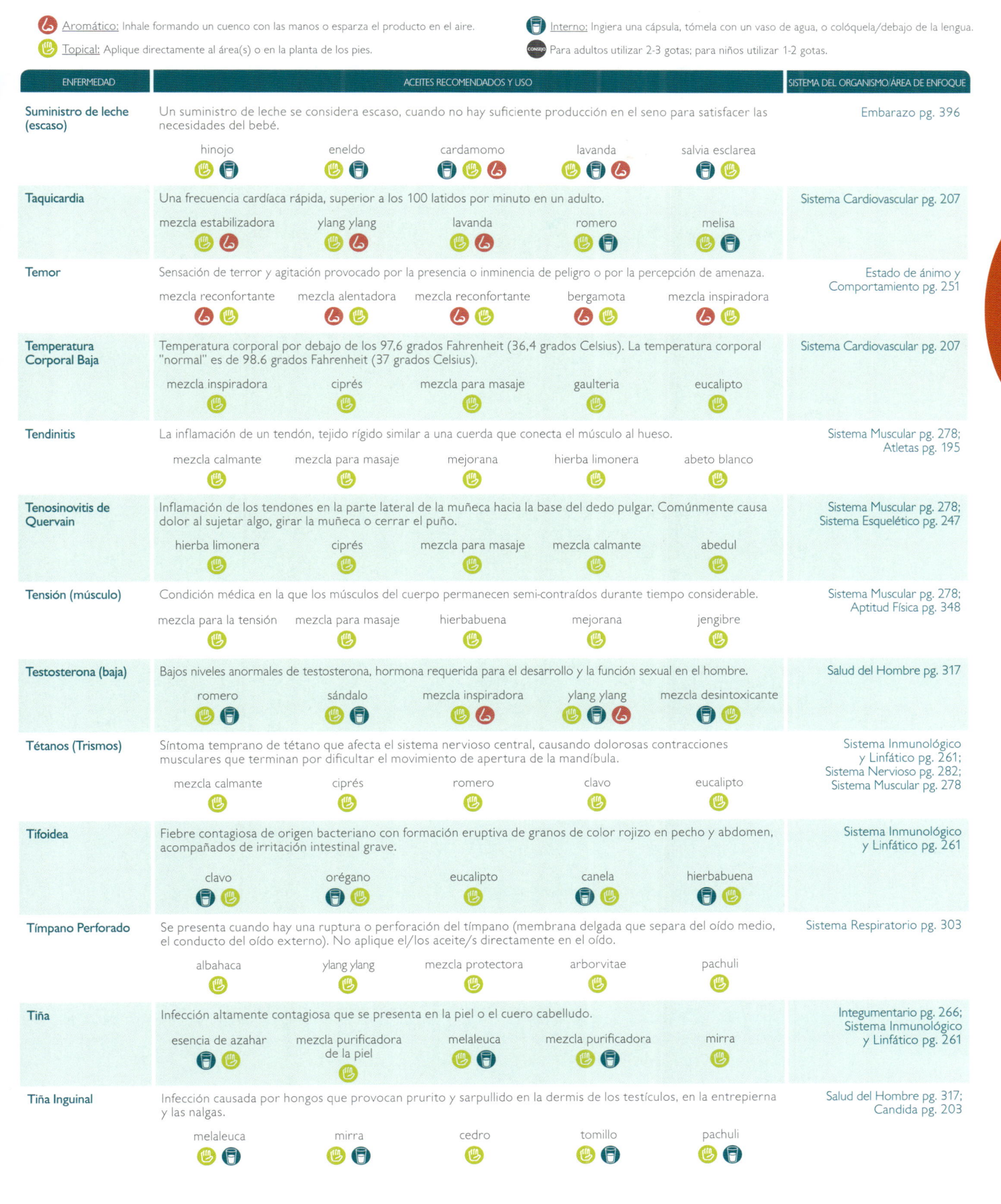

Aromático: Inhale formando un cuenco con las manos o esparza el producto en el aire.
Topical: Aplique directamente al área(s) o en la planta de los pies.
Interno: Ingiera una cápsula, tómela con un vaso de agua, o colóquela/debajo de la lengua.
Consejo: Para adultos utilizar 2-3 gotas; para niños utilizar 1-2 gotas.

ENFERMEDAD	ACEITES RECOMENDADOS Y USO	SISTEMA DEL ORGANISMO/ÁREA DE ENFOQUE
Suministro de leche (escaso)	Un suministro de leche se considera escaso, cuando no hay suficiente producción en el seno para satisfacer las necesidades del bebé. — hinojo (T,I), eneldo (T,I), cardamomo (T,I,A), lavanda (T,A), salvia esclarea (T,I)	Embarazo pg. 396
Taquicardia	Una frecuencia cardíaca rápida, superior a los 100 latidos por minuto en un adulto. — mezcla estabilizadora (T,A), ylang ylang (T,A), lavanda (T,A), romero (T,I), melisa (T,I)	Sistema Cardiovascular pg. 207
Temor	Sensación de terror y agitación provocado por la presencia o inminencia de peligro o por la percepción de amenaza. — mezcla reconfortante (A), mezcla alentadora (A), mezcla reconfortante (A), bergamota (T,A), mezcla inspiradora (A)	Estado de ánimo y Comportamiento pg. 251
Temperatura Corporal Baja	Temperatura corporal por debajo de los 97,6 grados Fahrenheit (36,4 grados Celsius). La temperatura corporal "normal" es de 98.6 grados Fahrenheit (37 grados Celsius). — mezcla inspiradora (T), ciprés (T), mezcla para masaje (T), gaultería (T), eucalipto (T)	Sistema Cardiovascular pg. 207
Tendinitis	La inflamación de un tendón, tejido rígido similar a una cuerda que conecta el músculo al hueso. — mezcla calmante (T), mezcla para masaje (T), mejorana (T), hierba limonera (T), abeto blanco (T)	Sistema Muscular pg. 278; Atletas pg. 195
Tenosinovitis de Quervain	Inflamación de los tendones en la parte lateral de la muñeca hacia la base del dedo pulgar. Comúnmente causa dolor al sujetar algo, girar la muñeca o cerrar el puño. — hierba limonera (T), ciprés (T), mezcla para masaje (T), mezcla calmante (T), abedul (T)	Sistema Muscular pg. 278; Sistema Esquelético pg. 247
Tensión (músculo)	Condición médica en la que los músculos del cuerpo permanecen semi-contraídos durante tiempo considerable. — mezcla para la tensión (T), mezcla para masaje (T), hierbabuena (T), mejorana (T), jengibre (T)	Sistema Muscular pg. 278; Aptitud Física pg. 348
Testosterona (baja)	Bajos niveles anormales de testosterona, hormona requerida para el desarrollo y la función sexual en el hombre. — romero (T,I), sándalo (T,I), mezcla inspiradora (T,A), ylang ylang (T,A), mezcla desintoxicante (T,I)	Salud del Hombre pg. 317
Tétanos (Trismos)	Síntoma temprano de tétano que afecta el sistema nervioso central, causando dolorosas contracciones musculares que terminan por dificultar el movimiento de apertura de la mandíbula. — mezcla calmante (T), ciprés (T), romero (T), clavo (T), eucalipto (T)	Sistema Inmunológico y Linfático pg. 261; Sistema Nervioso pg. 282; Sistema Muscular pg. 278
Tifoidea	Fiebre contagiosa de origen bacteriano con formación eruptiva de granos de color rojizo en pecho y abdomen, acompañados de irritación intestinal grave. — clavo (I,T), orégano (I,T), eucalipto (T), canela (I,T), hierbabuena (I)	Sistema Inmunológico y Linfático pg. 261
Tímpano Perforado	Se presenta cuando hay una ruptura o perforación del tímpano (membrana delgada que separa del oído medio, el conducto del oído externo). No aplique el/los aceite/s directamente en el oído. — albahaca (T), ylang ylang (T), mezcla protectora (T), arborvitae (T), pachuli (T)	Sistema Respiratorio pg. 303
Tiña	Infección altamente contagiosa que se presenta en la piel o el cuero cabelludo. — esencia de azahar (I), mezcla purificadora de la piel (T), melaleuca (T), mezcla purificadora (T,I), mirra (T)	Integumentario pg. 266; Sistema Inmunológico y Linfático pg. 261
Tiña Inguinal	Infección causada por hongos que provocan prurito y sarpullido en la dermis de los testículos, en la entrepierna y las nalgas. — melaleuca (T,I), mirra (T,I), cedro (T), tomillo (I), pachuli (T)	Salud del Hombre pg. 317; Candida pg. 203

REFERENCIA RÁPIDA

PASOS:
1. Buscar padecimiento.
2. Seleccionar uno o más de los aceites recomendados. (El orden de recomendación es de izquierda a derecha)
3. Utilizar el/los aceite/s como se indica.
4. Aprende más dirigiéndote al sistema del organismo/área de enfoque correspondiente.
5. Consulte otras soluciones en essentiallife.com

ENFERMEDAD	ACEITES RECOMENDADOS Y USO	SISTEMA DEL ORGANISMO/ÁREA DE ENFOQUE
Tinnitus	Escuchar zumbidos, timbres, u otros sonidos sin una causa externa. helicriso — albahaca — ciprés — mezcla desintoxicante — enebro	Sistema Respiratorio pg. 303
Tiroiditis Silenciosa	Inflamación de la glándula tiroides que generalmente se presenta en mujeres de mediana edad. mezcla desintoxicante — albahaca — mezcla de complejo celular — mezcla para masaje — mezcla reconfortante	Autoinmune pg. 198; Sistema Endócrino pg. 236
Tirones y desgarre muscular	Rompimiento parcial o total de fibras musculares debido a aplicación repentina de fuerza o uso excesivos. mejorana — mezcla para masaje — hierba limonera — mezcla calmante — albahaca	Sistema Muscular pg. 278; Atletas pg. 195; Dolor e Inflamación pg. 226
TMJ (disfunción de la articulación temporomandibular)	Dolor en la articulación de la mandíbula y en los músculos que controlan su movimiento. mezcla para masaje — mejorana — mezcla para la tensión — abeto blanco — mezcla calmante	Sistema Muscular pg. 278; Salud Oral pg. 320
Tos	Un fuerte lanzamiento de aire de los pulmones que puede escucharse. La tos protege al sistema respiratorio limpiándolo de secreción e irritantes. mezcla respiratoria — romero — mezcla digestiva — cardamomo — limón	Sistema Respiratorio pg. 303
Tos (ferina)	Infección altamente contagiosa del tracto respiratorio, que provoca espasmos incontrolables de tos. salvia esclarea — manzanilla romana — mezcla respiratoria — cardamomo — esencia de azahar	Sistema Respiratorio pg. 303
Toxemia	Envenenamiento de la sangre provocado por toxinas producidas durante una infección local bacteriana. Generalmente se utiliza para denominar la preeclampsia, condición médica durante el embarazo caracterizada por presión arterial alta. mezcla desintoxicante — mezcla metabólica — pachuli — ciprés — incienso	Embarazo, Parto y Lactancia pg. 230
Toxicidad	Grado en que una sustancia determinada puede lesionar un organismo. mezcla desintoxicante — hierba limonera — limón — mezcla de complejo celular — esencia de azahar	Desintoxicación pg. 216; Aptitud Física pg. 348; A la mano pg. 344; Cuidado Personal pg. 354
Toxicidad de metales pesados	La acumulación tóxica de metales pesado en los tejidos blandos del organismo, con mayor frecuencia relacionada con el plomo, el mercurio, el arsénico y el cadmio. cilantro — mezcla desintoxicante — arborvitae — tomillo — pimienta negra	Desintoxicación pg. 216
Toxicidad en la sangre	Se presenta cuando una bacteria que causa infección en alguna parte diferente del organismo, ingresa al torrente sanguíneo. geranio — mezcla desintoxicante — manzanilla romana — mezcla de complejo celular — lima	Sistema Cardiovascular pg. 207; Desintoxicación pg. 216
Trabajo de Parto	El proceso durante el cual el útero se contrae y el cuello del útero se abre para permitir el paso de un bebé hacia la vagina. ylang ylang — mezcla mensual para mujeres — mezcla apacible — salvia esclarea — incienso	Embarazo, Parto y Lactancia pg. 230; Embarazo pg. 396
Trabajo de Parto Prematuro	Trabajo de parto anterior a la trigésimo séptima semana de embarazo. mejorana — Ylang ylang + naranja silvestre — lavanda — mezcla estabilizadora — mezcla apacible	Embarazo, Parto y Lactancia pg. 230
Transpiración (excesiva)	Trastorno hereditario de las glándulas sudoríparas merocrinas que presentan exceso de sudoración en situaciones de estímulo emocional. semilla de cilantro — geranio — esencia de azahar — mezcla desintoxicante — abeto douglas	Sistema Endócrino pg. 236; Atletas pg. 195; Sistema Urinario pg. 331; Desintoxicación pg. 216

REFERENCIA RÁPIDA

Aromático: Inhale formando un cuenco con las manos o esparza el producto en el aire.
Topical: Aplique directamente al área(s) o en la planta de los pies.
Interno: Ingiera una cápsula, tómela con un vaso de agua, o colóquela/debajo de la lengua.
Consejo: Para adultos utilizar 2-3 gotas; para niños utilizar 1-2 gotas.

ENFERMEDAD	ACEITES RECOMENDADOS Y USO	SISTEMA DEL ORGANISMO/AREA DE ENFOQUE
Trastorno autoinmune	Enfermedad en la que el sistema inmunológico del organismo ataca células saludables. mezcla de complejo celular · mezcla desintoxicante · hierba limonera · tomillo · jengibre	Autoinmune pg. 198
Trastorno bipolar	Trastorno del ánimo caracterizado por episodios extremos de manía y depresión. las personas que sufran episodios graves pueden experimentar síntomas psicóticos. Se conoce también como enfermedad maníaco-depresiva. melisa · mezcla de la alegría · mezcla reconfortante · mezcla apacible · bergamota	Sistema Límbico pg. 275
Trastorno de Ansiedad Social	Miedo exagerado e irracional hacia algunas situaciones de tipo social, que se genera por el temor a ser espiado, juzgado o criticado por las demás personas. Mezcla reconfortante · Bergamota y pachuli · abeto douglas · mezcla apacible · mezcla reconfortante	Cerebro pg. 212; Estado de ánimo y Comportamiento pg. 251
Trastorno de apego reactivo (RAD en inglés)	Condición médica grave poco común en la que un infante o niño pequeño no desarrolla vínculos saludables con sus padres o tutores, trayendo como consecuencia comportamientos notablemente alterados e inadecuados en su forma de relacionarse socialmente. incienso · mezcla estabilizadora · mezcla renovadora · mezcla reconfortante · mezcla reconfortante	Sistema Límbico pg. 275; Estado de ánimo y Comportamiento pg. 251; Estrés pg. 255
Trastorno de estrés postraumático (PTSD en inglés)	Trastorno caracterizado por la imposibilidad de recuperación después de sufrir o presenciar una situación aterradora. Las personas que se dejan sensibilizar por algún estímulo, pueden volver a vivir tal circunstancia como si la estuvieran sufriendo en el momento. melisa · manzanilla romana · Helicriso y vetiver · mezcla estabilizadora · mezcla reconfortante	Sistema Límbico pg. 275; Estado de ánimo y Comportamiento pg. 251
Trastorno de la Ingesta Restrictiva de Alimento por Evitación	Tipo de trastorno de la alimentación en el que el consumo de ciertos alimentos se ve limitado por la apariencia, olor, sabor y textura del alimento, o por una experiencia anterior negativa relacionada con él. Anteriormente se conocía como trastorno selectivo de la alimentación (SED en inglés). mezcla metabólica · pachuli · mezcla inspiradora · mezcla renovadora · bergamota	Trastornos Alimenticios pg. 327
Trastorno de Movimiento Periódico de Extremidades	Calambres o sacudidas repetitivas de las piernas durante el sueño. mezcla para masaje · mezcla para la tensión · mejorana · albahaca · lavanda	Sueño pg. 323
Trastorno de Oposición Desafiante	Trastorno infantil caracterizado por una actitud desafiante y desobediente hacia lo que representa autoridad. mezcla reconfortante · mezcla para la tensión · mezcla renovadora · cardamomo · mezcla edificante	Estado de ánimo y Comportamiento pg. 251
Trastorno de Paratiroidea	Actividad extrema de uno o más lóbulos paratiroides, que se refleja en producción hormonal exagerada provocando un desequilibrio potencialmente grave en el contenido de calcio. mezcla mensual para mujeres · mezcla desintoxicante · melisa · jengibre · mezcla vigorizante	Sistema Endócrino pg. 236
Trastorno de Procesamiento Auditivo	Trastorno que afecta la capacidad de comprensión de la expresión oral en lugares ruidosos, de seguir instrucciones y de distinguir sonidos parecidos. helicriso · albahaca · mezcla reconfortante · abeto douglas · mezda de complejo celular	Cerebro pg. 212; Sistema Nervioso pg. 282
Trastorno de Purga	Trastorno de la alimentación caracterizado por vómito recurrente autoinducido, abuso en el uso de sustancias laxantes, diuréticas o enemas, a fin de controlar el peso o la apariencia entre períodos de glotonería. melisa · canela · mezcla estabilizadora · pachuli · mezcla metabólica	Trastornos Alimenticios pg. 327
Trastorno dismórfico del organismo	Tipo de enfermedad crónica mental en la que la persona no puede dejar de pensar en una deficiencia pequeña o imaginaria en apariencia. Su visión parece ser tan vergonzosa que la persona no desea que nadie la mire. clavo · incienso · arborvitae · mezda de complejo celular · romero	Cerebro pg. 212; Sistema Límbico pg. 275; Estado de ánimo y Comportamiento pg. 251

REFERENCIA RÁPIDA

THE ESSENTIAL *life*

PASOS:
1. Buscar padecimiento.
2. Seleccionar uno o más de los aceites recomendados. (El orden de recomendación es de izquierda a derecha)
3. Utilizar el/los aceite/s como se indica.
4. Aprende más dirigiéndote al sistema del organismo/área de enfoque correspondiente.
5. Consulte otras soluciones en essentiallife.com

REFERENCIA RÁPIDA

ENFERMEDAD	ACEITES RECOMENDADOS Y USO	SISTEMA DEL ORGANISMO/ÁREA DE ENFOQUE
Trastorno obsesivo-compulsivo (OCD en inglés)	Tipo de trastorno provocado por estados de ansiedad caracterizados por exceso de pensamientos angustiosos (obsesiones), que conducen a comportamientos habituales repetitivos (compulsivos) que entorpecen la vida cotidiana. cedro · mezcla apacible · mezcla renovadora · mezcla para la concentración · ylang ylang	Estado de ánimo y Comportamiento pg. 251; Sistema Límbico pg. 275
Trastorno por atracón (BED en inglés)	Grave trastorno de la alimentación, caracterizado por episodios recurrentes de consumo compulsivo rápido e irrefrenable de grandes cantidades de comida. Una persona que padezca BED no recurrirá a comportamientos compensatorios como vómito inducido o práctica exagerada de ejercicio físico. mezcla metabólica · canela · mezcla de la alegría · mezcla reconfortante · cedro	Trastornos Alimenticios pg. 327; Sistema Digestivo e Intestinal pg. 221; Peso pg. 294
Trastornos Metabólicos Musculares	Condición médica que afecta la capacidad del organismo para obtener y utilizar energía a partir de los alimentos, y produce debilidad o dolor muscular. albahaca · ciprés · jengibre · hierbabuena · casia	Sistema Muscular pg. 278
Trastornos Neuromusculares	Un término amplio que abarca muchas enfermedades diferentes que afectan la función de los músculos esqueléticos que mueven las extremidades y el tronco. mejorana · arborvitae · jengibre · albahaca · mezcla para masaje	Sistema Muscular pg. 278
Trauma Emocional	Evento extremadamente molesto, agobiante y estresante, que excede nuestra capacidad de defensa y puede causar un deterioro emocional. incienso · melisa · helicriso · mezcla renovadora · mezcla reconfortante	Estado de ánimo y Comportamiento pg. 251; Sistema Límbico pg. 275
Trauma por Abuso	El trauma causado por ser dañado o lesionado intencionalmente por otra persona. melisa · manzanilla romana · mezcla reconfortante · incienso · mezcla de la alegría	Estado de ánimo y Comportamiento pg. 251; Sistema Límbico pg. 275
Trombósis de Vena Profunda	Coágulo sanguíneo en una vena profunda, generalmente localizada en las piernas. incienso · ciprés · gaulteria · mezcla de complejo celular · mezcla desintoxicante	Sistema Cardiovascular pg. 207
Tuberculosis	Enfermedad bacteriana de tipo infeccioso caracterizada por el crecimiento de nódulos en los tejidos, particularmente en los pulmones. tomillo · pimienta negra · romero · eucalipto · mezcla respiratoria	Sistema Respiratorio pg. 303; Sistema Inmunológico y Linfático pg. 261
Tularemia	Enfermedad infecciosa poco común que generalmente afecta la piel, los ojos, los nódulos linfáticos y los pulmones, caracterizada por formación de úlceras, fiebre y pérdida de peso. Orégano · melaleuca · mezcla desintoxicante · romero · tomillo	Sistema Inmunológico y Linfático pg. 261
Tumor	Un crecimiento inusual del tejido resultante de la multiplicación descontrolada y continua de las células. mezcla de complejo celular · incienso · tomillo · clavo · sándalo	Salud Celular pg. 309
Úlcera (duodenal)	Úlcera que se presenta en el duodeno, punto en el que comienza el intestino delgado. incienso · mirra · gaulteria · mezcla digestiva · hinojo	Sistema Digestivo e Intestinal pg. 221;
Úlceras (en las piernas)	Lesión en el tejido que recubre el tracto digestivo, generalmente en el estómago o el duodeno. geranio · incienso · mezcla para masaje · mezcla purificadora · helicriso	Integumentario pg. 266; Sistema Cardiovascular pg. 207
Úlceras (gástricas)	Úlcera que se presenta en la pared interna del estómago. mezcla digestiva · hierbabuena · bergamota · gaulteria · geranio	Sistema Digestivo e Intestinal pg. 221

66 | REFERENCIA RÁPIDA

Aromático: Inhale formando un cuenco con las manos o esparza el producto en el aire.
Topical: Aplique directamente al área(s) o en la planta de los pies.
Interno: Ingiera una cápsula, tómela con un vaso de agua, o colóquela/debajo de la lengua.
CONSEJO Para adultos utilizar 2-3 gotas; para niños utilizar 1-2 gotas.

ENFERMEDAD	ACEITES RECOMENDADOS Y USO	SISTEMA DEL ORGANISMO/ÁREA DE ENFOQUE
Úlceras (pépticas)	Las úlceras en el duodeno y el estómago superior (primera porción del intestino delgado) causadas por una bacteria y ácido del estómago llamada Helicobacter pylori. canela (I) · hinojo (I,T) · hierbabuena (I,T) · mezcla digestiva (I,T) · enebro (I,T)	Sistema Digestivo e Intestinal pg. 221
Úlceras (varicosas)	La pérdida de la superficie de la piel en el área de drenaje de una vena varicosa, por lo general en la pierna, que surge de la estasis y la infección. mezcla para la tensión (T) · helicriso (T,I) · ciprés (T) · geranio (T) · semilla de cilantro (T,I)	Sistema Cardiovascular pg. 207; Integumentario pg. 266
Úlceras de la Piel	Una lesión en una membrana mucosa o en la piel. incienso (T,I) · helicriso (T) · lavanda (T) · geranio (T) · mirra (T)	Integumentario pg. 266
Úlceras Diabéticas	Heridas o llagas abiertas que ocurren normalmente en la parte inferior de los pies en las áreas que soportan peso. mirra (T) · lavanda (T) · pachuli (T) · sándalo (T) · geranio (T)	Integumentario pg. 266; Glucemia pg. 258
Úlceras en la Boca	Úlceras que aparecen en la mucosa oral, causadas por una infección bacteriana secundaria a partir de lesiones menos graves de la mucosa. clavo (T,I) · mezcla protectora (T,I) · canela (T,I) · melaleuca (T,I) · mirra (T,I)	Salud Oral pg. 320; Autoinmune pg. 198
Úlceras por presión	Zona ulcerada, enrojecida y dolorosa de la piel, causada por continua presión y falta de movimiento. lavanda (T) · mirra · geranio · incienso · ciprés	Integumentario pg. 266
Uña Encarnada	Crecimiento anormal de la uña de un dedo en el que uno de sus bordes crece penetrando el surco limitante y los tejidos que la rodean. arborvitae (T) · Mezcla de complejo celular o hierba limonera (T) · eucalipto (T) · mirra (T) · melaleuca (T)	Integumentario pg. 266
Uñas	Placa cutánea dura de la superficie dorsal al final de los dedos de pies y manos. Sándalo (T) · Limón (T) · Naranja silvestre (T) · arborvitae (T) · mezcla mensual para mujeres	Integumentario pg. 266
Uñas Quebradizas	Fragilidad y rotura de las uñas de las manos o de los pies. mirra (T) · limón (T) · incienso (T) · toronja (T) · eucalipto (T)	Integumentario pg. 266
Urticaria	Una reacción alérgica en la piel que causa enrojecimiento localizado, hinchazón y picazón. manzanilla romana (T) · romero (T,I) · incienso (T,I) · hierbabuena (T,I) · lavanda (T)	Alergias pg. 192; Niños pg. 286
Uveítis	Una infección del tracto uveal, que recubre el interior del ojo detrás de la córnea. No aplique aceite directamente en el ojo. mirra (T,I) · enebro (T,I) · incienso (T,I) · mezcla anti-edad (T,I) · sándalo (T,I)	Sistema Nervioso pg. 282
Vaginitis	Inflamación Vaginal. melaleuca (T,I) · pachuli (I) · nardo (I) · mezcla desintoxicante (I) · romero (I)	Candida pg. 203; Salud de la Mujer pg. 313
Varicela	Infección viral altamente contagiosa que presenta en la piel sarpullido con ampollas y picazón, además de fiebre. La mayoría de los casos se presentan en niños menores de 16 años. melaleuca (I) · pachuli (I,T) · eucalipto (T) · mezcla protectora (I,T) · tomillo (I,T)	Sistema Inmunológico y Linfático pg. 261

REFERENCIA RÁPIDA

* Para el uso de aceite en los ojos, aplicar aceites en las sienes y alrededor de los ojos. Diluir según sea necesario. NO colocar aceites en los ojos ni tocar los ojos al tener aceites en los dedos

PASOS: ① Buscar padecimiento. ② Seleccionar uno o más de los aceites recomendados. (El orden de recomendación es de izquierda a derecha) ③ Utilizar el/los aceite/s como se indica. ④ Aprende más dirigiéndote al sistema del organismo/área de enfoque correspondiente. ⑤ Consulte otras soluciones en essentiallife.com

ENFERMEDAD	ACEITES RECOMENDADOS Y USO	SISTEMA DEL ORGANISMO/ÁREA DE ENFOQUE
Vejiga hiperactiva (OAB, por sus siglas en inglés)	Derrame repentino de grandes cantidades de orina, inclusive cuando se duerme. ciprés — tomillo — enebro — jengibre — mezcla desintoxicante	Sistema Urinario pg. 331
Venas Varicosas	Venas superficiales dilatadas, alargadas y tortuosas que se ven comúnmente en las piernas. ciprés — helicriso — semilla de cilantro — geranio — bergamota	Sistema Cardiovascular pg. 207; Integumentario pg. 266
Verrugas	Crecimientos pequeños y benignos generados por una infección viral de la membrana mucosa o la piel. melisa — arborvitae — orégano — incienso — hierba limonera	Integumentario pg. 266
Verrugas Genitales	Se desarrollan en el área genital debido a la presencia del virus del papiloma humano, que se transmite por contacto sexual. incienso — arborvitae — tomillo — melisa — geranio	Sistema Inmunológico y Linfático pg. 261; Salud de la Mujer pg. 313; Salud del Hombre pg. 317; Integumentario pg. 266
Verrugas plantares	Picaduras o mordeduras dolorosas provocadas por abejas, avispas chaqueta amarilla, abejorros, moscardones y hormigas. Estas picaduras generalmente son inofensivas; Sin embargo, pueden ocurrir reacciones alérgicas más graves, que pueden ser mortales. mezcla purificadora — manzanilla romana — lavanda — hierbabuena — cedro	Primeros Auxilios pg. 299
Vértigo	Una sensación de movimiento giratorio o irregular, ya sea de uno mismo o de los objetos externos, por lo general causado por una enfermedad del oído interno. incienso — romero — Ylang ylang — jengibre — mezcla estabilizadora	Cerebro pg. 212; Sistema Cardiovascular pg. 207
Virus	Microorganismo que sólo puede crecer y reproducirse dentro de células sanas. Virus que invade células sanas, aprovechando su mecanismo químico para conservarse saludable y con capacidad de reproducción. melisa — tomillo — pimienta negra — melaleuca — orégano	Sistema Inmunológico y Linfático pg. 261
Virus de Epstein-Barr (EBV en inglés)	Infección más común de tipo viral en seres humanos y la causa mejor conocida de mononucleosis. mezcla desintoxicante — romero — albahaca — ylang ylang — mezcla inspiradora	Sistema Inmunológico y Linfático pg. 261; Energía y Vitalidad pg. 240
Visión (borrosa)	Pérdida de la agudeza visual que hace ver los objetos de forma vaga y confusa. No aplique aceite directamente en el ojo. mezcla de complejo celular — hierba limonera — helicriso — incienso — mezcla anti-edad	Sistema Nervioso pg. 282
Visión (deficiente)	Disminución de la capacidad visual hasta un punto que provoca problemas de imposible manejo mediante el uso de lentes. mezcla de complejo celular — mezcla anti-edad — ciprés — hierba limonera — enebro	Sistema Nervioso pg. 282
Vitiligo	Condición que provoca la pérdida de pigmentación de la piel favoreciendo la aparición de manchas de color blancuzco. mezcla desintoxicante — mezcla para mujeres — vetiver — mezcla de complejo celular — sándalo	Autoinmune pg. 198; Integumentario pg. 266
Vómitos	Eliminación forzosa del contenido del estómago por la boca. mezcla digestiva — Menta — Hinojo — jengibre — esencia de azahar	Sistema Digestivo e Intestinal pg. 221; Sistema Inmunológico y Linfático pg. 261; Trastornos Alimenticios pg. 327
Voz Ronca	Inflamación del órgano fonador debido a exceso de uso, irritación o infección. Limón o lima — jengibre — Incienso o mirra — hierbabuena — canela	Salud Oral pg. 320

REFERENCIA RÁPIDA

Aromático: Inhale formando un cuenco con las manos o esparza el producto en el aire.
Topical: Aplique directamente al área(s) o en la planta de los pies.
Interno: Ingiera una cápsula, tómela con un vaso de agua, o colóquela/debajo de la lengua.
(Consejo) Para adultos utilizar 2-3 gotas; para niños utilizar 1-2 gotas.

ENFERMEDAD	ACEITES RECOMENDADOS Y USO	SISTEMA DEL ORGANISMO/ÁREA DE ENFOQUE
VSR (virus sincitial respiratorio)	Un virus que causa infecciones de los pulmones y las vías respiratorias. El virus es tan común que la mayoría de los niños ya han sido infectados a los dos años. Romero (T,A) — Eucalipto (T,A) — melisa (T,A) — abeto blanco (T,A) — mezcla respiratoria (T,A)	Niños pg. 286; Sistema Respiratorio pg. 303
Xenoestrógenos	Un tipo de xenohormona que imita el estrógeno y crea metabolitos de estrógeno como subproducto a medida que es utilizada por el cuerpo. limón (I,T) — mezcla mensual para mujeres (T) — mezcla desintoxicante (I,T) — tomillo (I,T) — jengibre (I,T)	Salud de la Mujer pg. 313; Desintoxicación pg. 216
Xeroftalmia	Sequedad anormal en los ojos. lavanda (I,T) — sándalo (T,I) — limón (I) — mezcla anti-edad (T) — mezcla desintoxicante (I,T)	Sistema Respiratorio pg. 303

REFERENCIA RÁPIDA

SECCIÓN 3
SOLUCIONES NATURALES

Familiarizarse con las cualidades y beneficios comunes de los aceites esenciales es una parte fundamental de vivir LA VIDA ESENCIAL. Al ser cada vez más versado en las poderosas cualidades de cada aceite, mezcla y suplemento, tendrás confianza para acudir a la naturaleza como tu primer recurso para lograr el bienestar. La vasta diversidad de la naturaleza brinda respuestas a cualquier interés relacionado con la salud, sea físico, mental o emocional.

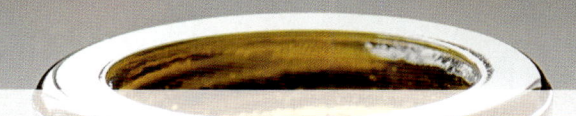

ACEITES INDIVIDUALES

- ABEDUL... 73
- ABETO BLANCO... 74
- ABETO DE DOUGLAS... 75
- ALBAHACA... 76
- ARBORVITAE... 78
- BAYA DE ENEBRO... 79
- BERGAMOTA... 81
- CANELA... 82
- CARDOMOMO... 84
- CASIA... 85
- CEDRO... 86
- CILANTRO... 87
- CIPRÉS... 88
- CLAVO DE OLOR... 89
- ENELDO... 90
- EUCALIPTO... 92
- GAULTERIA... 94
- GERANIO... 95
- GRANO FRANÉS... 96
- HELICRISO... 98
- HIERBABUENA... 99
- HIERBA LIMONERA... 100
- HINOJO... 101
- INCIENSO... 102
- JAZMÍN... 104
- JENGIBRE... 105
- LAVANDA... 106
- LIMA... 110
- LIMÓN... 108
- MANZANILLA ROMANA... 111
- MEJORANA... 112
- MELALEUCA... 114
- MELISA... 116
- MENTA... 118
- MILENRAMA... 117
- MIRRA... 120
- NARANJA SILVESTRE... 121
- NARDO... 122
- ORÉGANO... 123
- PACHULÍ... 124
- PIMIENTA NEGRA... 125
- RAVENSARA... 126
- ROMERO... 127
- SÁNDALO... 130
- SALVIA... 129
- SEMILLA DE CILANTRO... 132
- TANGERINA... 133
- TOMILLO... 134
- TORONJA... 135
- VETIVER... 136
- YLANG YLANG... 137

MEZCLAS DE ACEITES

- ANTIEDAD... 142
- AFIRMANTE... 139
- ALEGRÍA... 140
- ALENTADORA... 141
- CALMANTE... 143
- CELULAR... 144
- CONCENTRACIÓN... 145
- DESINTOXICANTE... 146
- DIGESTIVA... 147
- EDIFICANTE... 148
- ESTABILIZADORA... 149
- INSPIRADORA... 150
- LIMPIEZA PARA LA PIEL... 151
- MASAJE... 152
- METABÓLICA... 153
- NAVIDEÑA... 154
- PARA HOMBRES... 155
- PERFUME PARA MUJERES... 156
- PARA MUJERES... 157
- PROTECTORA... 158
- PURIFICADORA... 159
- RECONFORTANTE... 160
- RENOVADORA... 161
- REPELENTE... 162
- RESPIRATORIA... 163
- TRANQUILIZANTE... 165
- TENSIÓN... 164
- VIGORIZANTE... 166

PRODUCTOS COMPLEMENTARIOS

- ACEITE ESENCIAL - COMPLEJO OMEGA... 168
- ACEITE ESENCIAL - COMPLEJO OMEGA VEGANO... 169
- ACEITE ESENCIAL - COMPLEJO CELULAR... 170
- ALIMENTO - ENZIMAS... 170
- CELULAR - COMPLEJO DE VITALIDAD... 171
- COMIDA - BATIDO DE REEMPLAZO... 172
- COMIDA - BATIDO DE REEMPLAZO - VEGANO... 172
- COMIDA INTEGRAL - SUPLEMENTO... 173
- DEFENSIVO - PROBIÓTICO... 173
- DEFENSIVO - CÁPSULAS BLANDAS DE MEZCLA... 174
- ENERGÍA - COMPLEJO DE RESISTENCIA... 175
- DEFENSIVO - COMPLEJO... 176
- ESTACIONAL - CÁPSULAS BLANDAS DE MEZCLA... 176
- DIGESTIVO - SUPLEMENTO EN POLVO... 177
- FITOESTRÓGENO - COMPLEJO... 176
- FRUTAS Y VERDURAS - SUPLEMENTO EN POLVO... 177
- HUESO - COMPLEJO DE NUTRIENTES... 177
- LIMPIEZA GASTROINTESTINAL - CÁPSULAS BLANDAS... 178
- MASTICABLE PARA NIÑOS... 179
- METABÓLICO - CÁPSULAS BLANDAS DE MEZCLA... 178
- OMEGA-3 LÍQUIDO - SUPLEMENTO... 179
- POLIFENOL - COMPLEJO... 180
- PROTECTOR - CÁPSULAS BLANDAS DE MEZCLA... 180
- PROTECTOR - MEZCLA EN PASTILLAS... 181
- RESPIRATORIO - RESPIRATORIO... 182

ACEITES INDIVIDUALES

Esta sección provee una referencia detallada de los orígenes, cualidades, propósitos y la seguridad de los aceites esenciales individuales. Los principales usos de cada aceite tienen el propósito de constituir una guía concisa, dado que en *Sistemas del Organismo* se mencionan usos más detallados.

Por favor, ten en cuenta los símbolos ⬤=aromático ⬤=tópico ⬤=interno que especifican el uso recomendado. Mientras que todos los aceites pueden utilizarse de forma aromática y la mayoría de forma tópica, solo los aceites esenciales de grado terapéutico certificado puro pueden utilizarse de forma interna. (Ver *Por qué la Calidad Importa* y *Cómo Utilizar Aceites Esenciales* para más detalles.)

ABEDUL
BETULA LENTA

vigoriza
activa
tranquiliza

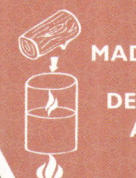

USOS PRINCIPALES

LESIONES DE MÚSCULOS Y TEJIDO CONECTIVO
Aplicar de forma tópica en el área afectada.

ARTRITIS, REUMATISMO Y GOTA
Aplicar de forma tópica en el área afectada.

DOLORES Y ESPASMOS MUSCULARES
Aplicar de forma tópica en el área deseada para una acción similar a la de la cortisona.

FIEBRE
Aplicar de forma tópica en la columna.

ESPOLONES ÓSEOS, CÁLCULOS EN LA VESÍCULA Y RIÑONES Y CATARATAS
Aplicar de forma tópica en plantas de los pies o en áreas afectadas.

ÚLCERAS Y CÓLICOS
Aplicar de forma tópica en el abdomen conforme sea necesario.

EQUILIBRIO EMOCIONAL
Usar de forma aromática y de forma tópica para pasar de un estado de ánimo tímido a uno enérgico.

El abedul se utiliza para hacer cerveza de raíz

MADERA
DESTILADO AL VAPOR

COMPONENTES PRINCIPALES
Salicilato de metilo
Betuleno
Butulinol

PROPIEDADES PRINCIPALES
Analgésico
Tónico
Anti-reumático
Estimulante
Esteroideo
Produce Calidez

COMBINA BIEN CON
Menta
Lavanda
Ciprés

SEGURIDAD
No es de uso interno. Evitar durante el embarazo. No debe ser utilizado por epilépticos.

ACEITES INDIVIDUALES

INVESTIGACIÓN: Repelling properties of some plant materials on the tick Ixodes ricinus L., Thorsell W, Mikiver A, Tunón H, *Phytomedicine*, 2006

THE ESSENTIAL *life*

ABETO BLANCO
ABIES ALBA

estimulante · limpiador · calmante

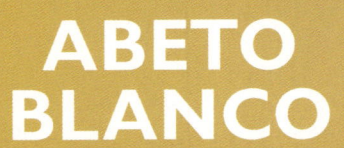

AGUJAS

DESTILADO AL VAPOR

COMPONENTES PRINCIPALES
l-limoneno
b-pineno
Canfeno

PROPIEDADES PRINCIPALES
Analgésico
Antiartrítico
Antiséptico
Estimulante
Antioxidante

SE ENCUENTRA EN
Mezcla repelente

COMBINA BIEN CON
Lavanda
Incienso
Bergamota

SEGURIDAD
Seguro para aplicarse PURO.

ACEITES INDIVIDUALES

INVESTIGACIÓN: Repellency to Stomoxys calcitrans (Diptera: Muscidae) of Plant Essential Oils Alone or in Combination with Calophyllum inophyllum Nut Oil, Hieu TT, Kim SI, Lee SG, Ahn YJ, *Journal of Medical Etomology*, 2010.
The battle against multi-resistant strains: Renaissance of antimicrobial essential oils as a promising force to fight hospital-acquired infections, Warnke PH, Becker ST, Podschun R, Sivananthan S, Springer IN, Russo PA, Wiltfang J, Fickenscher H, Sherry E, *Journal of Cranio-Maxillo-Facial Surgery*, 2009.

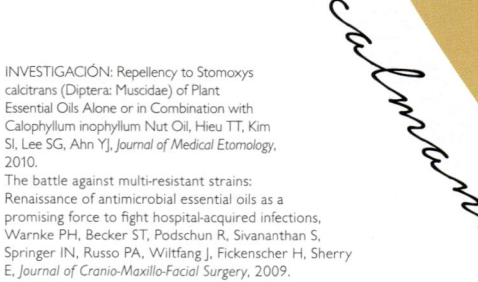

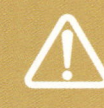

USOS PRINCIPALES

SINUSITIS Y ASMA
Diluir y aplicar de forma tópica en el pecho y vaporizar de forma aromática para facilitar la respiración.

DOLOR MUSCULAR Y DE ARTICULACIONES
Masajear de forma tópica en el área afectada para lograr un alivio.

FATIGA Y REGENERACIÓN MUSCULAR
Aplicar de forma tópica para aliviar músculos cansados.

BURSITIS Y REUMATISMO
Aplicar de forma tópica en áreas afectadas.

PATÓNGENOS DE TRANSMISIÓN POR VÍA AÉREA
Vaporizar de forma aromática para combatir gérmenes.

PROBLEMAS DE CIRCULACIÓN
Masajear de forma tópica en el área afectada para ayudar a aumentar la circulación.

ESTRÉS Y NEBLINA MENTAL
Vaporizar de forma aromática con incienso para mejorar la concentración y claridad de pensamiento.

BRONQUITIS Y CONGESTIÓN
Aplicar de forma tópica en el pecho o tabique nasal.

RESFRÍOS Y GRIPE
Aplicar de forma tópica en el pecho y vaporizar de forma aromática.

INFECCIÓN URINARIA Y EDEMA
Aplicar de forma tópica sobre la vejiga.

LIMPIEZA DE MUEBLES
Aplicar en la superficie con un trapo.

EQUILIBRIO EMOCIONAL
Usar de forma aromática y tópica para pasar de un estado de estancamiento a otro receptivo.

Utilizados para decorar hogares como árboles de Navidad. Los nativos americanos utilizaban este árbol para eliminar problemas respiratorios.

SOLUCIONES NATURALES

limpiador
reconfortante
armonizador

ABETO DE DOUGLAS

PSEUDOTSUGA MENZIESII

USOS PRINCIPALES

RESTRICCIÓN DE VÍAS AÉREAS Y AFECCIONES EN LOS SENOS
Aplicar de forma tópica en el pecho o tabique nasal.

INFECCIÓN RESPIRATORIA
Aplicar de forma tópica en el pecho o tabique nasal.

TOS
Aplicar de forma tópica en la garganta y pecho o vaporizar para prevenir o aliviar la tos.

NIEBLA MENTAL
Aplicar de forma tópica en las sienes y frente o vaporizar.

MÚSCULOS Y ARTICULACIONES DOLORIDOS
Masajear de forma tópica con gaulteria en el área afectada para aliviar el dolor.

CONDICIONES REUMÁTICAS Y ARTRÍTICAS
Aplicar de forma tópica en áreas afectadas.

DEPRESIÓN Y TENSIÓN
Aplicar de forma tópica en sienes, frente y nuca o vaporizar para relajar y centrar.

CONSTIPACIÓN
Aplicar de forma tópica en el abdomen.

IRRITACIÓN Y ABRASIONES EN LA PIEL
Aplicar de forma tópica en las áreas afectadas.

CELULITIS Y LIMPIEZA DE LA PIEL
Masajear de forma tópica con Toronja en el área deseada.

AGUJAS Y RAMAS DESTILADAS AL VAPOR

COMPONENTES PRINCIPALES
Beta-pineno
Alfa-pineno
3 carveno
Sabineno

PROPIEDADES PRINCIPALES
Antioxidante
Analgésico
Antimicrobial
Antiséptico
Anti-catarral
Astringente
Diurético
Expectorante
Laxante
Sedante
Estimulante
Tónico

COMBINA BIEN CON
Cedro
Vetiver
Bergamota
Naranja silvestre

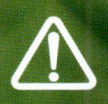

SEGURIDAD
Diluir para minimizar posibles irritaciones en la piel. No es de uso interno.

ACEITES INDIVIDUALES

Considerado como el árbol de navidad clásico, el Abeto de Douglas era utilizado por los nativos norteamericanos del Pacífico Noroeste para curar una gran variedad de malestares.

INVESTIGACIÓN: Antimicrobial activity of some Pacific Northwest woods against anaerobic bacteria and yeast. Johnston WH, Karchesy JJ, Constantine GH, Craig AM. Phytother Res. 2001 Nov; 15(7):586-8. Douglas fir root-associated microorganisms with inhibitory activity towards fungal plant pathogens and human bacterial pathogens. Axelrood PE, Clarke AM, Radley R, Zemcov SJ. Can J Microbiol. 1996 Jul;42(7):690-700. Food-related odor probes of brain reward circuits during hunger: a pilot FMRI study.

Bragulat V, Dzemidzic M, Bruno C, Cox CA, Talavage T, Considine RV, Kareken DA. Obesity (Silver Spring). 2010 Aug;18(8):1566-71. doi: 10.1038/oby.2010.57. Epub 2010 Mar 25. Contemporary use of bark for medicine by two Salishan native elders of southeast Vancouver Island, Canada. Turner NJ, Hebda RJ. J Ethnopharmacol. 1990 Apr;29(1):59-72.

= Aromático   = Tópico   = Interno

ALBAHACA
OCIMUM BASILICUM

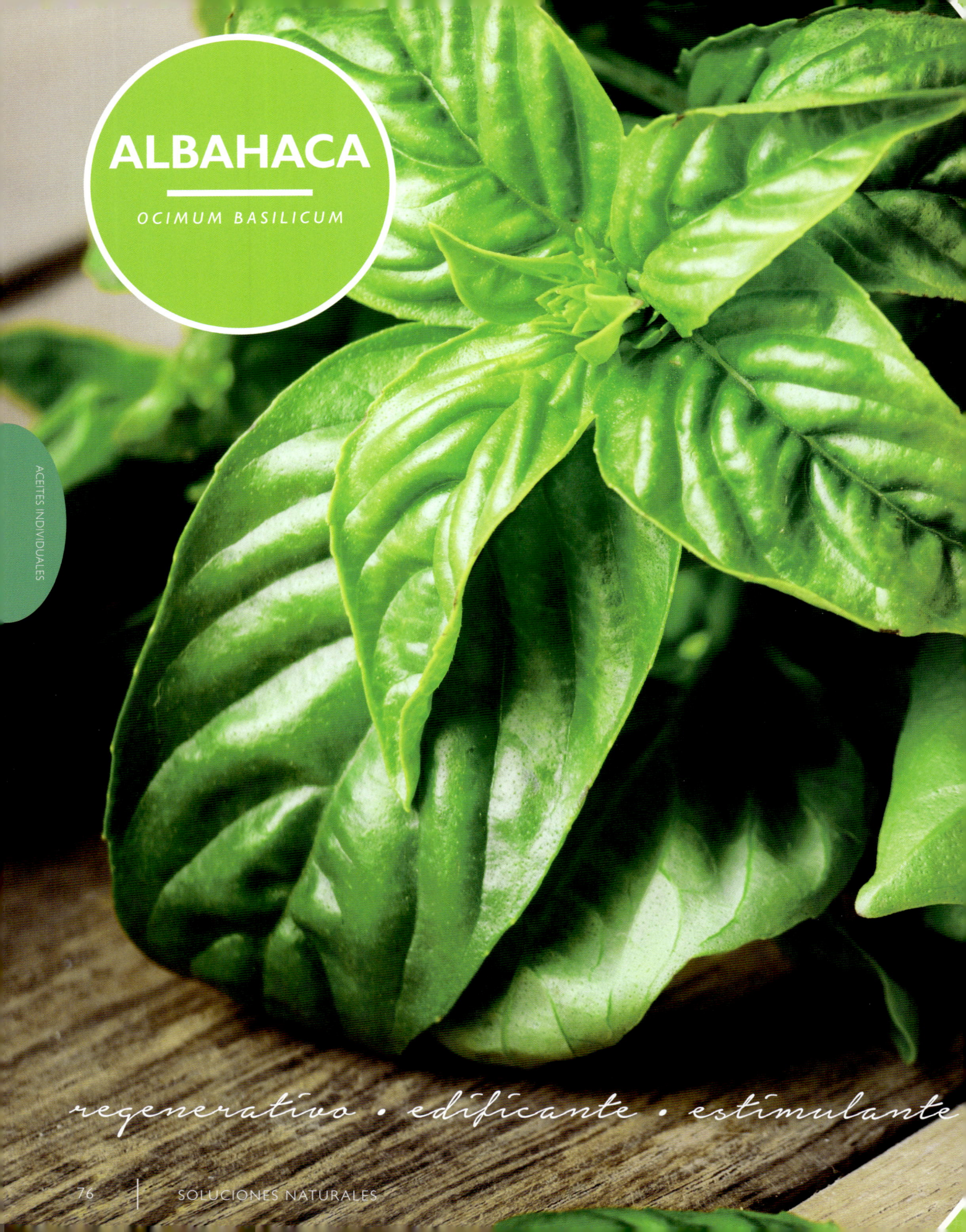

ACEITES INDIVIDUALES

regenerativo • edificante • estimulante

SOLUCIONES NATURALES

HOJAS

DESTILADO AL VAPOR

COMPONENTES PRINCIPALES
Linalool
Metilchavicol
Eugenol

PROPIEDADES PRINCIPALES
Estimulante
Neurotónico
Esteroide
Regenerativo
Antiespasmódico
Anti-inflamatorio
Antibacterial
Digestivo

SE ENCUENTRA EN
Mezcla para Masajes
Mezcla para Tensión

COMBINA BIEN CON
Lima
Menta
Bergamota

SEGURIDAD
Se recomienda diluir. Puede causar irritación en la piel. Precaución en casos de embarazo y epilepsia. Puede actuar como relajante si se utiliza demasiado.

USOS PRINCIPALES

FATIGA SUPRARRENAL
Aplicar 👋 de forma tópica debajo de la nariz, plantas de los pies, y/o zona de las glándulas suprarrenales para despertar el sistema eléctrico del organismo.

DOLOR DE OÍDO
Aplicar 👋 de forma tópica sobre y alrededor de la oreja para aliviar el dolor y la infección.

MIGRAÑA
Aplicar con gaulteria o menta 👋 de forma tópica en sienes y nuca para aliviar migrañas y mareos.

FATIGA MENTAL
Vaporizar 💧 de forma aromática y aplicar 👋 de forma tópica para energizar la mente.

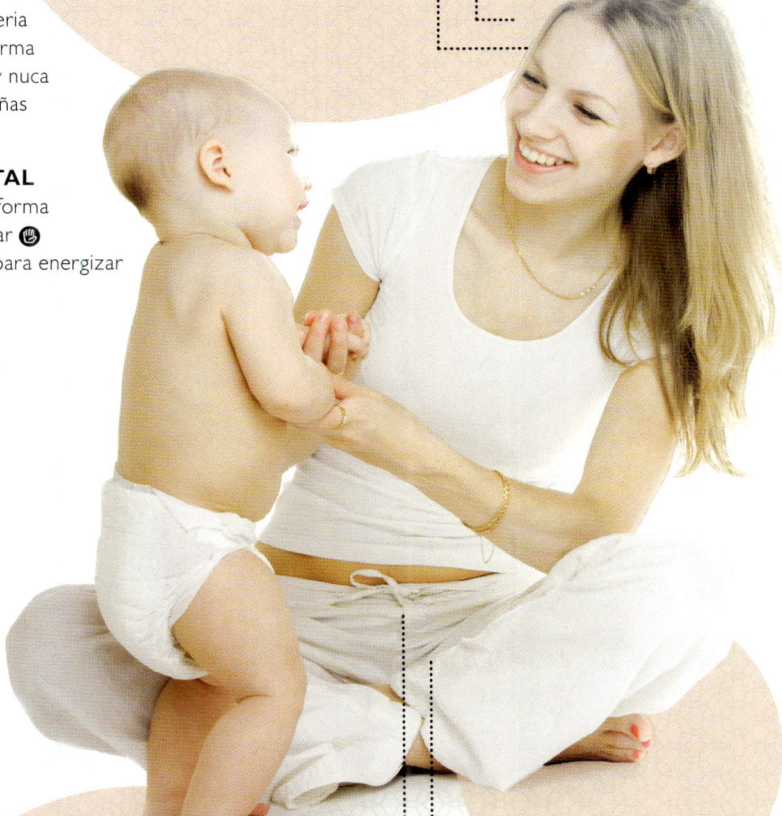

NÁUSEAS Y CÓLICOS
Tomar 💊 de forma interna en cápsulas o aplicar en abdomen para aliviar el malestar.

GOTA Y REUMATISMO
Aplicar 👋 de forma tópica en la columna, plantas de los pies, orejas, tobillos o sobre el área del corazón.

MALESTARES MENSTRUALES
Aplicar 👋 de forma tópica en la parte baja del abdomen para estimular el flujo sanguíneo y ayudar con cólicos pre-menstruales.

EQUILIBRIO EMOCIONAL
Utilizar 💧 de forma aromática y 👋 tópica pasar de un estado de ahogo a uno de alivio.

ESPASMOS MUSCULARES
Aplicar 👋 de forma tópica en la columna y suelas de los pies, tomar 💊 internamente en cápsulas para disminuir inflamación.

PICADURAS
Vaporizar 👋 de forma aromática o rociar diluido en agua para repeler insectos. Aplicar 👋 de forma tópica en caso de picaduras de bichos, serpientes, o arañas.

Uno de los aceites más aplicables universalmente, la albahaca proviene de la palabra griega que significa "rey". En la antigüedad los griegos creían que abría las puertas del cielo.

INVESTIGACIÓN: Cyclodextrin-Complexed Ocimum basilicum Leaves Essential Oil Increases Fos Protein Expression in the Central Nervous System and Produces an Antihyperalgesic Effect in Animal Models for Fibromyalgia, Nascimento SS, *International Journal of Molecular Sciences*, 2014. Central Properties and Chemical Composition of Ocimum basilicum Essential Oil, Ismail M, *Pharmaceutical Biology*, 2006.
A comparative study of antiplaque and antigingivitis effects of herbal mouthrinse containing tea tree oil, clove, and basil with commercially available essential oil mouthrinse, Kothiwale SV, Patwardhan V, Gandhi M, Sohoni R, Kumar A, *Journal of Indian Society of Periodontology*, 2014.
Protective effect of basil (Ocimum basilicum L.) against oxidative DNA damage and mutagenesis, Berić T, *Food and Chemical Toxicology*, 2008.
Biological effects, antioxidant and anticancer activities of marigold and basil essential oils, Mahmoud GI *Journal of Medicinal Plants Research*, 2013.
Increased seizure latency and decreased severity of pentylenetetrazol-induced seizures in mice after essential oil administration, Koutroumanidou E, *Epilepsy Research and Treatment*, 2013.
Antigiardial activity of Ocimum basilicum essential oil, de Almeida *Parasitology Research*, 2007.
Antibacterial Effects of the Essential Oils of Commonly Consumed Medicinal Herbs Using an In Vitro Model, Sokovic M, *Molecules*, 2010

THE ESSENTIAL *life* 77

ARBORVITAE
THUJA PLICATA

leñoso
majestuoso
fuerte

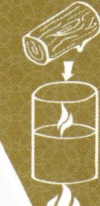

USOS PRINCIPALES

CÁNDIDA E INFECCIONES MICÓTICAS
Aplicar en forma tópica o vaporizar para combatir infecciones micóticas y cándida.

VIRUS
Aplicar en forma tópica en planta de los pies.

PROBLEMAS RESPIRATORIOS
Aplicar en forma tópica con aceite fraccionado de coco en el pecho.

REPELENTE
Vaporizar, rociar en superficies o aplicar de forma tópica para repeler bichos e insectos.

CANCER
Aplicar de forma tópica en plantas de los pies para ayudar a las funciones y procesos celulares apropiados.

ESTIMULANTE
Aplicar de forma tópica debajo de la nariz y en la nuca, para estimular el sistema nervioso y el estado consciente.

APOYO ANTIBACTERIAL
Aplicar de forma tópica en plantas de los pies o en la columna con aceite fraccionado de coco. Rociar diluido en agua en superficies o vaporizar para matar patógenos de transmisión aérea.

AFECCIONES DE LA PIEL
Aplicar de forma tópica con lavanda en la piel afectada.

SOL
Aplicar de forma tópica con helicriso o lavanda para proteger de la exposición solar.

MEDITACIÓN
Vaporizar para mejorar la consciencia espiritual y el estado de calma.

EQUILIBRIO EMOCIONAL
Utilizar de forma aromática y tópica para pasar de un estado de extrema exitación a uno de serenidad.

Los árboles de arborvitae pueden vivir por más de 800 años. No es ninguna sorpresa que el significado de Arborvitae sea "Árbol de la Vida".

PULPA DE PAPEL
DESTILADO AL VAPOR

COMPONENTES PRINCIPALES
Thujato de metilo
Hinokitol
Acido de Thuja

PROPIEDADES PRINCIPALES
Antiviral
Antimicótico
Antibacterial
Estimulante

COMBINA BIEN CON
Cedro
Incienso
Abedul

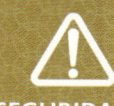

SEGURIDAD
Se recomienda diluir. Puede causar irritación en la piel.

INVESTIGACIÓN: Effect of arborvitae seed on cognitive function and a-7nAChR protein expression of hippocampus in model rats with Alzheimer's disease, Cheng XL, Xiong XB, Xiang MQ, *Cell Biochem Biophys*, 2013.
Conservative surgical management of stage IA endometrial carcinoma for fertility preservation, Mazzon I, Corrado G, Masciullo V, Morricone D, Ferrandina G, Scambia G., *Fertil Steril*, 2010

ACEITES INDIVIDUALES | SOLUCIONES NATURALES

desintoxicante
revitalizador
tonificante

BAYA DE ENEBRO
JUNIPERUS COMMUNIS

USOS PRINCIPALES

PROBLEMAS DEL HIGADO
Utilizar 🔵 de forma interna en cápsulas para favorecer la limpieza.

DETOX
Utilizar 🔵 de forma interna en cápsulas para desintoxicar.

ACNE Y PSORIASIS
Diluir y aplicar 🔵 de forma tópica en el área afectada.

SALUD URINARIA Y RETENCIÓN DEL AGUA
Masajear 🔵 de forma tópica con Toronja sobre el abdomen o el área afectada o utilizar 🔵 de forma interna en cápsulas con Toronja para promover una micción saludable.

PLAGAS Y EPIDEMIAS
Aplicar 🔵 de forma tópica a lo largo de la columna o en las plantas de los pies o 🔵 de forma interna.

SOPORTE DE COLESTEROL Y AZÚCAR
Tomar 🔵 de forma interna en cápsulas para ayudar a controlar los niveles de colesterol.

TENSIÓN Y ESTRÉS
Colocar en las palmas de las manos e inhalar 🔵 profundamente o aplicar 🔵 de forma tópica debajo de la nariz o en las plantas de los pies.

DEPRESIÓN
Vaporizar 🔵 o utilizar 🔵 de forma tópica debajo de la nariz o en las plantas de los pies.

EQUILIBRIO EMOCIONAL
Utilizar 🔵 de forma aromática y 🔵 de forma tópica para pasar de un estado de rechazo a uno de comprensión.

BAYAS

DESTILADAS AL VAPOR

COMPONENTES PRINCIPALES
Alfa pineno
Sabineno

PROPIEDADES PRINCIPALES
Desintoxicante
Diurético
Antiséptico
Antiespasmódico
Astringente
Anti-reumático
Carminativo
Anti-parasitario.

SE ENCUENTRA EN
Mezcla desintoxicante

COMBINA BIEN CON
Toronja
Bergamota
Ciprés

SEGURIDAD
Seguro para aplicarse PURO.

ACEITES INDIVIDUALES

Un aceite favorito debido a su fragancia, las bayas de enebro también se usan para hacer ginebra.

INVESTIGACIÓN: Fumigant toxicity of plant essential oils against Camptomyia corticalis (Diptera: Cecidomyiidae), Kim JR, Haribalan P, Son BK, Ahn YJ, *Journal of Economic Entomology*, 2012. Antimicrobial activity of juniper berry essential oil (Juniperus communis L., Cupressaceae), Pepeljnjak S, Kosalec I, Kalodera Z, Blazevic N, *Acta Pharmaceutica*, 2005. Antioxidant activities and volatile constituents of various essential oils, Wei A, Shibamoto T, *Journal of Agriculture and Food Chemistry*, 2007.

THE ESSENTIAL *life* 79

ACEITES INDIVIDUALES

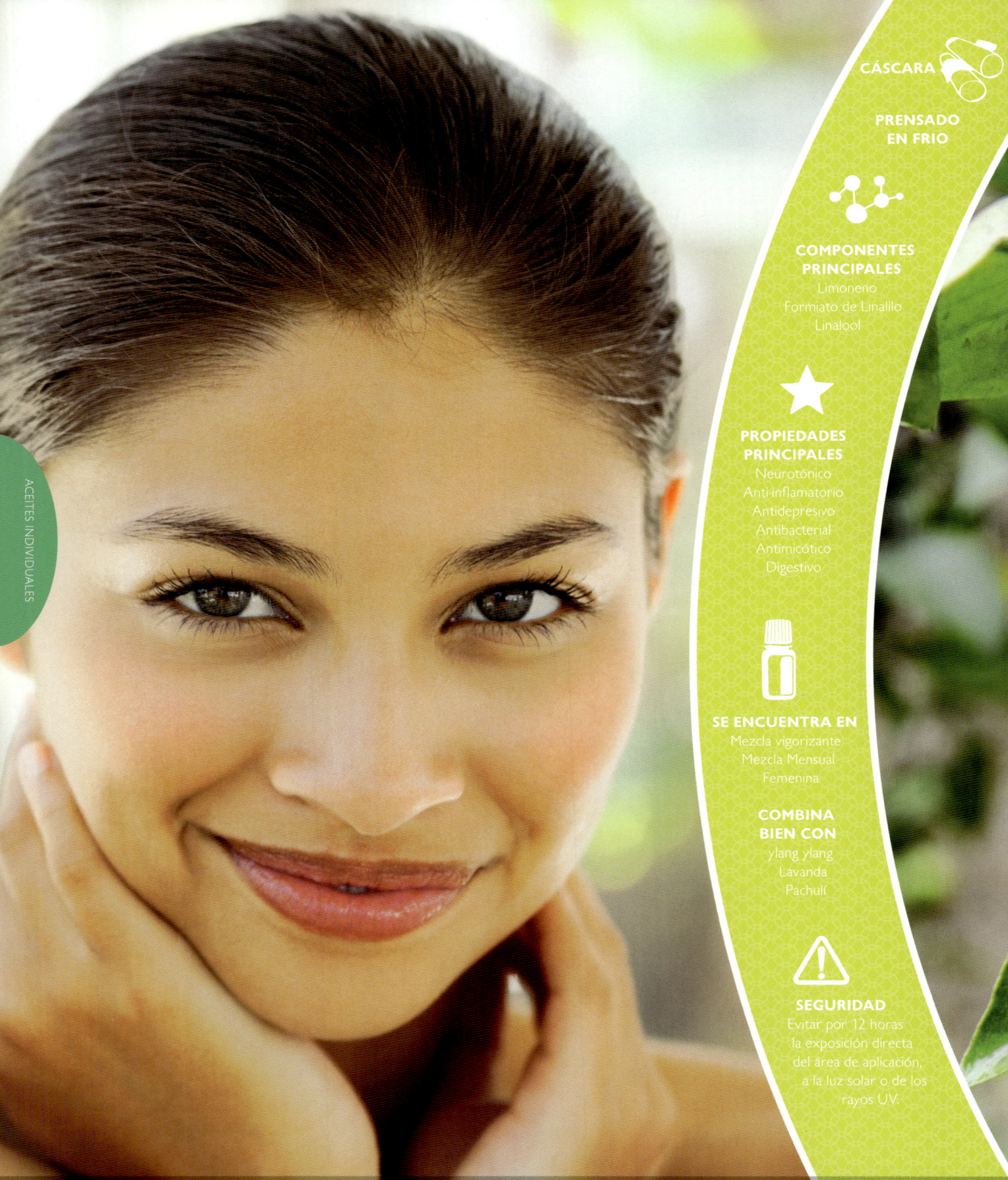

CÁSCARA

PRENSADO EN FRIO

COMPONENTES PRINCIPALES
Limoneno
Formiato de Linalilo
Linalool

PROPIEDADES PRINCIPALES
Neurotónico
Anti-inflamatorio
Antidepresivo
Antibacterial
Antimicótico
Digestivo

SE ENCUENTRA EN
Mezcla vigorizante
Mezcla Mensual Femenina

COMBINA BIEN CON
ylang ylang
Lavanda
Pachulí

SEGURIDAD
Evitar por 12 horas la exposición directa del área de aplicación, a la luz solar o de los rayos UV.

INVESTIGACIÓN: Neuropharmacology of the essential oil of bergamot, Bagetta G, Morrone LA, Rombolà L, Amantea D, Russo R, Berliocchi L, Sakurada S, Sakurada T, Rotiroti D, Corasaniti MT, *Fitoterapia*, 2010.
The effects of the inhalation method using essential oils on blood pressure and stress responses of clients with essential hypertension, Hwang JH, *Korean Society of Nursing Science*, 2006.
The physical effects of aromatherapy in alleviating work-related stress on elementary school teachers in Taiwan, Liu SH, Lin TH, Chang KM, *Evidence-Based Complementary and Alternative Medicine*, 2013.
The Essential Oil of Bergamot Stimulates Reactive Oxygen Species Production in Human Polymorphonuclear Leukocytes, Cosentino M, Luini A, Bombelli R, Corasaniti MT, Bagetta G, Marino F, *Phytotherapy Research*, 2014.

SOLUCIONES NATURALES

edificante • alentador • restaurador

BERGAMOTA
CITRUS BERGAMIA

USOS PRINCIPALES

INSOMNIO
Aplicar 👐 de forma tópica o vaporizar 💧 de forma aromática antes de dormir.

ESTRÉS
Aplicar 👐 de forma tópica en nuca y plantas de los pies o vaporizar.

AFECCIONES EN ARTICULACIONES Y CALAMBRES MUSCULARES
Aplicar 👐 de forma tópica en áreas afectadas o tomar 💊 internamente en cápsulas.

INFECCIONES MICÓTICAS
Aplicar 👐 de forma tópica en áreas afectadas.

TOS, INFECCIONES Y BRONQUITIS
Aplicar 👐 de forma tópica en el pecho.

ACNÉ, PIEL GRASA, ECCEMA Y PSORIASIS
Aplicar 👐 de forma tópica en áreas afectadas.

PÉRDIDA DE APETITO
Vaporizar 💧 de forma aromática y tomar 💊 internamente en cápsulas.

PROBLEMAS DE AUTOESTIMA
Aplicar 👐 de forma tópica para fomentar el sentimiento de comodidad con uno mismo.

EQUILIBRIO EMOCIONAL
Usar 💧 de forma aromática y 👐 de forma tópica para pasar de un estado de incomodidad a uno placentero.

ACEITES INDIVIDUALES

💡 La bergamota se utilizó en la primera agua de colonia y se utiliza para saborizar el té Earl Grey.

INVESTIGACIÓN: Anticancer activity of liposomal bergamot essential oil (BEO) on human neuroblastoma cells, Celia C, Trapasso E, Locatelli M, Navarra M, Ventura CA, Wolfram J, Carafà M, Morittu VM, Britti D, Di Marzio L, Paolino D, *Colloids and Surfaces*, 2013
The essential oil of bergamot enhances the levels of amino acid neurotransmitters in the hippocampus of rat: implication of monoterpene hydrocarbons, Morrone LA, Rombolà L, Pelle C, Corasaniti MT, Zappettini S, Paudice P, Bonanno G, Bagetta G, *Pharmacological Research*, 2007
The effects of inhalation of essential oils on the body weight, food efficiency rate and serum leptin of growing SD rats, Hur MH, Kim C, Kim CH, Ahn HC, Ahn HY, *Korean Society of Nursing Science*, 2006

💧 = Aromático 👐 = Tópico 💊 = Interno

CANELA

CINNAMOMUM ZEYLANICUM

ACEITES INDIVIDUALES

protector • especiado • revitalizante

CORTEZA

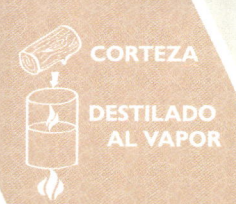

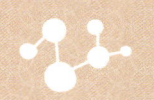

DESTILADO AL VAPOR

COMPONENTES PRINCIPALES
Cinamaldehído
Eugenol
Fenol

PROPIEDADES PRINCIPALES
Antiséptico
Antimicrobiano
Antioxidante
Antimicótico
Antiviral
Afrodisíaco

SE ENCUENTRA EN
Mezcla mesual para mujeres
Mezcla metabólica
Mezcla protectora

COMBINA BIEN CON
Naranja silvestre
Pachulí
Mirra

SEGURIDAD
Diluir para su aplicación tópica. Puede causar irritación en la piel.

USOS PRINCIPALES

PÁNCREAS Y AZÚCAR EN SANGRE
Utilizar de forma interna en cápsulas para equilibrar los niveles de azúcar en sangre.

RESFRIADO Y GRIPE
Tomar de forma interna en cápsulas o de forma tópica en las plantas de los pies para fortalecer el sistema inmune. Vaporizar de forma aromática para purificar el aire.

COLESTEROL Y PROBLEMAS DEL CORAZÓN
Aplicar 1 gota de forma tópica diluida en las extremidades para calentar y aumentar el flujo sanguíneo.

SALUD BUCAL
Colocar una gota en agua y hacer gárgaras para combatir infecciones bucales.

GÉRMENES Y BACTERIAS
Utilizar de forma interna en cápsulas o agregar en un frasco de vidrio con rociador, y utilizar para limpiar superficies y combatir gérmenes y bacterias.

SALUD VAGINAL
Usar de forma interna en cápsulas.

PROBLEMAS SEXUALES MASCULINOS Y FEMENINOS
Usar de forma interna en cápsulas para equilibrio y apoyo hormonal.

DESGARROS Y DOLORES MUSCULARES
Aplicar de forma tópica diluido para aliviar.

COCINA
Agregar de forma interna a tu receta favorita antes de hornear para darle un sazón especial.

EQUILIBRIO EMOCIONAL
Usar de forma aromática y tópica para pasar de un estado pesimista a uno receptivo.

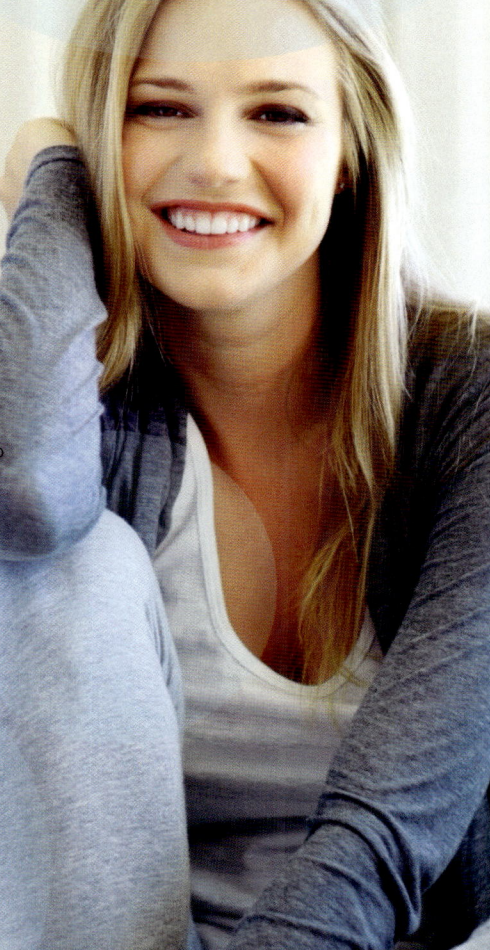

Utilizado en tiempos bíblicos y por los antiguos egipcios, la canela era comercializada a menudo, pero su origen era un secreto resguardado celosamente.

INVESTIGACIÓN: Some evidences on the mode of action of Cinnamomum verum bark essential oil, alone and in combination with piperacillin against a multi-drug resistant Escherichia coli strain., Yap PS, Krishnan T, Chan KG, Lim SH, *Journal of Microbiology and Biotechnology*, 2014
In-vitro and in-vivo anti-Trichophyton activity of essential oils by vapour contact, Inouye S, Uchida K, Yamaguchi H, *Mycoses*, 2001
Ameliorative effect of the cinnamon oil from Cinnamomum zeylanicum upon early stage diabetic nephropathy, Mishra A, Bhatti R, Singh A, Singh Ishar MP, *Planta Medica*, 2010
Cinnamon bark extract improves glucose metabolism and lipid profile in the fructose-fed rat. Kannappan S, Jayaraman T, Rajasekar P, Ravichandran MK, *Anuradha CV*, 2006
The cinnamon-derived dietary factor cinnamic aldehyde activates the Nrf2-dependent antioxidant response in human epithelial colon cells, Wondrak GT, Villeneuve NF, Lamore SD, Bause AS, Jiang T, Zhang DD, *Molecules*, 2010
Antibacterial activity of essential oils and their major constituents against respiratory tract pathogens by gaseous contact, Inouye S, Takizawa T, Yamaguchi H, *The Journal of Antimicrobial Chemotherapy*, 2001

CARDOMOMO
ELETTARIA CARDAMOMUM

vigoriza
relaja
limpia

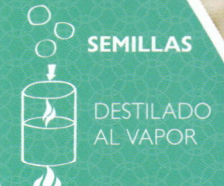

USOS PRINCIPALES

CONGESTIÓN
Aplicar de forma tópica en el pecho o vaporizar de forma aromática.

DOLOR ESTOMACAL Y EXTREÑIMIENTO
Usar de forma interna en cápsulas o aplicar de forma tópica para aliviar y promover la digestión.

MALESTARES MENSTRUALES Y DIGESTIVOS
Aplicar de forma tópica al abdomen.

GASTRITIS Y ÚLCERAS ESTOMACALES
Utilizar de forma interna en cápsulas.

DOLOR MUSCULAR
Aplicar de forma tópica para aliviar el dolor y la inflamación.

GARGANTA IRRITADA Y FIEBRES
Protégete de las amenazas estacionales al vaporizar de forma aromática o aplicar de forma tópica.

FATIGA MENTAL Y CONFUSIÓN
Despeja tu mente y alivia la fatiga aplicando de forma tópica debajo de la nariz y en la nuca.

PANCREATITIS
Aplicar de forma tópica en el área sobre el páncreas para limpiar y restaurar la función pancreática.

MAL ALIENTO Y OLORES EN VIVIENDA
Utilizar de forma interna en cápsulas para mejorar el aliento o vaporizar de forma aromática para despejar el aire de olores.

CULINARIO
Utilizar para sazonar tus comidas favoritas y mejorar los sabores.

Equilibrio Emocional
Usar de forma aromática y de forma tópica para pasar de un estado egocéntrico a uno de generosidad.

SEMILLAS
DESTILADO AL VAPOR

COMPONENTES PRINCIPALES
Acetato terpenilo
1,8 cineol
Linalool

PROPIEDADES PRINCIPALES
Digestivo
Antiespasmódico
Anti-inflamatorio
Descongestivo
Expectorante
Tónico
Estomáquico
Carminativo

SE ENCUENTRA EN
Mezcla inhalante
Capsulas para inhalación

COMBINA BIEN CON
Menta
Lavanda
Clavo de olor

SEGURIDAD
Seguro para aplicarse PURO.

Conocido como la especia comestible más costosa, el cardamomo también es un pariente cercano del jengibre.

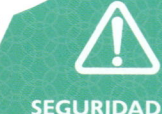

INVESTIGACIÓN: Antimicrobial activity of the bioactive components of essential oils from Pakistani spices against Salmonella and other multi-drug resistant bacteria., Naveed R, Hussain I, BMC Complementary and Alternative Medicine, 2013.
Gastroprotective effect of cardamom, Elettaria cardamomum Maton, fruits in rats, Jamal A, Journal of Ethnopharmacology, 2006.
Aromatherapy as a Treatment for Postoperative Nausea: A randomized trial, Hunt R, Anesthesia and Analgesia, 2013.
Treatment of irritable bowel syndrome with herbal preparations: results of a double-blind, randomized, placebo-controlled, multi-centre trial, Madisch A, Alimentary Pharmacology and Therapeutics, 2004.
Identification of proapoptopic, anti-inflammatory, anti-proliferative, anti-invasive and anti-angiogenic targets of essential oils in cardamom by dual reverse virtual screening and binding pose analysis, Bhattacharjee B, Asian Pacific Journal of Cancer Prevention, 2013.
Activity of Essential Oils Against Bacillus subtilis Spores, Lawrence HA, Journal of Microbiology and Biotechnology, 2009.

ACEITES INDIVIDUALES

SOLUCIONES NATURALES

CASIA

CINNAMOMUM CASSIA

especiado • fuerte • produce calidez

USOS PRINCIPALES

FRÍO EN EXTREMIDADES
Aplicar de forma tópica diluido para aumentar el flujo sanguíneo y brindar calidez a la piel y las extremidades.

DESCOMPOSTURAS ESTOMACALES Y VÓMITOS
Utilizar de forma interna en cápsulas para estimular la digestión.

DESINTOXICANTE PARA OIDO, NARIZ, GARGANTA, PULMONES
Utilizar de forma interna en cápsulas para eliminar hongos levaduriformes, flema y placa.

RETENCIÓN DE LÍQUIDOS
Utilizar de forma interna encápsulas o aplicar de forma tópica en las plantas de los pies con aceite fraccionado de coco.

EQUILIBRIO DE AZÚCAR EN SANGRE
Utilizar de forma interna en cápsulas con las comidas para ayudar al equilibrio de los niveles de azúcar en sangre.

ESTIMULAR METABOLISMO
Utilizar de forma interna en cápsulas para aumentar el metabolismo.

DESEO SEXUAL
Vaporizar de forma aromática o inhalar el aroma desde la botella para aumentar el deseo sexual.

CULINARIO
Agregar a tu receta favorita para lograr un sabor dulce similar a la canela.

EQUILIBRIO EMOCIONAL
Utilizar de forma aromática y de forma tópica para pasar de un estado de inseguridad a uno de audacia.

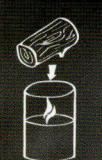

CORTEZA

DESTILADA AL VAPOR

COMPONENTES PRINCIPALES
Cinamaldehido
Eugenol
Chavicol

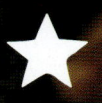

PROPIEDADES PRINCIPALES
Descongestivo
Carminativo
Desintoxicante
Cardiotónico
Antimicrobiano
Antiviral
Antimicótico
Antiespasmódico

COMBINA BIEN CON
Naranja silvestre
Jengibre
Abeto blanco

SEGURIDAD
Diluir mucho para uso tópico. Puede causar irritación en la piel. Puede reducir la cantidad de leche en mujeres lactantes.

Hacer agua dulce de caramelo de canela agregando 1 gota de casia con 2 gotas de Toronja.

INVESTIGACIÓN: Anti-inflammatory effects of essential oil from the leaves of Cinnamomum cassia and cinnamaldehyde on lipopolysaccharide stimulated J774A.1 cells, Pannee C, Journal of Advanced Pharmaceutical Technology & Research, 2014.
From type 2 diabetes to antioxidant activity: a systematic review of the safety and efficacy of common and cassia cinnamon bark., Dugoua JJ, Seely D, Perri D, Cooley K, Forelli T, Mills E, Koren G, Canadian Journal of Physiology and Pharmacology, 2007.
A review on anti-inflammatory activity of monoterpenes, de Cassia da Silveira e Sá R, Andrade LN, de Sousa DP, Molécules, 2013.
Cinnamomum cassia essential oil inhibits MSH-induced melanin production and oxidative stress in murine B16 melanoma cells, Chou ST, Chang WL, Chang CT, Hsu SL, Lin YC, Shih Y, International Journal of Molecular Sciences, 2013.
Randomized clinical trial of a phytotherapic compound containing Pimpinella anisum, Foeniculum vulgare, Sambucus nigra, and Cassia augustifolia for chronic constipation, Picon PD, Picon RV, Costa AF, Sander GB, Amaral KM, Aboy AL, Henriques AT, BMC Complementary and Alternative Medicine, 2010.
Antimicrobial activities of cinnamon oil and cinnamaldehyde from the Chinese medicinal herb Cinnamomum cassia Blume, Ooi LS, Li Y, Kam SL, Wang H, Wong EY, Ooi VE, The American Journal of Chinese Medicine, 2006.

CEDRO

JUNIPERUS VIRGINIANA

conectivo • fuerte • profundo

MADERA

DESTILADO AL VAPOR

COMPONENTES PRINCIPALES
Alfa cedreno
Cedrol

PROPIEDADES PRINCIPALES
Anti-inflamatorio
Diurético
Astringente
Antiséptico
Insecticida
Sedante

SE ENCUENTRA EN
Mezcla repelente
Mezcla mensual femenina

COMBINA BIEN CON
Bergamota
Baya de enebro
Ciprés

USOS PRINCIPALES

TDA Y TDAH
Aplicar de forma tópica sobre el pecho, en plantas de los pies y/o inhalar profundamente de forma aromática para calmar sentimientos de ansiedad.

PSORIASIS Y ECCEMA
Aplicar 1 gota de forma tópica con 1 gota de lavanda en áreas afectadas.

CALMA Y ANSIEDAD
Colocar en la palma de las manos y inhalar o aplicar de forma tópica en las plantas de los pies.

TOS Y SINUSITIS
Aplicar de forma tópica en el pecho y frente y luego colocar las manos sobre la nariz para inhalar de forma aromática.

APOPLEJÍA
Aplicar de forma tópica en la nuca y plantas de los pies.

INFECCIONES DEL TRACTO URINARIO, VEJIGA Y VAGINA
Aplicar de forma tópica en la parte baja del abdomen para ayudar a combatir infecciones.

ENCÍAS
Aplicar de forma tópica en las encías.

REPELENTE DE INSECTOS
Diluir de forma tópica con aceite fraccionado de coco y aplicar en la piel o usar de forma aromática en vaporizador para repeler insectos.

ACNE
Aplicar con 1 gota de melaleuca de forma tópica en marcas.

EQUILIBRIO EMOCIONAL
Utilizar de forma aromática y tópica para pasar de un estado de aislamiento a otro de socialización.

SEGURIDAD
Se recomienda diluir. Puede causar irritación en la piel.

El cedro puede crecer hasta superar los 30 metros de altura y se encuentra mencionado varias veces en la Biblia.

INVESTIGACIÓN: Repellency of Essential Oils to Mosquitoes (Diptera: Culicidae), Barnard DR, *Journal of Medical Entomology*, 1999.
Repellency of essential oils to mosquitoes (Diptera: Culicidae), Barnard DR, *Journal of Medical Entomology*, 1999.
Fumigant toxicity of plant essential oils against Camptomyia corticalis (Diptera: Cecidomyiidae), Kim JR, Haribalan P, Son BK, Ahn YJ, *Journal of Economic Entomology*, 2012.
Bactericidal activities of plant essential oils and some of their isolated constituents against Campylobacter jejuni, Escherichia coli, Listeria monocytogenes, and Salmonella enterica, Friedman M, Henika PR, Mandrell RE, *Journal of Food Protection*, 2002.
Chemical composition and antibacterial activity of selected essential oils and some of their main compounds, Wanner J, Schmidt E, Bail S, Jirovetz L, Buchbauer G, Gochev V, Girova T, Atanasova T, Stoyanova A, *Natural Product Communications*, 2010.
Randomized trial of aromatherapy: successful treatment for alopecia areata, Hay IC, Jamieson M, Ormerod AD, *Archives of Dermatology*, 1998.

ACEITES INDIVIDUALES

SOLUCIONES NATURALES

fresco • revitalizante • limpiador

CILANTRO

CONRIANDRUM SATIVUM

USOS PRINCIPALES

DESINTOXICANTE DE METALES PESADOS Y PROBLEMAS ANTIOXIDANTES
Utilizar de forma interna en cápsulas para una desintoxicación del organismo de metales pesados y radicales libres.

GASES, INDIGESTIÓN E HINCHAZÓN
Aplicar de forma tópica en el estómago para una mejor digestión.

ALERGIAS
Aplicar de forma tópica sobre el hígado o en las plantas de los pies para aliviar alergias al reducir la carga tóxica del hígado.

FORTALECIMIENTO DE HÍGADO Y RIÑONES
Utilizar de forma interna en cápsulas o aplicar de forma tópica sobre la zona hepática.

INFECCIONES MICÓTICAS
Utilizar de forma interna en cápsulas y aplicar de forma tópica en el área infectada.

CULINARIO
Mojar la punta de un palillo y agregar de forma interna a tu receta favorita de ensalada, salsa o guacamole.

OLOR CORPORAL
Combinar con menta de forma interna en cápsulas para disminuir olores corporales fuertes.

ANSIEDAD
Usar de forma aromática en un vaporizador para calmar sentimientos de ansiedad.

EQUILIBRIO EMOCIONAL
Usar de forma aromática y de forma tópica para pasar de un estado obsesivo a uno comunicativo

HOJAS

DESTILADAS AL VAPOR

COMPONENTES PRINCIPALES
Decenal
Dodecenal

PROPIEDADES PRINCIPALES
Antioxidante
Antimicótico
Desintoxicante
Antibacterial

COMBINA BIEN CON
Melaleuca
Albahaca
Limón

SE ENCUENTRA EN
Mezcla desintoxicante
Mezcla para tensión
Mezcla purificadora

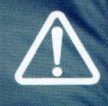

SEGURIDAD
Seguro para aplicarse PURO.

Parientes del perejil, los aceites de cilantro y Semilla de Cilantro son de la misma planta. El cilantro se extrae de la hoja y el Semilla de Cilantro de la semilla.

INVESTIGACIÓN: Antimicrobial activity of individual and mixed fractions of dill, cilantro, coriander and eucalyptus essential oils, Delaquis PJ, Stanich K, Girard B, Mazza G, International Journal of Food Microbiology, 2002.

CIPRÉS

CUPRESSUS SEMPERVIRENS

- HOJAS
- DESTILADO AL VAPOR

COMPONENTES PRINCIPALES
Alfa-pineno
Careno
Limonero

PROPIEDADES PRINCIPALES
Antibacterial
Antiséptico
Antioxidante
Anti-reumático
Estimulante
Vasoconstrictor
Tonificante

vivir · limpio · energizante

INVESTIGACIÓN: Immunological and Psychological Benefits of Aromatherapy Massage, Kuriyama H, Watanabe S, Nakaya T, Shigemori I, Kita M, Yoshida N, Masaki D, Tadai T, Ozasa K, Fukui K, Imanishi J, *Evidence-based Complementary and Alternative Medicine*, 2005
Chemical composition, bio-herbicidal and antifungal activities of essential oils isolated from Tunisian common cypress (Cupressus sempervirens L.), Ismail A, Lamia H, Mohsen H, Samia G, Bassem J, *Journal of Medicinal Plants Research*, 2013
Immunological and Psychological Benefits of Aromatherapy Massage, Kuriyama H, Watanabe S, Nakaya T, Shigemori I, Kita M, Yoshida N, Masaki D, Tadai T, Ozasa K, Fukui K, Imanishi J, *Evidence-Based Complementary and Alternative Medicine*, 2005
Effect of aromatherapy massage on abdominal fat and body image in post-menopausal women, Kim HJ, *Taehan Kanho Hakhoe Chi*, 2007
Evaluation of the Effects of Plant-derived Essential Oils on Central Nervous System Function Using Discrete Shuttle-type Conditioned Avoidance Response in Mice, Umezu T., *Phytotherapy Research*, 2012

SE ENCUENTRA EN
Mezcla para Masajes

COMBINA BIEN CON
Albahaca
Lavanda
Bergamota

USOS PRINCIPALES

ENURESIS NOCTURNA E INCONTINENCIA
Aplicar de forma tópica sobre la vejiga y/o el punto reflejo de la vejiga en el pie.

SINDROME DE LAS PIERNAS INQUIETAS, TÚNEL CARPIANO Y ARTRITIS
Aplicar de forma tópica en la(s) área(s) afectadas para ayudar a la circulación y aliviar el dolor crónico.

VÁRICES Y HEMORROIDES
Masajear de forma tópica sobre el área afectada.

CELULITIS
Masajear de forma tópica sobre el área y luego colocar una compresa caliente, para ayudar con la penetración a través de las capas de celulitis para liberarlas.

TOS FERINA Y TOS CONVULSA
Aplicar de forma tópica sobre los pulmones y luego aplica una compresa caliente para ayudar a una función respiratoria saludable.

AFECCIONES DE PRÓSTATA, PÁNCREAS Y OVARIOS
Masajear de forma tópica sobre el área afectada o el punto reflejo correspondiente.

DESCONGESTIVO DE HÍGADO Y VESÍCULA
Aplicar de forma tópica en los puntos reflejos del hígado en el pie y sobre el área del hígado.

PERÍODOS ABUNDANTES, ENDOMETRIOSIS Y FIBROIDES
Masajear suavemente de forma tópica en el abdomen sobre el área del útero, ovarios, o área afectada.

CALMANTE Y ENERGIZANTE
Inhalar o utilizar de forma aromática en un vaporizador.

EDEMA Y TOXEMIA
Aplicar de forma tópica para purificar la linfa, mejorar el flujo sanguíneo y la circulación.

EQUILIBRIO EMOCIONAL
Usar de forma aromática y tópica para pasar de un estado de decadencia a uno de florecimiento.

En la antigüedad los griegos amaban tanto el ciprés que se lo dedicaban a Plutón, el dios del Hades.

SEGURIDAD
No debe usarse de forma interna

ACEITES INDIVIDUALES

88 | SOLUCIONES NATURALES

cálido • especiado • protector

CLAVO DE OLOR

EUGENIA CARYOPHYLLATA

USOS PRINCIPALES

FORTALECIMIENTO DE LA FUNCIÓN HEPÁTICA Y CEREBRAL
Diluir de forma tópica y aplicar a las plantas de los pies o tomar de forma interna en cápsulas.

ESTIMULANTE INMUNOLÓGICO
Utilizar de forma tópica diluido en las plantas de los pies o de forma interna en cápsulas.

CIRCULACIÓN E HIPERTENSIÓN
Aplicar de forma tópica diluido en las extremidades para aumentar el flujo sanguíneo y mover coágulos y placa.

DOLOR DENTAL Y CARIES
Diluir y aplicar de forma tópica en el área para aliviar el dolor.

PROBLEMAS DE TIROIDES Y FORTALECIMIENTO A METABÓLICO
Aplicar diluido de forma tópica en la zona de la glándula tiroides, o usar de forma interna en una cápsula.

INFECCIONES
Diluir de forma tópica sobre el área afectada, de manera interna en cápsulas para combatir la infección.

ADICCIÓN A FUMAR
Aplicar de forma tópica con pimienta negra en toda la lengua para refrenar impulsos de fumar.

VIRUS Y RESFRIADOS
Aplicar de forma tópica a lo largo de la columna o utilizar de forma interna en cápsulas.

EQUILIBRIO EMOCIONAL
Usar de forma aromática y de forma tópica para pasar de un estado de sumisión a otro de certidumbre.

BROTES
DESTILADO AL VAPOR

COMPONENTE PRINCIPAL
Eugenol

PROPIEDADES PRINCIPALES
Antioxidante
Antiviral
Antibacterial
Antimicótico
Expectorante
Nervino
Anti-parasitario
Regenerativo
Vermicida

SE ENCUENTRA EN
Mezcla protectora
Mezcla de complejo celular

COMBINA BIEN CON
Canela
Romero
Naranja silvestre

SEGURIDAD
Diluir para su aplicación tópica.
Puede causar irritación en la piel.

El clavo de olor es un poderoso antioxidante. Como especia mide 300,000 en la escala ORAC y como aceite esencial mide más de 1 millón.

ENELDO

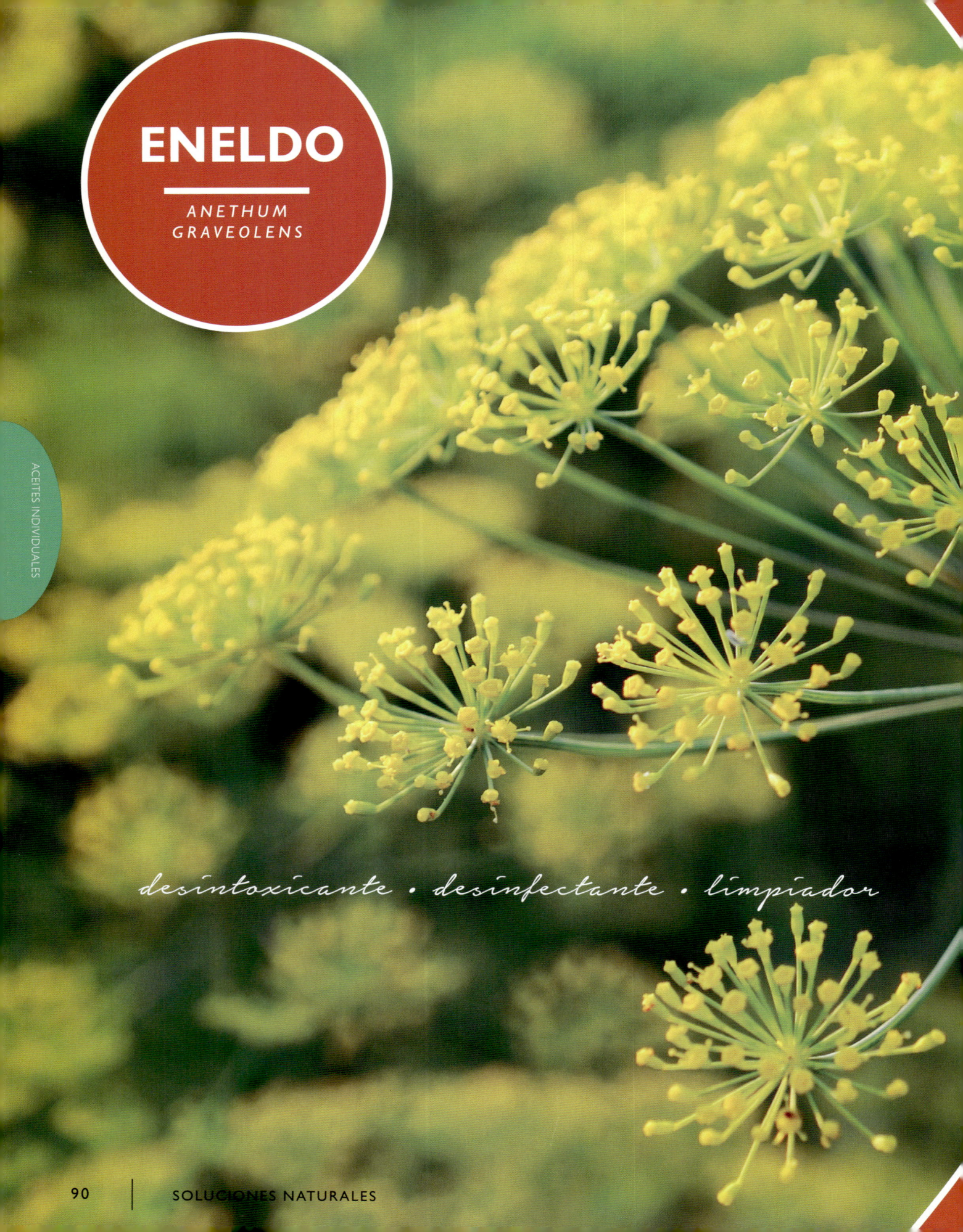

ANETHUM GRAVEOLENS

ACEITES INDIVIDUALES

desintoxicante • desinfectante • limpiador

SOLUCIONES NATURALES

USOS PRINCIPALES

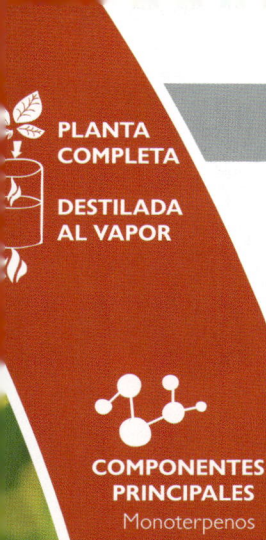

ESPASMOS MUSCULARES
Aplicar 👐 de forma tópica para calmar los músculos.

NERVIOSISMO
Vaporizar 💧 de forma aromática o aplicar 👐 de forma tópica con manzanilla romana para calmar el nerviosismo.

ADICCIÓN AL AZÚCAR Y FORTALECIMIENTO PANCREÁTICO
Tomar 💊 de forma interna para disminuir la adicción y bajar los niveles de glucosa.

DESINTOXICACIÓN Y EQUILIBRIO ELECTROLÍTICO
Tomar 💊 de forma interna.

COLESTEROL E HIPERTENSIÓN
Tomar 💊 de forma interna.

PROBLEMAS RESPIRATORIOS
Aplicar 👐 deforma tópica en el pecho o tomar 💊 de forma interna para aflojar y mover mocos.

GASES, HINCHAZÓN E INDIGESTIÓN
Tomar 💊 de forma interna para favorecer una digestión saludable.

FALTA DE PERÍODO MENSTRUAL
Aplicar 👐 de forma tópica enel abdomen.

CÓLICOS
Aplicar 👐 de forma tópica en el abdomen conaceite fraccionado de coco o en las plantas de los pies en caso de bebés con cólicos.

EQUILIBRIO EMOCIONAL
Utilizar 💧 de forma aromática y 👐 de forma tópica para pasar de un estado huidizo a uno proactivo.

PLANTA COMPLETA
DESTILADA AL VAPOR

COMPONENTES PRINCIPALES
Monoterpenos
D'Limoneno
Alfa y Beta Pinenos

PROPIEDADES PRINCIPALES
Antiespasmódico
Expectorante
Estimulante
Galactogogo
Carminativo
Emenagogo
Hipertensivo
Antibacterial

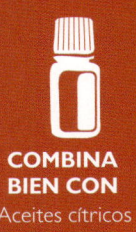

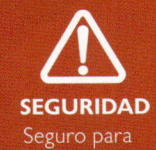

COMBINA BIEN CON
Aceites cítricos

SEGURIDAD
Seguro para aplicarse PURO.

Muy utilizado en bebidas con y sin alcohol.

INVESTIGACIÓN: Effects of Cd, Pb, and Cu on growth and essential oil contents in dill, peppermint, and basil, Zheljazkov VD, Craker LE, Xing B, *Environmental and Experimental Botany*, 2006.
Dill (Anethum graveolens L.) seed essential oil induces Candida albicans apoptosis in a metacaspase-dependent manner, Chen Y, Zeng H, Tian J, Ban X, Ma B, Wang Y, *Fungal Biology*, 2014.
Anethum graveolens: An Indian traditional medicinal herb and spice, Jana S, Shekhawat GS, *Pharmacognosy Review*, 2010.
Hypolipidemic activity of Anethum graveolens in rats, Hajhashemi V, Abbasi N, *Phytotherapy Research*, 2008.
Antifungal mechanism of essential oil from Anethum graveolens seeds against Candida albicans, Chen Y, Zeng H, Tian J, Ban X, Ma B, Wang Y, *Journal of Medical Microbiology*, 2013

EUCALIPTO

EUCALYPTUS RADIATA

HOJAS DESTILADAS AL VAPOR

COMPONENTES PRINCIPALES
Eucalipto, Alfa-terpineol

PROPIEDADES PRINCIPALES
Antiviral, Antibacterial
Expectorante, Analgésico
Insecticida, Hipotenso
Desinfectante,
Catalizador

SE ENCUENTRA EN
Mezcla protectora
Mezcla de limpieza para la piel
Mezcla respiratoria
Mezcla repelente

COMBINA BIEN CON
Romero, Menta
Cardamomo

SEGURIDAD
Se recomienda diluir. Puede causar irritación en la piel.

vivificante · fresco · limpiador

ACEITES INDIVIDUALES

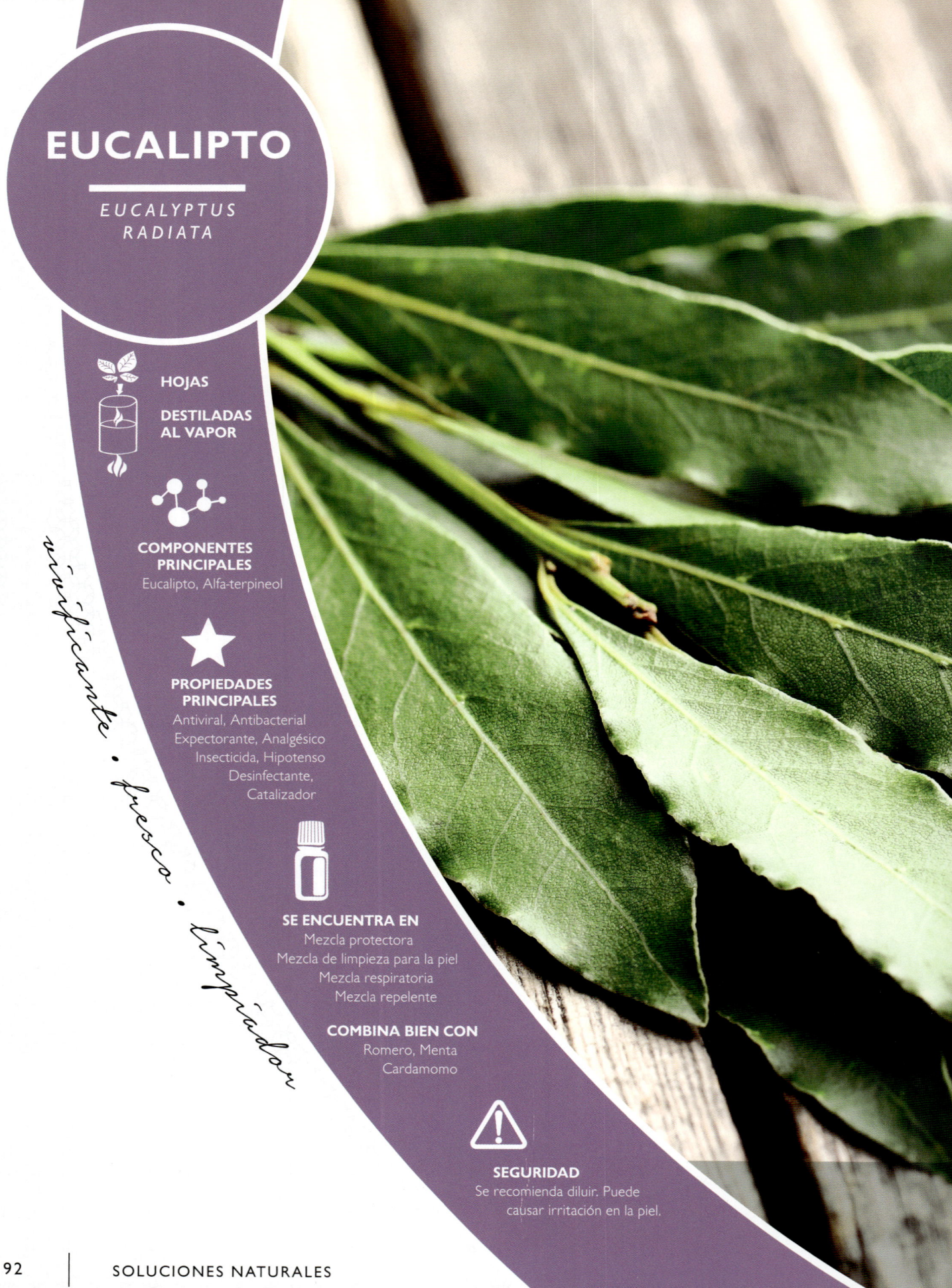

SOLUCIONES NATURALES

USOS PRINCIPALES

DOLORES DE OÍDO
Diluir y aplicar 👐 de forma tópica en la parte exterior de la oreja y el hueso detrás de la oreja o en el pecho.

CONGESTIÓN, TOS, BRONQUITIS Y NEUMONÍA
Diluir y aplicar 👐 de forma tópica en el pecho o utilizar 👃 en un vaporizador.

ASMA Y SINUSITIS
Colocar en las palmas de las manos e inhalar 👃 de forma aromática o aplicar 👐 diluido en pecho y pies.

FIEBRE
Aplicar 👐 de forma tópica con menta con movimientos descendentes en la columna para ayudar a disminuir la fiebre.

CULEBRILLA, MALARIA, RESFRÍO Y GRIPE
Vaporizar 👃 de forma aromática o aplicar 👐 de forma tópica en plantas de los pies o a lo largo de la columna.

FATIGA Y DOLOR MUSCULAR
Diluir y masajear suavemente 👐 de forma tópica sobre el área para aliviar músculos fatigados.

ALETARGAMIENTO MENTAL
Utilizar 👃 de forma aromática con romero en las palmas de las manos e inhalar profundamente para aumentar el flujo sanguíneo al cerebro.

DESINFECTANTE PARA LIMPIEZA
Agregar 10-15 gotas a un frasco con atomizador para obtener un limpiador desinfectante de secado rápido.

ÁCAROS
Aplicar 10-15 gotas en un frasco con atomizador y utilizar como repelente de ácaros.

EQUILIBRIO EMOCIONAL
Usar 👃 de forma aromática y 👐 tópica para pasar de un estado de atascamiento a uno creativo.

ACEITES INDIVIDUALES

💡 El eucalipto fue muy utilizado en la I Guerra Mundial para controlar infecciones y gripe.

INVESTIGACIÓN: Remedies for common family ailments: 10. Nasal decongestants, Sinclair A, *Professional Care of Mother and Child*, 1996
Immune-Modifying and Antimicrobial Effects of Eucalyptus Oil and Simple Inhalation Devices, Sadlon AE, Lamson DW, *Alternative Medicine Review: A Journal of Clinical Therapeutic*, 2010
Effect of inhaled menthol on citric acid induced cough in normal subjects, Morice AH, Marshall AE, Higgins KS, Grattan TJ, *Thorax*, 1994
The effects of aromatherapy on pain, depression, and life satisfaction of arthritis patients, Kim MJ, Nam ES, Paik SI, *Taehan Kanho Hakhoe Chi*, 2005
In vitro antagonistic activity of monoterpenes and their mixtures against 'toe nail fungus' pathogens, Ramsewak RS, Nair MG, Stommel M, Selanders L, *Phytotherapy Research*, 2003
Antibacterial, antifungal, and anticancer activities of volatile oils and extracts from stems, leaves, and flowers of Eucalyptus sideroxylon and Eucalyptus torquata, Ashour HM, *Cancer Biology and Therapy*, 2008

THE ESSENTIAL *life*

GAULTERIA

GAULTHERIA PROCUMBENS

HOJAS

DESTILADO AL VAPOR

COMPONENTES PRINCIPALES
Salicilato de metilo

PROPIEDADES PRINCIPALES
Antiinflamatorio
Analgésico
Antireumático

SE ENCUENTRA EN
Mezcla calmante
Mezcla de tensión

cálido · atenuante · reparador

⚠ **SEGURIDA**
Diluir para aplicar de forma tópica. Puede causar irritación en la piel.

USOS PRINCIPALES

GOTA Y REUMATISMO
Diluir y aplicar de forma tópica en áreas afectadas para calmar el malestar.

ARTRITIS
Diluir y aplicar de forma tópica para aliviar el dolor.

NEURALGIA Y CALAMBRES
Diluir y aplicar de forma tópica para reducir calambres.

ESPOLONES Y DOLOR ÓSEO
Diluir y aplicar de forma tópica en el área afectada.

HERIDA DE CARTÍLAGO
Diluir y aplicar de forma tópica para reducir la inflamación.

PROBLEMAS CON EL MANGUITO ROTADOR Y HOMBRO CONGELADO
Diluir y aplicar de forma tópica para aliviar el dolor y la inflamación.

CÁSPA
Mezclar 1-2 gotas con el shampoo y aplicar de forma tópica en el cuero cabelludo.

DERMATITIS
Diluir y aplicar de forma tópica para reducir la irritación en áreas afectadas.

INFECCIÓN URINARIA
Diluir y aplicar de forma tópica conforme sea necesario para reducir síntomas y eliminar la congestión.

EQUILIBRIO EMOCIONAL
Usar de forma aromática y de forma tópica para pasar de un estado obsesivo a otro tolerante.

💡 Un compuesto que se da de forma natural en la gaulteria, el "salicilato de metilo" se relaciona con el químico con el que se hace la aspirina.

ACEITES INDIVIDUALES

INVESTIGACIÓN: Comparison of oral aspirin versus topical applied methyl salicylate for platelet inhibition, Tanen DA, Danish DC, Reardon JM, Chisholm CB, Matteucci MJ, Riffenburgh RH, Annals of Pharmacotherapy, 2008. Fumigant toxicity of plant essential oils against Camptomyia corticalis (Diptera: Cecidomyiidae), Kim JR, Haribalan P, Son BK, Ahn YJ, Journal of Economic Entomology, 2012. Field evaluation of essential oils for reducing attraction by the Japanese beetle (Coleoptera: Scarabaeidae), Youssef NN, Oliver JB, Ranger CM, Reding ME, Moyseenko JJ, Klein MG, Pappas RS, Journal of Economic Entomology, 2009. Essential oils and their compositions as spatial repellents for pestiferous social wasps, Zhang QH, Schnidmiller RG, Hoover DR, Pest Management Science, 2013

SOLUCIONES NATURALES

fortalecedor • liberador • estabilizador

GERANIO

PELARGONIUM GRAVEOLENS

USOS PRINCIPALES

FORTALECIMIENTO AL HÍGADO, VESÍCULA, PÁNCREAS Y RIÑÓN
Aplicar de forma tópica sobre el área afectada o tomar de forma interna en cápsulas.

CORTES Y HERIDAS
Para ayudar a limpiar heridas y favorecer la curación, aplicar de forma tópica para la regeneración de tejidos.

SÍNDROME PRE-MENSTRUAL Y EQUILIBRIO HORMONAL
Masajear de forma tópica en el abdomen o tomar de forma interna debajo de la lengua.

LIBIDO BAJA
Masajear de forma tópica diluido sobre el abdomen o tomar 1 gota de forma interna debajo de la lengua para aumentar el deseo sexual.

PIEL Y CABELLO SECOS O GRASOS
Aplicar de forma tópica en el cuero cabelludo o en la piel para retener un equilibrio de aceites.

HUMECTANTE
Diluir de forma tópica con aceite fraccionado de coco y utilizar como humectante para hidratar y equilibrar la piel.

OLOR CORPORAL
Aplicar de forma tópica debajo de los brazos para disminuir el olor corporal desagradable.

EQUILIBRIO EMOCIONAL
Utilizar de forma aromática y de forma tópica para pasar de un estado desapercibido a otro de reconocimiento.

HOJAS

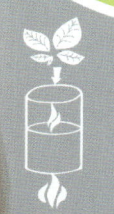

DESTILADAS AL VAPOR

COMPONENTES PRINCIPALES
Citronellol
Geraniol

PROPIEDADES PRINCIPALES
Hemostático
Desintoxicante
Regenerativo
Anti-alérgico
Anti-hemorrágico
Antitóxico

SE ENCUENTRA EN
Mezcla para mujeres mensual
Mezcla desintoxicante

COMBINA BIEN CON
Lavanda
Sándalo
Pachulí

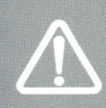

⚠️

SEGURIDAD
Se recomienda diluir, puede causar irritación en la piel.

ACEITES INDIVIDUALES

> Un aceite floral poderoso a menudo al que se le conoce como "la rosa del pobre". Si no tienes una rosa, ¡busca un geranio!

INVESTIGACIÓN: Bioactivity-guided investigation of geranium essential oils as natural tick repellents, Tabanca N, Wang M, Avonto C, Chittiboyina AG, Parcher JF, Carroll JF, Kramer M, Khan IA, *Journal of Agricultural and Food Chemistry*, 2013.
The antibacterial activity of geranium oil against Gram-negative bacteria isolated from difficult-to-heal wounds, Sienkiewicz M, Poznacska-Kurowska K, Kaszuba A, Kowalczyk E, *Burns*, 2014.
Suppression of neutrophil accumulation in mice by cutaneous application of geranium essential oil, Maruyama N, Sekimoto Y, Ishibashi H, Inouye S, Oshima H, Yamaguchi H, Abe S, *Journal of Inflammation (London, England)*, 2005.
Hypoglycemic and antioxidant effects of leaf essential oil of Pelargonium graveolens, L'Hér. in alloxan induced diabetic rats, Boukhris M, Bouaziz M, Feki I, Jemai H, El Feki A, Sayadi S, *Lipids in Health and Disease*, 2012.
Antioxidant and Anticancer Activities of Citrus reticulate (Petitgrain Mandarin) and Pelargonium graveolens (Geranium) Essential Oils, Fayed SA, *Research Journal of Agriculture and Biological Sciences*, 2009.
Aromatherapy Massage Affects Menopausal Symptoms in Korean Climacteric Women: A Pilot-Controlled Clinical Trial, Myung-HH, Yun Seok Y, Myeong SL, *Evidence-based Complementary and Alternative Medicine*, 2008.

THE ESSENTIAL *life*

GRANO FRANÉS

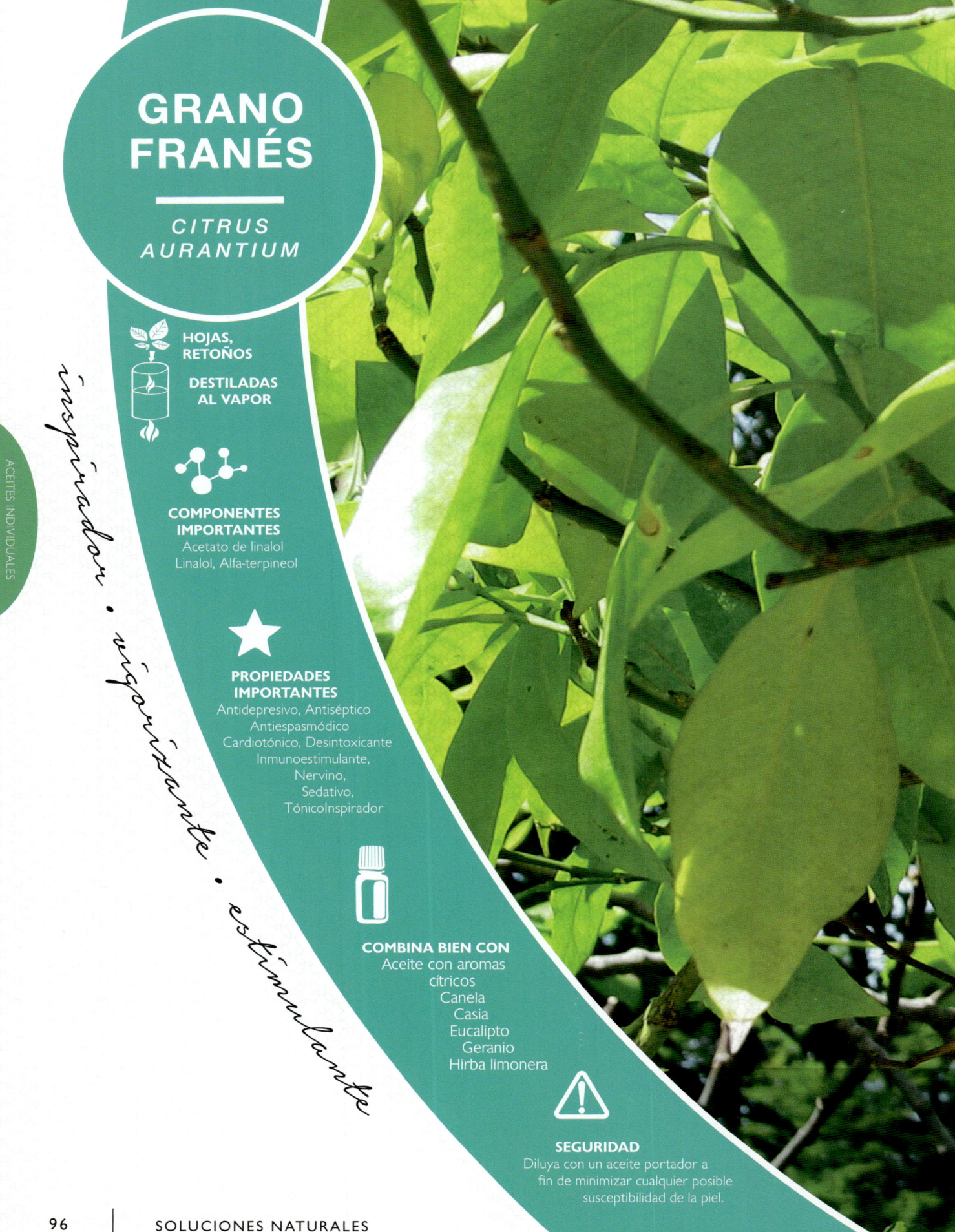

CITRUS AURANTIUM

HOJAS, RETOÑOS DESTILADAS AL VAPOR

COMPONENTES IMPORTANTES
Acetato de linalol
Linalol, Alfa-terpineol

PROPIEDADES IMPORTANTES
Antidepresivo, Antiséptico
Antiespasmódico
Cardiotónico, Desintoxicante
Inmunoestimulante,
Nervino,
Sedativo,
Tónico Inspirador

COMBINA BIEN CON
Aceite con aromas cítricos
Canela
Casia
Eucalipto
Geranio
Hirba limonera

SEGURIDAD
Diluya con un aceite portador a fin de minimizar cualquier posible susceptibilidad de la piel.

inspirador · vigorizante · estimulante

ACEITES INDIVIDUALES

96 | SOLUCIONES NATURALES

USOS PRINCIPALES

INFECCIONES BACTERIALES & HERIDAS
Aplique 👐 en el área afectada o ingiera 💊 en una cápsula.

TOS ESPASMÓDICA & CONGESTIÓN
Aplique 👐 en el pecho, esparza 💨, o ingiera 💊 en una cápsula.

ESPASMOS O CALAMBRES MUSCULARES Y ABDOMINALES
Aplique 👐 diluido al área afectada.

CONVULSIONES Y ATAQUES
Aplique 👐 en la parte posterior del cuello, en la frente y/o en la planta de los pies.

SENSACIÓN DE TEMOR Y ANSIEDAD
Esparza 💨 o inhale haciendo un cuenco con las manos.

IRA REPENTINA, CONMOCIÓN E HISTERIA
Esparza 💨 o inhale haciendo un cuenco con las manos.

NERVIOS ALTERADOS E INSOMNIO
Esparza 💨 antes de recostarse en el lecho, o añada a las almohadas y la ropa de cama unas cuantas gotas de lavanda o lima.

AROMA CORPORAL
Mezcle con otros aceites y aplique 👐 en forma de perfume, colonia, aerosol o loción corporal.

CASPA Y CABELLO GRASOSO
Añada 2 gotas al champú y aplique 👐, enjabone, remoje, y enjuague.

PALPITACIONES E HIPERTENSIÓN
Aplique 👐 en la parte posterior del cuello, la frente o la planta de los pies.

NERVIOSISMO Y SUDORACIÓN EXCESIVA
Esparza 💨 para lograr calmarse o relajarse o tome 💊 en una cápsula para tranquilizar el sistema nervioso y aliviar la ansiedad.

CONVALESCENCIA Y SENSACIÓN DE AISLAMIENTO
Esparza 💨 para lograr claridad y bienestar mental.

PIEL SECA Y AGRIETADA Y FORMACIÓN DE ACNÉ
Aplique 👐 al área afectada y hágalo diariamente por la mañana y por la tarde en su régimen de cuidado facial.

NÁUSEA Y VÓMITO
Ingiera 💊 como cápsula o aplique 👐 en el abdomen.

EQUILIBRIO EMOCIONAL
Utilice 💨 en forma aromática y 👐 de manera tópica para pasar de un estado de confusión a uno de armonía.

FUENTES: Aromatherapy Improves Work Performance Through Balancing the Autonomic Nervous System. Huang L, Capdevila L. *J Altern Complement Med*, 2016
Characterization of radicals arising from oxidation of commercially-important essential oils, Mori HM, Iwahashi H., *Free Radic Res.* 2016
Determination of allergenic hydroperoxides in essential oils using gas chromatography with electron ionization mass spectrometry, Rudbäck J, Ramzy A, Karlberg AT, Nilsson U, *J Sep Sci.* 2014
Volatile constituents and antioxidant activity of peel, flowers and leaf oils of Citrus aurantium L. growing in Greece, Sarrou E, Chatzopoulou P, Dimassi-Theriou K, Therios I. *Molecules*, 2013
A sensitive method for determination of allergenic fragrance terpene hydroperoxides using liquid chromatography coupled with tandem mass spectrometry, Rudbäck J, Islam N, Nilsson U, Karlberg AT, *J Sep Sci,* 2013
Season's variation impact on Citrus aurantium leaves essential oils: chemical composition and biological activities, Ellouze I, Abderrabba M, Sabaou N, Mathieu F, Lebrihi A, Bouajila J. *J Food Sci,* 2012
Determination of petitgrain oils landmark parameters by using gas chromatography-combustion-isotope ratio mass spectrometry and enantioselective multidimensional gas chromatography, Schipilliti L, Bonaccorsi I, Sciarrone D, Dugo L, Mondello L, Dugo G., *Anal Bioanal Chem*, 2013
Chemotaxonomic investigations of peel and petitgrain essential oils from 17 citron cultivars, Venturini N, Curk F, Desjobert JM, Karp D, Costa J, Paolini J. *Chem Biodivers.* 2010

💨 = Forma aromática 👐 = Forma tópica 💊 = Ingestión

HELICRISO

HELICHRYSUM ITALICUM

*sanador
fusionador
regenerador*

FLORES

DESTILADO AL VAPOR

COMPONENTES PRINCIPALES
Acetato de nerilo
Italidione
y-curcumene
Himoneno

PROPIEDADES PRINCIPALES
Antiespasmódico
Anticatarral
Neuroprotector
Neurotónico
Vasoconstrictor
Hemostático
Nervino
Analgésico

COMBINA BIEN CON
Lavanda
Salvia Esclarea
Rosa

SEGURIDAD
Seguro para aplicarse PURO.

USOS PRINCIPALES

ARRUGAS Y ESTRÍAS
Masajear de forma tópica con mirra en las arrugas y estrías. Diluir en caso de utilizar sobre el rostro.

SANGRADO DE NARIZ
Aplicar de forma tópica sobre el tabique para detener el sangrado.

CICATRICES Y HERIDAS
Aplicar de forma tópica en cicatrices y heridas para favorecer la renovación de la piel.

ALIVIO DE CONMOCIÓN Y DOLOR
Aplicar de forma tópica en la nuca o área dolorida.

PSORIASIS Y CONDICIONES DE LA PIEL
Aplicar de forma tópica con lavanda sobre las áreas afectadas.

VÁRICES
Aplicar de forma tópica con ciprés y masajear suavemente en las áreas afectadas.

SANGRADO Y HEMORRAGIAS
Aplicar de forma tópica donde sea necesario para ayudar a la coagulación de la sangre.

TINNITUS Y DOLORES DE OÍDO
Masajear de forma tópica detrás de las orejas para calmar espasmos o inflamación.

TOS Y CONGESTIÓN
Combinar con sándalo y limón, y frotar de forma tópica en la garganta y pecho para aliviar tos y congestión.

TOXICIDAD DE ALCOHOL Y METALES PESADOS
Tomar de forma interna en cápsulas para promover funciones hepáticas y pancreáticas saludables y quelación de metales pesados.

EQUILIBRIO EMOCIONAL
Utilizar de forma aromática y de forma tópica para pasar de una condición de lesión a una de alivio.

Este aceite precioso a menudo es cuidadosamente seleccionado en la isla de Córcega y se utiliza como "suturas líquidas".

INVESTIGACIÓN: Chemical composition and biological activity of the essential oil from Helichrysum microphyllum Cambess. ssp. tyrrhenicum Bacch., Brullo e Giusso growing in La Maddalena Archipelago, Sardinia., Ornano L, Venditti A, Sanna C, Ballero M, Maggi F, Lupidi G, Bramucci M, Quassinti L, Bianco A, *Journal of Oleo Science*, 2014.
Arzanol, an anti-inflammatory and anti-HIV-1 phloroglucinol alpha-Pyrone from Helichrysum italicum ssp. microphyllum, Appendino G, Ottino M, Marquez N, Bianchi F, Giana A, Ballero M, Sterner O, Fiebich BL, Munoz E, *Journal of Natural Products*, 2007.
Protective role of arzanol against lipid peroxidation in biological systems, Rosa A, Pollastro F, Atzeri A, Appendino G, Melis MP, Deiana M, Incani A, Loru D, Dessi MA, *Chemical and Physics of Lipids*, 2011.
Arzanol, a prenylated heterodimeric phloroglucinyl pyrone, inhibits eicosanoid biosynthesis and exhibits anti-inflammatory efficacy in vivo, Bauer J, Koeberle A, Dehm F, Pollastro F, Appendino G, Northoff H, Rossi A, Sautebin L, Werz O, *Biochemical Pharmacology*, 2011.
Anti-inflammatory and antioxidant properties of Helichrysum italicum, Sala A, Recio M, Giner RM, Máñez S, Tournier H, Schinella G, Ríos JL, *The Journal of Pharmacy and Pharmacology*, 2002.
Effects of Helichrysum italicum extract on growth and enzymatic activity of Staphylococcus aureus, Nostro A, Bisignano G, Angela Cannatelli M, Crisafi G, Paola Germanò M, Alonzo V, *International Journal of Antimicrobial Agents*.
Helichrysum italicum extract interferes with the production of enterotoxins by Staphylococcus aureus, Nostro A, Cannatelli MA, Musolino AD, Procopio F, Alonzo V, *Letters in Applied Microbiology*.
Assessment of the anti-inflammatory activity and free radical scavenger activity, Schinella GR, Máñez S, Giner RM, Cerdá-Nicolás M, Ríos JL, *European Journal*.

SOLUCIONES NATURALES

atenuante • edificante • fomentador

HIERBABUENA
MENTHA SPICATA

USOS PRINCIPALES

INDIGESTIÓN, NÁUSEAS Y CÓLICOS
Aplicar 🌿 de forma tópica en el área afectada o tomar 🌿 de forma interna en una cápsula.

MAL ALIENTO
Hacer buches y tragar 🌿 1 gota diluida en agua.

BRONQUITIS Y PROBLEMAS RESPIRATORIOS
Aplicar 🌿 de forma tópica en el pecho y la espalda o vaporizar 🌿.

ACNÉ, LLAGAS Y CICATRICES
Aplicar 🌿 de forma tópica en el área afectada.

DEPRESIÓN Y FATIGA
Vaporizar 🌿 y aplicar 🌿 de forma tópica en la nuca.

ESTRÉS Y PROBLEMAS NERVIOSOS
Vaporizar 🌿 aplicar 🌿 de forma tópica en la nuca.

MENSTRUACIÓN LENTA O ABUNDANTE
Vaporizar 🌿 y aplicar 🌿 de forma tópica en la nuca.

DOLORES DE CABEZA Y MIGRAÑAS
Vaporizar 🌿 y aplicar 🌿 de forma tópica en la nuca.

EQUILIBRIO EMOCIONAL
Utilizar 🌿 de forma aromática y 🌿 de forma tópica para pasar de un estado agotado a otro de revitalización.

PLANTA COMPLETA

DESTILADAS AL VAPOR

COMPONENTES PRINCIPALES
Carvona
Limoneno
Beta-mirceno

PROPIEDADES PRINCIPALES
Antiinflamatorio
Digestivo
Estimulante
Carminativo
Antiséptico

SE ENCUENTRA EN
Mezcla tranquilizante
Mezcla antiedad

COMBINA BIEN CON
Menta
Gaulteria
Jengibre

SEGURIDAD
Seguro para aplicarse PURO.

Un sabor común en pastas de dientes y caramelos, los antiguos griegos disfrutaban de baños con hierbabuena.

ACEITES INDIVIDUALES

INVESTIGACIÓN: Aromatherapy as a Treatment for Postoperative Nausea: A randomized Trial, Hunt R, Dienemann J, Norton HJ, Hartley W, Hudgens A, Stern T, Divine G, *Anesthesia and Analgesia*, 2013.
Inhibition by the essential oils of peppermint and spearmint of the growth of pathogenic bacteria, Imai H, Osawa K, Yasuda H, Hamashima H, Arai T, Sasatsu M, *Microbios*, 2001.
Influence of the chirality of (R)-(-) and (S)-(+)-carvone in the central nervous system: a comparative study, de Sousa DP, de Farias Nóbrega FF, de Almeida RN, *Chirality*, 2007.
Comparison of essential oils from three plants for enhancement of antimicrobial activity of nitrofurantoin against enterobacteria, Rafii F, Shahverdi AR, *Chemotherapy*, 2007.
Botanical perspectives on health peppermint: more than just an after-dinner mint, Spirling LI, Daniels IR, *Journal for the Royal Society for the Promotion of Health*, 2001.
The effect of gender and ethnicity on children's attitudes and preferences for essential oils: a pilot study, Fitzgerald M, Culbert T, Finkelstein M, Green M, Johnson A, Chen S, *Explore (New York, N.Y.)*, 200

THE ESSENTIAL *life*   99

HIERBA LIMONERA

CYMBOPOGON FLEXUOSUS

electrificante
regenerante
purificador

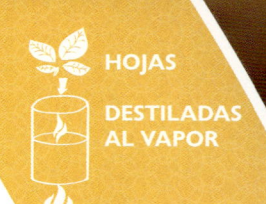

HOJAS DESTILADAS AL VAPOR

COMPONENTES PRINCIPALES
Geranial
Neral
Geraniol
Farnesol

PROPIEDADES PRINCIPALES
Anti-inflamatorio
Antimicrobial
Analgésico
Anti-carcinoma
Antimutagénico
Descongestivo
Regenerativo
Anti-reumático

SE ENCUENTRA EN
Mezcla de complejo celular

COMBINA BIEN CON
Albahaca
Jengibre
Menta

SEGURIDAD
Diluir para su aplicación tópica dado que puede causar irritación en la piel.

USOS PRINCIPALES

CÁNCER Y TUMORES
Utilizar de forma interna en cápsulas.

PRESIÓN ARTERIAL Y COLESTEROL
Tomar de forma interna en cápsulas.

HIPO E HIPER TIROIDISMO
Tomar de forma interna en cápsulas.

INFECCIONES Y CÁLCULOS EN RIÑONES Y VEJIGA
Usar de forma interna en cápsulas o diluir y aplicar de forma tópica sobre el abdomen.

PROBLEMAS DIGESTIVOS
Combinar con menta y aplicar diluido de forma tópica sobre el abdomen o de forma interna en cápsulas.

EQUILIBRIO EMOCIONAL
Utilizar de forma aromática y tópica para pasar a un estado de obstrucción intestinal a la fluidez.

DOLOR DE ARTICULACIONES, TENDONES Y LIGAMENTOS
Aplicar de forma tópica en el área afectada para aliviar y regenerar.

REPELENTE DE INSECTOS Y PARÁSITOS
Combinar 10-15 gotas con agua o aceite fraccionado de coco en un frasco atomizador y aplicar de forma tópica o colocar 3-6 gotas en un vaporizador.

CULINARIO
Agregar 1 gota a tus recetas preferidas para lograr platos más sabrosos.

El aceite esencial de Hirba limonera se utiliza en la industria farmacéutica por la síntesis de vitamina A.

ACEITES INDIVIDUALES

INVESTIGACIÓN: Protective effects of Hirba limonera (Cymbopogon citratus STAPF) essential oil on DNA damage and carcinogenesis in female Balb/C mice, Bidinotto LT, Costa CA, Salvadori DM, Costa M, Rodrigues MA, Barbisan LF, *Journal of Applied Toxicology*, 2011
The anti-biofilm activity of Hirba limonera (Cymbopogon flexuosus) and grapefruit (Citrus paradisi) essential oils against five strains of Staphylococcus aureus, Adukwu EC, Allen SC, Phillips CA, *Journal of Applied Microbiology*, 2012
Protective effect of Hirba limonera oil against dexamethasone induced hyperlipidemia in rats: possible role of decreased lecithin cholesterol acetyl transferase activity, Kumar VR, Inamdar MN, Nayeemunnisa, Viswanatha GL, *Asian Pacific Journal of Tropical Medicine*, 2011
The GABAergic system contributes to the anxiolytic-like effect of essential oil from Cymbopogon citratus (Hirba limonera), Costa CA, Kohn DO, de Lima VM, Gargano AC, Flório JC, Costa M, *Journal of Ethnopharmacology*, 2011
The effect of Hirba limonera EO highlights its potential against antibiotic resistant Staph. aureus in the healthcare environment., Adukwu EC, Allen SC, Phillips CA, *Journal of Applied Microbiology*, 2012
Anticancer activity of an essential oil from Cymbopogon flexuosus (Hirba limonera), Sharma PR, Mondhe DM, Muthiah S, Pal HC, Shahi AK, Saxena AK, Qazi GN, *Chemico-Biological Interactions*, 2009

SOLUCIONES NATURALES

fuerte • purificante • vigorizante

HINOJO
FOENICULUM VULGARE

USOS PRINCIPALES

NÁUSEAS, CÓLICOS Y FLATULENCIAS
Tomar 🔴 de forma interna en un vaso o masajear 🖐 de forma tópica en el abdomen.

PROBLEMAS MENSTRUALES Y SÍNDROME PRE-MENSTRUAL
Tomar 🔴 de forma interna en cápsulas o aplicar 🖐 de forma tópica en el abdomen para tonificar los órganos femeninos y ayudar a una menstruación saludable.

MALESTAR RELACIONADO CON MENOPAUSIA Y PRE-MENOPAUSIA
Tomar 🔴 de forma interna en cápsulas o masajear suavemente 🖐 de forma tópica sobre el abdomen.

CALAMBRES Y ESPASMOS
Diluir y masajear 🖐 de forma tópica en los músculos afectados para aliviar.

AMAMANTAR O BAJA CANTIDAD DE LECHE
Utilizar 🔴 de forma interna en cápsulas para aumentar la cantidad de leche.

EDEMA Y RETENCIÓN DE LÍQUIDOS
Masajear 🖐 de forma tópica con Toronja sobre las áreas afectadas o tomar cada una 🔴 de forma interna en cápsulas.

TOS Y CONGESTIÓN
Aplicar diluido 🖐 de forma tópica en el pecho y garganta.

PARÁSITOS INTESTINALES E INTESTINO PEREZOSO
Tomar 🔴 de forma interna combinado con limón.

PUNZADAS DE HAMBRE
Utilizar 🔴 de forma interna para dominar el hambre conforme sea necesario.

EQUILIBRIO EMOCIONAL
Usar 👃 de forma aromática y 🖐 tópica para para pasar de un estado improductivo a uno de prosperidad.

SEMILLAS DESTILADAS AL VAPOR

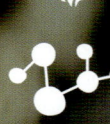

COMPONENTES PRINCPALES
Benzeno
Anetol
Limoneno

PROPIEDADES PRINCIPALES
Antiespasmódico
Emenagogo
Galactogogo
Diurético
Mucolítico
Digestivo
Anti-inflamatorio

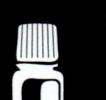

SE ENCUENTRA EN
Mezcla mesual para mujeres
Mezcla digestiva

COMBINA BIEN CON
Lavanda, Menta, Albahaca

SEGURIDAD
Diluir para aplicar de forma tópica. Puede causar irritación en la piel. Precaución durante el embarazo y con niños menores de 5 años. No debe utilizarse con epilépticos.

Los guerreros romanos de la antigüedad utilizaban hinojo porque se creía que les daría fuerza durante la batalla.

INVESTIGACIÓN: In vitro antifungal activity and mechanism of essential oil from fennel (Foeniculum vulgare L.) on dermatophyte species, Zeng H, Chen X, Liang J, *Journal of Medical Microbiology*, 2014
Antinociceptive activity of alpha-pinene and fenchone, Him A, Ozbek H, Turel I, Oner AC, *Pharmacology Online*, 2008
The palliation of nausea in hospice and palliative care patients with essential oils of Pimpinella anisum (aniseed), Foeniculum vulgare var. dulce (sweet fennel), Anthemis nobilis (Roman chamomile) and Mentha x piperita (peppermint), Gilligan NP, *International Journal of Aromatherapy*, 2005
Comparison of fennel and mefenamic acid for the treatment of primary dysmenorrhea, Namavar Jahromi B, Tartifizadeh A, Khabnadideh S, *International Journal of Gynaecology and Obstetrics: the Official Organ of the International Federation of Gynaecology and Obstetrics*, 2003
Carvacrol, a component of thyme oil, activates PPAR alpha and gamma and suppresses COX-2 expression, Hotta M, Nakata R, Katsukawa M, Hori K, Takahashi S, Inoue H., *Journal of Lipid Research*, 2010.
Effects of herbal essential oil mixture as a dietary supplement on egg production in quail, Çabuk M, Eratak S, Alçicek A, Bozkurt M., *The Scientific World Journal*, 2014
Antimicrobial and antiplasmid activities of essential oils, Schelz Z, Molnar J, Hohmann J, *Fitoterapia*, 2006
Chemical composition, antimicrobial and antioxidant activities of anethole-rich oil from leaves of selected varieties of fennel [Foeniculum vulgare Mill. ssp. vulgare var. azoricum (Mill.) Thell], Senatore F, Oliviero F, Scandolera E, Taglialatela-Scafati O, Roscigno G, Zaccardelli M, De Falco E, *Fitoterapia*, 2013
Salinity impact on yield, water use, mineral and essential oil content of fennel (Foeniculum vulgare Mill.), Semiz GD, Unlukara A, Yurtseven E, Suarez DL, Telci I, *Journal of Agricultural Science*, 2012
Efficacy of plant essential oils on postharvest control of rots caused by fungi on different stone fruits in vivo, Lopez-Reyes JG, Spadaro D, Prelle A, Garibaldi A, Gullino ML, *Journal of Food Protection*, 2013

THE ESSENTIAL *life*

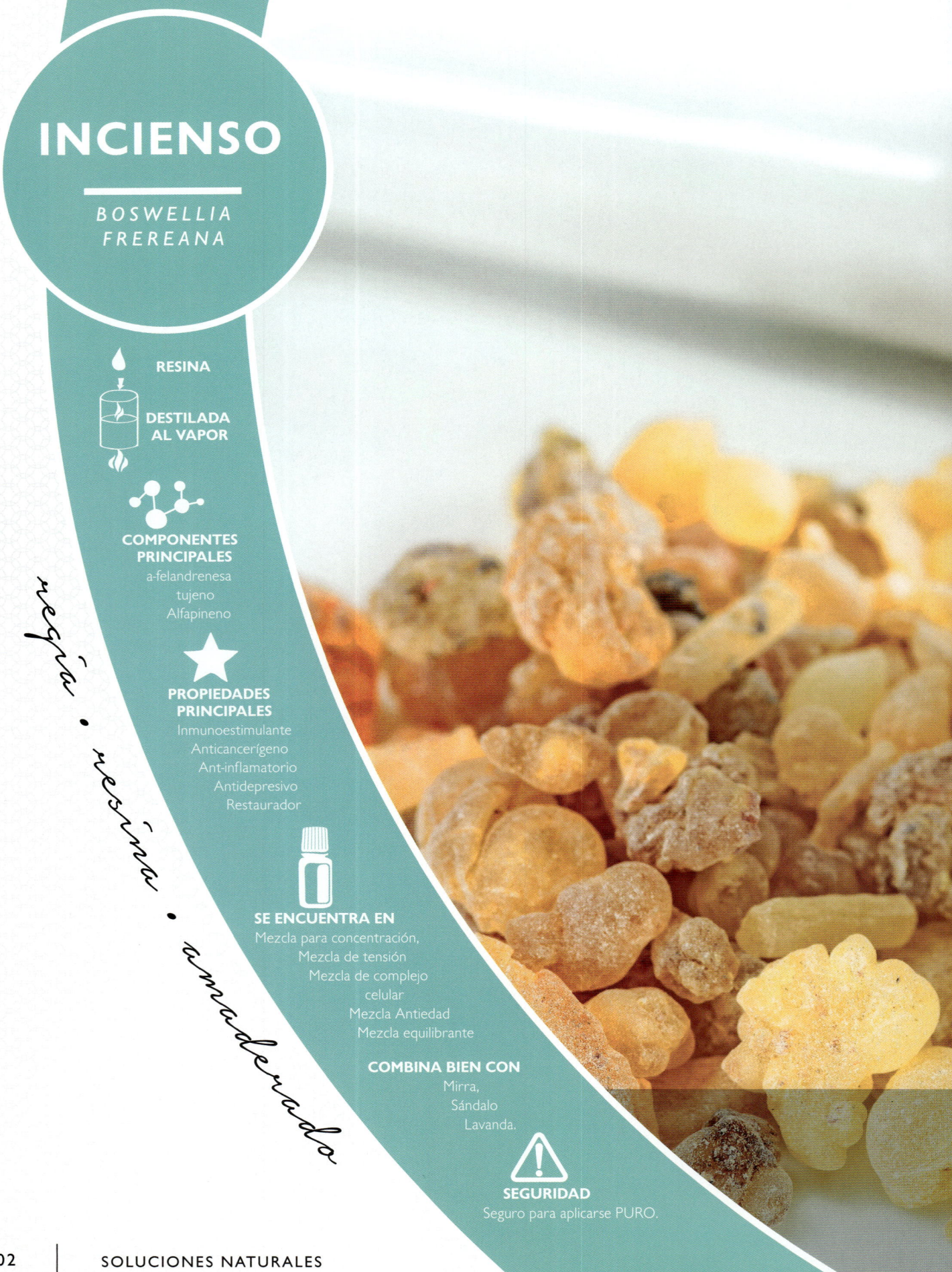

INCIENSO

BOSWELLIA FREREANA

RESINA

DESTILADA AL VAPOR

COMPONENTES PRINCIPALES
a-felandrenesa
tujeno
Alfapineno

PROPIEDADES PRINCIPALES
Inmunoestimulante
Anticancerígeno
Ant-inflamatorio
Antidepresivo
Restaurador

SE ENCUENTRA EN
Mezcla para concentración,
Mezcla de tensión
Mezcla de complejo celular
Mezcla Antiedad
Mezcla equilibrante

COMBINA BIEN CON
Mirra,
Sándalo
Lavanda.

SEGURIDAD
Seguro para aplicarse PURO.

regia • resina • amaderada

ACEITES INDIVIDUALES

SOLUCIONES NATURALES

USOS PRINCIPALES

CÁNCER Y TUMORES
Utilizar 🔵 de forma interna en una cápsula con lavanda, Toronja y clavo de olor o masajear 🔵 de forma tópica sobre el área afectada para favorecer una respuesta saludable a tumores y cáncer.

CONVULSIONES Y TRAUMA
Colocar 1 gota 🔵 de forma interna debajo de la lengua y aplicar 🔵 de forma tópica a lo largo de la línea de nacimiento del cabello para ayudar a disminuir convulsiones y aliviar en caso de trauma.

ENFERMEDAD DE ALZHEIMER, DEMENCIA Y LESIONES CEREBRALES
Utilizar 🔵 de forma interna o aplicar 🔵 de forma tópica debajo de la nariz y la nuca, o 🔵 en un vaporizador.

DEPRESIÓN
Vaporizar 🔵 de forma aromática o colocar 🔵 debajo de la lengua para aliviar síntomas de depresión.

CURACIÓN DE HERIDAS Y ARRUGAS
Aplicar 🔵 de forma tópica en heridas o arrugas para ayudar a la regeneración de la piel.

CICATRICES Y ESTRÍAS
Combinar con mirra y aplicar 🔵 de forma tópica para ayudar a reducir la aparición de cicatrices y estrías.

CIÁTICA Y DOLOR DE ESPALDA
Utilizar 🔵 de forma tópica en el área afectada o 🔵 de manera interna en cápsulas para reducir la inflamación. Diluir para abarcar más superficie.

SISTEMA INMUNE Y SALUD CELULAR
Tomar 🔵 de forma interna en cápsulas o aplicar en las plantas de los pies.

VERRUGAS
Aplicar 🔵 de forma tópica con orégano diluido para combatir verrugas.

CONGESTIÓN, TOS Y ALERGIAS
Para alcanzar un alivio suave, inhalar 🔵 y aplicar 🔵 de forma tópica con menta y romero en el pecho y la garganta.

MEDITACIÓN, ORACIONES Y CONCENTRACIÓN
Aplicar 🔵 de forma tópica debajo de la nariz y en la nuca o de forma 🔵 aromática en un vaporizador para calmar la tensión y lograr concentración.

EQUILIBRIO EMOCIONAL
Usar 🔵 de forma aromática y 🔵 tópica para pasar de un estado disperso a uno completamente coherente.

ACEITES INDIVIDUALES

💡 Casi todas las religiones antiguas han utilizado el incienso en sus prácticas espirituales incluso los antiguos egipcios, griegos, romanos, cristianos, judíos, musulmanes, hindúes, y budistas.

INVESTIGACIÓN: Frankincense oil derived from Boswellia carteri induces tumor cell specific cytotoxicity, Frank MB, Yang Q, Osban J, Azzarello JT, Saban MR, Saban R, Ashley RA, Welter JC, Fung KM, Lin HK, *BMC Complementary and Alternative Medicine*, 2009
Differential effects of selective frankincense (Ru Xiang) essential oil versus non-selective sandalwood (Tan Xiang) essential oil on cultured bladder cancer cells: a microarray and bioinformatics study. Dozmorov MG, Yang Q, Wu W, Wren J, Suhail MM, Woolley CL, Young DG, Fung KM, Lin HK, 2014
Composition and potential anticancer activities of essential oils obtained from myrrh and frankincense, Chen Y, Zhou C, Ge Z, Liu Y, Liu Y, Feng W, Li S, Chen G, Wei T, *Oncology Letters*, 2013
Volatile composition and antimicrobial activity of twenty commercial frankincense essential oil samples, Van Vuurena SF, Kamatoub GPP, Viljoenb, AM, *South African Journal of Botany*, 2010
Effects of Aroma Hand Massage on Pain, State Anxiety and Depression in Hospice Patients with Terminal Cancer, Chang SY, *Journal of Korean Academy of Nursing*, 2008
Evaluation of the Effects of Plant-derived Essential Oils on Central Nervous System Function Using Discrete Shuttle-type Conditioned Avoidance Response in Mice, Umezu T., *Phytotherapy Research*, 2012
Chemistry and immunomodulatory activity of frankincense oil, Mikhaeil BR, Maatooq GT, Badria FA, Amer MM, *Zeitschrift für Naturforschung C*, 2003
Boswellia frereana (frankincense) suppresses cytokine-induced matrix metalloproteinase expression and production of pro-inflammatory molecules in articular cartilage, Blain EJ, Ali AY, Duance VC, *Phytotherapy Research*, 2012
The additive and synergistic antimicrobial effects of select frankincense and myrrh oils–a combination from the pharaonic pharmacopoeia, de Rapper S, Van Vuuren SF, Kamatou GP, Viljoen AM, Dagne E, *Letters in Applied Microbiology*, 2012

THE ESSENTIAL *life* 103

JAZMÍN

JASMINUM GRANDIFLORUM

euforia
esplendor
alegría

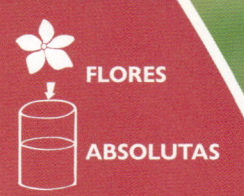

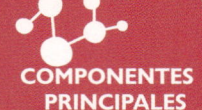

USOS PRINCIPALES

DEPRESIÓN Y ANSIEDAD
Vaporizar de forma aromática y aplicar de forma tópica debajo de la nariz y en la nuca.

LIBIDO BAJA
Aplicar de forma tópica en puntos reflejos o vaporizar de forma aromática.

LÍNEAS DE EXPRESIÓN Y ARRUGAS
Aplicar de forma tópica en la piel todas las noches.

CONJUNTIVITIS
Aplicar de forma tópica alrededor del ojo.

AGOTAMIENTO
Aplicar de forma tópica en la nuca y plantas de los pies.

PIEL SECA E IRRITADA
Aplicar de forma tópica con aceite fraccionado de coco en el área afectada.

SÍNDROME PRE MENSTRUAL Y EQUILIBRIO HORMONAL
Aplicar de forma tópica en la nuca y plantas de los pies.

PERFUME
Combinar con sándalo y aceite portador y aplicar de forma tópica a gusto.

EQUILIBRIO EMOCIONAL
Utilizar de forma aromática y de forma tópica para pasar de un estado de ánimo perturbado a uno emancipado.

ACEITES INDIVIDUALES

FLORES ABSOLUTAS

COMPONENTES PRINCIPALES
Acetato de bencilo
Benzoato de bencilo

PROPIEDADES PRINCIPALES
Antidepresivo
Afrodisíaco
Antiespasmódico
Calmante
Regenerativo
Carminativo

SE ENCUENTRA EN
Mezcla mesual para mujeres
COMBINA BIEN CON
Lavanda
Sándalo
Rosa

SEGURIDAD
Seguro para aplicarse PURO.

En India se conoce al jazmín como "Reina de la Noche" porque por lo general florece de noche.

INVESTIGACIÓN: The influence of essential oils on human attention and alertness, Ilmberger J, Heuberger E, Mahrhofer C, Dessovic H, Kowarik D, Buchbauer G, Chemical Senses, 2001.
The influence of essential oils on human vigilance, Heuberger E, Ilmberger J, Natural Product Communications, 2010.
Effects of Aromatherapy Massage on Blood Pressure and Lipid Profile in Korean Climacteric Women, Myung-HH, Heeyoung OH, Myeong SL, Chan K, Ae-na C, Gil-ran S, International Journal of Neuroscience, 2007.
Sedative effects of the jasmine tea odor and (R)-(-)-linalool, one of its major odor components, on autonomic nerve activity and mood states, Kuroda K, Inoue N, Ito Y, Kubota K, Sugimoto A, Kakuda T, Fushiki T, European Journal of Applied Physiology, 2005.
Aromatherapy Massage Affects Menopausal Symptoms in Korean Climacteric Women: A Pilot-Controlled Clinical Trial, Myung-HH, Yun Seok Y, Myeong SL, Evidence-based Complementary and Alternative Medicine, 2008.
Stimulating effect of aromatherapy massage with jasmine oil, Hongratanaworakit T, Natural Product Communications, 2010.
Activities of Ten Essential Oils towards Propionibacterium acnes and PC-3, A-549 and MCF-7 Cancer Cells, Zu Y, Yu H, Liang L, Fu Y, Efferth T, Liu X, Wu N, Molecules, 2010.

104 | SOLUCIONES NATURALES

produce calidez
incitante
estimulante

JENGIBRE
ZINGIBER OFFICINALE

USOS PRINCIPALES

NÁUSEAS, MALESTAR MATUTINO Y PÉRDIDA DE APETITO
Vaporizar 🌿 de forma aromática o tomar 💧 de forma interna en un vaso con agua tibia, o aplicar 👐 de forma tópica en las muñecas.

MAREO POR MOVIMIENTO Y VÉRTIGO
Inhalar 🌿 de forma aromática de las palmas de las manos o tomar 💧 de forma interna en cápsulas.

MEMORIA Y FORTALECIMIENTO CEREBRAL
Inhalar el aroma 🌿 de las palmas de las manos o tomar 💧 de forma interna en cápsulas.

ACIDEZ Y REFLUJO
Tomar 💧 de forma interna en una cápsula con limón para calmar la acidez y el reflujo.

ESPASMOS Y CALAMBRES
Diluir 👐 de forma tópica y aplicar en el área afectada para lograr un alivio cálido.

CÓLICOS Y CONSTIPACIÓN
Masajear 👐 de forma tópica diluido sobre los intestinos o tomar 💧 de forma interna en un vaso con agua tibia, para aliviar la constipación y promover una digestión saludable.

CONGESTIÓN Y SINUSITIS
Diluir y aplicar 👐 de forma tópica y masajear suavemente sobre pecho y garganta, o agregar 🌿 de forma aromática a un vaporizador para aliviar síntomas de congestión.

RESFRÍO, GRIPE Y DOLOR DE GARGANTA
Utilizar 💧 de forma interna en cápsulas, o para hacer gárgaras, o aplicar 👐 de forma tópica en las plantas de los pies para fortalecer el sistema inmune.

ADICCIÓN AL ALCOHOL
Tomar 💧 de forma interna en cápsulas según sea necesario para aplacar deseos de consumir.

ESGUINCES Y FRACTURAS
Diluir 👐 de forma tópica y aplicar al área afectada para favorecer la curación.

EQUILIBRIO EMOCIONAL
Utilizar 🌿 de forma aromática y 👐 tópica para pasar de un estado de ánimo apático a uno enérgico.

RAÍZ

DESTILADA AL VAPOR

COMPONENTE PRINCIPAL
Alfa-zingibereno

PROPIEDADES PRINCIPALES
Anti-inflamatorio
Antiespasmódico
Digestivo
Laxante
Analgésico
Estimulante
Descongestivo
Neurotónico

SE ENCUENTRA EN
Mezcla metabólica
Mezcla digestiva

COMBINA BIEN CON
Incienso
Canela
Toronja

SEGURIDAD
Se recomienda diluir. Puede causar irritación en la piel.

Ha sido utilizado por siglos como hierba medicinal.

ACEITES INDIVIDUALES

INVESTIGACIÓN: Gastroprotective activity of essential oils from turmeric and ginger, Liju VB, Jeena K, Kuttan R., *Journal of Basic and Clinical Physiology and Pharmacology*, 2014.
Reversal of pyrogallol-induced delay in gastric emptying in rats by ginger (Zingiber officinale)., Gupta YK, Sharma M, *Methods and Findings in Experimental and Clinical Pharmacology*, 2001.
The essential oil of ginger, Zingiber officinale, and anaesthesia, Geiger JL, *International Journal of Aromatherapy*, 2005.
Effectiveness of aromatherapy with light thai massage for cellular immunity improvement in colorectal cancer patients receiving chemotherapy, Khiewkhern S, Promthet S, Sukprasert A, Eunhpinitpong W, Bradshaw P, *Asian Pacific Journal of Cancer Prevention*, 2013.
Antioxidant, anti-inflammatory and antinociceptive activities of essential oil from ginger, Jeena K, Liju VB, Kuttan R, *Indian Journal of Physiology and Pharmacology*, 2013.
A brief review of current scientific evidence involving aromatherapy use for nausea and vomiting, Lua PL, Zakaria NS, *The Journal of Alternative and Complementary Medicine*, 2012.
Anti-inflammatory effects of ginger and some of its components in human bronchial epithelial (BEAS-2B) cells, Podlogar JA, Verspohl EJ, *Phytotherapy Research*, 2012.
Medicinal plants as antiemetics in the treatment of cancer: a review, Haniadka R, Popouri S, Palatty PL, Arora R, Baliga MS, *Integrative Cancer Therapies*, 2012.
Inhibitory potential of ginger extracts against enzymes linked to type 2 diabetes, inflammation and induced oxidative stress, Rani MP, Padmakumari KP, Sankarikutty B, Cherian OL, Nisha VM, Raghu KG, *International Journal of Food Sciences and Nutrition*, 2011.
Ginger: An herbal medicinal product with broad anti-inflammatory actions, Grzanna R, Lindmark L, Frondoza CG, *Journal of Medicinal Food*, 2005.

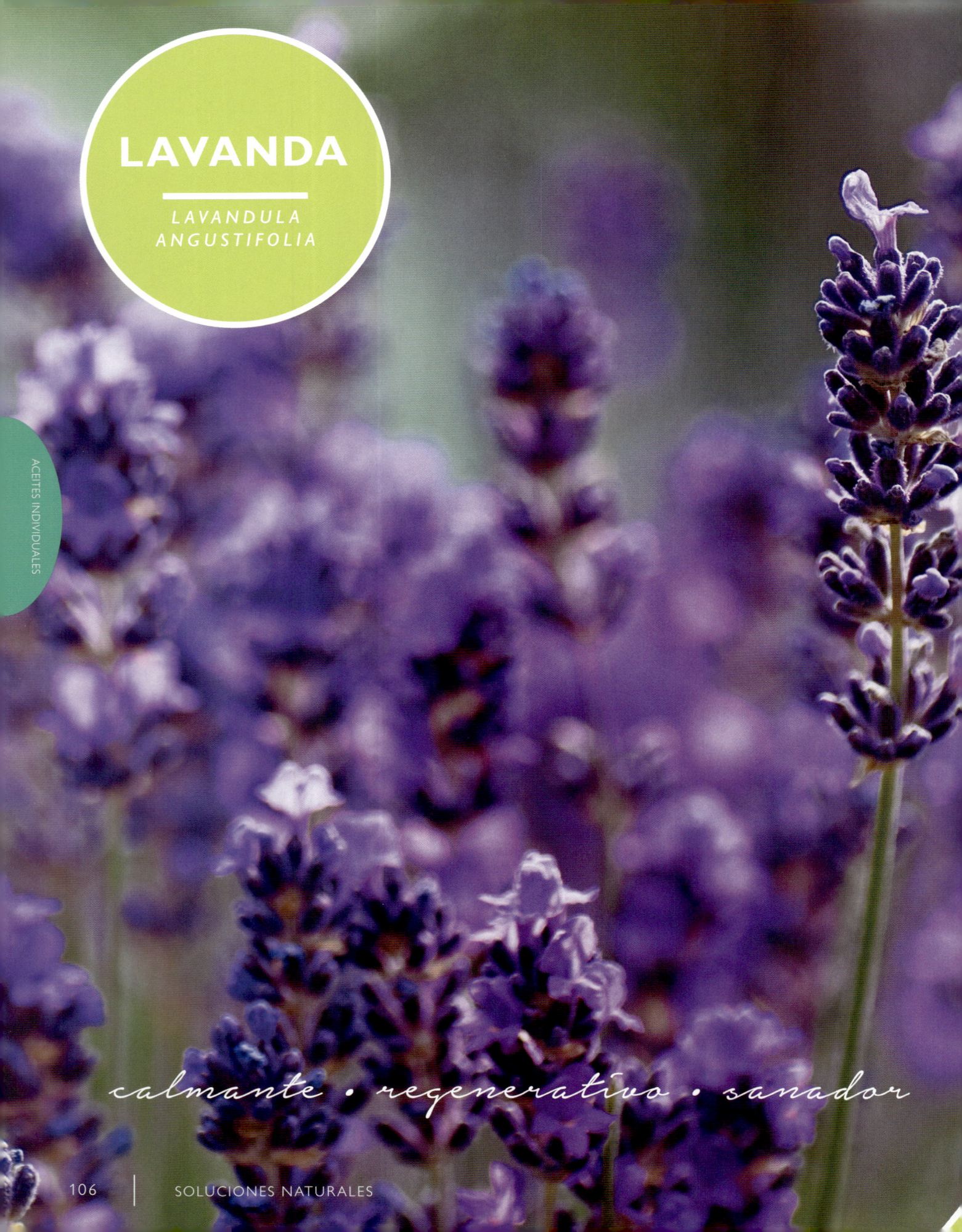

LAVANDA

LAVANDULA ANGUSTIFOLIA

ACEITES INDIVIDUALES

calmante • regenerativo • sanador

SOLUCIONES NATURALES

FLORES

DESTILADAS AL VAPOR

COMPONENTES PRINCIPALES
Linalool
α-terpinol
Acetato de linalilo
β-ocimeno

PROPIEDADES PRINCIPALES
Sedante
Astringente
Antihistamínico
Citofiláctico
Antiespasmódico
Antidepresivo
Analgésico
Hipotenso
Nervino
Relajante
Calmante
Antiespasmódico
Antibacterial
Regenerativo
Cardiotónico

SE ENCUENTRA EN
Mezcla de tensión
Mezcla calmante
Mezcla mesual para mujeres
Mezcla antiedad
Mezcla de masajes

COMBINA BIEN CON
Salvia
Naranja Silvestre
Incienso

SEGURIDAD
En caso de duda, ¡Usar lavanda! Seguro para aplicarse PURO.

USOS PRINCIPALES

PROBLEMAS DEL SUEÑO
Aplicar de forma tópica en las plantas de los pies o colocar de forma aromática en un vaporizador para inducir el sueño.

ESTRÉS, ANSIEDAD, BRUXISMO
Masajear de forma tópica sobre el corazón y en la nuca o inhalar de forma aromática

ATENCIÓN Y CONCENTRACIÓN
Aplicar 1 gota de forma tópica con vetiver o vaporizar para mejorar el estado de ánimo.

QUEMADURAS POR EL SOL, QUEMADURAS Y CICATRICES
Utilizar de forma tópica en el área afectada para aliviar y favorecer la curación.

ALERGIAS Y FIEBRE DE HENO
Tomar de forma interna con limón y menta en una cápsula, o utilizar cada uno de forma aromática en las palmas e inhalar.

DOLORES Y ESGUINCES
Masajear de forma tópica en el área afectada.

CORTES, HERIDAS Y AMPOLLAS
Poner de forma tópica en las heridas en las áreas afectadas, limpia y favorece la cura.

HIPERTENSIÓN
Utlizar de forma tópica en los puntos de pulso y sobre el corazón o tomar de forma interna en cápsulas.

MIGRAÑAS Y DOLORES DE CABEZA
Inhalar de forma aromática o aplicar de forma tópica en las sienes y la nuca.

EQUILIBRIO EMOCIONAL
Utilizar de forma aromática y de forma tópica para pasar de una condición desatendida a una de asertividad.

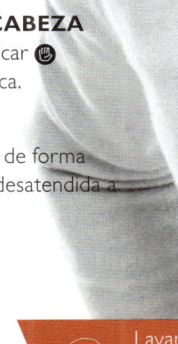

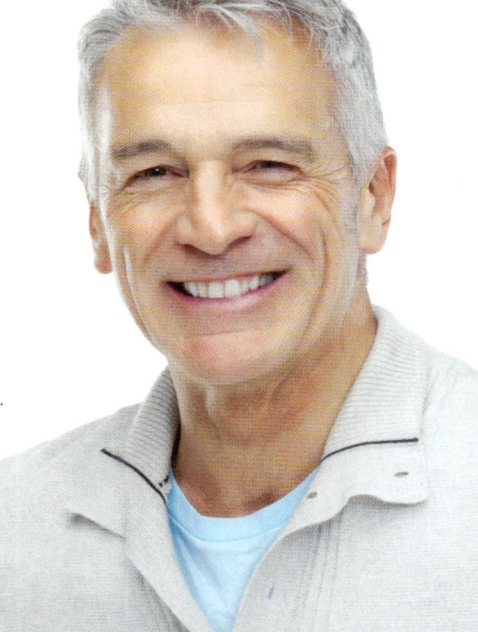

Lavanda significa "lavar" en su origen latín. Es quizás sea el aceite esencial más utilizado de forma global y con buena razón ¡dado que sirve para todo lo relacionado con la calma!

ACEITES INDIVIDUALES

INVESTIGACIÓN: An olfactory stimulus modifies nighttime sleep in young men and women, Goel N, Kim H, Lao RP, Chronobiology International, 2005.
Effects of lavender aromatherapy on insomnia and depression in women college students, Lee IS, Lee GJ, Taehan Kanho Hakhoe Chi, 2006.
Effects of lavender (lavandula angustifolia Mill.) and peppermint (Mentha cordifolia Opiz.) aromas on subjective vitality, speed, and agility, Cruz AB, Lee SE, Pagaduan JC, Kim TH, The Asian International Journal of Life Sciences, 2012.
Topical lavender oil for the treatment of recurrent aphthous ulceration, Altaei DT, American Journal of Dentistry, 2012.
Lavender essential oil inhalation suppresses allergic airway inflammation and mucous cell hyperplasia in a murine model of asthma; Ueno-lio T, Shibakura M, Yokota K, Aoe M, Hyoda T, Shinohata R, Kanehiro A, Tanimoto M, Kataoka M, Life Sciences, 2014
Lavender essential oil in the treatment of migraine headache: a placebo-controlled clinical trial; Sasannejad P.
Saeedi M, Shoeibi A, Gorji A, Abbasi M, Foroughipour M, European Neurology, 2012.
Effect of aromatherapy on symptoms of dysmenorrhea in college students: A randomized placebo-controlled clinical trial, Han SH, Hur MH, Buckle J, Choi J, Lee MS, The Journal of Alternative and Complementary Medicine, 2006.
The effects of aromatherapy on pain, depression, and life satisfaction of arthritis patients, Kim MJ, Nam ES, Paik SI, Taehan Kanho Hakhoe Chi, 2005.
Effect of lavender oil (Lavandula angustifolia) on cerebral edema and its possible mechanisms in an experimental model of stroke, Vakili A, Sharifat S, Akhavan MM, Bandegi AR, Brain Research, 2014.
Two US practitioners' experience of using essential oils for wound care, Hartman D, Coetzee JC, Journal of Wound Care, 2002.
Lavender and the nervous system, Koulivand PH, Khaleghi Ghadiri M, Gorji A, Evidence-Based Complementary and Alternative Medicine, 2013

THE ESSENTIAL *life*   107

LIMÓN
CITRUS LIMON

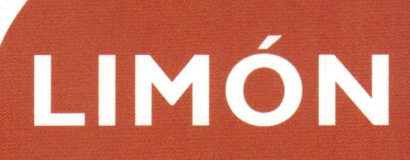

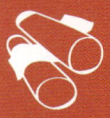

edificante · vigorizante · refrescante

CÁSCARA

PRENSADA EN FRÍO

COMPONENTES PRINCIPALES
d-limoneno
Alfa pinenos
Beta pinenos

PROPIEDADES PRINCIPALES
Antiséptico
Diurético
Antioxidante
Antibacterial
Desintoxicación
Desinfectante
Mucolítico
Astringente
Desengrasante

SE ENCUENTRA EN
Mezcla respiratoria
Mezcla vigorizante
Mezcla purificadora
Mezcla metabólica

COMBINA BIEN CON
Menta
Romero

SEGURIDAD
Evitar la exposición solar del área afectada o rayos UV por 12 horas luego de su aplicación tópica directa.

ACEITES INDIVIDUALES

SOLUCIONES NATURALES

USOS PRINCIPALES

CÁLCULOS RENALES Y VESICULARES
Tomar 🌿 de forma interna diluido en agua para desintoxicar el organismo.

DESINTOXICACIÓN Y LIMPIEZA LINFÁTICA
Tomar 🌿 de forma interna diluido en agua o aplicar 🖐 de forma tópica en orejas y tobillos para limpiar y equilibrar el pH.

ACIDEZ Y REFLUJO
Utilizar 🌿 de forma interna con aceite esencial de jengibre diluidos en agua para ayudar a aliviar los síntomas de acidez y reflujo.

CONGESTIÓN Y MOCOS
Masajear 🖐 de forma tópica sobre el pecho o utilizar 👃 de forma aromática en un vaporizador.

ESTRÉS
Vaporizar 👃 de forma aromática.

NARIZ CONGESTIONADA Y ALERGIAS
Inhalar 👃 o aplicar 🖐 de forma tópica sobre el tabique para detener el exceso de mucosidad en la nariz. Tomar 2-4 gotas 🌿 de forma interna con lavanda y menta para aliviar alergias.

GOTA, REUMATISMO Y ARTRITIS
Tomar 🌿 de forma interna diluido en agua.

DESENGRASANTE Y LIMPIEZA DE MUEBLES
Colocar 10-15 gotas en un frasco atomizador con agua.

VÁRICES
Aplicar 🖐 de forma tópica con ciprés.

CONCENTRACIÓN
Inhalar 👃 de forma aromática con romero.

EQUILIBRIO EMOCIONAL
Utilizar 👃 de forma aromática y 🖐 de forma tópica para pasar de un estado olvidadizo a uno vigorizante.

Se necesitan aproximadamente 45 limones para producir un frasco de 15 ml de aceite esencial de limón.

INVESTIGACIÓN: Screening of the antibacterial effects of a variety of essential oils on respiratory tract pathogens, using a modified dilution assay method. Inouye S, Yamaguchi H, Takizawa T, *Journal of Infection and Chemotherapy: Official Journal of the Japan Society of Chemotherapy*, 2001.
Antioxidative effects of lemon oil and its components on copper induced oxidation of low density lipoprotein. Grassmann J, Schneider D, Weiser D, Elstner EF, *Arzneimittel-Forschung*, 2001.
The effect of lemon inhalation aromatherapy on nausea and vomiting of pregnancy: a doubleblinded, randomized, controlled clinical trial. Yavari Kia P, Safajou F, Shahnazi M, Nazemiyeh H, *Iranian Red Crescent Medical Journal*, 2014.
Chemical composition of the essential oils of variegated pink-fleshed lemon (Citrus × limon L. Burm. f.) and their anti-inflammatory and antimicrobial activities. Hamdan D, Ashour ML, Mulyaningsih S, El-Shazly A, Wink M, *Zeitschrift Für Naturforschung C-A Journal of Biosciences*, 2013.
Essential oil from lemon peels inhibit key enzymes linked to neurodegenerative conditions and pro-oxidant induced lipid peroxidation. Oboh G, Olasehinde TA, Ademosun AO, *Journal of Oleo Science*, 2014.
Effect of flavour components in lemon essential oil on physical or psychological stress. Fukumoto S, Morishita A, Furutachi K, Terashima T, Nakayama T, Yokogoshi H, *Stress and Health*, 2008.
Cytological aspects on the effects of a nasal spray consisting of standardized extract of citrus lemon and essential oils in allergic rhinopathy. Ferrara L, Naviglio D, Armone Caruso A, *ISRN Pharmaceutics*, 2012.
Aromatherapy as a safe and effective treatment for the management of agitation in severe dementia: the results of a double-blind, placebo-controlled trial with Melissa. Ballard CG, O'Brien JT, Reichelt K, Perry EK, *The Journal of Clinical Psychiatry*, 2002.

LIMA
CITRUS AURANTIFOLIA

renovador energizante purificante

USOS PRINCIPALES

DOLOR DE GARGANTA
Hacer gárgaras l de forma interna diluido en agua.

CONGESTIÓN RESPIRATORIA, LINFÁTICA Y HEPÁTICA
Utilizar de forma interna en cápsulas o aplicar de forma tópica sobre el área afectada.

PROBLEMAS URINARIOS Y DIGESTIVOS
Utilizar de forma interna en un vaso con agua.

MEMORIA Y CLARIDAD
Inhalar o vaporizar de forma aromática.

AGOTAMIENTO Y DEPRESIÓN
Aplicar T de forma tópica o vaporizar de forma aromática para energizar y estimular.

HERPES Y HERPES LABIALES
Tomar de forma interna en cápsulas o aplicar de forma tópica en brotes.

VARICELA
Utilizar de forma interna en cápsulas o diluir y aplicar de forma tópica en las marcas.

PIOJOS
Utilizar de forma tópica con melaleuca en el cuero cabelludo.

DOLOR E INFLAMACIÓN
Masajear de forma tópica sobre el área afectada o utilizar de forma interna en cápsulas para disminuir la inflamación y aumentar los antioxidantes.

EQUILIBRIO EMOCIONAL
Utilizar de forma aromática y tópica para pasar de un estado de desfallecimiento a uno de dinamismo.

ACEITES INDIVIDUALES

CÁSCARA PRENSADA EN FRÍO

COMPONENTES PRINCIPALES
Limoneno
Beta-pineno
Gamma terpineno

PROPIEDADES PRINCIPALES
Anti-inflamatorio
Antiséptico
Antioxidante
Antibacterial
Tónico
Edificante
Desintoxicante
Desinfectante
Diurético

SE ENCUENTRA EN
Mezcla para concentración
Mezcla purificadora

COMBINA BIEN CON
Bergamota
Pimienta negra
Romero

SEGURIDAD
Evitar la exposición solar o de rayos UV del área afectada por 12 horas luego de su aplicación tópica directa. Puede causar irritación en la piel.

Un aceite popular en perfumería para hombres. En el pasado los marineros británicos tomaban jugo de lima para prevenir el escorbuto.

INVESTIGACIÓN: Protective effects of Hirba limonera (Cymbopogon citratus STAPF) essential oil on DNA damage and carcinogenesis in female Balb/C mice, Bidinotto LT, Costa CA, Salvadori DM, Costa M, Rodrigues MA, Barbisan LF, *Journal of Applied Toxicology*, 2011.
The anti-biofilm activity of Hirba limonera (Cymbopogon flexuosus) and grapefruit (Citrus paradisi) essential oils against five strains of Staphylococcus aureus, Adukwu EC, Allen SC, Phillips CA, *Journal of Applied Microbiology*, 2012.
Protective effect of Hirba limonera oil against dexamethasone induced hyperlipidemia in rats: possible role of decreased lecithin cholesterol acetyl transferase activity, Kumar VR, Inamdar MN, Nayeemunnisa, Viswanatha GL, *Asian Pacific Journal of Tropical Medicine*, 2011.
The GABAergic system contributes to the anxiolytic-like effect of essential oil from Cymbopogon citratus (Hirba limonera), Costa CA, Kohn DO, de Lima VM, Gargano AC, Flório JC, Costa M, *Journal of Ethnopharmacology*, 2011.
The effect of Hirba limonera EO highlights its potential against antibiotic resistant Staph. aureus in the healthcare environment, Adukwu EC, Allen SC, Phillips CA, *Journal of Applied Microbiology*, 2012.
Anticancer activity of an essential oil from Cymbopogon flexuosus (Hirba limonera), Sharma PR, Mondhe DM, Muthiah S, Pal HC, Shahi AK, Saxena AK, Qazi GN, *Chemico-Biological Interactions*, 2009.

SOLUCIONES NATURALES

radiante • calmante • dulce

MANZANILLA ROMANA
ANTHEMIS NOBILIS

USOS PRINCIPALES

ESTRÉS Y CONMOCIÓN
Vaporizar o aplicar de forma tópica en la nuca.

PIEL SECA E IRRITADA
Aplicar de forma tópica en el área afectada.

PRESIÓN ARTERIAL MUY BAJA
Aplicar de forma tópica sobre el corazón o en la nuca o tomar en una cápsula.

CIÁTICA Y ESPALDA BAJA
Aplicar de forma tópica en el área afectada.

INSOMNIO Y SOBREEXITACIÓN
Vaporizar o aplicar de forma tópica en la nuca y frente.

SÍNDROME PRE-MENSTRUAL Y CÓLICOS
Aplicar de forma tópica en el abdomen.

FIEBRE Y DOLOR DE OÍDO
Aplicar de forma tópica en las plantas de los pies y en las orejas conforme sea necesario.

IRA E IRRITABILIDAD
Vaporizar o aplicar de forma tópica debajo de la nariz o en la nuca.

PARÁSITOS
Aplicar de forma tópica en el abdomen o tomar de forma interna en una cápsula para favorecer la expulsión.

ANOREXIA
Aplicar de forma tópica en la nuca o tomar de forma interna en una cápsula.

MORDEDURAS DE INSECTOS, PICADURAS DE ABEJAS Y AVISPONES
Aplicar de forma tópica en el área afectada o tomar de forma interna en una cápsula.

EQUILIBRIO EMOCIONAL
Usar de forma aromática y tópica para pasar de un estado de incomodidad a uno de animación.

FLORES

DESTILADO AL VAPOR

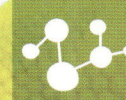

COMPONENTES PRINCIPALES
Geranial, Neral
Germacreno
Cariofileno

PROPIEDADES PRINCIPALES
Antibacteral
Antimicótico
Sedante, Antiviral
Inmunoestimulante
Hipotónico

SE ENCUENTRA EN
Mezcla para concentración
Mezcla de tensión
Mezcla calmante
Mezcla mensual para mujeres

COMBINA BIEN CON
Lavanda

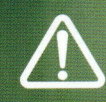

SEGURIDAD
Seguro para aplicarse PURO.

Los antiguos romanos utilizaban la manzanilla romana antes de la batalla para fortalecerse con valentía y mentes despejadas.

INVESTIGACIÓN: Cytological aspects on the effects of a nasal spray consisting of standardized extract of citrus lemon and essential oils in allergic rhinopathy. Ferrara L, Naviglio D, Armone Caruso A, *ISRN Pharm*, 2012. Volatiles from steam-distilled leaves of some plant species from Madagascar and New Zealand and evaluation of their biological activity, Costa R, Pizzimenti F, Marotta F, Dugo P. Santi L, Mondello L., *Nat Prod Commun*, 2010 Nov. Application of near-infrared spectroscopy in quality control and determination of adulteration of African essential oils, Juliani HR, Kapteyn J, Jones D, Koroch AR, Wang M, Charles D, Simon JE, *Phytochem Anal*, 2006 Mar-Apr Determination of the absolute configuration of 6-alkylated alpha-pyrones from Ravensara crassifolia by LC-NMR, Queiroz EF, Wolfender JL, Raoelison G, Hostettmann K, *Phytochem Anal*, 2003 Jan-Feb.

Antiviral activities in plants endemic to madagascar, Hudson JB, Lee MK, Rasoanaivo P, *Pharm Biol*, 2000 Two 6-substituted 5,6-dihydro-alpha-pyrones from Ravensara anisata, Andrianaivoravelona JO, Sahpaz S. Terreaux C, Hostettmann K, Stoeckli-Evans H, Rasolondramanitra J, *Phytochemistry* 1999 Sep. Study of the antimicrobial action of various essential oils extracted from Malagasy plants. II: Lauraceae, Raharivelomanana PJ, Terrom GP, Bianchini JP, Coulanges P, *Arch Inst Pasteur Madagascar*, 1989

MEJORANA

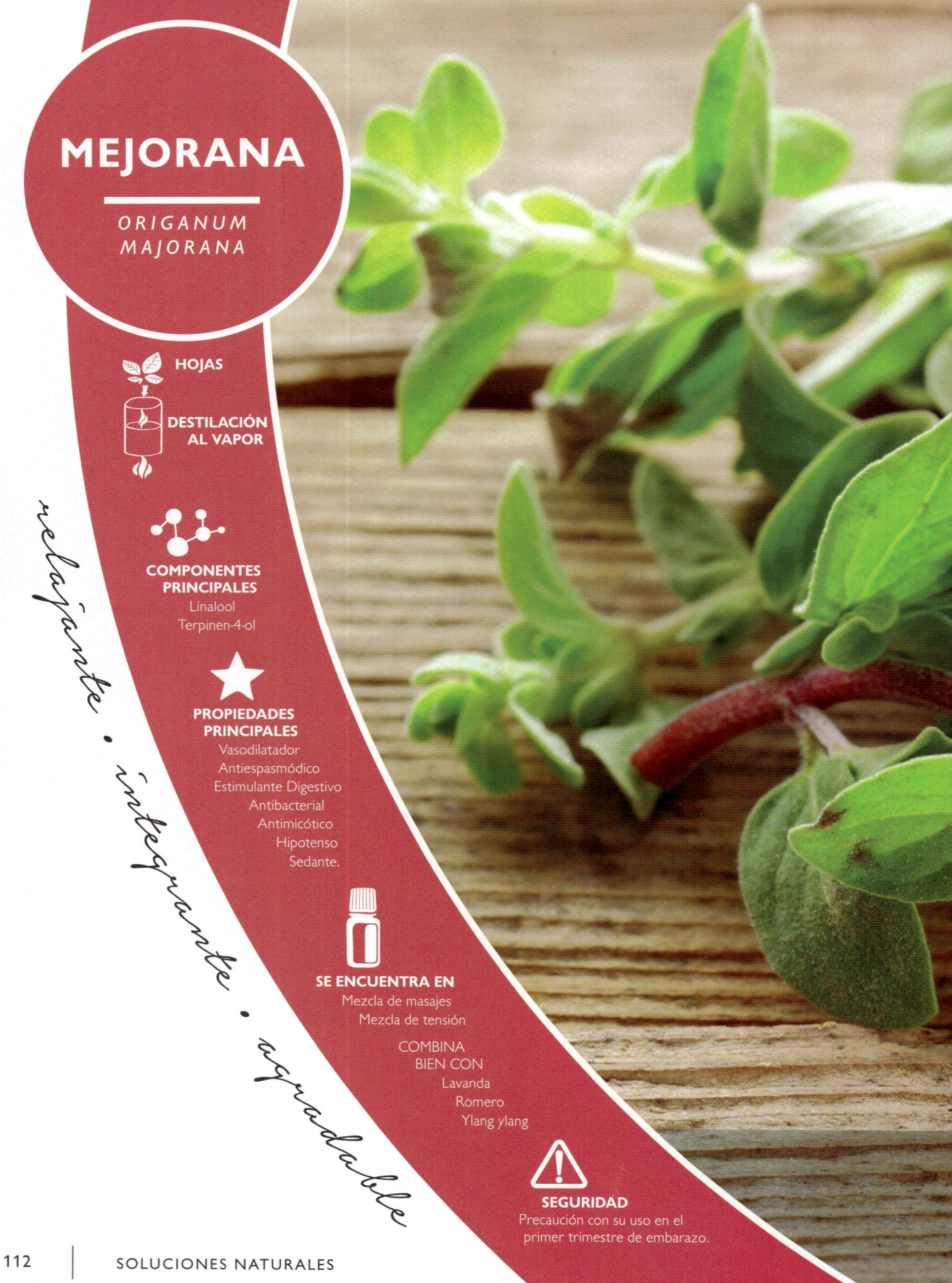

ORIGANUM MAJORANA

HOJAS

DESTILACIÓN AL VAPOR

COMPONENTES PRINCIPALES
Linalool
Terpinen-4-ol

PROPIEDADES PRINCIPALES
Vasodilatador
Antiespasmódico
Estimulante Digestivo
Antibacterial
Antimicótico
Hipotenso
Sedante.

SE ENCUENTRA EN
Mezcla de masajes
Mezcla de tensión

COMBINA BIEN CON
Lavanda
Romero
Ylang ylang

SEGURIDAD
Precaución con su uso en el primer trimestre de embarazo.

relajante · integrante · agradable

ACEITES INDIVIDUALES

112 | SOLUCIONES NATURALES

USOS PRINCIPALES

TÚNEL CARPIANO, TENDINITIS Y ARTRITIS
Utilizar 🌿 de forma tópica en áreas que adoloridas para aliviar y calmar.

CALAMBRES MUSCULARES Y ESGUINCES
Masajear 🌿 de forma tópica sobre los calambres o esguinces para calmar.

HIPERTENSIÓN
Aplicar 🌿 de forma tópica sobre el corazón y en los puntos de pulso o tomar 🌿 de forma interna con 2 gotas de Hirba limonera en una cápsula.

ANGINAS Y BRONQUITIS
Aplicar 🌿 de forma tópica en cuello, pecho y en la parte superior de la espalda.

PANCREATITIS
Aplicar 1 o 2 gotas 🌿 de forma tópica sobre el páncreas.

IMPUSO SEXUAL HIPERACTIVO
Aplicar 🌿 de forma tópica en el abdomen.

FORÚNCULOS, LLAGAS Y TINEA
Tomar 🌿 de forma interna en cápsulas o aplicar 🌿 de forma tópica en el área afectada.

MIGRAÑAS Y DOLORES DE CABEZA
Masajear 🌿 de forma tópica en la nuca, sobre la zona de presencia de dolor y a lo largo de la línea de crecimiento del cabello.

CÓLICOS Y CONSTIPACIÓN
Tomar 🌿 de forma interna en cápsulas o masajear 🌿 de forma tópica sobre el abdomen y en la parte baja de la espalda para mejorar la peristalsis.

CALMA Y ANSIEDAD
Masajear 🌿 de forma tópica en la nuca y las suelas de los pies o vaporizar 🌿 para aliviar el estrés.

EQUILIBRIO EMOCIONAL
Utilizar 🌿 de forma aromática y 🌿 de forma tópica para pasar de un estado de indecisión a uno de plena confianza.

💡 También conocido como "Gozo de las Montañas", la mejorana simbolizaba la felicidad para los antiguos griegos y romanos.

INVESTIGACIÓN: Comparative effects of Artemisia dracunculus, Satureja hortensis and Origanum majorana on inhibition of blood platelet adhesion, aggregation and secretion, Yazdanparast R, Shahriyary L, *Vascular Pharmacology*, 2008
The effects of aromatherapy on pain, depression, and life satisfaction of arthritis patients, Kim MJ, Nam ES, Paik SI, *Taehan Kanho Hakhoe Chi*, 2005
Immunological and Psychological Benefits of Aromatherapy Massage, Kuriyama H, Watanabe S, Nakaya T, Shigemori I, Kita M, Yoshida N, Masaki D, Tadai T, Ozasa K, Fukui K, Imanishi J, *Evidence-Based Complementary and Alternative Medicine*, 2005
Ovicidal and adulticidal activities of Origanum majorana essential oil constituents against insecticide-susceptible and pyrethroid/malathion-resistant Pediculus humanus capitis (Anoplura: Pediculidae), Yang YC, Lee SH, Clark JM, Ahn YJ, *Journal of Agricultural and Food Chemistry*, 2009
Essential oil inhalation on blood pressure and salivary cortisol levels in prehypertensive and hypertensive subjects, Kim IH, Kim C, Seong K, Hur MH, Lim HM, Lee MS, *Evidence-Based Complementary and Alternative Medicine*, 2012
Free radical scavenging and antiacetylcholinesterase activities of Origanum majorana L. essential oil, Mossa AT, Mawwar GA, *Human & Experimental Toxicology*, 2011
Pain relief assessment by aromatic essential oil massage on outpatients with primary dysmenorrhea: a randomized, double-blind clinical trial, Ou MC, Hsu TF, Lai AC, Lin YT, Lin CC, *The Journal of Obstetrics and Gynecology Research*, 2012

MELALEUCA

MELALEUCA ALTERNIFOLIA

ACEITES INDIVIDUALES

poderoso • limpiador • resolutivo

USOS PRINCIPALES

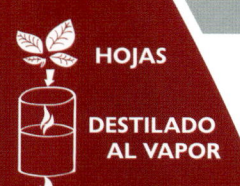

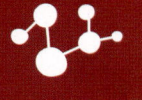

HOJAS

DESTILADO AL VAPOR

COMPONENTES PRINCIPALES
a-terpineno y-terpineno
Terpinen-4-ol p-cimeno

PROPIEDADES PRINCIPALES
Antiséptico
Antibacterial
Antimicótico
Anti-parasitario
Antiviral
Analgésico
Descongestivo

SE ENCUENTRA EN
Mezcla de respiración
Mezcla purificadora

COMBINA BIEN CON
Ciprés
Tomillo
Lavanda

SEGURIDAD
Seguro para aplicarse PURO.

ECCEMA, PIE DE ATLETA Y CÁNDIDA
Utilizar de forma interna en cápsulas o diluir y aplicar de forma tópica en áreas afectadas.

BRONQUITIS, RESFRÍO Y GRIPE
Utilizar de forma interna en cápsulas, masajear de forma tópica en garganta o vaporizar.

CORTES Y HERIDAS
Utilizar de forma tópica con lavanda para limpiar y desinfectar heridas.

ACNÉ, CONJUNTIVITIS, INFECCIÓN ESTAFILOCÓCICA Y SARM
Utilizar de forma interna en cápsulas o de forma tópica en en área afectada.

DOLOR DE GARGANTA Y AMIGDALITIS
Tomar de forma interna en cápsulas o en agua tibia para hacer gárgaras.

CASPA, ESCABIOSIS, PIOJOS
Agregar de forma tópica al shampoo. Dejar la espuma en la cabeza por algunos minutos.

URTICARIA, SARPULLIDOS Y PICAZÓN OCULAR
Utilizar de forma interna en cápsulas o diluir y utilizar de forma tópica en el área afectada. Para los ojos aplicar en la base del segundo y tercer dedo del pie.

CARIES Y PERIODONTITIS
Utilizar de forma interna en cápsulas o de forma tópica en el área afectada.

CONMOCIÓN
Aplicar de forma tópica debajo de la nariz o a lo largo de la columna.

EQUILIBRIO EMOCIONAL
Utilizar de forma aromática y tópica para pasar de un estado de inseguridad a uno de equilibrio interno.

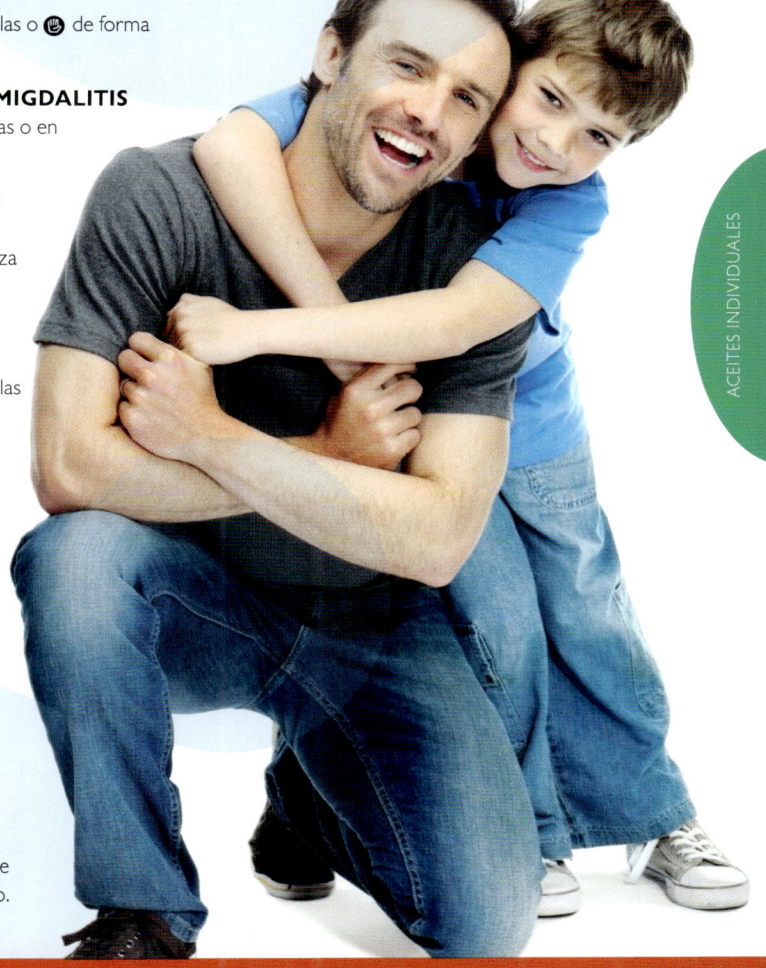

Con 12 veces el poder antiséptico de un fenol, los aborígenes australianos han utilizado "árbol de te" por siglos, a menudo moliendo las hojas en sus manos e inhalando su aroma para tratar resfríos y enfermedades.

INVESTIGACIÓN: Essential oil of Melaleuca alternifolia for the treatment of oral candidiasis induced in an immunosuppressed mouse model, de Campos Rasteiro VM, da Costa AC, Araújo CF, de Barros PP, Rossoni RD, Anbinder AL, Jorge AO, Junqueira JC, BMC Complementary and Alternative Medicine, 2014.
Tea tree oil-induced transcriptional alterations in Staphylococcus aureus., Cuaron JA, Dulal S, Song Y, Singh AK, Montelongo CE, Yu W, Nagarajan V, Jayaswal RK, Wilkinson BJ, Gustafson JE, Phytotherapy Research, 2013.
Susceptibility to Melaleuca alternifolia (tea tree) oil of yeasts isolated from the mouths of patients with advanced cancer, Bagg J, Jackson MS, Petrina Sweeney M, Ramage G, Davies AN, Oral Oncology, 2006
Cooling the burn wound: evaluation of different modalities., Jandera V, Hudson DA, de Wet PM, Innes PM, Rode H, Burns : Journal of the International Society for Burn Injuries, 2000.
Anti-inflammatory effects of Melaleuca alternifolia essential oil on human polymorphonuclear neutrophils and monocytes, Caldefie-Chézet F, Guerry M, Chalchat JC, Fusillier C, Vasson MP, Guillot J, Free Radical Research, 2004.
Tea tree oil reduces histamine-induced skin inflammation, Koh KJ, Pearce AL, Marshman G, Finlay-Jones JJ, Hart PH, British Journal of Dermatology, 2002.
Terpinen-4-ol, the main component of Melaleuca alternifolia (tea tree) oil inhibits the in vitro growth of human melanoma cells, Calcabrini A, Stringaro A, Toccacieli L, Meschini S, Marra M, Colone M, Salvatore G, Mondello F, Arancia G, Molinari A, Journal of Investigative Dermatology, 2004
A comparative study of tea-tree oil versus benzoylperoxide in the treatment of acne, Bassett IB, Pannowitz DL, Barnetson RS, Medical Journal of Australia, 1990.
Topically applied Melaleuca alternifolia (tea tree) oil causes direct anti-cancer cytotoxicity in subcutaneous tumour bearing mice, Ireland DJ, Greay SJ, Hooper CM, Kissick HT, Filion P, Riley TV, Beilharz MW, Journal of Dermatological Science, 2012.
Tea tree oil as a novel anti-psoriasis weapon, Pazyar N, Yaghoobi R, Skin Pharmacology and Physiology, 2012.

MELISA

MELISA OFFICINALIS

incitante · auténtica · restauradora

HOJAS Y FLORES

DESTILADO AL VAPOR

COMPONENTES PRINCIPALES
Geranial
Germacreno
Neral
b-Cariofileno

PROPIEDADES PRINCIPALES
Antidepresivo
Antiviral
Hipotenso
Sedante
Nervino
Antiespasmódico
Antihistamínico
Antibacterial

SE ENCUENTRA EN
Mezcla de felicidad
Cápsulas blandas de mezcla protectora

COMBINA BIEN CON
Geranio, Limón, Lavanda

SEGURIDAD
Seguro para aplicarse PURO.

USOS PRINCIPALES

RESFRÍOS, HERPES LABIAL, HERPES Y AMPOLLA FEBRIL
Aplicar 👐 de forma tópica en las llagas o utilizar 💊 de forma interna en cápsulas para combatir herpes.

DEPRESIÓN, ANSIEDAD Y CONMOCIÓN
Aplicar 👐 de forma tópica en la nuca y orejas o vaporizar 💨 de forma aromática o aplicar 👐 de forma tópica en el paladar y mantener por 5-10 segundos.

HIPERTENSIÓN Y PALPITACIONES
Aplicar 👐 de forma tópica en la nuca o sobre el corazón o vaporizar 💨.

VÉRTIGO
Aplicar 👐 de forma tópica detrás de las orejas y en la nuca o 💊 de forma interna.

ECCEMA
Masajear diluido 👐 de forma tópica sobre el área afectada para aliviar.

INFERTILIDAD, ESTERILIDAD Y PROBLEMAS MENSTRUALES
Masajear suavemente 👐 de forma tópica sobre el abdomen o tomar 💊 de forma interna en cápsulas para regular hormonas.

HIPERTENSIÓN
Tomar 💊 de forma interna en cápsulas o aplicar 👐 de forma tópica sobre el corazón y la nuca.

DISENTERÍA E INDIGESTION
Utilizar 💊 de forma interna en cápsulas o aplicar 👐 de forma tópica sobre el abdomen.

FIEBRES E INFECCIONES VIRALES
Aplicar 👐 de forma tópica a lo largo de la columna o en las plantas de los pies o tomar 💊 de forma interna en cápsulas.

EQUILIBRIO EMOCIONAL
Utilizar 💨 de forma aromática y 👐 de forma tópica para pasar de un estado de ánimo deprimido a uno resplandeciente.

También conocido como "bálsamo de limón"... hacer este preciado aceite esencial se nece... 30kg (66 lbs) para llenar un frasco de 5...

INVESTIGACIÓN: Low level of Lemon Balm (Melissa officinalis) essential oils showed hypoglycemic effects by altering the expression of glucose metabolism genes in db/db mice, Mi Ja Chung, Sung-Yun Cho and Sung-Joon Lee, *The Journal of the Federation of American Societies for Experimental Biology*, 2008.
Apoptosis-Inducing Effects of Melissa officinalis L. Essential Oil in Glioblastoma Multiforme Cells, Queiroz RM, Takiya CM, Guimarães LP, Rocha Gda G, Alviano DS, Blank AF, Alviano CS, Gattass CR, *Cancer Investigation*, 2014.
In Vivo Potential Anti-Inflammatory Activity of Melissa officinalis L. Essential Oil, Bounihi A, Hajjaj G, Alnamer R, Cherrah Y, Zeliou A, *Advances in Pharmacological Sciences*, 2013.
Antiviral activity of the volatile oils of Melissa officinalis L. against Herpes simplex virus type-2, Allahverdiyev A, Duran N, Ozguven M, Koltas S, *Phytomedicine*, 2004.
Aromatherapy as a safe and effective treatment for the management of agitation in severe dementia: the results of a double-blind, placebo-controlled trial with Melissa, Ballard CG, O'Brien JT, Reichelt K, Perry EK, *The Journal of Clinical Psychiatry*, 2002.
Chemical composition and in vitro antimicrobial activity of essential oil of Melissa officinalis L. from Romania, HĐncianu M, Aprotosoaie AC, Gille E, PoiatĐ A, TuchiluĐ C, Spac A, StĐnescu U, *Revista Medico-Chirurgicala a Societatii de Medici si Naturalisti din Iasi*, 2008.
Chemical composition and larvicidal evaluation of Mentha, Salvia, and Melissa essential oils against the West Nile virus mosquito Culex pipiens, Koliopoulos G, Pitarokili D, Kioulos E, Michaelakis A, Tzakou O, *Parasitology Research*, 2010

atenuante • dulce • reparador

MILENRAMA
ACHILLEA MILLEFOLIUM

HOJAS

DESTILADO AL VAPOR

COMPONENTES PRINCIPALES
α-pineno
β-pineno
1,8-cineol

PROPIEDADES PRINCIPALES
Antiinflamatorio
Antireumático
Antiespasmódico
Cicatrizante

COMBINA BIEN CON
Lavanda
Pimienta negra
Cedro
Ciprés

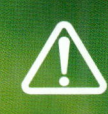

SEGURIDAD
Diluir para su aplicación tópica. Puede causar irritación en la piel.

USOS PRINCIPALES

VÁRICES
Aplicar de forma tópica diariamente en el área afectada.

SÍNDROME PRE-MESNTRUAL Y DOLORES MENSTRUALES
Aplicar de forma tópica en el área afectada y puntos de pulso.

HEMORROIDES
Diluir y aplicar en el área afectada.

CALAMBRES Y MALESTAR DIGESTIVO
Aplicar de forma tóica en el área afectada.

HERIDAS Y PICADURAS
Aplicar de forma tópica en heridas o cortes.

PROBLEMAS VESICULARES
Aplicar de forma tópica en el área afectada y en las suelas de los pies.

PROBLEMAS DE PIEL Y ECCEMA
Aplicar de forma tópica con lavanda en el área afectada.

EQUILIBRIO EMOCIONAL
Usar de forma aromática y de forma tópica para pasar de un estado de ánimo errático a otro de equilibrio.

En la antigua Grecia, se decía que Aquiles utilizó milenrama para aliviar el dolor en el talón de aquiles.

INVESTIGACIÓN: Chamazulene carboxylic acid and matricin: a natural profen and its natural prodrug, identified through similarity to synthetic drug substances. Ramadan M, Goeters S, Watzer B, Krause E, Lohmann K, Bauer R, Hempel B, Imming P, *Journal of Natural Products*, 2006.

Comparative evaluation of 11 essential oils of different origin as functional antioxidants, antiradicals and antimicrobials in foods. Sacchetti G, Maietti S, Muzzoli M, Scaglianti M, Manfredini S, Radice M, Bruni R, *Food Chemistry*, 2005.

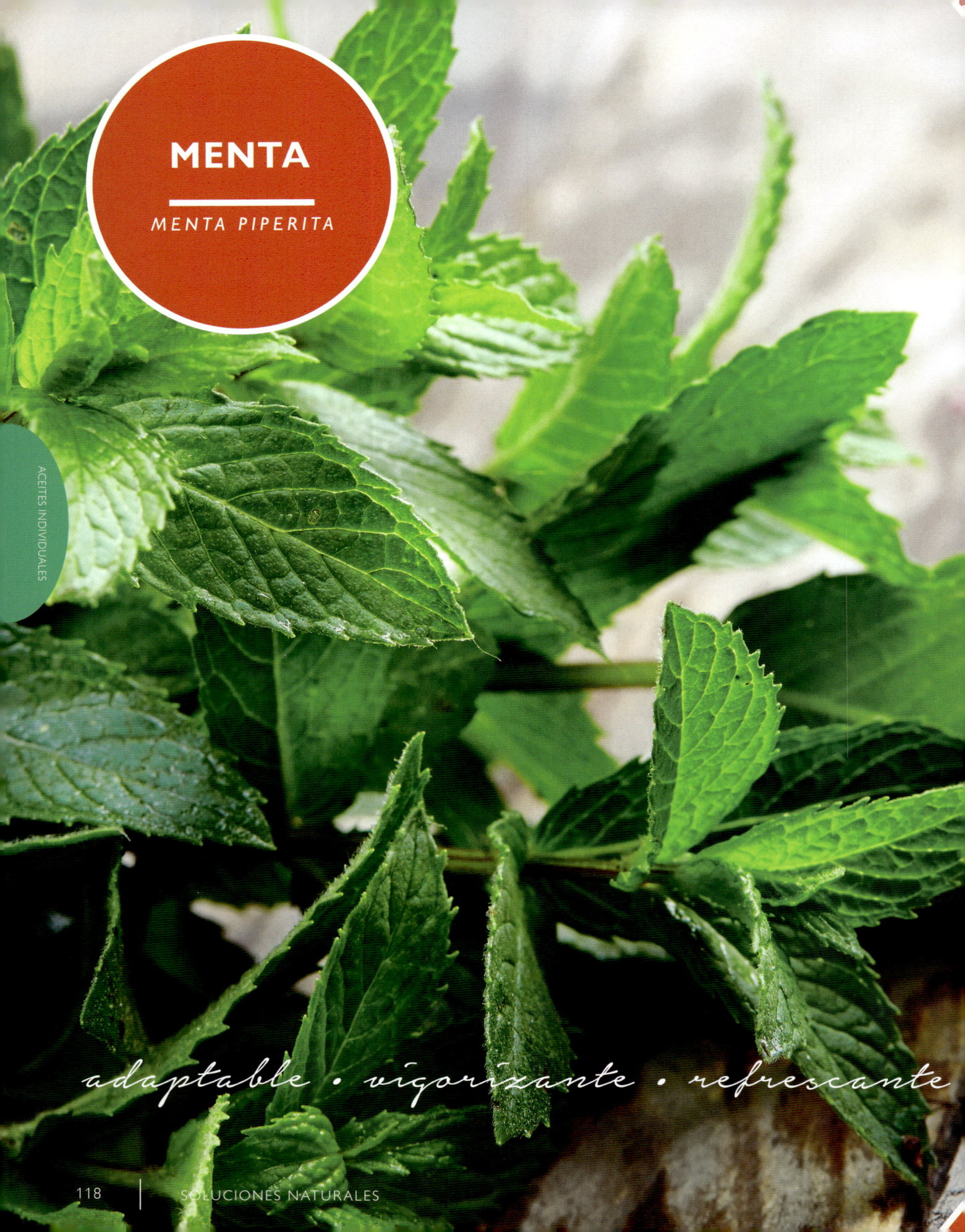

MENTA

MENTA PIPERITA

adaptable • vigorizante • refrescante

HOJAS
DESTILADO AL VAPOR

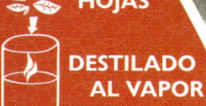

COMPONENTES PRINCIPALES
Mentol
Mentona
a-y b-pinenos
Acetato de mentilo

PROPIEDADES PRINCIPALES
Anti-inflamatorio
Analgésico
Antiespasmódico
Cálido
Vigorizante
Refrescante
Expectorante
Vasoconstrictor
Estimulante

SE ENCUENTRA EN
Mezcla de tensión
Mezcla metabólica
Mezcla calmante
Mezcla digestiva
Mezcla de masajes
Mezcla respiratoria

COMBINA BIEN CON
Naranja silvestre
Toronja

SEGURIDAD
Diluir para su aplicación tópica dado que puede causar irritación en la piel. Evitar su uso por la noche, dado que es un estimulante.

USOS PRINCIPALES

ESTADO DE ALERTA
Inhalar o aplicar de forma tópica debajo de la nariz y/o en la nuca.

FIEBRE Y SOFOCOS
Aplicar de forma tópica en la nuca, columna, o plantas de los pies.

AUTISMO
Aplicar de forma tópica en la nuca, columna o plantas de los pies.

ANTOJOS
Inhalar o aplicar de forma tópica debajo de la nariz antes de comer o entre comidas para suprimir el apetito.

ALERGIAS Y URTICARIAS
Tomar de forma interna en una cápsula o con agua aplicar de forma tópica debajo de la nariz o en las plantas de los pies.

EXPOSICIÓN A RAYOS GAMMA
Tomar de forama interna en una cápsula o con agua para fortalecimiento antioxidante.

EQUILIBRIO EMOCIONAL
Utilizar de forma aromática y de forma tópica para pasar de un estado de incomodidad a uno energizante.

DOLORES DE CABEZA Y MIGRAÑAS
Aplicar de forma tópica en sienes, sobre las orejas, y en la nuca.

MAL ALIENTO
Hacer gárgaras con 1 gota diluida en agua.

ASMA Y SINUSITIS
Aplicar de forma tópica en pecho y espalda o en las plantas de los pies.

DISMINUCIÓN DE FLUJO DE LECHE
Aplicar de forma tópica en los pechos con aceite fraccionado de coco o tomar de forma interna en una cápsula o con agua.

PÉRDIDA DEL OLFATO
Inhalar o aplicar diluido de forma tópica sobre el tabique.

GASTRITIS Y MALESTAR DIGESTIVO
Tomar de forma interna en una cápsula o en un vaso de agua o aplicar de forma tópica sobre el abdomen.

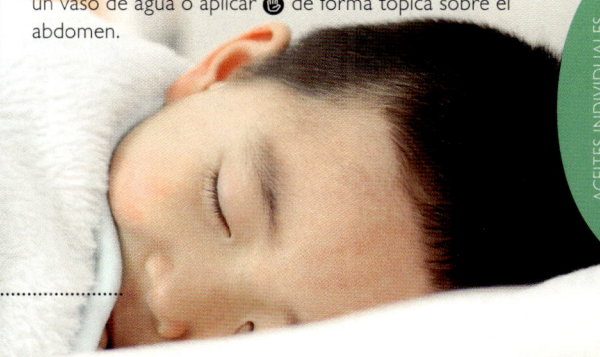

La menta, con sus cualidades estimulantes, y la lavanda, con sus cualidades sedantes, hacen una excelente combinación.

INVESTIGACIÓN: Screening of the antibacterial effects of a variety of essential oils on respiratory tract pathogens, using a modified dilution assay method, Inouye S, Yamaguchi H, Takizawa T, Journal of Infection and Chemotherapy: Official Journal of the Japan Society of Chemotherapy, 2001
The influence of essential oils on human attention and alertness, Ilmberger J, Heuberger E, Mahrhofer C, Dessovic H, Kowarik D, Buchbauer G, Chemical Senses, 2001
Enteric-coated, pH-dependent peppermint oil capsules for the treatment of irritable bowel syndrome in children, Kline RM, Kline JJ, Di Palma J, Barbero GJ, The Journal of Pediatrics, 2001
Cutaneous application of menthol 10% solution as an abortive treatment of migraine without aura: a randomised, double-blind, placebo-controlled, crossedover study, Borhani Haghighi A, Motazedian S, Rezaii R, Mohammadi F, Salarian L, Pourmokhtari M, Khodaei S, Vossoughi M, Miri R, The International Journal of Clinical Practice, 2010
Peppermint oil for the treatment of irritable bowel syndrome: a systematic review and meta-analysis, Khanna R, MacDonald JK, Levesque BG, Journal of Clinical Gastroenterology, 2014

Effects of Peppermint and Cinnamon Odor Administration on Simulated Driving Alertness, Mood and Workload, Raudenbush B, Grayhem R, Sears T, Wilson I., North American Journal of Psychology, 2009
Preliminary investigation of the effect of peppermint oil on an objective measure of daytime sleepiness, Norrish MI, Dwyer KL, International journal of psychophysiology: official journal of the International Organization of Psychophysiology, 2005
Controlled breathing with or without peppermint aromatherapy for postoperative nausea and/or vomiting symptom relief: a randomized controlled trial, Sites DS, Johnson NT, Miller JA, Torbush PH, Hardin JS, Knowles SS, Nance J, Fox TH, Tart RC, Journal of PeriAnesthesia Nursing, 2014
Antioxidant components of naturally-occurring oils exhibit marked anti-inflammatory activity in epithelial cells of the human upper respiratory system, Gao M, Singh A, Macri K, Reynolds C, Singhal V, Biswal S, Spannhake EW, Respiratory Research, 2011 The effects of peppermint on exercise performance, Meamarbashi A, Rajabi A, Journal of International Society of Sports Nutrition, 2013

MIRRA

COMMIPHORA MYRRHA

secante
sanador
nutritivo

USOS PRINCIPALES

PERIODONTITIS Y SANGRADO
Aplicar 💧 de forma tópica en las encías para el dolor.

LÍNEAS DE EXPRESIÓN
Aplicar 💧 de forma tópica en el área afectada.

SALUD DE TIROIDES Y SISTEMA INMUNE
Aplicar 💧 de forma tópica sobre la zona de la glándula tiroides y en las plantas de los pies.

MALESTAR DIGESTIVO Y DOLORES ESTOMACALES
Aplicar 💧 de forma tópica en el abdomen o tomar 💊 de forma interna en cápsulas.

ECCEMA Y HERIDAS
Aplicar 💧 en el área afectada especialmente en puntos donde halla supuración.

INFECCIONES Y VIRUS
Tomar 💊 de forma interna en cápsulas o aplicar 💧 de forma tópica en las plantas de los pies.

CONGESTIÓN Y MOCOS
Aplicar 💧 de forma tópica en el pecho y vaporizar 💨 de forma aromática para despejar vías aéreas y secar la congestión.

MEDITACIÓN
Vaporizar 💨 de forma aromática para crear un sentimiento de calma.

DEPRESIÓN Y ANSIEDAD
Aplicar 💧 de forma tópica en puntos reflejos o vaporizar.

EQUILIBRIO EMOCIONAL
Usar 💨 de forma aromática y 💧 tópica para pasar de un estado de confusión a uno de adaptación.

> Mirra significa "amargo" y en la biblia se lo llamaba bálsamo de Gilead. Se le ofreció como regalo a Jesucristo cuando era niño y también se le dio al momento de su muerte, para ser usado previo a la sepultura.

RESINA

DESTILADO AL VAPOR

COMPONENTES PRINCIPALES
Mirra
sesquiterpenoide
Curzereno

PROPIEDADES PRINCIPALES
Anti-inflamatorio
Antiviral
Antimicrobial
Expectorante
Anti-infeccioso
Carminativo
Antimicótico

SE ENCUENTRA EN
Mezcla antiedad

COMBINA BIEN CON
Incienso
Sándalo
Lavanda

SEGURIDAD
Seguro para aplicarse PURO.

INVESTIGACIÓN: Systematic Review of Complementary and Alternative Medicine Treatments in Inflammatory Bowel Diseases., Langhorst J, Wulfert H, Lauche R, Klose P, Cramer H, Dobos GJ,Korzenik J, *Journal of Crohn's & Colitis*, 2015.
Clinical trial of aromatherapy on postpartum mother's perineal healing. Hur MH, Han SH, *Journal of Korean Academy of Nursing*, 2004
Composition and potential anticancer activities of essential oils obtained from myrrh and frankincense, Chen Y, Zhou C, Ge Z, Liu Y, Liu Y, Feng W, Li S, Chen G, Wei T, *Oncology Letters*, 2013.
In vitro cytotoxic and anti-inflammatory effects of myrrh oil on human gingival fibroblasts and epithelial cells, Tipton DA, Lyle B, Babich H, Dabbous MKh, *Toxicology in Vitro*, 2003.
Anti-inflammatory and analgesic activity of different extracts of Commiphora myrrha, Su S, Wang T, Duan JA, Zhou W, Hua YQ, Tang YP, Yu L, Qian DW, *Journal of Ethnopharmacology*, 2011.
Myrrh: Medical Marvel or Myth of the Magi?, Nomicos EY, *Holistic Nursing Practice*, 2007.
Chemical composition and antibacterial activity of selected essential oils and some of their main compounds, Wanner J, Schmidt E, Bail S, Jirovetz L, Buchbauer G, Gochev V, Girova T, Atanasova T, Stoyanova A, *Natural Product Communications*, 2010.
The Effect of Commiphora molmol (Myrrh) in Treatment of Trichomoniasis vaginalis infection, El-Sherbiny GM, El Sherbiny ET, *Iranian Red Crescent Medical Journal*, 2011.
Sesquiterpenoids from myrrh inhibit androgen receptor expression and function in human prostate cancer cells, Wang XL, Kong F, Shen T, Young CY, Lou HX, Yuan HQ, *Acta Pharmacologica Sinica*, 2011.

edificante
vigorizante
renovador

NARANJA SILVESTRE

THUJA PLICATA

USOS PRINCIPALES

INSOMNIO Y ESTRÉS
Vaporizar 💧 de forma aromática o inhalar de las palmas de las manos para equilibrar la energía y levantar el ánimo.

ACIDEZ E INTESTINO PEREZOSO
Tomar 💊 de forma interna en una cápsula con jengibre.

ESCORBUTO Y RESFRÍOS
Vaporizar 💧 de forma aromática o aplicar 💧 de forma tópica en plantas de los pies.

ANSIEDAD Y NERVIOSISMO
Vaporizar 💧 de forma aromática o aplicar 💧 de forma tópica en puntos de pulso.

MENOPAUSIA
Aplicar 💧 de forma tópica en puntos de pulso conforme sea necesario y vaporizar 💧.

ANSIEDAD Y MIEDO, CONCENTRACIÓN
Vaporizar 💧 de forma aromática con menta o inhalar de las palmas de las manos.

DESINTOXICANTE
Utilizar 💊 de forma interna en un vaso de agua o cápsula para favorecer la limpieza.

COCINA
Agregar 💊 1 gota a platos, coberturas, y batidos para un sabor agridulce intenso.

EQUILIBRIO EMOCIONAL
Usar 💧 de forma aromática y 💧 tópica para pasar de un estado de agotamiento a otro de productividad.

💡 Los chinos fueron los primeros en reconocer el valor de la cáscara de una naranja para tratar tos y resfríos.

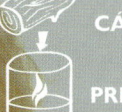

CÁSCARA

PRENSADO EN FRIO

COMPONENTES PRINCIPALES
d-limoneno
Terpinoleno
Mirceno

PROPIEDADES PRINCIPALES
Energizante
Sedante
Anti-carcinoma
Carminativo
Antiséptico
Antidepresivo
Inmunoestimulante

SE ENCUENTRA EN
Mezcla vigorizante
Mezcla repelente
Mezcla de complejo celular
Mezcla protectora

COMBINA BIEN CON
Canela
Lavanda
Menta

⚠️ **SEGURIDAD**
Evitar exposición directa a la luz solar por hasta 12 horas luego de aplicación tópica.

ACEITES INDIVIDUALES

INVESTIGACIÓN: Antimicrobial Effect and Mode of Action of Terpeneless Cold Pressed Valencia Orange Essential Oil on Methicillin-Resistant Staphylococcus aureus, Muthaiyan A, Martin EM, Natesan S, Crandall PG, Wilkinson BJ, Ricke SC, *Journal of Applied Microbiology*, 2012.
Insecticidal properties of volatile extracts of orange peels, Ezeonu FC, Chidume GI, Udedi SC, *Bioresource Technology*, 2001.
An experimental study on the effectiveness of massage with aromatic ginger and orange essential oil for moderate-to-severe knee pain among the elderly in Hong Kong, Yip YB, Tam AC, *Complementary Therapies in Medicine*, 2008.
Oil of bitter orange: new topical antifungal agent, Ramadan W, Mourad B, Ibrahim S, Sonbol F, *International Journal of Dermatology*, 1996.
Ambient odor of orange in a dental office reduces anxiety and improves mood in female patients, Lehrner J, Eckersberger C, Walla P, Potsch G, Deecke L, *Physiology and Behavior*, 2000.
Effect of sweet orange aroma on experimental anxiety in humans., Goes TC, Antunes FD, Alves PB, Teixeira-Silva F, *The Journal of Alternative and Complementary Medicine* Effect of aromatherapy on patients with Alzheimer's disease, Jimbo D, Kimura Y, Taniguchi M, Inoue M, Urakami K, *Psychogeriatrics*, 2009.

THE ESSENTIAL *life* 121

NARDO

NARDOSTACHYS JATAMANSI

RAICES DESTILADAS AL VAPOR

COMPONENTES PRINCIPALES
a-pachuleno
Acetato de bornilo
Valeranona

PROPIEDADES PRINCIPALES
Antiinflamatorio
Antiespasmódico
Sedante, Antibacterial
Antimicótico, Desodorante,
Laxante Tónico

COMBINA BIEN CON
Jengibre, Casia, Mirra

SEGURIDAD
Seguro para aplicarse PURO.

curativo · rejuvenecedor · edificante

USOS PRINCIPALES

ENVEJECIMIENTO DE LA PIEL
Aplicar de forma tópica conforme sea necesario en áreas afectadas.

INSOMNIO, ESTRÉS Y TENSIÓN
Vaporizar y aplicar de forma tópica en las plantas de los pies antes de acostarse.

SÍNDROME PRE-MENSTRAL Y PROBLEMAS MENSTRUALES
Aplicar de forma tópica en el área afectada y puntos de pulso.

NÁUSEAS Y MALESTARES DIGESTIVOS
Aplicar de forma tópica en áreas afectadas y plantas de los pies.

ANSIEDAD Y DEPRESIÓN
Aplicar de forma tópica en puntos de pulso y vaporizar.

ESPASMOS MUSCULARES
Aplicar de forma tópica en áreas afectadas.

ÚLCERAS, GASES E INDIGESTIÓN
Aplicar de forma tópica en el abdomen o en el área afectada.

CONJUNTIVITIS Y SARPULLIDOS
Aplicar de forma tópica en el área afectada.

EQUILIBRIO EMOCIONAL
Utilizar de forma aromática y de forma tópica para pasar de un estado de agitación a uno de armonía interna.

El nardo, uno de los perfumes preferidos de los romanos, se encuentra mencionado en la biblia varias veces.

INVESTIGACIÓN: Aromatherapy as a Treatment for Postoperative Nausea: A randomized Trial, Hunt R, Dienemann J, Norton HJ, Hartley W, Hudgens A, Stern T, Divine G, *Anesthesia and Analgesia*, 2013.
Inhibition by the essential oils of peppermint and spearmint of the growth of pathogenic bacteria, Imai H, Osawa K, Yasuda H, Hamashima H, Arai T, Sasatsu M, *Microbios*, 2001.
Influence of the chirality of (R)-(-) and (S)-(+)-carvone in the central nervous system: a comparative study, de Sousa DP, de Farias Nóbrega FF, de Almeida RN, *Chirality*, 2007.

Comparison of essential oils from three plants for enhancement of antimicrobial activity of nitrofurantoin against enterobacteria, Rafii F, Shahverdi AR, *Chemotherapy*, 2007
Botanical perspectives on health peppermint: more than just an after-dinner mint, Spirling LI, Daniels IR, *Journal for the Royal Society for the Promotion of Health*, 2001
The effect of gender and ethnicity on children's attitudes and preferences for essential oils: a pilot study, Fitzgerald M, Culbert T, Finkelstein M, Green M, Johnson A, Chen S, *Explore (New York, N.Y.)*, 2007

SOLUCIONES NATURALES

fuerte • resolutivo • poderoso

ORÉGANO
ORIGANUM VULGARE

USOS PRINCIPALES

VIRUS
Tomar de forma interna en una cápsula.

FARINGITIS ESTREPTOCÓCICA Y AMIGDALITIS
Hacer gárgaras con 1 gota diluida en agua conforme sea necesario.

INFECCIÓN ESTAFILOCÓCICA Y SARM
Aplicar de forma tópica en áreas afectadas o tomar de forma interna en una cápsula.

PARÁSITOS INTESTINALES
Tomar de forma interna en una cápsula.

VERRUGAS, CALLOSIDADES Y AFTAS
Aplicar de forma tópica 1 gota diluida con aceite fraccionado de coco y 2 gotas de incienso directamente en áreas afectadas.

NEUMONÍA Y TUBERCULOSIS
Aplicar de forma tópica 1 gota diluida con aceite fraccionado de coco en las plantas de los pies para favorecer la inmunidad.

INFECCIÓN URINARIA
Tomar de forma interna con Hirba limonera en una cápsula.

PIE DE ATLETA, TINEA Y CÁNDIDA
Para estimular la digestión tomar en una cápsula.

TÚNEL CARPIANO Y REUMATISMO
Aplicar de forma tópica diluido en el área dolorida para aliviar.

EQUILIBRIO EMOCIONAL
Usar de forma aromática y tópica para pasar de un estado de aferración a uno de desprendimiento y bondad.

> Este poderoso aceite esencial tiene un efecto muy potente. Es útil contra bacterias resistentes a antibióticos.

HOJAS

DESTILADO AL VAPOR

COMPONENTES PRINCIPALES
Carvacrol
Timol

PROPIEDADES PRINCIPALES
Antibacterial
Antimicótico
Antiparasitario
Antiviral
Inmunoestimulante.

SE ENCUENTRA EN
Cápsulas blandas de mezcla protectora

COMBINA BIEN CON
Tomillo
Albahaca
Clavo de olor

SEGURIDAD
Se recomienda utilizar en dosis pequeñas. Diluir para su aplicación tópica dado que puede causar irritación en la piel. Precaución durante el embarazo.

ACEITES INDIVIDUALES

INVESTIGACIÓN: Antiviral efficacy and mechanisms of action of oregano essential oil and its primary component carvacrol against murine norovirus, Gilling DH, Kitajima M, Torrey JR, Bright KR, *Journal of Applied Microbiology*, 2014.
Origanum vulgare subsp. hirtum Essential Oil Prevented Biofilm Formation and Showed Antibacterial Activity against Planktonic and Sessile Bacterial Cells, Schillaci D, Napoli EM, Cusimano MG, Vitale M, Ruberto A, *Journal of Food Protection*, 2013.
Oregano essential oil as an antimicrobial additive to detergent for hand washing and food contact surface cleaning, Rhoades J, Gialagkolidou K, Gogou M, Mavridou O, Blatsiotis N, Ritzoulis C, Likotrafiti E, *Journal of Applied Microbiology*, 2013.
Evaluation of bacterial resistance to essential oils and antibiotics after exposure to oregano and cinnamon essential oils, Becerril R, Nerin C, Gómez-Lus R, *Foodborne Pathogens and Disease*, 2012.
Supercritical fluid extraction of oregano (Origanum vulgare) essentials oils: anti-inflammatory properties based on cytokine response on THP-1 macrophages. Ocaña-Fuentes A, Arranz-Gutiérrez E, Señoráns FJ, Reglero G, *Food and Chemical Toxicology*, 2010.
Antioxidant and antimicrobial activities of essential oils obtained from oregano, Karakaya S, El SN, Karagozlü N, Sahin S, *Journal of Medicinal Food*, 2011.
Anti-inflammatory and anti-ulcer activities of carvacrol, a monoterpene present in the essential oil of oregano, Silva FV, Guimarães AG, Silva ER, Sousa-Neto BP, Machado FD, Quintans-Júnior LJ, Arcanjo DD, Oliveira FA, Oliveira RC, *Journal of Medicinal Food*, 2012.

THE ESSENTIAL *life*   123

PACHULÍ

POGOSTEMON CABLIN

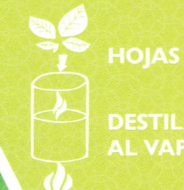

calmante
recuperador
estabilizador

USOS PRINCIPALES

ANSIEDAD Y PROBLEMAS DE DOPAMINA
Vaporizar o aplicar de forma tópica debajo de la nariz y en la nuca para calmar emociones.

CABELLO GRASO E IMPÉTIGO
Aplicar de forma tópica en áreas afectadas.

LLAGAS E INFECCIONES
Aplicar de forma tópica en el área afectada o en las plantas de los pies.

OLOR CORPORAL
Aplicar de forma tópica como desodorante cuando sea necesario.

RETENCIÓN DE LÍQUIDOS
Tomar de forma interna con Toronja.

REPELENTE DE INSECTOS Y MOSQUITOS
Vaporizar o aplicar para repeler pestes.

MORDEDURAS Y PICADURAS DE INSECTOS, PICADURAS DE SERPIENTES
Aplicar con lavanda para aliviar picaduras.

DIGESTIÓN DE MATERIALES TÓXICOS
Tomar de forma interna en una cápsula con jengibre.

PROBLEMAS DE APETITO Y PESO
Tomar de forma interna en una cápsula con jengibre.

ESTRÍAS Y PROBLEMAS DE LA PIEL
Aplicar de forma tópica con mirra para aliviar la piel afectada.

EQUILIBRIO EMOCIONAL
Usar de forma aromática y tópica para pasar de un estado de sensación disminuida a uno de mejoría.

HOJAS
DESTILADO AL VAPOR

COMPONENTES PRINCIPALES
Alfa pineno
Sabineno

PROPIEDADES PRINCIPALES
Afrodisíaco
Sedante
Diurético
Antimicótico
Antiespasmódico
Insecticida
Antidepresivo

SE ENCUENTRA EN
Mezcla para mujeres
Mezcla para concentración

COMBINA BIEN CON
Toronja
Bergamota
Ciprés
Sándalo
Vetiver
Salvia

SEGURIDAD
Seguro para aplicarse PURO.

El pachulí tiene una larga historia dentro del ámbito de los perfumes, pero se volvió famoso por el movimiento hippie de 1960.

INVESTIGACIÓN: Repellency to Stomoxys calcitrans (Diptera: Muscidae) of Plant Essential Oils Alone or in Combination with Calophyllum inophyllum Nut Oil, Hieu TT, Kim SI, Lee SG, Ahn YJ, *Journal of Medical Etomology*, 2010.
Immunologic mechanism of Patchouli alcohol anti-H1N1 influenza virus may through regulation of the RLH signal pathway in vitro, Wu XL, Ju DH, Chen J, Yu B, Liu KL, He JX, Dai CQ, Wu S, Chang Z, Wang YP, Chen XY, *Current Microbiology*, 2013.
The effects of inhalation of essential oils on the body weight, food efficiency rate and serum leptin of growing SD rats, Hur MH, Kim C, Kim CH, Ahn AH, Ahn HY, *Korean Society of Nursing Science*, 2006.
Oral administration of patchouli alcohol isolated from Pogostemonis Herba augments protection against influenza viral infection in mice, Li YC, Peng SZ, Chen HM, Zhang FX, Xu PP, Xie JH, He JJ, Chen JN, Lai XP, Su ZR, *International Immunopharmacology*, 2012.
Anti-inflammatory activity of patchouli alcohol in RAW264.7 and HT-29 cells, Jeong JB, Shin YK, Lee SH, *Food and Chemical Toxicology*, 2013.
Evaluation of the Effects of Plant-derived Essential Oils on Central Nervous System Function Using Discrete Shuttle-type Conditioned Avoidance Response in Mice, Umezu T., *Phytotherapy Research*, 2012.

ACEITES INDIVIDUALES | SOLUCIONES NATURALES

especiado
produce calidez
circulatorio

PIMIENTA NEGRA

CITRUS X PARADISI

USOS PRINCIPALES

EXTREÑIMIENTO, DIARREA Y GASES
Tomar 🔵 de forma interna en cápsulas o aplicar 🔵 de forma tópica en abdomen.

DRENAJE Y LIMPIEZA
SISTEMAS RESPIRATORION Y LIMFÁTIC
I de forma interna colocando una gota debajo de la lengua y 🔵 inhalar.

DIFICULTADES RESPIRATORIAS
Aplicar 🔵 de forma tópica con una compresa tibia para aumentar la circulación y flujo sanguíneo a músculos y nervios.

RESFRIADO Y GRIPE
Por amenazas estacionales utilizar 🔵 de forma interna en cápsulas. o aplicar 🔵 de forma tópica en las plantas de los pies.

VÍAS RESPIRATORIAS CONGESTIONADAS
Vaporizar 🔵 o aplicar 🔵 de forma tópica en el pecho con abeto blanco para despejar vías respiratorias.

SABOR DE ALIMENTOS
Mejora tus comidas favoritas al añadir 1 gota como condimento a la vez que ayudas a la digestión.

ANSIEDAD
Vaporizar 🔵 de forma aromática o aplicar 🔵 de forma tópica debajo de la nariz o en las plantas de los pies.

CALAMBRES, ESGUINCES Y ESPASMOS MUSCULARES
Aplicar 🔵 en el área afectada.

FUMADORES
Utilizar 1 gota debajo de la lengua e inhalar 🔵 de forma aromática para ayudar con las ansias por fumar y la ansiedad relacionada.

EQUILIBRIO EMOCIONAL
Utilizar 🔵 de forma aromática y 🔵 de forma tópica para pasar de un estado de ánimo cohibido a uno de franqueza.

BAYAS

PRENSADA EN FRÍO

COMPONENTES PRINCIPALES
Cariofileno
Limoneno
Carene

PROPIEDADES PRIANCIPALES
Antioxidante,
Antiespasmódico,
Digestivo, Expectorante,
Neurotónico,
Estimulante,
Rubefaciente.

COMBINA BIEN CON
Cardamomo
Clavo de olor
Baya de EAnebro

SE ENCUENTRA EN
cápsulas blandas de mezcla protectora

SEGURIDAD
Se recomienda diluir. Puede causar irritación en la piel si es viejo o está oxidado.

La pimienta negra comparte una estructura similar a la del aceite esencial de melisa.

ACEITES INDIVIDUALES

INVESTIGACIÓN: Black pepper and piperine reduce cholesterol uptake and enhance translocation of cholesterol transporter proteins, Duangjai A, *Journal of Natural Medicine*, 2013.
Growth inhibition of pathogenic bacteria and some yeasts by selected essential oils and survival of L. monocytogenes and C. albicans in apple-carrot juice., Irkin R, *Foodborne Pathogens and Disease*, 2009.
Antioxidative Properties and Inhibition of Key Enzymes Relevant to Type-2 Diabetes and Hypertension by Essential Oils from Black Pepper, Oboh G, *Advances in Pharmacological Sciences*, 2013.
Black pepper essential oil to enhance intravenous catheter insertion in patients with poor vein visibility: a controlled study,
Kristiniak S, *Journal of Alternative and Complementary Medicine*, 2012.
Olfactory stimulation using black pepper oil facilitates oral feeding in pediatric patients receiving long-term enteral nutrition, Munakata M, *The Tohoku Journal of Experimental Medicine*, 2008.
The effects of aromatherapy on nicotine craving on a U.S. campus: a small comparison study, Cordell B, Buckle J, *The Journal of Alternative and Complementary Medicine*, 2013.
A randomized trial of olfactory stimulation using black pepper oil in older people with swallowing dysfunction, Ebihara T, *Journal of the American Geriatrics Society*, 2009.

🔵 = Forma Aromática 🔵 = Forma Tópica 🔵 = Interno

THE ESSENTIAL *life*

RAVENSARA

RAVENSARA AROMATICA

*vivificante
despeja
relajante*

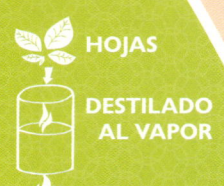

USOS PRINCIPALES

ESCALOFRÍOS Y GRIPE
Aplicar 👐 de forma tópica en el área afectada y en las plantas de los pies.

TOS FERINA Y BRONQUITIS
Aplicar 👐 de forma tópica en el pecho y las plantas de los pies. Vaporizar 💧

NERVIOS Y FATIGA MENTAL
Aplicar 👐 de forma tópica sobre glándulas suprarrenales y puntos de pulso.

GÉRMENES E INSECTOS
Vaporizar 💧 para despejar el aire.

DOLOR MUSCULAR Y DE ARTICULACIONES
Aplicar 👐 de forma tópica en el área afectada.

EQUILIBRIO EMOCIONAL
Utilizar 💧 de forma aromática y 👐 de forma tópica para pasar de un estado de ánimo indeciso a uno lleno de determinación.

HOJAS

DESTILADO AL VAPOR

COMPONENTES PRINCIPALES
1,8 cineol

PROPIEDADES PRINCIPALES
Antiviral
Antibacterial
Inmunoestimulante
Expectorante
Analgésico
Relajante muscular
Estimulante

SE ENCUENTRA EN
Cápsulas de mezcla protectora

COMBINA BIEN CON
Lavanda
Abeto blanco
Cedro

SEGURIDAD
Seguro para aplicarse PURO para cualquier edad.

La ravensara es natural de Madagascar y ha crecido en popularidad desde los años '80.

ACEITES INDIVIDUALES

126 | SOLUCIONES NATURALES

fresco
refrescante
limpiador

ROMERO
ROSMARINUS OFFICINALIS

USOS PRINCIPALES

INFECCIONES RESPIRATORIAS
Aplicar de forma tópica en el pecho y vaporizar de forma aromática.

CÁNCER
Tomar de forma interna en una cápsula.

PÉRDIDA DE CABELLO
Aplicar de forma tópica en el cuero cabelludo.

MEMORIA
Aplicar de forma tópica debajo de la nariz y en la frente o vaporizar.

PARÁLISIS DE BELL Y ESCLEROSIS MÚLTIPLE
Aplicar de forma tópica en plantas de los pies y de forma interna en una cápsula.

FATIGA MENTAL, SUPRARRENAL Y CRÓNICA
Vaporizar con albahaca para combatir la fatiga.

ICTERICIA Y CONDICIONES HEPÁTICAS
Tomar de forma interna en una cápsula.

NERVIOSISMO Y DEPRESIÓN
Vaporizar para desestresar.

MÚSCULOS CANSADOS Y TENSOS
Aplicar de forma tópica con gaulteria.

CELULITIS
Tomar de forma interna en una cápsula y vaporizar.

DESMAYOS
Aplicar de forma tópica en la piel con geranio.

EQUILIBRIO EMOCIONAL
Usar de forma aromática y tópica para pasar de un estado de confución a uno de mente abierta.

HOJAS

DESTILADO AL VAPOR

COMPONENTES PRINCIPALES
Linalool
4-terpineol

PROPIEDADES PRINCIPALES
Analgésico
Disminuye moco
Mejora función cerebral
Estimulante

SE ENCUENTRA EN
Mezcla desintoxicante
Mezcla de tensión

COMBINA BIEN CON
Menta, Albahaca, Lavanda

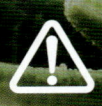

SEGURIDAD
Se recomienda no utilizar demasiado durante el embarazo, en casos de epilepsia y de hipertensión.

ACEITES INDIVIDUALES

En tiempos antiguos, el romero era el aceite preferido para ahuyentar malos espíritus.

INVESTIGACIÓN: The effects of prolonged rose odor inhalation in two animal models of anxiety, Bradley BF, Starkey NJ, Brown SL, Lea RW, *Physiology & Behavior*, 2007.
The metabolic responses to aerial diffusion of essential oils, Wu Y, Zhang Y, Xie G, Zhao A, Pan X, Chen T, Hu Y, Liu Y, Cheng Y, Chi Y, Yao L, Jia W, *PLOS One*, 2012.
Essential oils and anxiolytic aromatherapy, Setzer WN, *Natural Product Communications*, 2009.
The effects of clinical aromatherapy for anxiety and depression in the high risk postpartum woman – a pilot study. Conrad P, Adams C, *Complementary Therapies in Clinical Practice*, 2012.
Anxiolytic-like effects of rose oil inhalation on the elevated plus-maze test in rats, de Almeida RN, Motta SC, de Brito Faturi C, Catallani B, Leite JR, *Pharmacology Biochemistry and Behavior*, 2004.
Rose geranium essential oil as a source of new and safe anti-inflammatory drugs, Boukhatem MN, Kameli A, Ferhat MA, Saidi F, Mekarnia M, *The Libyan Journal of Medicine*, 2013.
Effect of "rose essential oil" inhalation on stress-induced skin-barrier disruption in rats and humans, Fukada M, Kano E, Miyoshi M, Komaki R, Watanabe T, *Chemical Senses*, 2012.
Effects of fragrance inhalation on sympathetic activity in normal adults, Haze S, Sakai K, Gozu Y, *The Japanese Journal of Pharmacology*, 2002.
Relaxing effect of rose oil on humans, Hongratanaworakit T, *Natural Product Communications*, 2009.

= Forma Aromática   = Forma Tópica   = Interno

THE ESSENTIAL *life*

ROSA
ROSA DAMASCENA

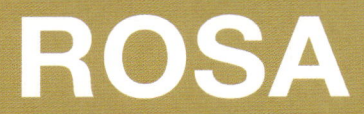

FLORES

DESTILADO AL VAPOR

COMPONENTES PRINCPALES
Citronelol
Geranol
Nerol

PROPIEDADES PRINCIPALES
Antidepresivo
Afrodisíaco
Antiespasmódico
Emenagogo
Sedante
Tónico

SE ENCUENTRA EN
Mezcla antiedad
Mezcla para mujeres
Mezcla repelente

COMBINA BIEN CON
Sándalo
Lavanda
Geranio

SEGURIDAD
Seguro para aplicarse PURO.

íntima · conectiva · radiante

USOS PRINCIPALES

BAJA LIBIDO
Vaporizar y aplicar de forma tópica sobre el ombligo y el corazón.

CICATRICES, HERIDAS Y ARRUGAS
Aplicar de forma tópica en el área afectada.

DUELO Y DEPRESIÓN
Vaporizar y aplicar de forma tópica en la nuca y sobre el corazón.

OVULACIÓN IRREGULAR
Aplicar de forma tópica en el abdomen.

ATAQUE EPILÉPTICO
Aplicar de forma tópica en la nuca.

CAPILARES FACIALES ROTOS Y ENROJECIMIENTO
Aplicar de forma tópica en el área afectada

PRODUCCIÓN SEMINAL E IMPOTENCIA
Aplicar de forma tópica en el ombligo.

EQUILIBRIO EMOCIONAL
Utilizar de forma aromática y de forma tópica para pasar de un estado de aislamiento a uno de máximo aprecio.

> Conocida como la "Reina de las Flores", se requieren aproximadamente 12.000 capullos de rosa para hacer un solo frasco de 5ml.

ACEITES INDIVIDUALES

SOLUCIONES NATURALES

equilibrante • almizclado • femenino

SALVIA
SALVIA SCLAREA

USOS PRINCIPALES

ENDOMETRIOSIS Y CÁNCER DE MAMAS
Aplicar de forma tópica en los senos o tomar de forma interna en cápsulas para regular el estrógeno y fomentar células saludables.

BAJA PRODUCCIÓN DE LECHE
Para un mayor flujo durante la lactancia aplicar de forma tópica en cada pecho.

AUMENTO DE SENOS
Aplicar de forma tópica en cada pecho para un aumento natural.

ENFERMEDAD DE PARKINSON, ATAQUE EPILÉPTICO Y CONVULSIONES
Aplicar de forma tópica en la nuca para ayudar a una función cerebral saludable.

ALUMBRAMIENTO
Aplicar de forma tópica en la columna o abdomen para ayudar a iniciar la labor de parto.

SÍNDROME PRE-MENSTRUAL Y MENOPAUSIA
Utilizar de forma interna en cápsulas o aplicar de forma tópica en el abdomen.

DEPRESIÓN POSTPARTO Y ANSIEDAD
Vaporizar de forma aromática o aplicar de forma tópica en las plantas de los pies.

SOFOCOS
Combinar con menta en una botella con atomizador y rociar de forma tópica para refrescarse.

INSOMNIO
Tomar debajo de la lengua o de forma tópica en las plantas de los pies.

EQUILIBRIO EMOCIONAL
Usar de forma aromática y tópica para pasar de una condición apocada a otra de inspiración.

FLOR

DESTILADO AL VAPOR

COMPONENTE PRINCIPAL
Acetato linalilo

PROPIEDADES PRINCIPALES
Emenagogo
Galactogogo
Neurotónico
Mucolítico
Anticoagulante
Sedante
Antiespasmódico

SE ENCUENTRA EN
Mezcla mensual para mujeres

COMBINA BIEN CON
Lavanda
Ylang ylang
Geranio

SEGURIDAD

Salvia sclarea proviene del latín y significa "ojos cristalinos". Los monjes medievales lo utilizaban para tratar problemas oculares.

ACEITES INDIVIDUALES

INVESTIGACIÓN: Changes in 5-hydroxytryptamine and Cortisol Plasma Levels in Menopausal Women After Inhalation of Clary Sage Oil, Lee KB, Cho E, Kang YS, *Phytotherapy Research*, 2014
Randomized controlled trial for Salvia sclarea or Lavandula angustifolia: differential effects on blood pressure in female patients with urinary incontinence undergoing urodynamic examination, Seol GH, Lee YH, Kang P, You JH, Park M, Min SS, *The Journal of Alternative and Complementary Medicine*, 2013
Antidepressant-like effect of Salvia sclarea is explained by modulation of dopamine activities in rats, Seol GH, Shim HS, Kim PJ, Moon HK, Lee KH, Shim I, Suh SH, Min SS, *Journal of Ethnopharmacology*, 2010
Aromatherapy massage on the abdomen for alleviating menstrual pain in high school girls: a preliminary controlled clinical study, Hur MH, Lee MS, Seong KY, Lee MK, *Evidence-Based Complementary and Alternative Medicine*, 2012
Pain relief assessment by aromatic essential oil massage on outpatients with primary dysmenorrhea: a randomized, double-blind clinical trial, Ou MC, Hsu TF, Lai AC, Lin YT, Lin CC, *The Journal of Obstetrics and Gynecology Research*, 2012

THE ESSENTIAL *life* 129

SÁNDALO
SANTALUM ALBUM

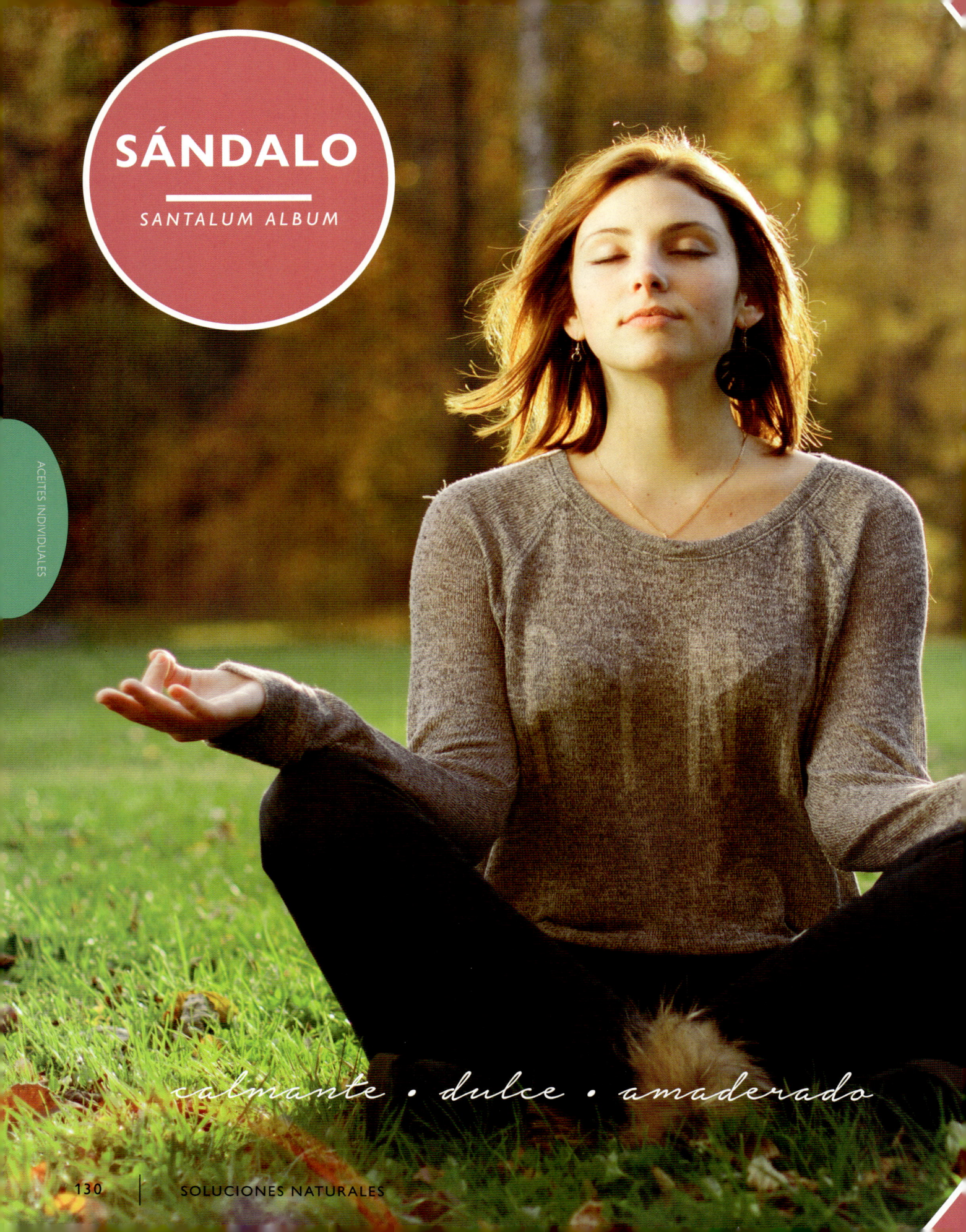

ACEITES INDIVIDUALES

calmante • dulce • amaderado

SOLUCIONES NATURALES

MADERA

DESTILADO AL VAPOR

COMPONENTES PRINCIPALES
Santaloles α y β
Santalenos α- y β

PROPIEDADES PRINCIPALES
Antiinflamatorio
Anti-carcinoma
Astringente
Antidepresivo
Calmante
Sedante

SE ENCUENTRA EN
Mezcla repelente
Mezcla para mujeres
Mezcla antiedad
Mezcla para concentración
Mezcla calmante

COMBINA BIEN CON
Incienso
Lavanda
Abeto blanco

SEGURIDAD
Seguro para aplicarse PURO.

USOS PRINCIPALES

PIEL Y CUERO CABELLUDO RESECOS
Utilizar 🔵 de forma tópica o en el shampoo.

CALMANTE Y RELAJANTE
Vaporizar 🔵 en el aire y aplicar 🔵 de forma tópica debajo de la nariz.

CICATRICES Y MARCAS
Aplicar 🔵 de forma tópica directamente sobre el área afectada.

CUIDADO DE HERIDAS E INFECCIONES EN LA PIEL
Aplicar 🔵 de forma tópica para sanar la piel.

ESPASMOS Y CALAMBRES
Aplicar 🔵 de forma tópica sobre el área afectada.

CÁNCER Y TUMORES
Tomar 🔵 de forma interna para combatir la formación de tumores.

ENFERMEDAD DE ALZHEIMER
Tomar 🔵 de forma interna para fortalecer el sistema inmune.

INSOMNIO Y AGITACIÓN
Aplicar 🔵 de forma tópica en las plantas de los pies e inhalar 🔵 para lograr una noche de descanso.

MEDITACIÓN Y YOGA
Disfruta del sándalo 🔵 en un difusor para mejorar la meditación.

EQUILIBRIO EMOCIONAL
Utilizar 🔵 de forma aromática y 🔵 de forma tópica para pasar de un estado carente de inspiración a uno de total consagración.

ACEITES INDIVIDUALES

💡 El sándalo se ha utilizado para varios propósitos espirituales y religiosos. En la actualidad, los Indúes todavía ungen los pisos y paredes de los templos para realzar el ambiente espiritual.

INVESTIGACIÓN: Olfactory receptor neuron profiling using sandalwood odorants, Bieri S, Monastyrskaia K, Schilling B, *Chemical Senses*, 2004.
Differential effects of selective frankincense (Ru Xiang) essential oil versus non-selective sandalwood (Tan Xiang) essential oil on cultured bladder cancer cells: a microarray and bioinformatics study, Dozmorov MG, Yang Q, Wu W, Wren J, Suhail MM, Woolley CL, Young DG, Fung KM, Lin HK, *Chinese Medicine*, 2014.
Sandalwood oil prevent skin tumour development in CD1 mice, Dwivedi C, Zhang Y. *European Journal of Cancer Prevention*, 1999.
Chemopreventive effects of α-santalol on skin tumor development in CD-1 and SENCAR mice, Dwivedi C, Guan X, Harmsen WL, Voss AL, Goetz-Parten DE, Koopman EM, Johnson KM, Valluri HB, Matthees DP, *Cancer Epidemiology, Biomarkers and Prevention*, 2003.
Alpha-santalol, a chemopreventive agent against skin cancer, causes G2/M cell cycle arrest in both p53-mutated human epidermoid carcinoma A431 cells and p53 wild-type human melanoma UACC-62 cells, Zhang X, Chen W, Guillermo R, Chandrasekher G, Kaushik RS, Young A, Fahmy H, Dwivedi C, *BMC Research Notes*, 2010.
α-santalol, a derivative of sandalwood oil, induces apoptosis in human prostate cancer cells by causing caspase-3 activation, Bommareddy A, Rule B, VanWert AL, Santha S, Dwivedi C, *Phytomedicine*, 2012.
Skin cancer chemopreventive agent, ₧-santalol, induces apoptotic death of human epidermoid carcinoma A431 cells via caspase activation together with dissipation of mitochondrial membrane potential and cytochrome c release, Kaur M, Agarwal C, Singh RP, Guan X, Dwivedi C, Agarwal R, *Carcinogenesis*, 2005.
Evaluation of in vivo anti-hyperglycemic and antioxidant potentials of D-santalol and sandalwood oil, Misra BB, Dey S, *Phytomedicine*, 2013

THE ESSENTIAL *life*

SEMILLA DE CILANTRO

CONRIANDRUM SATIVUM

SEMILLAS

DESTILADO AL VAPOR

COMPONENTES PRINCIPALES
Linalool
Terpenos

PROPIEDADES PRINCIPALES
Analgésico
Antioxidante
Anti-inflamatorio
Digestivo
Antibacterial
Antiespasmódico

SE ENCUENTRA EN
Mezcla digestiva

COMBINA BIEN CON
Jengibre
Clavo de olor
Menta

cálmate · pura · estimulante

USOS PRINCIPALES

GASES Y NÁUSEAS
Masajear de forma tópica en el abdomen o tomar de manera interna en un vaso de agua.

AZÚCAR EN SANGRE
Utilizar con canela de forma interna en una cápsula con las comidas para ayudar a regular el azúcar en sangre.

PIEL CON COMEZÓN Y SARPULLIDOS
Aplicar de forma tópica en el área afectada.

DOLOR DE LAS ARTICULACIONES
Aplicar de forma tópica directamente en el área afectada para aliviar.

FALTA DE APETITO
Tomar de forma interna en cápsulas o de forma aromática en las palmas de las manos e inhalar.

INTOXICACIÓN ALIMENTICIA
Utilizar de forma interna en cápsulas o masajear de forma tópica en el abdomen.

OLOR CORPORA
Tomar de forma interna en cápsulas.

BAJA ENERGÍA Y AGOTAMIENTO NERVIOSO
Colocar en las palmas de las manos e inhalar de forma aromática o aplicar de forma tópica en las plantas de los pies.

EQUILIBRIO EMOCIONAL
Utilizar de forma aromática y tópica para pasar de un estado de aprehensión a otro participativo.

SEGURIDAD
Seguro para aplicarse PURO

El Semilla de Cilantro proviene de las semillas de la hierba de cilantro; el cilantro proviene de las hojas de la misma planta.

INVESTIGACIÓN: Coriandrum sativum L. protects human keratinocytes from oxidative stress by regulating oxidative defense systems., Park G, Kim HG, Kim YO, Park SH, Kim SY, Oh MS, Skin Pharmacology and Physiology, 2012.
Antioxidant and Hepatoprotective Potential of Essential Oils of Coriander (Coriandrum sativum L.) and Caraway (Carum carvi L.) (Apiaceae), Samojlik I, Lakic N, Mimica-Dukic N, Dakovic-Svajcer K, Bozin B, Journal of Agricultural and Food Chemistry, 2010.
Inhalation of coriander volatile oil increased anxiolytic-antidepressant- like behaviors and decreased oxidative status in beta-amyloid (1-42) rat model of Alzheimer's disease., Cioanca O, Hritcu L, Mihasan M, Trifan A, Hancianu M, Physiology & Behavior, 2014.
Coriandrum sativum L. (Coriander) Essential Oil: Antifungal Activity and Mode of Action on Candida spp., and Molecular Targets Affected in Human Whole-Genome Expression, Freires Ide A, Murata RM, Furletti VF, Sartoratto A, Alencar SM, Figueira GM, de Oliveira Rodrigues JA, Duarte MC, Rosalen PL, PLoS One, 2014.
Antimicrobial activity against bacteria with dermatological relevance and skin tolerance of the essential oil from Coriandrum sativum L. fruits, Casetti F, Bartelke S, Biehler K, Augustin M, Schempp CM, Frank U, Phytotherapy Research, 2012.
Coriander (Coriandrum sativum L.) essential oil: its antibacterial activity and mode of action evaluated by flow cytometry, Silva F, Ferreira S, Queiroz JA, Domingues FC, Journal of Medical Microbiology, 2011.

SOLUCIONES NATURALES

equilibrante
limpiador
edificante

TANGERINA
CITRUS RETICULATA

USOS PRINCIPALES

DOLORES POR FATIGA DE MÚSCULOS Y EXTREMIDADES
Aplicar de forma tópica en áreas afectadas.

CONGESTIÓN
Tomar de forma interna con menta en una cápsula.

MALA CIRCULACIÓN
Aplicar de forma tópica diluido con jengibre en áreas afectadas.

ARTRITIS Y DOLOR MUSCULAR
Aplicar de forma tópica diluido en el área dolorida.

PARÁSITOS
Tomar de forma interna con clavo de olor en una cápsula.

RETENCIÓN DE LÍQUIDO
Tomar de forma interna en una cápsula.

TRISTEZA E IRRITABILIDAD
Vaporizar o aplicar de forma tópica debajo de la nariz y en la nuca.

EQUILIBRIO EMOCIONAL
Utilizar de forma aromática y de forma tópica para pasar de una sensación de abrumasión a otra de completo alivio.

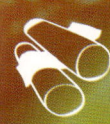

CÁSCARA

PRENSADO EN FRIO

COMPONENTES PRINCIPALES
A-pineno
Limoneno

PROPIEDADES PRINCIPALES
Antioxidante
Anticoagulante
Antiinflamatorio
Laxante, Sedante
Mucolítico

SE ENCUENTRA EN
Mezcla de complejo celular

COMBINA BIEN CON
Bergamota, Salvia, Lavanda

SEGURIDAD
Diluir para su aplicación tópica, puede causar irritación en la piel.

ACEITES INDIVIDUALES

INVESTIGACIÓN: Evaluation of the chemical constituents and the antimicrobial activity of the volatile oil of Citrus reticulata fruit (Tangerine fruit peel) from South West Nigeria, Ayoola GA, Johnson OO, Adelowotan T, Aibinu IE, Adepejun E, Adepoju AA, Coker HAB, Odugbemi TO, *African Journal of Biotechnology*, 2008

Atomic force microscopy analysis shows surface structure changes in carvacrol-treated bacterial cells, La Storia A, Ercolini D, Marinello F, Di Pasqua R, Villani F, Mauriello G, *Research in Microbiology*, 2011
Screening of the antibacterial effects of a variety of essential oils on microorganisms responsible for respiratory infections, Fabio A, Cermelli C, Fabio G, Nicoletti P, Quaglio P, *Phytotherapy Research*, 2007
Stimulative and sedative effects of essential oils upon inhalation in mice, Lim WC, Seo JM, Lee CI, Pyo HB, Lee BC, *Archives of Pharmacal Research*, 2005

TOMILLO
THYMUS VULGARIS

resolutivo · poderoso · purificante

HOJAS

DESTILACIÓN AL VAPOR

COMPONENTES PRINCIPALES
Timol, 4-terpineol

PROPIEDADES PRINCIPALES
Analgésico
Mucolítico
Estimulante
Antioxidante
Antirreumático
Antiviral
Expectorante

SE ENCUENTRA EN
Mezcla desintoxicane
Mezcla de tensión

COMBINA BIEN CON
Romero, Albahaca, Lavanda

⚠ **SEGURIDAD**
Se recomienda no utilizar demasiado durante el embarazo, en casos de epilepsia y de hipertensión.

USOS PRINCIPALES

ASMA Y ANGINA
Diluir y masajear de forma tópica en el pecho y vaporizar de forma aromática.

RESFRÍOS Y GRIPE
Tomar en una cápsula de forma interna y vaporizar de forma aromática para fortalecer el sistema inmune.

PÉRDIDA DE CABELLO
Aplicar de forma tópica para estimular el crecimiento de cabello.

MEMORIA Y CONCENTRACIÓN
Vaporizar de forma aromática para aumentar el estado de alerta y la memoria.

HIPOTENSIÓN
Aplicar de forma tópica en las plantas de los pies y los puntos de pulso.

FATIGA
Vaporizar de forma aromática con albahaca para combatir la fatiga.

ESTRÉS Y DEPRESIÓN
Vaporizar de forma aromática para desestresar.

DOLORES MUSCULARES
Aplicar de forma tópica con gaulteria.

SARM, RECUPERACIÓN DE ENFERMEDADES, INCONTINENCIA E INFECCIÓN URINARIA
Aplicar de forma tópica en la piel con geranio.

EQUILIBRIO EMOCIONAL
Usar de forma aromática y de forma tópica para pasar de un estado de inflexibilidad a otro de flexibilidad.

Tomillo significa "fumigar" en griego, y es uno de los aceites esenciales antioxidantes más potentes.

ACEITES INDIVIDUALES

INVESTIGACIÓN: Antimicrobial Activities of Clove and Thyme Extracts, Nzeako BC, Al-Kharousi ZS, Al-Mahrooqui Z, Sultan Qaboos University Medical Journal, 2006.
Antimicrobial activity of clove oil and its potential in the treatment of vaginal candidiasis, Ahmad N, Alam MK, Shehbaz A, Khan A, Mannan A, Hakim SR, Bisht D, Owais M, Journal of Drug Targeting, 2005.
Eugenol (an essential oil of clove) acts as an antibacterial agent against Salmonella typhi by disrupting the cellular membrane, Devi KP, Nisha SA, Sakthivel R, Pandian SK, Journal of Ethnopharmacology, 2010.
The effect of clove and benzocaine versus placebo as topical anesthetics, Alqareer A, Alyahya A, Andersson L, Journal of Dentistry, 2006.
Synergistic effect between clove oil and its major compounds and antibiotics against oral bacteria, Moon SE, Kim HY, Cha JD, Archives of Oral Biology, 2011.
Antifungal activity of clove essential oil and its volatile vapour against dermatophytic fungi, Chee HY, Lee MH, Mycobiology, 2007.
Microbicide activity of clove essential oil (Eugenia caryophyllata), Nuñez L, Aquino MD, Brazilian Journal of Microbiology, 2012.
Anti-arthritic effect of eugenol on collagen-induced arthritis experimental model, Grespan R, Paludo M, Lemos Hde P, Barbosa CP, Bersani-Amado CA, Dalalio MM, Cuman RK, Biological and Pharmaceutical Bulletin, 2012. A novel aromatic oil compound inhibits microbial overgrowth on feet: a case study, Misner BD, Journal of the International Society of Sports Nutrition, 2007.

134 | SOLUCIONES NATURALES

TORONJA
CITRUS X PARADISI

USOS PRINCIPALES

PERDIDA DE PESO Y CELUILTIS
Tomar 🔹 de forma interna en agua o en cápsulas o aplicar 🔹 de forma tópica en áreas afectadas para romper y eliminar grasas. Consejo: Hidratarse bien.

ANTOJOS Y ADDICIONES A LA AZÚCAR
Vaporizar 🔹 de forma aromática o tomar 🔹 en cápsulas.

ACNÉ Y PIEL GRASOSA
Diluir 🔹 de forma tópica y aplicar en áreas afectadas para controlar brotes.

DETOXIFICACIÓN
Masajear 🔹 de forma tópica en plantas de los pies o tomar 🔹 de forma interna en agua para una desintoxicación general.

LIMPIEZA DE RIÑONES Y LINFÁTICO
Utilizar 🔹 de forma interna en agua o aplicar 🔹 de forma tópica sobre el sistema linfático y riñones para limpiar y mejorar sus funciones.

SENOS Y SALUD UTERINA Y BALANCE DE LA PROGESTERONA
Utilizar 🔹 de forma interna en cápsulas o aplicar 🔹 de forma tópica en áreas afectadas

FATIGA ADRENAL
Utilizar 🔹 de forma tópica con albahaca sobre glándulas suprarrenales y en las plantas de los pies o tomar 🔹 de forma interna en cápsulas para facilitar la recuperación suprarrenal.

APOYO A LA VESÍCULA BILIAR Y PIEDRAS
Tomar 🔹 de forma interna con geranio en cápsulas.

RESACA
Tomar 🔹 de forma interna en cápsulas para aliviar síntomas.

EQUILIBRIO EMOCIONAL
Utilizar 🔹 de forma aromática y 🔹 tópica para pasar de un estado dividido a otro validado.

CÁSCARA
PRENSADA EN FRÍO

COMPONENTES PRINCIPALES
D-limoneno
Mirceno

PROPIEDADES PRINCIPALES
Diurético
Antioxidante
Antiséptico
Astringente
Antitóxico
Purificante
Expectorante

SE ENCUENTRA EN
Mezcla de masajes
Mezcla vigorizante
Mezcla metabólica

COMBINA BIEN CON
Albahaca
Menta
Romero

SEGURIDAD
Evitar exposición directa al sol o rayos UV por 12 horas posteriores a su aplicación tópica.

Muchas drogas recetadas contienen advertencias en contra del Toronja, sin embargo el aceite esencial es muy diferente y muy seguro.

ACEITES INDIVIDUALES

INVESTIGACIÓN: Olfactory stimulatory with grapefruit and lavender oils change autonomic nerve activity and physiological function, Nagai K, Niijima A, Horii Y, Shen J, Tanida M, *Autonomic Neuroscience: basic & clinical*, 2014.
Minor Furanocoumarins and Coumarins in Grapefruit Peel Oil as Inhibitors of Human Cytochrome P450 3A4, César TB, Manthey JA, Myung K, *Journal of Natural Products*, 2009.
Antimicrobial effects of essential oils in combination with chlorhexidine digluconate, Filoche SK, Soma K, Sissons CH, *Oral Microbiology and Immunology*, 2005.
Inhibition of acetylcholinesterase activity by essential oil from Citrus paradisi, Miyazawa M, Tougo H, Ishihara M, *Natural Product Letters*, 2001.
Olfactory stimulation with scent of essential oil of grapefruit affects autonomic neurotransmission and blood pressure, Tanida M, Niijima A, Shen J, Nakamura T, Nagai K, *Brain Research*, 2005.

Mechanism of changes induced in plasma glycerol by scent stimulation with grapefruit and lavender essential oils, Shen J, Niijima A, Tanida M, Horii Y, Nakamura T, Nagai K, *Neuroscience Letters*, 2007.
Olfactory stimulation with scent of grapefruit oil affects autonomic nerves, lipolysis and appetite in rats, Shen J, Niijima A, Tanida M, Horii Y, Maeda K, Nagai K, *Neuroscience Letters*, 2005. Effects of fragrance inhalation on sympathetic activity in normal adults, Haze S, Sakai K, Gozu Y, *The Japanese Journal of Pharmacology*, 2002.
Effect of olfactory stimulation with flavor of grapefruit oil and lemon oil on the activity of sympathetic branch in the white adipose tissue of the epididymis, Niijima A, Nagai K, *Experimental Biology and Medicine*, 2003.
Effect of aromatherapy massage on abdominal fat and body image in post-menopausal women, Kim HJ, *Taehan Kanho Hakhoe Chi*, 2007

THE ESSENTIAL *life* 135

VETIVER

VETIVERIA ZIZANIOIDES

regenerativa · tranquilizador · perdurable

RAÍCES

DESTILADAS AL VAPOR

COMPONENTES PRINCIPALES
α y β-vetivonas
Isovalencenol

PROPIEDADES PRINCIPALES
Estimulante
Tónico
Sedante
Antiséptico
Inmunoestimulante
Vermífugo
Antiespasmódico
Rubefaciente

SE ENCUENTRA EN
Mezcla mensual para mujeres
Mezcla para concentración

COMBINA BIEN CON
Lavanda
Sándalo
Ylang ylang

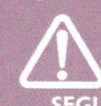

SEGURIDAD
Seguro para aplicarse PURO.

USOS PRINCIPALES

TDA, TDAH, ENFOQUE Y CONCENTRACIÓN
Combinar con lavanda y aplicar de forma tópica en los pies, columna, y nuca justo debajo del cráneo, y vaporizar de forma aromática.

ANOREXIA
Aplicar de forma tópica en pies y columna y vaporizar de forma aromática.

VITILIGO
Aplicar de forma tópica en áreas afectadas de la piel.

TUBERCULOSIS
Aplicar de forma tópica en pies y columna y vaporizar de forma aromática.

INSOMNIO
Aplicar de forma tópica en las plantas de los pies o en la columna y vaporizar de forma aromática para lograr un sueño más reparador.

AUMENTO DE SENOS
Diluir y aplicar de forma tópica en los senos.

TRASTORNO POR ESTRÉS POST-TRAUMÁTICO, DEPRESIÓN Y ANSIEDAD
Combinar con melisa y vaporizar de forma aromática y aplicar de forma tópica en puntos de pulso.

DEPRESIÓN POSTPARTO
Vaporizar de forma aromática y aplicar de forma tópica en puntos de pulso.

ESTRÍAS, DECOLORACIÓN Y CICATRICES
Aplicar de forma tópica en áreas afectadas para reducir cicatrices.

EQUILIBRIO EMOCIONAL
Usar de forma aromática y tópica para pasar de un estado de desmotivación a otro lleno de convencimiento.

El vetiver es un tranquilizante natural, y en medicina ayurvédica también se le conoce como el aceite de la "tranquilidad".

INVESTIGACIÓN: Effect of calcium on growth performance and essential oil of vetiver grass (Chrysopogon zizanioides) grown on lead contaminated soils, Danh LT, Truong P, Mammucari R, Foster N, International Journal of Phytoremediation, 2011.
Effect of Vetiveria zizanioides Essential Oil on Melanogenesis in Melanoma Cells: Downregulation of Tyrosinase Expression and Suppression of Oxidative Stress, Peng HY, Lai CC, Lin CC, Chou ST, The Scientific World Journal, 2014.
Constituents of south Indian vetiver oils, Mallavarapu GR, Syamasundar KV, Ramesh S, Rao BR, Natural Product Communications, 2012.
In Vitro Antioxidant Activities of Essential Oils, Veerapan P, Khunkitti W, Isan Journal of Pharmaceutical Sciences, 2011.
Antioxidant potential of the root of Vetiveria zizanioides (L.) Nash, Luqman S, Kumar R, Kaushik S, Srivastava S, Darokar MP, Khanuja SP, Indian Journal of Biochemistry and Biophysics, 2009.
Volatiles emitted from the roots of Vetiveria zizanioides suppress the decline in attention during a visual display terminal taskvi, Matsubara E, Shimizu K, Fukagawa M, Ishizi T, Kakoi C, Hatayama T, Nagano J, Okamoto T, Ohnuki K, Kondo R, Biomedical Research, 2012.
Evaluation of the Effects of Plant-derived Essential Oils on Central Nervous System Function Using Discrete Shuttle-type Conditioned Avoidance Response in Mice, Umezu T, Phytotherapy Research, 2012.

YLANG YLANG
CANANGA ODORATA

calmante • floral • tranquilizante

USOS PRINCIPALES

DESEQUILIBRIO HORMONAL
Aplicar 🌿 en plantas de los pies y puntos de pulso, tomar 💧 de forma interna debajo de la lengua o en una cápsula, o vaporizar 💨.

BAJA LIBIDO Y IMPOTENCIA
Vaporizar 💨 y aplicar 🌿 de forma tópica en puntos de pulso.

EQUILIBRIO Y FATIGA MENTAL
Aplicar 🌿 de forma tópica en la nuca justo debajo del cráneo, en la parte superior de la frente, y detrás de las orejas. Inhalar 💨 de las palmas de las manos.

HIPERTENSIÓN Y PROBLEMAS DE RÍTMO CARDÍACO
Aplicar 🌿 de forma tópica en las plantas de los pies y sobre el corazón. Inhalar 💨 de las palmas de las manos.

ANSIEDAD, FRUSTRACIÓN, ESTRÉS Y TEMOR
Vaporizar o inhalar 💨 de las palmas de las manos y aplicar 🌿 de forma tópica en puntos de pulso.

ESTIMULA EL CRECIMIENTO DE CABELLO
Aplicar 🌿 de forma tópica directamente en el área afectada.

CÓLICOS Y DOLOR DE ESTÓMAGO
Aplicar 🌿 de forma tópica en el área afectada o tomar 💧 en una cápsula.

PIEL GRASA
Aplicar 🌿 de forma tópica en el área afectada o tomar 💧 en una cápsula.

EQUILIBRIO EMOCIONAL
Usar 💨 de forma aromática y 🌿 de forma tópica para pasar de una sensación de agobio a otra de plenitud.

FLORES

DESTILADAS AL VAPOR

COMPONENTES PRINCIPALES
Germacreno
Cariofileno
α-farnesina

PROPIEDADES PRINCIPALES
Hipotenso
Afrodisíaco
Antiespasmódico
Sedante

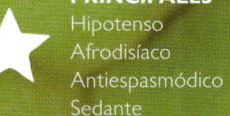

SE ENCUENTRA EN
Mezcla para concentración
Mezcla calmante
Mezcla de felicidad
Mezcla mensual femenina
Mezcla para mujeres

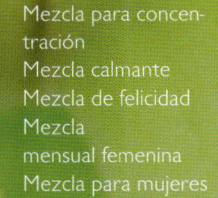

COMBINA BIEN CON
Sándalo
Bergamota
Incienso

SEGURIDAD
Seguro para aplicarse PURO.

💡 En Java, las flores de ylang ylang adornan las camas de los recién casados y a menudo se utiliza como afrodisíaco.

INVESTIGACIÓN: Relaxing Effect of Ylang ylang Oil on Humans after Transdermal Absorption, Hongratanaworakit T, Buchbauer G, Phytotherapy Research, 2006
Safety assessment of Ylang-Ylang (Cananga spp.) as a food ingredient., Burdock GA, Carabin IG, Food and Chemical Toxicology, 2008
Effects of Ylang-Ylang aroma on blood pressure and heart rate in healthy men, Jung DJ, Cha JY, Kim SE, Ko IG, Jee YS, Journal of Exercise Rehabilitation, 2013
Evaluation of the harmonizing effect of ylang-ylang oil on humans after inhalation, Hongratanaworakit T, Buchbauer G, Planta Medica, 2004
Essential oil inhalation on blood pressure and salivary cortisol levels in prehypertensive and hypertensive subjects, Kim IH, Kim C, Seong K, Hur MH, Lim HM, Lee MS, Evidence-Based Complementary and Alternative Medicine, 2012
The Effects of Herbal Essential Oils on the Oviposition-deterrent and Ovicidal Activities of Aedes aegypti (Linn.), Anopheles dirus (Peyton and Harrison) and Culex quinquefasciatus (Say), Siriporn P, Mayura S, Tropical Biomedicine, 2012
Evaluation of the Effects of Plant-derived Essential Oils on Central Nervous System Function Using Discrete Shuttle-type Conditioned Avoidance Response in Mice, Umezu T., Phytotherapy Research, 2012
Effects of aromatherapy on changes in the autonomic nervous system, aortic pulse wave velocity and aortic augmentation index in patients with essential hypertension, Cha JH, Lee SH, Yoo YS, Journal of Korean Academy of Nursing, 2010

MEZCLAS DE ACEITES

Si bien muchas compañías ofrecen mezclas de aceites esenciales, las mezclas patentadas que se encuentran en este libro han sido cuidadosa y artísticamente elaboradas para ofrecer una eficacia superior y beneficios terapéuticos. Debido a que la química natural es un punto crucial de atención en el arte de mezclar aceites esenciales, es importante recurrir a mezclas que posean cualidades de la más alta pureza, potencia y relaciones complementarias entre los aceites individuales que componen la mezcla.

Tenga en cuenta los símbolos (👃=aromática ✋=tópico 🥛=interno) que especifican el uso recomendado. Si bien todos los aceites tienen el propósito de ser utilizados aromáticamente, y la mayoría por vía tópica, sólo los aceites esenciales puros terapéuticos verificados están destinados para su uso interno. (Vea "Por Qué la Calidad Importa", pág. 9 y "Cómo utilizar los aceites esenciales" pág. 11 para más detalles.)

valeroso • sereno • fluido

AFIRMANTE

MEZCLA

USOS PRINCIPALES

INSEGURIDAD Y ZOZOBRA
Aplicar de forma tópica 👐 debajo de la nariz, en la nuca, e inhalar 👃.

NERVIOSISMO E IRRITABILIDAD
Aplicar de forma tópica 👐 en la planta de los pies, en la nuca e inhalar 👃.

AGITACIÓN Y CONFUSIÓN
Vaporizar 💧 y aplicar de forma tópica 👐 en la frente y la nuca.

TRASTORNOS ADD, ADHD Y DE ATENCIÓN
Vaporizar 💧 y aplicar de forma tópica 👐 en la frente o la nuca.

ESTRÉS, TENSIÓN MENTAL E HIPERACTIVIDAD
Aplicar de forma tópica 👐 debajo de la nariz, en la nuca y en la frente. Vaporizar 💧 e inhalar desde las manos formando un cuenco.

ADICCIONES Y ANOREXIA
Aplicar de forma tópica 👐 en los puntos de pulso, e inhalar 👃 desde las manos formando un cuenco.

PARTO Y RECUPERACIÓN
Aplicar de forma tópica 👐 en el abdomen, haga un masaje en los pies o vaporizar 💧.

ALERGIAS Y REACCIÓN EXAGERADA
Aplicar de forma tópica 👐 en el área afectada, en la planta de los pies o vaporizar 💧.

CÓLICO Y CALMANTE
Aplicar de forma tópica 👐 en la planta de los pies y el abdomen.

INFERTILIDAD Y FRIGIDEZ
Aplicar de forma tópica 👐 debajo de la nariz, sobre el abdomen, en los puntos de pulso o, vaporizar 💧.

MEDITACIÓN
Vaporizar 💧 y aplicar de forma tópica 👐 bajo la nariz.

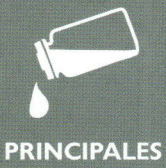

PRINCIPALES INGREDIENTES
Vetiver
Ylang Ylang
Lavanda
Incienso
Salvia Esclarea
Mejorana
Menta Verde

SEGURIDAD
Seguro para aplicarse PURO. Precaución para su uso durante las primeras etapas del embarazo.

MEZCLAS DE ACEITES

Independientemente de lo que está ocurriendo en la vida, esta mezcla puede traer una sensación de tranquilidad y promover centrarse en las verdaderas fuentes de felicidad.

THE ESSENTIAL *life*

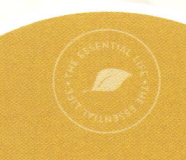

ALEGRÍA

MEZCLA

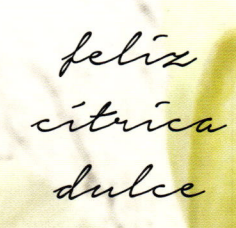

feliz
cítrica
dulce

PRINCIPALES INGREDIENTES

Lavandula
Lavanda
Sándalo
Tangerina
Melissa
Ylang Ylang
Elemi

USOS PRINCIPALES

ESTIMULANTE DEL ÁNIMO Y LA MENTE
Vaporizar y aplicar de forma tópica bajo la nariz o en los puntos de pulso.

ENERGIZANTE Y REFRESCANTE
Vaporizar y aplicar de forma tópica bajo la nariz o en los puntos de pulso.

ESTRÉS Y ANSIEDAD
Aplicar de forma tópica debajo de la nariz, en los oídos o el cuello, en inhalar desde las manos formando un cuenco.

TRASTORNOS DE DEPRESIÓN Y DEL ÁNIMO
Aplicar de forma tópica en la nuca e inhalar.

PENA Y AFLICCIÓN
Vaporizar y aplicar de forma tópica en el pecho y en los puntos de pulso.

ESTIMULANTE Y EDIFICANTE
Aplicar de forma tópica debajo de la nariz y en el cuello, o inhalar desde las manos formando un cuenco.

INMUNIDAD
Aplicar de forma tópica en la planta de los pies.

MEZCLAS DE ACEITES

SEGURIDAD
Evitar la exposición a la luz solar/rayos UV durante 12 horas luego de la aplicación tópica.

Utilice esta mezcla para energizar el cuerpo y la mente.

SOLUCIONES NATURALES

motivante
energizante
confiable

ALENTADORA
MEZCLA

USOS PRINCIPALES

INSEGURIDAD, FALTA DE CORAJE O MOTIVACIÓN
Vaporizar y aplicar de forma tópica debajo de la nariz, en la frente, en la nuca o en el pecho.

CONFUSIÓN Y DESCONCIERTO
Inhalar y aplicar de forma tópica debajo de la nariz, en la frente, en la nuca o en el pecho.

FATIGA MENTAL Y AGOTAMIENTO
Vaporizar o aplicar en forma en la sien y en la nuca.

AGOTAMIENTO Y ESTANCAMIENTO
Inhalar desde las manos formando un cuenco, y aplicar de forma tópica en los puntos de pulso.

DEPRESIÓN
Vaporizar o aplicar de forma tópica en el pecho, en la frente y en la nuca.

AGOTAMIENTO FÍSICO
Inhalar desde las manos formando un cuenco, aplicar de manera tópica bajo la nariz, en el área de las glándulas adrenales (espalda), o en la planta de los pies para mejorar la resistencia.

PROBLEMAS DIGESTIVOS
Aplicar de forma tópica sobre el abdomen, en los puntos de toma del pulso o en la planta de los pies.

BRONQUITIS Y ASMA
Vaporizar o aplicar de forma tópica en la nuca y en el pecho.

PADECIMIENTOS Y DOLORES
Aplicar de forma tópica en el área afectada.

PRINCIPALES INGREDIENTES
Hierbabuena
Clementina
Cilantro
Albahaca
Melissa
Romero

SEGURIDAD
Diluir por sensibilidad cutánea. Si está embarazada o amamantando, consulte a su médico. Evitar la exposición a la luz solar o a rayos UV directos por hasta 12 horas luego de su uso tópico.

MEZCLAS DE ACEITES

Aplaste la frustración y las dudas que pueden detener su progreso con la capacidad de esta mezcla para fomentar la productividad, la creatividad y la confianza.

ANTI-ENVEJECIMIENTO

MEZCLA

regenerativa · juvenil · renovadora

Una hermosa mezcla con aceites esenciales consagrados por el tiempo para una piel radiante.

PRINCIPALES INGREDIENTES
Incienso
Sándalo
Hawaiano
Lavanda
Mirra
Rosa de
Helicriso

SEGURIDAD
Seguro para aplicarse PURO.

USOS PRINCIPALES

ARRUGAS Y LÍNEAS DE EXPRESIÓN
Aplicar de forma tópica en rostro, cuello y manos.

LESIONES PROVOCADAS POR EL SOL Y CÁNCER DE PIEL
Aplicar de forma tópica al área afectada para estimular la renovación y sanación.

MARCAS CAUSADAS POR CICATRICES Y ESTRÍAS
Aplicar de forma tópica en las áreas afectadas.

MANCHAS
Aplicar de forma tópica en el área afectada.

EQUILIBRIO ENTRE EL ESTADO DE TENSIÓN Y EL ÁNIMO
Aplicar de forma tópica en pecho y abdomen, en la nuca, la frente, en los puntos de toma del pulso y/o debajo de la nariz.

MEDITACIÓN
Aplicar de forma tópica bajo la nariz o en los puntos de pulso.

MEZCLAS DE ACEITES

SOLUCIONES NATURALES

*mentolado
deportivo
refrescante*

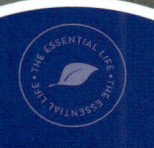

CALMANTE
MEZCLA

USOS PRINCIPALES

DOLOR DE MÚSCULOS, ESPALDA Y ARTICULACIONES
Aplicar 👐 tópicamente sobre la zona afectada.

ARTRITIS Y DOLORES
Aplicar 👐 tópicamente sobre la zona afectada.

FIBROMIALGIA Y LUPUS
Aplicar 👐 tópicamente sobre la zona afectada.

HIPEREXTENSIÓN CERVICAL Y TENSIÓN MUSCULAR
Aplicar 👐 tópicamente sobre la zona afectada.

PRE Y POST ENTRENAMIENTO
Aplicar 👐 tópicamente sobre la zona afectada.

DOLORES DEL CRECIMIENTO
Aplicar 👐 tópicamente sobre la zona afectada.

DOLOR DE CABEZA Y DOLOR DE CUELLO
Aplicar 👐 tópicamente en la nuca, los hombros, y las sienes.

CONTUSIONES Y LESIONES
Aplicar 👐 tópicamente en la zona afectada para reducir la inflamación y el tejido cicatrizado.

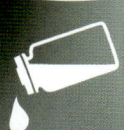

PRINCIPALES INGREDIENTES
Gaulteria
Alcanfor
Hierbabuena
Tanaceto Azul
Manzanilla Azul
Helicriso

SEGURIDAD
Aplicar diluida para piel joven o sensible.

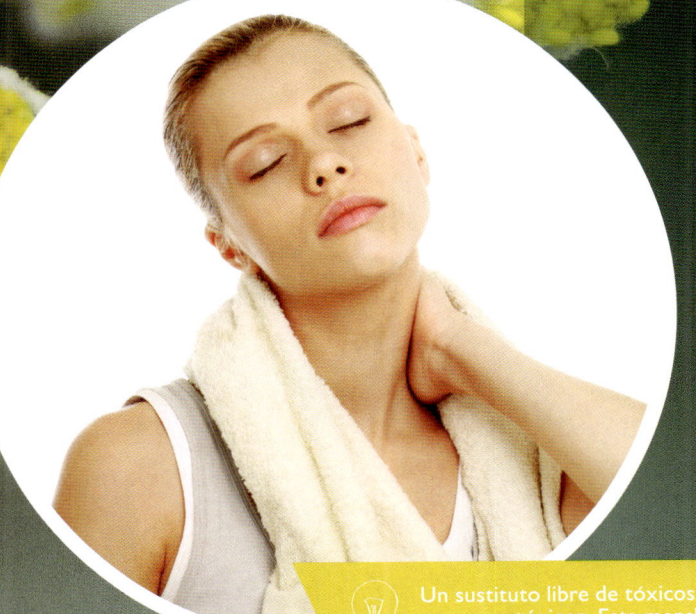

MEZCLAS DE ACEITES

Un sustituto libre de tóxicos para los ungüentos y cremas tópicos. Esta mezcla reduce el dolor y la inflamación naturalmente.

THE ESSENTIAL *life*

CELULAR

MEZCLA COMPLEJA

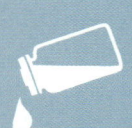

PRINCIPALES INGREDIENTES
Incienso
Naranja Silvestre
Citronella
Tomillo
Ajedrea
Clavo
Niaulí

⚠️

SEGURIDAD
Se recomienda su dilución para la aplicación tópica, puede causar sensibilidad en la piel.

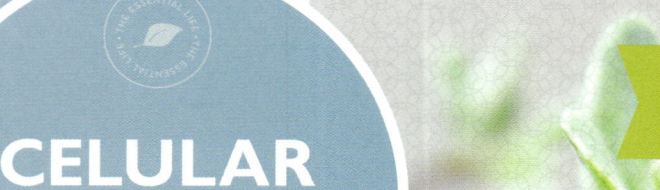

regenerativa • correctiva • reparadora

MEZCLAS DE ACEITES

El daño celular debido a los radicales libres colabora en forma subyacente a muchas de las enfermedades de la actualidad. Esta poderosa mezcla de antioxidantes protegerá su salud celular, así como protege su salud a largo plazo.

USOS PRINCIPALES

CÁNCER Y TUMORES
Aplicar diluida de forma tópica en la nuca, a lo largo de la espina dorsal o en la planta de los pies. Tomar en cápsula.

RESTAURACIÓN CELULAR Y DE LA TIROIDES
Aplicar diluida de forma tópica en la nuca, a lo largo de la espina dorsal o en la planta de los pies. Tomar en cápsula.

CONDICIONES MÉDICAS PROVOCADAS POR CANDIDA Y HONGOS
Aplicar de forma tópica en la planta de los pies o ingiera en cápsula.

DAÑO EN LOS NERVIOS
Aplicar diluida de forma tópica en la nuca, a lo largo de la espina dorsal o en la planta de los pies. Tomar en cápsula.

TRASTORNOS AUTOINMUNES
Aplicar diluida de forma tópica en la nuca, a lo largo de la espina dorsal o en la planta de los pies. Tomar en cápsula.

CONVULSIONES Y ANTIOXIDANTE CEREBRAL
Aplicar diluida de forma tópica en la nuca, a lo largo de la espina dorsal o en la planta de los pies. Tomar en cápsula.

SALUD DE LOS SENOS
Aplicar diluida de forma tópica en los senos, la planta de los pies o tomar en cápsula.

CALORES REPENTINOS Y SUDOR NOCTURNO
Aplicar de forma tópica en la planta de los pies o ingiera en cápsula.

DESINTOXICACIÓN Y VIRUS
Aplicar de forma tópica en la planta de los pies o ingiera en cápsula.

LESIONES CON INFLAMACIÓN
Aplicar diluida de forma tópica en el área afectada.

SOLUCIONES NATURALES

fortalecedor
tranquilizante
calmante

DIGESTIVA
MEZCLA

USOS PRINCIPALES

HINCHAZÓN, FLATULENCIA, ESTREÑIMIENTO, NÁUSEA E INDIGESTIÓN
Aplicar de forma tópica en el abdomen o tomar en cápsula.

REFLUJO Y CÓLICO
Tomar en agua o en cápsula con algo de limón.

GARGANTA SECA O DOLORIDA
Depositar directamente en parte posterior de la garganta.

NÁUSEA Y ESTREÑIMIENTO MATUTINO
Aplicar de forma tópica en el pecho, los puntos de pulso o el estómago, y/o tomar en un vaso con agua.

NÁUSEA POR MOVIMIENTO O DESPLAZAMIENTO
Inhalar A, aplicar de forma tópica debajo de la nariz, o beber en agua.

COLITIS E INTESTINO IRRITABLE
Tomar diariamente en cápsula o en agua.

DIARREA Y ESTREÑIMIENTO
Tomar en cápsula o en agua hasta que los síntomas desaparezcan.

ENFERMEDAD DE CROHN Y FATIGA CRÓNICA
Tomar en cápsula o frotar en el abdomen.

INTOXICACIÓN ALIMENTICIA
Tomar en cápsula.

TOS Y CONGESTIÓN NASAL
Aplicar de forma tópica diluido sobre el ombligo, y sobre el tabique nasal o diluido en agua.

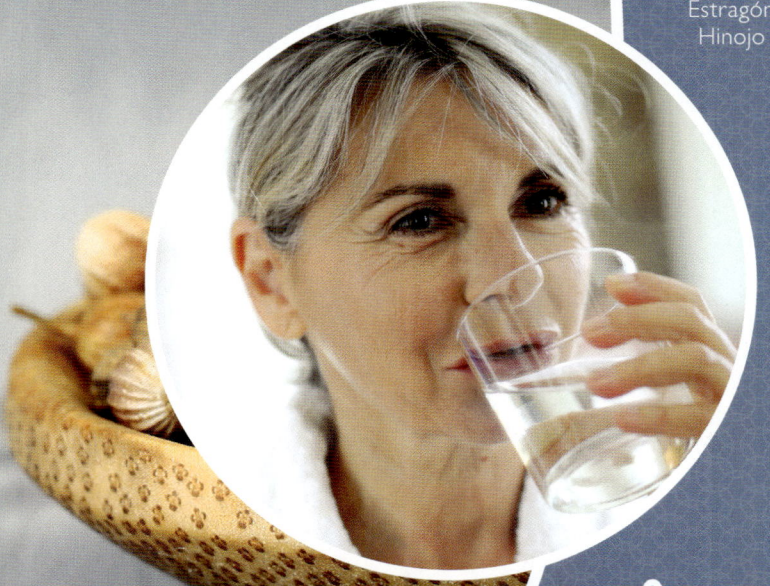

PRINCIPALES INGREDIENTES
Jengibre
Menta
Alcaravea
Cilantro
Anís
Estragón
Hinojo

SEGURIDAD
Seguro para aplicarse PURO. Diluir si es necesario.

MEZCLAS DE ACEITES

Muchos aceites esenciales ayudan a la digestión. La hierbabuena es una ayuda digestiva muy conocida y un ingrediente principal en esta mezcla.

THE ESSENTIAL *life*

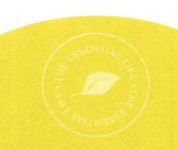

EDIFICANTE

MEZCLA

exultante • iluminadora • poderosa

USOS PRINCIPALES

DEPRESIÓN Y DESÁNIMO
Vaporizar o inhalar desde las manos en forma de cuenco, o aplicar de forma tópica en os puntos de pulso o debajo de la nariz y en toda la frente.

HISTERIA Y ANSIEDAD
Vaporizar o inhalar desde las manos en forma de cuenco, o aplicar de forma tópica debajo de la nariz y en toda la frente.

DISTANCIAMIENTO
Vaporizar o inhalar desde las manos en forma de cuenco, o aplicar de forma tópica debajo de la nariz y en toda la frente.

PMS
Vaporizar o inhalar desde las manos en forma de cuenco, o aplicar de forma tópica debajo de la nariz y en toda la frente.

SALUD CELULAR
Aplicar de forma tópica en la planta de los pies.

INFLAMACIÓN Y RIGIDEZ
Aplicar diluida de forma tópica en el área afectada.

INDIGESTIÓN E INTESTINO IRRITABLE
Aplicar de forma tópica en el abdomen y en la planta de los pies.

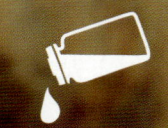

MEZCLAS DE ACEITES

PRINCIPALES INGREDIENTES

Naranja Silvestre
Clavo
Anís Estrellado
Limón Myrtle
Nuez Moscada

SEGURIDAD

Diluir por sensibilidad cutánea. Si está embarazada o amamantando, consulte a su médico. Evitar la exposición a la luz solar o a rayos UV directos por hasta 12 horas luego de su uso tópico.

Anime una actitud optimista, promueva el enfoque en lo que realmente importa y nutra un estado elevado de la mente con esta mezcla.

148 | SOLUCIONES NATURALES

estabilizadora
equilibrada
dulce

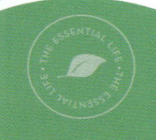

ESTABILIZADORA
MEZCLA

USOS PRINCIPALES

ESTRÉS Y ANSIEDAD
Aplicar de forma tópica en laa plantas de los pies e inhalar o aspirar desde las manos formando un cuenco.

JET LAG & ANSIEDAD DE VIAJE
Inhalar desde las manos formando un cuenco o aplicar de forma tópica debajo de la nariz.

ALTERACIONES DEL ÁNIMO Y ESTRÉS
Vaporizar o aplicar de forma tópica debajo de la nariz o en la nuca.

CONDICIONES NEUROLÓGICAS
Aplicar de forma tópica en la nuca, en los puntos de pulso o en la planta de los pies.

CONVULSIONES, EPILEPSIA YENFERMEDAD DE PARKINSON
Aplicar de forma tópica en la nuca, a lo largo de la espina dorsal o en la planta de los pies.

TRANQUILIDAD Y MEDITACIÓN
Aplicar de forma tópica debajo de la nariz, a través de la frente o, inhalar desde las manos formando un cuenco.

CÓLERA A IRA
Vaporizar, aplicar de forma tópica debajo de la nariz o en la nuca.

TEMOR, PENA Y TRAUMA
Vaporizar, aplicar de forma tópica debajo de la nariz o en la nuca.

PRINCIPALES INGREDIENTES
Abeto
Palo de Ho
Incienso
Tanaceto azul
Manzanilla azul

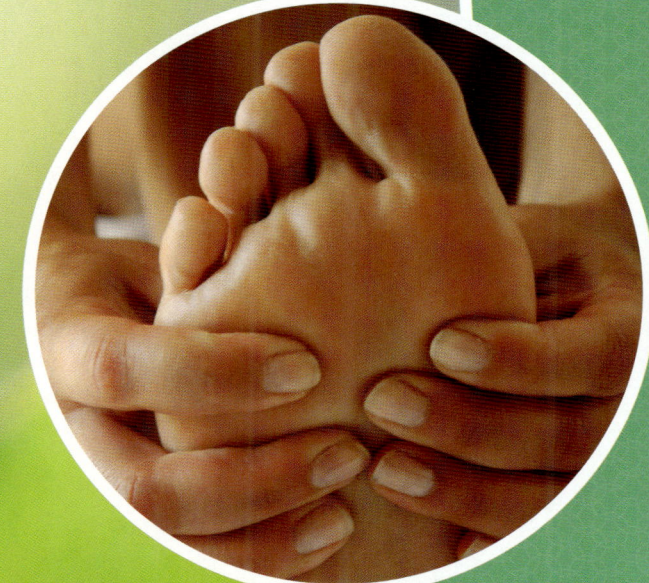

SEGURIDAD
Seguro para aplicarse PURO.

Las pequeñas sorpresas y el estrés de la vida pueden dejarnos con la guardia baja y desequilibrados. Esta mezcla ayuda a restablecernos y a tener los pies en la tierra.

MEZCLAS DE ACEITES

INSPIRADORA
MEZCLA

natural
vivificante
audaz

USOS PRINCIPALES

PROBLEMAS DE APATÍA, DEPRESIÓN Y VITALIDAD
Vaporizar o inhalar desde las manos formando un cuenco para energizar y exaltar.

BAJA LIBIDO Y POCO DESEMPEÑO SEXUAL
Vaporizar o inhalar desde las manos formado un cuenco y aplicar de forma tópica en plantas de pies y abdomen.

CONFUSIÓN MENTAL Y PROBLEMAS DE MEMORIA
Aplicar de forma tópica en los dedos de los pies o vaporizar.

ESTIMULANTE
Aplicar de forma tópica en la planta de los pies.

DIGESTIÓN Y EVACUACIÓN PESADAS
Aplicar diluida de forma tópica en la parte baja del abdomen.

CONGESTIÓN PULMONAR Y NASAL
Vaporizar o inhalar desde las manos formando un cuenco.

CIRCULACIÓN
Aplicar de forma tópica en la planta de los pies para abrigar y estimular.

PROBLEMAS DE MENSTRUACIÓN Y MENOPAUSIA
Aplicar diluida de forma tópica en la parte baja del abdomen o presionar por dentro y por fuera la parte inferior de los tobillos.

INFECCIONES
Aplicar de forma tópica en la planta de los pies.

PERFUME
Aplicar diluida de forma tópica en muñecas o nuca.

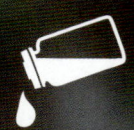

PRINCIPALES INGREDIENTES
Cardamomo
Canela
Jengibre
Clavo
Sándalo
Jazmín

SEGURIDAD
Diluir por sensibilidad cutánea. Si está embarazada o amamantando, consulte a su médico.

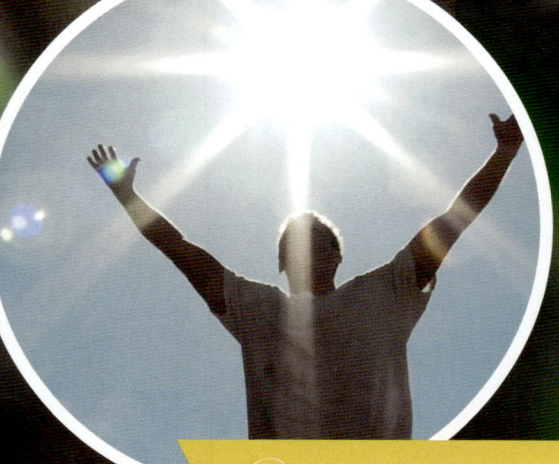

Esta mezcla puede nutrir el deseo natural de abrazar nuevas y emocionantes experiencias de la vida con pasión y coraje.

MEZCLAS DE ACEITES

limpiador • aclarador • dulce

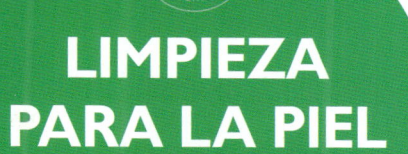

LIMPIEZA PARA LA PIEL

MEZCLA

USOS PRINCIPALES

ACNÉ Y ESPINILLAS
Aplicar tópicamente en el área afectada.

PIEL GRASA Y GLÁNDULAS SEBÁCEAS HIPERACTIVAS
Aplicar tópicamente en el área afectada.

MANCHAS E IRRITACIONES DE LA PIEL
Aplicar tópicamente en el área afectada.

DERMATITIS Y ECZEMA
Aplicar tópicamente en el área afectada.

TRASTORNOS MICÓTICOS
Aplicar tópicamente en el área afectada.

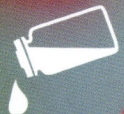

PRINCIPALES INGREDIENTES
Comino Negro
Palo de Ho
Melaleuca
Litsea
Eucalipto
Geranio

SEGURIDAD
Diluir si se presenta irritación.

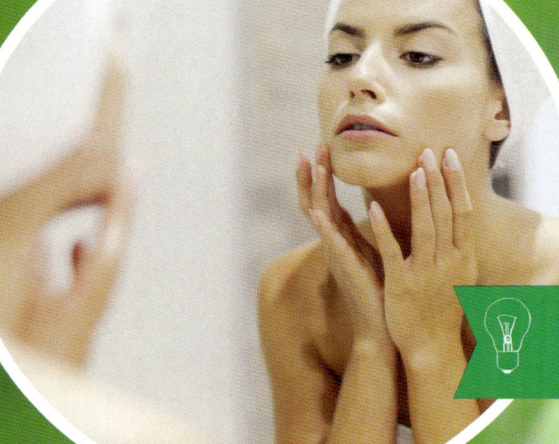

Esta mezcla limpia y calma la piel. Reduce dos componentes que fomentan el acné: las bacterias y la inflamación.

MASAJE
MEZCLA

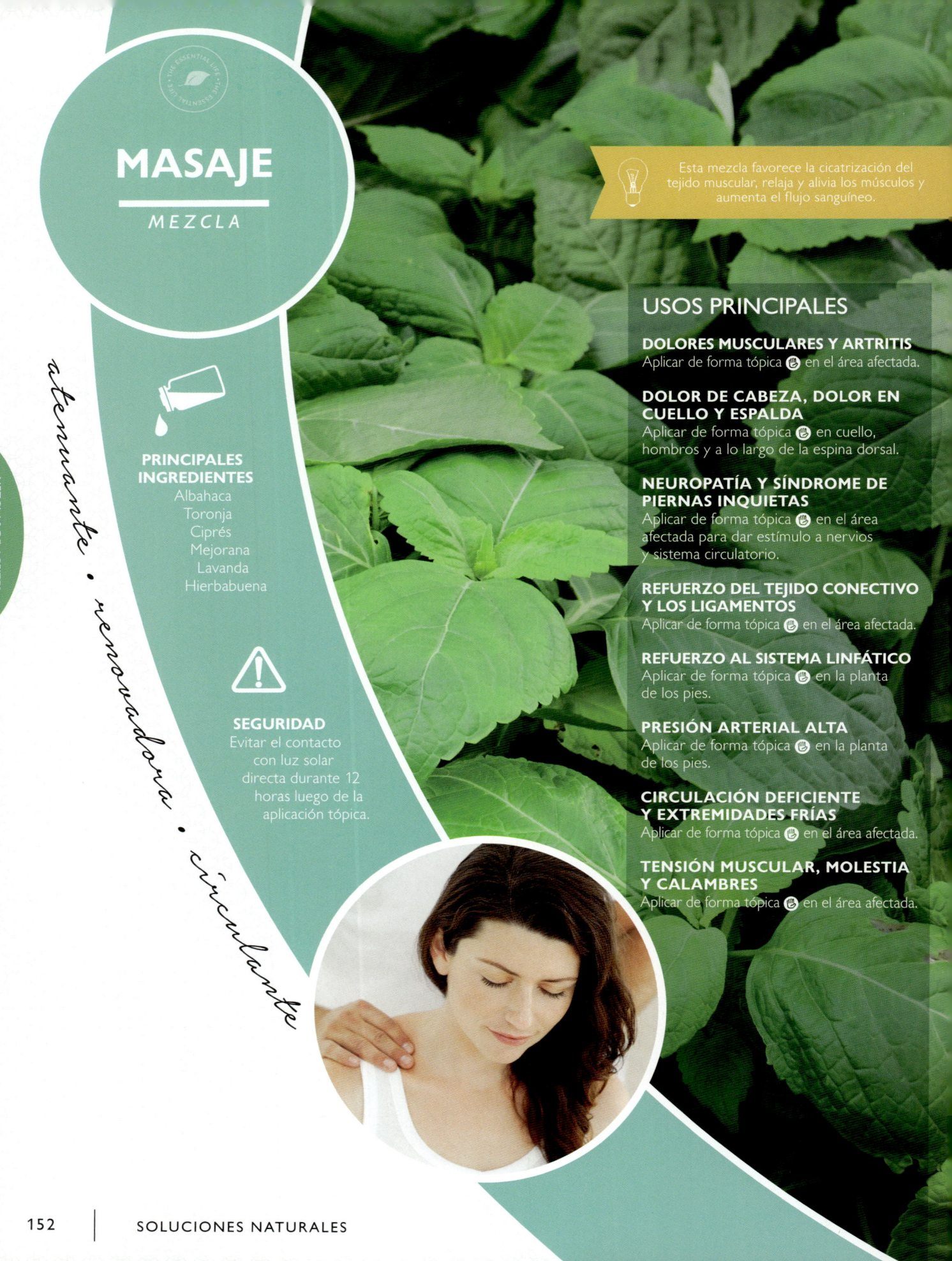

atenuante • renovadora • circulante

PRINCIPALES INGREDIENTES
Albahaca
Toronja
Ciprés
Mejorana
Lavanda
Hierbabuena

⚠️

SEGURIDAD
Evitar el contacto con luz solar directa durante 12 horas luego de la aplicación tópica.

Esta mezcla favorece la cicatrización del tejido muscular, relaja y alivia los músculos y aumenta el flujo sanguíneo.

USOS PRINCIPALES

DOLORES MUSCULARES Y ARTRITIS
Aplicar de forma tópica en el área afectada.

DOLOR DE CABEZA, DOLOR EN CUELLO Y ESPALDA
Aplicar de forma tópica en cuello, hombros y a lo largo de la espina dorsal.

NEUROPATÍA Y SÍNDROME DE PIERNAS INQUIETAS
Aplicar de forma tópica en el área afectada para dar estímulo a nervios y sistema circulatorio.

REFUERZO DEL TEJIDO CONECTIVO Y LOS LIGAMENTOS
Aplicar de forma tópica en el área afectada.

REFUERZO AL SISTEMA LINFÁTICO
Aplicar de forma tópica en la planta de los pies.

PRESIÓN ARTERIAL ALTA
Aplicar de forma tópica en la planta de los pies.

CIRCULACIÓN DEFICIENTE Y EXTREMIDADES FRÍAS
Aplicar de forma tópica en el área afectada.

TENSIÓN MUSCULAR, MOLESTIA Y CALAMBRES
Aplicar de forma tópica en el área afectada.

MEZCLAS DE ACEITES

SOLUCIONES NATURALES

limpiadora • aromática • refrescante

METABÓLICA

O MEZCLA DE PÉRDIDA DE PESO

USOS PRINCIPALES

PÉRDIDA DE PESO, OBESIDAD Y ESTIMULANTE METABÓLICA
Tomar 5 gotas hasta 5 veces por día en cápsula o en agua.

CELULITIS
Aplicar de forma tópica en el área afectada.

FATIGA EXAGERADA Y TRASTORNOS DE LA ALIMENTACIÓN
Tomar en cápsula o con agua, o aplicar de forma tópica en la planta de los pies, o vaporizar.

APETITO Y ANSIAS
Aplicar una gota debajo de la lengua e inhalar de la botella o aplicar debajo de la nariz para balancear el apetito.

REFORZADOR Y ESTIMULANTE DEL SISTEMA LINFÁTICO
Vaporizar o aplicar de forma tópica en la planta de los pies.

CONGESTIÓN Y RESFRÍO
Tomar en cápsula o en agua.

REFUERZO DE VÍAS URINARIAS
Tomar en cápsula o en agua.

REGULACIÓN DEL CONTENIDO DE AZÚCAR EN SANGRE
Tomar en cápsula o en agua.

DESINTOXICACIÓN Y LIMPIEZA
Tomar en cápsula o en agua.

CALMANTE Y ESTIMULANTE DEL SISTEMA DIGESTIVO
Tomar en cápsula o en agua.

COLESTEROL ALTO
Tomar en cápsula o en agua.

PROBLEMAS Y CÁLCULOS EN VESÍCULA
Tomar en cápsula o en agua.

INFLAMACIÓN
Aplicar de forma tópica en la planta de los pies o ingiera en cápsula.

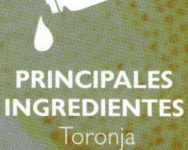

PRINCIPALES INGREDIENTES
Toronja
Limón
Hierbabuena
Jengibre
Canela

SEGURIDAD
Evitar la luz solar/rayos UV durante 12 horas luego de la aplicación tópica.

Reducir la ansiedad y equilibrar el azúcar en sangre son pasos importantes para la pérdida de peso.

NAVIDEÑA
MEZCLA

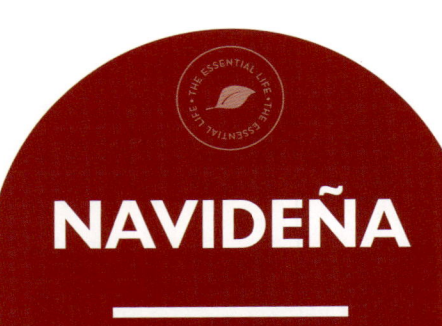

alegre · cálida · aromática

USOS PRINCIPALES

REFRESCANTE Y ALEGRE
Vaporizar o inhalar desde las manos formando un cuenco.

REFUERZA EL SISTEMA INMUNOLÓGICO
Vaporizar o inhalar desde las manos formando un cuenco.

PROTECCIÓN ESTACIONAL CONTRA LA GRIPE Y EL CATARRO
Vaporizar o inhalar desde las manos formando un cuenco.

DOLOR DE CABEZA Y MIGRAÑA
Aplicar de forma tópica en la sien y la nuca.

TENSIÓN Y ESTRÉS
Aplicar de forma tópica en los puntos de pulso y vaporizar.

MOLESTIA EN NUCA Y HOMBROS
Aplicar de forma tópica en el área de malestar.

ARTRITIS
Aplicar de forma tópica en el área de malestar.

SUEÑO RELAJANTE
Aplicar de forma tópica en la nuca.

PRINCIPALES INGREDIENTES
Naranja Silvestre
Pino
Cassia
Corteza de Canela
Vainilla

SEGURIDAD
Diluir para su aplicación tópica.

Esta mezcla inspira la alegría de los días festivos mientras que también estimula la inmunidad.

MEZCLAS DE ACEITES

154 | SOLUCIONES NATURALES

PARA HOMBRES
MEZCLA

Reemplazar las colonias manufacturadas con productos químicos sintéticos con aceites esenciales naturales es una gran manera de vivir un estilo de vida más saludable.

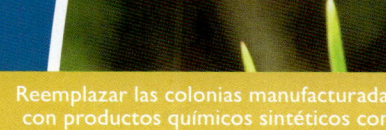

refrescante • estabilizadora • leñosa

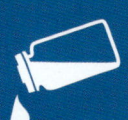

PRINCIPALES INGREDIENTES
Abeto Blanco
Pino
Abeto Azul
Madera de Cedro
Enebro

SEGURIDAD
Diluir si se presenta sensibilidad.

USOS PRINCIPALES

COLONIA
Aplicar de forma tópica en el pecho y en los puntos de pulso.

FUERZA Y CORAJE
Aplicar de forma tópica en el pecho y en los puntos de pulso.

REFRESCANTE Y ESTIMULANTE DE LA ATENCIÓN
Aplicar de forma tópica en el pecho y en los puntos de pulso.

HORMONAS PARA EL EQUILIBRIO DEL HOMBRE
Aplicar de forma tópica en nuca, abdomen y puntos de pulso.

LIBIDO
Aplicar de forma tópica en abdomen y puntos de pulso.

MEZCLAS DE ACEITES

PARA MUJERES
MEZCLA MENSUAL

floral • cálida • calmante

USOS PRINCIPALES

EQUILIBRIO HORMONAL
Aplicar de forma tópica en la nuca, en el abdomen o en la planta de los pies.

PERÍODOS ABUNDANTES, SÍNDROME PREMENSTRUAL Y CALAMBRES
Aplicar de forma tópica en el abdomen, la nuca o la planta de los pies.

PRE Y PERIMENOPAUSIA
Aplicar de forma tópica en el abdomen, la nuca o la planta de los pies.

CALORES REPENTINOS
Aplicar de forma tópica en abdomen y nuca.

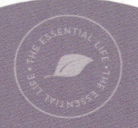

ALTERACIONES DEL ÁNIMO
Aplicar de forma tópica en el abdomen, la nuca o la planta de los pies.

LESIONES DE LA PIEL Y HERIDAS
Aplicar de forma tópica en el área afectada.

IMPULSO SEXUAL Y BAJO NIVEL DE LIBIDO
Aplicar de forma tópica en el abdomen.

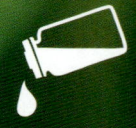

PRINCIPALES INGREDIENTES
Salvia Romana
Lavanda
Bergamota
Manzanilla Romana
Madera de Cedro
Ylang Ylang
Geranio
Hinojo
Zanahoria
Palmarosa
Vitex

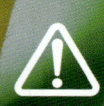

SEGURIDAD
Seguro para aplicarse PURO.

MEZCLAS DE ACEITES

Esta mezcla suave y segura brinda armonía al equilibrar y estabiliza las hormonas.

SOLUCIONES NATURALES

fresca • estabilizante • de limpieza

PARA MUJERES
MEZCLA DE PERFUME

> La química única del cuerpo de cada mujer hace que el aroma de esta mezcla sea suya.

PRINCIPALES INGREDIENTES
Bergamota
Ylang Ylang
Pachulí
Vaina de Vainilla
Jazmín
Canela
Ládano
Vetiver
Madera de Sándalo
Grano de Cacao
Rosa

SEGURIDAD
Seguro para aplicarse PURO.

USOS PRINCIPALES

BALANCE HORMONAL
Aplicar de forma tópica en puntos de pulso y nuca.

PERFUME
Aplicar de forma tópica en los puntos de pulso y en el pecho.

CALORES REPENTINOS
Aplicar de forma tópica en la nuca.

LIBIDO E IMPULSO SEXUAL
Aplicar de forma tópica en los puntos de pulso o el abdomen.

IRA
Vaporizar, inhalar desde las manos en forma de cuenco, o aplicar de forma tópica en los puntos de pulso, para lograr relajamiento y calma.

AUTO-EXPRESIÓN Y SENTIDO DE PRESENCIA
Vaporizar, inhalar desde las manos en forma de cuenco, o aplicar de forma tópica debajo de la nariz y en los puntos de pulso.

AUTOCONFIANZA Y CREATIVIDAD
Vaporizar, inhalar desde las manos formando un cuenco, o aplicar de forma tópica en los puntos de pulso.

MEZCLAS DE ACEITES

PROTECTORA

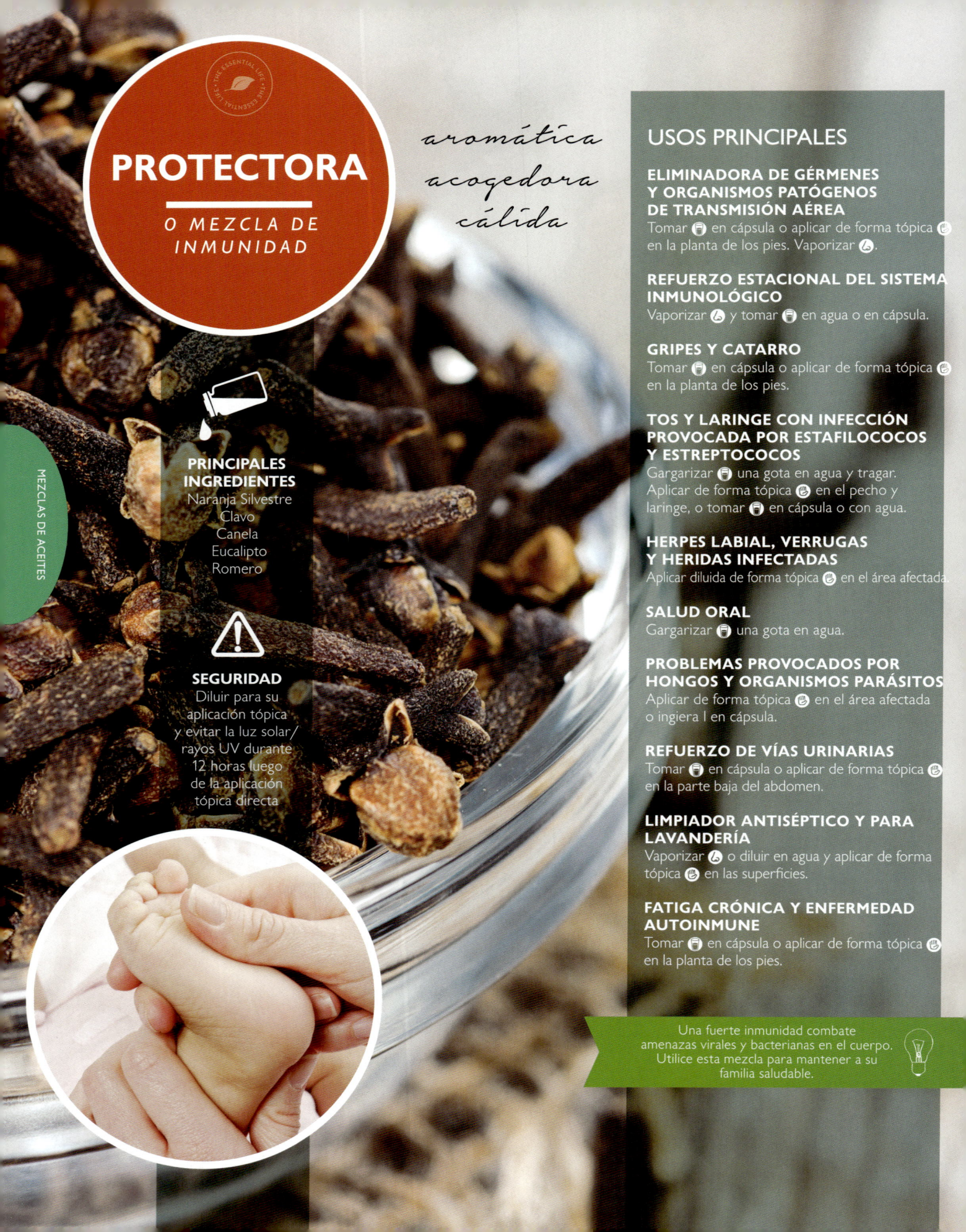

O MEZCLA DE INMUNIDAD

aromática
acogedora
cálida

PRINCIPALES INGREDIENTES
Naranja Silvestre
Clavo
Canela
Eucalipto
Romero

⚠ SEGURIDAD
Diluir para su aplicación tópica y evitar la luz solar/rayos UV durante 12 horas luego de la aplicación tópica directa

MEZCLAS DE ACEITES

USOS PRINCIPALES

ELIMINADORA DE GÉRMENES Y ORGANISMOS PATÓGENOS DE TRANSMISIÓN AÉREA
Tomar en cápsula o aplicar de forma tópica en la planta de los pies. Vaporizar.

REFUERZO ESTACIONAL DEL SISTEMA INMUNOLÓGICO
Vaporizar y tomar en agua o en cápsula.

GRIPES Y CATARRO
Tomar en cápsula o aplicar de forma tópica en la planta de los pies.

TOS Y LARINGE CON INFECCIÓN PROVOCADA POR ESTAFILOCOCOS Y ESTREPTOCOCOS
Gargarizar una gota en agua y tragar. Aplicar de forma tópica en el pecho y laringe, o tomar en cápsula o con agua.

HERPES LABIAL, VERRUGAS Y HERIDAS INFECTADAS
Aplicar diluida de forma tópica en el área afectada.

SALUD ORAL
Gargarizar una gota en agua.

PROBLEMAS PROVOCADOS POR HONGOS Y ORGANISMOS PARÁSITOS
Aplicar de forma tópica en el área afectada o ingiera l en cápsula.

REFUERZO DE VÍAS URINARIAS
Tomar en cápsula o aplicar de forma tópica en la parte baja del abdomen.

LIMPIADOR ANTISÉPTICO Y PARA LAVANDERÍA
Vaporizar o diluir en agua y aplicar de forma tópica en las superficies.

FATIGA CRÓNICA Y ENFERMEDAD AUTOINMUNE
Tomar en cápsula o aplicar de forma tópica en la planta de los pies.

> Una fuerte inmunidad combate amenazas virales y bacterianas en el cuerpo. Utilice esta mezcla para mantener a su familia saludable.

regenerativo
correctivo
reparador

PURIFICADORA
MEZCLA

USOS PRINCIPALES

ELIMINA GÉRMENES Y MICROBIOS
Vaporizar y aplicar aerosol (diluido en agua) en las superficies afectadas.

VENTILACIÓN Y LIMPIEZA DE OLORES
Vaporizar para eliminar los olores.

EDIFICANTE
Vaporizar para elevar el ánimo y aclarar las ideas.

ADICCIONES
Vaporizar o aplicar de forma tópica debajo de la nariz, por toda la frente o en la planta de los pies.

ALERGIAS
Aplicar de forma tópica en pecho y abdomen, en la planta de los pies o vaporizar.

ACNÉ
Aplicar de forma tópica en el área afectada.

LIMPIEZA SUPERFICIAL
Agregue 6 a 8 gotas y una (1) cucharadita de vinagre a un envase aerosol de vidrio lleno de agua.

REPELENTE PARA INSECTOS
Vaporizar para mantener alejados mosquitos e insectos.

PICADURAS Y MORDEDURAS DE INSECTOS
Aplicar de forma tópica con lavanda para aliviar picadas y mordeduras.

LAVANDERÍA
Agregue 2 a 4 gotas a una cantidad de ropa por lavar.

DESODORANTE
Aplicar de forma tópica en forma diluida debajo de los brazos.

DESINTO
Aplicar de f
sobre la pie

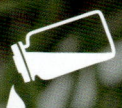

PRINCIPALES INGREDIENTES
Limón
Lima
Abeto Siberiano
Abeto Austriaco
Pino
Citronela
Melaleuca
Cilantro

SEGURIDAD
Evitar el contacto con la luz solar directa durante 12 horas luego de la aplicación tópica.

MEZCLAS DE ACEITES

Utilizar desagradables productos químicos sintéticos para limpiar su casa es contraproducente y potencialmente peligroso. Limpieza - La mezcla dará nueva vida a los paños malolientes, y proporcionará un increíble limpiador de superficie.

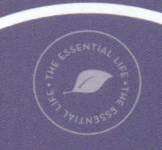

RECONFORTANTE
MEZCLA

nutritiva • armonizadora • atenuante

PRINCIPALES INGREDIENTES
Incienso
Pachuli
Ylang Ylang
Láudano
Sándalo
Rosa

SEGURIDAD
Seguro para aplicarse PURO.

Cuando ocurre la pérdida de algo querido y preciado, utilice esta mezcla para confortarse durante la tristeza o el dolor y seguir adelante en la vida.

USOS PRINCIPALES

PENA Y TRISTEZA
Vaporizar o aplicar de forma tópica debajo de la nariz y en el pecho.

RELAJAMIENTO EMOCIONAL Y TRANQUILIDAD
Vaporizar o aplicar de manera tópica debajo de la nariz y en el pecho.

ALIVIO DEL MIEDO Y DEL SUFRIMIENTO EMOCIONAL
Vaporizar o aplicar de forma tópica debajo de la nariz y en el pecho.

DEFICIENCIA CEREBRAL
Aplicar de forma tópica en la frente, rostro, cuello y manos.

CONECTIVIDAD ESPIRITUAL Y MEDITACIÓN
Aplicar de forma tópica en la frente y el pecho, e inhalar desde las manos formando un cuenco.

LIBIDO BAJA
Vaporizar o aplicar de forma tópica en el abdomen.

RECUPERACIÓN DE LA PIEL Y ANTIENVEJECIMIENTO
Aplicar de forma tópica en el área afectada acompañando con aceite portador.

INFECCIÓN PULMONAR Y BRONQUIAL
Aplicar de forma tópica en pecho, en la planta de los pies y/o vaporizar.

INFECCIÓN URINARIA, EDEMA Y ESTREÑIMIENTO
Aplicar de forma tópica sobre el abdomen o en la planta de los pies.

RITMO CARDÍACO IRREGULAR Y TAQUICARDIA
Aplicar de forma tópica debajo de la nariz y en el pecho.

ALIVIO DEL MIEDO Y DEL SUFRIMIENTO EMOCIONAL
Vaporizar o aplicar de forma tópica debajo de la nariz y en el pecho.

MEZCLAS DE ACEITES

SOLUCIONES NATURALES

alivia • suelta • libera

RENOVADORA
MEZCLA

USOS PRINCIPALES

INDULGENCIA, AFECCIÓN Y APACIGUAMIENTO
Aplicar de forma tópica en la sien, la nuca o vaporizar.

ANSIEDAD
Aplicar de forma tópica debajo de la nariz, en toda la frente y/o en la nuca, para calmar y estabilizar.

ÚLCERAS Y PROBLEMAS CON EL HÍGADO
Aplicar de forma tópica en abdomen y áreas afectadas.

INFECCIÓN Y LESIÓN DE LA PIEL
Aplicar de forma tópica en las áreas afectadas.

ADICCIÓN E IRRITABILIDAD
Vaporizar y aplicar de forma tópica en los puntos de pulso de la muñeca.

CIRCULACIÓN
Aplicar de forma tópica en el pecho o vaporizar.

HONGOS Y PARÁSITOS
Aplicar de forma tópica en la planta de los pies.

TOXICIDAD ESPIRITUAL Y EMOCIONAL
Vaporizar o aplicar de forma tópica debajo de la nariz y en el pecho.

CAÍDA DEL CABELLO, PROBLEMAS DE PRÓSTATA Y LIBIDO
Aplicar de forma tópica en las áreas afectadas del abdomen o en la planta de los pies.

INCONTINENCIA
Aplicar de forma tópica sobre el abdomen o en la planta de los pies.

REPRESIÓN EMOCIONAL
Vaporizar o inhalar desde las manos formando un cuenco, para pasar de un estado de ánimo temeroso o indiferente a uno apasionado o de cercanía.

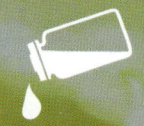

PRINCIPALES INGREDIENTES
Abeto
Bergamota
Baya de Enebro
Mirra
Arborvitae
Tomillo

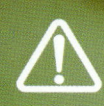

SEGURIDAD
Diluir por sensibilidad cutánea. Si está embarazada o amamantando, consulte a su médico. Evitar la exposición a la luz solar o a rayos UV directos por hasta 12 horas luego de su uso tópico.

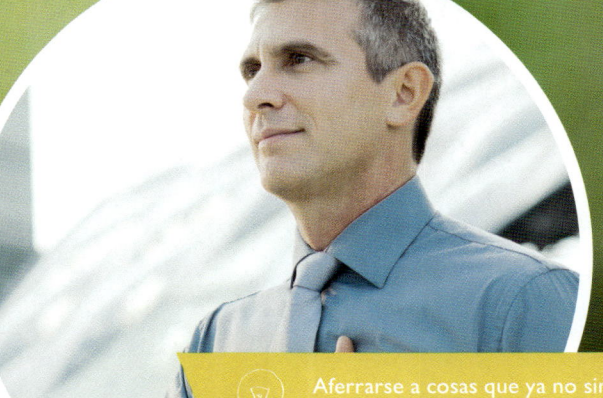

MEZCLAS DE ACEITES

Aferrarse a cosas que ya no sirven pueden limitar el crecimiento personal. Esta mezcla le invita a confiar en el proceso de la vida y avanzar con confianza.

THE ESSENTIAL *life*

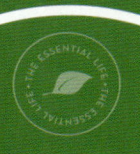

REPELENTE
MEZCLA

Una alternativa libre de tóxicos para proteger contra insectos y plagas. El aceite de coco fraccionado ayuda a la mezcla a permanecer sobre la piel por más tiempo, prolongando su efecto.

PRINCIPALES INGREDIENTES
Skimmia Laureola
Hierba Gatera
Amyris
Sándalo Africano
Bálsamo de Cabrueva
Naranja Silvestre
Abeto Blanco
Madera de Cedro
Citronela
Eucalyptus
Sándalo Hawaiano
Genet
Rosa

protectora • repelente • dulce

SEGURIDAD
Seguro para aplicarse PURO.

USOS PRINCIPALES

REPELENTE
Vaporizar 💧, rociar las superficies afectadas o aplicar 👐 a las partes expuestas, a fin de repeler mosquitos e insectos.

SALUD CELULAR
Vaporizar 💧 en los puntos de pulso y la planta de los pies, para estimular una función celular saludable.

PROTECTOR SOLAR
Aplicar helicriso o lavanda de forma tópica 👐 en la piel expuesta, a fin de proteger contra la exposición al sol.

AFECCIONES DE LA PIEL
Aplicar lavanda de forma tópica 👐 en la piel lastimada.

LÍMITES SALUDABLES
Vaporizar 💧 o aplicar de forma tópica 👐, para reforzar los límites y la sanación de la condición médica.

REFINAMIENTO DE LA MADERA
Mezclar 4 gotas con aceite de coco fraccionado para pulir y preservar la madera.

MEZCLAS DE ACEITES

162 | SOLUCIONES NATURALES

vaporosa
descongestionante
fortalecedora

RESPIRATORIA
MEZCLA

USOS PRINCIPALES

PNEUMONÍA Y ASMA
Vaporizar o aplicar de forma tópica debajo de la nariz y en el pecho.

ALERGIAS
Inhalar desde las manos formando un cuenco o aplicar de forma tópica debajo de la nariz.

TOS Y CONGESTIÓN
Vaporizar o aplicar de forma tópica, debajo de la nariz o sobre el tabique nasal y en el pecho.

BRONQUITIS E INFLUENZA
Vaporizar y aplicar de forma tópica en el pecho.

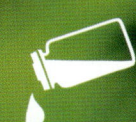

SINUSITIS Y PÓLIPOS NASALES
Aplicar de forma tópica a lo largo o debajo de la nariz.

TRASTORNOS DEL SUEÑO
Vaporizar con lavanda y aplicar de forma tópica en la planta de los pies.

RESPIRACIÓN DIFÍCIL
Vaporizar y aplicar de forma tópica en el pecho.

TRASTORNOS DEL SUEÑO
Vaporizar con lavanda y aplicar de forma tópica en la planta de los pies.

ASMA PROVOCADA POR EL EJERCICIO
Vaporizar y aplicar de forma tópica en el pecho.

PRINCIPALES INGREDIENTES
Laurel
Hierbabuena
Limón
Eucalipto
Melaleuca
Ravensara
Cardamomo

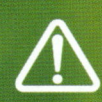

SEGURIDAD
Diluir para piel joven o sensible.

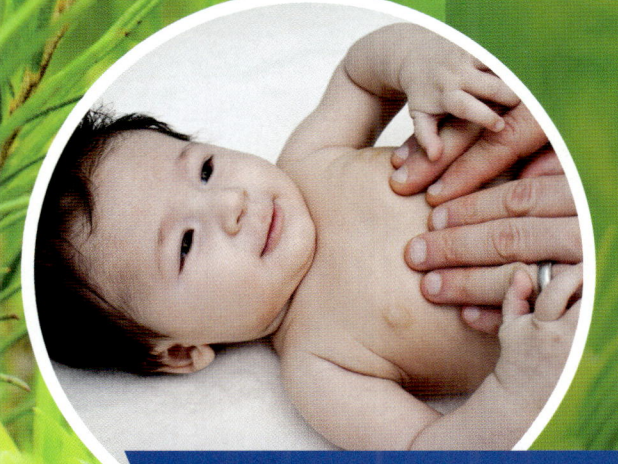

MEZCLAS DE ACEITES

Un flujo de aire y un suministro de oxígeno saludables dan vida y energía con cada respiración. Disfrute de un sueño reparador con esta mezcla.

THE ESSENTIAL *life*   163

EDIFICANTE
MEZCLA

*atenuante
renovador
revitalizador*

USOS PRINCIPALES

DOLORES DE CABEZA Y MIGRAÑAS
Aplicar de forma tópica en la sien, la frente y la nuca.

DOLORES MUSCULARES, INFLAMACIÓN Y CALAMBRES
Aplicar de forma tópica en el área afectada.

RESACA
Aplicar de forma tópica debajo de la nariz y en la nuca.

CALORES REPENTINOS Y SENSACIÓN DE FRÍO
Aplicar de forma tópica en el abdomen y la nuca para refrescar y tranquilizar.

CONTUSIONES Y QUEMADURAS
Aplicar de forma tópica en el área afectada.

DOLOR EN ARTICULACIONES
Aplicar de forma tópica en el área afectada.

TENSIÓN Y ESTRÉS
Aplicar de forma tópica en los puntos de pulso e inhalar.

DOLOR EN NUCA Y HOMBROS
Aplicar de forma tópica en el área de malestar.

ARTRITIS
Aplicar de forma tópica en el área de malestar.

SUEÑO RELAJANTE
Aplicar de forma tópica en la nuca.

PRINCIPALES INGREDIENTES
Gualteria
Lavanda
Hierbabuena
Incienso
Cilantro
Mejorana
Manzanilla
Albahaca
Romero

SEGURIDAD
Diluir si se presenta irritación.

La tensión es la causa de muchos trastornos neurológicos, incluyendo los dolores de cabeza. Esta mezcla alivia la tensión y aumenta el flujo sanguíneo.

MEZCLAS DE ACEITES

164 | SOLUCIONES NATURALES

dulce
cálida
calmante

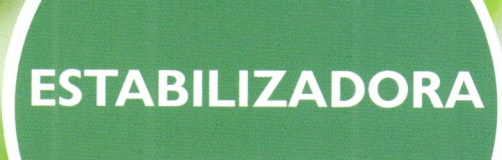

ESTABILIZADORA
MEZCLA

USOS PRINCIPALES

INSOMNIO Y TRASTORNOS DEL SUEÑO
Vaporizar o aplicar de forma tópica debajo de la nariz o, en la planta de los pies.

ESTRÉS Y ANSIEDAD
Aplicar de forma tópica debajo de la nariz, en la nuca, o vaporizar.

BEBÉ DELICADO Y NIÑO NERVIOSO
Vaporizar o aplicar de forma tópica en la planta de los pies o a lo largo de la espina dorsal, para lograr la calma.

TENSIÓN Y ALTERACIONES DEL ÁNIMO
Inhalar directamente desde las manos formando un cuenco, o vaporizar a lo largo del día. Frotar en la nuca o sobre el pecho.

CUIDADO DE LA PIEL
Aplicar de forma tópica en el área afectada.

TENSIÓN MUSCULAR
Aplicar de forma tópica en el área afectada.

PERFUME
Aplicar de forma tópica en los puntos de pulso.

CALMAR MIEDOS Y NERVIOSISMO
Aplicar de forma tópica en la nuca o vaporizar.

RUTINA DE BAÑO Y SUEÑO
Utilizar durante el baño o aplicar de manera tópica en la planta de los pies, para lograr relajamiento y distensión.

IRA, AGITACIÓN E IRRITABILIDAD
Vaporizar o aplicar de forma tópica debajo de la nariz y en la planta de los pies, para lograr la calma.

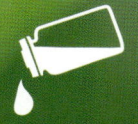

INGREDIENTES
Lavanda
Mejorana Dulce
Romana
Manzanilla
Ylang Ylang
Sándalo
Vainilla

SEGURIDAD
Seguro para su aplicación en estado PURO. Puede desarrollar sensibilidad en la piel. Manténgase fuera del alcance de los niños. Si usted está embarazada, lactando o bajo atención médica, consulte a su médico. Evite el contacto con ojos, parte interna de los oídos y áreas sensibles.

MEZCLAS DE ACEITES

Genera una sensación de serenidad que lo transporta a usted de inmediato a un estado de reposo ensoñador, moderando el pensamiento y las emociones, trayendo tranquilidad a los sentidos e infundiendo un sueño reparador con su aroma estabilizador.

VIGORIZANTE
MEZCLA

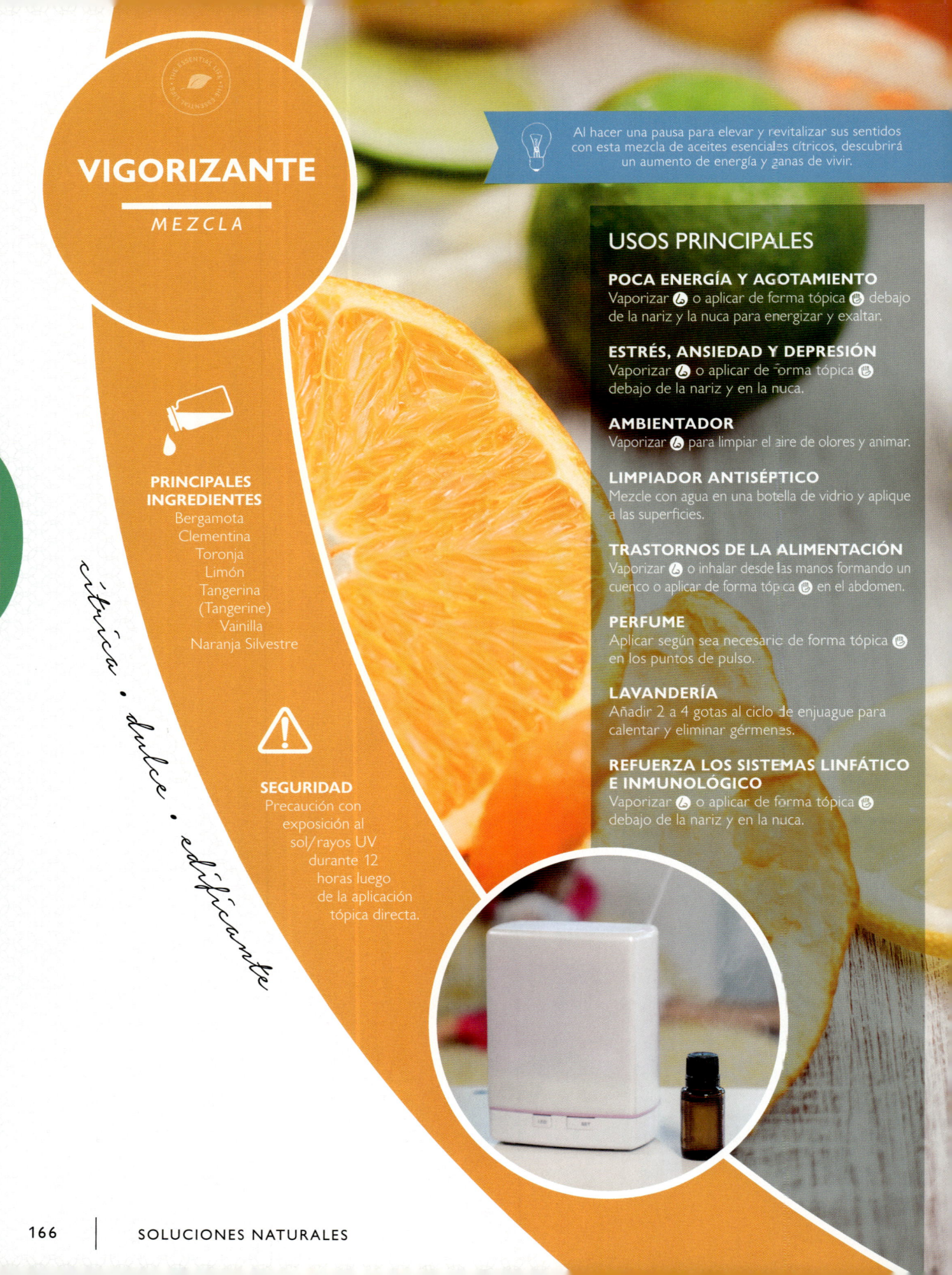

Al hacer una pausa para elevar y revitalizar sus sentidos con esta mezcla de aceites esenciales cítricos, descubrirá un aumento de energía y ganas de vivir.

cítrica • dulce • edificante

PRINCIPALES INGREDIENTES
Bergamota
Clementina
Toronja
Limón
Tangerina (Tangerine)
Vainilla
Naranja Silvestre

SEGURIDAD
Precaución con exposición al sol/rayos UV durante 12 horas luego de la aplicación tópica directa.

USOS PRINCIPALES

POCA ENERGÍA Y AGOTAMIENTO
Vaporizar o aplicar de forma tópica debajo de la nariz y la nuca para energizar y exaltar.

ESTRÉS, ANSIEDAD Y DEPRESIÓN
Vaporizar o aplicar de forma tópica debajo de la nariz y en la nuca.

AMBIENTADOR
Vaporizar para limpiar el aire de olores y animar.

LIMPIADOR ANTISÉPTICO
Mezcle con agua en una botella de vidrio y aplique a las superficies.

TRASTORNOS DE LA ALIMENTACIÓN
Vaporizar o inhalar desde las manos formando un cuenco o aplicar de forma tópica en el abdomen.

PERFUME
Aplicar según sea necesario de forma tópica en los puntos de pulso.

LAVANDERÍA
Añadir 2 a 4 gotas al ciclo de enjuague para calentar y eliminar gérmenes.

REFUERZA LOS SISTEMAS LINFÁTICO E INMUNOLÓGICO
Vaporizar o aplicar de forma tópica debajo de la nariz y en la nuca.

MEZCLAS DE ACEITES

SOLUCIONES NATURALES

PRODUCTOS COMPLEMENTARIOS

¿tiene poca energía? ¿Siente dolor crónico o malestar en el cuerpo? Enfrentar los desafíos manteniendo la energía y la concentración durante todo el día, junto con el mantenimiento de la salud inmune y física adecuada, son la norma para muchos. Sin embargo, prácticamente ningún tipo de problema o dificultad de salud o puede rastrearse hacia algún tipo de deficiencia o toxicidad subyacente. Se han realizado numerosos estudios durante décadas para determinar el estado nutricional óptimo para el cuerpo humano. La comunidad científica está de acuerdo en que prácticamente todas las personas no alcanzan a obtener el mínimo de requerimientos nutricionales diarios recomendados en al menos algunas áreas.

Estas disminuciones se pueden atribuir a dos factores principales. El primero es el creciente nivel de compromisos en las prácticas agrícolas y el creciente interés de los productores de alimentos por modificar genéticamente los alimentos. Incluso a aquellos que siguen una dieta sana y equilibrada les resulta difícil consumir los niveles adecuados de ciertos nutrientes. El segundo factor que contribuye a esta disminución es nuestro consumo de alimentos refinados, procesados y sin nutrientes, cargados de calorías vacías, que ha aumentado en todo el mundo durante décadas. Del mismo modo, los adultos y niños por igual consumen cantidades excesivas de proteínas de origen animal, mientras que consumen muy pocas frutas y verduras frescas.

Con estos cambios drásticos en la oferta y el consumo de alimentos, examinar el propio estado nutricional es una decisión respetable. Considere la posibilidad de preguntarse si tiene algún hábito de dieta, salud, estilo de vida o compromisos que contribuyen a la falta de salud y vitalidad y realice los ajustes necesarios. Ya sea que se sienta saludable o no, cualquier persona puede beneficiarse de comprometerse en un programa de suplementos diarios.

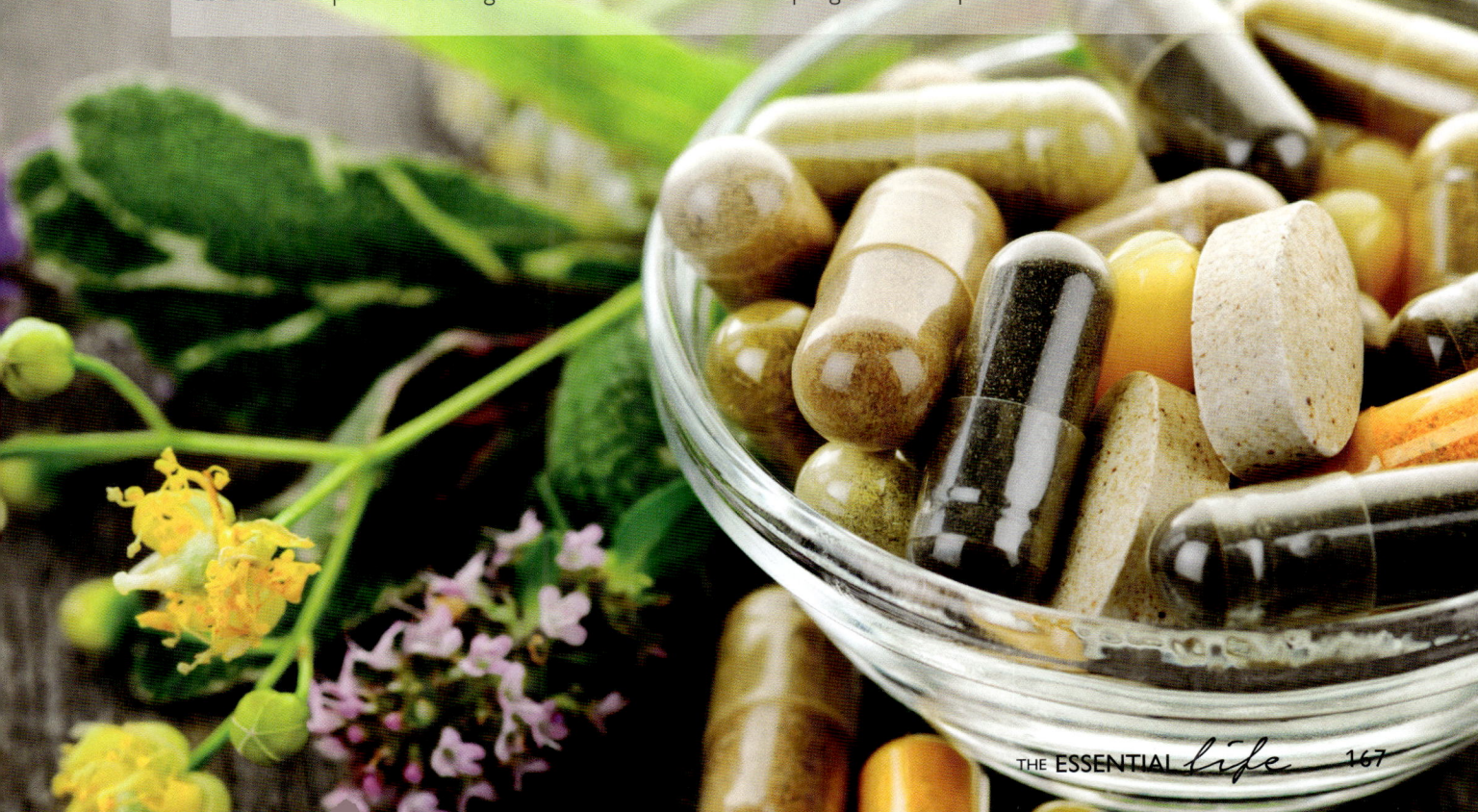

ACEITE ESENCIAL

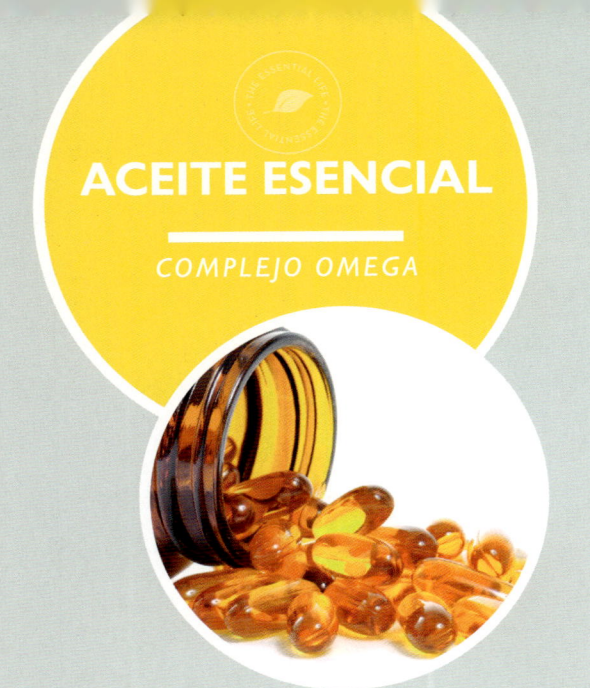

COMPLEJO OMEGA

Una mezcla de ácidos grasos esenciales marinos y terrestre base y ácidos grasos en una cápsula de asimilación única, con aceites esenciales y vitaminas liposolubles.

USOS PRINCIPALES

inflamación y dolor, artritis, toda "itis", sistema inmune comprometido, confusión mental, concentración, ADD/ADHD, envejecimiento de la piel, síndrome premenstrual, depresión post-parto, depresión y ansiedad, enfermedades cardiovasculares, problemas de la piel y piel seca.

INGREDIENTES

- Aceite concentrado de pescado (Anchoa, Sardina, Caballa y Calamares): Ácidos grasos esenciales EPA y DHA, que refuerzan la función cerebral e incrementan el estado de ánimo, el corazón y la función cardiovascular, disminuyen los niveles de LDL y triglicéridos, aumentan la atención, la memoria, la concentración, la salud de las articulaciones, la salud de la piel, la inmunidad y disminuyen la inflamación.
- Aceite de semillas de Echium plantagineum: una mezcla de ácidos grasos esenciales ALA, SDA, y GLA que refuerzan el sistema cardiovascular, disminuyen el colesterol LDL y aumentan los niveles de HDL de triglicéridos, el equilibrio de los marcadores inflamatorios, mejora el estado de ánimo, el cerebro y la salud de la piel.
- Aceite de semilla de granada: Aceite antioxidante que aumenta la salud de la piel y disminuye la inflamación en la piel.
- Vitamina A (como alfa y beta caroteno): Antioxidantes que promueven la salud de los ojos y combaten los radicales libres.
- Vitamina D3 (como colecalciferol natural): Refuerza la función del sistema inmunológico, mejora la absorción macro-mineral, el equilibrio hormonal, la salud muscular, y aumenta la función cognitiva.
- Vitamina E: Protege las membranas celulares contra el daño oxidativo y promueve la salud de los ojos.
- Astaxantina: Carotenoide de gran potencia, que promueve la regeneración celular, el corazón y la resistencia cardiovascular, disminuye la degeneración macular y fortalece los ojos.
- Luteína: Demostrado que aumenta la fuerza de los ojos, el corazón y las células.
- Zeaxantina: Potente antioxidante, bueno para los ojos y el sistema cardiovascular.
- Aceite esencial mezcla de alcaravea, clavo de olor, comino, incienso, manzanilla alemana, jengibre, menta, tomillo y naranja silvestre: Potentes propiedades antioxidantes, propiedades del sistema inmunológico, promueve la digestión sana, la función celular, y antiinflamatorio.

⚠ SEGURIDAD

Puede ser utilizado por personas de cualquier edad que puedan ingerir cápsulas. Si están embarazadas o amamantando, las mujeres deberían consultar a un médico o proveedor de cuidados de la salud antes de utilizarlo.

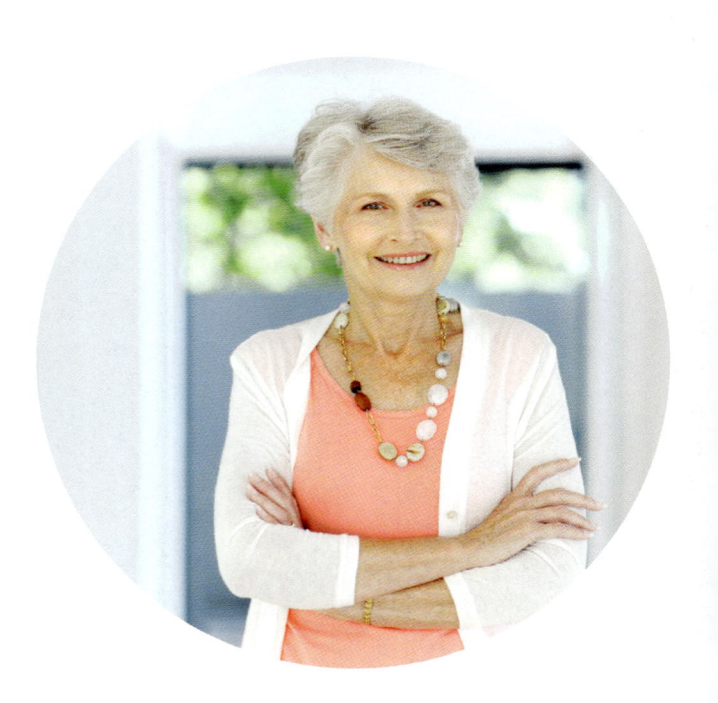

Serum and macular responses to multiple xanthophyll supplements in patients with early age-related macular degeneration (Suero y respuestas maculares a múltiples suplementos de xantofila en pacientes con degeneración temprana relacionada con la edad macular), Huang YM, Yan SF, Ma L, et al, *Nutrition*, 2013

a-Linolenic acid and risk of cardiovascular disease: a systematic review and meta-analysis (ácido a-linolénico y el riesgo de enfermedades cardiovasculares: una revisión sistemática y meta-análisis), Pan a, Chen M, Chowdhury R, y otros, *The American Journal of Clinical Nutrition*, 2012

Protective effect of borage seed oil and gamma linolenic acid on DNA (Efecto protector del aceite de semilla de borraja y el ácido gamma-linolénico en el ADN): In Vivo and In Vitro Studies (estudios In vivo e in vitro), Tasset-Cuevas I, Fernández-Bedmar Z, Lozano-Baena MD, y otros, *PLoS ONE*, 2013

Fish oil omega-3 fatty acids and cardio-metabolic health, alone or with statins (ácidos grasos omega-3 de aceite de pescado y la salud cardio-metabólica, solo o con estatinas), Minihane AM, *european Journal of Clinical Nutrition*, 2013

Essential fatty acids as potential anti-inflammatory agents in the treatment of affective disorders (Los ácidos grasos esenciales como potenciales agentes anti-inflamatorios en el tratamiento de trastornos afectivos), Song C, *Mod Trends Pharmacopsychiatry*, 2013

ACEITE ESENCIAL

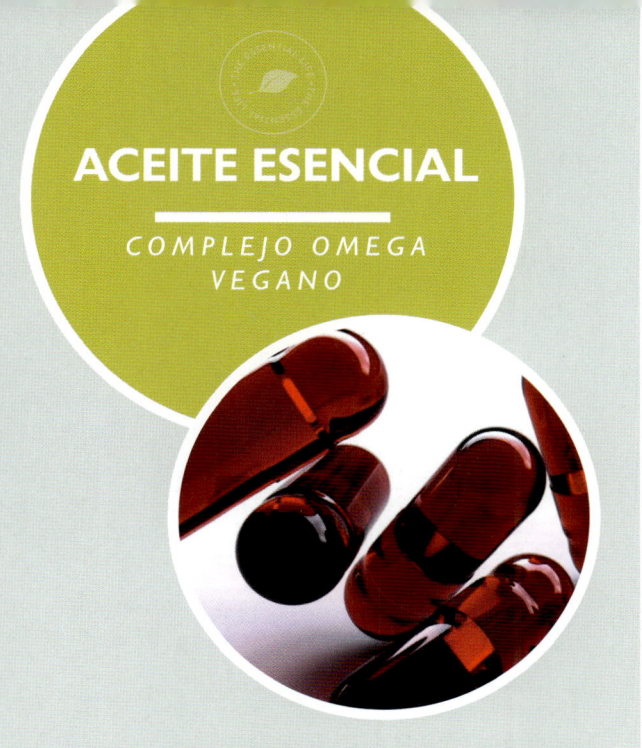

COMPLEJO OMEGA VEGANO

Una mezcla de ácidos grasos esenciales marinos y terrestre base y ácidos grasos en una cápsula de asimilación única, con aceites esenciales y vitaminas liposolubles.

PRINCIPALES USOS

Inflamación y dolor, artritis, toda "itis", sistema inmune comprometido, confusión mental, concentración, ADD/ADHD, envejecimiento de la piel, síndrome premenstrual, depresión posparto, depresión y ansiedad, enfermedad cardiovascular, piel seca y problemas de piel.

INGREDIENTES

- Aceite de linaza: Ácido graso esencial ALA, que refuerza la producción de EPA y DHA en el cuerpo aumentando todos los beneficios de los ácidos grasos omega-3.
- Aceite de algas (DHA): Ácido graso esencial que refuerza la función cerebral e incrementa el estado de ánimo, el corazón y la función cardiovascular, disminuye los niveles de LDL y triglicéridos, incrementa la atención, la memoria, la concentración, la salud de las articulaciones, la salud de la piel y la inmunidad, y disminuye la inflamación.
- Aceite de semilla de Inca inchi: Ácido graso esencial que promueve la modulación inflamatoria y disminuye el estrés oxidativo.
- Aceite de semilla de borraja: Ácido graso esencial GLA que refuerza los marcadores inflamatorios del cuerpo, aclara la piel y equilibra el estado de ánimo y las hormonas.
- Aceite de semilla de arándano: Ha demostrado disminuir los niveles de LDL y triglicéridos, mejora el estado de ánimo y la concentración, además de proporcionar grasas beneficiosas para la salud de la piel.
- Aceite de semilla de granada: Aceite antioxidante que aumenta la salud de la piel y disminuye la inflamación en la piel.
- Aceite de semilla de calabaza: Ayuda a aumentar el colesterol HDL (bueno) y puede aumentar la energía en el cerebro.
- Aceite de semilla de uva: Promueve una reducción de LDL (colesterol malo) y de los triglicéridos.
- Vitamina D natural: Refuerza la función del sistema inmunológico, mejora la la absorción macro-mineral, el equilibrio hormonal, la salud muscular y aumenta la función cognitiva.
- Vitamina E natural: Protege las membranas celulares contra el daño oxidativo y promueve la salud de los ojos.
- Astaxantina: Carotenoide de gran potencia, que promueve la regeneración celular, el corazón y la resistencia cardiovascular, disminuye la degeneración macular y fortalece los ojos.
- Luteína: Ha demostrado aumentar la fortaleza de los ojos, corazón y las células.
- Zeaxantina: Potente antioxidante, bueno para los ojos y el sistema cardiovascular.
- Licopeno: Combate los radicales libres y fortalece la integridad de las membranas celulares.
- Alfa y Beta caroteno: Antioxidantes que promueven la salud de los ojos y combaten los radicales libres.
- Mezcla de aceites esenciales de: comino, clavo, comino, incienso, manzanilla alemana, jengibre, menta, tomillo y naranja silvestre: Potentes propiedades antioxidantes, propiedades del sistema inmunológico, promueve la digestión sana, la función celular, y antiinflamatorio.

SEGURIDAD

Puede ser utilizado por personas de cualquier edad que puedan ingerir cápsulas. Si están embarazadas o amamantando, las mujeres deberían consultar a un médico o proveedor de cuidados de la salud antes de utilizarlo.

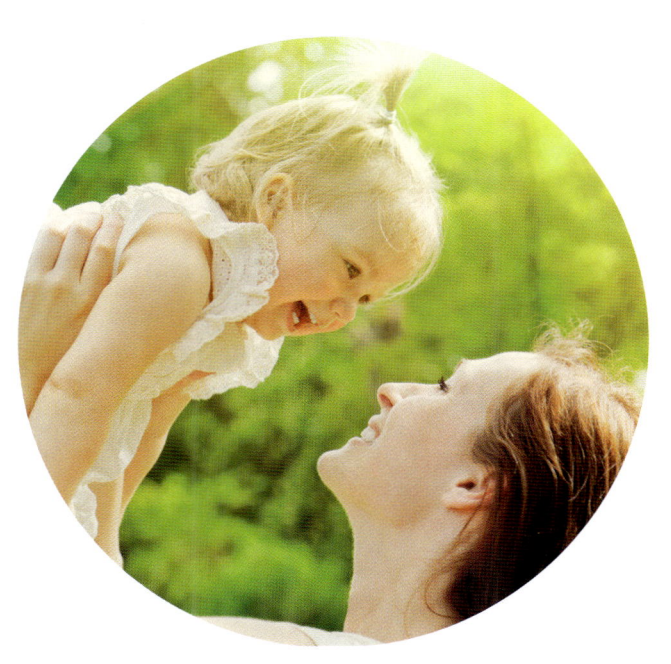

A meta-analysis shows that docosahexaenoic acid from algal oil reduces serum triglycerides and increases HDL-cholesterol and LDL-cholesterol in person without coronary heart disease, (Un meta-análisis muestra que el ácido docosahexaenoico a partir de aceite de algas reduce los triglicéridos en suero y aumenta el colesterol HDL y LDL-colesterol en personas sin enfermedad cardíaca coronaria), Bernstein AM, Ding EL, Willett WC, Rimm EB, *The Journal of Nutrition*, 2012

Astaxanthin, cell membrane nutrient with diverse clinical benefits and anti-aging potential (astaxantina, nutriente membrana celular con diversos beneficios clínicos y el potencial antiedad), Kidd P, *Alternative Medicine Review*, 2011

a-Linolenic acid and risk of cardiovascular disease (ácido a-linolénico y riesgo de enfermedad cardiovascular: una revisión sistemática y meta-análisis), Pan a, Chen M, Chowdhury R, y otros, *The American Journal of Clinical Nutrition*, 2012

The cardiovascular effects of flaxseed and its omega-3 fatty acid, alpha-linolenic acid (Los efectos cardiovasculares de la linaza y su ácido graso omega-3, ácido alfa-linolénico), Rodriguez-Leyva D, Bassett CMC, McCullough R, Pierce GN, *Can J Cardiol*, 2010

Macular pigment optical density and eye health (El pigmento macular y la salud de los ojos), Alexander DE, *Kemin Literatura técnica de 2010*

ACEITE ESENCIAL

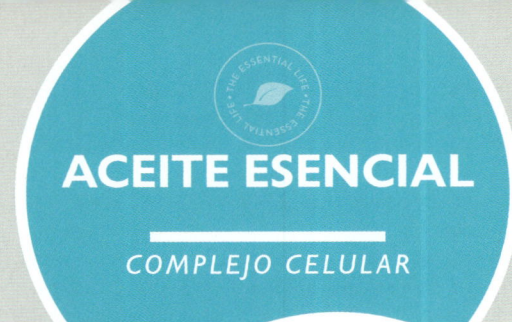

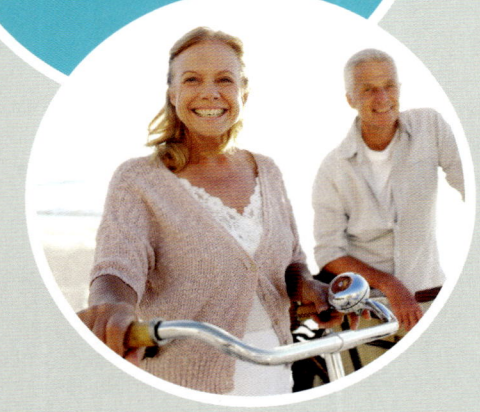

COMPLEJO CELULAR

Una mezcla de aceites esenciales que se ha demostrado en estudios clínicos que ayuda a proteger las células contra el daño por radicales libres, mientras que refuerza la función celular a través de la apoptosis de las células dañadas y mutadas, y la proliferación de las células sanas.

USOS PRINCIPALES
enfermedades con daño o mutación celular, estrés oxidativo, enfermedades autoinmunes y cualquier cosa que requiera regeneración y funciones celulares sanas.

INGREDIENTES
- Aceite de incienso: propiedades anti-inflamatorias e inmunoestimulantes. se utiliza a menudo para ayudar a mantener la respuesta del cuerpo al cáncer y otras enfermedades celulares.
- Aceite de naranja silvestre: Altos niveles de d-limoneno, que ayuda a inhibir el crecimiento tumoral del cáncer y a reducir el colesterol.
- Aceite de hierba limonera: Anti-inflamatorio y antiséptico, y tiene la capacidad de inhibir el crecimiento de células cancerígenas que inducen la apoptosis (muerte celular).
- Aceite de tomillo: Potente antioxidante y antiséptico. Apoya el cerebro a medida que envejece.
- Aceite de ajedrea Propiedades antifúngicas y anti-inflamatorias. Muestra capacidad para reducir el daño en el ADN provocado por el estrés oxidativo.
- El aceite de brote de clavo: Potente antioxidante y anti-infeccioso y ayuda a reforzar la salud del hígado y la función tiroidea.
- Aceite de Niaulí: potente antifúngico y anti-inflamatorio, ayuda a proteger contra la radiación, y ayuda a regenerar los tejidos dañados.

SEGURIDAD
No apropiado para niños pequeños. Mujeres embarazadas o en periodo de lactancia deben consultar a un médico o profesional de la salud antes de utilizarlo.

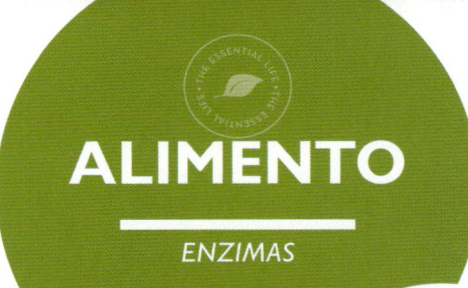

ALIMENTO

ENZIMAS

Una mezcla de varios activos, enzimas, alimentos integrales y cofactores minerales que ayudan a la descomposición de las proteínas, grasas, hidratos de carbono complejos, azúcares y fibra, dando al cuerpo una mejor digestión de nutrientes fácilmente disponibles para su absorción y utilización.

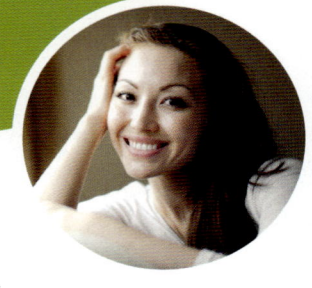

USOS PRINCIPALES
Mala nutrición, acidez o indigestión, metabolismo lento, dolor de estómago, hinchazón y flatulencia.

INGREDIENTES
- Proteasa: Descompone las proteínas en péptidos y aminoácidos.
- Papaína: Descompone las proteínas.
- Amilasa: Descompone los carbohidratos, almidones y azúcares.
- Lipasa: Descompone las grasas y aceites para que sean absorbidas en el intestino.
- Lactasa: Descompone la lactosa en azúcares de la leche.
- Alfa Galactosidasa: Descompone los azúcares polisacáridos complejas de las legumbres y las verduras crucíferas que pueden causar hinchazón y gas.
- Celulasa: Descompone la fibra para ayudar a digerir las frutas y verduras.
- Sacarasa: Descompone la sacarosa en fructosa y glucosa para obtener energía.
- Mezcla de Enzimas Anti-gluten: Ayuda a romper el gluten.
- Glucoamilasa: Descompone el almidón.
- Betaína HCL: Ayuda en la digestión de las proteínas.
- Mezcla digestiva de hojas de menta, raíz de jengibre, semillas de alcaravea: Ayuda a calmar el proceso digestivo y domina el estómago.

SEGURIDAD
Puede ser utilizado por personas de cualquier edad que puedan ingerir cápsulas. Mujeres embarazadas o en periodo de lactancia deben consultar a un médico o profesional de la salud antes de utilizarlo.

Una perspectiva más amplia: Microbial enzymes and their relevance in industries, medicine, and beyond (Las enzimas microbianas y su relevancia en la industria, la medicina, y más), Gurung N, Ray S, S Bose, Rai V, *Biomed Res Int* 2013
Enzyme replacement therapy for pancreatic insufficiency (Terapia de reemplazo enzimático para la insuficiencia pancreática): Present and future (Presente y futuro), Fieker A, philpott J, Armand M, *Clinical and Experimental Gastroenterology*, 2011
Randomised clinical trial (Ensayo clínico aleatorizado): Un estudio doble ciego de 1 semana, controlado con placebo de pancreatina 25000 Ph. Eur. Minimicrospheres for pancreatic exocrine insufficiency after pancreatic surgery, with a 1-year open-label extension (Minimicroesferas para la insuficiencia pancreática exocrina luego de la cirugía pancreática, con una extensión abierta de 1 año), Seiler Cm, Izbicki J, Varga-Szabo L, y otros, *Aliment Pharmacol Ther* 2013
Fate of pancreatic enzymes during small intestinal aboral transit in humans (El destino de las enzimas pancreáticas durante el tránsito del aboral intestinal en los seres humanos), Layer P, Go VLW, DiMagno EP, *Intraluminal Fate of Pancreatic Enzymes* (destino intraluminal de enzimas del páncreas), 1986
Effects of different levels of supplementary alpha-amylase on digestive enzyme activities and pancreatic amylase mRNA expression of young broilers (Efectos de diferentes niveles complementarios de alfa-amilasa en la actividad de las enzimas digestivas y la expresión del ARNm de la amilasa pancreática de los pollos jóvenes), Jiang Z, Zhou Y, Lu F, et al, *Asian-Aust J Anim Sci.* 2008

CELULAR
COMPLEJO DE VITALIDAD

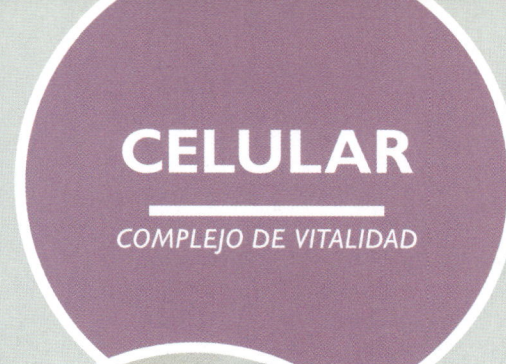

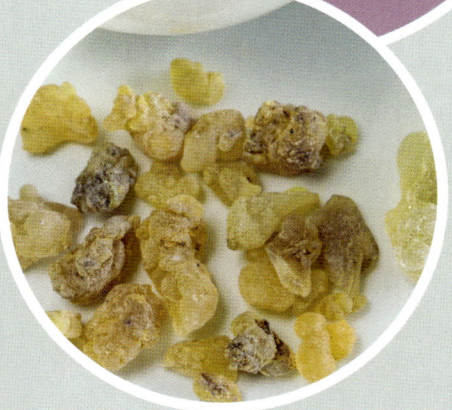

Repleta de los antioxidantes más potentes de la naturaleza, antiinflamatorios naturales y cofactores de energía, esta mezcla de hierbas sinérgicas dará vida y energía a las células y una sensación de bienestar al cuerpo.

USOS PRINCIPALES
Dolor e inflamación, artritis, osteoartritis, fibromialgia, confusión cerebral, cirrosis, ictericia, reparación celular, fatiga, estado de ánimo y prevención del cáncer.

INGREDIENTES
- Resina de goma de boswelia serrata : modulador inflamatorio (ayuda a regular y disminuir la inflamación y el dolor).
- Raíz de Scutellaria (baicalin): modulador inflamatorio y reparador del daño celular, apoya la salud hepática y renal.
- Cardo de Leche (silimarina): Potente protector del hígado y captador de radicales libres.
- Polygonum cuspidatum (resveratrol): Aumenta la proliferación de células sanas y disminuye el daño de los radicales libres en las células.
- Hoja de té verde (EGCG): Potente antioxidante, captador de radicales libres y propiedades contra el cáncer.
- Extracto del Fruto de la Granada: Antioxidante que ha demostrado reducir el colesterol LDL, la presión arterial y aumenta la salud del corazón.
- Piña (bromelina): Una enzima que ha demostrado disminuir el dolor y la inflamación.
- Extracto de cúrcuma (Cúrcuma longa): Potente anti-inflamatorio y un compuesto contra el cáncer.
- Extracto de semilla de uva: Las proantocianidinas han demostrado disminuir el daño de los radicales libres y aumentar la reparación celular.
- Extracto de semilla de sésamo: Antioxidante que ha demostrado proteger el hígado del daño oxidativo.
- Extracto de corteza de pino (picnogenol): Antioxidante que ha demostrado que aumenta la vasodilatación de las arterias y disminuye el daño de los radicales libres.
- Hoja de Ginkgo Biloba: Incrementa la circulación al cerebro y aporta claridad mental.
- Acetil-L-Carnitina: Aumenta la producción de energía por parte de las mitocondrias y aumenta los niveles en el cuerpo de glutatión (antioxidante interno).
- Ácido alfa lipoico: Antioxidante vital para la energía celular y la neutralización de los radicales libres.
- Coenzima Q10: Juega un papel importante en la producción de energía en las células del corazón y de los músculos.
- Quercetina: Potente flavonoide antioxidante conocido por disminuir el daño celular y aumentar la recuperación.

SEGURIDAD
Para hombres, mujeres y adolescentes. Las mujeres embarazadas o en período de lactancia deben consultar a un médico o profesional de la salud antes de utilizarlo.

Gene Expression Profiling of Aging in Multiple Mouse Strains (Perfiles de expresión genética del envejecimiento en múltiples cepas de ratón): Identification of Aging Biomarkers and Impact of Dietary Antioxidants (Identificación de Envejecimiento Biomarcadores y el impacto de la dieta antioxidantes), Park SK, Kim K, Page GP, Allison DB, Weindruch R, Prolla TA, *Aging Cell*, 2009

Antioxidative and anti-inflammatory activities of polyhydroxyflavonoids of Scutellaria baicalensis (Actividades anti-inflamatorias y antioxidantes de los polyhydroxyflavonoides de Scutellaria baicalensis) GEORGI, Huang WH, Lee AR, Yang CH, *Biosci Biotechnol Biochem*, 2006 Oct

New therapeutic aspects of flavones: the anticancer properties of Scutellaria and its main active constituents (Nuevos aspectos terapéuticos de las flavonas: las propiedades anticancerígenas de la Scutellaria y sus principales componentes activos) Wogonin, Baicalein and Baicalin, Li-Weber M, *Cancer Treat Rev*, 2009 Feb

The SIRT1 activator resveratrol protects SK-N-BE cells from oxidative stress and against toxicity caused by alpha-synuclein or amyloid-beta (1-42) peptide (El activador SIRT1 del resveratrol protege SK-N-BE células del estrés oxidativo y en contra de la toxicidad causada por la alfa-sinucleína o beta-amiloide (1-42) péptido), Albani D, L Polito, Batelli S, de Mauro S, C Fracasso, Martelli G, L Colombo, Manzoni C, M Salmona, Caccia S, Negro a, Forloni G, *J Neurochem*, 2009

Resveratrol induces mitochondrial biogenesis in endothelial cells (El Resveratrol induce la biogénesis mitocondrial en las células endoteliales), Csiszar A, Labinskyy N, Pinto JT, Ballabh P, Zhang H, Losonczy G, Pearson K, de Cabo R, Pacher P, Zhang C, Ungvari Z, *Am J Physiol Heart Circ Physiol*, 2009 Jul

In vitro effects of tea polifenols on redox metabolism, oxidative stress, and apoptosis in PC12 cells (efectos in vitro de los polifenoles del té en el metabolismo redox, el estrés oxidativo y la apoptosis en las células PC12), Raza H, John A, *Ann N Y Acad Sci*, 2008 Sep

Orally administered green tea polifenols prevent ultraviolet radiation-induced skin cancer in mice through activation of cytotoxic T cells and inhibition of angiogenesis in tumors (Los polifenoles del té verde administrados oralmente previenen la radiación ultravioleta inducida por el cáncer de piel en ratones a través de la activación de células T citotóxicas y la inhibición de la angiogénesis en tumores), Mantena SK, Meeran SM, Elmets CA, Katiyar SK, *J Nutr*, 2005 Dec

Grape seed and red wine polifenol extracts inhibit cellular cholesterol uptake, cell proliferation, and 5-lipoxygenase activity (Las semillas de uva y los extractos de polifenoles del vino tinto inhiben la absorción de colesterol celular, la proliferación celular, y la actividad de 5-lipoxigenasa), Leifert WR, Abeywardena MY, *Nutr Res*, 2008 Dec

Quercetin increases brain and muscle mitochondrial biogenesis and exercise tolerance (El quercetin aumenta cerebro y el músculo de la biogénesis mitocondrial y la tolerancia al ejercicio), Davis JM, Murphy EA, Carmichael MD, Davis B, *Am J Physiol Regul Integr Comp Physiol*, 2009 Apr

Mineral and vitamin deficiencies can accelerate the mitochondrial decay of aging (Las deficiencias de vitaminas y minerales pueden acelerar el deterioro mitocondrial del envejecimiento), Ames BN, Atamna H, Killilea DW, *Mol Aspects Med*, 2005 Aug-Oct

Boswellic acid inhibits growth and metastasis of human colorectal cancer in orthotopic mouse model by downregulating inflammatory, proliferative, invasive and angiogenic biomarkers (El ácido boswelico inhibe el crecimiento y la metástasis de cáncer colorrectal humano en el modelo de ratón ortotópico mediante la regulación negativa inflamatoria, proliferativa, invasora y los biomarcadores angiogénicos), Yadav, VR, Prasad S, Sung, B, Gelovani, JG, Guha, S, Krishnan, S, Aggarwal, BB *Int. J. Cáncer*, 2012

Plant food supplements with anti-inflammatory properties (complementos alimenticios de plantas con propiedades anti-inflamatorias): A systematic review (Una revisión sistemática), Di Lorenzo C, M Dell'Agli, Badea M, y otros, *Critical Reviews in Food Science and Nutrition*, 2013

Polifenols, inflammation, and cardiovascular disease (Polifenoles, inflamación y la enfermedad cardiovascula), Tangney CC, Rasmussen HE, *Curr Atheroscler Rep*, 2013

Bioavailability and activity of phytosome complexes from botanical polifenols (Biodisponibilidad y actividad de complejos fitosoma de polifenoles botánicos): The silymarin, curcumin, green tea, and grape seed extracts, (Los extractos de silimarina, cúrcuma, té verde y semillas de uva), Kidd PM, *Alternative Medicine Review*, 2009

Open, randomized controlled clinical trial of Boswellia serrata extract as compared to valdecoxib in osteoartritis of knee (Experimento clínico aleatorizado abierto y controlado de extracto de Boswellia serrata, en comparación con valdecoxib en la osteoartritis de la rodilla), Sontakke S, Thawani V, Pimpalkhute S, Kapra P, Babhulkar S, L Hingorani, *Indian Journal of Pharmacology*. 2007

Baicalin, an emerging multi-therapeutic agent: pharmacodynamics, pharmacokinetics, and considerations from drug development perspectives (Baicalina, un agente terapéutico multi-emergente: farmacodinámica, farmacocinética, y las consideraciones de las perspectivas de desarrollo de fármacos), Srinivas NR, *Xenobiotica*, 2010

COMIDA
BATIDO DE REEMPLAZO

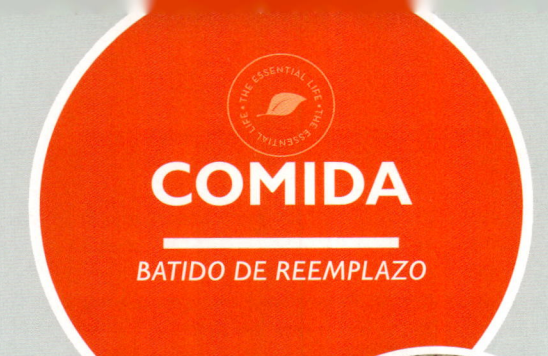

Un batido de control de peso práctico y delicioso que proporciona nutrientes bajos en grasa, bajos en calorías, altos en proteínas y altos en fibra, como una alternativa eficiente para las personas que intentan perder grasa o mantener una constitución corporal magra mediante la reducción de calorías y ejercicio.

⭐ USOS PRINCIPALES
control de peso, mala nutrición, metabolismo lento y estilo de vida estresantes.

INGREDIENTES
- Mezcla de proteínas (aislado de proteína de suero de leche y proteína de clara de huevo): Proteínas necesarias para la recuperación muscular magra y el desarrollo, mientras que promueve un estilo de vida saludable a través de dieta y ejercicio.
- Mezcla de Fibra (fibra soluble de maíz no OMG, goma xantana, fibra de cítricos, goma tara, oligofructosa): Una mezcla de fibra insoluble y soluble prebiótica que promueve la función bacteriana beneficiosa y la eliminación.
- Extracto de raíz/hoja de Ashwagandha: Un adaptógeno para la producción de energía; ayuda a controlar la liberación del cortisol, la hormona del estrés, que se asocia con la acumulación de grasa, especialmente alrededor del estómago, las caderas y los muslos. También ha demostrado ayudar a controlar el apetito inducido por el estrés, la glotonería y las ansias de carbohidratos, ayuda a reforzar los niveles de azúcar en sangre, aumenta la energía y alivia la fatiga.
- Proteína de patata en polvo: Ayuda a lograr una mayor sensación de saciedad y a controlar los bocadillos entre comidas, controlar las porciones y a lograr una sensación de saciedad más rápida y duradera.
- Vitaminas y mezcla de minerales: Crea una sinergia de nutrientes similares a alimentos completos.

⚠ SEGURIDAD
Para todas las edades. Sin gluten y sin modificaciones genéticas

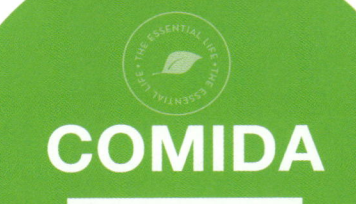

COMIDA
BATIDO DE REEMPLAZO - VEGANO

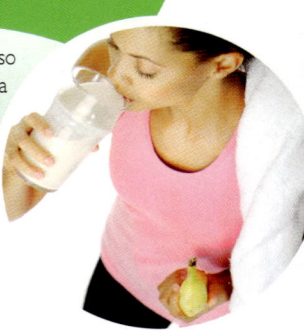

Un batido vegano de control de peso práctico y delicioso que proporciona nutrientes bajos en grasa, bajos en calorías, altos en proteínas y altos en fibra, como una alternativa eficiente para las personas que intentan perder grasa o mantener una constitución corporal magra mediante la reducción de calorías y ejercicio.

⭐ USOS PRINCIPALES
Control del peso, mala nutrición, metabolismo lento, hábitos de estilo de vida estresantes, y alternativa vegana.

INGREDIENTES
- Mezcla de proteínas (proteína de guisante, quinua y amaranto): Proteínas necesarias para la recuperación muscular magra y el desarrollo, mientras que promueve un estilo de vida saludable a través de dieta y ejercicio.
- Mezcla de Fibra (fibra soluble de maíz no OMG, goma xantana, fibra de cítricos, goma tara, oligofructosa): Una mezcla de fibra insoluble y soluble prebiótica que promueve la función bacteriana beneficiosa y la eliminación.
- Extracto de raíz/hoja de Ashwagandha: Un adaptógeno para la producción de energía; ayuda a controlar la liberación del cortisol, la hormona del estrés, que se asocia con la acumulación de grasa, especialmente alrededor del estómago, las caderas y los muslos. También ha demostrado ayudar a controlar el apetito inducido por el estrés, la glotonería y las ansias de carbohidratos, ayuda a reforzar los niveles de azúcar en sangre, aumenta la energía y alivia la fatiga.
- Proteína de patata en polvo: Ayuda a lograr una mayor sensación de saciedad y a controlar los bocadillos entre comidas, controlar las porciones y a lograr una sensación de saciedad más rápida y duradera.
- Vitaminas y mezcla de minerales: Crea una sinergia de nutrientes similares a alimentos completos.

⚠ SEGURIDAD
Para todas las edades. Sin gluten, y sin modificación genética.

Slows gastric emptying, reducing postprandial levels of insulin and glucose (Enlentece el vaciado gástrico, reduce niveles postprandiales de insulina y glucosa) Schwartz JG, Guan D, Green GM, Phillips WT, *Diabetes Care*, 1994
concentrate derived from potato reduced food intake and weight gain in healthy rats by increasing CCK levels (concentrado derivado de patata inhibidor de la proteasa reduce la ingesta de alimentos y el aumento de peso en ratas sanas, aumentando los niveles de CCK), Komarnytsky S, Cook A, Raskin I, *International Journal of Obesity*, 2011
Taking two capsules a day of 300 mg ashwagandha root extract each for 60 days resulted in a significant reduction in cortisol levels (Tomar dos cápsulas al día de 300 mg de extracto de raíz de Ashwagandha durante 60 días resultó en una reducción significativa en los niveles de cortisol), Chandrasekhar K, Kapoor J, Anishetty S, *Indian Journal of Psychological Medicine*, 2012
A low-fat, high–protein diet seems to enhance weight loss and provide a better long term maintenance of reduced intra-abdominal fat stores, Due A, Toubro S, Skov AR, Astrup A, *International Journal of Obesity*, 2004
An energy-restricted, high-protein, low-fat diet provides nutritional and metabolic benefits that are equal to and sometimes greater than those observed with a high-carbohydrate diet (Una dieta baja en grasa alta en proteínas con restricción de energía proporciona beneficios nutricionales y metabólicos que son iguales y algunas veces mayores a los observados en una dieta alta en carbohidratos), Noakes M, Keogh JB, Foster PR, Clifton PM, *American Journal of Clinical Nutrition*, 2005
A standardized withania somnifera extract significantly reduces stress-related parameters in chronically stressed humans (Un extracto de Withania somnifera estandarizada reduce significativamente los parámetros relacionados con el estrés en los seres humanos estresados en forma crónica): A double-blind, randomized, placebo controlled study (Un estudio doble ciego, aleatorizado, controlado con placebo), Auddy B, J Hazra, Mitra A, y otros, *The Journal of the American Nutraceutical Association*, 2008

COMIDA INTEGRAL
SUPLEMENTO

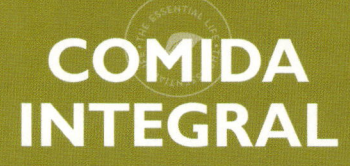

Suplemento revolucionario de micronutrientes que proporciona cantidades equilibradas de forma natural de todas las vitaminas, minerales, oligoelementos, antioxidantes y fitonutrientes que dan a su cuerpo las cantidades más beneficiosas y seguras necesarias para salud y vitalidad a largo plazo.

USOS PRINCIPALES
Energía baja y fatiga, digestión e inmunidad comprometida, daño celular oxidativo, malnutrición, mala salud y nutrición desbalanceada.

INGREDIENTES
- Vitaminas solubles en agua, complejo B y C: Refuerza la energía y mejora el metabolismo de macronutrientes, su transporte y eliminación; mejora la inmunidad y la función cognitiva y fortalece la viscosidad de las membranas que recubren la mucosa del músculo liso del tracto gastrointestinal.
- Vitaminas liposolubles A, E y K: Incrementa la eliminación de radicales libres, mejora la utilización de los macro-minerales e incrementa la función inmune.
- Vitamina D3: regulador del sistema inmune. Mejora la absorción de macrominerales, el equilibrio hormonal, la salud muscular. Incrementa la función cognitiva.
- Macro-minerales (calcio, hierro, yodo, magnesio, zinc, selenio, cobre, manganeso y cromo): Refuerza y mejora la resistencia y la densidad ósea, la salud apropiada del intestino, la contracción y relajación muscular, el equilibrio de líquidos, la salud del sistema nervioso, la función celular, la inmunidad, la antioxidación y la salud hormonal.
- Mezcla de polifenoles (extracto de semilla de uva, quercetina, rutina, extracto de fruta de la granada, extracto de polifenoles cítricos, resveratrol, extracto de madera del árbol de quino de la India): refuerza la eliminación de radicales libres, disminuye la inflamación, aumenta la correcta función y proliferación celular.
- Mezcla de Alimentos Integrales (extracto de hoja de col rizada, polvo de hojas de diente de león, polvo de hojas de perejil, polvo de hojas de espinaca, partes aéreas de brócoli en polvo, extracto de hoja de col, inflorescencias inmaduras de col de Bruselas en polvo): Una mezcla de alimentos integrales y fitonutrientes que mejoran la digestión y la absorción de micronutrientes y brindan una nutrición equilibrada.
- Mezcla para el Bienestar Estomacal de extracto de raíz de jengibre, extracto de hierbabuena y extracto de semillas de alcaravea: Calma y suaviza el proceso digestivo.

SEGURIDAD
Puede ser utilizado por personas de cualquier edad que puedan ingerir cápsulas.

Selected vitamins and trace elements support immune function by strengthening epithelial barriers and cellular and humoral immune responses (vitaminas y oligoelementos seleccionados refuerzan la función inmune fortaleciendo las barreras epiteliales y las respuestas inmunes celulares y humorales), Maggini S, Wintergerst ES, S Beveridge, Hornig DH, *British Journal of Nutrition*. 2007
Contribution of selected vitamins and trace elements to immune function (Contribución de vitaminas seleccionados y trazas de los elementos de la función inmune), Wintergerst ES, Maggini S, Hornig DH, *Ann Nutr Met* 2007
Efficacy and tolerability of a fixed combination of peppermint oil and caraway oil in patients suffering from functional dyspepsia (Eficacia y tolerabilidad de una combinación fija de aceite de menta y aceite de alcaravea en pacientes que sufren de dispepsia funcional), May B, Kohler S, Schneider B, *Aliment Pharmacol Therapy*. 2000
The immunological functions of the vitamin D endocrine system (Las funciones inmunológicas de la vitamina D en el sistema endocrino), Hayes CE, Nashold FE, Spach KM y Pedersen LB, *Cell Molec Biol* 2003
Use of calcium or calcium in combination with vitamin D supplementation to prevent fractures and bone loss in people aged 50 years and older: a meta-analysis (El uso de calcio o calcio en combinación con la administración de suplementos de vitamina D para prevenir fracturas y pérdida ósea en personas mayores de 50 años o más: un meta-análisis), Tang BMP, Eslick GD, Nowson C, y otros, *The Lancet*, 2007

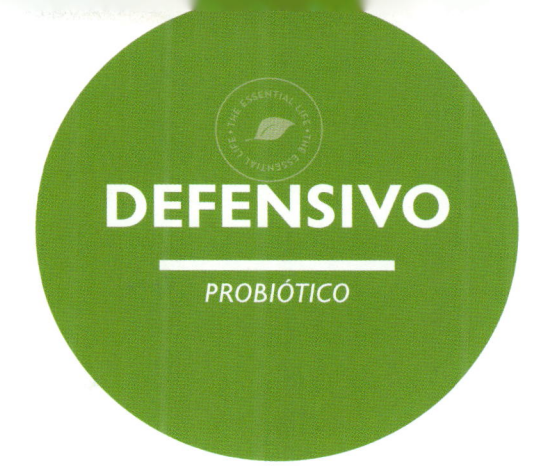

DEFENSIVO
PROBIÓTICO

Cápsula probiótica con doble recubrimiento y liberación retardada, o suplemento probiótico en polvo encapsulado (para niños o adultos que tienen dificultad para tragar pastillas), con seis cepas diferentes de bacterias saludables y fibra prebiótica para lograr el máximo desarrollo y cultivo de flora intestinal favorable.

USOS PRINCIPALES
Flatulencia, estreñimiento o diarrea, absorción deficiente, intestino irritable, sistema inmunológico comprometido, hipermeabilidad intestinal, alergias, enfermedades autoinmunes, ansiedad y depresión, trastornos mentales e infecciones.

INGREDIENTES (cápsulas)
- L. acidophilus, L. salivarius, L. casei: Cepas de bacterias Lactobacillus con mejoramiento de la limpieza de la vellosidad del tracto intestinal superior, para mejorar el proceso de absorción de otros nutrientes. También mejora el proceso de inmunológico y la conexión intestino-cerebral, aumentando la correcta función neurotransmisora y cerebral.
- B. lactis, B. bifidum, B. longum: Cepas de Bifidobacterium que contribuyen a los procesos de digestión e inmunidad en el intestino grueso, y acrecientan la salud en general del colon. También estimulan las funciones del cerebro y mejoran el estado de ánimo.
- Prebióticos FOS (fructooligosacáridos): Fibras no digeribles que favorecen la reproducción y el cultivo de bacterias benéficas para el organismo, al tiempo que inhibe la reproducción de bacterias dañinas.

INGREDIENTES (en polvo)
- L. rhamnosus. Cadenas de L. salivarius, L. plantarum (LP01, LP02), B. breve, B. lactic strains seleccionadas por su estabilidad excepcional a temperatura ambiente, su aptitud de sobrevivencia bajo condiciones adversas extremas en el sistema digestivo, su aptitud de alcanzar el intestino en condiciones saludables y su beneficio para los niños. Además para conservar el equilibrio de la microflora favorable intestinal y contribuir a un funcionamiento saludable de los sistemas digestivos, inmunológico, de reproducción femenina y al tracto gastrointestinal (GI en inglés), (particularmente del intestino y el colon), los riñones, la vejiga y las vías urinarias. Promueve un óptimo proceso metabólico y la absorción de nutrientes, además de una función saludable de pulmones y vías respiratorias. También el estímulo de la actividad cerebral y la función del sistema nervioso, dando lugar a beneficios en la salud para lograr una sensación de bienestar de largo plazo.
- Prebióticos FOS para contribuir a un equilibrio saludable de la flora benéfica.

SEGURIDAD
Para todas las edades.
NOTA: No mezclar en agua caliente.

PRODUCTOS COMPLEMENTARIOS

THE ESSENTIAL *life*

DESINTOXICACIÓN

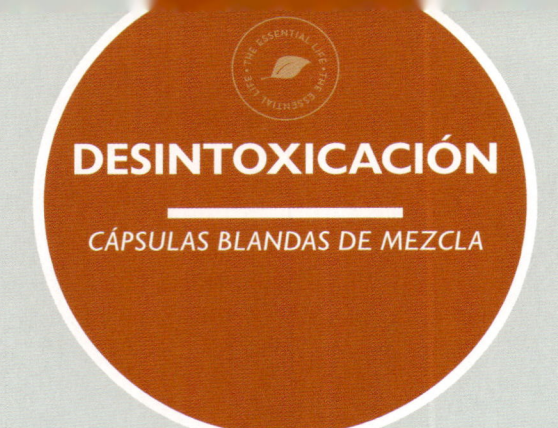

CÁPSULAS BLANDAS DE MEZCLA

Una mezcla de aceites esenciales que apoyan la desintoxicación natural del cuerpo ayudando a limpiarlo de toxinas y radicales libres que pueden retardar los sistemas, dejando una sensación de pesadez.

⭐ USOS PRINCIPALES

hígado intoxicado, ictericia, cirrosis, hinchazón, intoxicación de la vesícula biliar, pancreatitis, lesiones renales y desequilibrios hormonales.

INGREDIENTS

- Cáscara de tangerina: Propiedades antioxidantes y de limpieza para el hígado y los riñones.
- Hoja de Romero: Apoya la salud del hígado y la vesícula biliar, así como reduce los xenoestrógenos (estrógenos extraños que forman plásticos, hormonas y toxinas del medio ambiente).
- Planta de Geranio: Limpia el hígado, la vesícula biliar, equilibra las hormonas y libera al cuerpo de estrógenos no deseados.
- Baya de enebro: Poderoso desintoxicante de los riñones que disminuye la retención de agua.
- Hierba de Cilantro: Agente de limpieza de gran alcance que elimina las toxinas del cuerpo, incluyendo los metales pesados.

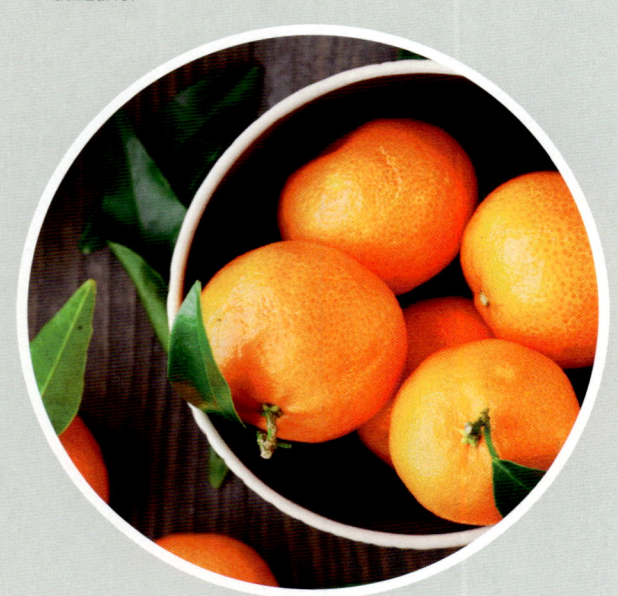

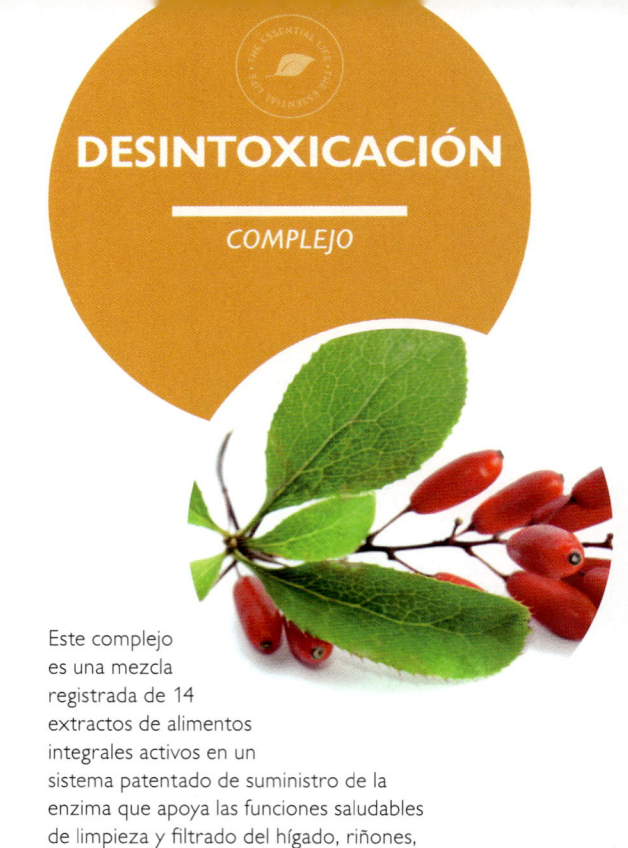

⚠ SEGURIDAD

No apropiado para niños. Mantener fuera del alcance de niños pequeños. Mujeres embarazadas o en periodo de lactancia deben consultar a un médico o profesional de la salud antes de utilizarlo.

DESINTOXICACIÓN

COMPLEJO

Este complejo es una mezcla registrada de 14 extractos de alimentos integrales activos en un sistema patentado de suministro de la enzima que apoya las funciones saludables de limpieza y filtrado del hígado, riñones, colon, pulmones y piel.

⭐ USOS PRINCIPALES

hígado intoxicado, ictericia, cirrosis, hinchazón, vesícula biliar intoxicada, pancreatitis, daño renal, problemas respiratorios, problemas de colon y estreñimiento.

INGREDIENTES

- Hojas de agracejo, semilla de cardo, raíz de bardana, brote de clavo, raíz de diente de león, fruto del ajo, hoja de trébol rojo: Apunta a la purificación y soporte del hígado y ayuda a filtrar la sangre de toxinas.
- Tallo de ruibarbo turco, raíz de bardana, brote de clavo, diente de león: Apunta a la limpieza de los riñones mientras les proporciona fuerza e integridad.
- Cáscara de semilla de psyllium, tallo de ruibarbo turco, corteza de goma de acacia, raíz de malvavisco: Contribuye a reforzar el proceso de eliminación y la salud del colon.
- Raíz de osha, pétalos de cártamo: Ayuda a fortalecer y limpiar los pulmones de las toxinas ambientales y otras toxinas.
- Algas, semilla de cardo de leche, raíz de bardana, brote de clavo, fruto del ajo: Ayuda a mantener la limpieza de las toxinas de la piel.
- Sistema de asimilación de la enzima amilasa y celulasa de sus cofactores minerales naturales, magnesio y manganeso: Aumenta la digestión y la utilización del resto de los ingredientes.

⚠ SEGURIDAD

No apropiado para niños. Mantener fuera del alcance de niños pequeños. Mujeres embarazadas o en periodo de lactancia deben consultar a un médico o profesional de la salud antes de utilizarlo.

DIGESTIVO

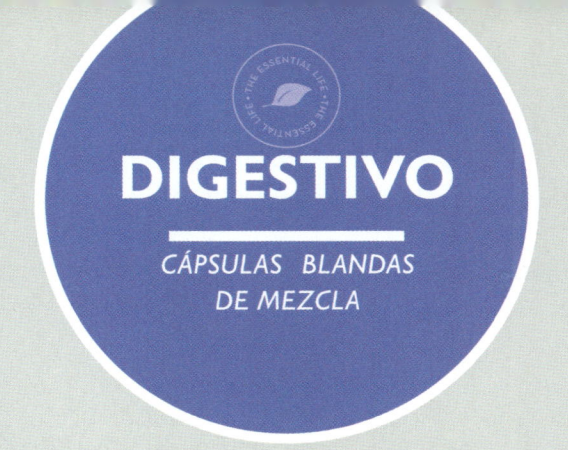

CÁPSULAS BLANDAS DE MEZCLA

Una mezcla sinérgica de aceites esenciales que ayudan a aliviar la digestión y aumentar la salud digestiva.

★ USOS PRINCIPALES

malestar estomacal, estreñimiento, diarrea, síndrome de colon irritable, vómitos, acidez estomacal e indigestión ácida/reflujo.

INGREDIENTES

- Jengibre: Reconocido por su capacidad para calmar el malestar estomacal y aliviar la indigestión.
- Hierbabuena: Apoya la función gastrointestinal saludable y ayuda en la digestión.
- Estragón: Promueve la digestión saludable.
- Hinojo: Ayuda a aliviar la indigestión e innumerables problemas de estómago.
- Comino: Actúa como carminativo natural, mientras que apoya un tracto gastrointestinal saludable.
- Cilantro: Alivia el malestar estomacal ocasional.
- Anís: Promueve la digestión saludable.

⚠ SEGURIDAD

Puede ser utilizado por personas de cualquier edad que puedan ingerir cápsulas. Mantener fuera del alcance de niños pequeños.

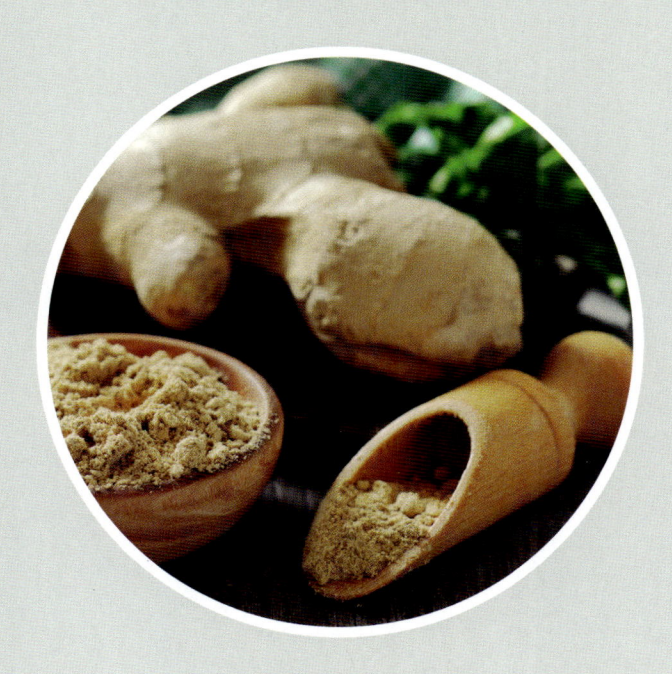

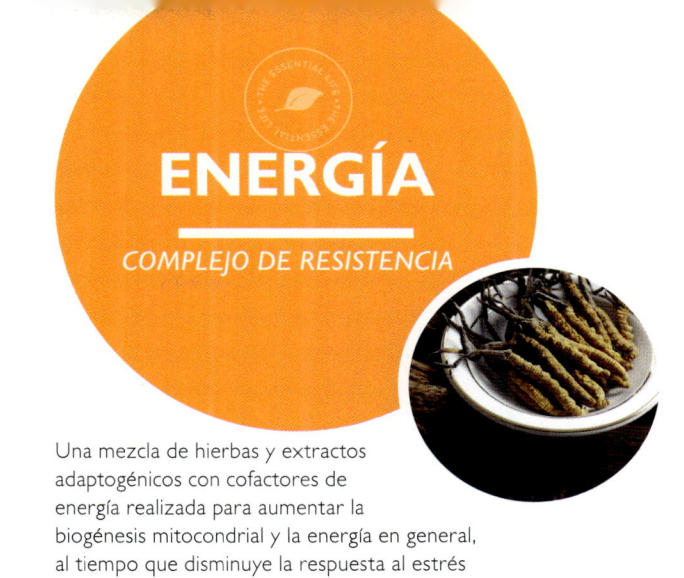

ENERGÍA

COMPLEJO DE RESISTENCIA

Una mezcla de hierbas y extractos adaptogénicos con cofactores de energía realizada para aumentar la biogénesis mitocondrial y la energía en general, al tiempo que disminuye la respuesta al estrés causada por la actividad física y la vida cotidiana.

★ USOS PRINCIPALES

fatiga y cansancio del cuerpo, fatiga suprarrenal, desequilibrio hormonal, libido, estrés físico, ansiedad y mala circulación.

INGREDIENTES

- Acetil-L-Carnitina HCL: Aumenta la producción de energía de las mitocondrias y aumenta los niveles en el cuerpo de glutatión (antioxidante interno).
- Ácido alfa lipoico: Antioxidante vital para la energía celular y la neutralización de los radicales libres.
- Coenzima Q10: Juega un papel importante en la producción de energía en las células del corazón y de los músculos.
- Extracto de fruta de lichi y extracto de polifenoles de la hoja del té verde: Incrementa la circulación, disminuye la inflamación y disminuye el estrés oxidativo.
- Dihidrato de quercetina: antioxidante potente flavonoide conocido por disminuir el daño celular y aumentar la recuperación.
- Cordyceps micelio: Un adaptógeno que mejora la salud respiratoria y la resistencia física, la salud hormonal, incrementa la libido y la función hepática.
- Extracto de raíz de Ginseng (Panax quinquefolius): Aumenta la energía y la adaptación al el estres así como estimula el sistema inmune aumentando la cantidad de células blancas en sangre.
- Extracto de raíz de Ashwagandha (Withania somnifera): Poderoso adaptógeno que reduce el cortisol mediante la disminución de la respuesta al estrés mental y físico. También da energía y vitalidad al cuerpo.

⚠ SEGURIDAD

No apto para niños. Mantener fuera del alcance de niños pequeños. Mujeres embarazadas o en periodo de lactancia deben consultar a un médico o profesional de la salud antes de utilizarlo.

Extracto especial de Ginkgo biloba EGb 761 en el trastorno de ansiedad generalizada y el trastorno de adaptación con estado de ansiedad: A randomized, double-blind, placebo-controlled trial (Una prueba doble ciega, aleatorizada y controlada con placebo), Woelk H, Arnoldt KH, Kieser M, Hoerr R, *Journal of Psychiatric Research* 2007

Effects of ginkgo biloba on mental functioning in healthy volunteers (Efectos del ginkgo biloba en el funcionamiento mental en voluntarios sanos), Cieza A, Maier P, Poppel E, *Archives of Medical Research*, 2002

Translating the basic knowledge of mitochondrial functions to metabolic therapy: role of L-carnitine (Traslado de los conocimientos básicos de las funciones mitocondriales a la terapia metabólica: papel de la L-carnitina), Marcovina SM, Sirtori C, Peracino a, y otros, *Translational Research* 2013

Effects of α-lipoic acid on mtDNA damage following isolated muscle contractions (Efectos del ácido α-lipoico en el daño del ADNmt siguiendo contracciones musculares aisladas), Fogarty MC, Deviot G, Hughes CM, y otros, *Med Sci Sports Exerc*, 2013

The effects and mechanisms of mitochondrial nutrient a-lipoic acid on improved age-associated mitochondrial and cognitive dysfunction (Los efectos y mecanismos de ácido a-lipoico nutrientes mitocondrial en la mejora mitocondrial asociada a la edad y la disfunción cognitiva): An overview (Una visión general), Liu J, *Neurochem Res*, 2008

Effect of Cs-4 (Cordyceps sinensis) on exercise performance in healthy older subjects (Efecto de la CS4 (Cordyceps sinensis) en el rendimiento del ejercicio en sujetos sanos de edad avanzada): A double-blind, placebo controlled trial (Un ensayo doble ciego controlado con placebo), de Chen, Liz, Krochmal R, y otros, *The Journal of Alternative and Complementary Medicine*. 2010

THE ESSENTIAL *life*

ESTACIONAL

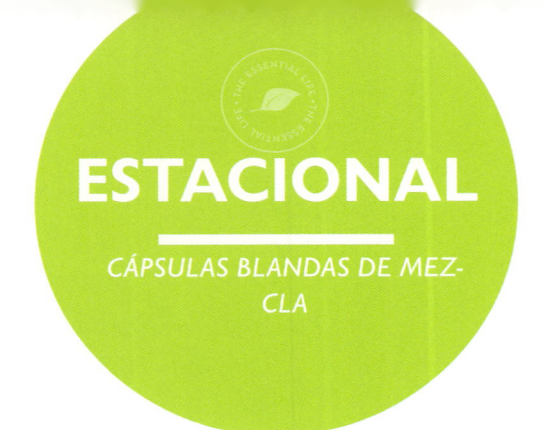

CÁPSULAS BLANDAS DE MEZCLA

Una mezcla de aceites esenciales en una práctica cápsula de gel para ser consumida de forma rápida y fácil al viajar, asistir a eventos al aire libre, o cuando los elementos estacionales o ambientales sean particularmente elevados, o en forma diaria durante momentos de incomodidad estacional, para promover una respiración despejada y salud respiratoria en general.

★ USOS PRINCIPALES
alergias estacionales, fiebre del heno, congestión, resfriados y dolores de cabeza, bronquitis, asma y sinusitis

INGREDIENTES
- Limón: Antioxidante, antiséptico, promueve la salud y la limpieza respiratoria.
- Lavanda: Reconocida por su efecto calmante y su efecto de equilibrio, tanto interna como externamente.
- Hierbabuena: Broncodilatador, alivia la digestión, estimula el cerebro y ayuda a disminuir los síntomas de la alergia.

⚠ SEGURIDAD
Precaución con niños pequeños que son propensos a asfixiarse.

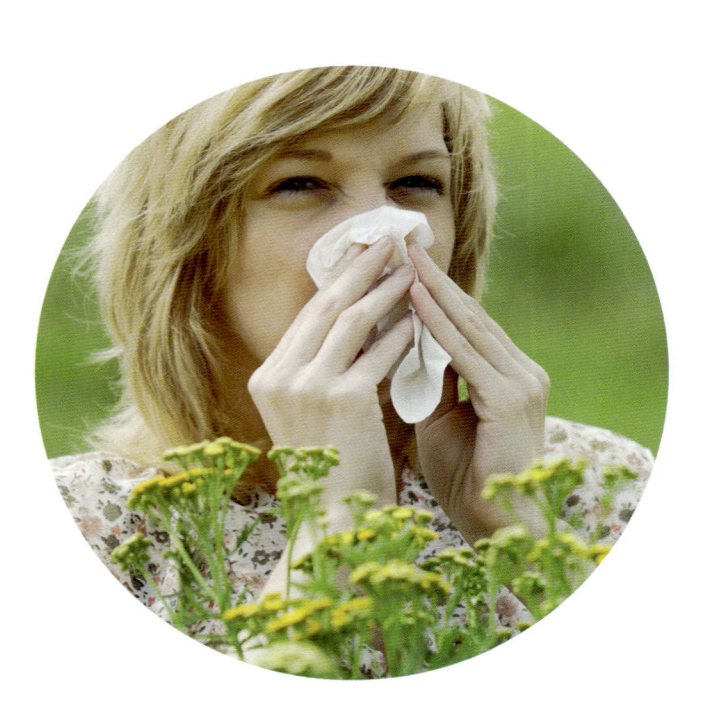

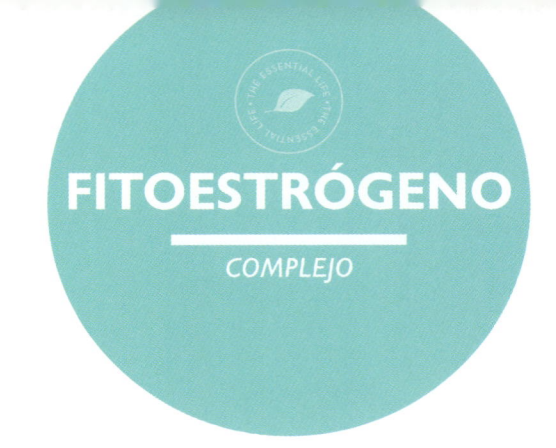

FITOESTRÓGENO

COMPLEJO

Mezcla de extractos estandarizados de estrógenos y lignanos vegetales (fito) que contribuyen a crear un equilibrio de las hormonas de todo el cuerpo y eliminar los metabolitos no deseados.

★ USOS PRINCIPALES
Menopausia, perimenopausia, andropausia, desequilibrios hormonales y cambios de humor (PMS).

INGREDIENTES
- Genisteína (extracto de soya): Un antioxidante de isoflavona que promueve un tejido sano en los pechos y el útero, y aporta equilibrio hormonal en hombres y mujeres. También ha demostrado ayudar a prevenir el cáncer de próstata en los hombres y el cáncer de mama y ovario en las mujeres.
- Extracto de semilla de lino (lignanos): Provoca la disminución de metabolitos de estrógeno para un mayor equilibrio hormonal y protege los tejidos y las células de los órganos sexuales.
- Extracto de granada: Potente antioxidante que ha demostrado ayudar a reducir el daño de los radicales libres a las células.

⚠ SEGURIDAD
No apropiado para niños. Mantener fuera del alcance de niños pequeños. Aceptable para hombres y mujeres. Mujeres embarazadas o en periodo de lactancia deben consultar a un médico o profesional de la salud antes de utilizarlo.

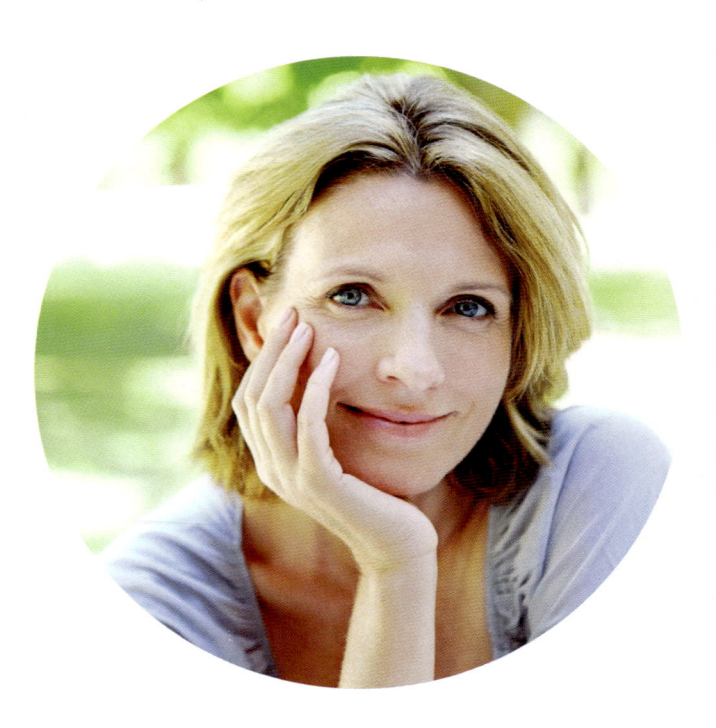

PRODUCTOS COMPLEMENTARIOS

SOLUCIONES NATURALES

FRUTAS Y VERDURAS

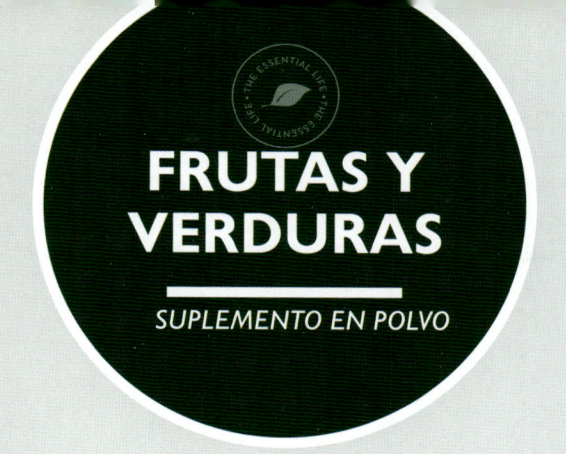

SUPLEMENTO EN POLVO

★ USIOS PRINCIPALES
Para personas con mala nutrición, ocupadas y con hábitos de vida estresantes, control de peso, digestión e inmunidad comprometida.

INGREDIENTES
- Mezcla de polvo verde (col rizada, diente de león, espinaca, perejil, hojas de col, brócoli, repollo): Fitonutrientes, que brindan limpieza al cuerpo y desarrollo inmunológico. También poseen propiedades anticancerígenas y antioxidantes.
- Mezcla de hierba en polvo (hierba de trigo, jugo de alfalfa, hierba de avena, cebada forrajera, jugo de hierba de avena y jugo de hierba de cebada): Alto contenido de clorofila y otros fitonutrientes que tienen gran alcance para limpiar la sangre y propiedades de fortalecimiento, así como una mejora de la función inmune.
- Mezcla de frutas en polvo (jugo de piña, guayaba, zumo de mango, bayas goji, mangostán, y cereza acerola): Potente antioxidante y propiedades de captación de radicales libres.
- Aceites esenciales de cáscara de limón y raíz de jengibre: Ayuda en funciones digestivas y metabólicas.

⚠ SEGURIDAD
Para todas las edades. Sin gluten y sin OGM. Apto para veganos.

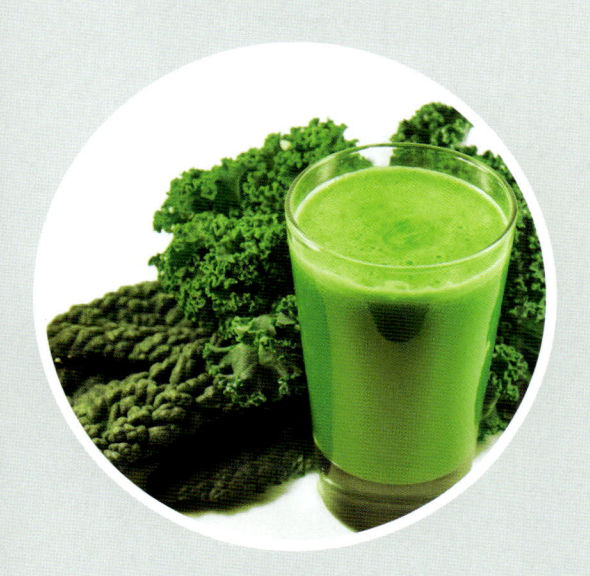

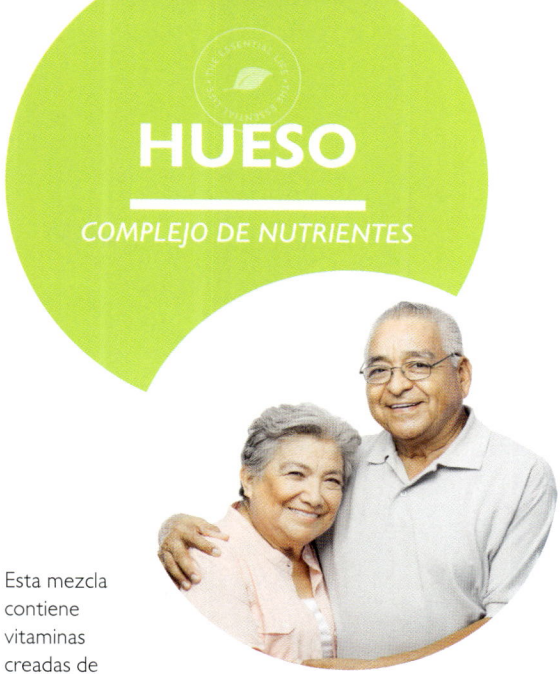

HUESO

COMPLEJO DE NUTRIENTES

Esta mezcla contiene vitaminas creadas de alimentos integrales, minerales y otros cofactores necesarios para la integridad de los huesos, fuerza y salud en general. No sólo para mujeres, este complejo está biodisponible en el cuerpo de modo que las células no sólo reconozcan, sino también utilicen los compuestos para la reforma de los hueso.

★ USOS PRINCIPALES
Huesos débiles o frágiles, osteopenia y osteoporosis, individuos propensos a fracturas óseas, individuos en crecimiento y cualquier persona que necesite mayor densidad ósea.

INGREDIENTES
- Vitamina C: Función protectora en la formación de huesos fuertes y la prevención de fracturas.
- Vitamin D2 y D3: Aumenta la absorción de calcio y otros minerales por los intestinos, incrementando la utilización de minerales para obtener densidad ósea.
- Biotina: Incrementa la eficiencia de la función de las células de la médula ósea, así como juega un papel en el crecimiento del cabello, piel y uñas.
- Calcio, magnesio, zinc, cobre, manganeso y boro: Trabaja de forma sinérgica para construir la base del tejido y la integridad de los huesos.

⚠ SEGURIDAD
Seguro para ser utilizado por mujeres, adolescentes y hombres. Las mujeres embarazadas o en período de lactancia deben consultar a un médico o profesional de la salud antes de utilizarlo.

Association between serum 25-hydroxyvitamin d levels, bone geometry, and bone mineral density in healthy older adults (Asociación entre los niveles de 25-hidroxivitamina D, la geometría ósea y la densidad mineral ósea en personas mayores sanas), Mosele M, Coin A, Manzato E, y otros, *The Journals of Gerontology Series A: Biological Sciences and Medical Sciences (Ciencias Biológicas y Ciencias Médicas)*. 2013

Nutritional aspects of the prevention and treatment of osteoporosis (Aspectos nutricionales de la prevención y tratamiento de la osteoporosis), Peters BS, Martini LA, *Arquivos Brasileiros de Endocrinologia & Metabologia*, 2010

Minerals and vitamins in bone health: the potential value of dietary enhancement (Minerales y vitaminas en la salud ósea: el valor potencial de la mejora de la dieta), Bonjour JP, Gueguen L, Palacios C, et al, 2009

Magnesium and osteoporosis: current state of knowledge and future research directions (Magnesio y osteoporosis: estado actual de los conocimientos y futuras líneas de investigación), Castiglioni S, Cazzaniga A, Albisetti W, Maier JA, *Nutrients*, 2013

The physiological effects of dietary boron (Los efectos fisiológicos de boro en la dieta), Devirian TA, Volpe SL, *Critical Reviews in Food Science and Nutrition*, 2003

PRODUCTOS COMPLEMENTARIOS

THE ESSENTIAL *life* 177

LIMPIEZA GASTROINTESTINAL

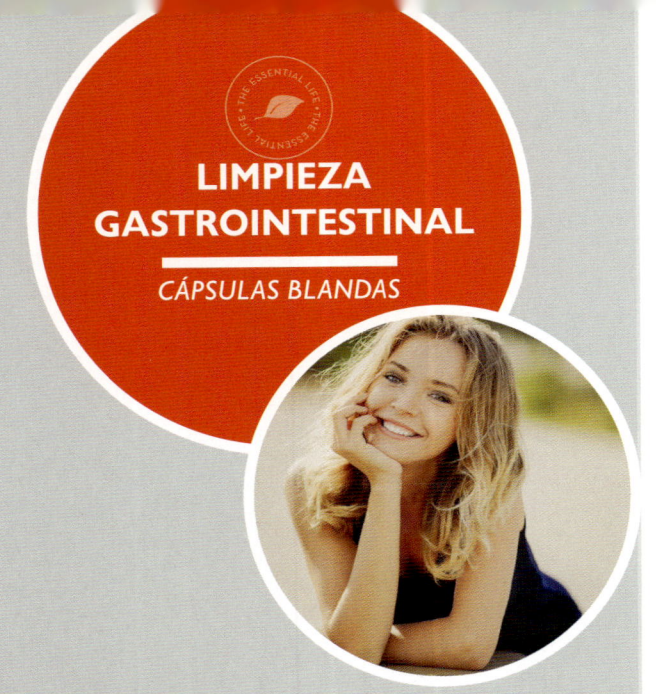

CÁPSULAS BLANDAS

Una mezcla de aceites esenciales que refuerzan un tracto gastrointestinal (GI) sano al disminuir la proliferación de patógenos en el intestino; aumentando de este modo la integridad del intestino y creando un ambiente saludable para las nuevas bacterias buenas prosperen.

USOS PRINCIPALES
Crecimiento excesivo de candida albicans y otros patógenos negativos, enfermedades autoinmunes, sistema digestivo comprometido, confusión mental, enfermedades y infecciones.

INGREDIENTES
- Oregano: Antifúngico, antibacteriano, antiparasitario, disminuye las alergias, ardor de estómago e hinchazón.
- Melaleuca: Combate las malas bacterias, hongos y las infecciones por levaduras y refuerza el sistema inmunológico.
- Limón: Antioxidante, antimicrobiano, incrementa la salud del hígado y la producción de glutatión (antioxidante interno).
- Hierba limonera Antiinflamatorio, antimicrobiano, refuerza el sistema inmune y la salud digestiva.
- Hierbabuena: Alivia la digestión, disminuye la acidez y el malestar estomacal.
- Tomillo: Disminuye la inflamación, náuseas y fatiga, antiparasitario y combate las bacterias malas.

SEGURIDAD
Mantener fuera del alcance de niños pequeños. Mujeres embarazadas o en periodo de lactancia deben consultar a un médico o profesional de la salud antes de utilizarlo.

Effect of thyme oil on small intestine integrity and antioxidant status, phagocytic activity and gastrointestinal microbiota in rabbits (Efecto del aceite de tomillo sobre la integridad del intestino delgado y sobre la condición antioxidante, la actividad fagocítica y microbiota gastrointestinal en conejos), Placha I, Chrastinova L, Laukova A, et al, Acta Veterinaria Hungarica, 2013
Antimicrobial activity of essential oils against Helicobacter pylori (La actividad antimicrobiana de los aceites esenciales contra el Helicobacter pylori), Ohno T, Kita M, Yamaoka Y, y otros, Helicobacter, 2003
Inhibition of enteric parasites by emulsified oil of oregano in vivo (Inhibición de parásitos entéricos por aceite emulsionado de orégano in vivo), IForce M, Sparks WS, Ronzio RA, Phytotherapy Research, 2000
Antimicrobial activity of five essential oils against origin strains of the Enterobacteriaceae family (La actividad antimicrobiana de los cinco aceites esenciales contra las cepas de origen de la familia Enterobacteriaceae), Penalver P, Huerta B, Borge C, et al, APMIS, 2005
In vitro antibacterial activity of some plant essential oils (actividad antibacteriana in vitro de algunos aceites esenciales de plantas), Prabuseenivasan S, Jayakumar M, Ignacimuthu S, BMC Complementary and Alternative Medicine, 2006
Antimicrobial and antioxidant activities of three Mentha species essential oils (Actividades antimicrobianas y antioxidantes de tres especies de aceites esenciales de Menta), Mimica-Dukic N, Bozin B, Sokovic M, et al, Planta Med, 2003

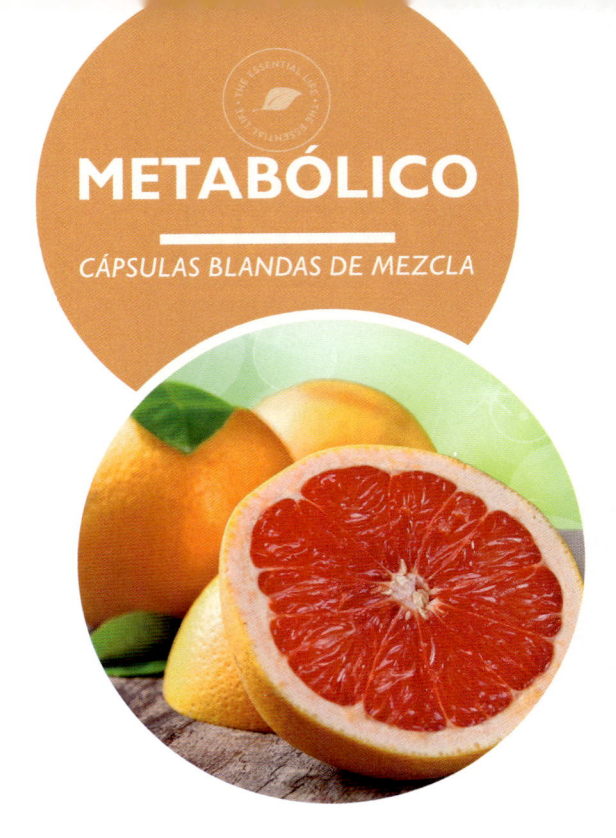

178 | SOLUCIONES NATURALES

PRODUCTOS COMPLEMENTARIOS

METABÓLICO

CÁPSULAS BLANDAS DE MEZCLA

Una mezcla de aceites esenciales en convenientes cápsulas que ayudan a controlar el hambre durante todo el día a la vez que acelera el metabolismo y promueve un estado de ánimo positivo, limpia el cuerpo, favorece la digestión, detiene el apetito, proporciona un efecto estimulante y positivo sobre el sistema endocrino y ayuda con la pérdida de peso.

USOS PRINCIPALES
Metabolismo lento, individuos con sobrepeso u obesidad, falta de energía (fatiga), diabetes, hígado intoxicado, y sistema endocrino comprometido.

INGREDIENTES
- Toronja: Promueve la limpieza, la desintoxicación, disminuye el apetito e induce la lipólisis (la movilización de las células de grasa provenientes de la grasa almacenada).
- Limón: Limpia, ayuda a la digestión, potente antioxidante, aumenta la lipólisis y mejora el estado de ánimo.
- Hierbabuena: Ayuda a controlar los antojos de hambre, alivia la digestión y vigoriza la mente.
- Jengibre: Promueve la digestión saludable y mejora el metabolismo y la termogénesis (aumento del calor a través de la estimulación del metabolismo).
- Canela: Tiene un efecto positivo sobre el sistema endocrino para ayudar en la pérdida de peso, reduce el azúcar en sangre y equilibra la respuesta a la insulina. También inhibe la adipogénesis (acumulación de grasa).

SEGURIDAD
No apropiado para niños. Mantener fuera del alcance de niños pequeños. Mujeres embarazadas o en periodo de lactancia deben consultar a un médico o profesional de la salud antes de utilizarlo.

OMEGA-3 LÍQUIDO
SUPLEMENTO

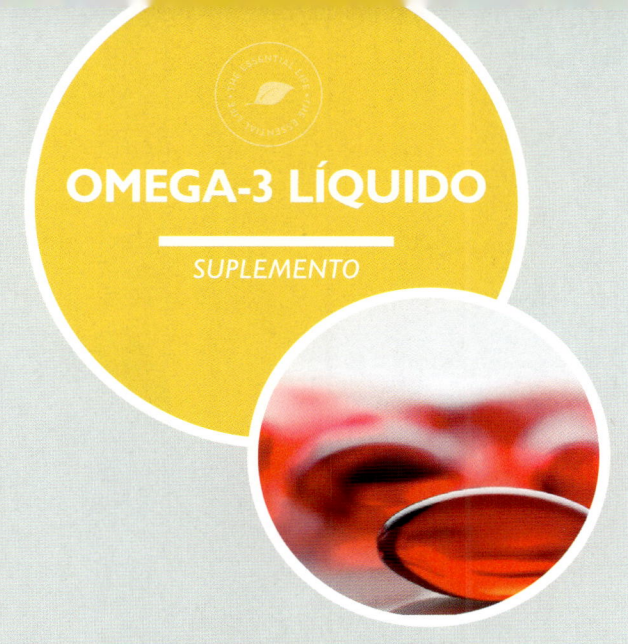

Este producto tiene tanto ácido eicosapentaenoico (EPA) como ácido docosahexaenoico (DHA), que se combinan para hacer un balance de ácidos grasos esenciales omega 3 en forma de aceite de pescado. Mezclado con aceites esenciales para sepa menos a pescado y tenga un sabor más agradable.

USOS PRINCIPALES
Confusión mental, ADD/ADHD, enfermedad cardiovascular, piel seca, dolor en las articulaciones y artritis, toda "itis", músculos débiles, y un sistema inmune comprometido.

INGREDIENTES
- EPA: Ácido graso esencial que se ha demostrado que incrementa el estado de ánimo, el bienestar, la función cognitiva, la función de las células nerviosas y la salud general de las articulaciones y la inflamación en el cuerpo.
- DHA: Ácido graso esencial que se ha demostrado que aumenta la función cerebral, la concentración, la atención, la memoria, la salud de las articulaciones, la integridad de la membrana celular, la función de las células nerviosas, la inmunidad y disminuye la inflamación.
- Mezclan de aceites esenciales, naranja silvestre: Para más sabor

SEGURIDAD
Mantener fuera del alcance de niños pequeños, conservar refrigerado luego de abierto.

Omega-3 fatty acid intakes are inversely related to elevated depressive symptoms among United States women (La ingesta de ácidos grasos omega-3 es inversamente proporcionales a síntomas depresivos elevados entre las mujeres de los Estados Unidos), Beydoun MA, Kuczmarski MTF, Beydoun HA, y otros, J Nutr 2013
Low blood long chain omega-3 fatty acids in UK children are associated with poor cognitive performance and behavior (La baja proporción de ácidos grasos omega-3 de cadena larga en sangre en los niños del Reino Unido está asociada con un mal rendimiento cognitivo y comportamiento): A cross-sectional analysis from the DOLAB study, Montgomery P, Burton JR, Sewell RP, et al, PLoS ONE (Un análisis transversal del estudio DOLAB, Montgomery P, Burton JR, Sewell RP, y otros, PLoS ONE). 2013
Omega-3 fatty acids; Their beneficial role in cardiovascular health, Schwalfenberg G, Can Fam Physician (Los ácidos grasos Omega-3 de 2013; Su papel beneficioso en la salud cardiovascular, Schwalfenberg G, Can Fam Physician). 2006
Omega-3 polyunsaturated fatty acids and the treatment of rheumatoid arthritis; a meta-analysis (Omega-3 ácidos grasos poliinsaturados y el tratamiento de artritis reumatoide; un meta-análisis), Lee YH, Bae SC, Song GG, Arch Med Res, 2012
Effect of omega-3 fatty acids supplementation on endothelial function (Efecto de la suplementación de ácidos grasos omega-3 sobre la función endotelial): A meta-analysis of randomized controlled trials (Un meta-análisis de ensayos controlados aleatorios), Wang Q, X Liang, Wang L, y otros
The importance of the ratio of omega-6/omega-3 essential fatty acids (La importancia de la proporción de ácidos grasos omega-6/omega-3 ácidos grasos esenciales), Simopoulos AP, Biomed Pharmacother, 2002

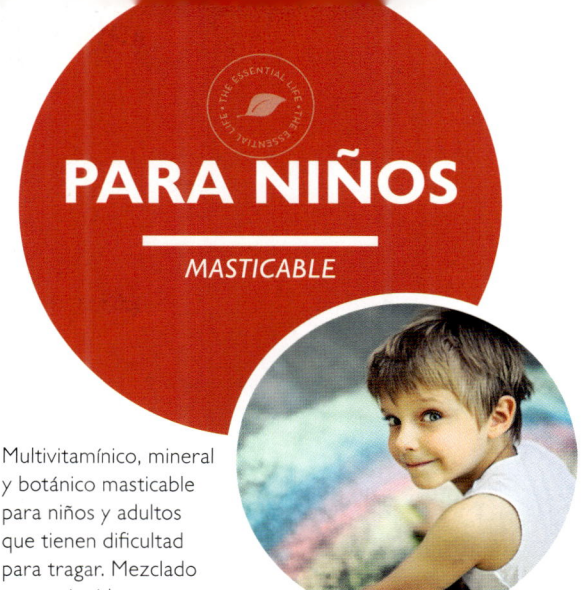

PARA NIÑOS
MASTICABLE

Multivitamínico, mineral y botánico masticable para niños y adultos que tienen dificultad para tragar. Mezclado con antioxidantes y compuestos a base de hierbas que aumentan la salud y el bienestar general.

PRINCIPALES USOS
Poca energía y fatiga, digestión e inmunidad comprometidas, confusión mental, daño celular oxidativo, desnutrición y mala salud.

INGREDIENTES
- Vitaminas A, C, D3 y complejo B completo: Antioxidantes y energía celular, llevar sinergia y nutrientes vitales a las células del cuerpo y el cerebro. También es compatible con una función inmune saludable.
- Calcio, cobre, hierro, yodo, magnesio, manganeso, potasio y zinc: minerales biodisponibles que sientan las bases para la salud ósea y las las funciones de las células nerviosas. También apoya el transporte y la utilización de fluido por parte de las células.
- Súper alimento Mezcla de piña, extracto de granada, bioflavonoides de limón, espirulina, aceite de girasol, salvado de arroz, hojas de remolacha, brócoli, arroz, zanahoria, mango, arándano, rosa mosqueta, extracto de cereza acerola: Mezcla de antioxidantes y nutrientes de los alimentos integrales para apoyar la función saludable de las células y el aumento de la utilización de otros nutrientes en todo el cuerpo.
- Vitalidad Celular Complejo de extracto de tomate, extracto de cúrcuma, extracto de boswelia serrata, extracto de semilla de uva, extracto de flor de caléndula: mezcla sinérgica de antiinflamatorios, antioxidantes y compuestos naturales de reparación celular.

SEGURIDAD
Sin gluten, trigo, lácteos, soja o productos de frutos secos. Las mujeres embarazadas o en período de lactancia deben consultar a un médico o profesional de la salud antes de utilizarlo.

Las vitaminas seleccionadas y los oligoelementos apoyan la función inmune fortaleciendo las barreras epiteliales y la respuesta inmune celular y humoral, Maggini S, Wintergerst ES, Beveridge S, Hornig DH, British Journal of Nutrition, 2007
Contribution of selected vitamins and trace elements to immune function, Wintergerst ES, Maggini S, Hornig DH, Ann Nutr Met, 2007 (Contribución de vitaminas seleccionadas y oligoelementos en la función inmune), Wintergerst ES Beveridge, Maggini S, DH Hornig, British Journal of Nutrition, Contribution of selected vitamins and trace elements to immune function, Ann Nutr Met, 2007
Minerales y vitaminas en la salud ósea: The potential value of dietary enhancement (El valor potencial de la mejora en la dieta), Bonjour JP, Gueguen L, Palacios C, y otros, Bri J Nutr, 2009
The immunological functions of the vitamin D endocrine system (Las funciones inmunológicas del sistema endocrino de la vitamina D), Hayes CE, Nashold FE, Spach KM & Pedersen LB, Cell Molec Biol, 2003
Possible role for dietary lutein and zeaxanthin in visual development (Posible papel de la luteína dietética y zeaxantina en el desarrollo visual), Hammond BR, Nutr Rev, 2008

POLIFENOL

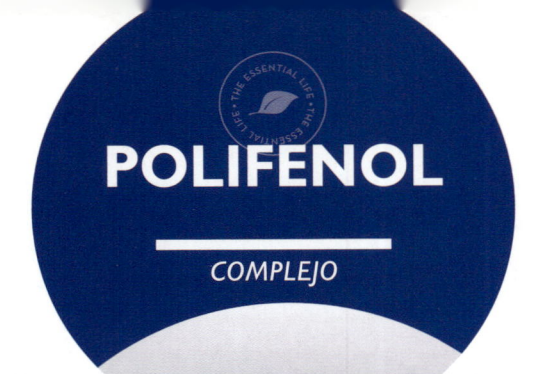

COMPLEJO

Una mezcla de potentes polifenoles clínicamente probados para aliviar el dolor y el malestar de las actividades físicas y la vida cotidiana.

★ USOS PRINCIPALES

Dolor de articulaciones, inflamación, artritis, artritis reumatoide y toda "itis", fibromialgia, dolor muscular, enfermedad de Alzheimer y prevención del cáncer.

INGREDIENTES

- Extracto de resina de goma de incienso (Boswellia serrata): Modulador inflamatorio que ayuda a regular y disminuir la inflamación y el dolor.
- Cúrcuma: Extracto de cúrcuma, ha demostrado que inhibe la formación de placa amiloide beta y disminuye el riesgo de la enfermedad de Alzheimer. También presenta potentes propiedades antinflamatorias.
- Extracto de raíz de jengibre: Reduce el dolor y la inflamación, tiene efecto de calor y aumenta la circulación.
- Extracto de hoja de té verde (sin cafeína): Potente antioxidante, depurador de radicales libres, y propiedades anticancerígenas.
- Extracto de fruta de la granada: Antioxidante que ha demostrado reducir el colesterol LDL, la presión arterial e incrementar la salud del corazón.
- Extracto de semilla de uva: 95% de los polifenoles han demostrado que disminuyen el daño de los radicales libres e incrementan la reparación celular.
- Resveratrol: Aumenta la proliferación de células sanas e inhibe la proliferación de las células dañadas y mutadas.
- Mezcla digestiva de hojas de menta, raíz de jengibre, semillas de alcaravea: Ayuda a calmar el proceso digestivo y calma el estómago.

⚠ SEGURIDAD

No apropiado para ser utilizado por niños. Mujeres embarazadas o en periodo de lactancia deben consultar a un médico o profesional de la salud antes de utilizarlo.

J Biol Chem. 2005 Feb 18; 280(7):5892-901. Epub 2004 Dec 7. Curcumin inhibits formation of amyloid beta oligomers and fibrils, binds plaques, and reduces amyloid in vivo (La curcumina inhibe la formación de oligómeros de beta amiloide y fibrillas, se une a las placas y reduce los amiloides in vivo).Yang F1, Lim GP, Begum AN, Ubeda OJ, Simmons MR, Ambegaokar SS, Chen PP, Kayed R, Glabe CG, Frautschy SA, Cole GM. BMC Cancer. 2015;15(1):1119. doi: 10.1186/s12885-015-1119-y. Epub 2015 Mar 5. Resveratrol suppresses epithelial-to-mesenchymal transition in colorectal cancer through TGF-β1/Smads signaling pathway mediated Snail/E-cadherin expression (El resveratrol suprime la transición epitelio-mesenquimal en el cáncer colorrectal a través de TGF-beta 1/Smad señalizando una vía mediada por la expresión Snail/E-cadherina.). Ji Q1, Liu X, Han Z, Zhou L, Sui H, Yan L, Jiang H, Ren J, Cai J, Li Q. Yadav, V.R., Prasad S., Sung, B., Gelovani, J. G., Guha, S., Krishnan, S. y Aggarwal, B.B. El ácido boswélico inhibe el crecimiento y la metástasis del cáncer colorrectal humano en el modelo ortotópico de ratón mediante la regulación negativa de biomarcadores inflamatorios, proliferativos, invasivos y angiogénicos. Int. J. Cáncer: 2012 130: 2176–2184.
Di Lorenzo C, Dell'agli M, Badea M, y otros. Suplementos alimenticios de plantas con propiedades anti-inflamatorias: Una revisión sistemática. Critical Reviews in Food Science and Nutrition. 2013;53(5):507-516. Int J Rheum Dis. 2013 Apr;16(2):219-29. doi: 10.1111/1756-185X.12054. Epub 2013 Apr 4. Protective effects of ginger-turmeric rhizomes mixture on joint inflammation, atherogenesis, kidney dysfunction and other complications in a rat model of human rheumatoid arthritis.Ramadan G1, El-Menshawy O.Tangney CC, Rasmussen HE.(Efectos protectores de la mezcla de rizomas de jengibre y cúrcuma en la inflamación articular, aterogénesis, disfunción renal y otras complicaciones en un modelo de rata de la artritis reumatoide humana. G1 Ramadán, El-Menshawy O. Tangney CC, Rasmussen SE.) Polifenols, inflammation, and cardiovascular disease.(Polifenoles, inflamación y enfermedad cardiovascular.) Curr Atheroscler Rep. 2013;15:324-334.
Kidd PM. Biodisponibilidad y actividad de los complejos de polifenoles Fitosoma botánicos: Extractos de silimarina, cúrcuma, té verde y semillas de uva. Alternative Medicine Review. 2009;14(3):226-246 Sontakke S, Thawani V, Pimpalkhute S, Kapra P, Babhulkar S, Hingorani L. Open, randomized controlled clinical trial of Boswellia serrata extract as compared to valdecoxib in osteoarthritis of knee. (Ensayo clínico abierto, aleatorizado y controlado de extracto de Boswellia serrata, en comparación con valdecoxib en la osteoartritis de la rodilla.) Indian Journal of Pharmacology. 2007;39:27-29.

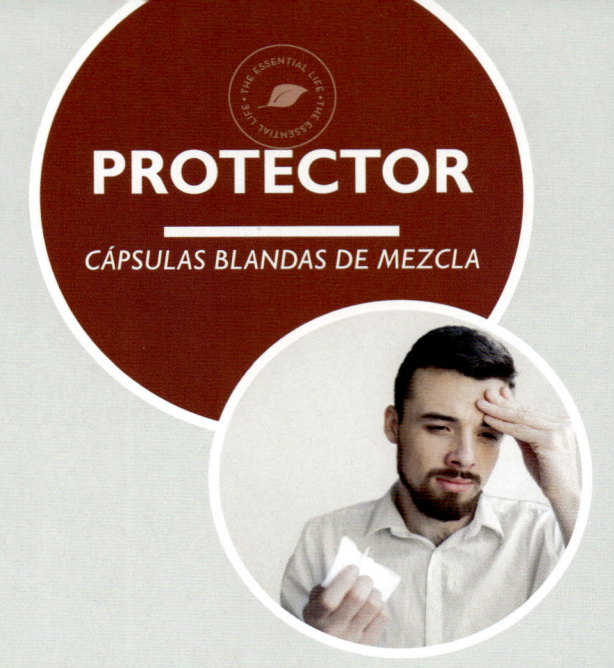

PROTECTOR

CÁPSULAS BLANDAS DE MEZCLA

Una mezcla de varios aceites esenciales en una práctica cápsula de gel que protege el sistema inmunológico de invasores extraños (patógenos).

★ USOS PRINCIPALES

Dolor o garganta seca, tos, resfriados y gripes, enfermedades, laringitis, cuidado preventivo y alteraciones de la inmunidad.

INGREDIENTES

- Aceite de cáscara de naranja silvestre: Propiedades antioxidantes y antiinflamatorias, antimicrobiano y promotor de una digestión saludable.
- El aceite de brote de clavo: Potentes propiedades antioxidantes, antiparasitarias y antifúngicas, mejora la circulación sanguínea, disminuye el dolor (agente anestésico) y la inflamación, e inhibe la actividad patógena.
- Aceite de Semillas de Pimienta Negra: Antiséptico, anti-catarral, y con propiedades expectorantes. Ayuda al sistema respiratorio a promover el flujo de sangre y la circulación.
- Aceite de corteza de canela: Altamente antibacterial, antifúngico y anti-microbiano, promueve el azúcar en sangre sana y el equilibrio de insulina.
- Aceite de hoja de eucalipto: Disminuye la fiebre, la congestión y los dolores del cuerpo, y tiene efectos antivirales en el sistema respiratorio.
- Aceite de Hoja de Orégano: Potente antibacteriano, antiviral y antifúngico. Ayuda a reforzar el sistema inmunológico contra las enfermedades.
- Aceite de Hoja/Flor de Romero: Gran expectorante/descongestionante, incrementa la memoria y la concentración, combate la inflamación y tiene un efecto equilibrante en el sistema endocrino.
- Aceite de Hoja de Melissa: Propiedades antivirales y refuerzo contra las enfermedades respiratorias.

⚠ SEGURIDAD

No apropiado para niños. Mantener fuera del alcance de niños pequeños. Mujeres embarazadas o en periodo de lactancia deben consultar a un médico o profesional de la salud antes de utilizarlo.

PROTECTOR
MEZCLA EN PASTILLAS

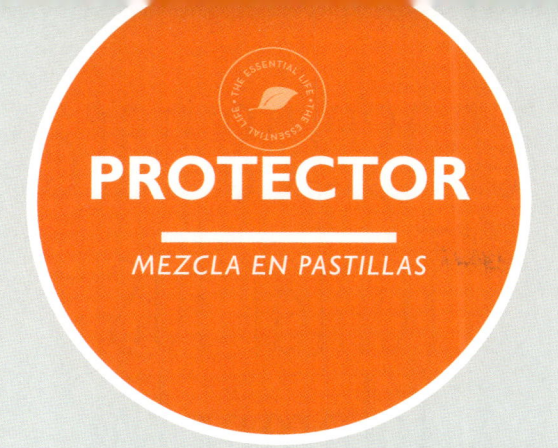

Una mezcla de varios aceites esenciales en una práctica pastilla para la garganta azucarada orgánicamente, que alivia la garganta y protege el sistema inmunológico de los invasores extraños. (patógenos).

USOS PRINCIPALES
dolor o garganta seca, tos, resfrío y gripe, enfermedad, laringitis, cuidado preventivo e inmunidad comprometida.

INGREDIENTES
- Naranja silvestre: Propiedades antioxidantes y antiinflamatorias, antimicrobiano y promotor de una digestión saludable.
- Clavo: Potente antioxidante, propiedades antiparasitarias y antifúngicas, mejora la circulación sanguínea, disminuye el dolor (agente anestésico) y la inflamación e inhibe la actividad patógena.
- Canela: Altamente antibacterial, antifúngico y anti-microbiano, promueve el azúcar en sangre sana y el equilibrio de insulina.
- Eucalipto: Disminuye la fiebre, la congestión y los dolores corporales, y tiene efectos antivirales en el sistema respiratorio.
- Romero: Gran expectorante/descongestionante, incrementa la memoria y la concentración, combate la inflamación y tiene un efecto equilibrante en el sistema endocrino.
- Mirra: Refuerza el flujo de sangre hacia las encías y los dientes, tiene propiedades antioxidantes.
- Jugo orgánico de caña: Edulcorante natural
- jarabe orgánico de arroz integral: Edulcorante natural

SEGURIDAD
Precaución con niños pequeños que son propensos a asfixiarse.

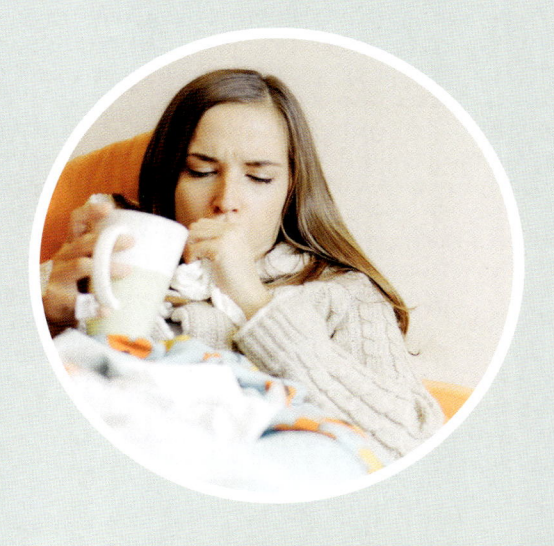

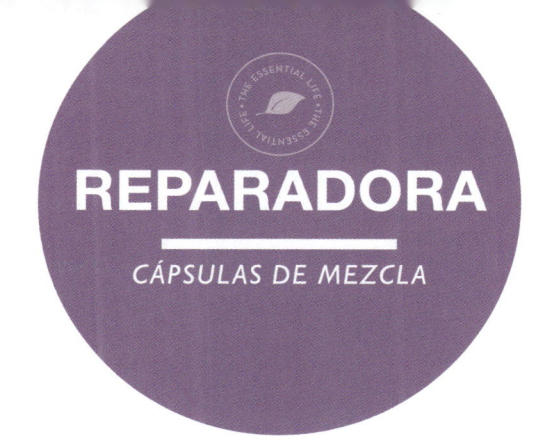

REPARADORA
CÁPSULAS DE MEZCLA

Una mezcla de aceite esencial de lavanda y de extractos de plantas naturales para intensificar un sueño nocturno reparador, propiciando un estado de relajamiento sin sensación de aturdimiento o somnolencia al día siguiente.

USOS PRINCIPALES
Insomnio, incapacidad para conciliar el sueño o un sueño muy ligero, sensación de aturdimiento al levantarse por la mañana, sueño inadecuado. Efectos nocivos por falta de sueño: dificultad en la capacidad de perder peso, de aprender o de controlar las emociones; reflejos retardados, aumento de la presencia de hormonas causantes de estrés, disminución de la sensación de bienestar, impacto negativo en la condición cardiovascular y en la capacidad natural del cuerpo para recuperación y restauración.

INGREDIENTES
- Aceite de lavanda: Cuenta con una larga tradición de uso interno para estimular el sueño relajante, tranquilizar el sistema nervioso y disminuir el estrés.
- L-Teanina [aminoácido no proteínico que se encuentra en el té verde (Camellia sinensis)]: Estimula el relajamiento previo al momento del sueño sin provocar al día siguiente sensación de aturdimiento o somnolencia. Mejora el estado de ánimo y potencia la sensación de calma y de relajamiento en general.
- Bálsamo de limón: Tiene efectos calmantes para la ansiedad, los problemas de sueño y el nerviosismo. Se aplica en casos de pérdida de la atención, hiperactividad, histeria, dolores de cabeza producidos por la tensión y de taquicardia debida a estados nerviosos. Estimula el estado de alerta mental al despertar, mejora la memoria, la capacidad de resolución de problemas, el estado de salud del cerebro y la condición anímica.
- Pasionaria: Se utiliza para el insomnio, las úlceras y problemas gástricos debidos a las tensiones, la ansiedad, el nerviosismo, el cese en el consumo de drogas adictivas, la histeria, la disminución en la capacidad de atención, hiperactividad, excitabilidad, taquicardia, mente hiperactiva y estrés.
- Manzanilla romana: Actúa como sedante de suaves efectos y promueve niveles saludables de serotonina. Tradicionalmente se ha utilizado para el tratamiento de trastornos gástricos e intestinales causado por estados nerviosos, ansiedad, dolores de cabeza provocados por tensión, y para combatir el insomnio nocturno. Estimula la sanación del cuerpo y la capacidad de recuperación y de eliminar los círculos oscuros bajo los ojos.

SEGURIDAD
Manténgase fuera del alcance de los niños. Si usted está embarazada, lactando o bajo atención médica, consulte a su médico.

RESPIRATORIO

PASTILLAS

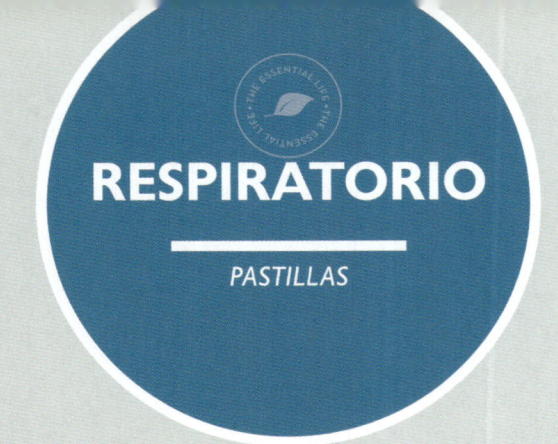

Una mezcla de aceites esenciales en una práctica pastilla para la garganta endulzada orgánicamente para abrir las vías respiratorias y reforzar el sistema respiratorio.

USOS PRINCIPALES
congestión, catarro, dolor de garganta, bronquitis, asma, alergias, tos, sinusitis, mal aliento, y mareo por movimiento.

INGREDIENTES
- **Hoja de Laurel:** Está demostrado que disminuye los síntomas de la bronquitis, el asma y las infecciones virales.
- **Cardamomo:** Limpia y abre las vías respiratorias, favorece la digestión, disminuye las náuseas y el mareo por movimiento.
- **Hierbabuena:** Broncodilatador, alivia la digestión, anti-inflamatorio, estimula el cerebro.
- **Eucalipto:** Disminuye la fiebre, la congestión y los dolores corporales; tiene efectos antivirales en el sistema respiratorio.
- **Melaleuca:** Combate las bacterias y hongos nocivos, y refuerza un sistema inmunológico saludable.
- **Limón:** Antioxidante, antiséptico, promueve la energía, salud y limpieza física.
- **Ravensara:** Potente antioxidante, antifúngico, y anti-infeccioso, abre y fortalece el sistema respiratorio.

SEGURIDAD
Preste atención a los niños pequeños, que son propensos a la asfixia.

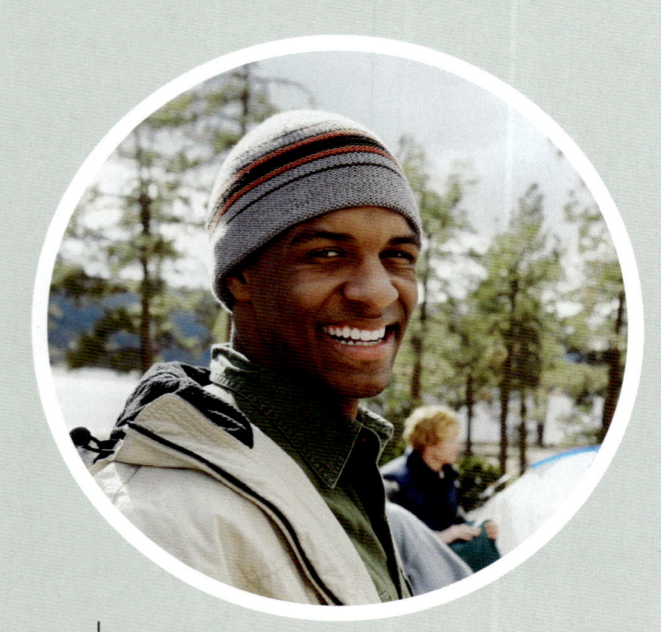

Consejos para Tomar los Suplementos

- **Asociado con calidad.** Utilice suplementos con niveles de nutrientes óptimos, no exagerados o deficientes, comprando de fuentes confiables.
- **Dosis diligente.** Todos los productos proporcionan recomendaciones de dosis. El máximo beneficio proviene del uso consistente de una variedad de suplementos específicos y complementarios. Al iniciar por primera vez un programa, algunas personas pueden optar por comenzar con una dosis baja e ir aumentándola. Las recomendaciones básicas pueden ser adecuadas o incluso excesivas para una persona sana que ha implementado una dieta, estilo de vida, y un programa regular saludable de suplementación. Sin embargo, una persona con problemas de salud de larga data puede requerir un extenso régimen que puede incluir un consumo superior al de las recomendaciones de la etiqueta.
- **Comience lentamente.** En el transcurso de la primera semana, comience con algunos suplementos en dosis menores y luego increméntelas. Ello contribuirá a brindarle el conocimiento de cómo le hacen sentir los suplementos individuales. Agregue poco a poco los demás suplementos y aumente las dosis de cada uno. Generalmente se requiere sinergia entre los suplementos junto con el uso de la dosis terapéutica adecuada para lograr un beneficio óptimo. La mayoría de los suplementos se pueden tomar simultáneamente.
- **Momento oportuno.** A la mayoría de las personas les va mejor al tomar los suplementos con alimentos, mientras que los procesos digestivos están en acción. Utilizarlos con el estómago vacío (excepto a la hora de dormir) puede provocar náusea. Sólo unos pocos bocados de comida pueden bastar (por ejemplo, la mitad de un plátano). Evite tomarlos con té, café, refrescos o incluso con algunos productos lácteos, ya que esto puede interferir con la absorción. La cena y la hora de dormir también son excelentes momentos del día, ya que el cuerpo se está reparando y la secreción de hormonas están en su máxima capacidad mientras duerme. La mayoría de los productos que recomiendan dosis divididas dicen dos o tres veces durante el día. Extender el consumo durante el transcurso del día maximiza la absorción.
- **Cree un hábito.** Considere focalizarse en dos horarios establecidos por día para crear una rutina o ritual de hábitos básicos de nutrición diaria. Esto es lo que la mayoría de las personas pueden manejar y recordar. Agregue momentos adicionales para otras necesidades suplementarias. Al principio, o cuando sea necesario, coloque recordatorios en su campo visual o configure alarmas.
- **Sea práctico.** Mantenga sus suplementos en lugares que permitan acceder fácilmente. La mayoría no requiere refrigeración, por lo que mantenerlos en los estantes de la cocina y el baño crea visibilidad y refuerza el uso rutinario. A muchas personas les resulta útil comprar algún tipo de caja o recipiente para pastillas que permita contener los suplementos de una semana, a fin de contarlos previamente y organizarlos para cada día. De esta manera se pueden consumir

rápidamente o los suplementos pueden colocarse fácilmente en un bolsillo o recipiente pequeño para consumirlos más tarde. También puede ser útil marcar las tapas con marcadores o colocar una hoja en el interior de la puerta de un armario con las dosis. Utilice una taza o vaso pequeño para colocar las cápsulas antes de tomarlas. Manténgalo cerca para su reutilización.

- **Mantenga el rumbo.** La mayoría de las personas experimentan una mayor sensación de bienestar al comenzar un programa de suplementación. Algunos individuos son la excepción y se sienten peor antes de comenzar a sentirse mejor. Algunas causas frecuentes de malestar son la eliminación de microbios o hacer frente a una enfermedad crónica o una enfermedad. En el tratamiento de la enfermedad de Lyme, este fenómeno se conoce como una reacción de Herxheimer, pero puede ocurrir con cualquier infección microbiana. Si se produce un nuevo síntoma que puede ser definido específicamente como un efecto secundario de un suplemento especial (como náuseas después de tomar un determinado suplemento), considere primero si lo tomó con alimentos. Si se produce una exacerbación de los síntomas, reduzca la dosis de suplementos hasta que los síntomas cesen y luego aumente gradualmente la dosis. Si se producen reacciones adversas que superan estos parámetros, considere el suspender el uso hasta puedan resolverse los problemas o exista una elección más adecuada.

- **Haga de los suplementos parte de su estilo de vida.** Los suplementos que refuerzan la salud general se pueden consumir indefinidamente y son un excelente componente de un estilo de vida saludable. Los suplementos que refuerzan la función inmune, reducen la inflamación y proporcionan propiedades antimicrobianas deben continuarse con las dosis más altas recomendadas hasta que los síntomas desaparezcan, cuando las dosis pueden reducirse o interrumpier el uso de los suplementos por completo. Con el tiempo rote entre diferentes suplementos según sea necesario. Considere utilizar programas intermitentes para mantener los resultados de salud. Por ejemplo, participe en un programa de desintoxicación trimestral de una duración de quince a treinta días, como un compromiso complementario a una rutina diaria básica.

- **Incorpórelos.** Cuando viaje, lleve sus suplementos. Consiga una caja de pastillas que contenga secciones específicas, marcadas para diferentes momentos del día. La mayoría puede contener una semana de dosis. Las bolsas de plástico pueden contener cápsulas de un solo uso o contener productos individuales. Use un marcador permanente para marcar las bolsas de "am" o "pm" o identificar el producto contenido.

- **Almacénelos correctamente.** Mantener los suplementos lejos las ventanas o lejos de otras fuentes de luz fuerte. Almacenar en botellas oscuras u opacas lejos de microondas y otras fuentes electromagnéticas.

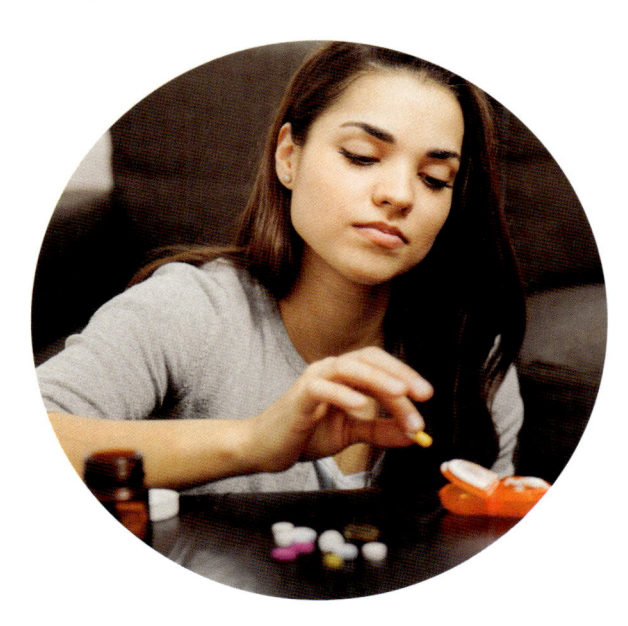

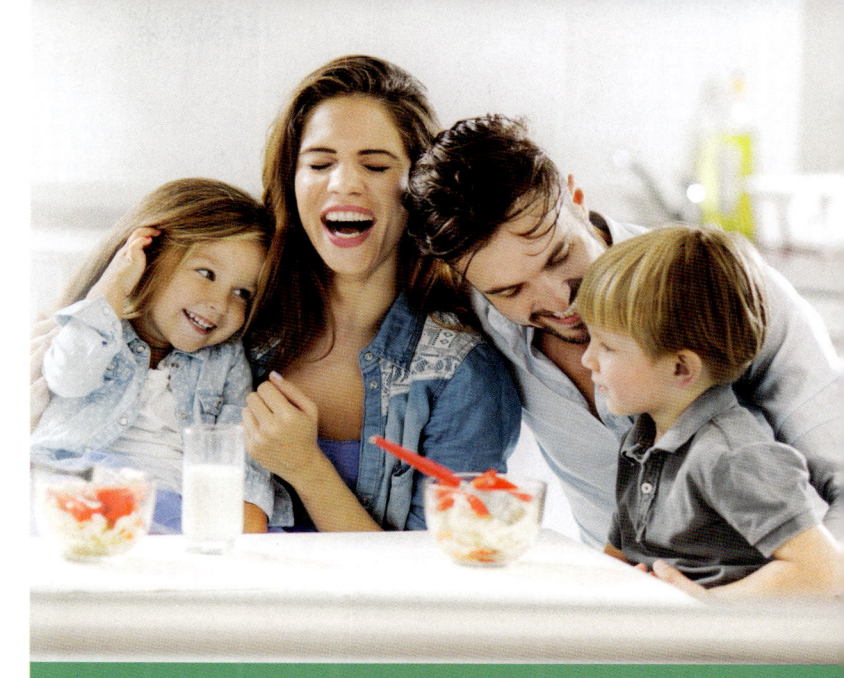

Información Adicional

- **Reacciones de Herxheimer.** Las bacterias muertas pueden intensificar los síntomas de fatiga, dolor muscular, y gripe. En general, las reacciones de Herxheimer son más frecuentes y más intensas con la terapia convencional con antibióticos, pero aun así pueden ocurrir con suplementos naturales. Si siente que está teniendo reacciones de Herxheimer, reduzca la dosis y luego auméntela gradualmente y lentamente.

- **Estimulación excesiva.** Uno de los mayores beneficios de los suplementos naturales es un aumento de la energía y las reservas. En general, esto es bien recibido durante el día, pero puede ser un problema por la noche mientras intenta dormir. Si observa un efecto, tome suplementos primarios en la mañana y en la tarde.

- **Tratamiento de efectos adversos:** Los efectos adversos asociados con la toma de suplementos naturales son poco comunes, pero posibles. Afortunadamente, mayormente son leves y transitorios, y debería poder superarlos.

- **Malestar estomacal.** Los efectos adversos más comunes son malestar estomacal, indigestión, náuseas leves y el malestar en mitad del pecho o en el lado izquierdo debajo de la caja torácica inferior (donde se encuentra el estómago). Considere en primer lugar si el consumo se produjo con el estómago vacío o demasiado lleno y haga ajustes en consecuencia. De lo contrario, si es necesario, tome un descanso de los suplementos durante unos días o una semana. Considere la adición de un aceite esencial como jengibre, hierbabuena o mezcla digestiva para calmar el malestar. Si los problemas digestivos crónicos ya existían, podría ser necesario tomar consideraciones adicionales.

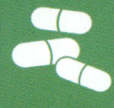

SECCIÓN 4
SISTEMAS DEL ORGANISMO Y ÁREAS DE ENFOQUE

Adopta un enfoque holístico del bienestar, aprendiendo a tratar el bienestar en términos de sistemas del organismo. Piensa más allá del modelo de enfermedad-síntoma; en cambio, pon tu atención en los sistemas que gobiernan el funcionamiento de todo tu cuerpo.

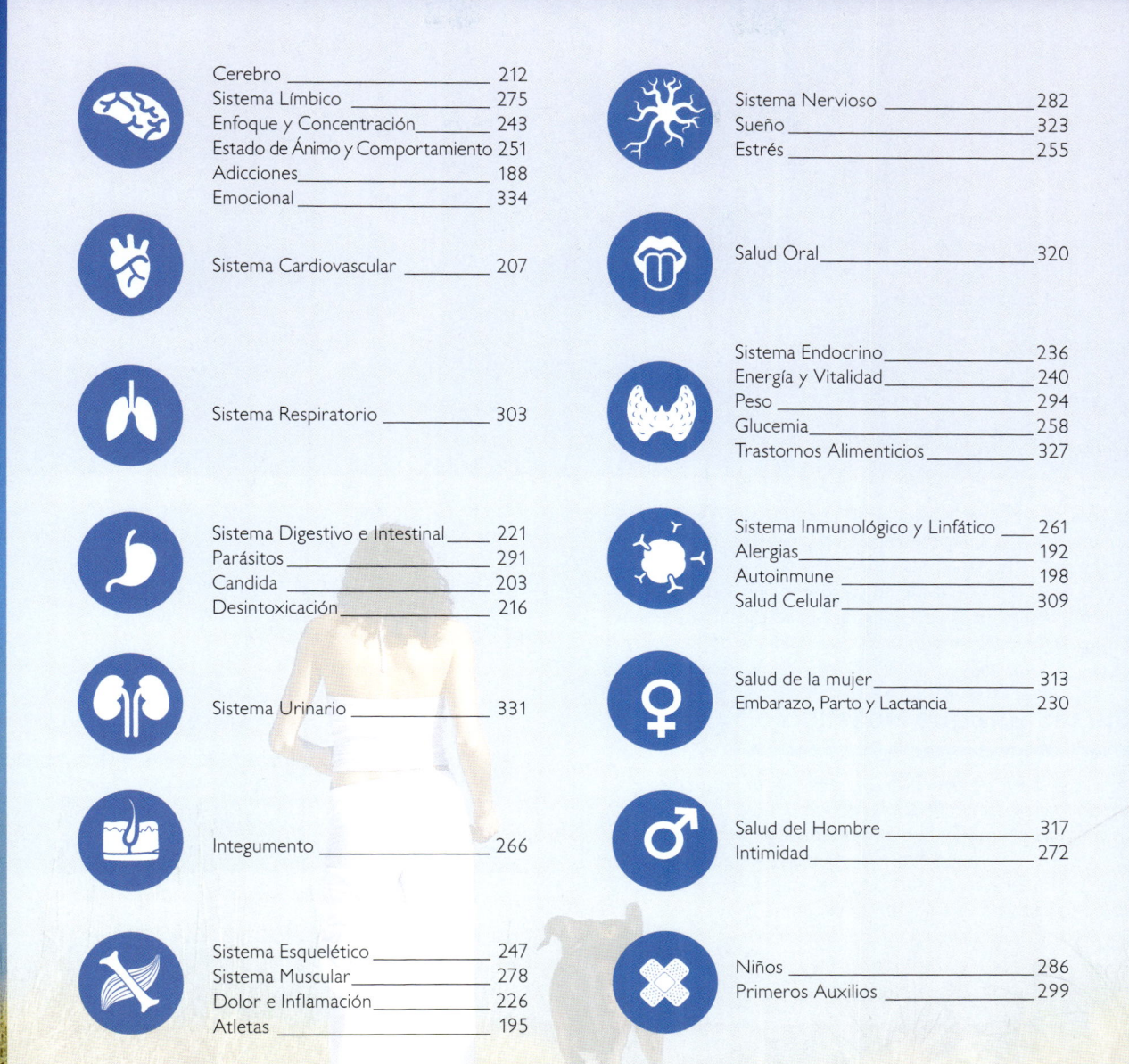

	Cerebro	212	Sistema Nervioso	282
	Sistema Límbico	275	Sueño	323
	Enfoque y Concentración	243	Estrés	255
	Estado de Ánimo y Comportamiento	251		
	Adicciones	188		
	Emocional	334		
	Sistema Cardiovascular	207	Salud Oral	320
	Sistema Respiratorio	303	Sistema Endocrino	236
			Energía y Vitalidad	240
			Peso	294
			Glucemia	258
			Trastornos Alimenticios	327
	Sistema Digestivo e Intestinal	221	Sistema Inmunológico y Linfático	261
	Parásitos	291	Alergias	192
	Candida	203	Autoinmune	198
	Desintoxicación	216	Salud Celular	309
	Sistema Urinario	331	Salud de la mujer	313
			Embarazo, Parto y Lactancia	230
	Integumento	266	Salud del Hombre	317
			Intimidad	272
	Sistema Esquelético	247	Niños	286
	Sistema Muscular	278	Primeros Auxilios	299
	Dolor e Inflamación	226		
	Atletas	195		

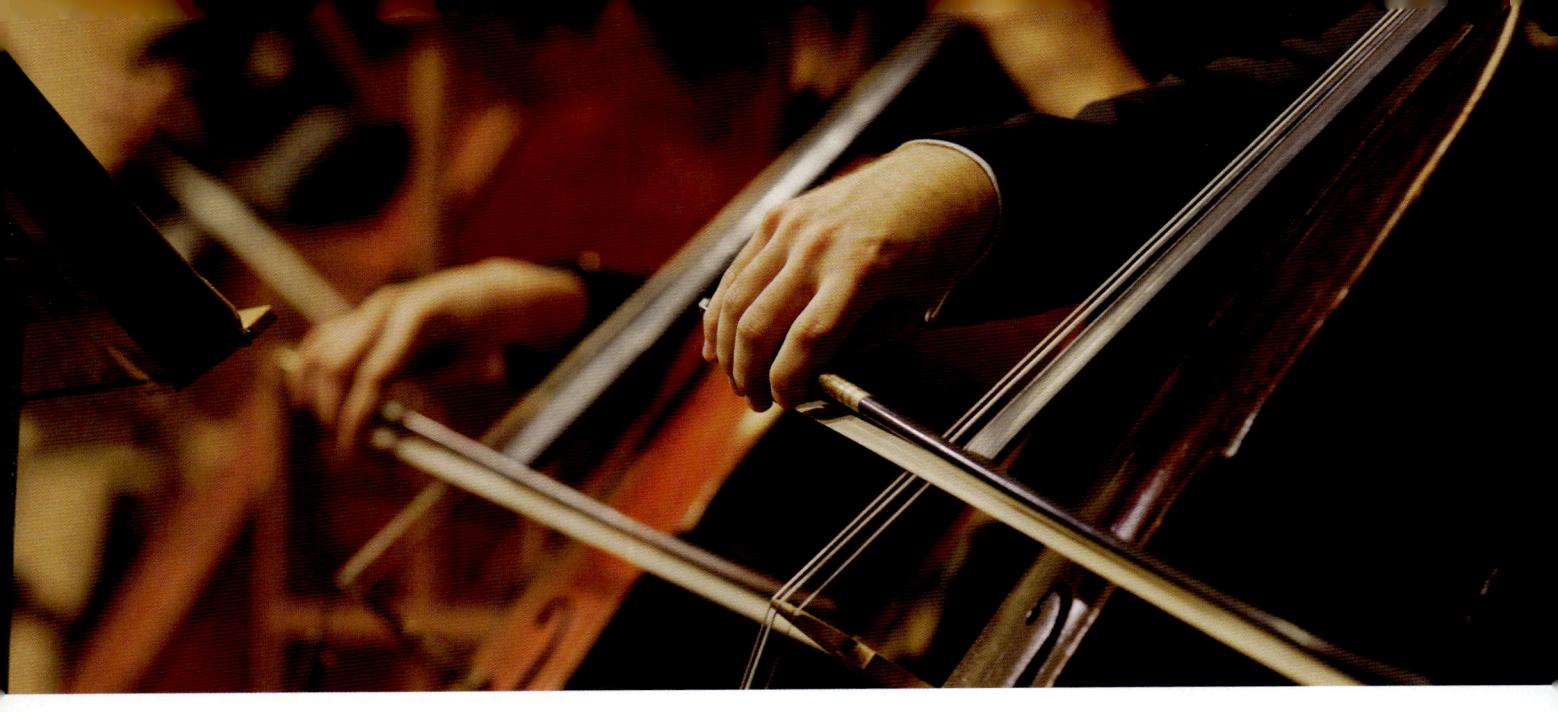

UN CUERPO SALUDABLE es como una orquesta sinfónica delicadamente afinada. Una orquesta se divide en secciones, y las secciones se componen con instrumentos individuales. De la misma forma, el cuerpo se divide en secciones llamadas sistemas del organismo, compuestas por órganos individuales. Durante un concierto, cuando un instrumento produce sonidos desafinados, afecta no sólo a esa sección, sino a la calidad de la música que proviene de toda la orquesta. El papel del director es identificar la causa subyacente detrás del sonido afectado, ajustarlo y afinarlo cuando sea necesario. De igual manera, cada individuo es el director de las orquestas de su cuerpo y de la armonía interior, formando un equipo con su propio organismo.

Adopta un Enfoque Holístico

Al buscar el bienestar pensando en los sistemas del organismo, cada individuo está adoptando un enfoque holístico del bienestar. El pensar más allá del modelo de enfermedad-síntoma y prestar atención a los sistemas que gobiernan el funcionamiento de todo el cuerpo nos permite dejar de lado la mentalidad de ambulancia, "si no está roto no lo arregles", y adoptar un esquema mental enfocado en todo el organismo y la prevención.

> El tener un enfoque holístico para alcanzar el bienestar promueve una vida teniendo en mente la prevención y tratando las causas de raíz en el momento en que aparecen los síntomas, proveyendo así un refuerzo para todos los sistemas del cuerpo.

SISTEMAS DEL ORGANISMO / ÁREAS DE ENFOQUE

ENFOQUE DE AMBULANCIA

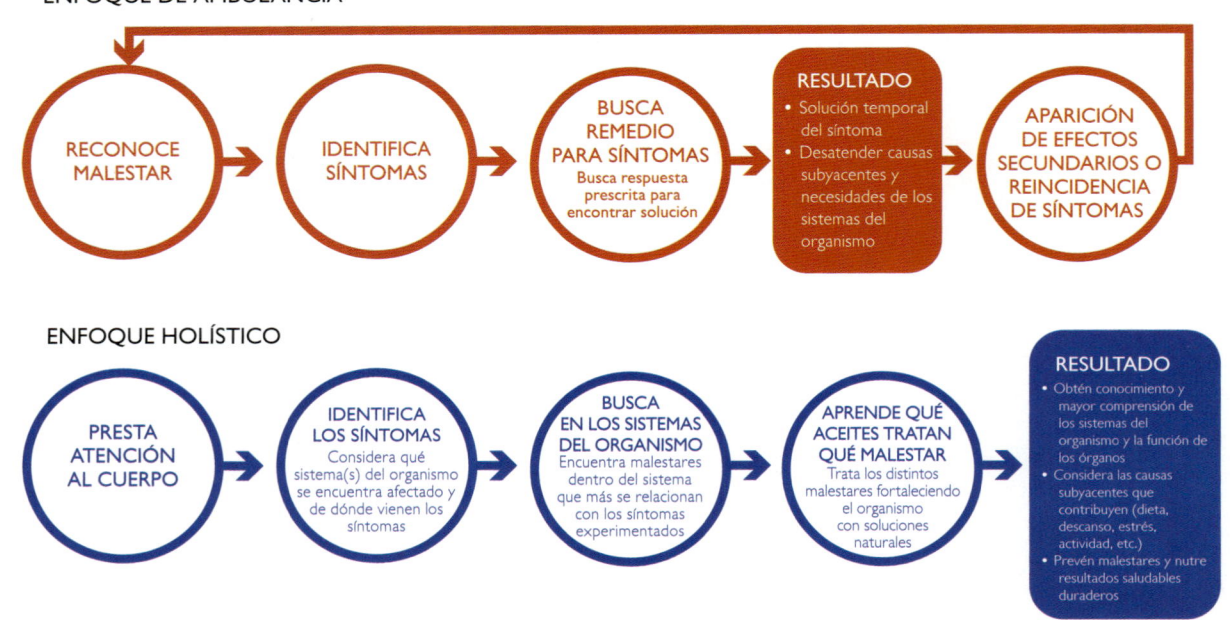

RECONOCE MALESTAR → IDENTIFICA SÍNTOMAS → BUSCA REMEDIO PARA SÍNTOMAS (Busca respuesta prescrita para encontrar solución) → RESULTADO (Solución temporal del síntoma • Desatender causas subyacentes y necesidades de los sistemas del organismo) → APARICIÓN DE EFECTOS SECUNDARIOS O REINCIDENCIA DE SÍNTOMAS

ENFOQUE HOLÍSTICO

PRESTA ATENCIÓN AL CUERPO → IDENTIFICA LOS SÍNTOMAS (Considera qué sistema(s) del organismo se encuentra afectado y de dónde vienen los síntomas) → BUSCA EN LOS SISTEMAS DEL ORGANISMO (Encuentra malestares dentro del sistema que más se relacionan con los síntomas experimentados) → APRENDE QUÉ ACEITES TRATAN QUÉ MALESTAR (Trata los distintos malestares fortaleciendo el organismo con soluciones naturales) → RESULTADO (• Obtén conocimiento y mayor comprensión de los sistemas del organismo y la función de los órganos • Considera las causas subyacentes que contribuyen (dieta, descanso, estrés, actividad, etc.) • Prevén malestares y nutre resultados saludables duraderos)

SISTEMAS DEL ORGANISMO

Interconectividad de Todos los Sistemas del Organismo

Todos los sistemas del organismo están interconectados. Cuando un sistema está disminuido o no funciona correctamente los otros sistemas se ven afectados. Del mismo modo, cuando un sistema se repara y fortalece todo el cuerpo se beneficia y las funciones pueden restaurarse. Para obtener mejores resultados, piensa en términos de sistemas del organismo para crear el verdadero bienestar, y aprende a utilizar herramientas naturales de curación para ayudar a ese proceso.

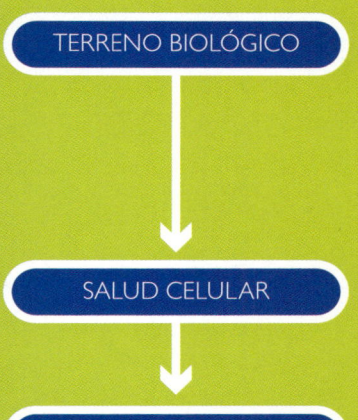

TERRENO BIOLÓGICO
- Nutrientes de calidad
- Agua
- Oxígeno
- Eliminación de Desperdicios
- Regulación de Químicos y Temperatura
- Las células saludables son la base del bienestar

SALUD CELULAR
- Las células no saludables, resultantes de deficiencias y toxicidades, ocasionan malestar o enfermedades.

TEJIDOS ESPECIALIZADOS
- Hay tejido especializado encargado de satisfacer las necesidades de las células saludables. Estos tejidos forman órganos y sistemas del organismo. Realizan funciones para reforzar la salud celular, y por lo tanto, la salud de todo el cuerpo.

SISTEMAS DEL ORGANISMO
- A medida que los sistemas del organismo funcionan con normalidad, éstos trabajan juntos sinérgicamente para crear el bienestar general. Aparecen malestares a medida que los tejidos especializados y los sistemas del organismo dejan de realizar sus funciones normales. Al fallar la función eventualmente se producen enfermedades, nivel en el cual la mayoría de las personas se vuelven conscientes de su salud.

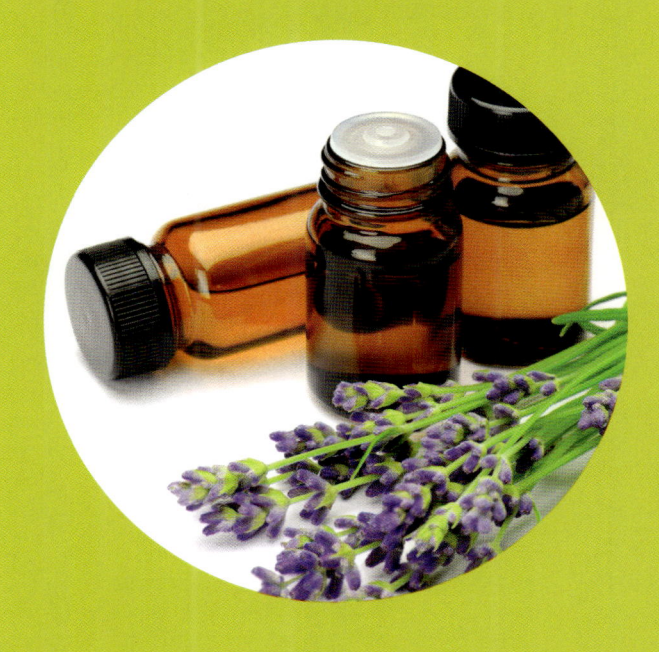

consejos

El Cuerpo Habla
Utiliza las secciones de *Sistemas del Organismo* para buscar condiciones y encontrar soluciones. El cuerpo utiliza síntomas específicos para comunicar que tiene necesidades insatisfechas.

En Resumidas Cuentas
Los aceites refuerzan los sistemas y órganos para resolver condiciones actuales y causas raíz, a la vez que brindan prevención a largo plazo.

Los Multitarea
Si bien al usar aceites esenciales se refuerza un sistema, su química compleja brinda apoyo a otros sistemas y órganos al mismo tiempo.

Utilizar los Sistemas del Organismo en Forma Efectiva

La sección Sistemas del Organismo de este libro está diseñada para crear una oportunidad de aprender, en primer lugar, acerca del sistema del organismo en sí mismo y adquirir una comprensión básica de su finalidad o función, sus partes activas, y qué podría ir potencialmente mal. En segundo lugar, cada sección contiene malestares comunes que pueden ocurrir (soluciones ubicadas en la Referencia Rápida A-Z), aceites clave y suplementos a los cuales acudir de forma rápida, consejos de uso, soluciones adicionales para un gran número de condiciones, y remedios recomendados por usuarios.

Un componente adicional de cada sección es "Por Propiedades Relacionadas." Esta sección permite al usuario buscar soluciones por las propiedades relacionadas a ciertos aceites. Por ejemplo, si uno quiere dormir mejor, podría buscar una categoría de propiedades tal como "Calmante" y encontrar un aceite a elección, como lavanda o manzanilla romana. Para llevar este proceso a un nivel de "Usuario de Aceites Experto" (418), busca el gráfico de propiedades en la parte posterior del libro y aprende numerosas propiedades de cada aceite individual. Esta es la mejor manera de comprender y aprender la multiplicidad de acciones que puede lograr un aceite.

En conclusión, el resultado deseado del uso de *Sistemas del Organismo* es convertirse en un usuario de aceites más experimentado, saber cómo "pensar por sí mismo," prestando atención desde los síntomas hasta las causas raíz, las soluciones y las acciones preventivas.

ADICCIONES

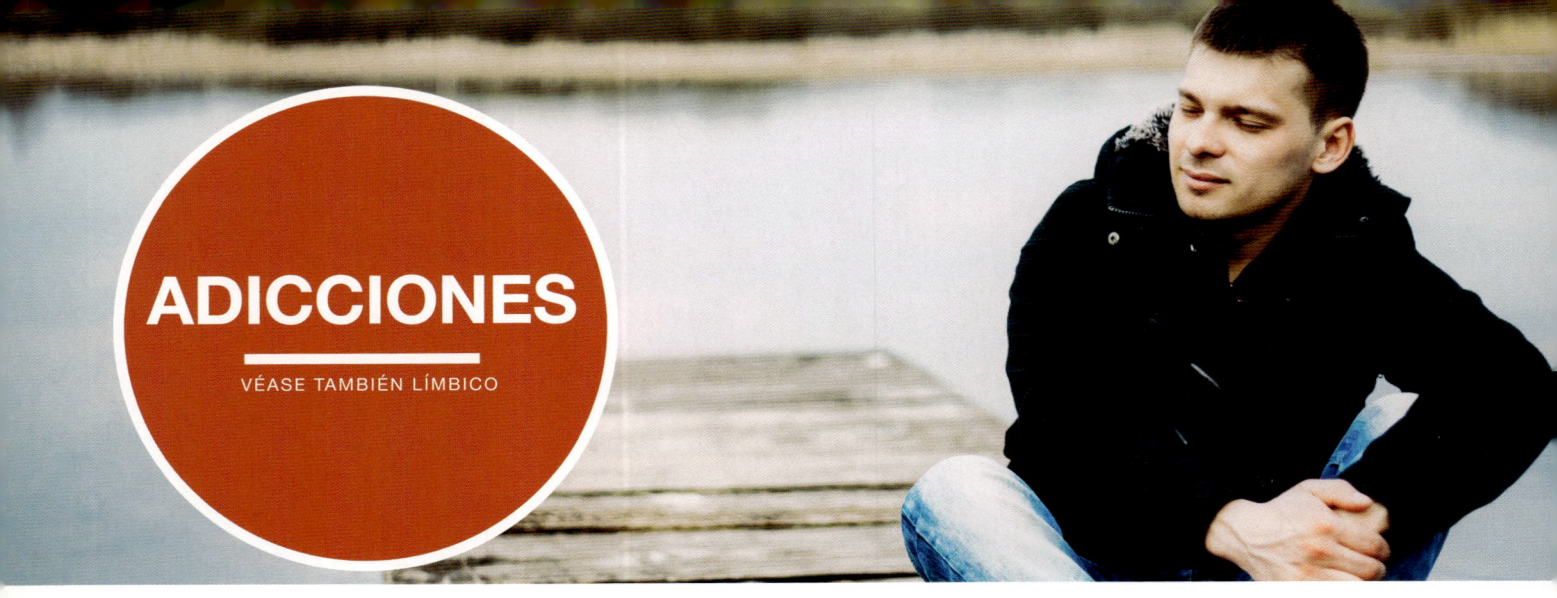

VÉASE TAMBIÉN LÍMBICO

LA PALABRA "ADICTO" tiene una connotación negativa, lo que lleva a la gente a pensar en personas vulgares que viven entre la escoria de la sociedad. Sin embargo, cualquier persona puede desarrollar una adicción. Para el cerebro, todas las adicciones, sin importar el tipo, tienen efectos perjudiciales similares. La única diferencia es el grado en que se producen. Aunque la sustancia o el cuerpo libera sustancias químicas que potencian un "subidón", o sensación de euforia, la respuesta de placer o alivio del dolor es sólo temporal.

La drogadicción es una fuerza poderosa que puede tomar el control de la vida de los consumidores. En el pasado se pensaba que la adicción era una debilidad de carácter, pero ahora las investigaciones están demostrando que la adicción es una cuestión de la química del cerebro.

La doctora Nora Volkow, directora del Instituto Nacional sobre Abuso de Drogas dice "la forma en la que un cerebro se vuelve adicto a una droga se relaciona con la forma en la que dicha droga aumenta los niveles de dopamina, un neurotransmisor que se presenta naturalmente, lo que modula la capacidad del cerebro de percibir un refuerzo de recompenza. La sensación de placer que el cerebro obtiene cuando se elevan los niveles de dopamina crea la motivación que nos lleva a realizar de forma proactiva acciones que son indispensables para nuestra supervivencia (como alimentarse o procrear). La dopamina es lo que nos condiciona a hacer las cosas que debemoshacer.

"El uso de drogas adictivas inunda el cerebro límbico con dopamina; llevándolo hasta cinco o diez veces más que el nivel normal. Con estos niveles elevados, el cerebro del usuario comienza a asociar la droga con una voluminosa recompensa neuroquímica. Con el tiempo, al elevar artificialmente la cantidad de dopamina que nuestros cerebros consideran "normal", las drogas crean una necesidad que sólo ellas pueden satisfacer."*

Cuando el cuerpo comienza a esperar e incorporar esta liberación química adicional como parte de la función normal del cuerpo, el adicto experimenta adicción química y sufrirá síntomas de abstinencia si trata de detenerse. Para empeorar las cosas, la mayoría de los adictos experimentan problemas cada vez mayores en las relaciones interpersonales, ya que su necesidad psicológica y física de alivio toma el control y sustituye todas las otras responsabilidades que les permitirían llevar una vida sana y normal (tales como trabajar, participar plenamente en relaciones familiares y sociales, etc.). Los resultados de la adicción por lo general son por lo menos debilitantes, y eventualmente devastadores.

Hay muchos tipos de adicción, incluyendo pero no limitado a: alcohol, drogas, alimentos, azúcar, ejercicio, computador (incluyendo juegos de ordenador y redes sociales), pornografía (en línea o de otro tipo), sexo, compras, juegos de azar, intimidad emocional (incluyendo expectativas poco razonables y patrones compulsivos de romance, sexualidad y relaciones), mensajes de texto, comportamientos de riesgo o la búsqueda de emociones ("adictos a la adrenalina"), y más.

Las adicciones que se centran en ingerir sustancias (conocidas como adicciones exógenas) cambian la química del cuerpo; las adicciones a actividades o comportamientos (conocidas como adicciones endógenas) causan que el cuerpo produzca más cantidad de endorfinas y otras sustancias químicas que hacen que una persona se sienta bien temporalmente. En cualquier caso, los cambios en la química del cuerpo crean una dependencia a la actividad o sustancia. Cuanto mayor sea la exposición, más insensible se vuelve el cuerpo al exceso de químicos.

Las personas que son adictas a sustancias o actividades a menudo se sienten impotentes, frustradas y avergonzadas de su situación. A menudo la mayoría no se da cuenta o admite que son adictos hasta que intentan detenerse, sólo para descubrir que vuelven una y otra vez a participar en el comportamiento adictivo. Hasta que un adicto está dispuesto a ser honesto y asumir la responsabilidad de sus elecciones, pedir ayuda y participar plenamente en programas de rehabilitación exitosos (como programas de tratamiento, asesoramiento y programas de doce pasos), se enfrenta a una espiral descendente que puede incluir la ruina o disolución marital/familiar, devastación financiera, actividad delictiva y/o enfermedad o muerte.

Debido a que son de naturaleza química, los aceites esenciales pueden ayudar a los adictos en recuperación brindando apoyo emocional y químico al cerebro a medida que intentan tomar nuevamente el control de sus vidas. Para obtener información adicional sobre cómo afectan poderosamente el cerebro, lea la introducción de *Límbico*.

Hay aceites esenciales que pueden ayudar a reprogramar los deseos del cuerpo de sustancias específicas, y que pueden fortalecer la resolución de abstenerse. Los aceites esenciales también pueden brindar apoyo y reforzar las mismas áreas emocionales de dolor que causaron que el individuo participara en el comportamiento adictivo en primer lugar, lo que ayudará a que adopte un estilo de vida más saludable. Los seres queridos a menudo sufren junto con el adicto, ya que se sienten incapaces de evitar los daños colaterales que ven ocurrir justo delante de sus ojos; los aceites esenciales pueden ser también un gran apoyo emocional para estos individuos.

PRINCIPALES SOLUCIONES

ACEITES INDIVIDUALES

Toronja - disipa los antojos; apoya la desintoxicación, renueva la energía (pág. 125)
Albahaca - despeja patrones de pensamiento negativos que bloquean el cambio; restaura la energía mental (pág. 76)
Bergamota - da sensación de empoderamiento y autoestima (pág. 81)
Menta - apoya el sentido de optimismo y recuperación, un descanso de emociones dolorosas (pág. 118)

Por Propiedades Relacionadas

Por definiciones de las propiedades que figuran a continuación y más opciones de aceites, consulte el Glosario de Propiedades de Aceites (pág. 433) y Propiedades del Aceite (pág. 434).

Anafrodisíaco - arborvitae, mejorana
Analgésico - bergamota, abedul, pimienta negra, salvia esclarea, clavo de olor, eucalipto, hinojo, incienso, helicriso, baya de enebro, lavanda, mejorana, melaleuca, orégano, menta, ravensara, abeto blanco, naranja silvestre, gaulteria
Antidepresivo - bergamota, canela, salvia esclarea, incienso, geranio, lavanda, hierba limonera, melisa, orégano, pachuli, ravensara, sándalo, naranja silvestre
Antiparasitarios - bergamota, canela, clavo de olor, incienso, lavanda, melaleuca, orégano, romero.
Antitóxico tomillo - bergamota, pimienta negra, canela, cilantro, hinojo, geranio, toronja, bayas de enebro, lavanda, limón, hierba limonera, pachuli, tomillo
Calmante - bergamota, pimienta negra, canela, salvia esclarea, cilantro, incienso, geranio, baya de enebro, lavanda, orégano, pachuli, manzanilla romana, sándalo, tangerina,
Estimulante - albahaca, bergamota, pimienta negra, cardamomo, clavo de olor, cilantro, eneldo, hinojo, toronja, bayas de enebro, lima, melaleuca, pachuli, romero, tomillo, abeto blanco
Estomáquico - cardamomo, canela, salvia esclarea, cilantro, hinojo, jengibre, bayas de enebro, mejorana, melisa, menta, romero, naranja silvestre, milenrama
Inspirador - cardamomo, cedro, salvia esclarea, ciprés, toronja, limón, lima, melisa, tangerina, naranja silvestre
Regenerativo - vetiver - cedro, clavo de olor, cilantro, geranio, jazmín, hierba limonera, mirra, pachuli, sándalo, naranja silvestre
Relajante - albahaca, canela, cedro, salvia esclarea, ciprés, hinojo, geranio, jazmín, limón, pachuli, romero, sándalo, hierbabuena
Restaurador - albahaca, incienso, lima, pachuli, romero, sándalo, hierbabuena
Sedante - bergamota, cedro, salvia esclarea, incienso, geranio, enebro, lavanda, mejorana, melisa, pachuli, manzanilla romana, rosa, nardo, ylang ylang

MEZCLAS

Mezcla tranquilizante - promueve un estado apacible, calmado, tranquilo; tranquiliza la mente (pág. 165)
Mezcla desintoxicante - promueve la eliminación y desintoxicación de toxinas (pág. 146)
Mezcla alentadora - promueve la confianza en sí mismo, confianza, fiabilidad (pág. 141)
Mezcla estabilizadora - restaura la sensación de solidez/ enfoque en la vida (pág. 149)
Mezcla purificadora - limpia y desintoxica (pág. 159)

SUPLEMENTOS

Complejo de vitalidad celular, **complejo de energía y resistencia (pág. 175)**, aceites esenciales de complejo celular, **aceites esenciales de complejo omega (pág. 168)**, Complejo de desintoxicación, enzimas alimentarias, **suplemento líquido de omega-3 (pág. 179)**, cápsulas de mezcla metabólica, suplemento de nutrientes de alimentos no procesados

Afecciones Relacionadas: Adrenalina, Adicción al Alcohol, Drogadicción, Adicción a la Comida, Adicción al Tabaco, Adicción a los Videojuegos, Síntomas de Abstinencia, Adicción al Trabajo

CONSEJOS DE USO: Para un mejor apoyo a la recuperación de adicciones
- **Aromático:** Elije aceite/s para vaporizar o inhalar de una botella o de las manos, o el método que parezca más efectivo en el momento. Use aceite/s como perfume/colonia.
- **Tópico:** Aplicar debajo de la nariz, detrás de las orejas, en la base del cráneo (especialmente en los triángulos suboccipitales) y la frente, y en el techo de la boca (en el lugar más cercano a la amígdala, colocar en la yema del pulgar, y luego succionar el pulgar); colocar el aceite que más coincida con el estado emocional sobre área del corazón. Use un aceite emoliente según sea necesario para pieles sensibles o aceites "calientes". Se utiliza para prevenir y eliminar los impulsos.
- **Interno:** Para lograr un impacto inmediato, además de la inhalación, coloca una o dos gotas del aceite elegido debajo de la lengua, mantener durante 30 segundos, tragar; tomar aceites en cápsulas o en un vaso de agua. Considera productos/aceites o un programa de desintoxicación - ver *desintoxicación*.

Condiciones

Abstinencia - cilantro, canela, toronja, bayas de enebro, lavanda, mejorana, sándalo, naranja silvestre, mezcla de complejo celular, mezcla alentadora, mezcla de la alegría, mezcla inspiradora y mezcla afirmante, y otros aceites esenciales de cítricos

Anestesiar el dolor, intento de - abedul, clavo de olor, helicriso, gaulteria, mezcla calmante

Angustia - melisa, helicriso, mezcla de la alegría

Ansias - clavo, cilantro, canela, menta, toronja, mezcla calmante, mezcla estabilizadora, mezcla metabólica

Ansiedad - albahaca, bergamota, incienso, baya de enebro, lavanda, vetiver, ylang ylang, mezcla calmante, mezcla alentadora, mezcla para concentración, mezcla estabilizadora, mezcla de la alegría y mezcla afirmante

Antisocial - cardamomo, cedro, mejorana, mezcla para concentración

Apetito, excesivo - casia, canela, jengibre, toronja, mezcla metabólica

Búsqueda de Emociones, excesiva - abedul, clavo de olor, incienso, helicriso, orégano, menta, abeto blanco, gaulteria, mezcla calmante

Control, pérdida de - diente, mezcla estabilizadora

Culpa - bergamota, limón, menta, mezcla limpieza para la piel, mezcla renovadora

Desesperación/Falta de Esperanza - bergamota, salvia esclarea, hierba limonera, melisa, mezcla alentadora, mezcla de la alegría, mezcla renovadora, mezcla afirmante

Deshonestidad - pimienta negra, salvia esclarea, incienso, melisa, lavanda, mezcla calmante, mezcla purificadora, mezcla para la mujer

Desprotección - albahaca, cedro, salvia esclarea, incienso, pachulí, sándalo, mezcla para concentración, mezcla estabilizadora, mezcla inspiradora

Estimulante del apetito - jengibre, mirra, mezcla metabólica

Hurto - pimienta negra, canela, salvia esclarea, incienso, geranio, lavanda, vetiver, ylang ylang, mezcla calmante, mezcla purificadora, mexcla desintoxicante, mezcla para la mujer

Impulsos, intensos - madera de cedro, pachulí

Irracionalidad - cedro, limón, mezcla para concentración

Irresponsabilidad - hinojo, jengibre, mezcla estabilizadora

Irritabilidad - rosa, mezcla calmante, mezcla para la mujer

Manejo del estrés, mal - lavanda, mezcla calmante; ver *Estrés*.

Mentira/Secretos/Engaños - salvia

Niveles de Dopamina, bajos - albahaca, bergamota, cedro, incienso, jazmín, limón, pachulí, manzanilla romana, romero, sándalo, naranja silvestre, mezcla edificante

Obsesión/Fijación con fármaco a elección - ciprés, pachulí, ylang ylang, mezcla estabilizadora; consultar *Límbico* "pensamientos/comportamientos compulsivos/obsesivos"

Problemas Financieros - naranja silvestre, mezcla alentadora

Recaída - clavo, jengibre, mezcla de lavanda, melisa, mexcla desintoxicante, mezcla alentadora, mezcla para concentración, mezcla inspiradora

Resaca - casia, canela, geranio, toronja, limón, mexcla desintoxicante, mezcla metabólica, mezcla para la tensión

Responsabilidad, falta de - hinojo, jengibre, mezcla para concentración

*http://bigthink.com/going-mental/your-brain-on-drugs-dopamine-and-addiction

Remedios

DESEOS DE CONSUMIR ALCOHOL
- 1 o 2 gotas de casia en la lengua cuando aparecen los deseos de consumir.
- Consumir 2 gotas de helicriso dos veces al día en una cápsula o debajo de la lengua.

DESEOS DE MASTICAR TABACO:
Aplicar cilantro en la parte exterior del labio, con el pulgar en el paladar, y algunas gotas en un pedazo de alcohol dentro de un contenedor para oler.

DESEOS DE CONSUMIR TABACO/NICOTINA
(aceites principales: pimienta negra, clavo de olor, mezcla protectora) - Sugerencias:
- Usar pimienta negra en forma aromática para aliviar los deseos de consumir; vaporizar, inhalar.
- salvia esclarea, pachuli, nardo - usar de forma tópica, interna, aromática.
- Colocar una gota de mezcla protectora o aceite de canela en el cepillo de dientes, cepillar los dientes.
- Combinar dos gotas de cada uno de los siguientes aceites: clavo de olor, incienso, menta. Inhalar en palmas, aplicar a la planta de los pies, o beber una gota de la mezcla diluida en agua.
- Usar mezcla protectora en la lengua o en agua cuando comienzan los deseos de consumir; consideraciones adicionales: casia, canela.

APOYO PARA LA RECUPERACIÓN DE LA ADICCIÓN A LA PORNOGRAFÍA:
Usar 1-2 gotas de incienso debajo de la lengua una a dos veces al día. Aplicar helicriso o vetiver en la parte baja del abdomen al menos una vez al día. Determinar qué aromas (albahaca, incienso, toronja, helicriso, mezcla purificadora, mezcla para concentración, mezcla protectora) se prefieren y utilizarlos de manera preventiva (por ejemplo: usar como colonia/perfume) y cuando surgen los impulsos.

ADICCIÓN AL TRABAJO:
Vaporizar 5-10 gotas de aceite(s) en el lugar de trabajo por un mínimo de 2-3 horas al día cuando sea necesario. Usar cualquiera de los siguientes aceites solos o combinados como se desee: albahaca, geranio, naranja silvestre, y/o ylang ylang o mezcla calmante para crear las 10 gotas para vaporizar. Experimentar con la combinación que satisfaga mejor las necesidades. Algunas combinaciones sugeridas:
- 3 gotas de naranja silvestre y 2 gotas de ylang ylang.
- 2 gotas de geranio, 2 gotas de ylang ylang, y 3 gotas de mezcla para la mujer.
- 2 gotas de albahaca, 3 gotas de naranja silvestre, y 2 gotas de ylang ylang.
- 6 gotas de mezcla calmante y 1-2 gotas de ylang ylang.

ADICCIÓN A LOS VIDEOJUEGOS E INTERNET:
Colocar algunas gotas de mezcla calmante o vetiver en las sienes dos a tres veces al día. Inhalar aroma de las manos luego de aplicar. Usar 2-3 gotas de mezcla para concentración en las plantas de los pies cada día. Si el aroma del vetiver resulta muy intenso, utilizar en capas con naranja silvestre o mezcla revitalizadora.

ADICCIÓN A BEBIDAS ENERGIZANTES Y CAFEINA:
Colocar 3 gotas de albahaca en la planta de cada pie e inhalar regularmente a lo largo del día. Beber 5 gotas de mezcla metabólica en agua o cápsula de tres a cinco veces al día, todos los días. Colocar una gota de aceite de toronja debajo de la lengua, mantener por 30 segundos, tragar. Realizar este proceso cada vez que haya deseos de consumir.

ADICCIÓN A DROGAS Y ALCOHOL:
Colocar 2-3 gotas de cualquiera o más de un aceite de la lista en la planta de los pies abdomen (especialmente el área del hígado), y frente. Elegir entre albahaca, incienso, manzanilla romana y/o mexcla desintoxicante. Diluir con aceite fraccionado de coco en cantidad necesaria o deseada.

ACEITES PARA TRATAR ESTADOS EMOCIONALES PARA LA RECUPERACIÓN DE ADICCIONES

Para los estados emocionales asociados con las adicciones - ver *Estado de Ánimo y Comportamiento*

INDIVIDUALES

Abeto blanco - Limpia adicciones heredadas/adoptadas; tendencias en las familias
Albahaca - supera la fatiga crónica (crea deseo de estimulantes); libera toxinas
Baya de Enebro - Refuerza el acceso y la liberación de temores inaccesibles/no resueltos
Bergamota - estimula el amor propio, restaura el sentido de autoestima
Cardamomo - ayuda a superar la objetivación (problema común con las adicciones)
Cedro - refuerza los niveles de serotonina GABA sanos (anti-excitatorio)
Clavo - restaura límites saludables
Cilantro - eficaz con cualquier adicción
Geranio - ayuda con el amor y la aceptación
Helicriso - refuerza la curación más profunda del intenso dolor del trauma
Hierbabuena - promueve el sentido de recuperación
Incienso - conecta con el amor/aceptación divinos, el propósito, función cerebral superior
Jengibre - Refuerza el estar completamente presente, teniendo plena responsabilidad
Limón - refuerza la restauración del pensamiento lógico; despeja patrones generacionales
Manzanilla Romana - ayuda a vivir fiel a uno mismo
Melisa - restaura la conexión con la realidad, la verdad, la luz; infunde coraje
Naranja Silvestre - apoya los pensamientos creativos, expresión; restaura la alegría
Pachulí - centra y estabiliza; otorga las "agallas" para dar un salto de fé
Salvia esclarea - disipa la oscuridad y la ilusión
Tomillo - libera y resuelve las emociones tóxicas
Toronja - reduce los antojos; restaura la relación con la energía natural del cuerpo
Vetiver - llega a la causa "raíz" y la enfrenta; refuerza las amígdalas
Ylang Ylang - libera de traumas; recupera la conexión con el corazón, para sentir/confiar nuevamente

MEZCLAS

Mezcla calmante - calma la mente; alienta a enfrentar los problemas; refuerza las expectativas de equilibrio
Mezcla de complejo celular - Refuerza el saber lo que vale la pena mantener en contraposición a lo que debe dejarse
Mezcla estabilizadora - normaliza, estabiliza la actividad cerebral; invita a la aceptación de la realidad
Mezcla para concentración - restaura la sensación de solidez/enfoque en la vida; produce equilibrio eléctrico al cuerpo y concentración a la mente
Mexcla desintoxicante - refuerza el proceso de desintoxicación; desintoxica hábitos, creencias
Mezcla de la alegría - tranquiliza el corazón, equilibra emociones; estabiliza el ánimo, apoya serotonina
Mezcla purificadora - Favorece la desintoxicación; libera de patrones/hábitos pasados
Mezcla metabólica - refuerza la restauración de una relación positiva con el propio cuerpo y fuentes naturales de energía
Mezcla afirmante - fortalece la curación emocional profunda; restaura niveles normales de endorfina
Mezcla para la tensión - invita a soltar miedos, a la relajación y a volver a disfrutar la vida

SOLUCIONES PARA ADICCIONES ESPECÍFICAS:

Adrenalina - albahaca, bergamota, salvia esclarea, orégano, pachuli, romero, mezcla calmante, mezcla confortante, mezcla alentadora, mezcla estabilizadora, mezcla para concentración
Alcohol - albahaca, casia, eucalipto, incienso, jengibre, helicriso, baya de enebro, limón, mejorana, melisa, mirra, manzanilla romana, romero, mezcla calmante, mezcla para concentración, mezcla purificadora, mezcla afirmante, mezcla renovadora, mezcla edificante
Alimentos - albahaca, cardamomo, jengibre, toronja, mirra, mezcla afirmante, mezcla alentadora, mezcla inspiradora, mezcla metabólica; ver *Trastornos de la Alimentación*
Azúcar - cardamomo, canela, casia, clavo de olor, eneldo, toronja, helicriso, mezcla alentadora, mezcla inspiradora, mezcla metabólica, mezcla edificante y mezcla afirmante
Cafeína - albahaca, toronja, pachuli, mezcla inspiradora, mezcla metabólica, mezcla afirmante
Controlar, exceso/"controlador compulsivo" - cilantro, canela, ciprés, sándalo, gaulteria, pachuli, mezcla inspiradora, mezcla vigorizante, mezcla metabólica
Cortes/daño a sí mismo/dolor autoinflingido - bergamota, geranio, mirra, rosa, gaulteria, mezcla antiedad, mezcla de la alegría, mezcla protectora, mezcla limpieza para la piel, mezcla edificante, mezcla renovadora, mezcla para la mujer
Desordenes Alimenticios (anorexia, bulimia) - bergamota, cardamomo, canela, toronja, pachuli, mezcla de confort, mezcla inspiradora, mezcla revitalizadora, mezcla afirmante, mezcla respiratoria; ver *Trastornos de la Alimentación*
Drogas - albahaca, salvia esclarea, toronja, pachuli, manzanilla romana, mezcla afirmante, mezcla alentadora, mezcla inspiradora, mezcla afirmante, mezcla edificante
Enojo - geranio, helicriso, mejorana, romero, tomillo, gaulteria, mezcla calmante, mezcla purificadora, mezcla alentadora, mezcla de la alegría, mezcla afirmante, mezcla renovadora, mezcla edificante, mezcla para la mujer; *Véase Estado de Ánimo y Comportamiento*
Entretenimiento - menta, vetiver, mezcla calmante, mezcla afirmante, mezcla estabilizadora, mezcla de inspiración, mezcla de la alegría
Juegos - mezcla afirmante, mezcla de la alegría, mezcla repelente, mezcla limpieza para la piel, mezcla calmante, mezcla edificante, mezcla para la mujer
Marihuana - albahaca, pachulí, mezcla inspiradora, mezcla afirmante
Medicamentos para el Dolor - abedul, clavo, eucalipto, pachulí, gaulteria, mezcla afirmante, mezcla inspiradora, mezcla afirmante, mezcla calmante
Miedo - casia, canela, jengibre, bayas de enebro, mirra, pachulí, mezcla afirmante; ver *Estado de Ánimo y Comportamiento*
Nicotina - bergamota, pimienta negra, canela (en la lengua), casia, canela, clavo, eucalipto, jengibre, mezcla inspiradora, mezcla protectora, mezcla afirmante, pastillas de mezcla protectora; consultar "Tabaco" abajo
Pornografía - albahaca, cardamomo, incienso, toronja, helicriso, mezcla purificadora, mezcla afirmante, mezcla estabilizadora, mezcla protectora
Sexo - árbol de la vida, albahaca, cardamomo, geranio, mejorana, sándalo, mezcla alentadora, mezcla inspiradora, mezcla afirmante, mezcla para la mujer
Tabaco/Fumar - albahaca, bergamota, pimienta negra, canela, casia, clavo, eucalipto, incienso, jengibre, pachulí, hierbabuena, nardo, mezcla calmante, mezcla estimulante, mezcla vigorizante, mezcla protectora, mezcla alentadora, mezcla renovadora, mezcla respiratoria, mezcla edificante, pastillas de mezcla protectora, pastillas de mezcla respiratoria
Tabaco/Mascar - bergamota, canela, casia, clavo, cilantro, incienso, mezcla inspiradora, mezcla protectora, mezcla alentadora, mezcla renovadora, mezcla edificante, pastillas de mezcla protectora
Tecnología - pachulí, hierbabuena, mezcla alentadora, mezcla para concentración, mezcla inspiradora, mezcla renovadora, mezcla edificante; consultar la sección "Entretenimiento"
Trabajo - árbol de la vida, albahaca, geranio, lavanda, mejorana, naranja silvestre, ylang ylang, mezcla edificante y mezcla afirmante, mezcla renovadora

ALERGIAS

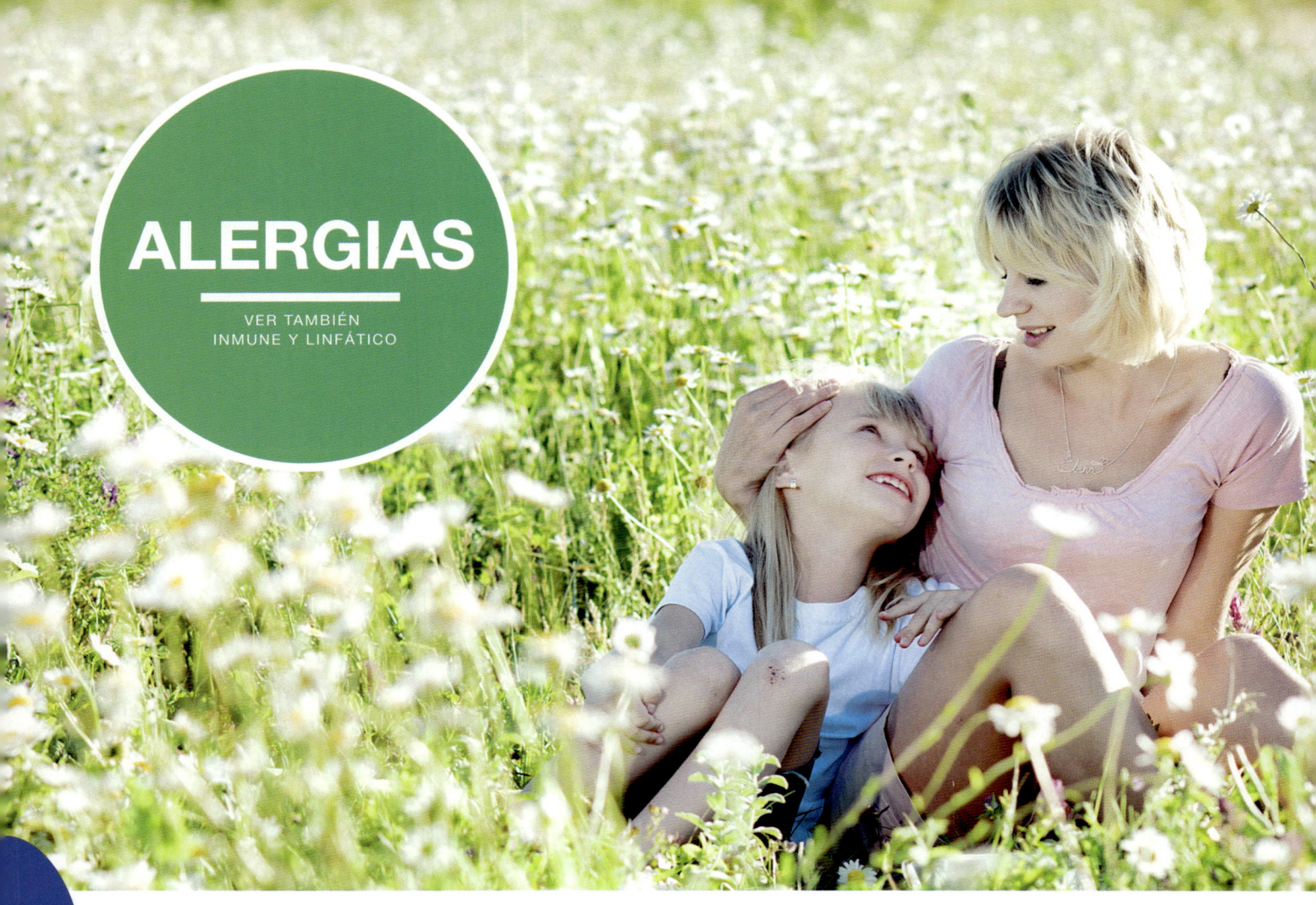

VER TAMBIÉN
INMUNE Y LINFÁTICO

REACCIONES ALÉRGICAS ocurren cuando el sistema inmune reacciona a sustancias extrañas en el ambiente que por lo general son inofensivas para la mayoría de las personas, tales como el polen, veneno de abejas, o caspa de mascotas. Una sustancia que causa una reacción se denomina alergeno. Por lo general se considera que estas reacciones son adquiridas. Una verdadera reacción alérgica es una manifestación inmediata de hipersensibilidad y es distintiva porque, como respuesta, el sistema inmune activa un exceso de glóbulos blancos específicos controlados por anticuerpos.

Cuando se producen alergias, el sistema inmune identifica un alergeno en particular como nocivo, aunque no lo sea, y crea anticuerpos para combatirlo. Cuando hay contacto con el alergeno, la reacción del sistema inmune por lo general afectará piel, senos nasales, vías respiratorias o sistema digestivo. Esta reacción se denomina respuesta inflamatoria.

La severidad de as alergias varía de persona a persona y puede producir desde irritación menor a anafilaxia, que es una reacción severa a un alergeno que puede significar una emergencia de riesgo de vida. Los disparadores más comunes de reacciones severas incluyen: picaduras de insectos (avispas, abejas) y ciertas alergias alimentarias (maníes, mariscos). Es importante notar que no todas las reacciones o intolerancias son formas de respuestas alérgicas.

Los síntomas de alergia dependen de los alergenos/sustancias involucradas y pueden afectar las vías respiratorias, senos nasales y conductos nasales, piel, sistema digestivo y otras partes del cuerpo.

Las alergias por lo general se categorizan como respiratorias o sistémicas (que involucran múltiples órganos, en especial digestivo, respiratorio, circulatorio).

Entre los alergenos más comunes están: partículas de transmisión aérea (por ejemplo, pelo de animales, escapes de automóviles, humo de cigarrillo, polvo, ácaros, fragancias, hongos, herbicidas, moho, vapores de pintura, perfume, pesticidas, caspa de animales, polen, hierbas); químicos, látex, petróleo y productos de automotor; comidas (maní, productos de soja genéticamente modificados); picaduras de insectos; veneno de insectos o reptiles; medicamentos (aspirina, antibióticos tales como penicilina o sulfamidas).

Los tratamientos tradicionales para las alergias incluyen el evitar los alergenos o administrar esteroides que modifican el sistema inmune en general y medicaciones tales como antihistamínicos y descongestivos para reducir los síntomas. Los aceites esenciales tienen la capacidad de reforzar químicamente la capacidad del organismo de reducir y sobreponerse a la hipersensibilidad aguda o crónica. Para apoyo antialérgico específicamente, es de especial importancia familiarizarse con las tres propiedades de los aceites y en particular con los aceites que se relacionan con las acciones relacionadas: antialérgico (por ej.: geranio, helicriso), antihistamínico (por ej.: lavanda, melisa, manzanilla romana), y esteroide (por ej.: albahaca, romero). Ver "Por Propiedades Relacionadas" para obtener más información. Adicional, para más información acerca de numerosas necesidades respiratorias ver la sección *Respiratorias* de este libro.

PRINCIPALES SOLUCIONES

ACEITES INDIVIDUALES

Albahaca, romero - reduce respuesta inflamatoria y fortalece las glándulas suprarrenales (págs. 76 y 127)
Lavanda - actúa como antihistamínico y calma la irritación (pág. 106)
Limón - descongestivo y reduce la cantidad de moco (pág. 108)
Menta - ayuda al descargo de flema y reduce la inflamación (pág. 118)

Por Propiedades Relacionadas

Por definiciones de las propiedades que figuran a continuación y más opciones de aceites, consulte el Glosario de Propiedades de Aceites (pág. 433) Y Propiedades del Aceite (pág. 434)

Anti-alergénico - geranio, helicriso
Antihistamínico - lavanda, melisa, manzanilla romana
Antiinflamatorio - árbol de la vida, albahaca, bergamota, abedul, pimienta negra, cardamomo, canela, cedro, canela, cilantro, ciprés, eneldo, eucalipto, hinojo, incienso, geranio, jengibre, helicriso, lavanda, hierba de limón, lima, melaleuca, mirra, orégano, pachulí, menta, manzanilla romana, romero, sándalo
Antitóxico - bergamota, pimienta negra, cilantro, toronja, bayas de enebro, lavanda, limón, hierba de limón, tomillo
Calmante - albahaca, bergamota, pimienta negro, canela, salvia esclarea, cilantro, hinojo, incienso, geranio, jazmín, enebro, lavanda, pachulí, manzanilla romana, sándalo, tangerina, vetiver, milenrama
Desintoxicante - cilantro, bayas de enebro, limón, pachulí, naranja silvestre
Esteroideos - albahaca, bergamota, abedul, cedro, clavo, hinojo, pachuli, romero, tomillo
Limpieza - árbol de la vida, cilantro, eucalipto, toronja, bayas de enebro, limón, tomillo, naranja silvestre

MEZCLAS

Mezcla respiratoria - fomenta la reducción y recuperación de respuestas alérgicas (pág. 163)
Mexcla desintoxicante - fomenta la reducción permanente de reactividad (pág. 146)
Mezcla purificadora - alivia las respuestas alérgicas a picaduras de insectos (pág. 159)
Mezcla Digestiva - facilita la digestión para aplacar respuestas a alergias alimenticias (pág. 147)
Mezcla protectora - fortalece el sistema inmune (pág. 158)
Mezcla Tranquilizante - actúa como antihistamínico (pág. 165)

SUPLEMENTOS

Complejo de vitalidad celular, complejo desintoxicante, cápsulas blandas de mexcla desintoxicante, complejo de energía y resistencia, **enzimas alimentarias (pág. 170)** fitoestrógeno, **tabletas de mezcla respiratoria (pág. 182)**, **cápsulas blandas de mezcla protectora (pág. 180)**, suplemento nutricional de alimentos no procesados.

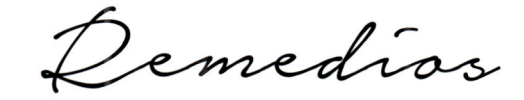

Remedios

ALERGIAS OCULARES: Colocar en capas 2 gotas de lavanda y melaleuca debajo de las yemas de los dedos índice y pulgar de los pies y masajear. Utilizar unas pocas gotas de lavanda en las sienes y masajear suavemente. Tener cuidado de mantenerse cerca de la línea del cabello y evitar contacto con los ojos.

TRÍO POTENTE PARA ALERGIAS: Tomar 2 gotas de lavanda, 2 gotas de limón, 2 gotas de menta en una de las tres maneras que se describen a continuación:
- Debajo de la lengua, esperar treinta segundos, tragar; repetir según sea necesario.
- Mezclar 1/8 en 1/2 taza de agua; tomar; repetir según sea necesario hasta que los síntomas desaparezcan.
- Consumir la mezcla en una cápsula blanda; repetir según sea necesario.
- O Tomar cápsulas blandas de mezcla estacional.

SARPULLIDOS/URTICARIAS: Diluir lavanda o melaleuca con aceite portador y masajear en la piel. El mayor culpable de las respuestas alérgicas es un hígado tóxico, sobrecargado y perezoso. El utilizar aceites en capas en el área del hígado fortifica la capacidad de este para eliminar toxinas que agobian otros órganos, incluso la piel y los riñones. La piel es el segundo camino de eliminación del hígado, y los sarpullidos pueden ser indicativos de su toxicidad.

LA BOMBA PARA ALERGIAS: Tomar 2-3 gotas de cada uno de los siguientes aceites: cilantro, melaleuca y lavanda. Colocar en una cápsula.

ALIVIO DE ALERGIAS. Limón, lavanda, eucalipto, y manzanilla romana - usar en partes iguales en una cápsula (por ejemplo, 1 gota de cada uno). Esta mezcla de aceites esenciales ha demostrado ser efectiva para aliviar fiebre del heno y otros síntomas del tipo alérgico a elementos de transmisión aérea que resultan en estornudos, mocos, ojos irritados, entre otros.

ALERGIAS
6 gotas de lavanda
6 gotas de manzanillaromana,
2 gotas de mirra,
1 gota de menta.
Mezclar y aplicar una gota detrás de las orejas, sienes y el timo.

Afecciones Relacionadas: Reacción de Sensibilidad Química [Desintoxicación, Inmune y Linfático], Fiebre del Heno [Inmune y Linfático, Respiratorio], Urticaria [Integumento], Intolerancia a la Lactosa, Pérdida del Olfato, Reacción de Sensibilidad Química Múltiple, Pérdida Olfativa, Caspa Animal

ALERGIAS

Condiciones

Agrietamiento/Descamación/Raspado de la piel - Ver *Tegumentario*
Alergias, crónicas - albahaca, jengibre, limón, hierba limonera, tomillo
Alergias, en general - cilantro, incienso, lavanda, melaleuca, menta, mezcla afirmante, mezcla desintoxicante, mezcla afirmante
Ansiedad - Ver *Estado de Ánimo y Comportamiento*
Calambres/espasmos abdominales - Ver *Sistema Digestivo e Intestinal*
Congestión - Ver *Sistema Respiratorio*
Congestión/secreción nasal - Ver *Sistema Respiratorio*
Conmoción - Ver *Primeros Auxilios*
Dolor de cabeza - Ver *Dolor e Inflamación*
Dolor en Articulaciones - Ver *Sistema Esquelético*
Energía, pérdida de/Fatiga crónica - Ver *Energía y Vitalidad*
Enrojecimiento de la piel - Ver *Tegumentario*
Erupción - árbol de la vida, cedro, incienso, lavanda, limón, melaleuca, manzanilla romana, sándalo, mezcla antiedad, calmante mezcla, mezcla purificadora, mexcla desintoxicante, mezcla metabólica, mezcla para la mujer
Estornudos - lavanda, pino de oregón, limón, menta, mezcla purificadora, mezcla alentadora, mezcla de la respiración
Fatiga suprarrenal - Ver *Sistema Endocrino*
Fiebre del heno - cilantro, lavanda, limón, melaleuca, milenrama, mezcla purificadora, mezcla alentadora, mezcla de la respiración
Garganta, dolor - Ver *Sistema Respiratorio*
Garganta, seca - Ver *Sistema Respiratorio*
Glándulas, agrandadas/hinchadas - arborvitae, cilantro, limón, lima, orégano, manzanilla romana, gaulteria, mezcla protectora
Hígado - Ver *Sistema Digestivo e Intestinal*
Hígado, carga tóxica - Ver *Sistema Digestivo e Intestinal*; ver propiedad "Anti-alergénica"
Hinchazón de labios, cara, lengua, garganta, etc. - lavanda, gaulteria, mezcla purificadora, mexcla desintoxicante
Inflamación, articulaciones - Ver *Sistema Esquelético*
Inflamación, piel - Ver *Tegumentario*
Irritación de la piel - melaleuca, menta, mezcla calmante, mezcla purificadora, mezcla digestiva, mezcla metabólica, ungüento correctivo
Náuseas - Ver *Sistema Digestivo e Intestinal*
Ojos acuosos/picazon/enrojecimiento - eucalipto, lavanda, limón, melaleuca, manzanilla romana, mezcla purificadora, mexcla desintoxicante
Picadura de Insectos - Ver *Primeros Auxilios*
Picazón en ojos/boca/garganta - cilantro, lavanda, limón, melaleuca, hierbabuena, mezcla purificadora, mexcla desintoxicante, mezcla alentadora, mezcla metabólica, mezcla estacional
Presión sanguínea, alta o baja - Ver *Sistema Cardiovascular*
Presión y dolor facial - helicriso, mirra, mezcla celular compleja, mezcla digestiva
Protuberancias en la piel - Ver *Tegumentario*
Pulso acelerado - cardamomo, cedro, incienso, romero, ylang ylang, mezcla calmante, mezcla purificadora, mezcla alentadora, mezcla de la alegría; ver *Sistema Cardiovascular*
Reacción - manzanilla romana
Roble Venenoso - Ver *Primeros Auxilios*
Ronchas - árbol de la vida, mirra, vetiver, mezcla purificadora
Secreción nasal - toronja, lavanda, limón, mirra, menta, mexcla desintoxicante, mezcla digestiva, mezcla alentadora

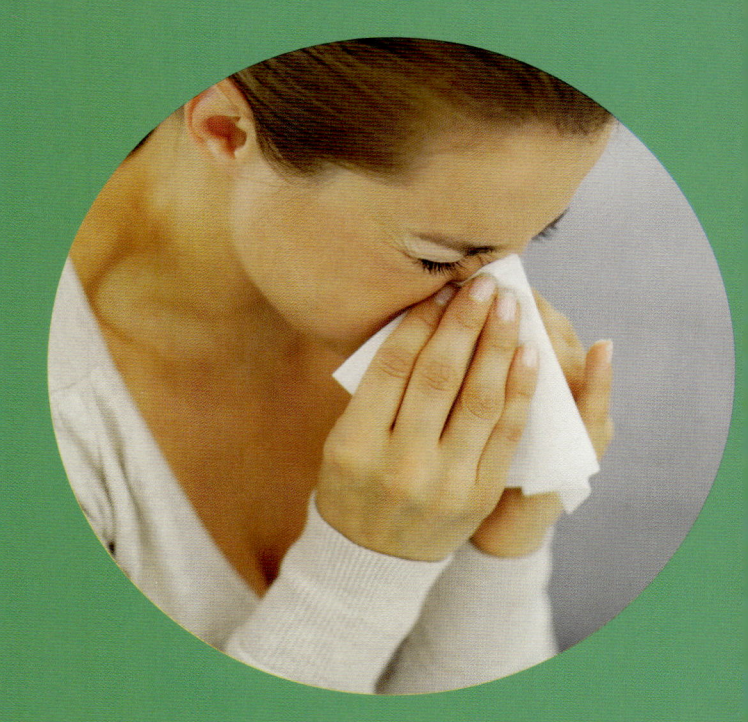

Sensibilidad al humo - pimienta negra, lavanda, menta, mezcla calmante, mexcla desintoxicante
Sensibilidad al moho - árbol de la vida, melaleuca, orégano, tomillo, mezcla purificadora, mexcla desintoxicante
Sensibilidad al polen - cilantro, bayas de enebro, lavanda, mezcla purificadora, mexcla desintoxicante
Sensibilidad Química - árbol de la vida, cilantro, culantro, eucalipto, limón, menta, sándalo, naranja silvestre, mezcla celular compleja, mezcla purificadora, mexcla desintoxicante, mezcla para la mujer
Sibilancias - abedul, lavanda, gaulteria, mezcla de la respiración
Sistema inmunológico, hiperactivo - menta, romero, mezcla de la alegría
Tos - Ver *Sistema Respiratorio*
Tragar, dificultad - lavanda, mexcla desintoxicante, mezcla alentadora
Urgencia de rascarse, ardor - Ver *Tegumentario*
Urticaria - albahaca, cilantro, incienso, lavanda, hierba limonera, melaleuca, menta, manzanilla romana, romero, mezcla celular compleja
Vías respiratorias, estrechamiento/constricción - abedul, canela, abeto de oregón, eucalipto, incienso, helicriso, lavanda, limón, mejorana, mirra, menta, romero, tomillo, abeto blanco, gaulteria, mezcla calmante, mezcla celular compleja, mezcla alentadora, pastillas de mezcla de la respiración
Vómitos - Ver *Sistema Digestivo e Intestinal*
Voz, pérdida de/rasposa/ronquera - Ver *Sistema Respiratorio*

CONSEJOS DE USO: Mejor apoyo para recuperación de alergias:
- **Interno:** Tomar gotas de aceites en agua y beber, tomar aceite(s) en cápsulas, o colocar una gota en o debajo de la lengua.
- **Aromático:** Vaporizar los aceites elegidos; aplicar en el pecho, vestimenta, ropa de cama, u otros para inhalar.
- **Tópico:** Aplicar los aceites por vía tópica en frente, mejillas (evitar los ojos), pecho, plantas de los pies.

ATLETAS

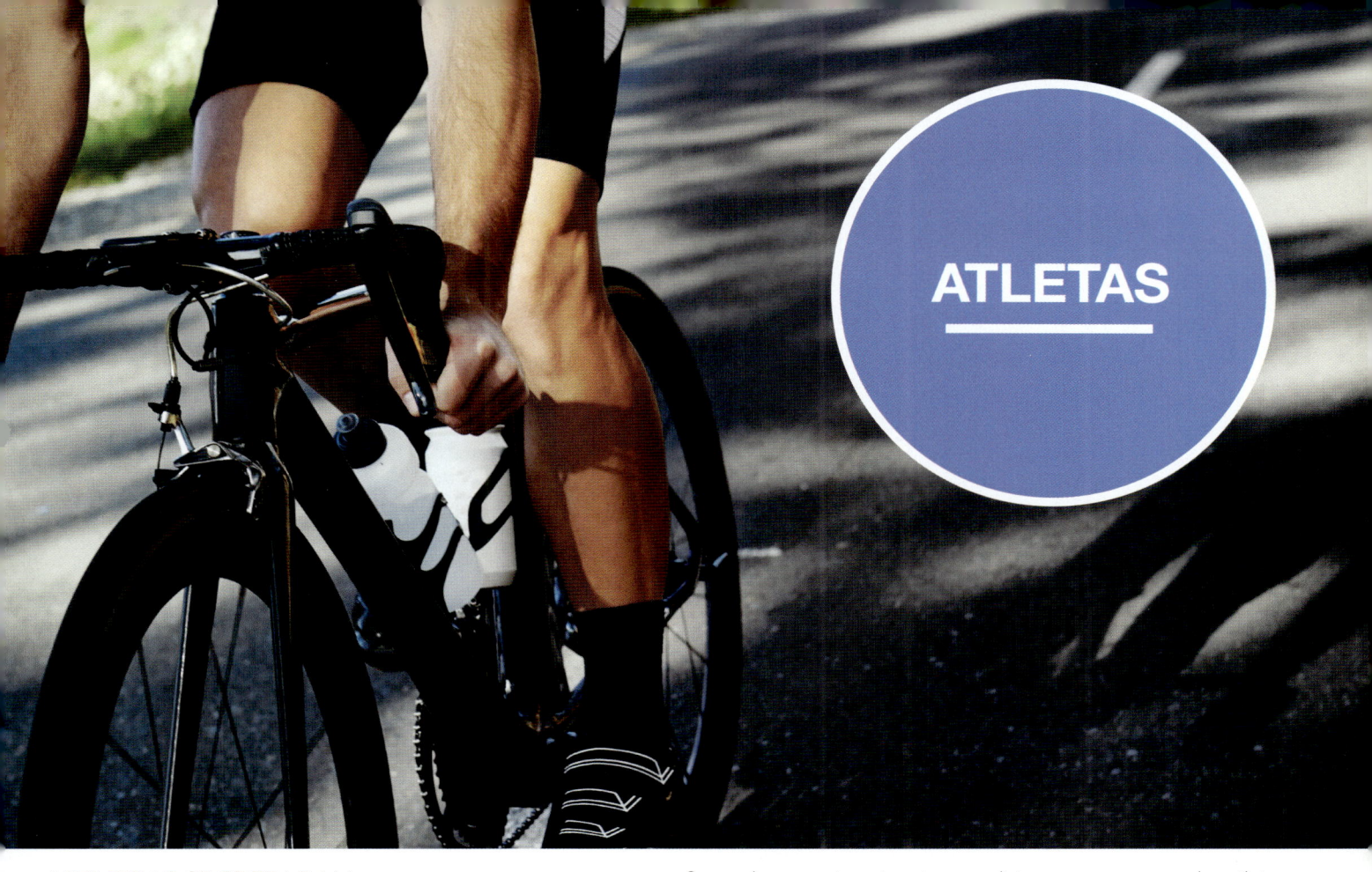

MIENTRAS SE PREPARAN para su deporte preferido, muchos atletas participan en uno o más programas de entrenamiento que pueden incluir (pero no se limitan a): circuitos de entrenamiento (desarrollan un amplio rango de habilidades al presentar estaciones con varios ejercicios); entrenamiento por intervalos (cortos periodos de actividad vigorosa intercalados con períodos más cortos de descanso; ayuda a desarrollar resistencia en velocidad); Pliométricos (ejercicios con saltos para aumentar la velocidad y resistencia); entrenamiento de tiempo (el atleta mantiene un ritmo más elevado al que le resulta confortable para aumentar la capacidad de resistencia); entrenamiento de fuerza (el uso de varios elementos que aumentan la resistencia muscular y acelera el acondicionamiento); entrenamiento con asistencia o resistencia (ayuda a desarrollar más velocidad a medida que el atleta utiliza equipamiento de resistencia, tal como bandas, o participa en ejercicios con asistencia, tal como correr colina abajo).

A medida que los atletas exigen sus cuerpos para lograr un mejor acondicionamiento y/o resistencia en entrenamiento para mejorar el estado físico o los deportes, se presenta la posibilidad de lesiones. A menudo estas lesiones son el resultado de un tiempo de recuperación inadecuado (descanso) para que los músculos/tejidos del cuerpo se recuperen o reconstruyan de manera adecuada.

Algunas de estas lesiones incluyen:
- Dolor muscular e inflamación
- Sobreutilización de tendones
- "Rodilla de Corredor" – un término genérico para describir dolor en la región anterior de la rodilla
- BIT (banda iliotibial) estrés/lesión – afecta aproximadamente a un 12 porciento de los corredores
- Síndrome de estrés tibial anterior
- Dolor en Tendón de Aquiles
- Fractura por Estrés

Se pueden experimentar otras condiciones comunes para los atletas durante los entrenamientos/deportes.
- Asma inducida por el ejercicio
- Colapso asociado al ejercicio
- Efectos del sobre-entrenamiento - concentración, falta de; depresión, cambios en frecuencia cardíaca (en reposo), lesiones (aumento), insomnio/sueño inquieto, sed insaciable, disminución de motivación y/o autoestima, dolor muscular que perdura por más de 72 horas, cambios de personalidad, dificultad para progresar, enfermedades más a menudo

Los atletas pueden combinar principios sensatos de la medicina deportiva (aplicar frío, calor, descanso, etc., cuando sea necesario) con remedios naturales para aumentar el ritmo de recuperación del cuerpo. Hay aceites conocidos específicamente por su capacidad de fortalecer el tejido conectivo (afectado en todas las lesiones deportivas), de reducir la inflamación, de ayudar a la regeneración celular para aumentar el ritmo de recuperación, y/o ayudar a calentar o enfriar grupos de músculos para un mejor desempeño general.

Junto a los alimentos no procesados, los suplementos biodisponibles brindan a las células el refuerzo necesario para mejorar las actividades restauradoras y reparadoras. La suplementación también puede aumentar los niveles de energía durante un entrenamiento para reducir la fatiga. El consumir una bebida proteica de fácil digestión justo después de un entrenamiento cardiovascular brinda al cuerpo proteínas de acceso rápido para que no tenga que recurrir a las proteínas del cuerpo. Todas estas buenas prácticas ayudan a minimizar los colapsos y lesiones por sobrecarga en primer lugar, ayudan a proveer energía, y aumentan la capacidad del cuerpo de restaurar los tejidos a un buen estado de salud más rápidamente.

PRINCIPALES SOLUCIONES

ACEITES INDIVIDUALES

Menta - apoyo pre-ejercicio (pág. 118)
Hierba limonera - fortalecimiento del tejido conectivo (pág. 100)
Mejorana - fortalecimiento muscular (pág. 112)

Por Propiedades Relacionadas

Por definiciones de las propiedades que figuran a continuación y más opciones de aceites, consulte el Glosario de Propiedades de Aceites (pág. 433) y Propiedades del Aceite (pág. 434).

Analgésico - albahaca, bergamota, abedul, pimienta negra, clavo, eucalipto, jengibre, helicriso, baya de enebro, lavanda, hierba limonera, melaleuca, orégano, menta, romero, abeto blanco, gaulteria

Antiinflamatorio - árbol de la vida, albahaca, abedul, pimienta negra, cardamomo, canela, cedro, canela, ciprés, eucalipto, hinojo, incienso, geranio, jengibre, helicriso, lavanda, hierba limonera, lima, melaleuca, orégano, pachulí, hierbabuena, romero, sándalo, menta verde, nardo, naranja silvestre, gaulteria, milenrama

Calentamiento - abedul, pimienta negra, casia, canela, salvia, jengibre, mejorana, menta, gaulteria

Energizante - albahaca, ciprés, jengibre, toronja, hierba limonera, limón, romero, abeto blanco, naranja silvestre

Esteroideos - albahaca, bergamota, abedul, cedro, clavo, hinojo, pachuli, romero, tomillo

Relajante - albahaca, cedro, ciprés, geranio, helicriso, lavanda, mejorana, manzanilla romana, abeto blanco, naranja silvestre, ylang ylang

Regenerativo - albahaca, clavo de olor, incienso, geranio, helicriso, lavanda, helicriso, hierba limonera, melaleuca, mirra, pachulí, naranja silvestre, ylang ylang

Vasodilatador - hierba limonera, mejorana, menta, romero, tomillo

MEZCLAS

Mezcla para masajes - recuperación post-ejercicio (pág. 152)
Mezcla calmante, masaje de mezcla calmante - recuperación post-ejercicio (pág. 143)

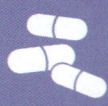

SUPLEMENTOS

Complejo de refuerzo óseo (pág. 177), complejo de vitalidad celular, complejo desintoxicante, cápsulas blandas de mezcla digestiva, Complejo celular de aceites esenciales, aceite esencial de complejo omega, **complejo de energía y resistencia** (pág. 175), enzimas alimentarias, **complejo polifenol** (pág. 180) suplemento nutricional de alimentos no **procesados** (pág. 165) **cápsulas blandas de mezcla metabólica** (pág. 178)

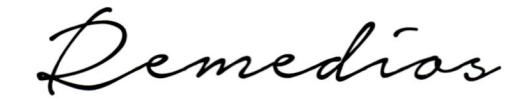

Remedios

CONSEJOS PRE/POST EJERCICIO
- Oler menta o una mezcla vigorizante antes de entrenar para tener más empuje al comenzar, mejorar el estado de ánimo y reducir la fatiga
- Agregar 2 gotas de limón o mezcla metabólica al agua para mantener la hidratación
- Aplicar menta sola o con ciprés, hierba limonera, y/o mejorana antes de la rutina de ejercicios para aumentar la circulación, calentar los músculos (reducir la posibilidad de lesiones), y oxigenar los músculos
- Después del entrenamiento, aplicar mezcla calmante con masajes
- Para un tratamiento post-entrenamiento más intenso, utilizar en capas aceite fraccionado de coco, hierba limonera, y/o mejorana, y luego terminar con un masaje con mezcla calmante en los músculos doloridos para reducir la inflamación, mejorar la recuperación y ayudar a la reparación de lesiones.

PARA SOBRECALENTAMIENTO/GOLPE DE CALOR/ AGOTAMIENTO POR CALOR: Colocar menta en una botella de agua con rociador y rociar detrás del cuello; masajear una gota de menta detrás del cuello para refrescar.

PARA UN AUMENTO DE OXÍGENO: Colocar algunas gotas de menta o mezcla metabólica en agua y beber de a sorbos; esparcir una gota de incienso debajo de la nariz.

PARA LAS NÁUSEAS: Colocar algunas gotas de menta en agua, o usar perlas de menta.

PARA INFLAMACIÓN/DOLOR/RIGIDEZ: Mezclar 30 gotas de mezcla calmante y 25 gotas de incienso en un frasco de 10ml; completar con aceite fraccionado de coco y sacudir hasta mezclar; masajear en el área afectada según sea necesario.

BAÑO POST-DEPORTES: 3 gotas de lavanda, 2 gotas de manzanilla romana, 2 gotas de mejorana, 1 gota de helicriso, 2 tazas de sales de Epsom; mezclar aceites con las sales antes de disolver la mezcla en el agua de la bañera para ayudar a la dispersión de los aceites; permanecer en la bañera de doce a veinte minutos.

REMEDIOS PARA SÍNDROME DE ESTRÉS TIBIAL ANTERIOR Y RODILLA DE CORREDOR
- Paso Uno: En un frasco de 10ml, combinar una de las siguientes recetas. Agregar aceite de coco hasta llenar el frasco luego de colocar los aceites esenciales. Sacudir hasta mezclar. Aplicar de forma frecuente. Masajear el aceite tanto en la parte anterior como en la posterior de la pierna en la(s) area(s) afectadas.
  › Receta n.º 1 Aceite de hierba limonera y aceite de romero, 45 gotas de cada uno
  › Receta n.º 2: 50 gotas de aceite de hierba limonera, 30 gotas de aceite de mejorana, 35 gotas de aceite de gaulteria
- Opcional - Paso 2: Colocar en capas mezcla tranquilizante o masajear sobre cualquiera de las recetas en el tejido afectado.

Condiciones

Agotamiento/Golpe de calor - bergamota, pimienta negra, eneldo, limón, menta, mexcla desintoxicante, mezcla para la tensión

Apetito, desequilibrado - naranja silvestre, mezcla metabólica; ver *Peso*

Apetito, excesivo - bergamota, canela, canela, jengibre, toronja, limón, mezcla metabólica; ver *Peso*

Apetito, pérdida de - bergamota, pimienta negra, jengibre, limón, mezcla metabólica; ver *Peso*

Articulación, inflamación/rigidez - árbol de la vida, albahaca, abedul, canela, clavo, ciprés, abeto de Douglas, eucalipto, incienso, jengibre, lavanda, limón, mejorana, menta, ravensara, romero, tomillo, vetiver, abeto blanco, naranja silvestre, gaulteria, mezcla celular compleja, mexcla desintoxicante, mezcla calmante, calmante masaje mezcla; ver *Sistema Esquelético*

Ciática, problemas con - albahaca, abedul, cardamomo, ciprés, incienso, helicriso, lavanda, menta, sándalo, tomillo, gaulteria, mezcla tranquilizante, mezcla calmante, mezcla calmenta para masaje; ver *Sistema Esquelético*

Circulación, mala - albahaca, ciprés, abeto de Douglas, jengibre, mejorana, mezcla para masajes; ver *Sistema Cardiovascular*

Conciencia, pérdida de - albahaca, incienso, menta, romero; ver *Cerebro*

Conmoción cerebral - bergamota, ciprés, incienso, sándalo, mezcla para concentración, mezcla estabilizadora; ver *Cerebro*

Contracciones musculares involuntarias - salvia, geranio, lavanda, mejorana; ver *Sistema Nervioso*

Daño en los nervios - bergamota, incienso, helicriso, menta, mezcla calmante; ver *Sistema Nervioso*

Deshidratación - limón, menta, mezcla metabólica

Dolor - abedul, ciprés, eucalipto, helicriso, hierba limonera, hierbabuena, gaulteria, mezcla calmante; ver *Dolor e Inflamación*

Dolor de cabeza - Ver *Dolor e Inflamación*

Dolor en nervios - albahaca, abedul, jengibre, helicriso, gaulteria, mezcla calmante; ver *Sistema Nervioso*

El dolor de espalda - abedul, eucalipto, incienso, lavanda, hierba de limón, el jengibre, mejorana, menta, abeto blanco, gaulteria, mezcla compleja celular, mezcla para masajes, mezcla calmante, mezcla calmante para masajes, mezcla para la tensión; ver *Sistema Esquelético*

Espasmos musculares - arborvitae, albahaca, abedul, pimienta negra, cardamomo, cilantro, ciprés, eucalipto, incienso, jengibre, lavanda, hierba limonera, mejorana, mirra, orégano, pachulí, menta, manzanilla romana, romero, menta verde, naranja silvestre, gaulteria, milenrama; ver *Sistema Muscular*

Estrés, rendimiento - bergamota, salvia esclarea, sándalo, mezcla calmante, mezcla estabilizadora; ver *Estrés*

Fatiga/Agotamiento - albahaca, bergamota, canela, ciprés, abeto de Douglas, eucalipto, incienso, lavanda, limón, menta, ravensara, romero, sándalo, naranja silvestre, ylang ylang, mezcla celular compleja, mexcla desintoxicante, mezcla vigorizante, mezcla de la alegría, mezcla metabólica; ver *Energía y Vitalidad*

Fortaleza/claridad mental - albahaca, pachulí, menta, vetiver, mezcla para concentración, mezcla estabilizadora; ver *Enfoque y Concentración*

Huesos, dolor - abedul, eucalipto, helicriso, abeto blanco, gaulteria, mezcla calmante; ver *Sistema Esquelético*

Inflamación - abedul, ciprés, incienso, lavanda, menta, romero, gaulteria, mezcla celular compleja, complejo de vitalidad celular, aceite esencial para complejos celulares, mezcla calmante; ver *propiedad "Anti-inflamatoria"*

La acumulación de ácido láctico - eneldo, bayas de enebro, limón, hierba limonera

Lesión de cartílagos - albahaca, abedul, helicriso, gaulteria, mejorana, hierba limonera, abeto blanco, menta, calmante mezcla; ver *Sistema Esquelético*

Lesiones - abedul, helicriso, hierba limonera, abeto blanco, gaulteria, mezcla para masajes; ver área de lesión - músculos, huesos, tejido conectivo, hematomas/piel, etc.; ver *Sistema Esquelético, Sistema Muscular*

Ligamentos / tendones / tejido conectivo - albahaca, clavo de olor (diluida para uso tópico), eucalipto, helicriso, hierba limonera, el abeto blanco, ver *"tendinitis" a continuación* ver *Sistema Esquelético*

Linfática, congestión - jengibre, toronja, lavanda, limón, hierba limonera, sándalo, mezcla purificadora, mezcla para masajes; ver *Sistema Inmunológico y Linfático*

Mareos - Ver *cerebro*

Muscular, debilidad - albahaca, bergamota, abedul, pimienta negra, salvia esclarea, clavo, cilantro, ciprés, incienso, jengibre, helicriso, lavanda, hierba limonera, jazmín, mejorana, pachuli, romero, gaulteria; ver *Sistema Muscular*

Muscular, dolor/esguince/distensión/lesión - clavo (diluir para uso tópico), abeto de Douglas, eucalipto, jengibre, lavanda, hierba limonera, mejorana, menta, romero, tomillo, vetiver, abeto blanco, gaulteria, mezcla para masajes, mezcla calmante; ver *Sistema Muscular*

Muscular, fatiga/sobrecarga - albahaca, pimienta negra, ciprés, abeto de Douglas, eucalipto, mejorana, romero, abeto blanco, mezcla para masajes; ver *Sistema Muscular*

Muscular, rigidez/tensión - albahaca, abeto de Douglas, jengibre, toronja, romero, abeto blanco, mezcla para masajes, mezcla calmante, mezcla calmante para masaje, mezcla para la tensión; ver *Sistema Muscular*

Músculos, calambres/acalambramiento - albahaca, ciprés, hierba limonera, mejorana, menta, nardo, abeto blanco, gaulteria, mezcla para masajes, mezcla calmante, mezcla para la tensión; ver *Sistema Muscular*

Náuseas/Vómitos - Ver *Sistema Digestivo e Intestinal*

Pie de atleta - árbol de la vida, cardamomo, clavo, lavanda, hierba limonera, melaleuca, mirra, orégano, mezcla para masajes; ver *Candida*

Pies, dolor - hierba limonera, mejorana, mezcla para masajes

Presión sanguínea, baja - Ver *Sistema Cardiovascular*

Pulso, acelerado - cedro, lavanda, romero, ylang ylang, mezcla calmante; ver *Sistema Cardiovascular*

Pulso, débil - canela, cilantro, jengibre; ver *Sistema Cardiovascular*

Resistencia, falta de - canela, menta, romero; ver *Energía y Vitalidad*

Respiración, constreñida - abeto de oregón, mezcla para masajes, mezcla respiratoria, mezcla calmante; ver *Sistema Respiratorio*

Respirar, dificultad - ravensara, mezcla de la respiración; ver *Sistema Respiratorio*

Temperatura del cuerpo, demasiado alta - bergamota, pimienta negra, limón, menta, mezcla calmante, mezcla para la tensión; ver *propiedad "Calentamiento"*

Temperatura del cuerpo, demasiado baja - canela, jengibre, orégano, gaulteria

Tendinitis - albahaca, abedul, cardamomo, ciprés, eucalipto, helicriso, lavanda, limón, hierba limonera, mejorana, orégano, menta, romero, gaulteria, mezcla para masajes, mezcla tranquilizante; ver *Sistema Esquelético*

Tiña inguinal - Ver *Candida*

Transpiración, exceso de - ciprés, hierba limonera, hierbabuena; ver *Desintoxicación*

Transpiración, falta de - pimienta negra, cilantro, ciprés, jengibre, milenrama; ver *Desintoxicación*

CONSEJOS DE USO: Para mejores métodos de uso para atletas:

- **Tópico:** Utilizar aceites de forma tópica para dolor y lesiones de músculos/articulaciones.
- **Aromático:** Inhalar ciertos aceites antes y durante el ejercicio puede vigorizar, energizar, y mejorar la respiración.

AUTOINMUNE

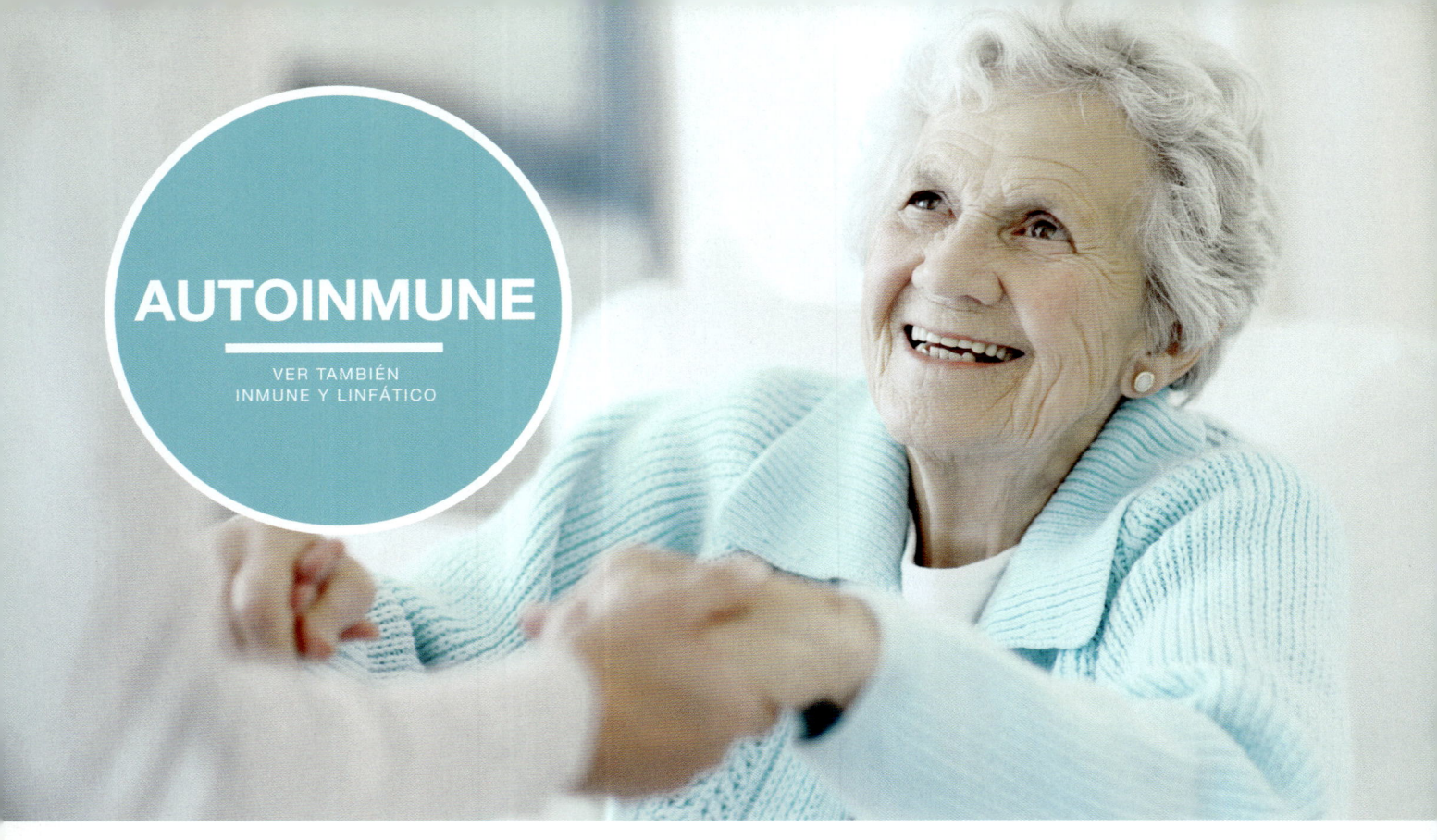

VER TAMBIÉN
INMUNE Y LINFÁTICO

LAS ENFERMEDADES AUTOINMUNES se producen cuando el cuerpo tiene o bien una respuesta inmune anormalmente baja a los patógenos, o cuando el sistema inmunológico del cuerpo no puede distinguir la diferencia entre agentes patógenos y tejidos sanos del cuerpo. Cuando se identifica el tejido normal del cuerpo como un patógeno o invasor, el sistema inmune adaptativo crea anticuerpos que apuntan a la destrucción de estos tejidos.

Debido a que atacan los órganos del cuerpo de una manera similar, muchos trastornos autoinmunes tienden a tener síntomas similares, por lo que es difícil de diagnosticarlos. Es posible que los individuos tengan múltiples condiciones simultáneamente. No hay curas médicas conocidas para las enfermedades autoinmunes, de modo que el tratamiento se enfoca en el uso de medicamentos para suprimir la respuesta inmune, dejando al individuo vulnerable a enfermedades y dolencias, y a controlar los síntomas.

Aproximadamente el 75 por ciento de quienes sufren trastornos autoinmunes son mujeres. Los trastornos autoinmunes se encuentran entre las diez principales causas de muerte en las mujeres. Una serie de factores contribuye a las condiciones que conducen a un trastorno autoinmune. Estos factores incluyen la genética, toxinas de metales pesados, cándida, Epstein-Barr, virus del herpes simple, daño nervioso debido a la exposición excesiva a neurotoxinas e inflamación crónica relacionada con la sensibilidad a alimentos, en particular intolerancia al gluten.

Algunos de los síntomas característicos de las enfermedades autoinmunes incluyen: dolor en las articulaciones y/o músculos, debilidad, temblores, pérdida de peso, insomnio, intolerancia al calor, palpitaciones, erupciones cutáneas recurrentes o urticaria, sensibilidad al sol, dificultad para concentrarse o enfocarse, desequilibrios glandulares como hipotiroidismo o hipertiroidismo, fatiga, aumento de peso, intolerancia al frío, pérdida de cabello, manchas blancas en la piel o en la boca, dolor abdominal, sangre o moco en las heces, diarrea, úlceras en la boca, resequedad en ojos/boca/piel, entumecimiento u hormigueo en las extremidades, coágulos sanguíneos, y múltiples abortos involuntarios.

El ochenta por ciento del sistema inmune está conectado directamente con la salud del intestino, lo que es un área vital mezcla para concentración para restaurar la salud. La utilización de remedios naturales junto con una dieta saludable puede ser una manera eficaz y no invasiva de mejorar la salud intestinal. Utilizando programas tales como un suplemento completo de nutrientes de alimentos, aceite esencial de complejo omega y complejo de vitalidad celular en un programa consistente, junto con enzimas alimentarias, un complejo de desintoxicación, aceite de limón, cápsulas limpiadora gastrointestinal y un probiótico defensivo, un individuo puede nutrir y apoyar a su cuerpo en un esfuerzo por recuperar la salud.

Repetir una limpieza saludable los primeros tres a cuatro meses consecutivos también puede ayudar al cuerpo a mejorar su capacidad para cuidarse a sí mismo. El apoyo orientado utilizando remedios naturales para ciertas condiciones individualiza un programa y apunta a los síntomas de malestar y a la enfermedad. El poder elegir opciones de soluciones naturales para tratar causas de raíz es empoderante, dado que mayormente el acercamiento médico moderno a las condiciones autoinmunes sólo busca lidiar con los síntomas.

Además, una excelente forma de ayudar al funcionamiento óptimo del sistema inmune y reducir el estrés ambiental del cuerpo es utilizar la técnica del Toque de Aceite como se explica en la introducción de este libro. La técnica consiste en la aplicación sistemática de ocho aceites esenciales diferentes que sirve para fortalecer el sistema inmune, eliminar patógenos, reducir el estrés, y llevar al cuerpo a la homeóstasis, lo que permite optimizar el funcionamiento del organismo. Una aplicación semanal por tres o cuatro meses es ideal. Ver técnica del Toque de Aceite, página 14.

PRINCIPALES SOLUCIONES

ACEITES INDIVIDUALES

Hierba limonera - estimula nos nervios y facilita la digestión (pág. 100)
Baya de enebro - antioxidante y facilita la digestión (pág. 79)
Jengibre - vigoriza los nervios y limpia (pág. 105)
Salvia esclarea - vigoriza los nervios y fortalece el sistema Endocrino (pág. 129)

Por Propiedades Relacionadas

Por definiciones de las propiedades que figuran a continuación y más opciones de aceites, consulte el Glosario de Propiedades de Aceites (pág. 433) y Propiedades del Aceite (pág. 434).

Analgésico - albahaca, abedul, casia, canela, salvia esclarea, clavo, cilantro, eucalipto, hinojo, incienso, helicriso, lavanda, melaleuca, menta, abeto blanco, gaulteria
Antiartrítico - árbol de la vida, albahaca, abedul, casia, ciprés, jengibre, abeto blanco, gaulteria
Antidepresivo - bergamota, salvia esclarea, incienso, geranio, jazmín, lavanda, limón, melisa, ravensara, rosa, ylang ylang.
Anti-infeccioso - albahaca, bergamota, cedro, canela, clavo, ciprés, incienso, geranio, lavanda, mejorana, melaleuca, pachuli, romero
Antiinflamatorio - albahaca, abedul, cardamomo, canela, cedro, casia, cilantro, ciprés, eucalipto, incienso, geranio, helicriso, hierba limonera, limón, melisa, mirra, menta, romero, sándalo, nardo, gaulteria
Antioxidante - albahaca, pimienta negra, canela, cilantro, casia, clavo de olor, incienso, jengibre, toronja, helicriso, bayas de enebro, hierba limonera, lima, melaleuca, orégano, tomillo, vetiver, naranja silvestre
Antiparasitario - canela, clavo de olor, incienso, baya de enebro, lavanda, melaleuca, orégano, romero, tomillo
Regenerativo - cedro, clavo, cilantro, incienso, geranio, helicriso, jazmín, mirra, pachulí, sándalo, naranja silvestre
Edificante - bergamota, cardamomo, cedro, salvia esclarea, ciprés, toronja, limón, melisa, madera de sándalo, tangerina, naranja silvestre, ylang ylang
Estomacal - cardamomo, canela, salvia esclarea, cilantro, hinojo, jengibre, bayas de enebro, mejorana, melisa, menta, rosa, romero, tangerina, naranja silvestre, milenrama
Tónico - árbol de la vida, albahaca, abedul, cardamomo, cedro, salvia esclarea, cilantro, ciprés, hinojo, incienso, geranio, jengibre, toronja, lavanda, limón, lima, mejorana, melisa, mirra, pachulí, manzanilla romana, rosa, romero, sándalo, tangerina, tomillo, vetiver, abeto blanco, naranja silvestre, ylang ylang.

MEZCLAS

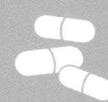

Mezcla de complejo celular - fortalece nervios y glándulas (pág. 144)
Mexcla desintoxicante - desintoxica y ayuda a lograr una función digestiva adecuada (pág. 146)
Mezcla metabólica - antioxidante y mejora la digestión (pág. 153)

SUPLEMENTOS

Complejo de refuerzo óseo, **complejo de vitalidad celular (pág. 171), probiótico defensivo (pág. 173)**, cápsulas blandas de mezcla digestiva, **complejo de energía y resistencia, Complejo celular de aceites esenciales (pág. 170), aceite esencial de complejo omega (pág. 168), enzimas alimenticias (pág. 170)**, suplemento líquido de omega-3, **complejo polifenol (pág. 180)**, tabletas de mezcla protectora, cápsulas blandas de mezcla protectora (usar con mezcla para concentración), suplemento para alimentos no procesados

PROGRAMA DE SUPLEMENTACIÓN CRÍTICA AUTOINMUNE

- **Complejo de vitalidad celular** con antioxidantes, flavonoides, fortalecimiento celular adicional
- **Aceite esencial de complejo omega** con fuentes de omega de tierra y mar, astaxantina (utilizar un suplemento líquido de omega-3 para niños y personas de edad avanzada con dificultad para tragar píldoras)
- **Enzimas alimenticias** para una digestión adecuada, agregar cápsulas blandas de mezcla digestiva conforme sea necesario
- **Suplemento de alimentos completos** como un multivitamínico/mineral de alta potencia

Agregar conforme se necesario para alcanzar el fortalecimiento deseado.

- **Complejo de refuerzo óseo** necesario para numerosas funciones celulares y estructurales
- **Probiótico defensivo** para establecer y mantener una flora intestinal saludable, eliminar microorganismos dañinos
- **Complejo desintoxicante** y **mexcla desintoxicante** para promover desintoxicación, eliminación adecuada
- **Complejo de energía y resistencia** con CoQ10 para la energía, mejorar la circulación
- **Complejo celular de aceites esenciales** para establecer y mantener vitalidad y apoptosis celular saludables
- **Complejo de polifenoles** para reducir o eliminar el dolor/inflamación, respuestas inflamatorias

AUTOINMUNE

Remedios

Para TODAS las enfermedades autoinmunes considera lo siguiente:

- Programa de Suplementación Crítica - ver más arriba
- Ver *Sistema Digestivo e Intestinal* para problemas digestivos/intestinales, intestino permeable
- Ver *Sistema Inmune y Linfático* para tratar/eliminar/prevenir microorganismos
- Ver *Cándida* para tratar/eliminar/prevenir cándida
- Técnica del Toque de Aceite u otras técnicas de masajes y tratamientos con calor - ver página 14

Para las siguientes condiciones autoinmunes específicas, se recomiendan todas las sugerencias que se encuentran a continuación, además de utilizar el programa diario sugerido de suplementación crítica y la técnica del Toque de Aceite semanalmente.

PROTOCOLO DE CELIAQUÍA

Combinar en una cápsula 350ml de agua:
2 gotas de limón (tónico para el hígado)
2 gotas de toronja (disuelve toxinas almacenadas en células grasas)
2 gotas de jengibre (fortalecimiento digestivo)
1 gota de canela (regula los niveles de azúcar en sangre)
O
6-7 gotas de mezcla metabólica (Incluye limón, toronja, jengibre, canela)
Tomar dos veces al día para un apoyo continuo.

Apoyo Adicional

- Frotar la mezcla digestiva en el estómago O tomar de 2 a 4 gotas en cápsulas O utilizar 1 o 2 cápsulas de mezcla digestiva durante el malestar digestivo o malestar estomacal.
- Vaporizar incienso, mezcla de la alegría o mezcla vigorizante para combatir la depresión o irritabilidad.
- Tomar 2-3 cápsulas de enzima digestiva diariamente.

ENFERMEDAD DE CROHN

Además de un suplemento nutricional de alimentos no procesados y aceite esencial de complejo omega Programa de Suplementación Crítica Autoinmune (ver más arriba), a continuación se mencionan sugerencias adicionales para lograr un fortalecimiento específico deseado:

- Probiótico defensivo tres veces al día por seis meses
- Tomar 2-3 cápsulas de enzyma alimentaria diariamente (al menos una por comida)
- Masajear mezcla digestiva en el abdomen dos veces al día por 2 meses
- Masajear mezcla digestiva y jengibre en las plantas de los pies diariamente por seis meses
- Colocar 2 gotas de mezcla digestiva, 2 gotas de incienso, y aceite fraccionado de coco (si se desea) en una cápsula. Tomar dos veces al día por dos semanas. Luego cambiar la fórmula a 5 gotas de jengibre, 5 gotas de menta o mejorana, y 4 gotas de incienso por dos semanas.
- Aplicar en forma tópica casia (diluida con aceite portador), mezcla digestiva, o menta para dolor abdominal
- Aplicar en forma tópica o vaporizar lavanda o mezcla calmante para manejar el estrés

Considerar una limpieza de cándida. Ver *sección Cándida* para más detalles.

SÍNDROME DE

Sjorgen Además del Programa de Suplementación Crítica Autoinmune (incluso el complejo de vitalidad celular) dos veces al día, tomar 2-3 gotas de incienso dos o cuatro veces al día debajo de la lengua o en una cápsula. Utilizar aceites adicionales a medida que se presenten los síntomas; mezcla calmante para articulaciones doloridas, mezcla digestiva para problemas digestivos, lavanda o geranio para problemas en la piel, etc.

Sugerencias adicionales:
Limpieza de cándida y otros programas desintoxicantes - ver *Cándida; Desintoxicación*

Sequedad Ocular Crónica

Aplicar con toques suaves lavanda (incienso, mirra, sándalo son opciones adicionales) en los huesos faciales que rodean el ojo, con cuidado de evitar el ojo en sí. En cuestión de minutos los ojos resecos e irritados se aliviarán y sentirán mejor. En caso de acercarse accidentalmente demasiado al ojo con cualquier aceite esencial, diluir con aceite portador, ¡nunca agua!

Sequedad Bucal Crónica

Probar con enjuagues de aceite (ver *Desintoxicación - Enjuagues de Aceite*) por una semana y ver si ayuda a que se activen las glándulas salivales.
A continuación se menciona una receta de enjuague con aceites:
1 cucharada de aceite fraccionado de coco
2 gotas de clavo
2 gotas de orégano.
Colocar la mezcla en la boca y hacer buches por veinte minutos, luego escupir en el lavabo; repetir diariamente.

ENFERMEDAD DE HASHIMOTO

Elegir de entre los siguientes protocolos o utilizar de forma progresiva a lo largo de un período de tiempo.

- **Protocolo 1:**
  40 gotas de cada uno de mezcla para concentración y geranio, colocar en un frasco de 10ml, completar con aceite portador. 34 gotas de hierba limonera y 40 gotas de mirra, colocar en un frasco de 10ml, completar con aceite portador.
  Sacudir para mezclar cada mezcla luego de agregar a los frascos. Alternar semanalmente las dos combinaciones mencionadas. Aplicarlas directamente al área de la tiroides y los puntos reflejos en el dedo pulgar del pie y el pulgar de la mano múltiples veces al día.

- **Protocolo 2:**
  25 gotas de hierba limonera
  25 gotas de clavo de olor
  10 gotas de incienso
  4 gotas de menta.
  Preparar la mezcla mencionada en un frasco de 10ml, completar con aceite fraccionado de coco, y aplicar de forma tópica en el área de la tiroides y los puntos correspondientes de reflexología tres veces al día.

- **Protocolo 3:**
  Aplicar 2-3 gotas de incienso y 1 gota de menta de forma tópica en el área de la tiroides y los puntos correspondientes de reflexología tres veces al día para reducir el tamaño del bocio.

Condiciones

Antojos de sal - ver "Programa Crítico de Suplementación Autoinmune" arriba

Cambios en presión arterial - salvia, ylang ylang (si es demasiado alta); romero, tomillo (si es demasiado baja); ver *Sistema Cardiovascular*

Cansancio o fatiga - canela, ciprés, abeto de Douglas, hierbabuena, mezcla alentadora, mezcla edificante;. ver *Energía y Vitalidad*

Coágulos de sangre - mezcla alentadora, mezcla protectora, mezcla calmante, mezcla para la tensión; ver *Sistema Cardiovascular*

Diarrea o estreñimiento - pimienta negra, cardamomo, abeto de Douglas, jengibre, mezcla digestiva, mezcla alentadora; ver *Sistema Digestivo e Intestinal*

Dolor abdominal - mejorana, mezcla para masajes; ver *Sistema Digestivo e Intestinal, Sitema Muscular*

Dolor en articulaciones - hierba limonera, mezcla para masajes, mezcla calmante; ver *Sistema Esquelético, Dolor e Inflamación*

Dolor muscular, debilidad, temblores o calambres - mejorana, mezcla inspiradora, mezcla para masajes, mezcla calmante; ver *Sistema Muscular, Dolor e Inflamación*

Dolor de garganta, crónico - albahaca, canela, canela, eucalipto, hinojo, jengibre, limón, orégano, tomillo, mezcla respiratoria, mezcla protectora

Entumecimiento u hormigueo en manos o pies - ciprés, menta, mezcla para masajes, mezcla calmante; ver *Sistema Nervioso*

Erupciones cutáneas o urticaria - lavanda, manzanilla romana; ver *Alergias*

Falta de concentración o Enfoque - albahaca, romero, mezcla alentadora, mezcla para concentración; ver *Enfoque y Concentración*

Sangre en las heces - abedul (úlcera), geranio (sangrado), helicriso (sangrado), gaulteria (úlcera); ver *Sistema Digestivo e Intestinal (úlceras)*

Inflamación - abedul, ciprés, menta, gaulteria, mezcla alentadora; ver *Dolor e Inflamación*

Insomnio - lavanda, incienso, vetiver, mezcla calmante, mezcla para concentración; ver *Sueño*

Intolerancia al calor - eucalipto, menta; ver *Sistema Endocrino (tiroides)*

Intolerancia al frío - pimienta negra, canela, eucalipto, mezcla de complejo celular; ver *Sistema Endocrino (tiroides), Sistema Cardiovascular (mala circulación; propiedad de calentamiento)*

Latidos acelerados del corazón - incienso, sándalo, ylang ylang; ver *Sistema Cardiovascular*

Manchas blancas en la piel, dentro de la boca - mirra, sándalo; Ver *Tegumentario*

Mucosidad en las heces - cardamomo, jengibre, mezcla digestiva, mezcla alentadora; ver *Sistema Digestivo e Intestinal*

Múltiples abortos involuntarios - salvia, toronja, tomillo, mezcla alentadora; ver *Salud de la Mujer*

Parálisis facial - helicriso, pachulí, hierbabuena, mezcla alentadora; ver *Sistema Nervioso*

Pérdida de cabello - salvia, eucalipto, romero, mezcla alentadora; ver *Tegumentario*

Pérdida o aumento de peso - canela, jengibre, mezcla metabólica; ver *Peso*

Pigmentación de la piel - cedro, sándalo, mezcla antiedad;. ver *Tegumentario*

Sensibilidad al sol - lavanda, mirra, complejo omega de aceite esencial con astaxantina; ver *Tegumentario*

Sequedad en los ojos, la boca o la piel - Ver *Sistema Respiratorio, Salud Oral, Tegumentario*

Sistema inmune hiperactivo - albahaca, incienso, helicriso, lavanda, mezcla estabilizadora

Úlceras en la boca - clavo, mirra, naranja silvestre; véase *Salud Oral*

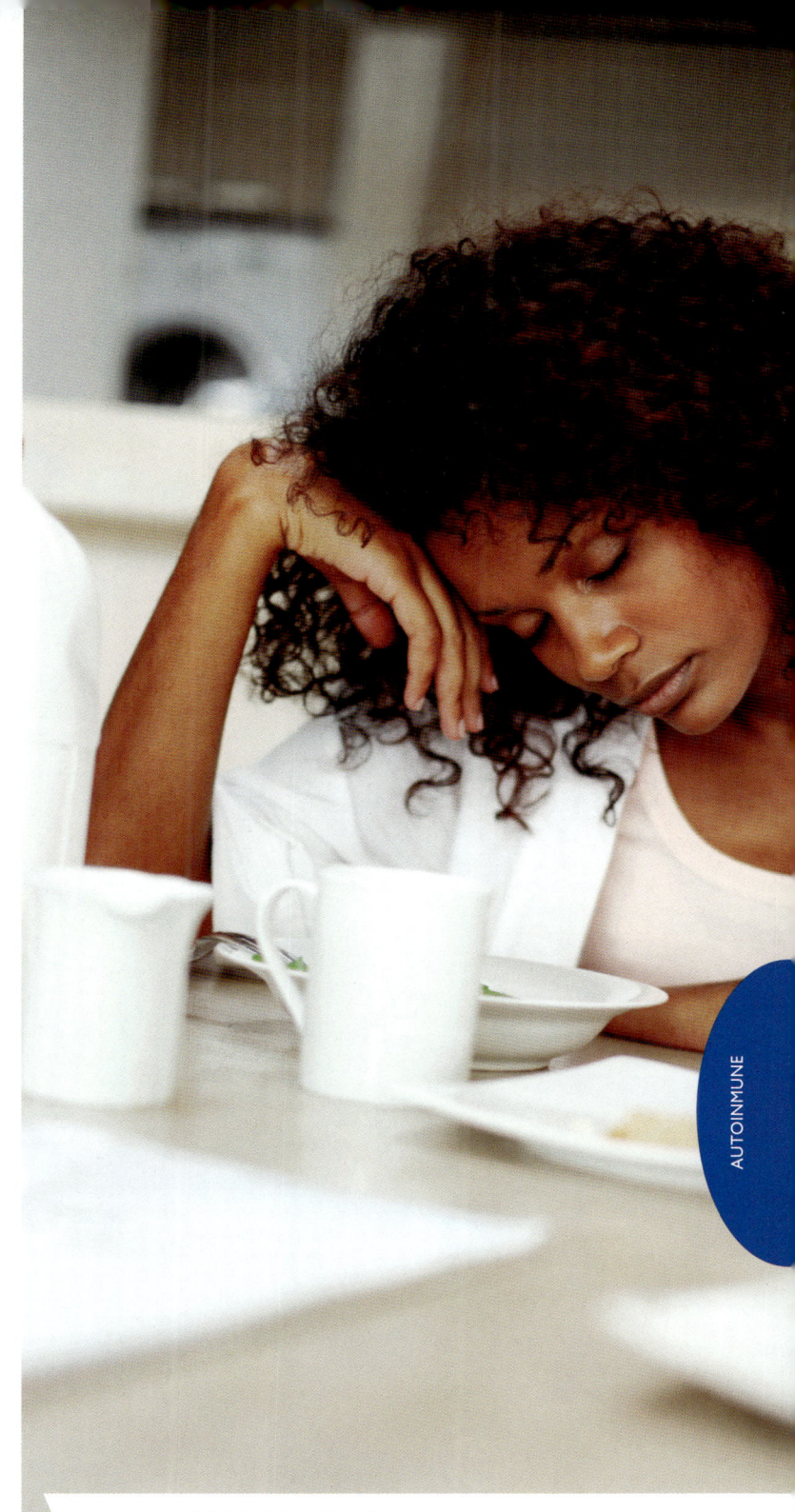

CONSEJOS DE USO: Para una mejor ayuda en resolver condiciones autoinmunes:
- **Interno:** Tomar aceites en una cápsula, gotas debajo de la lengua (mantener por 30 segundos, tragar).
- **Tópico:** Utilizar la técnica del Toque de Aceite por lo menos una o dos veces al mes; semanalmente de ser posible; aplicar aceites en las plantas de los pies, masajear aceites en forma descendente a lo largo de la columna y en cualquier área específica que se quiera reforzar.
- **Aromático:** Vaporizar aceites elegidos.

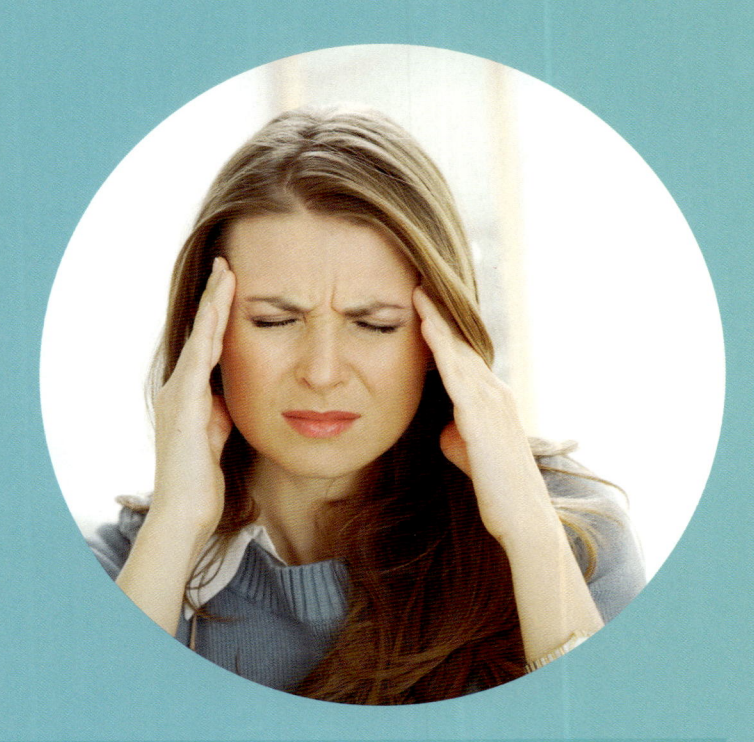

LUPUS
Limpieza (además de la suplementación crítica básica):
Realizar una limpieza de cándida. Ver *Sistema Inmune y Linfático - sección Cándida* para más detalles.

Tratar Inflamación
- Ingerir aceites cítricos como prioridad diaria. Utilizar tus 3-5 gotas favoritas tres veces al día con agua o cápsula vegetal.
- Para fortalecimiento hepático y anti-inflamatorio:
  › Colocar 4 gotas de cada uno de los siguientes aceites en una cápsula: geranio, helicriso o hierba limonera, romero. Tomar diariamente.
  › Utilizar la mexcla desintoxicante

Para dolor localizado, utilizar mezcla calmante, gaulteria, o abedul de forma tópica.

Para dolor sistémico, combinar (en una cápsula), consumir cada cuatro horas o conforme sea necesario:
- 2-4 gotas de lavanda
- 2-4 gotas de helicriso
- 2-4 gotas de clavo de olor o tomillo
Adicionalmente, para un baño relajante, agregar los aceites mencionados a: 1-2 tazas de sales de Epsom (4 gotas de aceite por cada taza de sales de Epsom). Mezclar aceites en sal antes de colocar en la bañera, utilizar agua tan caliente como se pueda tolerar. Disolver la mezcla de sal en el agua y permanecer en la bañera por veinte minutos. Otros aceites para considerar: canela, clavo de olor, cilantro, incienso, geranio, jengibre, lavanda, hierba limonera, mirra, manzanilla romana, gaulteria. Cambiar la elección/combinación de aceites según se desee o sea necesario.

ESCLERODERMIA
Limpieza Inicial
- El Programa de Suplementación Crítca es imperativo.
- Realizar una limpieza de cándida. Ver sección *Cándida* para más detalles. Repetir la limpieza dos veces; esperar 10 días entre la primera y la segunda; repetir cada dos meses conforme sea necesario. Asegúrate de utilizar una mayor cantidad de probióticos defensivos por cinco días al término de cada limpieza.

- Colocar 2-3 gotas de incienso debajo de la lengua cuatro veces al día por dos semanas. • Mezcla afirmante de Dolor - utilizar al menos dos veces al día:
  › 3 gotas de cada uno: lavanda, mezcla calmante, y abedul o gaulteria
  › 4 gotas de cada uno: mirra y sándalo
  › Aplicar de forma tópica en las plantas de los pies, a lo largo de la columna, y en la parte exterior de las orejas, alternando las mezclas.

Fortalecimiento Constante
Programa de suplementación contínua.
Diariamente - aplicar mezcla calmante en las áreas afectadas por la mañana, al mediodía, y a la noche, y en cualquier momento en el que se presente dolor intenso.
- Mañana:
  › En forma tópica aplicar menta en las plantas de los pies.
  › Tomar 3-4 gotas de menta, mezcla digestiva, incienso, albahaca en una cápsula.
- Durante el día:
  › Agregar 1-3 gotas de limón a cada vaso de agua. Tomar mucha agua. Solo envases de vidrio.
- Por la tarde:
  › Tomar 3-4 gotas de cada uno: menta, hierba limonera, mejorana en una cápsula.
- Aplicar en forma tópica 2-3 gotas de incienso en las plantas de los pies. Colocar en capas 2-4 gotas de geranio, mezcla para masajess.

Malestares Específicos:
- Problemas respiratorios - masajear 2-4 gotas de menta y/o mezcla respiratoria en pecho, sobre o dentro de los pasajes nasales.
- Problemas digestivos - masajear 3-4 gotas de mezcla digestiva en el abdomen.

Afecciones Relacionadas: Enfermedad de Addison (glándulas suprarrenales) [Endocrino], hepatitis autoinmune (hígado) [Digestivo e Intestinal], enfermedad celíaca (Tracto Gastrointestinal) [Digestivo e Intestinal], Enfermedad de Crohn [Digestivo e Intestinal], Diabetes tipo 1 [Azúcar en Sangre], Glomerulonefritis (riñones), [Urinario] Enfermedad Grave (tiroides) [Endocrino], Gota (articulaciones, dedo gordo del pie) [Esquelético], Hashimoto (tiroides) [Endocrino], Enfermedad de Huntington (células nerviosas en el cerebro) [Cerebro, Sistema Nervioso], Miopatías Inflamatorias [músculos], Lou Gehrig/ALS (células nerviosas en el cerebro, médula espinal) [Cerebro, Sistema nervioso], Lupus (cualquier parte del cuerpo, como piel, articulaciones y/u órganos), Esclerosis Múltiple (capa de mielina) [Sistema Nervioso], Anemia Perniciosa (insuficiencia para producir glóbulos rojos [Cardiovascular] y no absorción de vitamina B12 - hígado) [Digestivo e Intestinal], Artritis Reumatoide (articulaciones de las manos, pies) [Esquelético], Sarcoidosis/sarcoideos (principalmente pulmones, ganglios linfáticos) [Respiratorio, Inmunológico y Linfático; Digestivo e Intestinal (intestino permeable)], Síndrome de Schmidt (Esclerodermia tejido conectivo) [Músculo, Esquelético], Sjögren (glándulas salivales, del conducto lagrimal) [Salud Oral, Respiratorio], Vitiligo (células pigmentarias de la piel) [Tegumentario, Endocrino (tiroides), Salud de la Mujer, Estrés]

CANDIDA

VER TAMBIÉN SISTEMA INMUNE Y LINFÁTICO

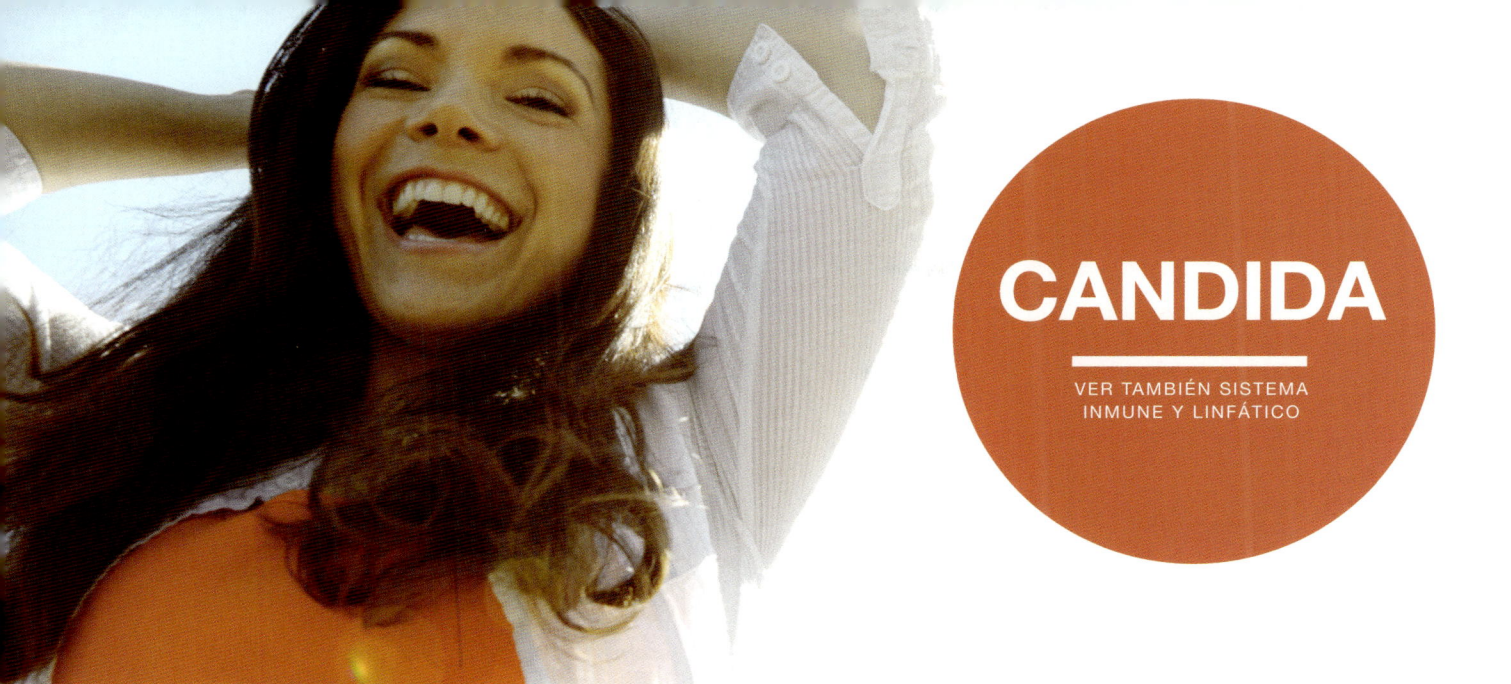

LA CANDIDA ALBICANS es un tipo de levadura que crece en las cálidas membranas interiores del cuerpo, tales como en los sistemas digestivo, respiratorio, gastrointestinal y tracto femenino y urogenital. La candidiasis, el crecimiento excesivo de la candida, puede causar efectos perjudiciales en todo el cuerpo y se produce cuando se altera el equilibrio entre los organismos de la candida y las bacterias útiles del tracto gastrointestinal. La Candida muta y crece rápidamente en dichas situaciones y puede causar condiciones frustrantes y/o peligrosas en el cuerpo, ya que florece fuera de control.

Las condiciones que pueden derivarse de la candidiasis incluyen dolores de cabeza, enfermedades autoinmunes, alergias, fatiga, trastornos digestivos (incluyendo SII), infecciones por hongos, infertilidad, afecciones/infecciones de la piel y las uñas (como hongos en las uñas o psoriasis), y fuertes antojos o adicción al azúcar.

Ciertos factores aumentan el riesgo de candidiasis. Cuando éstos son reconocidos aumenta la conciencia, y se hace más fácil remediar y evitar tales situaciones:

- La Candida y otros microorganismos prosperan cuando hay una falta de competencia de organismos sanos; la falta de bacterias beneficiosas predispone la candidiasis.
- Las dietas altas en azúcar, jarabe de maíz de alta fructosa, los alimentos procesados, la levadura o el alcohol pueden deprimir el sistema inmunológico y/o neutralizar el delicado equilibrio bacteriano del intestino, permitiendo que la cándida se multiplique.
- Una sola toma de antibióticos es suficiente para matar las bacterias buenas y malas, brindando la oportunidad para que los organismos nocivos de la candida invadan. El uso prolongado o repetido de antibióticos u otros medicamentos (es decir, píldoras anticonceptivas, fármacos esteroideos) aumenta el riesgo drásticamente.

El uso de suplementos probióticos es una de las maneras más eficaces de restituir la flora intestinal cuando se vea comprometida.

- las partículas de alimento mal digeridas, especialmente las proteínas, son irritantes conocidos que a menudo estimulan la producción de mucosidad como mecanismo de defensa o supervivencia del cuerpo; estas áreas afectadas pueden convertirse en un festín para microorganismos como la Candida albicans.

Una dieta rica en alimentos crudos, vivos, así como la suplementación con enzimas digestivas ayuda en la restauración de una digestión apropiada. El uso de estas enzimas, así como de aceites esenciales como una mezcla digestiva ayuda a limpiar tanto las partículas de alimento no deseadas como la acumulación de mucosidad.

- El estrés puede conducir a la cándida en una de dos formas: en primer lugar, el cuerpo puede responder a situaciones de estrés liberando cortisol, una hormona que provoca la misma respuesta que el exceso de azúcar. En segundo lugar, el estrés puede debilitar el sistema inmunológico y las glándulas suprarrenales, conduciendo al agotamiento o la falta de energía. Las personas en este estado de debilidad en general no comen bien, disminuyendo aún más la capacidad del cuerpo para responder a patógenos tales como la candida.

El uso del estímulo inmunológico de mezclas de aceite esencial tales como una mezcla protectora, así como el cuidado de la salud de la glándula suprarrenal con descanso apropiado, nutrición y aceites esenciales como el romero o albahaca ayuda a preservar el sistema de defensa del cuerpo.

- Uno de los subproductos tóxicos de la candida albicans es estrogénico, y su presencia "engaña" al cuerpo, influyendo en los delicados estados hormonales tanto en hombres como en mujeres. Este estado tóxico socava funciones importantes, tales como la fertilidad, afecta negativamente el peso e impacta en la inflamación de la próstata. Este tipo de actividad puede pasar desapercibida durante años y es causa de muchos otros problemas de salud.

El uso de aceites esenciales como la salvia esclarea y el tomillo combinados refuerza la capacidad del cuerpo para corregir el nivel exagerado de estrógeno y el nivel deficiente de progesterona. Los aceites esenciales de Toronja, orégano y tomillo han demostrado efectos positivos sobre los niveles saludables de progesterona.

Si bien es importante trabajar con profesionales médicos expertos, sobre todo cuando la candidiasis ha causado un extenso sistema malestar en el cuerpo, restaurar el bio terreno del cuerpo a un estado de equilibrio puede hacerse de manera muy eficaz con remedios naturales. Los aceites esenciales ayudan a eliminar toxinas y microorganismos nocivos del tracto gastrointestinal en forma suave y efectiva, direccionando una mejora a la respuesta a la insulina y reforzando la digestión. Los probióticos ayudan a restablecer el equilibrio y el fortalecimiento inmunológico.

PRINCIPALES SOLUCIONES

ACEITES INDIVIDUALES

Melaleuca - elimina la levadura Candida y evita la mutación (pág. 114)
Orégano - Elimina y previene la levadura y los hongos Candida (pág. 123)
Tomillo - Elimina y previene la levadura y los hongos Candida (pág. 134)

Por Propiedades Relacionadas

Por definiciones de las propiedades que figuran a continuación y más opciones de aceites, consulte el Glosario de Propiedades de Aceites (pág. 433) y Propiedades del Aceite (pág. 434).

Anti - cancerígenos - arborvitae, clavo, incienso, hierba limonera, mirra, tangerina, naranja silvestre; ver *Salud Celular.*
Antifúngico - arborvitae, cardamomo, canela, cedro, cilantro, canela, salvia esclarea, clavo, cilantro, jengibre, helicriso, hierba limonera, mejorana, melaleuca, melisa, mirra, orégano, pachulí, ravensara, romero, menta verde, tomillo.
Antimicrobiano - arborvitae, casia, cilantro, canela, eneldo, hinojo, hierba limonera, mirra, orégano, menta verde; ver *Sistema Inmunológico y Linfático.*
Antimutagénicos - jengibre, lavanda, hierba limonera; véase *Salud Celular.*
Antioxidante - albahaca, canela, clavo, canela, cilantro, hierba limonera, melaleuca, tomillo, enebro bayas.
Vermífugo - arborvitae, pimienta negra, hinojo, incienso, geranio, lavanda, limón, manzanilla romana - ver *Parásitos*

MEZCLAS

Mezclade complejo celular - restaura la salud de las células (pág. 144)
Mexcla desintoxicante - desintoxica y elimina los radicales libres (pág. 146)
Mezcla purificadora para la piel - limpia la piel (pág. 151)
Mezcla protectora - ayuda a eliminar la cándida/hongos (pág. 158)

SUPLEMENTOS

Probiótico defensivo, cápsulas de complejo de desintoxicación, complejo de aceites esenciales omega, **enzimas alimentarias (pág. 170)**, suplemento nutritivo de alimentos completos, **cápsulas limpiadoras Gastrointestinales (pág. 178)**

Afecciones Relacionadas: Pie de atleta, Candidiasis, Infección por Hongos de la Piel, Hongos, Levaduras

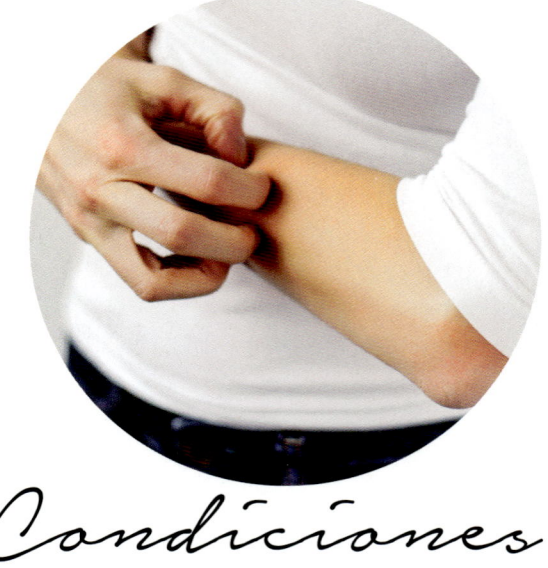

204 | SISTEMAS DEL ORGANISMO

Condiciones

Alergias estacionales graves - Ver *Alergias*
Antojos, azúcar/hidratos de carbono refinados - Ver *Peso*
Cambios de humor, depresión/ansiedad/irritabilidad - Ver *Estado de ánimo y Comportamiento*
Candidiasis - arborvitae, salvia, eneldo, hinojo, limón, bergamota, clavo de olor (diluído), lavanda, eneldo, melaleuca, orégano (diluído), naranja silvestre, mezcla metabólica, mezcla protectora (diluída)
Candidiasis vaginal - incienso (en forma tópica o interna), orégano (internamente o diluída en sólo en las plantas de los pies), melaleuca (en forma tópica - diluida, interna), mezcla para la mujer
Concentración, deficiente - Ver *Enfoque y Concentración*
Confusión mental - Ver *Enfoque y concentración*
Debilidad crónica - incienso, romero, mezcla alentadora, mezcla protectora; ver *Energía y Vitalidad*
Pie de atleta - arborvitae, cardamomo, clavo, lavanda, hierba limonera, melaleuca, mirra, orégano, mezcla para masajes; ver enfermedad "antifúngica"
Enfoque, falta de - Ver *Enfoque y Concentración*
Fatiga - ver *Energía y Vitalidad*
Infección de Piel/Uñas - mirra, cedro, mezcla protectora,
Propiedad Autoimmune - Ver *Autoimmune*
Infección en los senos, crónica - arborvitae, cardamomo, melisa, mirra, orégano, romero; considerar una condición micótica crónica; Ver propiedad "Antifúngica"
Infección urinaria/hongos - albahaca, ciprés, eucalipto, enebro, limón, hierba limonera, melaleuca, tomillo, mezcla purificadora, mexcla desintoxicante, mezcla protectora, mezcla renovadora; considerar una condición micótica crónica; ver propiedad "antifúngica"
Inflamación/infección vaginal - canela (internamente o diluída, sólo en la planta de los pies), menta, mezcla protectora (internamente o diluída, sólo en las plantas de los pies), mezcla para la mujer
Memoria, deficiente - Ver *Enfoque y Concentración*
Picazón vaginal - bergamota, mezcla para la mujer
Piel, eczema/psoriasis - arborvitae, abedul, bergamota, cedro, geranio, helicriso, bayas de enebro, melisa, mirra, orégano, pachulí, hierbabuena, manzanilla romana, romero, menta, tomillo, gaulteria
Sistema inmunológico débil - canela, mezcla protectora; ver *Sistema Inmunológico y Linfático*
Vagina, secreciones leves - bergamota, mezcla para la mujer

CANDIDA

Remedios

TRATAMIENTO SIMPLE PARA CANDIDA
Combinar albahaca y melaleuca y masajear en las plantas de los pies.

PROTOCOLO MENSUAL PARA CANDIDA
- Paso 1: 1 cápsula limpiadora gastrointestinal tres veces al día con las comidas durante diez días.
- Paso 2: 1 cápsula de probióticos defensivos con cada comida diariamente durante al menos los siguientes diez días.
- Paso 3: Si se desea, continuar con los probióticos defensivos; descansar durante diez días.
- Paso 4: Repetir pasos uno y dos mensualmente, según sea necesario.
- Durante los 30 días consumir:
  › 1-3 cápsulas de enzimas alimentarias con las comidas y/o con el estómago vacío
  › 1-2 cápsulas de complejo de desintoxicación con las comidas matinales y vespertinas
  › 2 gotas de mexcla desintoxicante en cápsula dos veces al día con las comidas
  › 2 gotas de limón tres veces al día en una cápsula o en el agua para beber

LIMPIEZA TRIMESTRAL DE MANTENIMIENTO POR CANDIDA
- Paso Uno: Colocar 5 gotas de melaleuca, limón, y elegir entre hierba limonera, tomillo u orégano en una cápsula; tomar dos cápsulas al día durante dos semanas. Si se utiliza orégano, al cabo de dos semanas de uso tomar un descanso de dos semanas y reemplazar en la cápsula con tomillo o hierba limonera.
- Paso Dos: Al cabo de dos semanas de uso, reducir el consumo a una cápsula por día de la combinación anterior durante dos semanas.
- Paso Tres: Tomar 2-4 probióticos defensivos por día durante al menos una semana.
- Paso Cuatro: Repetir la limpieza cada tres meses o con mayor frecuencia si es necesario.

SUPOSITORIO DE CANDIDA
1 gota de melaleuca,
1 gota de orégano,
1 gota de tomillo.
Combinar el/los aceite/s esenciale/s con aceite de coco virgen y enrollarlo en la forma de una píldora grande. Refrigerar o congelar hasta que esté sólido; insertar en la vagina.

CANDIDA FACIAL Y DE LA PIEL
3 gotas de salvia esclarea
2 gotas de incienso
2 gotas de geranio
2 gotas de mirra
1 gota de pachulí
Combinar los aceites en una botella de vidrio de 30 ml; llenar el resto de la botella con aceite de coco fraccionado. Aplicar en las zonas afectadas para calmar y aliviar la piel irritada hasta que los síntomas desaparezcan

ALIVIO PARA LA PIEL CON CANDIDA
Crear una pasta con ½ taza de bicarbonato de sodio sin aluminio y unas cucharadas de aceite de coco fraccionado. A continuación añadir los siguientes aceites esenciales:
4 gotas de lavanda,
3 gotas de melaleuca,
3 gotas de romero.
Utilizar la pasta en la ducha como limpiador y exfoliante. Aplicar por todo el cuerpo; frotar suavemente durante unos pocos minutos. Repetir al menos dos veces a la semana para matar la cándida que vive en la piel.

ALIVIO PARA CANDIDA MEZCLA TÓPICA
9 gotas de cassia,
8 gotas de clavo,
6 gotas de canela,
4 gotas de orégano.
Mezclar los aceites en una botella con bolilla de 10 ml; completar con aceite portador. Utilizar tópicamente según sea necesario.

MEZCLA PARA EL ALIVIO INTERNO DE LA CANDIDA
2 gotas de canela,
2 gotas de clavo.
Colocar las gotas de aceite en una cápsula vacía; ingerir tres veces por día.

ECZEMA Y PSORIASIS
4 gotas de bergamota,
3 gotas de manzanilla romana,
3 gotas de geranio,
2 gotas de romero, 1-2 cucharaditas de aceite portador. Aplicar sobre la piel dos veces al día; masajear según la tolerancia. Utilizar adicionalmente enzimas alimentarias.

CANDIDIASIS VAGINAL/TRATAMIENTO DE LEVADURA VAGINAL
Aplicar unas gotas de incienso, mirra, y/o melaleuca a la punta del tampón. Insertar.

ERUPCIÓN DE CANDIDA
12 gotas de abeto blanco,
6 gotas de geranio,
6 gotas de pachulí,
6 gotas de tomillo,
5 gotas de incienso.
Mezclar los aceites; añadir aceite portador. Almacenar en una botella de vidrio de 10 ml y distribuir. Aplicar en las zonas donde se manifieste la erupción de cándida. Considerar la posibilidad de algún tipo de desintoxicación de candida.

SUPOSITORIO VAGINAL CONTRA CANDIDA
2 cucharadas de aceite portador (aceite de coco fraccionado o aceite de oliva extra virgen), 10 gotas de clavo O 9 gotas de hierba limonera para un tratamiento más intenso. O 15 gotas de incienso, mirra o melaleuca para un tratamiento más suave. Sumergir el tampón en la mezcla de aceite hasta la mitad del extremo de inserción. Escurrir el excedente. Insertar. Utilizar un protector de pantaletas. Es apropiado realizar hasta cuatro nuevas aplicaciones diarias. Aceites alternativos: cuatro días de uno, luego cuatro días del otro. Esto impide que los patógenos se adapten. Con los aceites más fuertes puede picar intensamente, sobre todo durante los tratamientos iniciales, durante aproximadamente 15 minutos. La cantidad de aceite esencial utilizado puede reducirse a fin de reducir la intensidad. Con el tiempo la reacción debería aplacarse. Utilizar un probiótico simultáneamente. Reemplazar la tapa. Almacenar para uso futuro. Repetir todas las noches.

BOMBA PARA CANDIDA
3 gotas de casia,
2 gotas de orégano.
Colocar los aceites vegetales en una cápsula; tomar con las comidas dos veces al día durante un máximo de diez días. Añadir 1 gota de melisa o 4 gotas de mezcla protectora según sea necesario para casos más crónicos, donde las condiciones hayan perdurado durante largos períodos de tiempo o resulten difíciles de resolver.

DUCHA PARA CANDIDA.
1 gota de lavanda,
1 gota de melaleuca,
1 cucharadita de vinagre,
1 taza de agua tibia.
Combinar en una botella flexible. Realizar duchas diariamente tres días a la semana.

Programa de Cándida

Programa diario para reforzar un sistema equilibrado y la capacidad óptima para experimentar un programa de desintoxicación exitoso

PASO UNO

Tomar diariamente:
- **Suplemento de nutrientes de Alimentos Completos** (nutrición esencial básica para las necesidades diarias del cuerpo)
- **Probiótico defensivo** - utilizar durante las primeras dos semanas (para poblar el intestino con bacterias beneficiosas)
- **Enzimas alimentarias** (digestión de los alimentos y eliminación de residuos)
- **Aceite esencial de complejo omega** (ácidos grasos vitales esenciales)
- **Aceite esencial de limón en agua potable** (para equilibrar y mantener un pH saludable; antioxidante y refuerzo de desintoxicación)
- **Opcional según sea necesario**: mezcla digestiva (utilizar si experimenta malestar digestivo sin solución)

PASO DOS

Añadir suplemento de desintoxicación - día 14:
(Para reforzar la función óptima y la desintoxicación de las vías de eliminación). La duración del uso de suplementos de desintoxicación puede variar de una persona a otra. Algunos individuos pueden beneficiarse de un uso breve, de dos semanas; otros requieren utilizarlo más tiempo, por ejemplo, 90 días, para obtener los resultados deseados a largo plazo.
- **Cápsulas de complejo de desintoxicación** (añadir al programa antes si los intestinos tienden a ser lentos y las enzimas alimentarias son insuficientes para resolverlo)
- **Cápsulas de mexcla desintoxicante**

PASO TRES

Escoger uno:
(suplemento antifúngico básico) - día 14 (por 7-10 días)
- Cápsulas de complejo celular de aceites esenciales
- Limpieza gastrointestinal

PASO CUATRO

Escoge un objetivo de soporte antifúngico adicional opcional - el día 21 o posterior.

Considera uno o dos aceites antifúngico adicionales para apuntar a área/s específica/s de cuidado. Este refuerzo puede añadirse en la semana tres o más tarde, según lo determine la tolerancia y los resultados deseados. Aunque los aceites específicos están destinados a zonas u órganos específicos del cuerpo, todos los aceites mencionados en esta sección son antifúngicos y ayudan al cuerpo a restaurar y equilibrar su terreno biológico. Es importante que cada individuo escoja cualquier aceite que sienta que le resulta mejor. La intuición es una gran ventaja en la toma de decisiones.

- **Glándulas suprarrenales** - romero, jengibre, geranio, mexcla desintoxicante
- **Cerebro** - cedro, salvia esclarea, incienso, romero, sándalo
- **Metales pesados** - cilantro, incienso, mezcla purificadora (sólo por vía tópica), mexcla desintoxicante
- **Intestinal** - mejorana, melaleuca, orégano, tomillo, mexcla desintoxicante, mezcla protectora
- **Hígado** - helicriso, limón, hierba limonera, geranio, mexcla desintoxicante
- **Boca** - bergamota, lavanda, melaleuca, orégano, mezcla metabólica, mezcla protectora
- **Membrana mucosa** (es decir, estómago, intestinos, zona uro-genital) - melaleuca, limón, hinojo
- **Páncreas** - casia, canela, cilantro, eneldo, mezcla metabólica
- **Reproductivo** - femenino/infertilidad - salvia esclarea, hinojo, geranio, orégano, rosa, tomillo, incienso, romero
- **Reproductivo** - masculino/infertilidad/próstata - salvia esclarea, ciprés, incienso, geranio, tomillo, jengibre
- **Respiratorio** - arborvitae, cardamomo, mirra, orégano, romero, melisa, eucalipto
- **Piel** (es decir, eczema, psoriasis) - arborvitae, abedul, bergamota, cedro, geranio, helicriso, bayas de enebro, lavanda, melisa, mirra, orégano, pachulí, menta, manzanilla romana, romero, hierbabuena, tomillo, gaulteria
- **Tiroides** - clavo, hierba limonera, mirra, romero, incienso, mezcla de complejo celular, mezcla protectora
- **Urinario** - ciprés, eucalipto, baya de enebro, limón, hierba limonera, albahaca, canela, mezcla de limpieza, mexcla desintoxicante
- **Vaginal** - canela, tomillo, melaleuca, albahaca, mejorana, menta
- **Peso, excesivo** - orégano, jengibre, toronja, mezcla metabólica

PASO CINCO

Probiótico.
Después de utilizar suplementos de desintoxicación durante el período de tiempo apropiado, un probiótico ayudará adicionalmente a poblar el intestino con bacterias saludables.

Opción EXTRA: Escoger aceites según el estado emocional. Otro método para seleccionar aceites es buscar los aceites que más se relacionan tanto con el estado físico y como el emocional que se están experimentando, y elegir en base a los mismos. Hay recursos disponibles para descubrir qué aceites están relacionados con cuales emociones. A continuación se presentan algunas sugerencias que se relacionan específicamente con la cándida.

Los aceites que refuerzan el empoderamiento, como el jengibre, son excelentes ante el desarrollo excesivo de candida. El cuerpo está siendo invadido y dominado por microorganismos y hongos, generando un estado emocional de impotencia, junto con otros estados tales como ira, culpa, actitud defensiva, sentirse fuera de control, resentimiento, desprotección.

Los siguientes aceites pueden hacer frente a las emociones relacionadas con la candida:

Amargura, resentimiento	tomillo, geranio
Culpa/mentalidad de víctima/defensiva	melaleuca
Despojado	mirra
Utilizado, traicionado	cilantro, rosa
Sentirse fuera de control/invadido	orégano
Parasitario/co-dependiente relaciones	clavo
Impotente/desprotegido	casia/canela, incienso

SISTEMAS DEL ORGANISMO

CARDIOVASCULAR

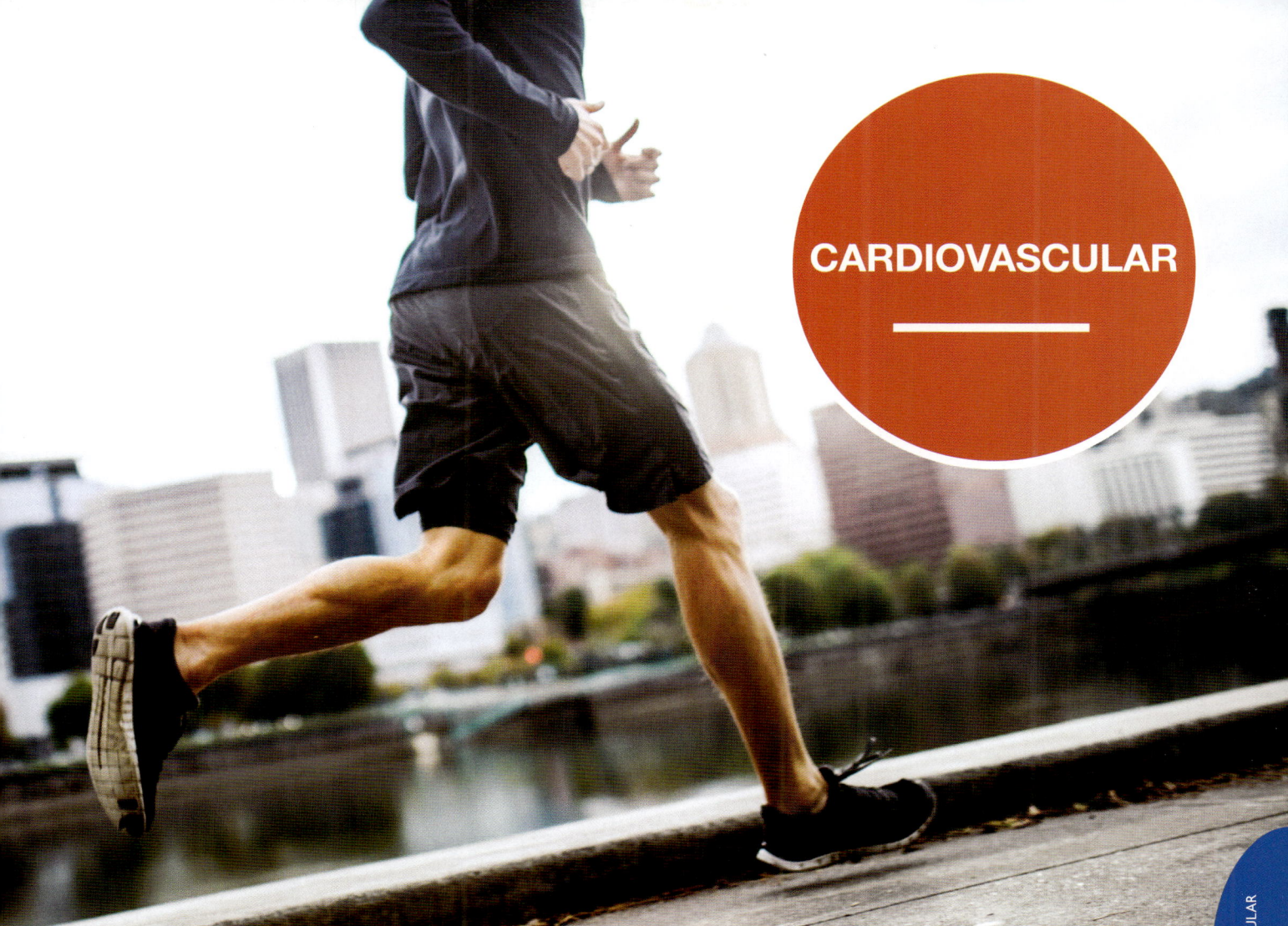

EL CORAZÓN y el sistema circulatorio componen el aparato cardiovascular. El corazón funciona como una bomba que impulsa la sangre a los órganos, tejidos y células del cuerpo. La sangre suministra oxígeno y nutrientes a todas las células y elimina el dióxido de carbono y los productos de desecho producidos por esas células. La sangre es transportada desde el corazón al resto del cuerpo a través de una compleja red de arterias, arteriolas y capilares. La sangre es devuelta al corazón a través de las vénulas y venas. Muchos de los vasos son más pequeños que un cabello y sólo permiten que circule una célula sanguínea a la vez. Si todos los vasos de esta red y se colocaran de punta a punta se extenderían por alrededor de 60.000 millas (más de 96.500 kilómetros), que es suficiente como para rodear el planeta más de dos veces.

En la circulación pulmonar los roles se invierten. La arteria pulmonar transporta la sangre con poco oxígeno a los pulmones y la vena pulmonar devuelve sangre rica en oxígeno al corazón.

El oxígeno y la sangre rica en nutrientes que dan vida y salud de todas las células y tejidos del cuerpo también transportan aceites esenciales. Cuando se aplican tópicamente, los aceites esenciales son absorbidos por la piel. Se desplazan a través del sistema circulatorio en treinta segundos, y luego pueden penetrar en las células y en los tejidos de todo el cuerpo para su refuerzo específico en un período de catorce a veinte minutos.

Las enfermedades cardiovasculares constituyen la primera causa de muerte en el mundo y pueden referirse a cualquier enfermedad que involucra el corazón o los vasos sanguíneos. La enfermedad cardiovascular más frecuente está relacionada con la arteriosclerosis/aterosclerosis, un proceso por el cual la placa hace que los vasos sanguíneos se endurezcan, se pongan rígidos, sufran una pérdida de elasticidad y se estrechen. Los vasos más estrechos hacen que la sangre fluya con más dificultad, y los coágulos de sangre pueden bloquear más fácilmente el flujo sanguíneo y causar enfermedades graves, incluso la muerte. La buena noticia es que el 90% de las enfermedades cardiovasculares se puede prevenir con buenas opciones de estilo de vida, incluyendo descanso adecuado, ejercicio y nutrición. Los factores de riesgo son extensos e incluyen el estrés, el uso excesivo de alcohol o cafeína, presión arterial alta, tabaquismo, diabetes, mala alimentación, obesidad y ciertos medicamentos.

Cualquier problema grave que involucre al sistema cardiovascular debe ser tratado de inmediato por un profesional médico cualificado. Cabe señalar que las soluciones naturales pueden reforzar la salud del corazón, tanto de manera preventiva como restaurativa. Se ha demostrado que el uso de ciertos aceites esenciales reduce la presión arterial y la frecuencia cardíaca. Ya que la enfermedad cardíaca, una de las principales causas de muerte es casi totalmente prevenible, las soluciones ofrecidas con aceites esenciales y el cambiar de una mentalidad reaccionaria a un modo de pensar preventivo es lo más prudente.

PRINCIPALES SOLUCIONES

ACEITES INDIVIDUALES

Ciprés - favorece la circulación y el flujo sanguíneo en todo el cuerpo (pág. 88).
Ylang Ylang - equilibra la frecuencia cardíaca y reduce la presión arterial alta (pág. 137).
Helicriso - repara los vasos sanguíneos; detiene el sangrado; resuelve la presión arterial baja (pág. 98).
Pimienta negra - calienta y tonifica los vasos sanguíneos; genera descongestión circulatoria/linfática (pág. 125).
Geranio - refuerza la integridad del corazón, la sangre y los vasos sanguíneos (pág. 95).

Por Propiedades Relacionadas

Para obtener definiciones de las propiedades que figuran a continuación y más opciones de aceites, consulte el Glosario de Propiedades de Aceites (pág. 433) y Propiedades del Aceite (pág. 434).

Anticoagulante - salvia esclarea, helicriso, lavanda
Antihemorrágico - geranio, helicriso, lavanda, limón, hierba limonera, melaleuca, mirra, orégano, pachuli, romero, sándalo, menta, tomillo
Antiinflamatorio - arborvitae, albahaca, bergamota, pimienta negra, canela, salvia esclarea, cilantro, ciprés, eneldo, eucalipto, incienso, geranio, helicriso, lavanda, hierba limonera, limón, melisa, pachulí, hierbabuena, nardo, gaulteria.
Antitóxico - bergamota, pimienta negra, canela, cilantro, hinojo, geranio, toronja, bayas de enebro, lavanda, limón, hierba limonera, pachulí, tomillo
Calentamiento - abedul, pimienta negra, casia, canela, salvia esclarea, clavo, eucalipto, jengibre, hierba limonera, mejorana, orégano, menta, tomillo, gaulteria
Calmante - albahaca, salvia esclarea, cilantro, incienso, jazmín, lavanda, orégano, pachulí, manzanilla romana, sándalo, vetiver
Cardiotónico - casia, ciprés, lavanda, jengibre, mejorana
Descongestionante - albahaca, pimienta, cardamomo, ciprés, eucalipto, jengibre, toronja, limón, hierba limonera, melaleuca, pachulí, abeto blanco
Desintoxicante - arborvitae, casia, cilantro, ciprés, geranio, bayas de enebro, limón, lima, pachulí.
Hipertensión - melisa, romero, tomillo
Hipotensión - salvia, eneldo, eucalipto, lavanda, limón, mejorana, abeto blanco, salvia esclarea, ylang ylang
Regenerativo - albahaca, cedro, clavo, incienso, geranio, helicriso, jazmín, lavanda, hierba limonera, melaleuca, mirra, pachulí, naranja silvestre
Relajante - albahaca, ciprés, geranio, lavanda, mejorana, manzanilla romana, ylang ylang
Tónico - albahaca, bergamota, ciprés, hinojo, incienso, geranio, lavanda, limón, hierba limonera, melisa, pachulí, rosa, sándalo, tomillo, vetiver, naranja silvestre
Vasoconstrictor - ciprés, helicriso, hierbabuena, abeto blanco, ylang ylang
Vasodilatador - hierba limonera, mejorana, romero, tomillo.

MEZCLAS

Mezcla purificadora - libera la congestión circulatorio/linfática (pág. 159).
Mezcla inspiradora - promueve un saludable flujo de sangre (pág. 150).
Mezcla para masajes - estimula la circulación y el flujo sanguíneo, especialmente en las extremidades (pág. 152).

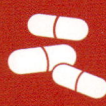

SUPLEMENTOS

Complejo de vitalidad celular (pág. 171), Complejo de energía y resistencia (pág. 175), Complejo celular de aceite esencial, complejo de fitoestrógenos, complejo polifenol, probiótico defensivo, suplemento nutritivo de alimento completo, suplemento nutritivo de alimento completo

---

CONSEJOS DE USO: Para obtener los mejores métodos de uso para refuerzo cardiovascular y circulatorio considerar:

- **Tópico:** Aplicar los aceites directamente en el pecho, en las plantas de los pies, en la espalda, y/o áreas específicas afectadas para lograr un efecto directo según sea necesario.
- **Aromático:** Vaporizar 5-10 gotas de los aceites escogidos, inhalar de la botella del producto o mezcla creada, aplicar unas gotas a la ropa, o cualquier otro método que sea compatible con la inhalación de los aceites, especialmente para reforzar la reducción del estrés.
- **Interna:** Colocar 1-5 gotas en el agua para beber, tomar las gotas en forma de cápsulas o colocar gotas debajo de la lengua para afectar actividades internas que impacten en la circulación y el corazón.

Afecciones Relacionadas: Anemia (deficiencia de hierro), Aneurisma, angina de pecho, arritmia, arteriosclerosis, aterosclerosis, problemas de equilibrio, sangrado, coágulos sanguíneos, capilares rotos, síndrome del corazón roto [Estado de ánimo y comportamiento], Hematoma [Integumento], miocardiopatía, enfermedad cardiovascular, colesterol, Resfrío [Endocrino (tiroides)], Manos/pies/Nariz fríos, enfermedad congénita del corazón, trombosis venosa profunda (coágulo de sangre en una vena), mareos, edema (retención de agua), Desmayos [primeros auxilios], Fibrilación (aurícula), Fibrilación (ventricular), gangrena [Sistema inmunológico y linfático], endurecimiento de las arterias, Hematoma, hemofilia, hemorragia, hemorroides, hipertensión (presión arterial alta), hipotensión (presión arterial baja), síndrome de QT largo, síndrome de Marfan (trastorno del tejido conectivo), prolapso mitral de válvula, palpitaciones, enfermedad pericárdica, flebitis (inflamación de venas), embolia pulmonar, enfermedad de Raynaud, estenosis de la arteria renal, célula falciforme, taquicardia, trombosis, venas varicosas [Integumento], vértigo

Condiciones

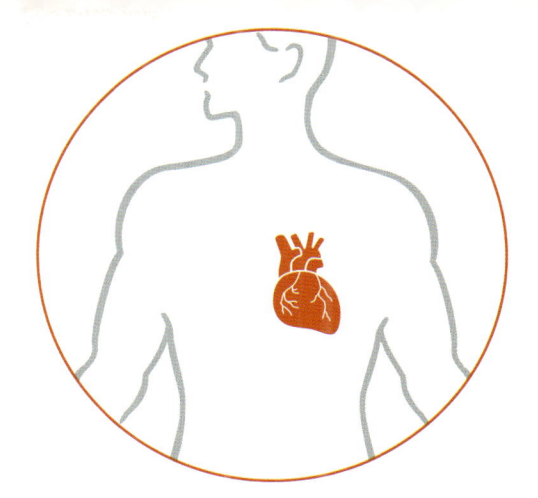

Anemia (deficiencia de hierro) - albahaca, canela, helicriso, limón, romero, mezcla compleja celular, mezcla protectora, suplemento nutritivo de alimento completo

Aneurisma - ciprés, incienso, helicriso, mejorana, mezcla compleja celular

Ataque al corazón, prevención - casia.

Células rojas de la sangre, mala producción - limón

Circulación, deficiente extremidades/frías - albahaca, pimienta negra, canela, cedro, canela, cilantro, ciprés, eucalipto, hinojo, geranio, jengibre, orégano, pachulí, menta, rosa, romero, sándalo, tangerina, tomillo, gaulteria, mezcla de complejo celular, mezcla purificadora, mezcla afirmante, mezcla alentadora, mezcla de inspiración, mezcla para masajes, mezcla protectora, mezcla afirmante, mezcla edificante, mezcla para la mujer, compleja de energía y resistencia

Coágulo de sangre - salvia esclarea, cilantro, hinojo, incienso, helicriso, mejorana, melaleuca, mirra, pachulí, hierbabuena, tomillo, gaulteria, mezcla compleja celular, mezcla purificadora, mezcla alentadora, mezcla para masajes, mezcla calmante
- Dolor - ylang ylang, mezcla para masajes, mezcla calmante
- Hinchazón considerable - salvia esclarea, mezcla purificadora, mezcla de complejo celular, mezcla protectora
- Enrojecimiento - melaleuca, melisa, ylang ylang, mexcla desintoxicante, mezcla protectora
- Calor - hinojo, melisa, ylang ylang, mexcla desintoxicante, mezcla para masajes, mezcla para la tensión, mezcla para la mujer

Colesterol/triglicéridos, elevado o desequilibrado - albahaca, cilantro, ciprés, eneldo, helicriso, lavanda, hierba limonera, mejorana, romero, tomillo, naranja silvestre, mezcla digestiva, mezcla de metabolismo, mezcla protectora, mezcla afirmante, mezcla edificante

Confusión o dificultad para caminar - cedro, incienso, jazmín, mirra, hierbabuena, naranja silvestre, mezcla purificadora, mezcla para concentración; ver *Cerebro*

Corazón - canela, geranio, incienso, limón, pachulí, sándalo, ylang ylang, mezcla para masajes, mezcla purificadora, mexcla desintoxicante

Corazón, débil - canela, cilantro, jengibre, romero, mezcla para masajes

Corazón, roto - geranio, limón, rosa, ylang ylang, mezcla de la alegría.

Debilidad en los brazos/músculos; disminución de la capacidad de ejercitarse - cilantro, jengibre, helicriso, hierba limonera, romero

Desmayos/desvanecimiento - albahaca, bergamota, canela, ciprés, incienso, lavanda, pachulí, hierbabuena, sándalo, gaulteria, mezcla purificadora

Dolor/presión en el pecho (angina de pecho) - albahaca, canela, abeto de Douglas, jengibre, romero, tomillo, naranja silvestre (para falsa angina de pecho), mezcla compleja celular, mezcla purificadora, mezcla protectora

Edema (retención de líquidos, hinchazón de manos/tobillos/pies) - albahaca, ciprés, jengibre, limón, hierba limonera, romero, mezcla repelente, mezcla para la tensión; ver *Sistema Urinario, Desintoxicación*

Embolia - Ver *Cerebro*

Endurecimiento de las arterias (arteriosclerosis) - arborvitae, albahaca, cardamomo, canela, ciprés, enebro, lavanda, mejorana, romero, sándalo, naranja silvestre, mezcla protectora, mezcla renovadora

Enrojecimiento de la punta de la lengua - arborvitae, ylang ylang, mezcla purificadora, mezcla para la mujer

Enrojecimiento de la punta de la nariz - pachulí, ylang ylang, mezcla repelente.

Entumecimiento/hormigueo/parálisis en brazos, cara, piernas - arborvitae, albahaca, cardamomo, ciprés, incienso, geranio, jengibre, pachulí, mezcla compleja celular, mezcla purificadora, mexcla desintoxicante, mezcla para masajes

Estenosis (estrechamiento de los vasos) - arborvitae, orégano, pachulí, mezcla compleja celular, mezcla purificadora

Fibrilación/fibrilación auricular - arborvitae, pimienta negra, abeto de Douglas, jengibre, limón, mejorana, ylang ylang, mezcla compleja celular, mezcla purificadora, mezcla para masajes, mezcla respiratoria

Flebitis - albahaca, ciprés, helicriso, lavanda, limón, hierba limonera, mejorana, mexcla desintoxicante

Flujo de sangre, bloqueado - ciprés, hinojo, lavanda (arterias), limón (arterias), ylang ylang, mezcla purificadora, mezcla compleja celular, mexcla desintoxicante, mezcla alentadora, mezcla para masajes, complejo de energía y resistencia

Frío, necesidad general o sistémica calentamiento - abedul, la casia, canela, eucalipto, jengibre, hierba limonera, gaulteria, mezclareconfortante, mezcla para masajes, mezcla renovadora

Gangrena - arborvitae, ciprés, lavanda, melaleuca, melisa, mirra, pachulí, mezcla celular compleja, mexcla desintoxicante, mezcla metabólica, mezcla protectora

Hematoma - albahaca, ciprés, incienso, helicriso, mejorana, mirra, hierba limonera, mezcla antiedad, mezcla para masajes, mezcla renovadora

Hematomas - arborvitae, ciprés, hinojo, geranio, helicriso, orégano, manzanilla romana, ylang ylang, mezcla compleja celular, mezcla purificadora, mexcla desintoxicante

Hemorroides - ciprés, incienso, geranio, helicriso, bayas de enebro, mirra, pachulí, manzanilla romana, romero, mexcla desintoxicante, mezcla digestiva, mezcla renovadora

Infección del corazón - orégano; ver *Sistema Inmunológico y Linfático*.

Inflamación de las venas (flebitis) - ciprés, incienso, mejorana, mirra, mezcla compleja celular, mexcla desintoxicante, mezcla para la tensión

Integridad de los vasos sanguíneos, falta de - pimienta negra, helicriso, hierba limonera, mejorana, mexcla desintoxicante.

Latidos cardíacos irregulares (arritmia) - albahaca, lavanda, limón, melisa, romero, ylang ylang, mezcla compleja celular, mezcla protectora, mezcla afirmante

Latidos del corazón, lentos (bradicardia) - abeto de Douglas, pachulí, mexcla desintoxicante, mezcla alentadora, mezcla para masajes

Latidos del corazón, rápidos/acelerados (taquicardia) - arborvitae, cardamomo, cedro, lavanda, melisa, orégano, romero, naranja silvestre, ylang ylang, mezcla calmante, mexcla desintoxicante

Lengua, inflamada/roja/dolor - Ver *Corazón*

Mareo - Abetodouglas, toronja, melaleuca, orégano, pachulí, mexcla desintoxicante, mezcla protectora

Mareos/pérdida del equilibrio/inestabilidad - pimienta negra, mejorana, romero, tangerina, ylang ylang, mezcla celular, mexcla desintoxicante, mezcla de la respiración, mezcla para la tensión, mezcla para la mujer

CARDIOVASCULAR

Músculo cardíaco, engrosamiento (cardiomiopatía) - albahaca, mejorana, romero, ylang ylang, mezcla purificadora
Músculo cardíaco, falta de tono - casia, helicriso, rosa, mezcla renovadora
Palpitaciones - cardamomo, cedro, incienso, lavanda, orégano, rosa, romero, tomillo, ylang ylang, mexcla desintoxicante, mezcla para masajes, mezcla protectora
Piel, cambios de color en la piel de la cara, manos, pies (cianosis azulada, gris, pálida/blanca) - ciprés, abeto de Douglas, limón, pachulí, ylang ylang, mezcla purificadora
Piel, fría/sudores húmedos/fríos - pachulí, ylang ylang, mezcla para masajes
Placa, obstrucción de las arterias (ateroesclerosis) - albahaca, clavo, jengibre, lavanda, limón, hierba limonera, mejorana, pachuli, romero, tomillo, gaulteria, mezcla compleja celular, mezcla purificadora, mexcla desintoxicante, mezcla alentadora, mezcla para masajes, mezcla protectora
Presión arterial alta (hipertensión) - abedul, ciprés, eneldo, eucalipto, lavanda, limón, lima, mejorana, melisa, pachulí, manzanilla romana, hierbabuena, tomillo, gaulteria, ylang ylang, mezcla vigorizante, mezcla de la respiración, mezcla edificante
Presión sanguínea, baja (hipotensión) - helicriso, limón, romero, tomillo, mezcla purificadora, mexcla desintoxicante
Problemas respiratorios - Ver *Sistema Respiratorio*
Prolapso de la válvula mitral - mejorana, helicriso, mirra
Resfrío, necesidad de calentamiento localizado - abedul, pimienta negra, canela, eucalipto, mezcla para masajes
Sangrado/hemorragia - arborvitae, ciprés, incienso, geranio, helicriso, lavanda, naranja silvestre, milenrama, mezcla compleja celular, mezcla purificadora, mexcla desintoxicante
Sangre, sucia/tóxica - toronja, limón, manzanilla romana, geranio, helicriso, abeto blanco, mexcla desintoxicante
Síndrome de las piernas inquietas - arborvitae, albahaca, cardamomo, ciprés, gaulteria, mezcla para masajes, mezcla calmante, mezcla para la tensión
Sistema circulatorio tónico - albahaca, ciprés, hinojo, limón, melaleuca, romero, naranja silvestre, antiedad de mezcla, mezcla para masajes, mezcla renovadora, mezcla tranquilizante, mezcla para la tensión
Soplo en el corazón - abetodouglas, pachulí, hierbabuena, tomillo, abeto blanco, mezcla purificadora, mezcla para masajes, mezcla para la mujer
Trombosis, venas profundas:
- **estrechamiento (estenosis)** - pachulí, mexcla desintoxicante
- **filtración (regurgitación o insuficiencia)** - toronja, ylang ylang, mezcla purificadora, mezcla protectora
- **cierre defectuoso (prolapso)** - melissa, mexcla desintoxicante

Úlceras, pierna/varicosa - incienso, geranio, helicriso, lavanda, mejorana, mezcla compleja celular, mexcla desintoxicante, mezcla para masajes, mezcla metabólica
Vasos sanguíneos, bloqueados/obstruidos - canela, lavanda, hierba limonera, mejorana, mezcla purificadora, mezcla alentadora, mezcla protectora
Vasos/capilares sanguíneos, rotos - ciprés, incienso, geranio, helicriso, limón, lima, mezcla purificadora, mexcla desintoxicante
Venas varicosas - bergamota, cardamomo, cilantro, ciprés, geranio, helicriso, limón, hierba limonera, mejorana, melaleuca, pachulí, hierbabuena, romero, mexcla desintoxicante, mezcla afirmante
Vértigo/sensación de que el cuarto da vueltas/sensación de caída/pérdida de equilibrio (desequilibrio) - melisa, hierbabuena, romero, mezcla celular, mezcla estabilizadora, mezcla vigorizante, mezcla afirmante
Visión, borrosa - arborvitae, abeto de Douglas, bayas de enebro, hierba limonera, hierbabuena, mezcla compleja celular, mezcla purificadora, mexcla desintoxicante
Visión, movimientos anormales o sacudidas oculares (nistagmo) - mezcla de complejo celular
Visión, dificultad para ver con uno o ambos ojos - arborvitae, ciprés, abeto de Douglas, hierba limonera, mezcla compleja celular
Visión, ver manchas (considerar presión arterial baja) - arborvitae, romero, tomillo; ver *Sistema Nervioso*
Zumbido en los oídos (ver tinnitus) - arborvitae, ciprés, mexcla desintoxicante, mezcla repelente

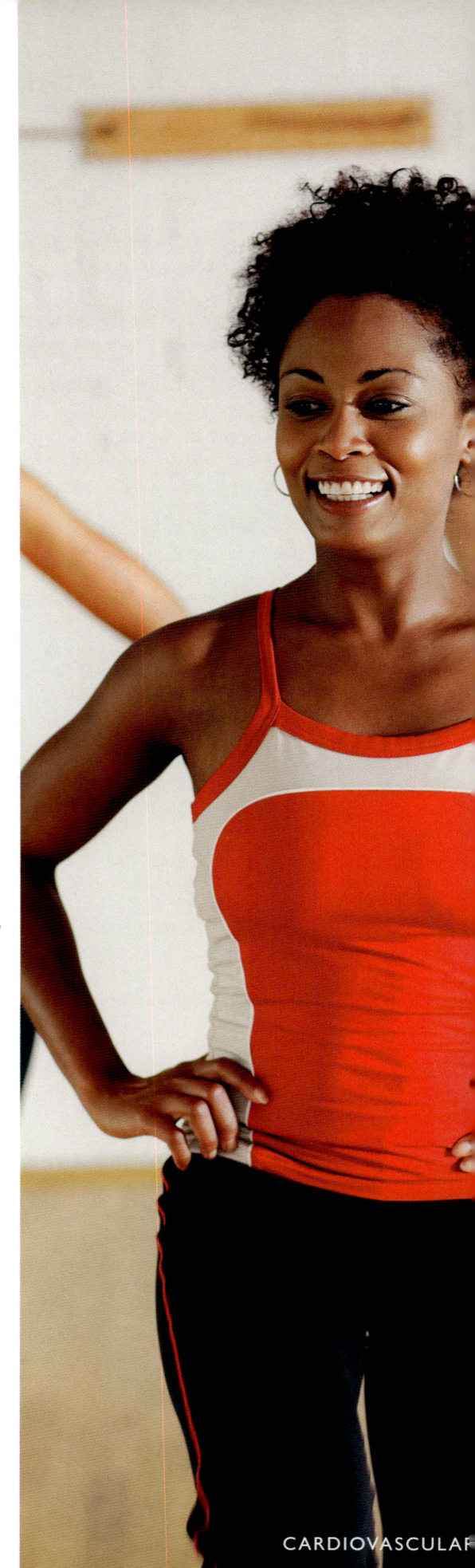

SISTEMAS DEL ORGANISMO

CARDIOVASCULAR

Remedios

COMBATIR EL COLESTEROL: Combinar e ingerir incienso y hierba limonera en una cápsula dos veces al día.

IMPULSAR LA CIRCULACIÓN: Aplicar los aceites esenciales elegidos; cubrir con una toalla caliente y húmeda para ayudar a desplazar los aceites en el área y aumentar la circulación.

PROMOVER LA CIRCULACIÓN Y LA OXIGENACIÓN. Utilizar la Mezcla para masajes dos veces al día en las piernas y los pies.

CALMANTE PARA VENAS VARICOSAS: Usar una compresa caliente con 3 gotas de ciprés en las áreas afectadas al menos una vez por día.

REPARACIÓN DE VENAS VARICOSAS: Aplicar ciprés y helicrisoen las venas para estimular que los tejidos de soporte "aparezcan".

SOLUCIÓN PARA ANEMIA.
6 gotas de lavanda,
4 gotas de limón.
Combinar con 1 cucharadita de aceite portador y aplicar a las plantas de los pies y el estómago.

ASISTENCIA Y PREVENCIÓN DE ANEURISMA
. 5 gotas de incienso
. 1 gota de helicriso
. 1 gota de menta.
Combinar y aplicar en las sienes, el corazón y los pies. Diluir según sea necesario.

ASISTENCIA PARA COÁGULOS DE SANGRE
4 gotas de toronja,
3 gotas de clavo,
3 gotas de limón,
2 gotas de helicriso.
Combinar e ingerir en forma de cápsulas o aplicar PURO en las plantas de los pies para reforzar el flujo de sangre. Diluir si se desea.

ALIVIO DE HEMORROIDES
10 gotas de ciprés,
10 gotas de helicriso,
10 gotas de lavanda,
5 gotas de albahaca,
5 gotas de geranio,
2 gotas de hierbabuena.
Colocar los aceites en una botella de 2 onzas con orificio reductor, mezclar; completar con aceite de coco fraccionado. Aplicar 10 gotas de la mezcla en las áreas afectadas al menos dos veces por día y/o luego de un movimiento intestinal. Además, conservar una botella de hamamelis con 5 gotas de lavanda en la zona de los sanitarios; rociar sobre la zona afectada y utilizar con la última limpieza, cuando utilice el baño. También puede utilizarse un rociador, y rociar sobre la zona afectada, según sea necesario.

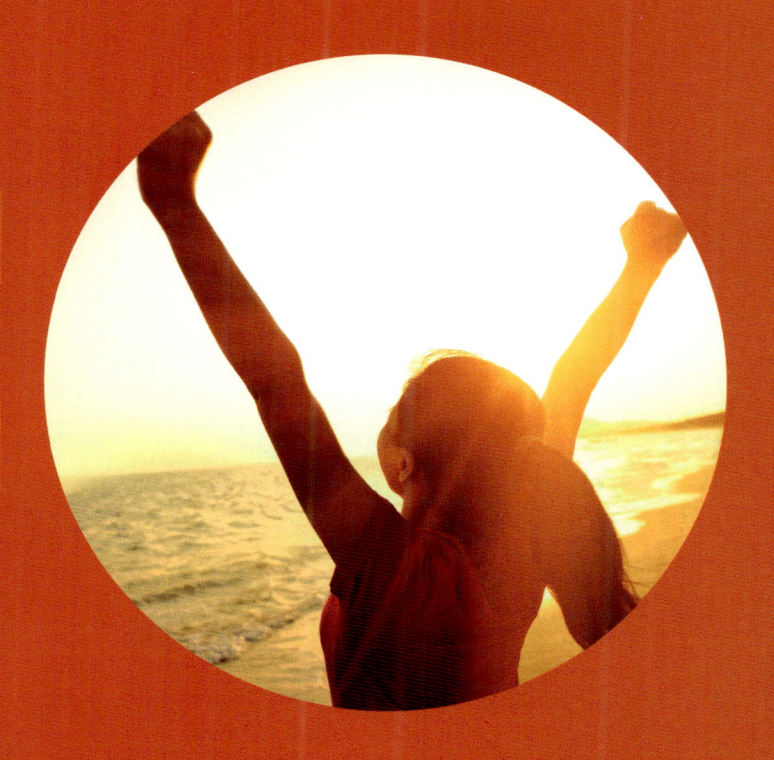

ACUMULACIÓN DE COLESTEROL
2 gotas de hierba limonera,
2 gotas de mejorana.
Colocar en una cápsula; tomar dos veces al día.

MITIGADOR DE PRESIÓN ARTERIAL ALTA
12 gotas de helicriso,
12 gotas de Ylang Ylang,
8 gotas de casia,
8 gotas de incienso,
8 gotas de mejorana.
Combinar en una botella con bolilla de 10 ml; completar con aceite de coco fraccionado. Aplicar la mezcla en las plantas de los pies, las muñecas, a lo largo del esternón, masajear sobre las arterias del corazón, carótida, y/o en la nuca, según sea necesario, al menos, dos veces al día.

REMEDIO PARA LA ENFERMEDAD DE RAYNAUD
11 gotas de ciprés,
5 gotas de lavanda,
2 cucharadas de aceite portador.
Combinar en una botella de vidrio con tapa con gotero. Colocar 6-8 gotas de la mezcla en el baño. Bañarse dos veces al día (mañana y noche). Es mejor que el agua esté caliente, pero confortable. Mientras se realiza el baño, masajear los dedos de las manos y de los pies. Después del baño, aplicar la mezcla sobre todo el cuerpo a excepción de la cara. Si es posible, que te den un masaje con la mezcla en la espalda.

CARDIOVASCULAR

CEREBRO

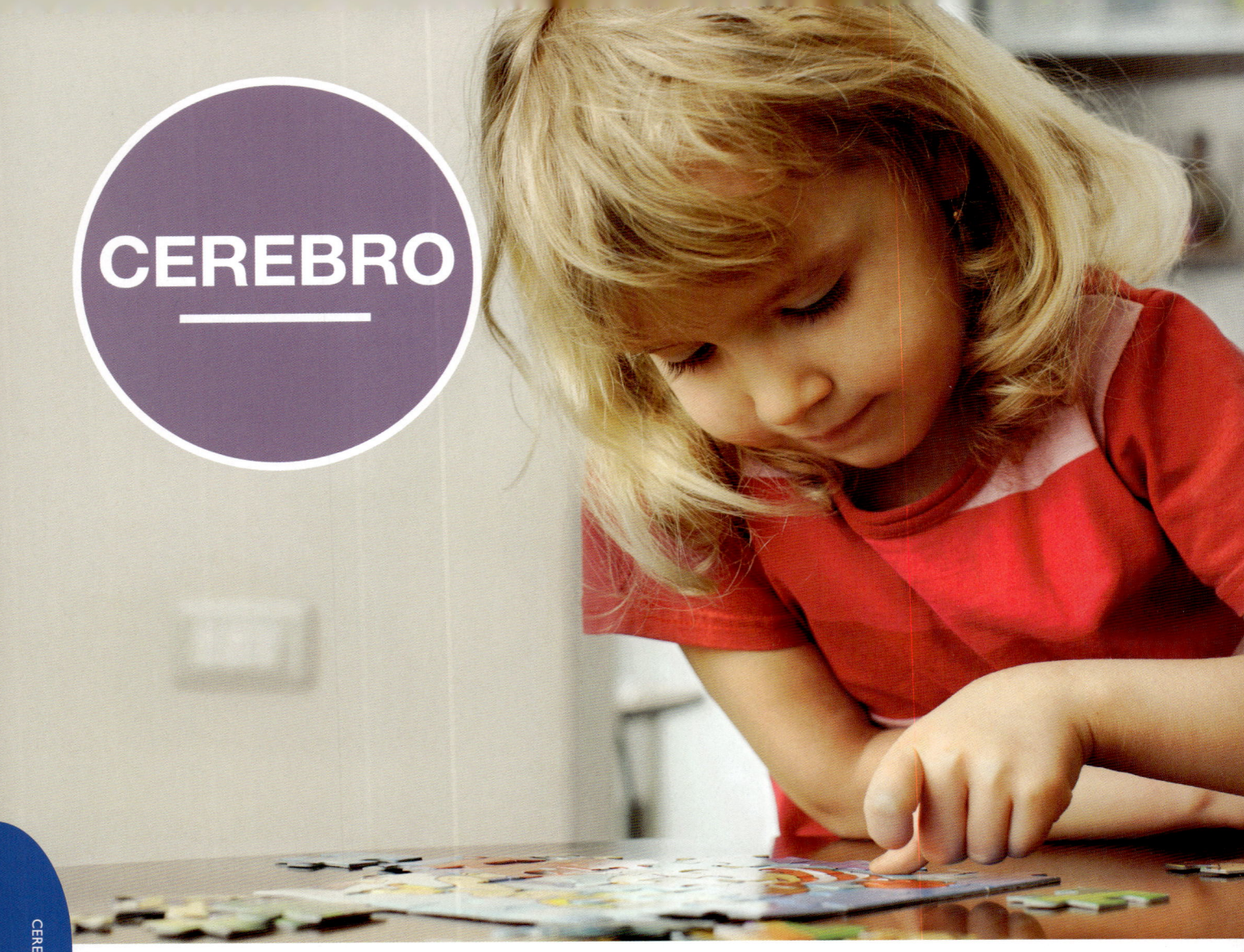

EL CEREBRO, un órgano del tamaño de una pequeña cabeza de coliflor, reside en el cráneo y es el centro de control del cuerpo. El cerebro es el órgano más vital para el funcionamiento cotidiano y, junto con la médula espinal y los nervios periféricos, constituye el sistema nervioso central, que dirige, coordina y regula los procesos voluntarios (conscientes) e involuntarios (inconscientes). Los nervios sensoriales de todo el cuerpo reúnen constantemente información del entorno y la envían al cerebro a través de la médula espinal. El cerebro interpreta rápidamente los datos y responde enviando mensajes con las neuronas motoras al resto del cuerpo.

Los científicos han descubierto que ciertas partes del cerebro desempeñan ciertas funciones. El lóbulo frontal, donde se encuentra el sistema límbico, ayuda a regular las emociones y los traumas, asiste en el razonamiento, la planificación y la resolución de problemas, y está involucrado con algunas habilidades del lenguaje. El lóbulo parietal asiste en el reconocimiento y la interpretación de datos, la orientación y el movimiento. El lóbulo occipital está conectado al procesamiento visual, y el lóbulo temporal refuerza la percepción, el procesamiento auditivo, la memoria y el habla.

Debido a su importante rol en la gestión y dirección de todos los órganos, sistemas y procesos del cuerpo, el cerebro tiene varias capas de protección, que incluyen el cráneo, las meninges (membranas delgadas), y el líquido cefalorraquídeo. El cerebro también tiene lo que ha dado en llamarse la "barrera hematoencefálica", que mantiene a las células del sistema nervioso separadas de las células del sistema vascular (el resto del cuerpo).

Los aceites esenciales benefician poderosamente la función y los procesos del cerebro. Cuando se utilizan aromáticamente, al vaporizar aceites en el aire o inhalarlos directamente de la botella o de las palmas de las manos, los aceites esenciales acceden directamente al cerebro a través del bulbo olfatorio y pueden iniciar respuestas físicas y emocionales casi inmediatas en el cerebro.

Debido a sus componentes químicos únicos y al hecho de que son a base de carbono, los aceites esenciales pueden penetrar la barrera hematoencefálica protectora y proporcionar ayuda para problemas tales como dolores de cabeza, migrañas, vértigo, emociones y estado de ánimo. Ciertos aceites esenciales que contienen componentes químicos específicos como los sesquiterpenos, tales como incienso y sándalo, tienen una afinidad particular para brindar apoyo al cerebro. Los aceites esenciales con propiedades antioxidantes y anti-inflamatorias también son especialmente importantes para mantener un cerebro sano.

PRINCIPALES SOLUCIONES

ACEITES INDIVIDUALES

Sándalo - estimula una función óptima del cerebro, repara; cruza la barrera hematoencefálica (pág. 130)
Incienso - cruza la barrera hematoencefálica; favorece el no envejecimiento cerebral (pág. 102)
Cedro - calma, estimula y protege el cerebro (pág. 86)
Romero - mejora el rendimiento cognitivo, y del cerebro; alivia la fatiga mental (pág. 127)
Clavo y tomillo - proporcionan antioxidantes cerebrales protectores (págs. 89 y 134)

Por Propiedades Relacionadas

Para obtener definiciones de las propiedades que figuran a continuación y más opciones de aceites, consulte el Glosario de Propiedades de Aceites (pág. 433) y Propiedades del Aceite (pág. 434).

Anticonvulsivo - salvia, hinojo, geranio, lavanda.
Antiinflamatorio - albahaca, bergamota, abedul, pimienta negra, cardamomo, cedro, canela, clavo, cilantro, eneldo, eucalipto, hinojo, incienso, geranio, helicriso, jazmín, lavanda, hierba limonera, lima, melaleuca, melisa, mirra, orégano, pachulí, menta, manzanilla romana, romero, sándalo, menta verde, naranja silvestre, gaulteria.
Antioxidante - árbol de la vida, albahaca, pimienta negra, canela, cilantro, canela, clavo, cilantro, eucalipto, incienso, jengibre, toronja, helicriso, bayas de enebro, limón, hierba limonera, lima, melaleuca, orégano, romero, tomillo, vetiver, naranja silvestre.
Antiparasitario - bergamota, canela, clavo, hinojo, incienso, baya de enebro, lavanda, melaleuca, orégano, manzanilla romana, romero, tomillo.
Estimulante - árbol de la vida, albahaca, bergamota, abedul, pimienta negra, cardamomo, cedro, canela, clavo, cilantro, ciprés, eneldo, eucalipto, hinojo, jengibre, toronja, bayas de enebro, limón, melaleuca, pachuli, romero, menta, tomillo, vetiver, abeto blanco, gaulteria, ylang ylang
Nervine - albahaca, salvia esclarea, clavo de olor, flor de papel, baya de enebro, lavanda, hierba limonera, melisa, pachulí, hierbabuena, romero, tomillo.
Neuroprotector - incienso, lavanda, manzanilla romana, tomillo, vetiver
Neurotónico - árbol de la vida, albahaca, bergamota, pimienta negra, salvia esclarea, ciprés, jengibre, melaleuca.
Regenerativo - incienso, geranio, helicriso, melaleuca, pachulí, rosa, sándalo, naranja silvestre.

MEZCLAS

Mezcla celular compleja - proporciona antioxidantes y protección al cerebro (pág. 144)
Mexcla desintoxicante - refuerza el alivio de fatiga mental y toxinas (pág. 146)
Mezcla para concentración - fortalece el flujo de oxígeno y sangre en el cerebro y la barrera hematoencefálica (pág. 145)

SUPLEMENTOS

Complejo de vitalidad celular (pág. 171), Complejo celular de aceites esenciales, **aceite esencial de complejo de omega(pág. 168)** Cápsulas de complejo de desintoxicación, **suplemento líquido de omega 3 (pág. 179)**, Complejo de nutrientes de alimentos integrales

CONSEJOS DE USO: Algunas de las mejores maneras de aplicar aceites para la salud del cerebro son donde existe un acceso más directo al cerebro:

- **Por vía tópica:** Aplicar en la frente, en la parte posterior del cráneo (especialmente en los triángulos occipitales), debajo de la nariz, en el paladar (colocar aceite en la yema del pulgar, ubicarlo en el paladar, "chupar") Utilizar los puntos reflejos de los pies para el cerebro, concretamente la parte inferior del dedo gordo del pie.
- **Aromáticamente:** Vaporizar los aceites seleccionados para estimular el cerebro, permitiendo que ingresen a través de la nariz al sistema olfativo.

Afecciones Relacionadas: Distracción, Estado de Alerta, Enfermedad de Alzheimer, Amnesia, Ataxia, Autismo [Enfoque y Concentración], Trastorno Bipolar [Estado de Ánimo y Comportamiento], Trastorno Dismórfico Corporal, Confusión Mental, Lesión Cerebral, Desequilibrio Químico [Endocrino], Coma, Conmoción Cerebral, Enfermedad de Creutzfeldt-Jakob [Sistema inmunológico y Linfático], Demencia, Síndrome de Down, Epilepsia, Enfermedad de Huntington [Sistema Nervioso], Hidrocefalia, Problemas de Aprendizaje, Enfermedad de Lou Gehrig, Enfermedad de Meniere, Fatiga Mental, Narcolepsia, Trastorno Obsesivo-Compulsivo, Mal de Parkinson, Esquizofrenia, Convulsiones, Trastorno de Ansiedad Social [Estado de Ánimo y Comportamiento], Accidente Cerebrovascular, Mielitis Transversa.

Remedios

PROTOCOLO DE ALZHEIMER

Interno:
- Tomar 4 o 5 gotas de incienso, tomillo, pachulí en una cápsula en forma diaria.
- Tomar 4 o 5 gotas de clavo, melisa, vetiver en una cápsula en forma semanal.
- Comer 1 cucharadita de aceite de coco virgen al día. Funciona con hasta 3 cucharadas al día. Estupendo sobre una tostada.
- Tomar el complejo de energía y resistencia y el complejo de vitalidad celular todos los días.
- Refuerzo para azúcar en sangre: Una gota de mezcla metabólica debajo de la lengua de tres a cinco veces por día.

Tópico:
Frotar incienso en la base del cráneo y en el cuello dos veces al día. Apoyo para el cerebro: Frotar mezcla antiedad en la columna vertebral y en el área del triángulo suboccipital de la base del cráneo al menos dos veces al día, alternar de vez en cuando con mezcla para concentración y pachulí. También vaporizar estos aceites.

ELIMINACIÓN DE CONFUSIÓN MENTAL: (Bueno para el fortalecimiento general del cerebro): Colocar 1 gota de cedro, incienso, pachulí, sándalo y vetiver en la nuca con unas gotas de aceite portador para mejorar la circulación hacia el cerebro. Colocar 1 gota de cedro, incienso, pachulí, sándalo y vetiver en la nuca con unas gotas de aceite portador para mejorar la circulación hacia el cerebro. Nota: Un aceite portador puede aplicarse antes, mezclarse, o después de aplicar aceites esenciales. Si el aceite portador se aplica antes o mezclado con el aceite esencial se ralentiza la absorción. Si se aplica el aceite portador después se acelera la absorción.

MEJORAS COGNITIVAS: Colocar 1 o 2 gotas de melisa, incienso y pachulí en el área del triángulo suboccipital sobre la base del cráneo, las plantas de los pies y debajo de la lengua dos veces al día para reforzar la mejora de problemas cognitivos y ayudar a disipar la agitación y la depresión.

PROTOCOLO DE APOYO DE AUTISMO

- **Desintoxicación general**
  › Colocar 1 gota de romero y de naranja silvestre en cada pie antes de acostarse
  › Aplicar 2 gotas de mexcla desintoxicante en cada pie sobre los aceites individuales a la hora de acostarse
- **Limpieza del intestino**
  › Tomar 2 vitaminas masticables para niños todos los días
  › Tomar 1 cápsula limpiadora gastrointestinal por día si el niño puede tragar cápsulas, si no, utilizar un suplemento limpiadora gastrointestinal de buena calidad en polvo o líquido
  › Continuar con probióticos defensivos como se recomienda, o si no puede tragar las cápsulas, utilizar un suplemento probiótico de buena calidad en polvo o líquido
- **Reparación Cerebral**
  Tomar suplementos líquidos de omega-3 dos veces al día.
  Aplicar 1 gota de mezcla de complejo celular sobre la base del cráneo al menos, mañana y tarde, hasta cinco veces al día
- **Apoyo emocional** - utilizar lo siguiente aromáticamente en las manos o en un difusor a menos que se indique lo contrario, aplicar en la columna vertebral o las plantas de los pies si no toleras el aroma.
  › Utilizar ciprés, orégano (con un aceite portador), o gaulteria, según sea necesario para la rigidez
  › Utilizar baya de enebro o gaulteria por la mañana y la noche para cambiar el estado de ánimo e infundir coraje
  › Utilizar lima según sea necesario para la sobreestimulación o la sensación de estar abrumado
  › Utilizar pachulí, según sea necesario para la agitación
  › Utilizar manzanilla romana por la mañana y la noche para calmar los nervios y las reacciones excesivas
  › Utilizar 1 gota de mezcla protectora o de mezcla repelente todas las mañanas en la parte inferior de cada pie para aumentar la sensación de seguridad

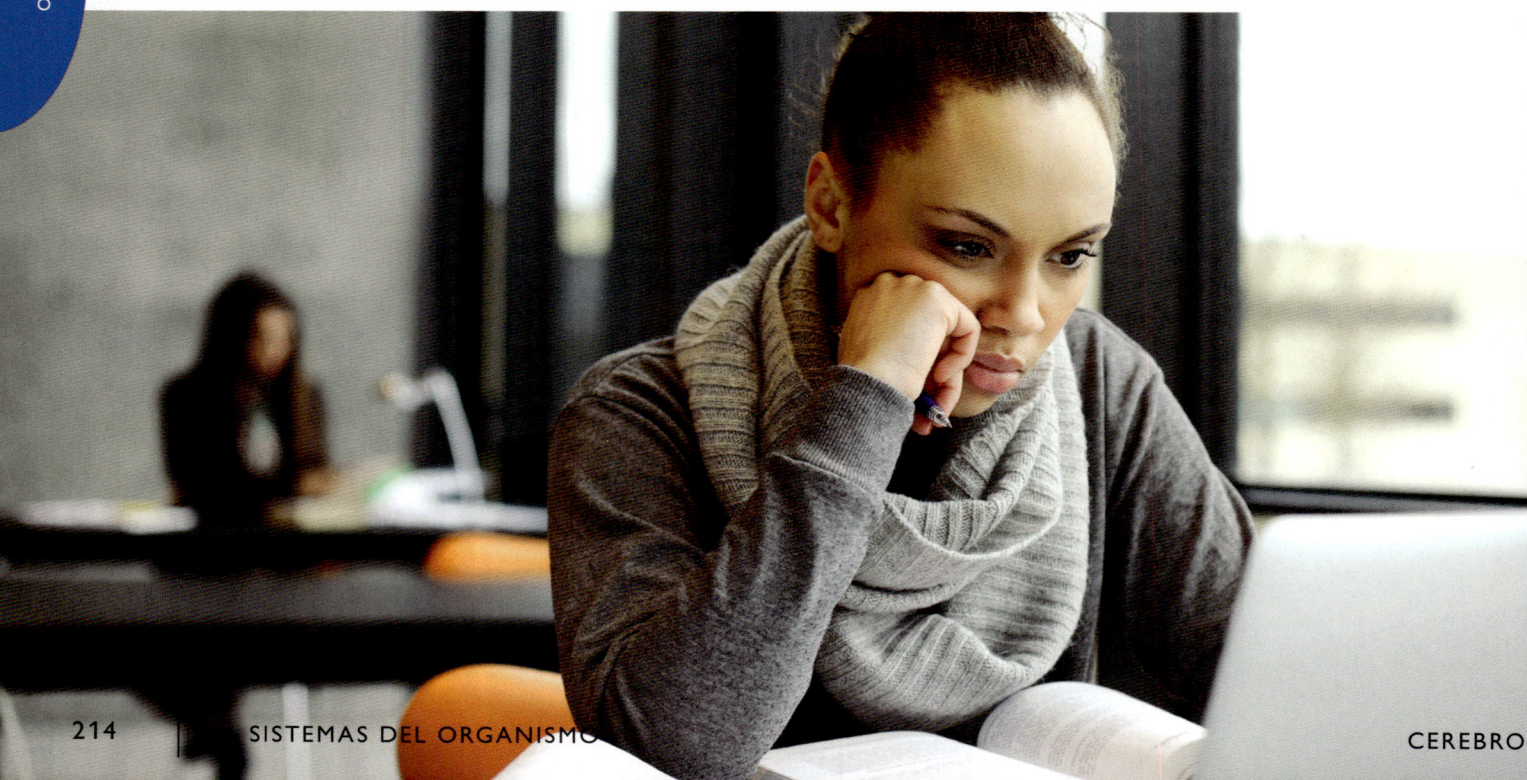

Condiciones

Alzheimer - clavo, cilantro, incienso, limón, melisa, sándalo, tomillo, vetiver, mezcla compleja celular, mezcla afirmante, mezcla para concentración, mezcla estabilizadora, mezcla renovadora; ver *Enfoque y concentración*

Ataques/Convulsiones, involuntarios - albahaca, cardamomo, cedro, salvia esclarea, abeto de Douglas, hinojo, incienso, geranio, lavanda, mirra, menta, rosa (retardar aparición), sándalo, mezcla edificante; ver aceites con propiedades "anticonvulsivantes"

Autismo - albahaca, bergamota, salvia esclarea, incienso, geranio, menta, romero, vetiver, calmante, mezcla compleja celular, mezcla para concentración, mezcla estabilizadora, mezcla calmante

Balance/equilibrio - ver "Mareos" y "Vértigo" a continuación

Barrera hematoencefálica - cedro, incienso, jengibre, mirra, sándalo, pachulí, vetiver, ylang ylang, mezcla compleja celular, mezcla para concentración, mezcla de tierra, mezcla para la mujer

Cerebral, aneurisma - bergamota, incienso, helicriso, mirra, mezcla compleja celular

Cerebral, lesión - arborvitae, bergamota, abeto de Douglas, incienso, helicriso, limón, mirra, hierbabuena, mezcla compleja celular, mezcla afirmante

Cerebral, lesiones - incienso, hierbabuena, romero, sándalo, mezcla compleja celular, mezcla estabilizadora

Cerebro - árbol de la vida, cedro, clavo, eucalipto, incienso, jengibre, pachulí, romero, sándalo, tomillo, vetiver, mezcla compleja celular, mexcla desintoxicante, mezcla alentadora, mezcla para concentración, mezcla estabilizadora, mezcla protectora, mezcla para mujeres

Cerebro, envejecimiento - diente, abetodouglas, incienso, orégano, tomillo, complejo de vitalidad celular, mezcla afirmante, mezcla para concentración, mezcla estabilizadora, mezcla protectora, mezcla afirmante; ver "Cerebro" anteriormente

Cerebro, flujo de sangre - albahaca, cedro, ciprés, eucalipto, jengibre, hierba limonera, orégano, pachulí, hierbabuena, romero, sándalo, tangerina, tomillo, mezcla compleja celular, complejo de energía y resistencia, mezcla para masajess, mezcla para la mujer

Coma - cedro, helicriso, incienso, mirra, sándalo, complejo celular, mezcla alentadora, mezcla estabilizadora

Conmoción cerebral - bergamota, ciprés, incienso, sándalo, mezcla para concentración, mezcla estabilizadora

Sistema nervioso central - bergamota, pimienta negra, la mirra, pachulí, romero, sándalo

Desequilibrio químico - cilantro, canela, geranio, incienso, pachulí, mezcla compleja celular, mexcla desintoxicante, mezcla para concentración, mezcla de la alegría

Embolia - albahaca, bergamota, cedro, ciprés, hinojo, incienso, helicriso, gaulteria, mezcla purificadora, mezcla protectora; ver aceites con propiedades "anti-inflamatorias" y "antioxidantes"

Fatiga mental - albahaca, bergamota, cardamomo, incienso, limón, lavanda, hierba limonera, menta, ravensara, rosa, romero, sándalo, menta verde, abeto blanco, ylang ylang, mezcla afirmante, mezcla alentadora, mezcla vigorizante, mezcla renovadora, mezcla alentadora, mezcla de la respiración

GABA, falta de - albahaca, cedro, romero, tomillo, ylang ylang, mezcla calmante, mezcla de cítricos, mezcla alentadora, mezcla para concentración, mezcla estabilizadora; ver *Endocrino (glándulas suprarrenales)*

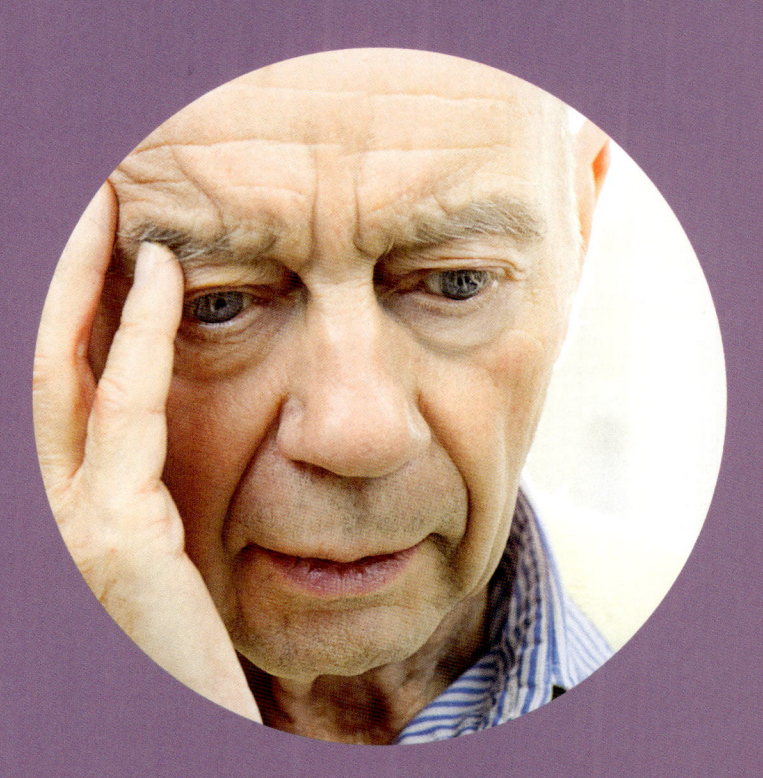

Golpe de calor - bergamota, pimienta negra, eneldo, limón, hierbabuena, mexcla desintoxicante, mezcla calmante, mezcla para la tensión

Habla, hablar arrastrando las palabras, dificultad para hablar, dificultad para entender el habla - arborvitae, pachulí, mexcla desintoxicante, mezcla para la mujer

Mareos - arborvitae, cedro, abeto de Douglas, jengibre, incienso, lavanda, menta, romero, mezcla compleja celular, mezcla afirmante, mexcla desintoxicante, mezcla para concentración, mezcla estabilizadora, mezcla vigorizante

Memoria, deficiente - diente, abeto de Douglas, incienso, jengibre, romero, hierbabuena, sándalo, mezcla para concentración

Oxígeno, falta de - cedro, ciprés, eucalipto, incienso, jengibre, pachulí, sándalo, vetiver; ver aceites con propiedades "antioxidantes"

Parásitos - Ver aceites con propiedades "anti-parasitarias"; ver *Parásitos*

Parkinson - albahaca, bergamota, salvia esclarea, clavo, ciprés, incienso, geranio, helicriso, jazmín, enebro, lavanda, limón, mejorana, hierbabuena, romero, sándalo, tomillo, vetiver, naranja silvestre, mezcla calmante, mezcla compleja celular, mezcla afirmante, mexcla desintoxicante, mezcla estabilizadora; ver *Adicciones (aceites para reforzar los niveles de dopamina)*

Radicales libres, neutralización de - cilantro, canela, cilantro, clavo, jengibre, hierba limonera, romero, aceite de cítricos; ver aceites con propiedades "antioxidantes"

Senilidad - incienso, sándalo; ver aceites con propiedades "estimulantes"

Sistemas sensoriales, cerrados/bloqueados - abedul, gaulteria.

Toxicidad por metales pesados - cilantro; ver *Desintoxicación*.

Vértigo - cedro, incienso, geranio, jengibre, helicriso, lavanda, melisa, romero, mezcla celular compleja, mezcla para concentración, mezcla estabilizadora, mezcla vigorizante, mezcla afirmante

CEREBRO

THE ESSENTIAL *life* 215

DESINTOXICACIÓN

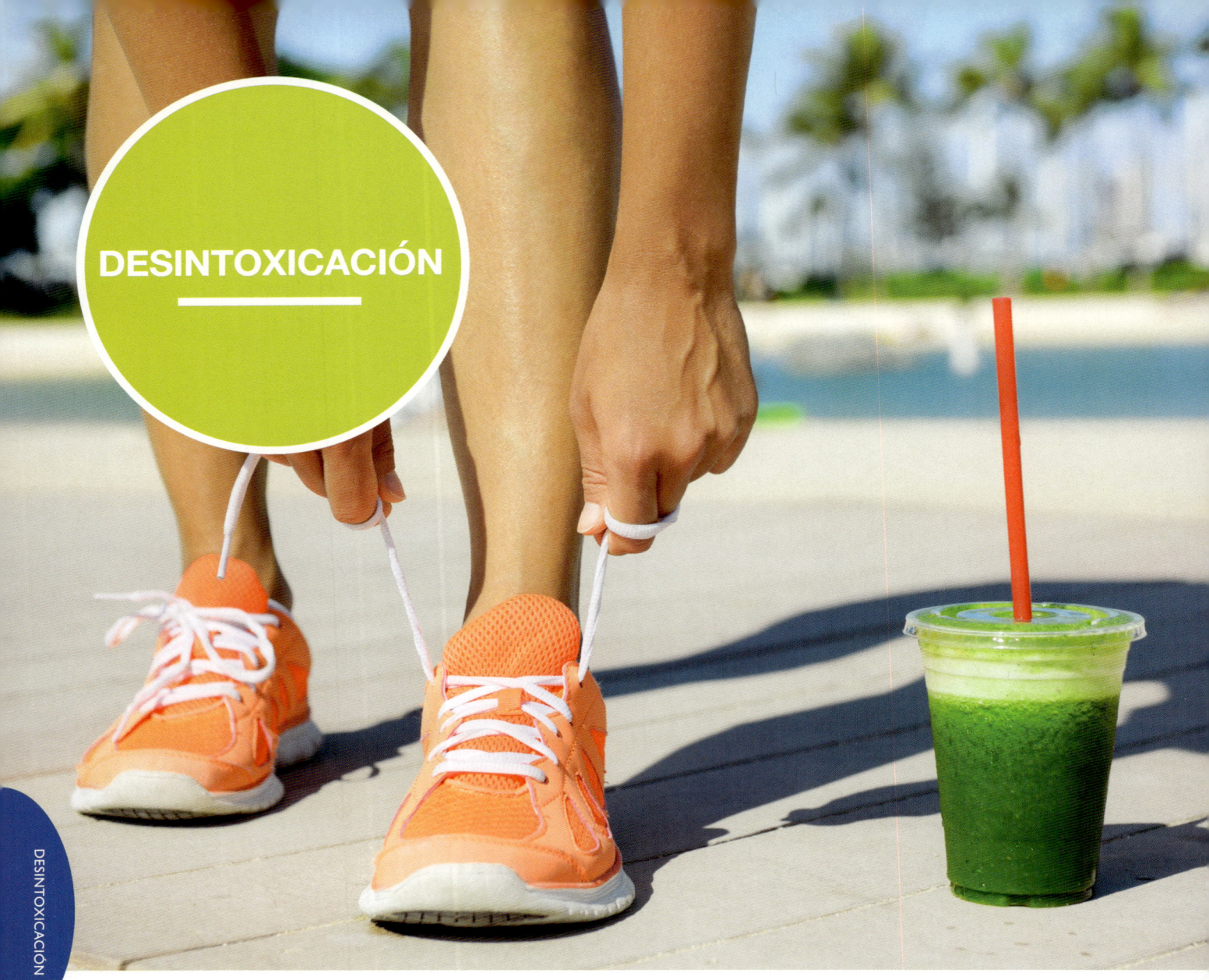

DESINTOXICACIÓN (desintoxicación o limpieza) es el término utilizado para describir el uso deliberado de programas, productos y cambios en el estilo de vida y la dieta para apoyar el cuerpo en la eliminación de sustancias y circunstancias no deseadas. La liberación de toxinas permite al cuerpo, el corazón y la mente dedicar una mayor cantidad de energía a prosperar en lugar de a aguantar y sobrevivir.

Vivimos, comemos y respiramos sustancias tóxicas todos los días. Considera la pintura de las paredes, las alfombras, los productos de lavandería y limpieza, los pesticidas, los productos de exterminio, los conservantes y los productos químicos en los alimentos, las "cosas" que entran y salen de los automóviles; los productos de cuidado personal y maquillaje también contribuyen a niveles más altos de toxicidad en el cuerpo. La toxicidad debe tratarse, incluso cuando se trata de limitar la exposición a las toxinas, ya que el contacto con productos químicos y otros agentes tóxicos ocurre todos los días por comer, respirar, vivir y dormir.

Cuando está abrumado por las toxinas, el cuerpo no puede desempeñar correctamente sus muchas funciones con total eficacia. El metabolismo, la inmunidad, la eliminación de residuos, la absorción de nutrientes, la producción de químicos importantes del cerebro, la reproducción, la circulación, la respiración, etc., se ven afectados.

Incluso la hidratación puede verse comprometida. La sobrecarga tóxica puede revelarse como fiebre, dolores de cabeza, acné, fatiga o falta de energía, estornudos, tos, vómitos, diarrea, erupciones cutáneas, alergias, exceso de peso, celulitis, confusión mental o falta de claridad mental, inmunidad disminuida, dolor crónico, malos estados de ánimo y mucho más. A veces estos síntomas se interpretan como enfermedad, cuando en realidad el cuerpo puede estar tratando de eliminar las toxinas a través de diferentes sistemas y los síntomas son meros efectos secundarios. Evitar las toxinas y desintoxicarse son cosas necesarias para estar sano, feliz, y libre de enfermedades.

Los aceites esenciales tienen propiedades únicas que refuerzan la salud a nivel celular, incluyendo la desintoxicación. Cuando el cuerpo se siente abrumado por el exceso de toxinas, el hígado protege a los órganos vitales aislando las toxinas en células de grasa; hay aceites que ayudan a liberar las toxinas de las células grasas, romperlas y hacerlas salir del cuerpo con una buena hidratación. Otros aceites estimulan los sitios receptores de las células para que tengan una mayor actividad, más eficiente. Y hay aceites que son útiles para limpiar el intestino de bacterias dañinas y restaurar el equilibrio para lograr una digestión saludable e inmunidad. Considera qué acciones pueden reducir la ingesta de toxinas, y cómo desintoxicarte constantemente para mantener una salud óptima.

PRINCIPALES SOLUCIONES

ACEITES INDIVIDUALES

Toronja - antioxidante; súper desintoxicante de grasa, hígado, vesícula biliar (pág. 125)
Limón - antioxidante; excelente desintoxicante de grasa, sustancias químicas, urinario, hígado, linfa (pág. 108)
Hierba limonera - poderoso descongestionante para todos los sistemas del cuerpo (pág. 100)
Clavo - poderoso antioxidante, limpiador para la sangre y las células (pág. 89)

Por Propiedades Relacionadas

Para obtener definiciones de las propiedades que figuran a continuación y más opciones de aceites, consulte el Glosario de Propiedades de Aceites (pág. 433) y Propiedades del Aceite (pág. 434).

Antitóxico - bergamota, pimienta negra, canela, cilantro, hinojo, geranio, toronja, bayas de enebro, lavanda, limón, hierba limonera, pachulí, tomillo.
Desintoxicante - arborvitae, casia, cilantro, ciprés, geranio, bayas de enebro, limón, lima, pachuli, romero, naranja silvestre

MEZCLAS

Mexcla desintoxicante - desintoxicación del hígado, vesícula biliar, intestino, riñones, pulmones, piel (pág. 146)
Mezcla purificadora - desintoxica la linfa, la sangre, los riñones, la piel (pág. 159)
Mezcla de complejo celular - desintoxica la linfa, las células, el intestino, el cerebro (pág. 144)
Mezcla metabólica - desintoxica grasas, hígado, vesícula biliar (pág. 153)

SUPLEMENTOS

Complejo de vitalidad celular, **cápsulas de mexcla desintoxicante (pág. 174), Complejo de desintoxicación (pág. 174),** complejo energético y de resistencia, complejo celular de aceites esenciales, aceite esencial de complejo omega, enzimas alimentarias, cápsulas limpiadora Gastrointestinal, suplemento de nutrientes de alimentos completos

Afecciones Relacionadas: Acidosis, alcalosis, Desintoxicación de la Sangre, Olor Corporal, Resaca, Envenenamiento por Plomo, Toxicidad de Metales, Xenoestrógenos

Condiciones

Celulitis - ciprés, abeto de Douglas, eucalipto, jengibre, toronja, limón, tomillo, naranja silvestre, mezcla metabólica; ver *Peso*
Cerebro - arborvitae, albahaca, bergamota, cedro, clavo, incienso, melisa, romero, sándalo, tomillo, mezcla de complejo celular
Toxicidad celular - arborvitae, clavo, incienso, helicriso, hierba limonera, tangerina, naranja silvestre, mezcla de complejo celular, mezcla afirmante, mezcla limpieza para la piel; *véase Salud Celular*
Toxicidad cutánea - cedro, abeto de Douglas, incienso, geranio, lavanda, limón, mirra, sándalo, vetiver, ylang ylang, mezcla anti envejecimiento, mezcla limpieza para la piel; ver *Tegumentario*
Toxicidad de la sangre - albahaca, canela, clavo, incienso, geranio, toronja, limón, manzanilla romana, helicriso, abeto blanco, tomillo, mezcla de complejo celular, mexcla desintoxicante; ver *Sistema Cardiovascular*
Toxicidad de la vesícula biliar - geranio, toronja, hierba limonera, lima, tangerina, mezcla de complejo celular, mexcla desintoxicante, mezcla metabólica; ver *Sistema Digestivo e Intestinal*
Toxicidad del Páncreas - cilantro, canela, cilantro, hierba limonera, romero
Toxicidad en el Riñón/Urinaria - bergamota, cardamomo, canela, cilantro, eucalipto, hinojo, geranio, bayas de enebro, limón, hierba limonera, romero, mezcla alentadora, mezcla vigorizante; ver *Sistema Urinario*
Toxicidad hepática - albahaca, bergamota, clavo, ciprés, eneldo, geranio, toronja, helicriso, bayas de enebro, limón, hierba limonera, mejorana, hierbabuena, manzanilla romana, rosa, romero, mexcla desintoxicante, mezcla metabólica; ver *Sistema Digestivo e Intestinal*
Toxicidad intestinal - bergamota, pimienta negra, cardamomo, canela, hinojo, jengibre, manzanilla romana, naranja silvestre, mexcla desintoxicante, mezcla digestiva; ver *Sistema Digestivo e Intestinal*
Toxicidad Linfática - arborvitae, ciprés, limón, hierba limonera, melaleuca, mirra, romero, mezcla purificadora, mezcla alentadora, mezcla para masajes; ver *Imunológico y Linfático*
Toxicidad nerviosa - arborvitae, albahaca, bergamota, pimienta negra, ciprés, incienso, jengibre, helicriso, hierba limonera, mirra, pachulí, hierbabuena, mezcla estabilizadora; ver *Sistema Nervioso*
Toxicidad por candida - arborvitae, albahaca, hierba limonera, melaleuca, orégano, tomillo; ver *Candida*
Toxicidad por metales pesados - arborvitae, cilantro, incienso, geranio, helicriso, bayas de enebro, romero, tomillo, mezcla purificadora, mexcla desintoxicante.
Toxicidad por Parásitos, intestinal - clavo, hinojo, tomillo, orégano, manzanilla romana, mezcla protectora; ver *Parásitos*
Toxicidad por xenoestrógeno - toronja, salvia, limón, orégano, tomillo, mezcla para la mujer; ver *Salud del Hombre o la Mujer*
Toxicidad Pulmonar/Respiratoria - arborvitae, cardamomo, cedro, canela, abeto de Douglas, eucalipto, limón, hierba limonera, lima, mexcla desintoxicante, mezcla alentadora, mezcla protectora, mezcla de la respiración, mezcla limpieza para la piel; ver *Sistema Respiratorio*

DESINTOXICACIÓN

¿Por qué desintoxicarse?

El cuerpo almacena las toxinas en la grasa para mantener las sustancias dañinas lejos de los órganos y las funciones críticas siempre que sea posible. Durante un programa de desintoxicación, cuando se proporcionan nutrientes y se observan parámetros dietéticos apropiados, el cuerpo libera toxinas y el exceso de grasa. Se pueden lograr resultados a largo plazo cuando la dieta y los hábitos de estilo de vida se apoyan mutuamente.

La Respuesta a la Desintoxicación es Muy Intensa

La incomodidad más común al desintoxicarse es la diarrea, que a menudo indica una falta de probióticos y fibra o simplemente que se está forzando el cuerpo demasiado rápido. Las soluciones pueden incluir incrementar el consumo de fibra dietética y suplementaria y/o probióticos, y si es necesario detener el consumo de productos de desintoxicación. Por ejemplo, para aliviar la diarrea, reduce la mexcla desintoxicante o aceites esenciales de complejo celular; Si el estreñimiento es un problema, incrementa los mismos productos, así como las enzimas alimentarias. Si se presentan síntomas adversos adicionales - congestión, erupciones en la piel, etc., consulta la sección de correlación de este libro de soluciones recomendadas - Respiratorio, Tegumentario, etc.

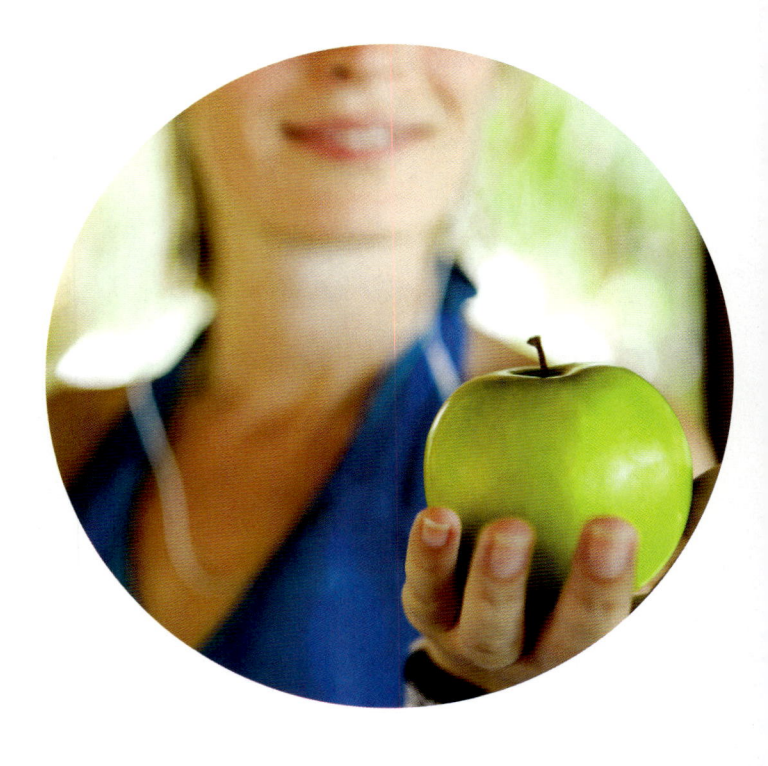

Programa Básico de Desintoxicación

PROGRAMA DE DOS SEMANAS

DIETA DE LIMPIEZA

Haga los ajustes dietéticos necesarios para lograr resultados. Si no está logrando los resultados deseados de desintoxicación haga ajustes dietéticos adicionales. Elimine los azúcares refinados, los alimentos chatarra y los productos lácteos. Incremente el consumo de frutas y vegetales. Coma una dieta rica en fibra.

PROPORCIONAN NUTRIENTES IMPORTANTES Y APOYAN LA SALUD

Suplemento de nutrientes de alimentos completos	1-2 cápsulas AM y PM
Aceite esencial COMPLEJO OMEGA	1-2 cápsulas AM y PM
Complejo de vitalidad celular	1-2 cápsulas AM y PM
Enzimas alimentarias	1-2 cápsulas con las comidas EXTRA: 1-2 cápsulas con el estómago vacío en AM
Probiótico defensivo	2 a la hora de acostarse

UTILICE HERRAMIENTAS DE DESINTOXICACIÓN

Aceite de limón	3 gotas en 24 onzas de agua tres veces al día
Complejo de desintoxicación	1-2 cápsulas AM y PM
Mezcla desintoxicante	5-8 gotas en una cápsula con la cena o 1-2 cápsulas blandas

EXTRA

SUPER CARGA DE LIMPIEZA

Aceite esencial de complejo celular	5-10 gotas en una cápsula o 1-2 cápsulas dos veces al día

SOPORTE ENERGÉTICO DIARIO

Energía y resistencia	1-2 cápsulas por la mañana y la tarde, según sea necesario

LIBERACIÓN DE TEJIDO

Técnica del Toque de Aceite	Semanal

ENFOCARSE EN EMOCIONES

Cuando se conservan emociones negativas también se retienen las toxinas. Están inextricable y químicamente conectadas. Considere enfocarse en los estados emocionales tóxicos durante un programa. Utilice mezcla para centrarse o escoja su propia mezcla. Ver Estado de ánimo y Comportamiento para seleccionar la/s emoción/es y el/los aceite/s para el programa

Los niveles de dosificación se determinan por el peso corporal, la tolerancia, y los resultados. Ajustar en consecuencia.

* Para llevar el compromiso de desintoxicación al siguiente nivel, ver *Peso* o *Candida* para encontrar programas de desintoxicación adicional, control de peso y depuración de cándida.

Remedios

DESINTOXICACIÓN DE METALES PESADOS.
2 gotas de geranio,
4 gotas de helicriso,
2 gotas de lavanda,
3 gotas de cilantro
2 gotas de ciprés,
2 gotas de incienso.
Combinar los aceites en un frasco con bolilla. Rellenar con aceite de coco fraccionado. Aplicar en las trompas de Eustaquio y en el cuello con un movimiento descendente.

BAÑO DE DESINTOXICACIÓN PARA PIES
1 taza de sal de Epsom,
1 taza de bicarbonato de sodio,
⅓ taza de sal marina,
⅓ taza de arcilla Redmond en polvo.
Aceite/s esencial/es seleccionado/s

- Mezclar los ingredientes secos sólo en un frasco de conservas y almacenar con tapa. Cuando deseas un baño de pies, pon ¼ de taza de ingredientes secos en la tina de baño de pies, luego mezclar los aceites.
- Agregar suficiente agua de tibia a caliente (100-115 grados F°) para cubrir completamente los pies.
- Escoge 3-4 gotas de uno o varios aceites seleccionados para desintoxicar directamente ciertas áreas específicas. Ver las condiciones mencionadas anteriormente para conocer sugerencias.

EXFOLIACIÓN DESINTOXICANTE PARA EL CUERPO
2 tazas de sal o de azúcar (es decir, sal marina, sales minerales, azúcar orgánica),
1 taza de aceite de almendras,
4 gotas de naranja silvestre,
4 gotas de albahaca,
4 gotas de hierba limonera,
4 gotas de lima,
4 gotas de tomillo,
4 gotas de romero,
4 gotas de toronja,
4 gotas de lavanda.
Combinar los ingredientes y almacenar en un frasco de vidrio. Aplicar la cantidad deseada y masajear suavemente en la piel para exfoliar; enjuagar.

DESINTOXICACIÓN PARA TODAS LAS MAÑANAS
1 cucharada de vinagre orgánico de sidra de manzana,
1 cucharadita de miel,
2 gotas de limón,
2 gotas de jengibre,
1 gota de canela,
10 onzas de agua tibia.
Combinar en un vaso y beber.

DESINTOXICACIÓN PARA LA PIEL.
½ taza de bicarbonato de sodio sin aluminio,
unas cucharadas de aceite de coco fraccionado,
4 gotas de lavanda,
3 gotas de romero,
3 gotas de melaleuca.
Crear una pasta; añadir más o menos aceite de coco para lograr la consistencia deseada. Utilizar en la ducha como limpiador y exfoliante. Aplicar por todo el cuerpo y frotar suavemente durante unos minutos; luego enjuagar. Repetir al menos dos veces a la semana. La piel sirve como vía natural para la desintoxicación. Mantener la piel limpia y abierta ayudará al cuerpo en el proceso de desintoxicación.

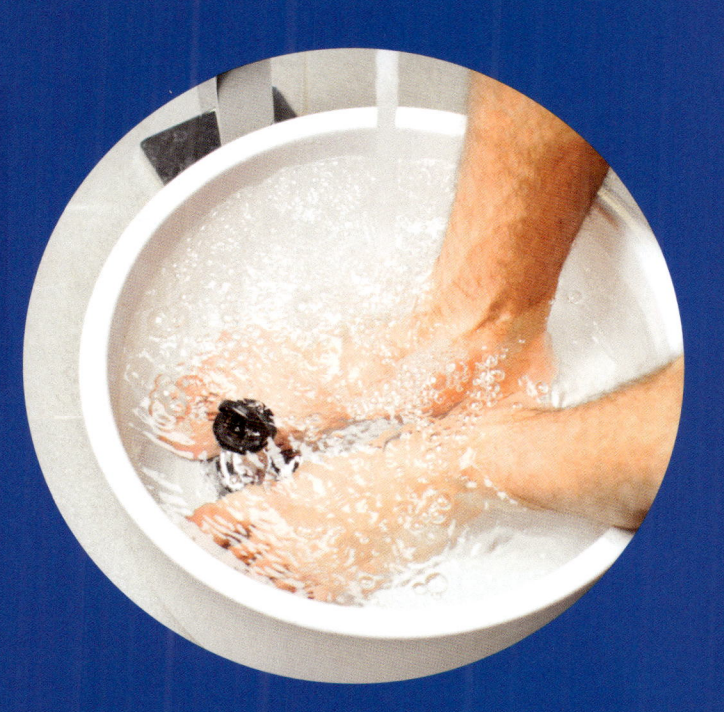

CONSEJOS DE USO: Para la desintoxicación, diversos métodos contribuirán al éxito. Estos son algunos en los cuales centrarse:

- **Interno:** Tomar aceites esenciales y suplementos de manera interna es una de las maneras más eficaces de brindar "instrucciones" de desintoxicación a órganos y tejidos específicos. Consumir los aceites en una cápsula, colocarlos debajo de la lengua o en el agua para beber para alcanzar estos esfuerzos dirigidos.
- **Tópico:** Invitar a los tejidos y los órganos a liberar la grasa y las toxinas aplicando aceites directamente en áreas específicas mezcla para concentración. Masajear después de la aplicación para garantizar la absorción. La aplicación de aceites en las plantas de los pies tendrá un impacto directo en la sangre y en los fluidos del sistema linfático del cuerpo, lo cual es vital para la desintoxicación. Además, utilizar la Técnica del Toque de Aceite incrementa el éxito de un programa de desintoxicación.
- **Aromático:** Considera abordar estados emocionales tóxicos durante un programa, dado que el estado de ánimo afecta directamente a la salud. Las emociones negativas y las toxinas están inextricable y químicamente conectadas. La aplicación aromática impacta inmediata y directamente en la amígdala, el centro de las emociones del cerebro. Ver *Estado de Ánimo y Comportamiento* para seleccionar la/s emoción/es y los aceites que mejor apoyarán un programa de desintoxicación.

Oil pulling

Oil pulling (Enjuagues con aceite) es una antigua práctica y técnica limpiadora que consiste sencillamente en colocar un aceite específico en la boca durante unos minutos cada día. Uno de los propósitos principales del hábito es "enjuagar" una variedad de toxinas del torrente sanguíneo. Algunos de los beneficios incluyen mejorar la salud de las encías, dientes más blancos, aclarar la piel, eliminar el mal aliento y tener una complexión sana. Se ha reportado una amplia gama de beneficios adicionales, que incluyen cambios positivos en la salud celular, inmunidad y eliminación de toxinas no deseadas, tales como metales pesados y microorganismos, lo que resulta en más energía y mucho más. Para aumentar los beneficios, agrega un aceite esencial que apunte a un área de interés. Por ejemplo, añade incienso o limón para fomentar la limpieza o desintoxicación de la sangre, respectivamente; o clavo para la salud de los dientes.

INSTRUCCIONES

- El oil pulling debe realizarse a primera hora de la mañana con el estómago vacío, antes de consumir líquidos (incluyendo agua) o alimentos. No se recomienda hacerlo en ningún otro momento del día.
- Elige un aceite para "revolver". Algunas de las mejores opciones son: sésamo, girasol, oliva (prensada en frío, extra virgen), de coco, de hígado de bacalao, de nuez de cedro, de aguacate, de nogal, de ricino, de comino negro, de cártamo. Cada aceite tiene propiedades particulares que brindan resultados concretos. Existe una gran cantidad de información disponible acerca del oil pulling y los diversos aceites, tanto en línea como en recursos escritos.
- Elige un aceite esencial que sea compatible con tu problema de salud particular. Utiliza las sugerencias de las secciones "Por Propiedades relacionadas" o "Condiciones" de cualquier sistema del cuerpo para obtener ideas.

PASO UNO
Vierte una cucharada de aceite seleccionado para "revolver" en la boca. Añade 1-2 gotas del/los aceite/s esencial/es elegido/s - hasta 5 si lo deseas. Los niños mayores también pueden hacerlo con menos cantidad de aceite, siempre que tengan la capacidad de no tragarlos.

PASO DOS
Has buches con el aceite en la boca. NO lo ingieras. Muévelo dentro de la boca y los dientes, utilizando la lengua para crear el movimiento. No inclines la cabeza hacia atrás. El aceite comenzará a aguarse a medida que se mezcle con la saliva. Continúa moviéndolo. Si tienes molestias en los músculos de la mandíbula mientras haces buches, relaja la mandíbula y utiliza más la lengua para ayudar a mover el líquido. Este es un proceso suave y relajado que tiene una duración de unos veinte minutos. Cuando se hace correctamente, se siente confortable, sobre todo al practicarlo repetidamente. A medida que la mezcla de aceite/saliva se sature de toxinas, puede volverse más blanquecina o similar a la leche en consistencia, dependiendo del aceite usado. Cada sesión varía en los resultados y en el tiempo necesario para el efecto. Nuevamente, veinte minutos es la regla general.

PASO TRES
A medida que se aproxima el final de la sesión de oil pulling, escupir el aceite en un bote de basura; no en el desagüe (puede obstruir el desagüe). Enjuagar la boca con agua tibia. Añadir sal al agua (utiliza una buena calidad de sal marina o similar) añade una acción antimicrobiana, puede calmar cualquier inflamación o irritación y es eficaz para enjuagar de la boca toxinas residuales.

CONSEJO: Si experimentas un impulso de tragar durante la sesión antes de los veinte minutos (por ejemplo, si se vuelve demasiado desagradable), escupe el aceite y comienza de nuevo, reanudando la sesión hasta que se produzca el cambio descrito anteriormente en el líquido indicando la finalización. Con la práctica, estos impulsos, si los hubiere, disminuyen con el tiempo.

DIGESTIVO E INTESTINAL

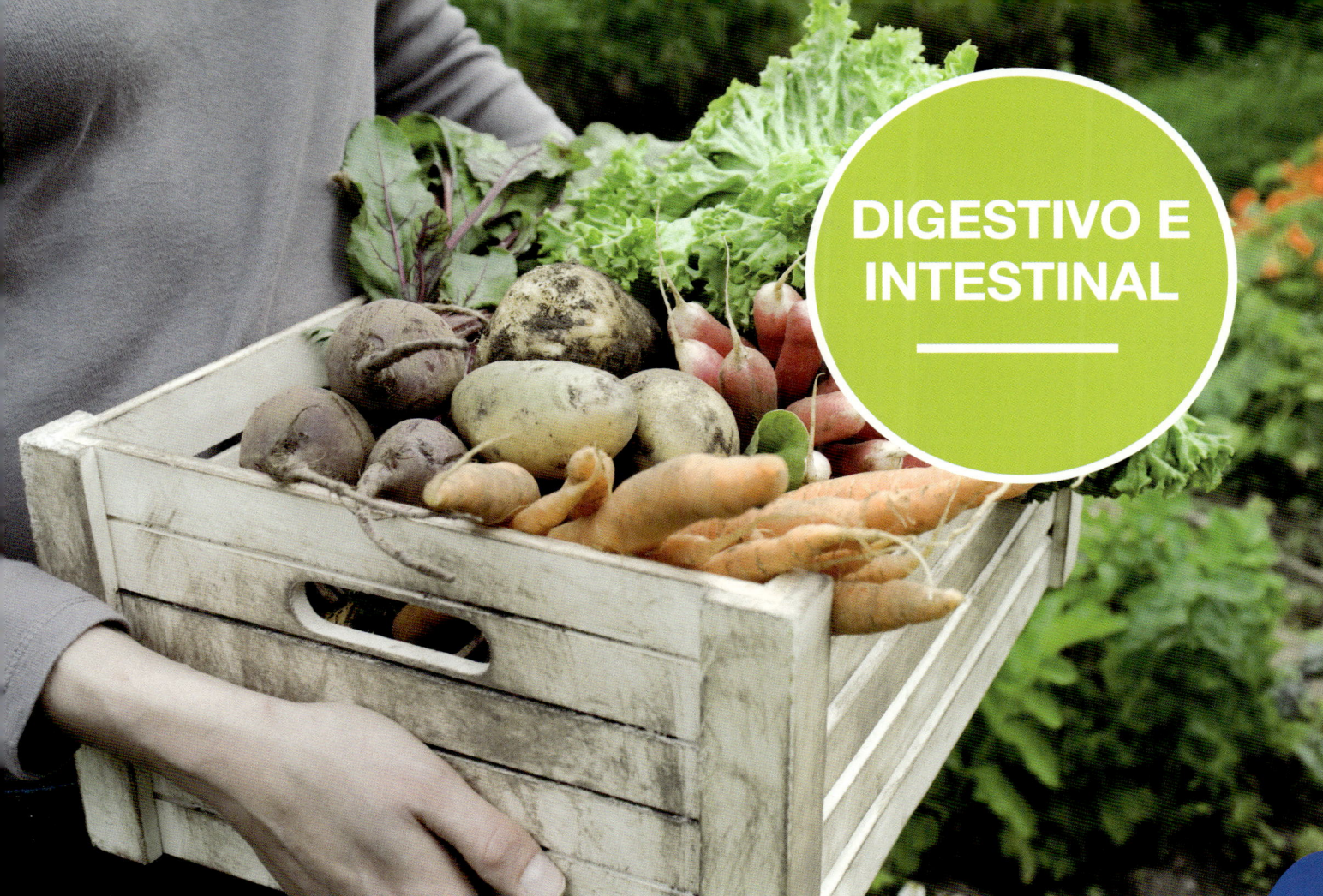

EL SISTEMA DIGESTIVO está compuesto por el tracto gastrointestinal (GI) y es una serie de órganos conectados a lo largo de una vía de treinta pies, responsable de masticar los alimentos, digerirlos y absorber nutrientes y expulsar los residuos Los órganos que intervienen en el proceso digestivo son la boca (masticación), el esófago (deglución), estómago (mezcla de alimentos con jugos digestivos), intestino delgado (mezcla de los alimentos con los jugos digestivos del páncreas, hígado/vesícula biliar e intestino delgado, y empujar los alimentos hacia adelante para su posterior digestión), intestino grueso (absorción de agua y nutrientes, conversión de los residuos en heces), y el recto (almacenamiento y expulsión de heces del cuerpo).

El aparato digestivo trabaja en estrecha colaboración con el sistema inmune para proteger al cuerpo de patógenos e invasores. El tracto gastrointestinal está expuesto a elevadas cantidades de sustancias externas, incluyendo bacterias y virus, y casi puede considerarse como una superficie exterior del cuerpo. Sin el sistema inmunológico (el tejido linfoide gastrointestinal produce alrededor del 60 por ciento del total de inmunoglobulina producida en el día), el extenso, oscuro y húmedo tracto gastrointestinal sería ideal para la colonización patogénica. A su vez, el sistema digestivo ayuda al sistema inmunológico en la protección del resto del cuerpo, rompiendo las bacterias y agentes patógenos en diversas etapas, comenzando con la lisozima en la saliva.

Hay más de cien millones de neuronas incrustadas en el intestino, lo cual es más que las que existen en la columna vertebral o el sistema nervioso periférico. Esta red de neuronas en forma de malla, conocido como el sistema nervioso entérico (a veces llamado segundo cerebro) trabaja en conjunto con el sistema nervioso central para supervisar todos los aspectos de la digestión. De ello se desprende entonces que las interacciones cerebro-intestino están muy conectadas a la salud emocional; existe una correlación demostrada entre el estrés, la ansiedad y los trastornos intestinales tales como la enfermedad de Crohn y el síndrome del intestino irritable.

Los problemas digestivos y de eliminación son cada vez más frecuentes. Crean dolor, gases, distensión abdominal, diarrea excesiva, incapacidad para absorber nutrientes, y más. Los problemas de estado de ánimo y de salud emocional también están en aumento. ¿Cómo pueden influenciar emociones sanas las neuronas incrustadas en el intestino cuando la inflamación, los bloqueos, la cándida y otras bacterias dañinas tienen superpoblación y los desequilibrios del sistema son la norma? No pueden.

Cuando están presentes problemas del sistema digestivo, los remedios naturales ofrecen una amplia oportunidad para equilibrar y restaurar (ver la sección Candida para obtener una comprensión adicional de los desequilibrios del tracto gastrointestinal). Comienza con una buena nutrición, despejar las vías principales de eliminación de modo que los residuos y las toxinas puedan ser eliminados, utiliza los aceites esenciales destinados específicamente para ayudar a eliminar las bacterias dañinas, toma un buen prebiótico para fomentar el crecimiento de las bacterias buenas, e ingiere un probiótico para repoblar el intestino con cepas vivas de bacterias beneficiosas. El restablecimiento de la salud y el equilibrio del intestin literalmente puede ser una experiencia que cambie la vida.

PRINCIPALES SOLUCIONES

ACEITES INDIVIDUALES

(Ordenados por dolencia)

Estómago - pimienta negra, hinojo, jengibre, naranja silvestre
Revestimiento estomacal/intestinal - toronja, hierbabuena.
Intestinos - albahaca, cardamomo, jengibre, mejorana, hierbabuena.
Hígado - albahaca, cilantro, geranio, toronja, helicriso, limón, romero.
Vesícula biliar - geranio, toronja.
Páncreas - eneldo, hinojo, geranio, jengibre, tomillo

Por Propiedades Relacionada

Para obtener definiciones de las propiedades que figuran a continuación y más opciones de aceites, consulte el Glosario de Propiedades de Aceites (pág. 433) y Propiedades del Aceite (pág. 434).

Calmante - albahaca, cilantro, jazmín, orégano, manzanilla romana, sándalo, vetiver.
Carminativo - albahaca, bergamota, cardamomo, canela, cilantro, canela, salvia esclarea, clavo, cilantro, ciprés, eneldo, hinojo, jengibre, jazmín, enebro, lavanda, limón, hierba limonera, melisa, mirra, orégano, pachulí, hierbabuena, manzanilla romana, rosa, romero, sándalo, menta, tomillo, vetiver, naranja silvestre, gaulteria, milenrama.
Desintoxicante - arborvitae, casia, cilantro, ciprés, eneldo, geranio, lavanda, limón, pachulí.
Estimulante - arborvitae, albahaca, abedul, pimienta negra, cardamomo, cedro, canela, eneldo, hinojo, jengibre, toronja, bayas de enebro, menta, tomillo, vetiver, abeto blanco, gaulteria.
Estimulante Digestivo - albahaca, bergamota, pimienta negra, cardamomo, canela, salvia esclarea, cilantro, eneldo, hinojo, incienso, toronja, helicriso, bayas de enebro, hierba limonera, mejorana, melaleuca, mirra, orégano, pachulí, menta, naranja silvestre, milenrama.
Estomacal - albahaca, cardamomo, canela, salvia, cilantro, hinojo, jengibre, bayas de enebro, mejorana, melisa, hierbabuena, rosa, romero, tangerina, naranja silvestre, milenrama
Laxante - bergamota, pimienta negra, cilantro, hinojo, jengibre, hierba limonera.
Regenerativo - albahaca, incienso, geranio, helicriso, lavanda, mirra, naranja silvestre.

CONSEJOS DE USO: para el mejor efecto sobre la actividad intestinal y digestivo:
- **Interno:** Colocar 1-5 gotas en agua y beber, tomar en forma de cápsulas, lamer del dorso de la mano, o colocar gota/s en o debajo de la lengua para permitir que actúen directamente en el estómago y los intestinos.
- **Tópico:** Aplicar los aceites por vía tópica en el abdomen y/o en las plantas de los pies para aliviar.

MEZCLAS

Mezcla digestiva - favorece la digestión y eliminación (pág. 147)
Mezcla metabólica - fortalece el estómago, los intestinos, el páncreas, el hígado, la vesícula biliar, la digestión de grasas y la saciedad (pág. 153)
Mezcla para masajes - estimula la circulación y el flujo sanguíneo, especialmente en las extremidades (pág. 152)
Mexcla desintoxicante - apoya la vesícula biliar, el hígado y el páncreas (pág. 146)

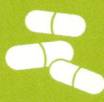

SUPLEMENTOS

Complejo de soporte óseo, **probiótico defensivo (pág. 173)**, Cápsulas de mexcla desintoxicante, complejo de desintoxicación, **cápsulas de mezcla digestiva (pág. 175)**, Aceite esencial decomplejo celular, aceite esencial de complejo omega, **enzimas alimentarias (pág. 170)**, **cápsulas limpiadora gastrointestinal (pág. 178)**, suplemento líquido de omega 3, suplemento de nutrientes de alimento completo

Afecciones Relacionadas:

- **Digestivo:** Calambres abdominales, reflujo ácido, distensión abdominal, esofagitis, flatulencia, intoxicación alimentaria [Sistema inmunológico y Linfático], gastritis, reflujo gastroesofágico, ardor de estómago, hemocromatosis, hernia (hiato), indigestión, metabolismo, enfermedad del movimiento, náuseas, úlceras - duodenal y gástrica y péptica, dolor de estómago, vómitos [desintoxicación]
- **Intestinal:** Apendicitis, celiaquía, colitis, estreñimiento, enfermedad de Crohn, diarrea, síndrome de Dumping, diverticulitis, disentería, Giardia [Sistema inmunológico y linfático], síndrome de intestino irritable, síndrome de intestino permeable, síndrome de malabsorción
- **Hígado y vesícula biliar:** La cirrosis, enfermedad hepática, infección de la vesícula biliar, cálculos en la vesícula biliar, ictericia [Candida]

Remedios

FACILITADOR DE DIGESTIÓN: Combinar mezcla digestiva, mezcla desintoxicación, y orégano en una cápsula; consumir para aliviar el malestar digestivo, dolor de estómago y la hinchazón.

BAÑO CALIENTE: Añadir 10-15 gotas de los aceites digestivos/calmantes intestinales favoritos a las sales de baño (es decir, Epsom); agitar los aceites en las sales; colocar las sales en agua caliente (hasta donde resulte tolerable) y remojarse durante 20 minutos.

COMPRESA CALIENTE: Aplicar aceites calmantes digestivos / intestinales con aceite portador en el abdomen. Colocar un paño caliente y húmedo encima para crear una compresa calmante. Repetir según sea necesario.

INTERNALIZAR: Consumir el/los aceite/s calmantes digestivo/s/intestinal/es favorito/s internamente: colocar 1-2 gotas debajo de la lengua y mantener durante treinta segundos antes de tragar; tomar unas gotas de aceite en un vaso de agua; tomar unas gotas en una cápsula y consumir cada veinte o treinta minutos hasta que los síntomas desaparezcan, luego reducir a consumirlo cada dos a seis horas según se necesite.

MASAJE MÁGICO PARA EL ALIVIO
- Aplicar el/los aceite/s en el abdomen, sobre el estómago o en el área intestinal, dependiendo de la ubicación de la molestia.
- Aplicar el/los aceite/s en las plantas de los pies utilizando los puntos de reflexología proporcionados en los gráficos de *Reflexología*.

GOTA EN EL OMBLIGO: Colocar una sola gota de un aceite seleccionado en el ombligo para el alivio digestivo/intestinal.

NO MÁS NÁUSEAS: utilizar un aceite aromático puede reducir la influencia de los olores que provocan náuseas:
- Vaporizar los aceite/s esencial/es elegidos para disipar olores ofensivos o humos tóxicos
- Colocar un aceite bajo la nariz de modo que los olores desagradables sean anulados por el aroma del aceite esencial
- Aplicar unas gotas a un pañuelo de algodón o similar e inhalar según sea necesario

CALMANTE PARA DOLOR DE ESTÓMAGO: Colocar 1 gota de arborvitae en el ombligo para eliminar gases y dolor u otras molestias digestivas.

CIRROSIS DEL HIGADO
4 gotas de manzanilla romana,
2 gotas de incienso,
2 gotas de geranio,
2 gotas de lavanda,
1 gota de mirra,
1 gota de romero,
1 gota de rosa.
Colocar los aceites en una botella con bolilla de 10 ml; llenar el residuo con aceite de coco fraccionado. Aplicar en el área del hígado dos veces por día.

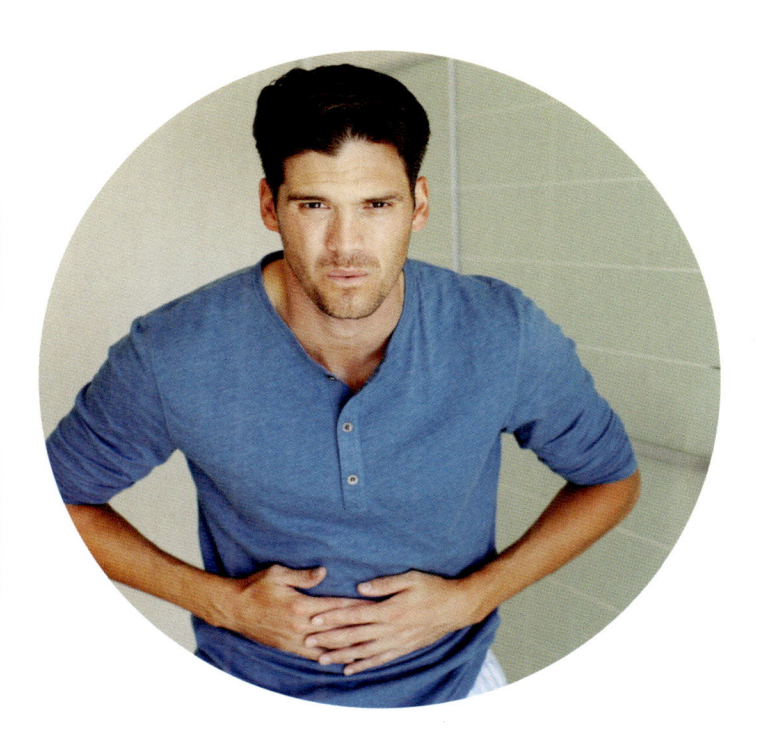

ALIVIO DE SCI (SÍNDROME DE COLON IRRITABLE)
4 gotas de incienso,
2 gotas de hierbabuena,
2 gotas de hinojo,
2 gotas de jengibre.
Combinar los aceites en una cápsula; consumir tres veces al día con las comidas. También añadir cápsulas limpiadora GI, probióticos defensivos y un complejo de nutrientes de alimentos completos para limpiar y reconstruir el intestino y para generar fuerza nutricional.

DIARREA DEL VIAJERO: 3-4 gotas de mezcla digestiva en una cápsula o en agua tres veces al día.
O
1 de melaleuca y una de mezcla digestica debajo de la lengua cada treinta minutos, hasta que los síntomas desaparezcan; por lo general toma alrededor de cuatro dosis.
O
3 gotas de orégano,
3 gotas de tomillo,
2 gotas de canela,
2 gotas de naranja silvestre,
1 gota de romero.
Combinar e ingerir en una cápsula tres veces al día.

REMEDIO CONTRA EL ESTREÑIMIENTO
7 gotas de naranja silvestre,
5 gotas de cilantro,
4 gotas de limón,
4 gotas de mezcla digestiva,
2 gotas de jengibre.
Combinar en una botella con rociador de 2 onzas; llenar aproximadamente 1/2 con aceite portador. Rociar en el vientre y frotar en el sentido de las agujas del reloj por tres a cinco minutos.

DIGESTIVO E INTESTINAL

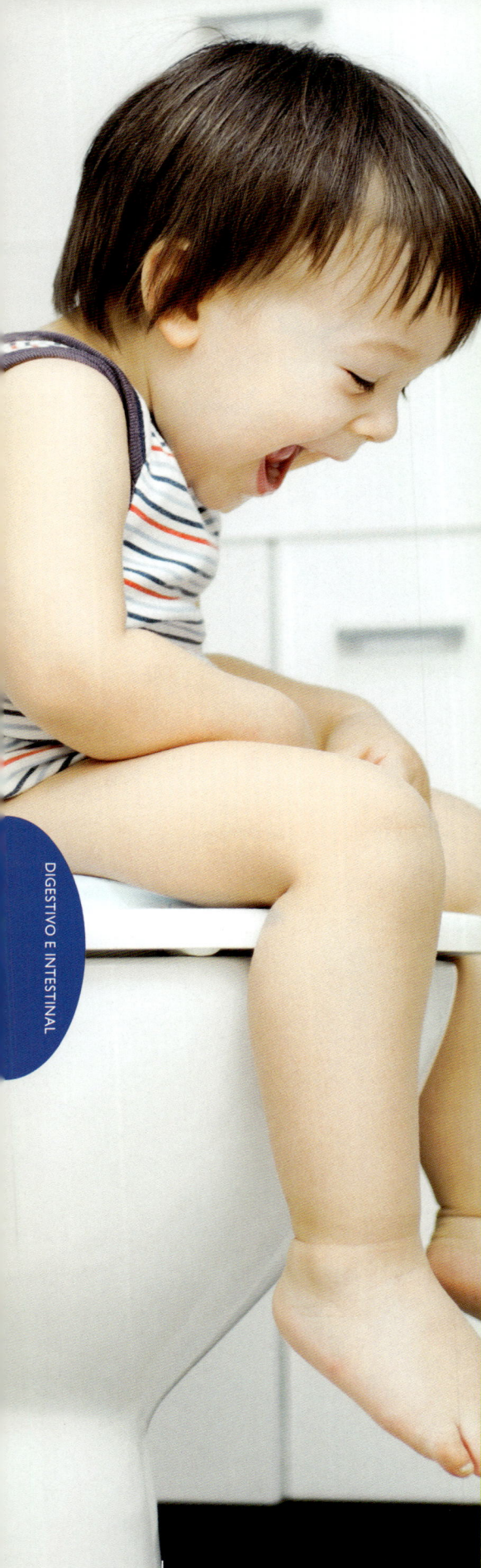

Condiciones

Calambres/dolor abdominal - albahaca, abedul, cardamomo, canela, clavo, eneldo, hinojo, jengibre, lavanda, hierba limonera, mejorana, melisa, pachulí, hierbabuena, mexcla desintoxicante, mezcla digestiva, mezcla inspiradora, mezcla para masajess, mezcla renovadora

Abdomen distendido (muchos posibles factores) - cardamomo, hinojo, jengibre, mexcla desintoxicante, mezcla digestiva

Aliento, mal (halitosis) - bergamota, cardamomo, lavanda, pachulí, hierbabuena, menta, mezcla de complejo celular, mexcla desintoxicante, mezcla digestiva, mezcla metabólica, mezcla edificante

Ano, picazón - ciprés, geranio, helicriso, lavanda, orégano (internamente), mezcla antiedad, mezcla de complejo celular

Ano, prolapso - tomillo, naranja silvestre

Apéndice - albahaca, jengibre, mexcla desintoxicante, mezcla digestiva

Apetito, disminución/pérdida de - jengibre, toronja, lavanda, limón, naranja silvestre, mezcla alentadora, mezcla metabólica, mezcla para la tensión

Apetito, exagerado - casia, canela, hinojo, jengibre, toronja, mezcla metabólica

Ardor estomacal - pimienta negra, cardamomo, cedro (tópico), eneldo, hinojo, jengibre, limón, menta, naranja silvestre, mezcla de complejo celular, mexcla desintoxicante, mezcla digestiva, mezcla metabólica

Calambres / dolor abdominal - albahaca, abedul, cardamomo, canela, clavo, eneldo, hinojo, jengibre, lavanda, hierba limonera, mejorana, melisa, pachulí, hierbabuena, mexcla desintoxicante, mezcla digestiva, mezcla inspiradora, mezcla para masajess, mezcla renovadora

Cálculos biliares - bergamota, abedul, cilantro, clavo, geranio, toronja, bayas de enebro, lavanda, limón, lima, pachuli, romero, naranja silvestre, gaulteria, mezcla de complejo celular, mexcla desintoxicante, mezcla afirmante

Cólico - bergamota, pimienta negra, cardamomo, cilantro, clavo (diluído), cilantro, ciprés (tópico), eneldo, hinojo, jengibre, lavanda, mejorana, manzanilla romana, mezcla de romero, menta, naranja silvestre, ylang ylang, mezcla calmante, mezcla afirmante, mezcla digestiva, mezcla edificante

Condiciones relacionadas con el alcohol - Ver *Adicciones*

Congestión del hígado - geranio, helicriso, hierbabuena, rosa, romero, mezcla alentadora

Deshidratación - limón, naranja silvestre, mezcla metabólica

Diarrea/urgencia para evacuar - arborvitae, pimienta negra, cardamomo, canela, clavo, cilantro, ciprés, incienso, geranio, jengibre, jazmín, limón, hierba limonera, melisa, mirra, pachulí, hierbabuena, manzanilla romana, menta, tangerina, vetiver, naranja silvestre, mezcla afirmante, mezcla desintoxicante, mezcla digestiva, mezcla renovadora, mezcla edificante

Digestión de grasas - toronja, limón, tangerina, mezcla metabólica

Digestion, deficiente/lenta - casia, canela, cilantro, geranio, limón, menta, mezcla alentadora

Diverticulitis - arborvitae, albahaca, cedro, cilantro, canela, jengibre, lavanda, mezcla de complejo celular, mexcla desintoxicante, mezcla digestiva, mezcla metabólica

Dolor en el recto - incienso, geranio, helicriso, mexcla desintoxicante

Dolores de cabeza/migrañas a causa del Hígado - toronja, helicriso

Dolores por hambre - hinojo, lavanda, mezcla metabólica

Eructar, necesidad de - eneldo, jengibre, menta

Eructos - cardamomo, hinojo, jengibre, lavanda, tomillo, vetiver, mexcla desintoxicante, mezcla digestiva

Espasmos esofágicos, - naranja silvestre

Espasmos, digestivos - cardamomo, canela, canela, clavo, cilantro, eneldo, hinojo, menta, tangerina, naranja silvestre, mezcla inspiradora, mezcla renovadora

Estómago, falta de tono - pimienta negra, rosa, tangerina

Estómago, malestar (indigestión) - cardamomo, canela, clavo, eneldo, hinojo, jengibre, toronja, incienso, jazmín, lavanda, tomillo, naranja silvestre, mezcla vigorizante (tópica), mezcla renovadora

Estómago, molestias, calambres, dolor, inflamación - albahaca, cardamomo, canela, cilantro, jengibre, helicriso, menta, manzanilla romana, sándalo, ylang ylang, mezcla de complejo celular, mezcla afirmante, mexcla desintoxicante, mezcla digestiva, mezcla alentadora, mezcla vigorizante (tópico)

Estómago, nervios (debido a preocupación/ansiedad/estrés) - cardamomo, mezcla calmante, naranja silvestre

Estrechamientos/obstrucciones intestinales - albahaca, mejorana, romero, tomillo, mexcla desintoxicante, mezcla alentadora, mezcla inspiradora

**Estreñimiento, lentitud instestinal, incapacidad para evacuar a pesar de la

urgencia - arborvitae, pimienta negra, cardamomo, cilantro, eneldo, abeto de Douglas, hinojo, jengibre, limón, hierba limonera, mejorana, pachulí, hierbabuena, romero, menta, tangerina, vetiver, ylang ylang, mezcla afirmante, mezcla digestiva, mexcla desintoxicante, mezcla alentadora, mezcla renovadora

Flatulencias - pimienta negra, cilantro, cilantro, eneldo, hinojo, jengibre, lavanda, melisa, mirra, manzanilla romana, romero, sándalo, menta, tangerina, mexcla desintoxicante, mezcla digestiva, mezcla metabólica

Gases/distensión - pimienta negra, cardamomo, canela, clavo, eneldo, hinojo, incienso, geranio, jengibre, lavanda, hierba limonera, limón, melisa, hierbabuena, mezcla digestiva, mezcla reafirmante

Gripe estomacal (gastroenteritis viral) - arborvitae, tomillo, orégano, mezcla de complejo celular, mexcla desintoxicante, mezcla vigorizante (tópica), mezcla protectora

Heces con sangre - abedul (úlcera), geranio (sangrado), incienso, helicriso (sangrado), naranja silvestre, gaulteria (úlcera)

Heces, de color pálido/arcilloso - mexcla desintoxicante

Heces, mucosidad - pimienta negra, mexcla desintoxicante, mezcla para masajess, mezcla protectora

Hemorroides - ciprés, geranio, helicriso, mirra, pachulí, manzanilla romana, mezcla de complejo celular, mexcla desintoxicante, mezcla digestiva

Hernia hiatal - arborvitae, albahaca, ciprés, helicriso, bayas de enebro, melisa, pachulí, hierbabuena, mexcla desintoxicante

Hígado - albahaca, cilantro, clavo, ciprés, incienso, geranio, jengibre, toronja, helicriso, jazmín, enebro, limón, romero, mezcla de complejo celular, mezcla afirmante, mexcla desintoxicante, mezcla renovadora, mezcla edificante

Hígado, baja producción de bilis - geranio, helicriso, lavanda, hierbabuena, manzanilla romana, romero, mexcla desintoxicante

Hígado, cicatrización - helicriso, mirra

Hígado, débil - eneldo, geranio, limón, lima, manzanilla romana, rosa

Hígado, graso - romero, mezcla metabólica, toronja

Hígado, hepatitis - incienso, jazmín, melaleuca

Hígado, sobrecargado/lento/tóxico - cilantro, clavo de olor, helicriso, limón, mexcla desintoxicante, mezcla alentadora

Hígado, vías biliares bloqueadas/obstruidas - ciprés, geranio, mejorana, pachulí, mexcla desintoxicante

Hinchazón/vientre hinchado - cedro, cilantro, eneldo, jengibre, melisa, menta, mirra, mezcla digestiva

Ictericia/exceso de bilirrubina - albahaca, incienso, geranio, helicriso, bayas de enebro, limón, hierba limonera, lima, romero, naranja silvestre, mezcla purificadora, mexcla desintoxicante, mezcla metabólica

Indigestión - arborvitae, pimienta negra, eneldo, jengibre, lavanda, limón, hierba limonera, melisa, menta, hierbabuena, tomillo, ylang ylang, mezcla digestiva, mezcla de inspiración, mezcla metabólica

Indigestión, nerviosa - cardamomo

Inflamación del intestino - albahaca, jengibre, menta, tomillo, mezcla de complejo celular, mexcla desintoxicante

Inflamación, intestin, intestinal - hinojo, hierba limonera, menta, manzanilla romana, hierbabuena, tomillo, mezcla inspiradora

Intestinal, falta de tono - cardamomo, jengibre, hierba limonera, mejorana

Intestinal, revestimiento (hiperpermeabilidad/ulceraciones) - albahaca, incienso, geranio, helicriso, lavanda, hierba limonera, mirra, naranja silvestre, mezcla de complejo celular.

Intestinales, bolsas (divertículos) - arborvitae (tópico), pimienta negra, cedro (tópico), geranio, tangerina, naranja silvestre, mexcla desintoxicante

Intestino permeable, permeabilidad del intestino, debilidad del revestimiento intestinal, malabsorción - arborvitae, cardamomo, eneldo, jengibre, toronja, pachulí, mezcla de complejo celular, mezcla digestiva

Intoxicación alimentaria - pimienta negra, canela, clavo, cilantro, bayas de enebro, limón, melaleuca, menta, orégano, romero, tomillo, mezcla compleja celular, mexcla desintoxicante, mezcla digestiva, mezcla renovadora

Jugos gástricos, mala producción de - canela

Levadura - Ver *Candida*

Náuseas o mareo por movimiento - albahaca, bergamota, pimienta negra, cardamomo, canela, clavo, cilantro, hinojo, jengibre, lavanda, bayas de enebro, melisa, pachulí, hierbabuena, manzanilla romana, romero, sándalo, menta, mezcla de complejo celular, mezcla purificadora, mexcla desintoxicante, mezcla digestiva, mezcla afirmante, mezcla renovadora

Páncreas - albahaca, canela, cilantro, eneldo, hinojo, incienso, geranio, jengibre, mezcla de complejo celular, mezcla metabólica, mezcla protectora

Páncreas, conducto bloqueado - cardamomo, helicriso

Parásitos intestinales - clavo, hinojo, orégano, tomillo

Peristaltismo intestinal, falta de - mejorana, mezcla digestiva, mezcla para masajes

Pólipos de colon - cilantro, jengibre, hierba limonera, hierbabuena, mezcla digestiva

Problemas con lactosa - cardamomo, cilantro, eneldo, hierba limonera, mezcla de complejo celular, mexcla desintoxicante, mezcla digestiva, enzimas alimentarias

Rectal, fisura - geranio, helicriso, mexcla desintoxicante

Reflujo ácido/regurgitación (de alimentos/líquido agrio) - cardamomo, eneldo, hinojo, jengibre, limón, hierbabuena, tomillo, mezcla digestiva

Retraso en el desarrollo - pachulí, mezcla de complejo celular

Saciedad, incómoda (dura más tiempo de lo que debería) - arborvitae, mezcla digestiva

Saciedad, temprana (durante una comida) - Mezcla purificadora

Saliva, falta de - cardamomo

Sangrado rectal - geranio, helicriso, mezcla de complejo celular

Tragar, dificultad (disfagia) - arborvitae, incienso, lavanda, naranja silvestre, mezcla calmante, mezcla de complejo celular

Tragar, dolor/nudo en la garganta - cardamomo, naranja silvestre, mexcla desintoxicante, mezcla protectora

Trastornos digestivos - cilantro, hinojo, jengibre, menta, tangerina, mexcla desintoxicante

Úlcera duodenal (ubicada en el duodeno, intestino superior) - abedul, bergamota, jengibre, hinojo, incienso, geranio, mirra, gaulteria, mezcla de complejo celular, mezcla purificadora, mexcla desintoxicante, mezcla digestiva, mezcla calmante

Úlcera, gástrica (que se encuentra en el estómago) - abedul, bergamota, incienso, geranio, mirra, menta, rosa, gaulteria, mezcla de complejo celular, mezcla afirmante, mexcla desintoxicante, mezcla digestiva

Vesícula biliar - albahaca, ciprés, geranio, toronja, helicriso, limón, romero, tangerina, mezcla de complejo celular, mexcla desintoxicante, mezcla metabólica

Vesícula biliar, enfermedad - baya de enebro, toronja, helicriso, hierba limonera

Vómitos - albahaca, pimienta negra, cardamomo, canela, clavo, eneldo, hinojo, geranio, jengibre, melaleuca, melisa, pachulí, hierbabuena, sándalo, mezcla de complejo celular, mezcla purificadora, mezcla afirmante, mexcla desintoxicante, **mezcla digestiva**

DIGESTIVO E INTESTINAL

DOLOR E INFLAMACIÓN

LA INFLAMACIÓN es la respuesta biológica del organismo a cualquier elemento que el cuerpo considera peligroso, incluyendo patógenos, sustancias irritantes, infección, alergenos, lesiones y dolor. La inflamación saludable es parte del sistema inmunitario innato (ver Inmune), que responde a los patógenos con una respuesta generalizada "automática" con el objetivo de limpiar tejidos y células de estímulos nocivos e iniciar la reparación celular. Trabaja en estrecha colaboración con el sistema vascular local para suministrar plasma y leucocitos, que son los que brindan la "primera respuesta" ¡A veces tratar de reducir la hinchazón demasiado rápido puede frenar realmente los procesos de curación del organismo! Los síntomas de la inflamación pueden incluir hinchazón, enrojecimiento, dolor, calor y a veces reducción de la función. la inflamación saludable es necesaria para que el organismo prevenga la degradación de los tejidos corporales debido a patógenos o lesión. Nótese que la inflamación no es una infección, sino que es parte de la respuesta del organismo ante ésta.

Hay dos tipos de inflamación: aguda y crónica. La inflamación aguda se produce cuando hay un disparador o evento único, y el organismo responde inmediatamente a ese disparador moviendo plasma y leucocitos hacia los tejidos comprometidos. Las situaciones que pueden causar inflamación aguda son el entrenamiento físico intenso, resfriado o gripe, una uña encarnada infectada, un rasguño o corte, dolor de garganta, apendicitis, etc.

La inflamación crónica es una inflamación a largo plazo y puede ocurrir porque el organismo no pudo reparar la causa inicial de la inflamación aguda o debido a una respuesta autoinmune, en la cual el cuerpo trata a tejidos sanos como dañinos y por lo tanto ataca tejido sano de manera continua. Las afecciones que contribuyen a la inflamación crónica incluyen el asma, la artritis, cualquier condición crónica y una condición autoinmune.

Mientras las heridas, infecciones y enfermedad no podrían curarse sin inflamación aguda, la inflamación crónica puede causar una gran variedad de enfermedades o estados no deseados, que pueden incluir cáncer, otras condiciones crónicas y fiebre del heno. Cuando se produce la inflamación crónica, el tipo de células en el sitio cambia y el resultado es la reparación concurrente y la destrucción del tejido. La inflamación debe ser regulada para servir como la naturaleza lo indica.

El cortisol, que es una hormona producida por las glándulas suprarrenales, es la sustancia anti-inflamatoria más poderosa en tu cuerpo. Cuando las glándulas suprarrenales se estresan o se fatigan se producen cantidades insuficientes de cortisol, lo que resulta en un aumento de la inflamación. Por lo tanto, el cuidado apropiado de las glándulas suprarrenales es un componente crítico para asegurar una respuesta inflamatoria adecuada.

El dolor, que está estrechamente relacionado con la inflamación, puede ser leve, moderado o severo, y puede manifestarse en una gran variedad de formas incluyendo dolor punzante constante, pinchazos o dolor palpitante. El dolor es un problema importante en la medicina moderna; El National Institute of Health National Pain Consortium (Consorcio del Dolor del Instituto Nacional de Salud Nacional) estima que un tercio de la población de Estados Unidos lidia con problemas importantes respecto al dolor, que cuestan entre $ 560 y 635 mil millones de dólares cada año. Incluso peor que el coste monetario del dolor es una afirmación del jefe médico de Inglaterra, que estima que más de cinco millones de personas en el Reino Unido desarrollan dolor crónico cada año, pero sólo dos tercios se recuperan. El dolor crónico, además de la extrema incomodidad que provoca, puede conducir a la pérdida de la capacidad de trabajar o funcionar en las relaciones, adicción a los analgésicos y sentimientos de frustración e impotencia.

Hay varias formas de clasificar el dolor. Éstas incluyen:
- **Agudo**: generalmente intenso y de corta duración, causado por una lesión que se cura con el tiempo y el dolor disminuye
- **Crónico**: Permanente, puede ser leve o intenso
- **Nociceptivo**: incluye dolor somático y visceral
  - Somático: Incluye todo dolor músculo-esquelético, incluye las distensiones y torceduras musculares, cortes en la piel, etc.
  - Visceral: Se refiere a los órganos internos y las cavidades corporales como el tórax, el abdomen y la pelvis; incluye sensaciones de calambres y dolor
- **No-nociceptivo**: Incluye lo neuropático y simpático
  - Neuropático: Se refiere al dolor del nervio que puede ser causado por los nervios entre los tejidos y la médula espinal, o entre la médula espinal y el cerebro - a veces referido como nervios pinzados; también puede ser causado por una enfermedad degenerativa (es decir, accidente cerebrovascular o la pérdida de vaina de mielina) o infección, como en el caso del herpes
  - Simpático: Se refiere al dolor del sistema nervioso simpático (controla el flujo de la sangre, etc.) el cual típicamente se produce después de una fractura o lesión de los tejidos blandos. Aunque no existen receptores específicos para el dolor, el área afectada puede llegar a ser extremadamente sensible, haciendo que el individuo a usar la extremidad o área lesionada.
- **Dolor referido**: Cuando se siente el dolor en un área distinta al sitio original de la lesiónlesión o la infección, como cuando el brazo o la espalda duelen en caso de un ataque al corazón

Cuando se considera la mejor manera de tratar el dolor, los profesionales médicos tendrán en cuenta el lugar de origen del dolor, qué otras áreas se ven afectadas, el tipo de dolor, qué actividades alivian o empeoran el dolor, cuando se agrava más el dolor, y el efecto que el dolor tiene en el estado de ánimo y la capacidad de funcionar.

La respuesta tanto a la inflamación como al dolor con remedios naturales puede ser muy eficaz, ya que estos dos temas implican respuestas corporales sistemáticas a la lesión o enfermedad de un individuo; los remedios naturales fortalecen al cuerpo al hacer su trabajo. Cuando se trata de una lesión crónica y / o inflamación, es importante participar en un régimen de bienestar que interrumpa la continuidad de la inflamación crónica, de modo que el cuerpo pueda liberarse para abordar adecuadamente las condiciones agudas que ocurran. La suplementación es fundamental para que las células y los tejidos tengan la nutrición que necesitan para dominar más condiciones crónicas, y cuando las células y los tejidos están bien nutridos responden rápidamente a la poderosa influencia química de los aceites esenciales puros.

PRINCIPALES SOLUCIONES

ACEITES INDIVIDUALES

Helicriso - reduce el dolor; acelera la cicatrización; quelato toxinas (pág. 98)
Gaulteria - alivia molestias y dolores, calienta; tiene un efecto similar a la cortisona; refuerza la curación ósea (pág. 94)
Hierbabuena - Aumenta la sensación de plenitud; reduce la ansiedad y el apetito (pág. 118)
Jengibre - vigoriza los nervios, mejora la circulación y la curación de los huesos y músculos (pág. 105)
Pimienta negra - reduce la inflamación, alivia el dolor, incrementa la circulación (pág. 125)
Albahaca - calma los nervios, mejora la circulación y la curación; acción esteroide (pág. 76)

Por Propiedades Relacionadas

Para obtener definiciones de las propiedades que figuran a continuación y más opciones de aceites, consulte el Glosario de Propiedades de Aceites (pág. 433) y Propiedades del Aceite (pág. 434).

Analgésico - arborvitae, albahaca, bergamota, abedul, pimienta negra, casia, canela, salvia esclarea, clavo, cilantro, ciprés, eucalipto, incienso, jengibre, helicriso, jazmín, enebro, lavanda, hierba limonera, mejorana, melaleuca, orégano, hierbabuena, romero, abeto blanco, naranja silvestre, gaulteria.
Antiinflamatorio - arborvitae, albahaca, bergamota, abedul, pimienta negra, cardamomo, casia, cedro, canela, cilantro, eneldo, eucalipto, hinojo, incienso, geranio, jengibre, helicriso, jazmín, lavanda, hierba limonera, lima, melaleuca, melisa, mirra, orégano, pachulí, hierbabuena, manzanilla romana, sándalo, menta, nardo, naranja silvestre, gaulteria, milenrama.
Calmante - bergamota, abedul, pimienta negra, canela, salvia esclarea, cilantro, hinojo, incienso, geranio, jazmín, enebro, lavanda, melisa, orégano, pachulí, manzanilla romana, sándalo, tangerina, vetiver, milenrama.
Neurotónico - arborvitae, albahaca, bergamota, pimienta negra, salvia, ciprés, jengibre, melaleuca.
Purificador - arborvitae, canela, eucalipto, toronja, hierba limonera, limón, mejorana, melaleuca, orégano, naranja silvestre.
Relajante - albahaca, canela, cedro, salvia esclarea, ciprés, hinojo, geranio, jazmín, lavanda, mejorana, mirra, ravensara, manzanilla romana, abeto blanco, ylang ylang.
Sedante - albahaca, bergamota, cedro, salvia esclarea, cilantro, incienso, geranio, jazmín, enebro, lavanda, hierba limonera, mejorana, melisa, pachulí, manzanilla romana, rosa, sándalo, nardo, vetiver, ylang ylang.
Esteroideos - albahaca, bergamota, abedul, cedro, clavo, hinojo, pachuli, romero, tomillo

MEZCLAS

Mezcla calmante - vigoriza los nervios y reduce la inflamación (pág. 143)
Mezcla de complejo celular - protege las células contra el daño de los radicales libres, a la vez que apoya la función y renovación celular saludable (pág. 144)
Mezcla para la tensión - alivia las articulaciones y los tejidos (pág. 164)
Mezcla para masajes - estimula la circulación y el flujo sanguíneo (pág. 152)

SUPLEMENTOS

Complejo de vitalidad celular (pág. 171), Probiótico defensivo, **Complejo celular de aceites esenciales (pág. 170), aceite esencial de complejo omega (pág. 168), complejo polifenol (pág. 168)**, suplemento nutricional de alimentos completos

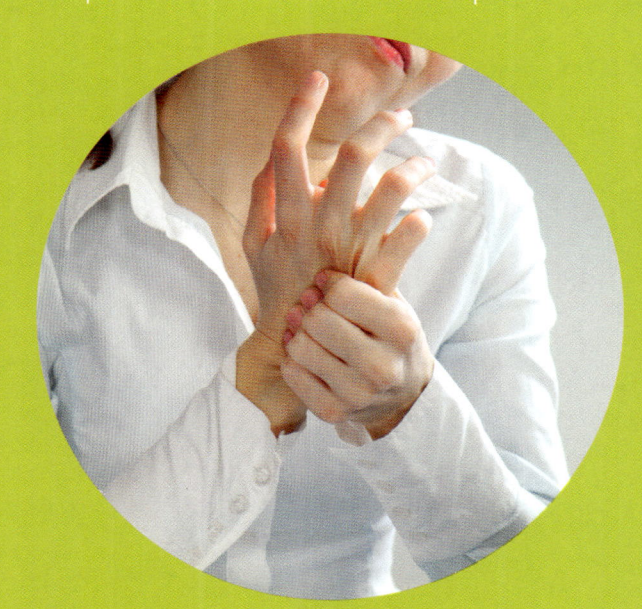

Afecciones Relacionadas: Dolor crónico, inflamación, dolor, fiebre reumática.

Para otras dolencias de Dolor e Inflamación, ver la sección correspondiente. Por ejemplo Sistema Autoinmune, Cerebro, Salud Celular, Sistema Digestivo e Intestinal, Sistema Endocrino y Linfático, Sistema Muscular, Sistema Nervioso, Sistema Esquelético y Sistema Urinario. El dolor y la inflamación pueden ocurrir en cualquier región o parte del cuerpo.

DOLOR E INFLAMACIÓN

Condiciones

GENERAL:

Causa emocional - albahaca, bergamota, cardamomo, incienso, geranio, pachulí, mezcla calmante, mezcla de la mujer; ver *estado de ánimo y comportamiento*

Dolor crónico - abedul, pimienta negra, cardamomo, cilantro, canela, salvia esclarea, clavo, cilantro, ciprés, eucalipto, incienso, jengibre, helicriso, baya de enebro, lavanda, limón, hierba limonera, mejorana, melaleuca, orégano, hierbabuena, manzanilla romana, romero, sándalo, vetiver, abeto blanco, gaulteria, mezcla de complejo celular, mezcla purificadora, mezcla afirmante, mexcla desintoxicante, mezcla alentadora, mezcla para masajes, mezcla afirmante, mezcla calmante, mezcla para la tensión, mezcla para la mujer

Dolor, intenso/agudo - pimienta negra, clavo, jengibre, helicriso, lavanda, hierbabuena, romero, gaulteria, mezcla calmante, mezcla de complejo celular, mezcla para masajes, mezcla tranquilizante, mezcla para la tensión

Inexplicable/Indefinido - arborvitae, incienso, helicriso, mezcla de complejo celular, mezcla purificadora, mexcla desintoxicante, mezcla calmante, mezcla para la tensión; ver *Salud Celular*

Inflamación - abedul, bergamota, cardamomo, casia, canela, clavo, cilantro, ciprés, incienso, geranio, jazmín, lavanda, hierbabuena, manzanilla romana, romero, gaulteria, mezcla de complejo celular, mezcla de la alegría, mezcla para masajes, mezcla afirmante, mezcla renovadora, mezcla calmante, mezcla para la tensión, mezcla para la mujer

VISCERAS (dolor de órganos):

Abdominal, inferior o lateral / posterior - bergamota, pimienta negra, cardamomo, salvia, ciprés, jengibre, hierba limonera, mezcla purificadora, mexcla desintoxicante; ver *Sistema Urinario*.

Abdominal superior / medio - cardamomo, canela, hinojo, incienso, jengibre, lavanda, mejorana, hierbabuena, mezcla digestiva; ver *Sistema Digestivo e Intestinal, parásitos*.

Articulaciones - abedul, abeto blanco, mezcla calmante; ver *Sistema esquelético*.

Enfermedad/infección - canela, helicriso, melisa, hierbabuena, romero, mezcla de protectora; ver *Sistema Inmunológico y Linfático*

Pecho - mejorana, ylang ylang, mezcla antiedad, mezcla para masajes; ver *Sistema Cardiovascular*.

Profundo, glandular - albahaca, mirra, mezcla antiedad, mezcla de complejo celular, mexcla desintoxicante, mezcla estabilizadora; ver *Sistema Endocrino* para abordar cuestiones glandulares específicas.

Problemas respiratorios - cardamomo, ciprés, abeto de Douglas, eucalipto, incienso, hierbabuena, mezcla de la respiración, mezcla calmante ; ver *Sistema Respiratorio, Sistema esquelético*.

SOMÁTICO (dolores musculares esqueléticos):

Calambres/calambre - arborvitae, albahaca, ciprés, hierba limonera, mejorana, hierbabuena, mezcla para masajes, mezcla calmante; ver *Sistema Muscular*.

Daño/lesión tisular - abedul, cedro, salvia esclarea, incienso, helicriso, hierba limonera, mejorana, mirra, sándalo, vetiver, mezcla calmante; ver *Primeros auxilios*.

Dolor de cabeza - albahaca, cardamomo, cilantro, eneldo, incienso, helicriso, baya de enebro, lavanda, hierba limonera, mejorana, hierbabuena, rosa, romero, gaulteria, mezcla calmante, mezcla de complejo celular, mezcla estabilizadora, mezcla inspiradora, mezcla afirmante, mezcla renovadora, mezcla calmante, mezcla para la tensión, mezcla edificante.

Dolor de cabeza, migraña - albahaca, bergamota, clavo, cilantro, incienso, helicriso, lavanda, melisa, pachulí, hierbabuena, mejorana, manzanilla romana, romero, rosa, menta, mexcla desintoxicante, mezcla inspiradora, mezcla afirmante, mezcla para la tensión, mezcla renovadora, mezcla edificante.

Dolores de espalda - albahaca, bergamota, abedul, cilantro, eucalipto, incienso, helicriso, lavanda, hierba limonera, mejorana, hierbabuena, abeto blanco, gaulteria, ylang ylang, mezcla de complejo celular, mezcla para masajes, mezcla calmante; ver *Sistema Esquelético*.

Patologías de la columna - abedul, hierba limonera, abeto blanco, mezcla de complejo celular, mezcla calmante; ver *Sistema Esquelético*.

Referencial - incienso, helicriso, bayas de enebro, mezcla de complejo celular, mezcla calmante, mezcla para la tensión.

NEUROPÁTICO (dolor de la fibra dañada del nervio):

Daño en los nervios - arborvitae, pimienta negra, salvia esclarea, clavo, incienso, jengibre, helicriso, lavanda, hierba limonera, mezcla de complejo celular, mezcla estabilizadora, mezcla para la tensión; ver *Sistema Nervioso*.

Dolores fantasma - arborvitae, albahaca, ciprés, incienso, helicriso, lavanda, mezcla de complejo celular, mezcla para la tensión; ver *Sistema Nervioso*.

Hormigueo/entumecimiento - arborvitae, albahaca, pimienta negra, salvia, clavo, ciprés, mezcla antiedad, mezcla de complejo celular, mezcla para la tensión; ver *Sistema Nervioso*

Lesión de la médula espinal - arborvitae, albahaca, salvia, incienso, helicriso, hierba limonera, tomillo, mezcla antiedad, mezcla de complejo celular, mezcla para la tensión; ver *Sistema Nervioso*.

Nervio facial - arborvitae, albahaca, salvia esclarea, clavo, incienso, pachulí, mezcla de complejo celular, mezcla calmante, mezcla calmante; ver *Sistema Nervioso*.

Punzante/ardor - arborvitae, albahaca, bergamota, pimienta negra, salvia esclarea, clavo, incienso, helicriso, baya de enebro, lavanda, pachulí, hierbabuena, manzanilla romana, tomillo, vetiver, mezcla de complejo celular, mezcla estimulante, mezcla calmante.

CONSEJOS DE USO: Mejores prácticas para el uso de aceites esenciales para aliviar el dolor y la inflamación

- **Tópico:** Muy eficaz para muchas situaciones, especialmente cuando es más estructural; lo más importante es aplicar los aceites directamente a cualquier área afectada, recordando utilizar un aceite portador si es necesario para evitar la sensibilidad. Aplicar con frecuencia cada 20-30 minutos hasta que desaparezcan los síntomas, entonces reducir a cada dos a seis horas para dolores agudos. Para el dolor crónico, aplicar dos a tres veces al día. La estratificación es también muy eficaz para el uso de múltiples aceites al mismo tiempo; aplicar uno a la vez.
- **Interno:** Muy eficaz para más o dolor crónico o interno; colocar los aceites en una cápsula o en gotas debajo de la lengua (mantener durante 30 segundos; tragar).

Remedios

MASAJE PARA ARTRITIS.
Mezclar 2 gotas de aceites de gaulteria, hierba limonera, incienso y eucalipto con una pequeña cantidad de aceite de coco fraccionado y masajear en las zonas doloridas.

ALIVIO DEL DOLOR DE ARTICULACIONES Y ARTRITIS.
4 gotas de baya de enebro,
3 gotas de mejorana,
3 gotas de manzanilla romana,
3 gotas de jengibre,
3 gotas de helicriso.
Mezclar los aceites esenciales en una botella con bolilla con 1 cucharadita de aceite portador, agitar y utilizar cuando sea necesario. O añadir aceites esenciales a 1/2 taza de sal Epsom y agitar; utilizar en baño caliente.

INTERRUPTOR DE MIGRAÑA: Colocar 1-2 gotas de aceite de baya de enebro y aceite de helicriso en la parte posterior del cuello. Diluir si se desea.

RESOLVER EL DOLOR DE CABEZA (funciona también para reducir la inflamación): Colocar por capas o mezclar antes de la aplicación 1-2 gotas de aceites de cedro, hierbabuena, incienso en las áreas de necesidad. Volver a aplicar cada treinta minutos hasta que el dolor de cabeza e inflamación hayan desaparecido. Diluir según se desee.

MEZCLA PARA EL DOLOR DE CABEZA.
7 gotas de hierbabuena,
5 gotas de lavanda,
5 gotas de incienso.
Combinar los aceites en una botella de 5 ml con bolilla. Llenar la botella con aceite de coco fraccionado u otro aceite portador. Aplicar según sea necesario. Volver a aplicar cada treinta minutos hasta que se logre el alivio.

ALEJAR EL DOLOR (mezcla calmante para dolor en la mandíbula, la rodilla, el pie): Utilizar inmediatamente aceite de helicriso, mezcla calmante y aceite de incienso en el lugar del dolor. Aplicar frecuentemente (cada veinte a sesenta minutos) hasta que se logre el alivio. Continuar aplicándose para apoyar el proceso de curación.

SOLUCIONAR EL DOLOR MUSCULAR
1 cucharada de cera de abeja,
4 cucharadas de aceite portador,
10-30 gotas de gaulteria, hierba limonera, mejorana y/o lavanda.
Derretir suavemente la cera de abeja con el aceite portador a fuego muy lento, revolviendo con frecuencia. Retirar del fuego y dejar enfriar. Mientras aún esté blanda, agregar a la mezcla los aceites esenciales. Verter en un recipiente de almacenamiento pequeño de vidrio. Dejar enfriar completamente antes de colocar la tapa. Aplicar a los músculos doloridos o a cualquier molestia o dolor.

MEZCLA PARA REMOJAR MÚSCULOS DOLORIDOS.
Mezclar 4 gotas de pimienta negra, 2 gotas de romero, 1 gota de jengibre en ½ taza de sal de Epsom. Añadir a una bañera de agua caliente y remojar durante un máximo de treinta minutos. Recuerda beber mucha agua al remojarse y luego.

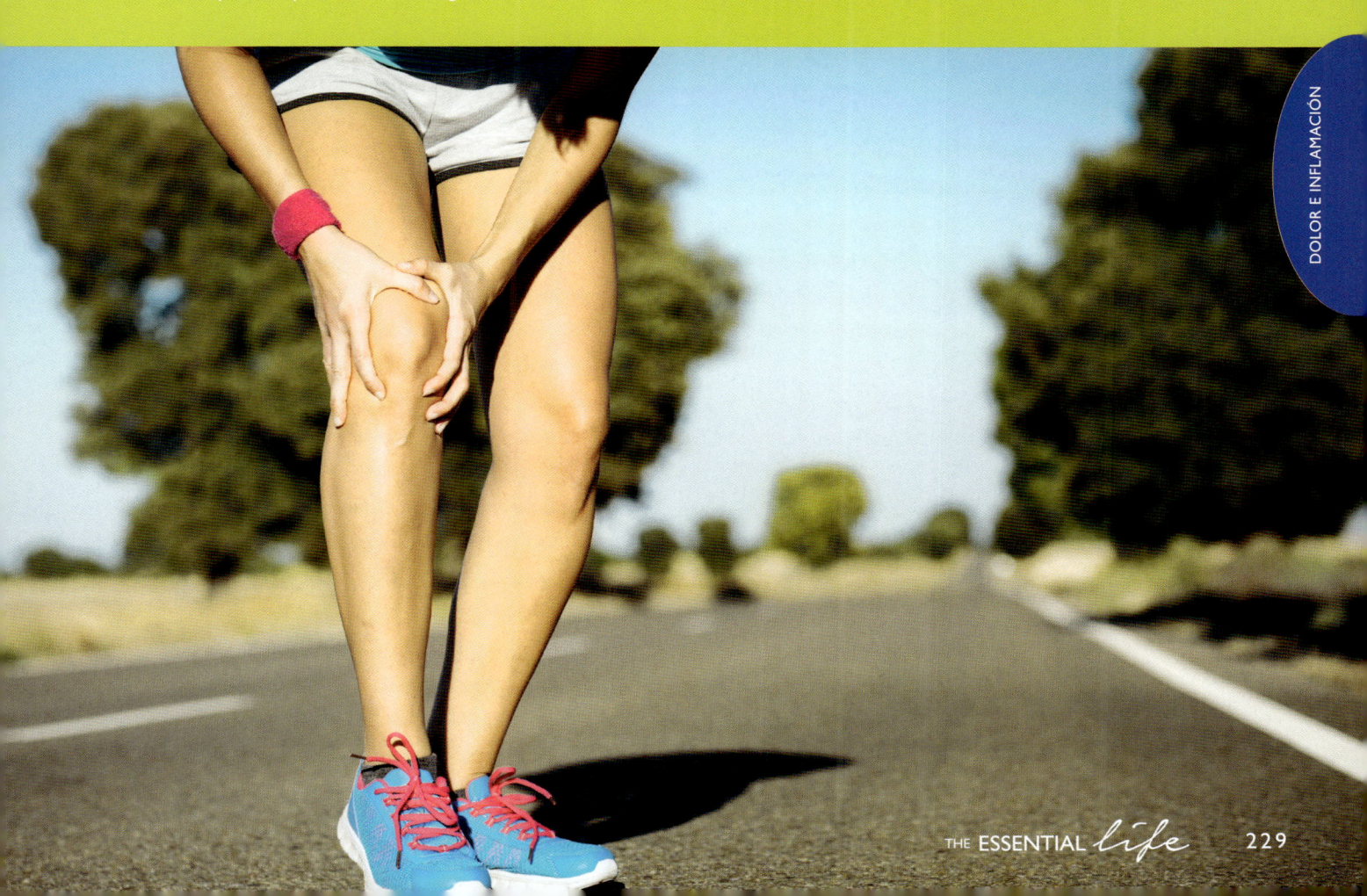

DOLOR E INFLAMACIÓN

EMBARAZO, PARTO Y LACTANCIA

EMBARAZO

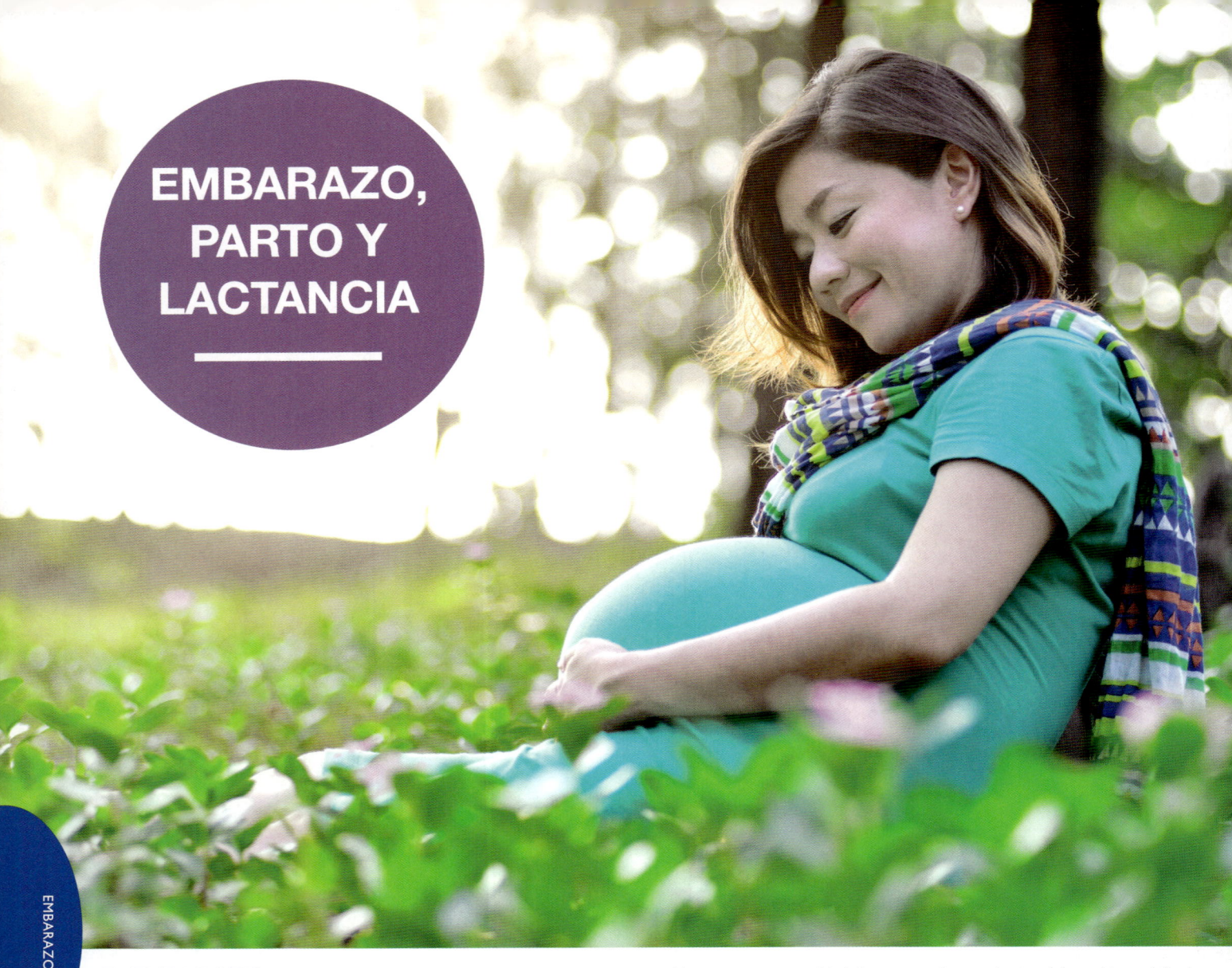

EL EMBARAZO puede ser un momento único, emocionante y alegre en la vida de una mujer. Para que una mujer quede embarazada debe liberar un óvulo de su ovario, proceso conocido como ovulación. Luego el óvulo y el esperma deben reunirse y formar una sola célula, proceso que a su vez se conoce como fertilización. El embarazo comienza entonces el óvulo fertilizado se adhiere al útero de una mujer y comienza a crecer, etapa conocida como.

El feto en crecimiento depende por completo del cuerpo saludable de su madre para todas sus necesidades. Las mujeres embarazadas deben tomar medidas para mantenerse tan saludables y bien nutridas como sea posible. Después de un período de gestación de aproximadamente nueve meses el cuerpo de una mujer comienza el trabajo de abrirse y empujar al bebé hacia el mundo. Esto se llama trabajo de parto.

El trabajo de parto es un proceso mediante el cual el bebé dentro del útero se adapta a su entorno y sale del útero para nacer como un bebé en el mundo. Cada trabajo de parto es diferente. Puede ser largo o corto, muy difícil o no. Cada trabajo de parto, sin embargo, sigue un patrón básico:
- Las contracciones (dolores de parto) abren el cuello uterino
- El útero empuja al bebé hacia abajo a través de la vagina
- El bebé nace, y luego
- Alumbra la placenta (después del nacimiento del bebé)

Una vez que nace el bebé ya no recibe nutrientes del cordón umbilical. La lactancia materna es la forma normal de proporcionar a los niños pequeños los nutrientes que necesitan para un crecimiento y desarrollo saludables. Normalmente la mayoría de las madres pueden amamantar, siempre que tengan información precisa. La lactancia materna exclusiva se recomienda un máximo de seis meses de edad, manteniendo la lactancia materna junto con alimentos complementarios apropiados si se desea.

Es difícil recibir todas las vitaminas y minerales adecuadas necesarias en una dieta normal, por lo que generalmente es necesaria la suplementación tanto durante el embarazo como en la lactancia. La ingesta de suplementos de alimentos integrales es clave. Esto hace que las vitaminas y minerales estén biodisponibles para el cuerpo, para que esté mejor equipado para proporcionar una nutrición adecuada tanto para la madre como para el bebé. Muchos suplementos sintéticos o no basados en alimentos no pueden ser absorbidos por el cuerpo, y a veces pueden causar más daño que bien.

Los aceites esenciales pueden ayudar ante algunos de los cambios incómodos que tienen lugar en el cuerpo de una mujer durante el embarazo, el parto y el puerperio, así como durante la lactancia materna. Los aceites pueden ser aplicados tópicamente, vaporizarse o ingerirse para tratar entre otros síntomas, el dolor de pecho, estreñimiento, depresión, fatiga, presión arterial alta, náusea y vómito, sueño, estrías e inflamación.

PRINCIPALES SOLUCIONES

Embarazo *Trabajo de parto* *Lactancia*

ACEITES INDIVIDUALES

Naranja silvestre - energiza y eleva el estado de ánimo (pág. 121)
Jengibre - calma la nausea y malestar por las mañanas (pág. 105)
Hierbabuena - alivia trastornos digestivos y refuerza la memoria (pág. 118)

MEZCLAS

Mezcla calmante - alivia dolores y molestias (pág. 143)
Mezcla para la tensión - alivia la tensión (pág. 164)
Mezcla metabólica - equilibra los niveles de glucosa y el metabolismo (pág. 153)
Mezcla digestiva - favorece la digestión y alivia las náuseas matutinas (pág. 147)
Mezcla para la mujer - equilibra las hormonas (pág. 157)

ACEITES INDIVIDUALES

Salvia esclarea - amplio espectro de refuerzo al proceso de trabajo de parto (pág. 129)
Jazmín - ayuda con el trabajo de parto y el alumbramiento de la placenta (pág. 104)
Geranio - refuerza el perineo, el rendimiento del trabajo de parto, el estado de ánimo y la curación (pág. 95)
Lavanda - calma y suaviza el estado de ánimo y los tejidos (pág. 106)
Incienso - baja el estrés y trauma; promueve la curación (pág. 102)
Albahaca - alivia el dolor; mejora el rendimiento del trabajo de parto (pág. 76)
Helicriso - ralentiza o detiene el sangrado y promueve la curación (pág. 98)

MEZCLAS

Mezcla estabilizadora - mejora la capacidad de adaptación (pág. 149)
Mezcla para la tensión - alivia la tensión (pág. 164)
Mezcla para la mujer - mejora el rendimiento del trabajo de parto (pág. 156)
Mezcla calmante - alivia dolores y molestias (pág. 143)

ACEITES INDIVIDUALES

Hinojo - promueve la producción de leche; evita la obstrucción de los conductos, la infección y la candidiasis (pág. 101)
Ylang Ylang - alivia el dolor en los senos y la depresión (pág. 137)
Salvia esclarea - promueve la producción de leche y el equilibrio hormonal; eleva el estado de ánimo (pág. 129)
Lavanda - promueve la producción de leche; previene o ayuda con la sensibilidad del dolor en los senos, pezones, y conductos lácteos obstruidos (pág. 106)

MEZCLAS

Mezcla para la mujer - equilibra las hormonas e incrementa la libido (pág. 157)
Mezcla de la alegría - mejora el estado de ánimo y alivia la depresión (pág. 140)

SUPLEMENTOS

Complejo de refuerzo óseo (pág. 177) **probiótico defensivo** (pág. 173), Cápsulas de mezcla digestiva, Complejo celular de aceites esenciales, **complejo omega de aceites esenciales** (pág. 168), **enzimas alimentarias** (pág. 170), suplemento nutricional de alimentos completos

Por Propiedades Relacionadas

Para obtener definiciones de las propiedades que figuran a continuación y más opciones de aceites, consulte el Glosario de Propiedades de Aceites (pág. 433) y Propiedades del Aceite (pág. 434).

Analgésico - arborvitae, albahaca, bergamota, canela, canela, salvia esclarea, hinojo, incienso, jengibre, helicriso, hierbabuena, romero, abeto blanco, gaulteria.
Antidepresivo - bergamota, salvia esclarea, incienso, geranio, toronja, jazmín, limón, melisa, pachulí, rosa, sándalo, naranja silvestre, ylang ylang.
Anticoagulante - salvia esclarea, helicriso, lavanda.
Antiemético - albahaca, cardamomo, canela, clavo, cilantro, hinojo, jengibre, lavanda, pachulí, hierbabuena.
Antihemorrágico - geranio, helicriso, lavanda, mirra.
Antiespasmódico - albahaca, bergamota, pimienta negra, cardamomo, casia, canela, salvia, clavo, ciprés, eucalipto, hinojo, jengibre, helicriso, lavanda, limón, mejorana, pachulí, hierbabuena, manzanilla romana, rosa, romero, sándalo, menta, tangerina, vetiver, naranja silvestre, gaulteria, ylang ylang.
Calmante - bergamota, salvia, hinojo, incienso, geranio, jazmín, lavanda, pachulí, manzanilla romana, sándalo, tangerina, vetiver.
Carminativo - albahaca, bergamota, cardamomo, canela, salvia esclarea, hinojo, jengibre, lavanda, limón, mirra, pachulí, hierbabuena, manzanilla romana, romero, sándalo, menta, vetiver, naranja silvestre, gaulteria.
Digestivo estimulante - albahaca, bergamota, pimienta negra, cardamomo, canela, cilantro, hinojo, incienso, toronja, mirra, pachulí, menta, naranja silvestre.
Energizante - albahaca, ciprés, toronja, hierba limonera, romero, abeto blanco, naranja silvestre.
Galactagoga - albahaca, salvia esclarea, eneldo, hinojo, jazmín, hierba limonera, gaulteria.
Inmunoestimulante - arborvitae, casia, canela, clavo, incienso, jengibre, limón, lima, melaleuca, melisa, orégano, menta, romero, tomillo, vetiver, naranja silvestre.
Vigorizante - toronja, limón, hierbabuena, menta, naranja silvestre, gaulteria.
Regenerativo - albahaca, cedro, clavo, cilantro, incienso, geranio, helicriso, jazmín, lavanda, melaleuca, mirra, pachulí, sándalo, naranja silvestre.
Relajante - albahaca, canela, cedro, salvia esclarea, ciprés, hinojo, geranio, jazmín, lavanda, mejorana, mirra, ravensara, manzanilla romana, abeto blanco, ylang ylang.
Sedante - albahaca, bergamota, cedro, salvia esclarea, incienso, geranio, jazmín, lavanda, mejorana, melisa, pachulí, manzanilla romana, rosa, sándalo, tangerina, vetiver, ylang ylang.
Estomacal - cardamomo, canela, salvia esclarea, cilantro, hinojo, jengibre, mejorana, hierbabuena, romero, tangerina, naranja silvestre.
Edificante - bergamota, salvia esclarea, toronja, limón, lima, melisa, sándalo, tangerina, naranja silvestre, ylang ylang.
Calentamiento - abedul, pimienta negra, casia, canela, salvia, clavo, eucalipto, jengibre, hierba limonera, mejorana, orégano, hierbabuena, tomillo, gaulteria

Remedios

Sugerencias para un embarazo y post parto óptimo y exitoso

- **PROGRAMA DE SUPLEMENTOS BÁSICOS**
  Beneficios: nutrición básica, salud intestinal, energía, resistencia, estabilidad emocional, regular la presión arterial, evitar la depresión posparto, promover una digestión y absorción de nutrientes adecuadas, prepararse para suministrar leche materna nutritiva; prevenir infección; aliviar las piernas y los calambres musculares o espasmos de ligamentos; apoyo de la salud del tejido conectivo y la piel, preparar el cuello uterino para el parto
  › Suplemento de nutrientes de alimentos completos - ofrece multivitaminas y minerales
  › Aceites esenciales de complejo omega - suministra ácidos grasos esenciales
  › Enzimas alimentarias - ofrecen asistencia a las enzimas digestivas
  › Defensivo probiótico - proporciona y promueve prebióticos y probióticos
  › Complejo para refuerzo óseo - suministra las necesidades de calcio, magnesio y otros micronutrientes.

Además del programa de suplementación básica anterior, elegir según sea necesario:

- Prevenir/superar - utilizar tan a menudo como sea necesario; no esperar el malestar, prevenir si es posible
  › Náuseas matutinas - mezcla digestiva, jengibre, hierbabuena; fortalece el hígado y la vesícula biliar: aplicar tópicamente - limón, toronja, mexcla desintoxicante
  › Ardor de estómago - mezcla digestiva
- Conservar la calma, adquirir armonía interna - utilizar uno o más de los siguientes al menos dos veces al día, según sea necesario:
  › Incienso, naranja silvestre, mezcla calmante, mezcla estabilizadora
  Equilibrar el metabolismo, antojos de azúcar, apetito - elegir uno; utilizar tres veces al día:
  › Toronja o mezcla metabólica
- Mantener la eliminación óptima y refuerzo antioxidante - utilizar ? o más veces al día
  › Mezcla de complejo celular, mexcla desintoxicante, limón y/u otros aceites cítricos
  › Limpieza de intestino - 2 gotas de limón, melaleuca, tomillo al menos dos veces al día durante diez días, descansar; tomar probióticos defensivos adicionales
- Prevenir/superar calambres o espasmos en piernas, músculos, y ligamentos
  › Usar según sea necesario: ciprés, lavanda, mejorana, mezcla para masajes, mezcla calmante

ALIVIO PARA LA HINCHAZÓN DEL EMBARAZO
3 gotas de jengibre,
2 gotas de ciprés,
2 gotas de lavanda.
Combinar los aceites con 2 cucharaditas de aceite portador; masajear las piernas y los pies.

MEZCLA PARA NO MÁS ESTRÍAS
10 gotas de ciprés,
10 gotas de lavanda,
10 gotas de naranja silvestre,
10 gotas de mezcla vigorizante,
5 gotas de geranio.
Colocar los aceites en una botella de 10 ml con bolilla; completar con aceite portador. Utilizar dos veces al día.

ALIVIO PARA ESTRÍAS
2 gotas de aceite de helicriso, lavanda, mirra, mezcladas con ½ - 1 cucharadita de aceite de coco fraccionado (según la superficie que se intenta cubrir) y aplicar en el abdomen.

CURACIÓN DE HEMORROIDES
20 gotas de helicriso,
20 gotas de geranio,
20 gotas de arborvitae o ciprés,
10 gota de hierbabuena.
Realizar la mezcla en una botella de vidrio de 2 onzas con un sello con orificio de reducción; mezclar los aceites; completar con aceite portador. Aplicar al menos una o dos veces al día y/o después de cada evacuación intestinal. Para ayuda adicional, si es necesaria, puede aplicarse 1 gota de cada aceite PURO. Cualquier sensación de ardor debe desaparecer en cinco o diez minutos, o si se desea, aplicar aceite portador antes de la aplicación de los aceites.

LA CUENTA REGRESIVA CONTÍNUA (reduce la inflamación y el sangrado en el trabajo de parto)
10 gotas de salvia esclarea,
10 gotas de jengibre,
10 gotas de lavanda,
10 gotas de limón,
10 gotas de la mezcla para masajes.
Combinar los aceites en una botella de 10 ml con bolilla; completar con aceite portador. Dos veces al día aplicar una fina capa de aceite portador en las áreas afectadas para mejorar la distribución de los aceites; luego aplicar los aceites. Aplicar la mezcla en la espalda baja y en los tobillos todos los días durante la última semana de embarazo. Masajear exhaustivamente en la piel.

UNGÜENTO PARA SALTAR EL INICIO DE LAS CONTRACCIONES
Aplicar 1-2 gotas de aceite de mirra y de salvia en las muñecas y el abdomen, así como en los puntos reflejos del útero y cuello uterino bajo los huesos en el lado interno del tobillo una vez que comience el trabajo de parto, pero esté ralentizado o estancado.

AUMENTAR SUMINISTRO DE LECHE
7 gotas de albahaca,
6 gotas de salvia esclarea,
4 gotas de geranio.
Combinar 4 cucharaditas de aceite de coco fraccionado con 2 cucharaditas de cera de abeja (aprox ⅛ palillo). Derretir a fuego lento. Enfriar. Mientras aún esté blanda, añadir aceite para hacer un ungüento. Frotar en los senos a lo largo del día.

¡HOLA MUNDO! - recuperación para la mamá y el bebé; utilizar como se desee al menos dos veces al día para apoyar la recuperación óptima de la madre y la unión con el bebé. Utilizar cualquiera o todos según se desee, una gota o algunas a la vez. Vaporizar y/o utilizar por vía tópica. Unas pocas gotas de cada una:
- Hinojo, incienso, lavanda, limón, mezcla de la alegría.

MEZCLAS PARA LA DEPRESIÓN POSPARTO
Aplicar por vía tópica o vaporizar. Estas son las cantidades de uso único; multiplicar según se desee.
- Receta n.º 1: 1 gota de rosa, 1 gota de naranja silvestre y 3 gotas de sándalo
- Receta n.º 2: 1 gota de lavanda, 3 gotas de toronja y 1 gota de ylang ylang
- Receta n.º 3: 1 gota de bergamota, 1 gota de toronja, 1 gota de salvia romana, 1 gota de naranja silvestre y 3 gotas de incienso

Condiciones

EMBARAZO:

Acidez, gases, hinchazón - hierbabuena, naranja silvestre, mezcla digestiva; ver *Sistema Digestivo e Intestinal*

Aborto involuntario, prevención - mirra, pachulí, rosa, mezcla antiedad, mezcla de la alegría

Aborto involuntario, recuperación - salvia esclarea, incienso, geranio, toronja, lavanda, mirra, pachulí, manzanilla romana, rosa, mezcla antiedad, mezcla de complejo celular, mezcla purificadora, mexcla desintoxicante, mezcla de la alegría, mezcla tranquilizante, mezcla para la mujer

Aborto involuntario, proceso y recuperación - salvia esclarea, lavanda, abeto blanco, mezcla calmante, mezcla para la mujer

Antojos de apetito o desequilibrio de azúcar en sangre - mezcla metabólica.

Calambres - arborvitae, albahaca, ciprés, mejorana, mezcla para masajes, mezcla calmante.

Calambres en las piernas - albahaca, ciprés, lavanda, hierba limonera, mejorana, gaulteria, mezcla para masajes.

Curación postparto - ciprés, incienso, helicriso, geranio, lavanda, mirra, manzanilla romana, mezcla protectora

Depresión - albahaca, bergamota, incienso, geranio, lavanda, limón, melisa, pachulí, ravensara, rosa, sándalo, vetiver, naranja silvestre, ylang ylang, mezcla estabilizadora, mezcla vigorizante, mezcla de la alegría, mezcla para la mujer; ver *Estado de ánimo y Comportamiento*.

Dolor de espalda - hierbabuena, romero, mezcla para masajes, mezcla calmante.

Dolores de cabeza - incienso, lavanda, hierbabuena, gaulteria, mezcla calmante, mezcla para la tensión.

Energía, baja/fatiga - ciprés, toronja, limón, hierbabuena, naranja silvestre, mezcla estimulante, mezcla de la alegría; ver *Energía y Vitalidad*.

Estreñimiento - cilantro, hinojo, jengibre, limón, hierba limonera, mejorana, hierbabuena, mexcla desintoxicante, mezcla digestiva; ver *Sistema Digestivo e Intestinal*.

Estrías - ciprés, incienso, geranio, lavanda, mirra, sándalo, tangerina, naranja silvestre, mezcla antiedad, mezcla energizante, mezcla renovadora

Hemorroides - Ver "*Venas varicosas*" a continuación.

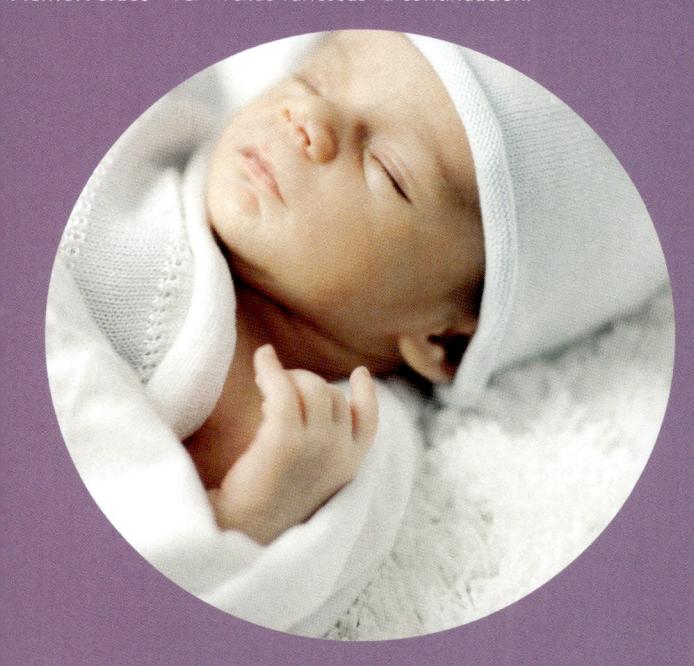

Infección - limón, melaleuca, orégano, mezcla protectora.

Músculos, dolor - arborvitae, albahaca, abedul, pimienta negra, salvia esclarea, cilantro, incienso, geranio, helicriso, baya de enebro, mejorana, hierbabuena, abeto blanco, gaulteria, mezcla para masajes, mezcla de la respiración, mezcla tranquilizante

Náuseas del embarazo y náuseas - arborvitae, bergamota, cardamomo, cilantro, hinojo, geranio, jengibre, lavanda, limón, hierbabuena, mezcla para digestión, mezcla tranquilizante

Piel, picazón y máscara de embarazo - geranio, lavanda, manzanilla romana, sándalo, mezcla antiedad

Preeclampsia - canela, ciprés, incienso, jengibre, lavanda, mejorana, manzanilla romana, mezcla calmante, mezcla para masajes, mezcla metabólica

Presión arterial alta - eucalipto, lavanda, limón, mejorana, ylang ylang.

Progesterona, baja - geranio, toronja, orégano, tomillo

Retención de agua (edema)/presión arterial elevada - ciprés, jengibre, baya de enebro, lavanda, limón, mezcla vigorizante, mezcla para masajes; ver *Sistema Cardiovascular, Sistema Urinario*

Sangrado - geranio, helicriso, lavanda, mirra; ver *Sistema Cardiovascular*.

Sensibilidad en los senos - geranio, toronja, lavanda, ylang ylang, mezcla para la mujer.

Sueño, inquieto o insomnio - incienso, lavanda, manzanilla romana, naranja silvestre, mezcla tranquilizante, mezcla estabilizadora; ver *Sueño*

Trabajo de parto, parto prematuro y calambres - incienso, lavanda, mejorana, pachulí, manzanilla romana, naranja silvestre + ylang ylang, mezcla para la mujer, mezcla para la mujer.

Útero, débil - salvia esclarea, incienso, jengibre, jazmín, hierba limonera, mejorana, mezcla de complejo celular, mezcla renovadora.

Infecciones del tracto urinario - albahaca, casia, canela, ciprés, limón, hierba limonera, melaleuca, orégano, tomillo, mezcla protectora

Venas varicosas - bergamota, cardamomo, ciprés, geranio, helicriso, limón, hierba limonera, melaleuca, pachulí, hierbabuena, romero, mexcla desintoxicante; ver *Sistema Cardiovascular*

TRABAJO DE PARTO:

Afrontamiento, deficiente/abrumación, poca confianza o mentalidad temerosa, problemas de estado de ánimo - albahaca, salvia esclarea, jazmín, geranio, lavanda, hierbabuena, naranja silvestre, mezcla calmante, mezcla alentadora, mezcla estabilizadora, mezcla vigorizante, mezcla de la alegría, mezcla para masajes

Apoyo general para trabajo de parto óptimo - albahaca, salvia esclarea, geranio, mezcla afirmante, mezcla mensual de las mujeres

Calmar los nervios, relajar la mente - albahaca, incienso, lavanda, mezcla tranquilizante, mezcla alentadora, mezcla estabilizadora

Calor excesivo - abedul, eucalipto, hierbabuena, gaulteria.

Contracciones, lentas, débiles, trabajo de parto estancado - canela, salvia esclarea, hinojo, jazmín, lavanda, mirra, mexcla desintoxicante, mezcla alentadora, mezcla estabilizadora, mezcla de la alegría

Desarrollar el conocimiento, elevar el estado de ánimo - albahaca, lavanda, mezcla estimulante, mezcla de la alegría

Difícil - albahaca, cedro, salvia esclarea, hinojo, geranio, lavanda, mirra, rosa, menta, mezcla calmante, mezcla estabilizadora, mezcla para masajes

Dolor - ciprés, lavanda, mejorana, mezcla calmante, mezcla para la tensión.

Postparto/expulsión de placenta - salvia esclarea, geranio, jazmín, lavanda.

Sangrado - geranio, helicriso, mirra

Perineo, preparación/evitar la episiotomía - incienso, geranio, manzanilla romana, sándalo.

Posición del bebé, mejorar - hierbabuena.

Preparación para trabajo de parto - albahaca, salvia esclarea, geranio, jazmín, mezcla para la mujer.

Tensión, exceso de - salvia esclarea, geranio, lavanda, mezcla para masajes, mezcla para la tensión.

Transición - albahaca, mezcla para la mujer.

Tratar dolores de parto, de laparte baja de la espalda y apoyo para la circulación - arborvitae, albahaca, abedul, pimienta negra, salvia esclarea, cilantro, ciprés, incienso, geranio, helicriso, baya de enebro, lavanda, mejorana, mirra, abeto blanco, gaulteria, mezcla calmante, mezcla estabilizadora, mezcla para masajes, mezcla tranquilizante, mezcla calmante

Útero, desempeño durante el parto - salvia esclarea, incienso, jazmín, mirra, rosa, mezcla de la alegría, mezcla para la mujer.

POSTPARTO Y LACTANCIA:

Candidiasis - salvia esclarea, eneldo, hinojo, incienso, limón, melaleuca, naranja silvestre; ver *Candida*

Conductos de leche obstruidos - hinojo, lavanda, pachulí, mezcla purificadora.

Depresión post-parto - bergamota, salvia esclarea, incienso, geranio, toronja, lavanda, limón, mirra, manzanilla romana, sándalo, vetiver, naranja silvestre, ylang ylang, mezcla calmante, mezcla afirmante, mezcla de complejo celular, mexcla desintoxicante, mezcla estabilizadora, mezcla estimulante, mezcla de la alegría, mezcla afirmante, mezcla de la mujer; ver *Estado de Ánimo y Comportamiento*.

Dolor en los pezones - incienso, lavanda, manzanilla romana, mexcla desintoxicante.

Dolores posteriores/calambres uterinos que se producen durante la lactancia - bergamota, abedul, cilantro, salvia esclarea, incienso, helicriso, mirra, mezcla para la mujer.

Episiotomía/curación de - pimienta negra, ciprés, incienso, helicriso, mirra, mezcla antiedad.

Estreñimiento - cilantro, abeto de Douglas, hinojo, jengibre, limón, hierba limonera, mejorana, hierbabuena, mexcla desintoxicante, mezcla digestiva; ver *Sistema Digestivo e Intestinal*.

Ingurgitación - hierbabuena, mezcla para masajes, mezcla calmante.

Infección (mastitis) - hinojo, incienso, lavanda, melaleuca, pachuli, romero, naranja silvestre, mezcla purificadora, mezcla vigorizante; *Para uso interno para combatir la infección - canela o clavo, melaleuca, orégano, tomillo.

Pezones secos, agrietados/dolor (agarre incorrecto) - incienso, geranio, lavanda, mirra, manzanilla romana, sándalo.

Producción de leche (lactancia), falta de - albahaca, salvia esclarea, eneldo, hinojo, geranio, jazmín, lavanda, hierba limonera (evitar la zona del pezón si la aplicación es tópica); *Evitar la hierbabuena o mezclas con hierbabuena, ya que disminuye la producción de leche.

Producción de leche, detener - hierbabuena.

Recuperación del parto - salvia esclarea, cilantro, ciprés, geranio, incienso (calmar el perineo o circuncisión), helicriso, jazmín (asiste en la expulsión de la placenta), lavanda (asiste en la expulsión de la placenta; alivia el perineo o la circuncisión), sándalo, abeto blanco, ylang ylang, mezcla calmante (para superar la angustia, frente a la novedad de la lactancia materna), mezcla estabilizadora (para estabilidad emocional, recuperación), mezcla antiedad (recuperación de cesárea), mezcla para la mujer.

Senos, sensibles - incienso, geranio, toronja, lavanda, ylang ylang; ver *Salud de la Mujer*.

Vasoespasmos de pezón (pezón comprimido después de amamantar) - lima, mezcla para la mujer.

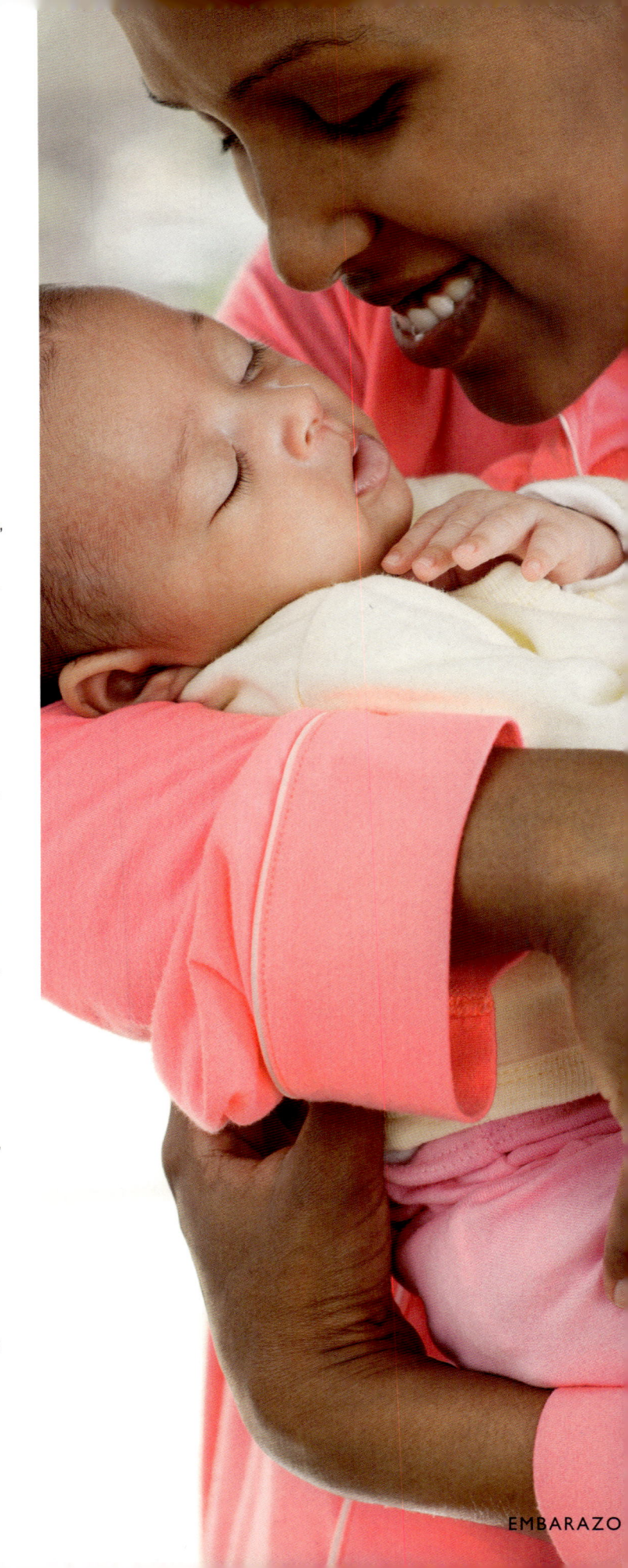

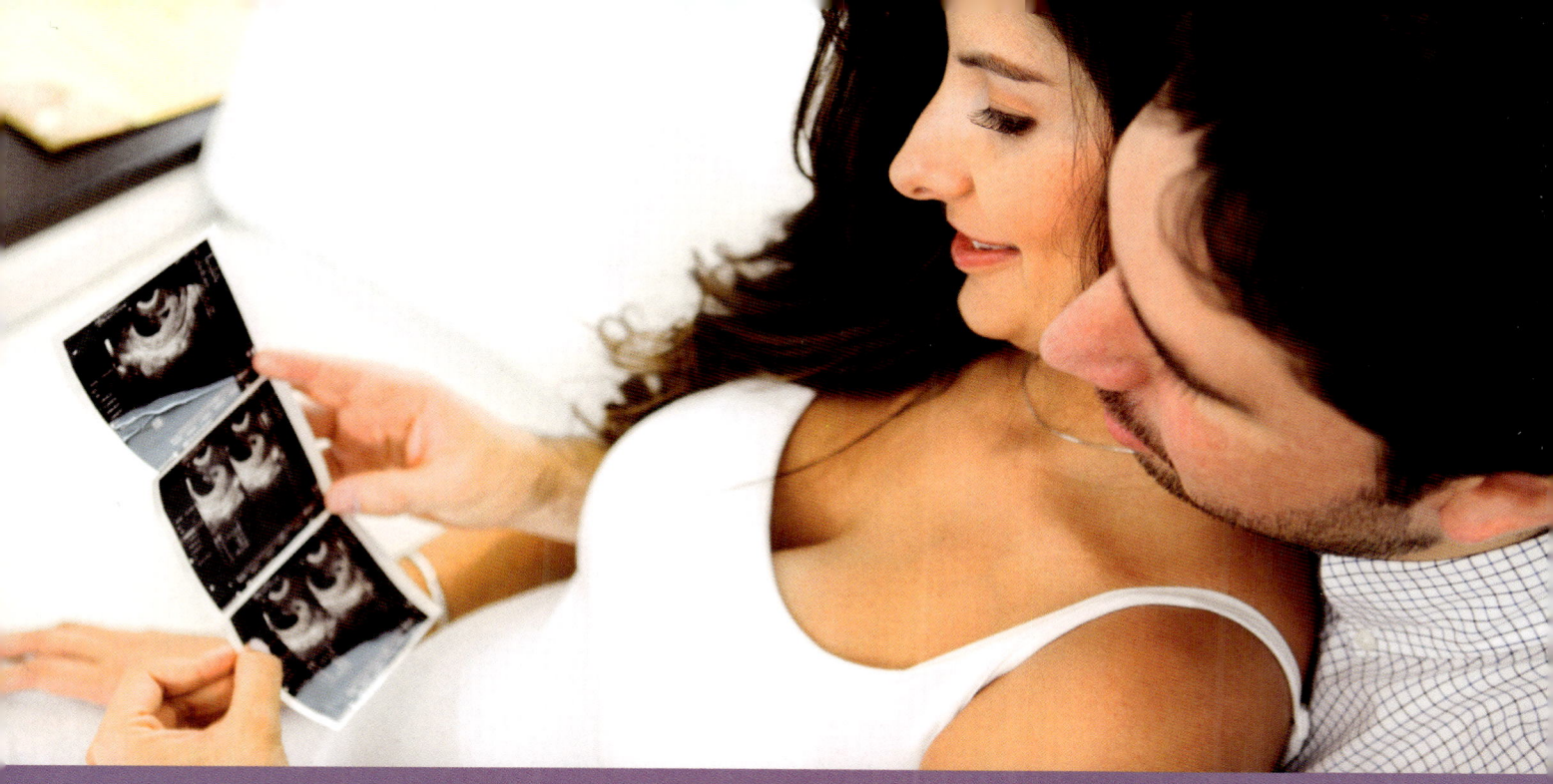

USO DE ACEITE ESENCIAL PARA MUJERES EMBARAZADAS Y AMAMANTANDO

Existen opiniones diferentes acerca del uso esencial y la seguridad durante el embarazo, así como durante la lactancia. Es común encontrar en todas partes advertencias sobre qué aceites deberían y no deberían utilizarse durante el embarazo. La preocupación más comúnmente expresada es el uso tópico e interno de los aceites esenciales.

Cuando se utilizan aceites esenciales cargados de impurezas existe una amenaza legítima para un feto en desarrollo. Sin embargo, si el usuario se ha asegurado de estar utilizando solamente aceites esenciales puros, no adulterados, muchas de esas preocupaciones se vuelven injustificadas. Se recomienda que las mujeres embarazadas estén bajo el cuidado de un médico y/o comadrona, y consulten con ellos antes de tomar o usar nuevos productos.

Aquí hay algunas pautas de seguridad para utilizar a la hora de seleccionar aceites para utilizar durante el embarazo:

1. **Utiliza aceites esenciales terapéuticos de calidad verdaderamente superior,** certificados como puros, potentes, originales y auténticos, sometidos a rigurosas pruebas para asegurar que no contengan ingredientes nocivos. Muchos de los productos en el mercado contienen componentes e ingredientes sintéticos y deben evitarse por completo.

2. **Hay que estar atento.** Al usar aceites puros y potentes, entérate de sus posibles efectos colaterales, antes de utilizarlos. Al utilizar aceites más potentes, utiliza pequeñas cantidades y dilúyelos con un aceite portador.

3. **Sé una administradora prudente.** Los primeros tres meses son el período en que el bebé se desarrolla rápidamente. Simplemente sé más cautelosa durante el primer trimestre.

4. **Presta atención a la forma como el cuerpo responde** a las dosificaciones. A medida que el peso corporal aumenta, puede haber una necesidad de aumentar la dosis en consecuencia. O utilizar menos debido a una mayor sensibilidad. De nuevo, presta atención a las respuestas del cuerpo. Considera el uso de aceites diluidos (especialmente si son particularmente fuertes o "calientes") como un hábito durante el embarazo en vez de utilizarlos PUROS (sin diluir). Las plantas de los pies son un excelente punto de aplicación conservador (comúnmente utilizado con los niños). Otra opción es hacer una prueba si estás preocupada. Basta con aplicar una gota sobre la piel y observar los resultados antes de utilizarlo.

5. **Utiliza los aceites aromáticamente** como un método seguro durante el embarazo. Son excelentes para impulsar el estado de ánimo y la energía y crear un entorno estimulante. Además cooperan con la reducción del estrés y la tensión y promueven una buena noche de sueño.

6. **Considera la fuente.** A la hora de tratar de descifrar hechos relacionados con el uso de aceites esenciales durante el embarazo y la lactancia, no se realizan estudios en humanos. Más bien los estudios en animales, principalmente en ratas, son la fuente de la mayor parte de la información. Durante estos estudios se inyectan dosis excesivamente altas de aceites esenciales en niveles que exceden el consumo humano, y no sirven para replicar la experiencia en humanos. Francamente, ningún ser humano debe consumir o utilizar esas cantidades ni tampoco inyectarlas como forma de uso.

7. **Errar por el lado de la seguridad.** En conclusión, utiliza la prudencia, diluye y evita cualquier cosa que simplemente no se sienta bien. Algunos aceites estarán mejor diluidos, tales como los aceites "calientes" que figuran en la sección de uso que se encuentra al principio de este libro. Consulta con un profesional de la salud acerca del uso que deseas o necesitas.

NOTA: El uso de salvia esclarea por parte de mujeres que tienen un historial de trabajo de parto prematuro o aborto involuntario o están experimentando esos problemas debe ser evitado. El uso de aceite de hierbabuena durante la lactancia puede limitar la producción de leche en algunas mujeres y por lo tanto se recomienda que reduzcan o detengan su uso durante la lactancia. Algunas mujeres informan que un uso menor es aceptable, pero aconsejan evitar el uso regular a fin de evitar una disminución significativa en la producción de leche. El hinojo, la salvia esclarea o la albahaca pueden contrarrestar los efectos de la hierbabuena en la lactancia, ya que aumentan la producción de leche.

ENDOCRINO

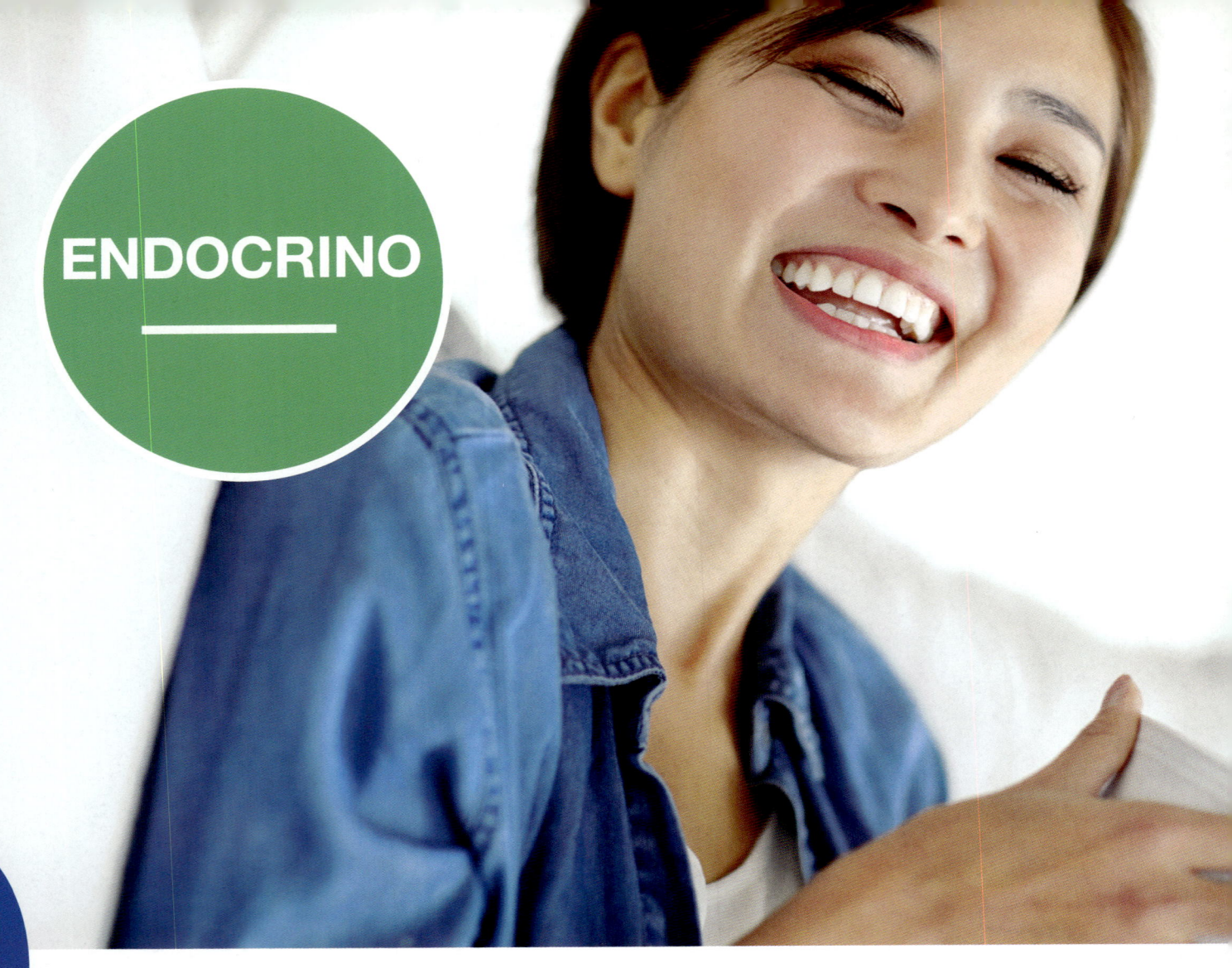

EL SISTEMA Endocrino consiste en las glándulas del cuerpo que producen y secretan hormonas directamente hacia el sistema circulatorio. Las hormonas son llevadas a los órganos y tejidos a los que apuntan, donde se unen sólo a las células con los receptores específicos necesarios. El sistema endocrino es responsable de funciones y procesos corporales tales como el crecimiento celular, la función tisular, el sueño, la función sexual y reproductiva, el metabolismo, la administración del azúcar en la sangre, cómo responde el cuerpo a las lesiones y el estrés, la energía, el agua y el equilibrio de electrolitos, y más. Básicamente le dice a las células del cuerpo exactamente qué hacer.

Las glándulas del sistema endocrino incluyen la glándula pituitaria (la glándula maestra que ayuda a regular las otras glándulas del sistema endocrino), la glándula pineal, la tiroides y las glándulas paratiroides, las glándulas suprarrenales, el hipotálamo, el tálamo, el páncreas, el tracto gastrointestinal y las glándulas reproductoras (ovarios/testículos). Muchos órganos que forman parte de otros sistemas corporales (tales como el hígado, los riñones y el corazón) también segregan hormonas, y esto es reconocido como una función endocrina secundaria.

El sistema exocrino también secreta hormonas, pero utiliza glándulas con conductos (como las glándulas sudoríparas o las glándulas salivales) - envían estas secreciones. Los trastornos endocrinos son comunes, e incluyen condiciones tales como obesidad, disfunción tiroidea y diabetes. Los trastornos endocrinos ocurren típicamente cuando los niveles hormonales están demasiado altos o demasiado bajos, una condición que puede ser causada por la liberación no regulada de hormonas, problemas de comunicación celular (falta de respuesta a la señalización), cuando las glándulas endocrinas no están operando a plena capacidad, o cuando órganos/tejidos importantes se agrandan o no funcionan correctamente. El estrés, los desequilibrios de electrolitos o fluidos en la sangre, las infecciones, los tumores y los medicamentos también pueden afectar la función endocrina. La hipofunción de las glándulas endocrinas significa que no hay suficiente actividad endocrina, mientras que la hiperfunción se refiere al exceso de actividad; ambos tipos de desequilibrio pueden causar problemas graves.

Debido al singular sistema de ejecución del sistema endocrino (envío de hormonas a los órganos y tejidos objetivo a través del sistema circulatorio), ¡los aceites esenciales pueden ser especialmente beneficiosos ya que utilizan el mismo sistema de entrega! Los aceites esenciales pueden beneficiar profundamente a las células que se encuentran en todo el cuerpo a medida que circulan. También hay aceites específicos que han demostrado brindar un increíble apoyo con ciertas funciones de las glándula/órganos. Cuando sea necesario las personas pueden trabajar en conjunto con sus proveedores de servicios médicos para tener en cuenta los beneficios de las soluciones naturales, así como opciones de tratamiento médico modernas.

PRINCIPALES SOLUCIONES

ACEITES INDIVIDUALES

Incienso y sándalo - para reforzar la pineal, la pituitaria y el hipotálamo (pág. 102)
Geranio y ylang ylang - fortalece las hormonas/ glándulas suprarrenales (págs. 95 y 137)
Clavo y hierba limonera - para reforzar la tiroides (págs. 89 y 100)
Romero - estimula las glándulas y la función cerebral; refuerzo adrenal (pág. 127)

Por Propiedades Relacionadas

Para obtener definiciones de las propiedades que figuran a continuación y más opciones de aceites, consulte el Glosario de Propiedades de Aceites (pág. 433) y Propiedades del Aceite (pág. 434).

Antiinflamatorio - arborvitae, albahaca, casia, canela, salvia esclarea, clavo, eucalipto, hinojo, helicriso, jazmín, hierba limonera, mirra, pachulí, hierbabuena, romero, nardo.
Calmante - albahaca, pimienta negra, canela, incienso, bayas de enebro, melisa, orégano, manzanilla romana, tangerina.
Edificante - bergamota, salvia esclarea, toronja, limón, tangerina.
Estimulante - albahaca, cardamomo, canela, cilantro, eneldo, jengibre, toronja, mirra, menta, abeto blanco.
Desintoxicante - arborvitae, cilantro, geranio, limón.
Regenerativo - clavo, cilantro, helicriso, sándalo, naranja silvestre.
Relajante - cedro, salvia esclarea, geranio, mejorana, mirra, abeto blanco.
Sedante - albahaca, bergamota, cilantro, geranio, lavanda, melisa, pachulí, rosa, nardo, ylang ylang.
Vasodilatador - hierba limonera, mejorana, romero, tomillo

Afecciones Relacionadas:

- **Suprarrenal:**
  Enfermedad de Addison [situada en Autoinmunes], Fatiga/Agotamiento suprarrenal, Desequilibrio de cortisol, Síndrome de Cushing

- **Pancreas:**
  Páncreas, pancreatitis; para todas las demás enfermedades del páncreas relacionadas con la administración del azúcar en sangre, consultar la siguiente sección, Azúcar en Sangre

- **Tiroides:**
  Bocio, sudores nocturnos [Sistema inmunológico y Linfático, Salud de la Mujer], enfermedad de Grave [situada en Autoinmunes], enfermedad de Hashimoto [situada en Autoinmunes], hipertiroidismo, hipotiroidismo, tiroiditis silenciosa, tiroides

- **Enfermedades endocrinas adicionales:**
  Acromegalia, sistema endocrino, Glándulas, problemas de crecimiento, Desequilibrios/ insuficiencias de melatonina, Paratiroides, Pineal, Pituitaria, Pubertad Precoz, síndrome de Schmidt (glándulas suprarrenales, tiroides) [situada en Autoinmunes], Timo, Síndrome de Turner

MEZCLAS

Mezcla de Complejo Celular - reparación de nervios; soporte glandular (pág. 144)
Mexcla desintoxicante - soporte suprarrenal y glandular (pág. 146)
Mezcla para la mujer - estabilizador del ánimo y soporte glandular (pág. 157)

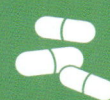

SUPLEMENTOS

Complejo de vitalidad celular, masticable para niños, complejo de **energía y resistencia (pág. 175)**, Complejo celular de aceites esenciales, **aceite esencial de complejo omega (pág. 168)**, suplemento líquido omega-3, suplemento nutriente de comida integral

Refuerzo General de las Glándulas

Suprarrenal - albahaca, geranio, romero, ylang ylang, mexcla desintoxicante, mezcla estimulante
Lentitud Glandular - clavo, mezcla de complejo celular.
Hipotálamo - cardamomo, cedro, clavo, incienso, sándalo, mezcla para concentración, mezcla estabilizadora.
Páncreas - albahaca, casia, canela, cilantro, eneldo, eucalipto, hinojo, geranio, jengibre, toronja, helicriso, jazmín, lavanda, limón, hierba limonera, orégano, romero, naranja silvestre, ylang ylang, mezcla calmante, mezcla metabólica, mezcla protectora, mezcla edificante.
Paratiroidea - albahaca, salvia esclarea, clavo, geranio, jengibre, melisa, manzanilla romana, mezcla estabilizadora, mezcla para la mujer.
Pineal - arborvitae, albahaca, cedro, incienso, helicriso, lavanda, sándalo, mezcla antiedad, mezcla estabilizadora.
Pituitaria - albahaca, cedro, incienso, geranio, sándalo, ylang ylang, mezcla purificadora, mezcla estimulante, mezcla protectora.
Tálamo - salvia esclarea, incienso, jazmín, melisa, vetiver, mezcla purificadora.
Glándula timo - salvia esclarea, hierba limonera, mezcla protectora, mezcla de la respiración; ver *Sistema Inmunológico y Linfático.*
Tiroides - clavo, hierba limonera, geranio, mirra, mezcla de complejo celular, mezcla purificadora, mezcla protectora.

CONSEJOS DE USO: Para el apoyo Endocrino pueden resultar exitosos distintos métodos. Sugerencias:
- **Interno:** Consumir aceites seleccionados en forma de cápsulas, debajo de la lengua, o colocarlos en el agua para beber.
- **Tópico:** Aplicar los aceites seleccionados directamente sobre la ubicación de la glándula o en las plantas de los pies sobre los puntos reflejos (véase *reflexología*) dos veces al día. Utilizar un aceite portador para evitar la sensibilidad.
- **Aromático:** Vaporizar 5-10 gotas de los aceites elegidos o inhalar de la botella del producto o de la mezcla creada por uno mismo, aplicar unas gotas a la ropa u otros métodos de inhalación.

SISTEMA ENDOCRINO

Condiciones

SUPRARRENAL:

Aumento de peso - jengibre, toronja, limón, mezcla metabólica; ver "Tiroides", *Peso*

Corteza suprarrenal, lentitud - albahaca, canela, incienso, geranio, romero, mezcla de complejo celular, mezcla protectora.

Depresión leve - albahaca, bergamota, geranio, jazmín, lavanda, mezcla de la alegría; ver *estado de ánimo y comportamiento*

Dificultad para concentrarse - cedro, vetiver, mezcla para concentración; ver *Enfoque y Concentración*

Dificultad para dormir - lavanda, mejorana, vetiver; ver *Sueño*

Fatiga/agotamiento suprarrenal - albahaca, pimienta negra, geranio, jengibre, romero, naranja silvestre, ylang ylang, mezcla afirmante, mexcla desintoxicante, mezcla vigorizante, mezcla afirmante; ver *Energía y Vitalidad*

Niveles de DHEA - salvia esclarea, incienso, geranio, lavanda, manzanilla romana, ylang ylang, mezcla para mujeres.

Sensación constante de mareo - bergamota, limón, complejo celular, mexcla desintoxicante, mezcla protectora; ver *Sistema Inmunológico y Linfático*

PÁNCREAS:

Conducto pancreático, congestión/bloqueo - cardamomo, salvia esclarea, helicriso.

Dolores por hambre - hinojo, hierbabuena; ver *Sistema Digestivo e Intestinal*

Equilibrar los niveles de cortisol - albahaca, clavo, lavanda, romero, naranja silvestre, ylang ylang

Obesidad - canela, hinojo, jengibre, toronja, hierbabuena, mezcla metabólica; ver *Peso*

Páncreas lento/poco activo - pimienta negra, helicriso, lima, mezcla inspiradora

Pancreatitis - albahaca, canela, cilantro, limón, mejorana, romero, tomillo, mezcla de complejo celular, mexcla desintoxicante, mezcla metabólica, mezcla protectora; ver *Sistema Inmunológico y Linfático*

Problemas de Azúcar en Sangre (muy alta/muy baja) - Véase *Azúcar en Sangre*

Problemas urinarios asociados a desequilibrios de azúcar en el páncreas/sangre - Ver *Azúcar en Sangre, Urinario*.

Poco deseo sexual - albahaca, salvia esclarea, naranja silvestre, ylang ylang, mezcla de la mujer; ver *Intimidad*

Romero. Páncreas, congestionado - toronja, mexcla desintoxicante, mezcla inspiradora; ver *Desintoxicación*

Soporte para el Páncreas - canela, eneldo, hinojo, incienso, geranio, jengibre, mezcla de inspiración, mezcla edificante

Vista/mala visión - cilantro, incienso, geranio, helicriso, hierba limonera, sándalo, mezcla antiedad, mezcla de complejo celular

TIROIDES:

Caída del pelo - arborvitae, cedro, salvia esclarea, abeto de Douglas, eucalipto, geranio, incienso, bayas de enebro, manzanilla romana, romero, sándalo, gaulteria, ylang ylang, mezcla de complejo celular, mezcla de la mujer; ver *Tegumentaria*

Compromiso - albahaca

Enfermedad de Grave - incienso, jengibre, hierba limonera, romero, mezcla metabólica ver *Autoinmune*

Estreñimiento - cardamomo, jengibre, hierbabuena, mezcla digestiva; ver *Sistema Digestivo e Intestinal*

Exceso de calor/sudores nocturnos/sofocos - cedro, salvia esclarea, eucalipto, jengibre, limón, lima, hierbabuena, mezcla para masajess, mezcla para la tensión, mezcla para la mujer, mezcla para la mujer; ver "Hipotiroidismo" más arriba, *Azúcar en Sangre, Salud de la Mujer*

Hashimoto - jengibre, incienso, hierba limonera, mirra, romero, mezcla de complejo celular, mezcla protectora; ver *Autoinmune*

Hipertiroidismo - cedro, salvia esclarea, clavo, incienso, geranio, jengibre, jazmín, enebro, lavanda, limón, hierba limonera, mirra, hierbabuena, romero, sándalo, ylang ylang, mezcla compleja celular

Hipotiroidismo - bergamota, pimienta negra, cedro, clavo, incienso, geranio, jengibre, hierba limonera, mirra, hierbabuena, menta verde, mezcla compleja celular, mexcla desintoxicante

Hormonas tiroideas, falsas - hierba limonera, mirra; ver *Candida*

Intolerancia al calor - eucalipto, hierbabuena, mezcla para la tensión

Intolerancia al frío - pimienta negra, canela, eucalipto; ver *Sistema Cardiovascular, propiedad de "Calentamiento"*

Temperatura corporal, frío - pimienta negra, canela, clavo, eucalipto, jengibre, romero, mezcla metabólica, mezcla protectora; ver *Sistema Cardiovascular, propiedad de "Calentamiento"*

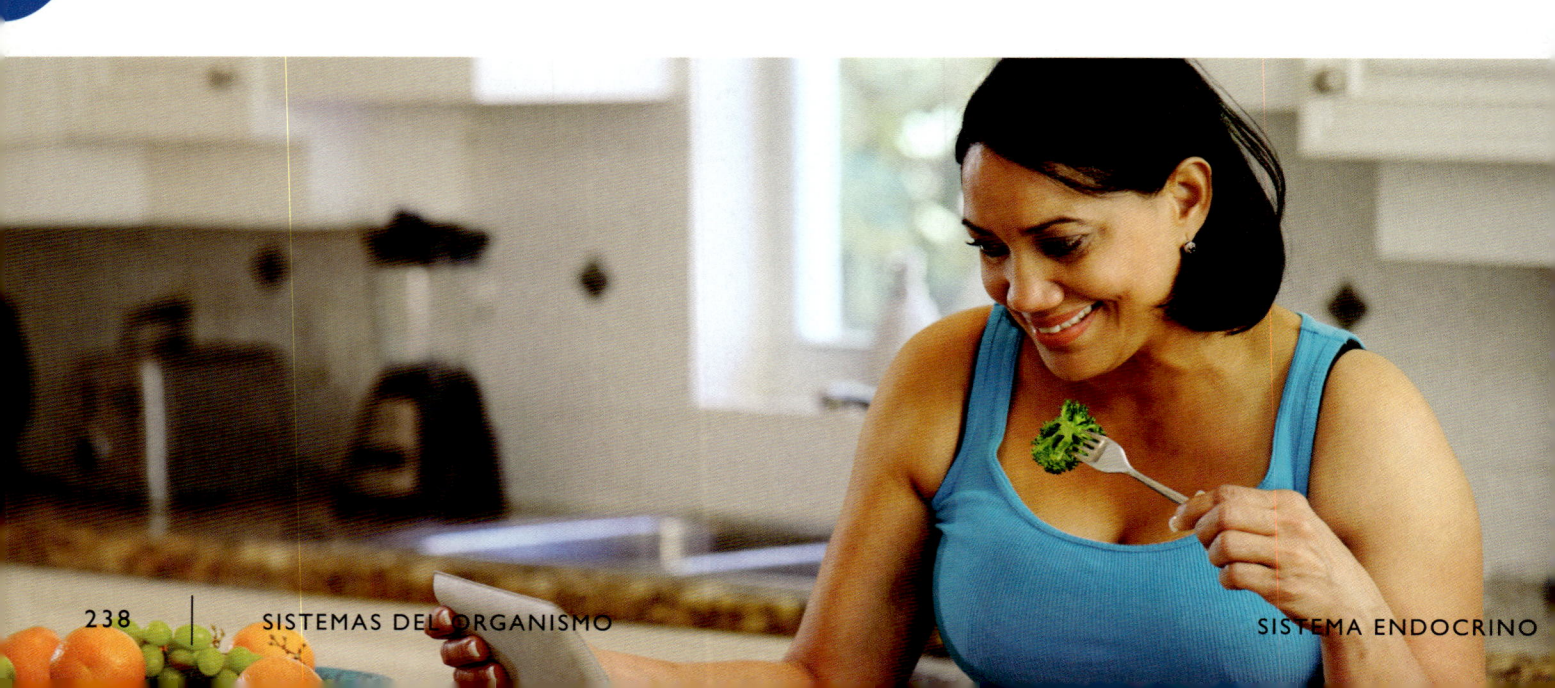

Remedios

PROGRAMA BÁSICO DE SALUD GLANDULAR
- Suplementar diariamente con:
  complejo de nutrientes de alimentos completos,
  aceite esencial de complejo omega,
  complejo de energía y resistencia
- Escoger entre los siguientes para obtener refuerzo adicional:
  Complejo celular de aceites esenciales y/o mezcla de complejo celular, mezcla metabólica
- Considerar el programa de candida - ver *Candida*

BOMBEO DE ENERGÍA SUPRARRENAL - utilizar el complejo de energía y resistencia, 2 cápsulas dos veces por día.

ASISTENCIA SUPRARRENAL
3 gotas de clavo,
4 gotas de limón,
3 gotas de incienso,
7 gotas de romero.
Combinar en una botella/botella con bolilla de 5 ml, completar con aceite portador. Aplicar sobre los riñones (en ambos lados de la espalda justo debajo de la caja torácica), continuar con un paño caliente y húmedo como compresa.

APOYO SUPRARRENAL SIMPLE
beber 2 gotas de albahaca en agua una a dos veces por día o masajear 1 gota en la nuca.

IMPULSOR DEL PÁNCREAS
30 gotas de albahaca,
25 gotas de vetiver,
25 gotas de ciprés.
Combinar en una botella con bolilla de 10 ml, completar con aceite portador. Aplicar sobre el páncreas (en el abdomen, justo debajo del esternón) por la mañana y por la tarde para fortalecer el páncreas.

IMPULSO PARA TIROIDES
20 gotas de clavo,
20 gotas de mirra,
25 gotas de incienso,
15 gotas de limón.
Combinar en un frasco con bolilla de 10 ml, completar con aceite portador. Aplicar al menos una vez al día sobre la tiroides (en ambos lados del cuello, justo debajo de la nuez de Adán).

ASISTENCIA INTERNA PARA LA TIROIDES
- Tomar Complejo celular de aceites esenciales por la mañana y por la noche (se puede combinar con el tratamiento de refuerzo de la tiroides).
- Tomar 2 gotas de incienso, clavo, hierbabuena, 1 gota de aceite de mirra de hierba limonera en una cápsula tres veces al día.

TRANQUILIZANTE PARA TIROIDES
1 gota de mirra,
1 gota de hierba limonera.
Colocar una una base de aceite portador en el área de la tiroides (en ambos lados del cuello, justo debajo de la nuez de Adán) y luego masajear colocando encima los aceites. Aplicar en las plantas de los pies enfocándose en la base del dedo gordo del pie.

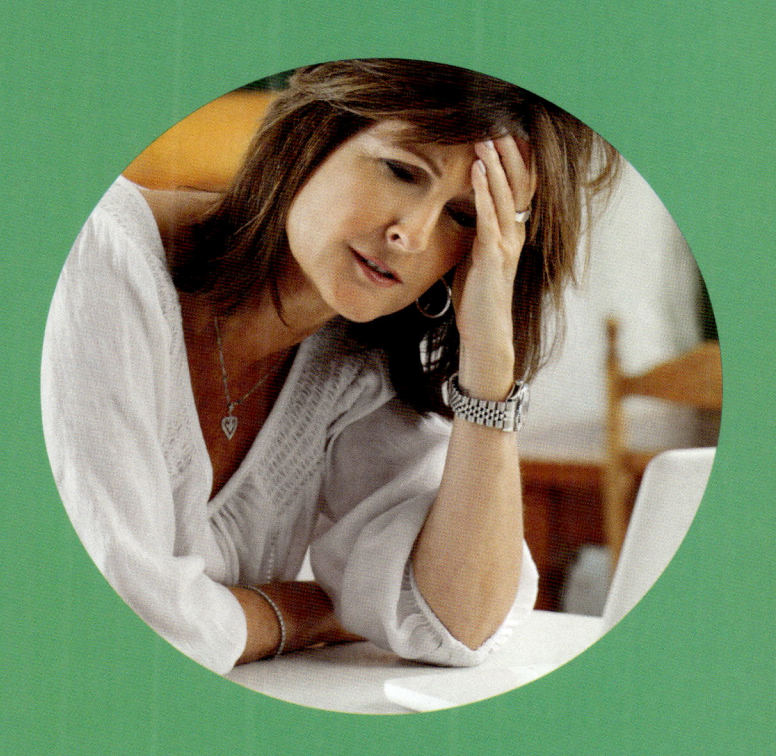

REMEDIOS DE LA TIROIDES
- Utilizar una de las siguientes recetas en una botella con bolilla de 10 ml. Inicialmente, aplicar directamente en el área de la tiroides y/o en las plantas de los pies de dos a cuatro veces por día para impulsar la actividad. A medida que haya progreso aplicar una o dos veces por día.
  › Receta N° 1 10 gotas de mirra, 10 gotas de hierba limonera, 2-3 gotas de clavo, 2-3 gotas de hierbabuena; añadir aceite portador para completar.
  › Receta N° 2 25 gotas de hierba limonera, clavo, hierbabuena; completar con aceite portador.
- Otras variaciones:
  › Aplicar 1 gota de cualquier aceite solo o combinarlo con uno o dos más en la zona de la tiroides, dos veces por día. Utilizar con aceite portador.
    Escoger entre:
    › Clavo, incienso, hierba limonera, mirra, mezcla antienvejecimiento
    › O intercambiar semanalmente - la primera semana hierba limonera y mirra; la segunda semana geranio y mezcla estabilizadora; repetir.

SISTEMA ENDOCRINO

ENERGÍA Y VITALIDAD

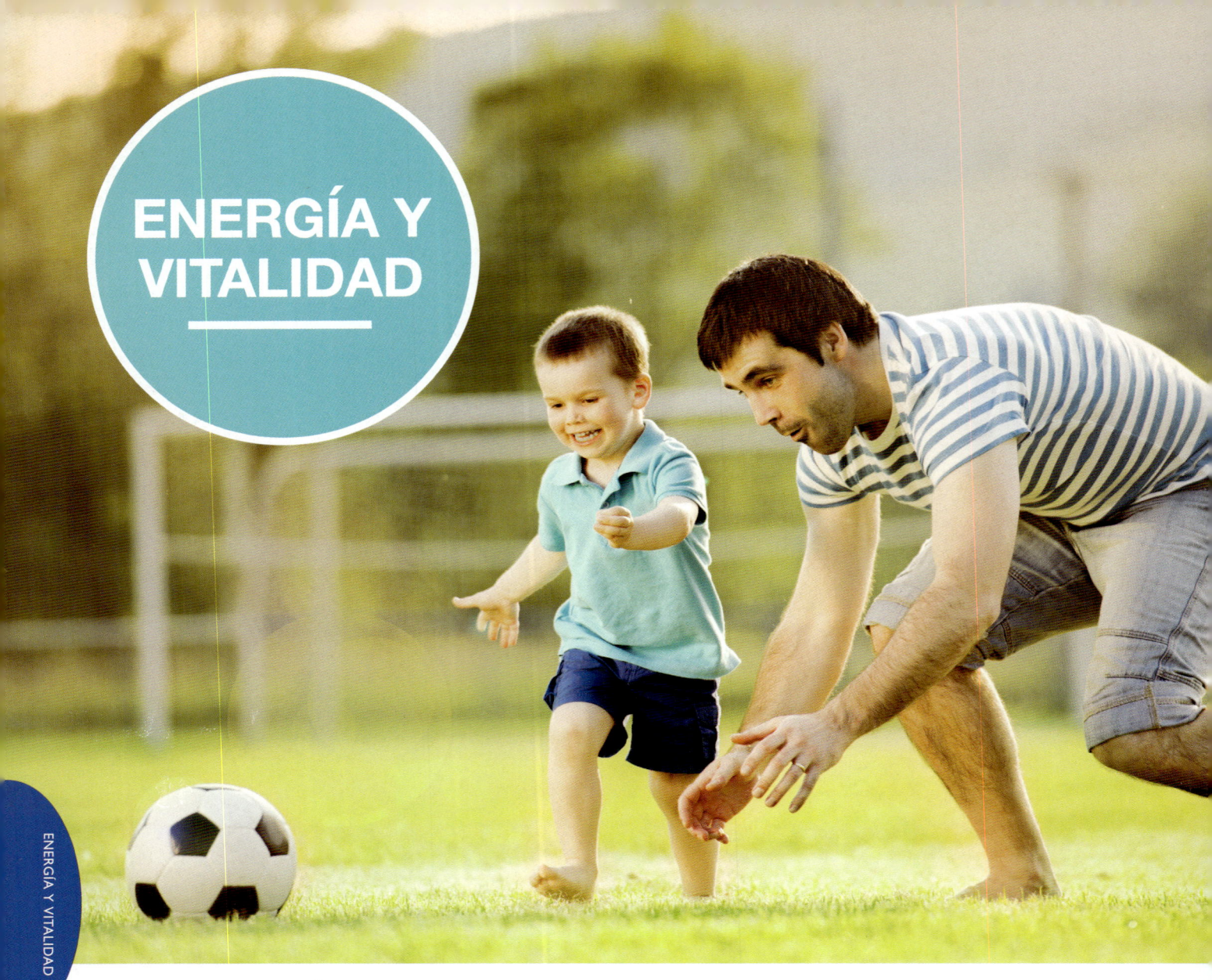

LA FALTA DE ENERGÍA o la disminución de la vitalidad puede describirse como cansancio, desgaste, letargo o fatiga, y puede contribuir a síntomas como depresión, disminución de la motivación o apatía. La falta de energía puede ser una respuesta normal a la falta de sueño, exceso de ejercicio, exceso de trabajo, estrés, falta de ejercicio o incluso aburrimiento. Si bien la falta de energía es parte de una respuesta normal, a menudo se resuelve con el descanso y sueño adecuados, controlando el estrés y con una buena nutrición.

La falta persistente de energía que no se resuelve con los cuidados de rutina puede ser un indicio de un trastorno físico o psicológico subyacente. Las causas comunes pueden incluir alergias y asma, anemia, cáncer y sus tratamientos, dolor crónico, enfermedades del corazón, infecciones, depresión, trastornos de la alimentación, aflicción, trastornos del sueño, problemas de tiroides, efectos secundarios de medicamentos, consumo de alcohol o consumo de drogas.

La observación de los patrones y síntomas de falta de energía puede ser útil para descubrir su causa. La fatiga persistente sin diagnóstico claro puede ser resultado del síndrome de fatiga crónica, que puede comenzar con una enfermedad similar a la gripe y puede no aliviarse con reposo.

Otros síntomas, tales como dificultades cognitivas, agotamiento a largo plazo y enfermedades posteriores a actividades, dolor muscular o de las articulaciones, dolor de garganta, dolor de cabeza y dolor en los nódulos linfáticos, son comunes. La falta de energía por sí sola rara vez es una emergencia y puede abordarse exitosamente con suplementación eficaz y soluciones naturales. Sin embargo, si se presenta súbitamente o está acompañada de otros síntomas graves puede requerir una evaluación inmediata para evitar complicaciones graves.

Resolver los problemas de falta de energía y la fatiga puede ser simple. Las primeras consideraciones incluyen enfocarse en el descanso, una dieta adecuada, nutrición, suplementación y equilibrio del azúcar en sangre. Algunos aceites esenciales son colaboradores muy efectivos para la creación y el refuerzo de la energía. El aceite de albahaca, por ejemplo, es excelente para la energía y la vitalidad en general (si se utiliza en cantidades mas grandes tiene el efecto opuesto: calmante). La Hierba Limonera tiene un efecto estimulante general para todo el cuerpo. La lavanda ayuda a equilibrar los sistemas del cuerpo en los que la energía podría estar siendo desperdiciada innecesariamente en un área. Cualquier aceite y mezcla de cítricos se considera refrescante, estimulante y rejuvenecedor. Y una de las opciones más populares para un efecto tonificante inmediato es el aceite de hierbabuena.

PRINCIPALES SOLUCIONES

ACEITES INDIVIDUALES

Albahaca - estimula y reactiva (pág. 76)
Hierbabuena - tonifica y energiza (pág. 118)
Naranja silvestre - eleva y rejuvenece (pág. 121)
Limón - limpia y refresca (pág. 108)
Lima - energizante y purificante (pág. 110)

Por Propiedades Relacionadas

Para obtener definiciones de las propiedades que figuran a continuación y más opciones de aceites, consulte el Glosario de Propiedades de Aceites (pág. 433) y Propiedades del Aceite (pág. 434).

Antidepresivo - albahaca, bergamota, salvia esclarea, cilantro, eneldo, incienso, geranio, jazmín, hierba limonera, orégano, sándalo, naranja silvestre, ylang ylang
Energizante - albahaca, clavo, ciprés, toronja, hierba limonera, romero, abeto blanco, naranja silvestre.
Inmunoestimulante - casia, canela, clavo, eucalipto, incienso, jengibre, limón, lima, melaleuca, melisa, romero, menta, vetiver, abeto blanco, naranja silvestre
Vigorizante - toronja, limón, hierbabuena, menta, naranja silvestre, gaulteria
Refrescante - ciprés, geranio, toronja, limón, lima, melaleuca, hierbabuena, naranja silvestre, gaulteria.
Restaurativa - albahaca, incienso, limón, pachulí, romero, sándalo, menta.
Estimulante - arborvitae, albahaca, bergamota, abedul, pimienta negra, cardamomo, cedro, canela, clavo, cilantro, ciprés, eneldo, eucalipto, hinojo, jengibre, toronja, bayas de enebro, limón, melaleuca, mirra, pachulí, romero, menta, tomillo, vetiver, abeto blanco, gaulteria, ylang ylang

MEZCLAS

Mezcla vigorizante - rejuvenecedora y energizante (pág. 166)
Mezcla de la Respiración - tonificante y reactivante (pág. 163)
Mezcla alentadora - estimulación, renovación y fortalecimiento (pág. 141)
Mezcla inspiradora - promueve la emoción, la pasión y la alegría (pág. 150)
Mezcla de la alegría - estimulante y energizante (pág. 140)
Mezcla purificadora - refrescante y purificadora (pág. 159)

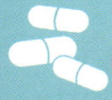

SUPLEMENTOS

Complejo de vitalidad celular (pág. 171), Masticable para niños, aceites esenciales de complejo celular, aceites esenciales de complejo omega, **complejo de energía y resistencia** (pág. 175), **suplemento de nutrientes de alimentos completos** (pág. 173)

Afecciones Relacionadas: Fatiga crónica, Agotamiento, fatiga, Falta de resistencia, Escorbuto

Condiciones

Agotamiento/fatiga suprarrenal - albahaca, romero, mezcla tonificante ; ver *Sistema Endocrino (glándulas suprarrenales)*
Estado de alerta, disminución/somnolencia - incienso, jengibre, limón, hierba limonera, lima, menta, romero, albahaca, ylang ylang, abeto blanco, mezcla para concentración, mezcla estabilizadora; ver *Enfoque y Concentración*.
Debilidad - canela, abeto de Douglas, jengibre, helicriso, lavanda, limón, lima, mezcla purificadora, mexcla desintoxicante, mezcla protectora
Energía, falta de - albahaca, pimienta negra, cardamomo, canela, cilantro, ciprés, eucalipto, jengibre, toronja, jazmín, enebro, limón, lima, melisa, pachulí, hierbabuena, romero, tomillo, sándalo, abeto blanco, naranja silvestre, mezcla purificadora, mezcla alentadora, mezcla vigorizante, mezcla protectora, mezcla renovadora, mezcla de la respiración
Agotamiento/fatiga - arborvitae, albahaca, canela, abeto de Douglas, eucalipto, jazmín, limón, lima, menta, romero, sándalo, naranja silvestre, gaulteria, ylang ylang, mezcla de complejo celular, mezcla purificadora, mexcla desintoxicante, mezcla alentadora, mezcla vigorizante, mezcla metabólica, mezcla de la respiración
Hiperactividad/inquietud/sobreestimulación - cedro, cilantro, incienso, lavanda, pachulí, manzanilla romana, vetiver, mezcla calmante, mezcla estabilizadora, mezcla para concentración; ver *Enfoque y Concentración*
Jet lag - geranio, toronja, pachulí, hierbabuena, mezcla de complejo celular, mezcla alentadora; ver *Sueño*
Letargo/falta de motivación - abeto de Douglas, toronja, helicriso, jazmín, limón, lima, hierba limonera, menta, mezcla purificadora, mezcla alentadora, mezcla vigorizante, mezcla de la respiración
Agotamiento nervioso - arborvitae, albahaca, cedro, canela, cilantro, jengibre, toronja, helicriso, hierba limonera, pachulí, romero, mezcla alentadora, mezcla de la respiración, mezcla para la tensión
Oxígeno, falta de - incienso, menta, mezcla de la respiración; ver *Sistema Respiratorio*
Debilidad física después de enfermedad - albahaca, abeto de Douglas, incienso, tomillo, mezcla purificadora, mexcla desintoxicante, mezcla protectora

> **CONSEJOS DE USO:** Para un mejor éxito en el apoyo óptimo de la energía y la vitalidad
> - **Interno:** Consumir aceites y productos que producen energía, (por ejemplo, complejo de energía y vitalidad); para los aceites, colocar unas gotas de aceites seleccionados (por ejemplo, aceites cítricos) en una cápsula para brindar apoyo sistémico o contínuo. Además, consumir aceites en agua o colocarlos debajo de la lengua es eficaz.
> - **Tópico y Aromático:** Frotar los aceites seleccionados que producen energía en hombros, cuello, espalda, piernas y pies cansados/doloridos es tonificante, mejora la circulación, el flujo de la sangre y los niveles de oxígeno en el cuerpo, tanto por el aroma como por la sensación tópica.

ENERGÍA Y VITALIDAD

Remedios

RUTINA DIARIA PARA REFORZAR LOS NIVELES SALUDABLES DE ENERGÍA

- Frotar 1-2 gotas de la mezcla estabilizadora en la planta de los pies por la mañana y por la noche.
- Consumir 3-5 gotas de incienso bajo la lengua por la mañana y por la noche.
- Utilizar una rutina de suplemento diario para obtener resultados a largo plazo con lo siguiente: complejo de vitalidad celular, complejo omega en aceite esencial, complejo de energía y resistencia, suplemento de nutrientes de alimentos integrales, probióticos defensivos, Complejo celular de aceites esenciales
- Añadir un aceite cítrico favorito al agua para beber; consumir durante el día.
- Utiliza cualquiera de las mezclas que aparecen a continuación para crear e incrementar el refuerzo de energía y vitalidad.
- Frotar 2-3 gotas de aceite esencial de mezcla de complejo celular, seguido por aceite de lavanda en las plantas de los pies por la noche, antes de dormir.

PON UN TOQUE DE SABOR.
Utiliza aceite de toronja solo o en combinación con aceite de incienso, aceite de geranio, y/o aceite de bergamota. Vaporizar, inhalar, aplicar en las plantas de los pies, en la nuca. Diluir según se desee.

AUMENTO DE ENERGÍA.
6 gotas de mezcla metabólica,
3 gotas de hierbabuena,
3 gotas de naranja silvestre.
Tomar los aceites en forma de cápsulas según sea necesario o se desee.

EXPLOSIÓN VIGORIZANTE
1 gota de incienso,
1 gota de hierbabuena,
2 gotas de naranja silvestre.
Inhalar de las manos ahuecadas, masajear en la nuca.

ENERGIZANTE PARA EL BAJÓN DE MEDIA TARDE.
15 gotas de hierbabuena,
20 gotas de aceite de naranja silvestre.
Combinar en una botella de 15 ml con bolilla; completar con aceite portador; aplicar en la nuca, frotar en la base del cráneo, untar en la frente cerca de la línea del cabello, inhalar.

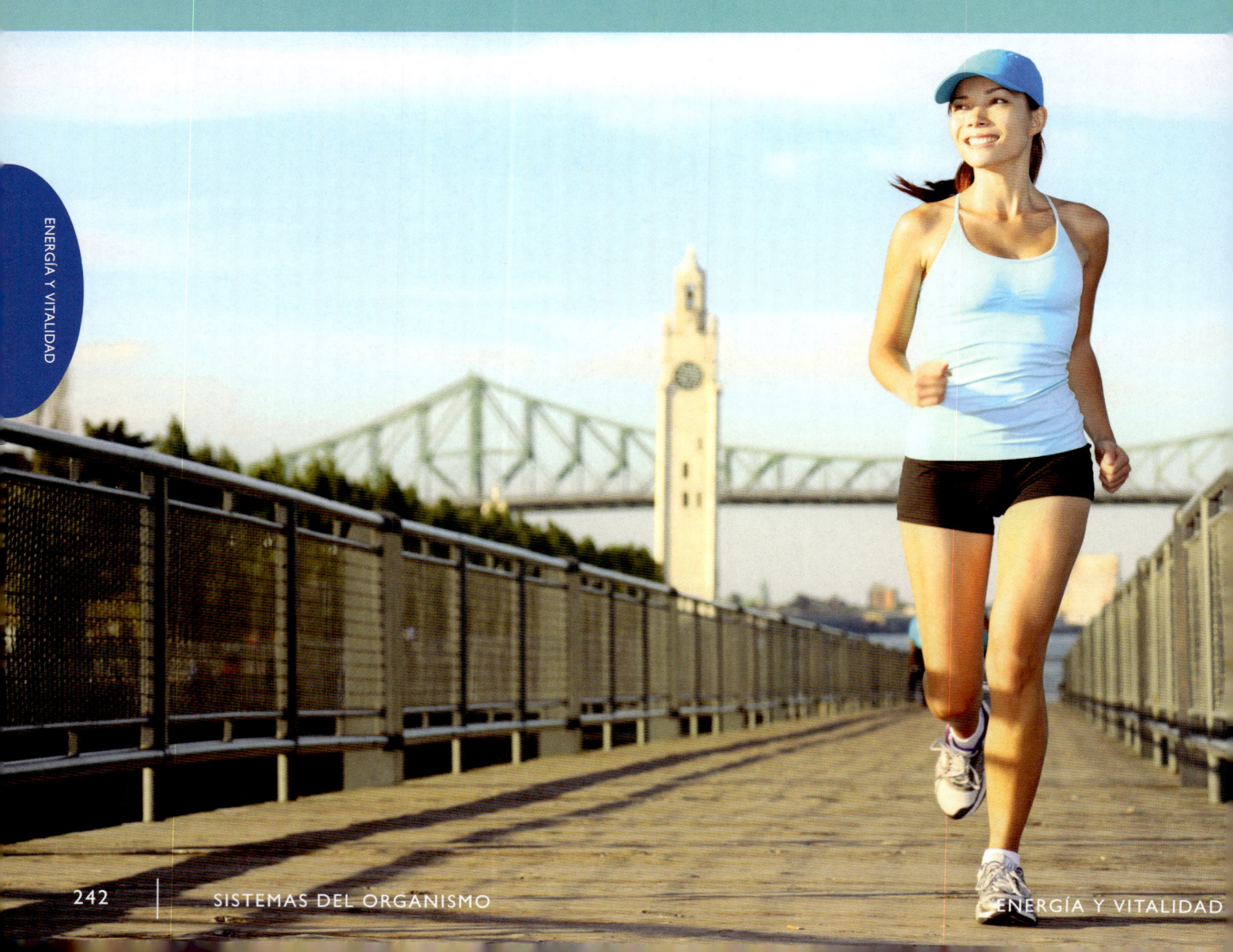

ENFOQUE Y CONCENTRACIÓN

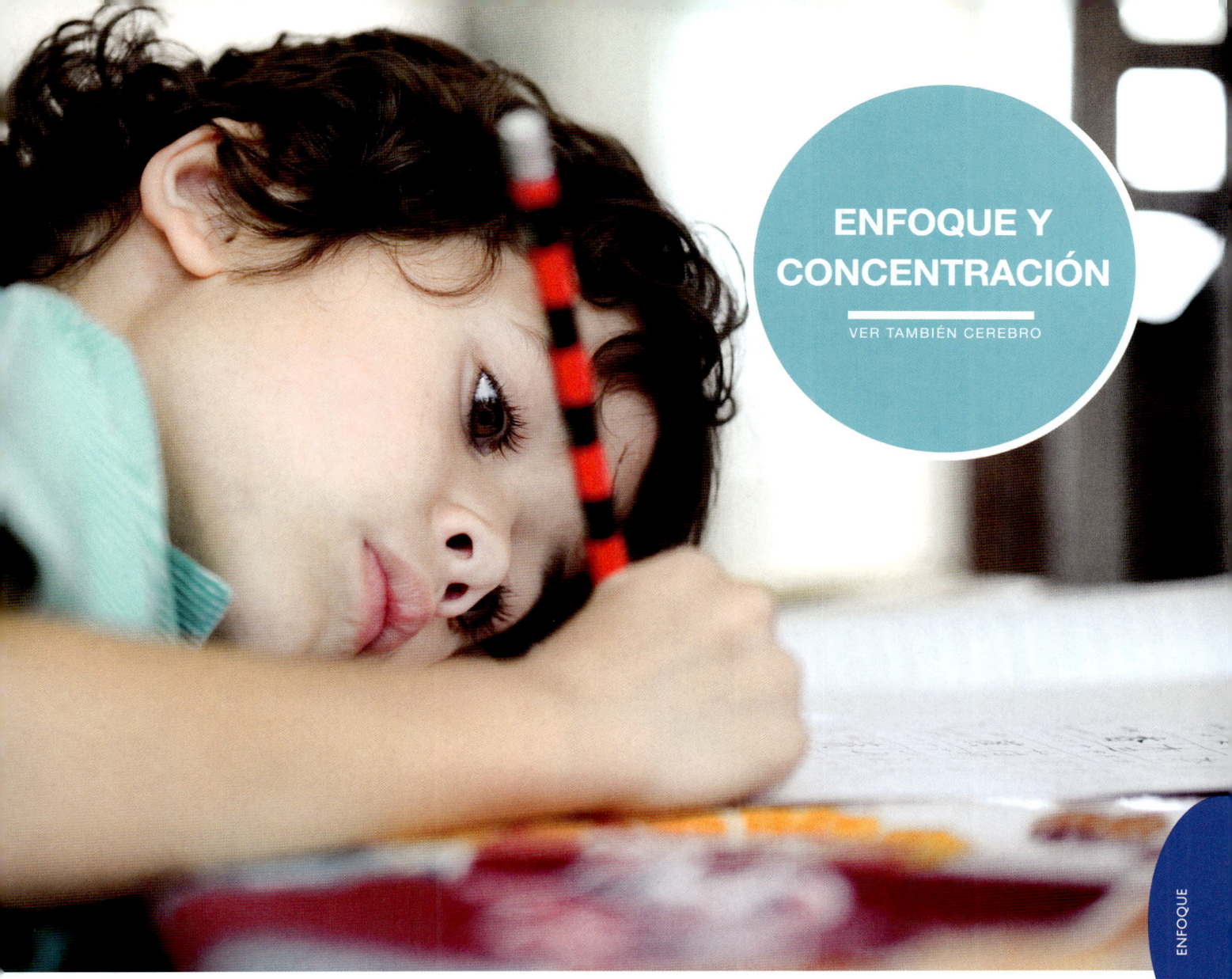

VER TAMBIÉN CEREBRO

LA CAPACIDAD DE CONCENTRARSE requiere conexiones neuronales adecuadas en el cerebro para procesar los datos sensoriales entrantes (imágenes, sonidos, olores, etc.). Cuando el cerebro no es capaz de asimilar estos datos, el estímulo se convierte en abrumador o "ruidoso", y pueden aparecer síntomas tales como frustración, irritación e incluso fatiga. Un número creciente de personas de todas las edades está experimentando una disminución de la capacidad de enfocarse y concentrarse. Es importante tener en cuenta los factores que contribuyen a la disminución de la atención y la concentración óptimas a fin de revertir o prevenir esta tendencia.

Dada la complejidad innata del cerebro humano, no es sorprendente que los problemas de atención y concentración y los factores asociados sean muy amplios. Cansancio o falta de sueño, estrés, cambios hormonales (como durante el embarazo o la pubertad), efectos secundarios de medicamentos, alcohol, drogas, enfermedad crónica, infección, lesión cerebral, ansiedad, depresión, trastorno bipolar y trauma emocional, son sólo algunos de los factores que afectan las conexiones neuronales necesarias para dar sentido a los vastos estímulos sensoriales que el cerebro recibe constantemente. Por ejemplo, los individuos con ADHD luchan constantemente para "pensar por encima del ruido" que sienten en sus cerebros, ya que los estímulos llegan sin la capacidad de procesamiento necesaria para darles sentido.

La propia naturaleza de la estructura del cerebro permite mejoras de función y capacidad. Para resumir este complejo proceso de una manera simple, cuantas más neuronas haya disponibles para hacer las conexiones con otras neuronas, el enfoque y el aprendizaje serán más fáciles y eficientes. Si bien la medicina y los especialistas neurológicos tradicionales brindan un gran conocimiento para el campo científico del mejoramiento de la actividad cerebral, hay una gran variedad de remedios naturales que pueden afectar en gran medida y beneficiar la actividad del cerebro, específicamente en el área de la atención y la concentración.

Cuando una persona inhala un aceite esencial (u otro aroma) el bulbo olfatorio se activa y vincula directamente los procesos cerebrales que estimulan y fomentan las conexiones neuronales. El simple acto de vaporizar en el aula un aceite esencial como la lavanda, o inhalar una botella de menta, puede tener un impacto inmediato y eficaz en el alumno. ¡Simples pero poderosas sugerencias relacionadas tanto con los aceites individuales como con las mezclas y remedios han demostrado que los aceites esenciales y el refuerzo nutricional son herramientas poderosas mezcla para concentración, la concentración y mucho más!

PRINCIPALES SOLUCIONES

ACEITES INDIVIDUALES

Manzanilla romana - reduce la ansiedad, favorece la confianza (pág. 111)
Vetiver - promueve la atención, la concentración, el rendimiento mental (pág. 136)
Lavanda - apoya la adaptabilidad mental y el rendimiento (pág. 106)
Salvia esclarea - ayuda a tener una mente tranquila, clara y enfocada ((pág. 129)
Cedro - calma la mente, contribuye al mejoramiento del rendimiento mental (pág. 86)

Por Propiedades Relacionadas

Para obtener definiciones de las propiedades que figuran a continuación y más opciones de aceites, consulte el Glosario de Propiedades de Aceites (pág. 433) y Propiedades del Aceite (pág. 434).

Antidepresivo - bergamota, incienso, limón, melisa, ravensara, manzanilla romana, tangerina, naranja silvestre
Antifúngico - arborvitae, bergamota, cedro, canela, salvia esclarea, cilantro, melaleuca, mirra, orégano, sándalo, tangerina, tomillo; ver *contribuye al mejoramiento y Linfático*, ver *Candida*
Antioxidante - bergamota, clavo, helicriso, toronja, bayas de enebro, limón, hierba limonera, melaleuca, romero, pachulí, tangerina, tomillo
Calmante - cedro, salvia, cilantro, hinojo, jazmín, lavanda, pachulí, manzanilla romana, sándalo, vetiver
Energizante - albahaca, bergamota, canela, ciprés, jengibre, romero, naranja silvestre
Armonizador - cedro, incienso, vetiver, ylang ylang
Vigorizante - limón, lima, hierba limonera, hierbabuena, naranja silvestre
Neuroprotector - incienso, mirra, manzanilla romana, sándalo
Refrescante - cualquier aceite cítrico, melaleuca
Relajante - ciprés, geranio, manzanilla romana
Sedante - bergamota, cedro, salvia esclarea, incienso, lavanda, melisa, pachulí, manzanilla romana, vetiver
Estimulante - arborvitae, albahaca, bergamota, pimienta negra, cardamomo, cedro, canela, cilantro, ciprés, eneldo, eucalipto, jengibre, toronja, bayas de enebro, limón, melaleuca, romero, menta, vetiver, gaulteria
Edificante - bergamota, toronja, limón, melisa, naranja silvestre

Afecciones Relacionadas: ADD o ADHD [Cerebro], Concentración, Confusión, Enfoque, Hiperactividad [Estado de ánimo y Conducta], Fortaleza y claridad mental, Falta de Concentración

MEZCLAS

Mezcla calmante - relaja la mente (pág. 165)
Mezcla para concentración - calma y estimula la mente (pág. 145)
Mezcla alentadora - promueve la motivación, la estimulación mental y el movimiento (pág. 141)
Mezcla para concentración - promueve un estado mezcla para concentración (pág. 145)

SUPLEMENTOS

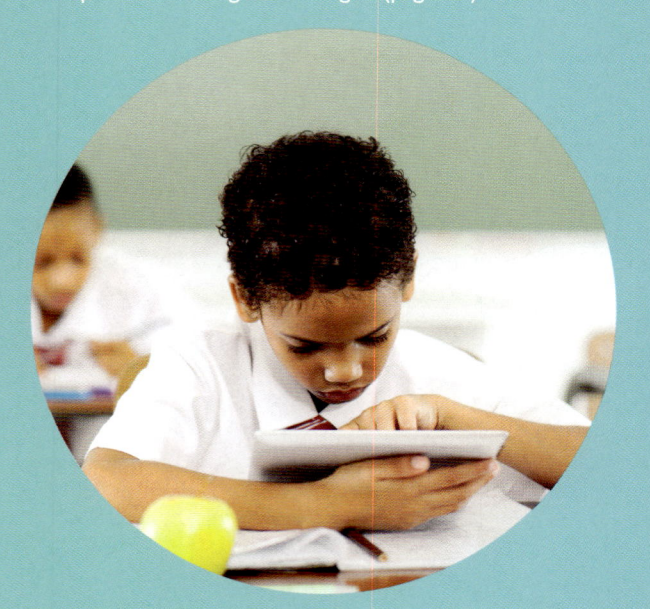

Complejo de nutrientes de los huesos, complejo de vitalidad celular, probióticos defensivos, cápsulas de mexcla desintoxicante, cápsulas de complejo de desintoxicación, complejo de energía y resistencia, aceites esenciales de complejo celular, **aceites esenciales de complejo omega (pág. 168)**, enzimas alimentarias, suplemento de nutrientes de alimentos integrales, suplemento **líquido de ácidos grasos omega-3 (pág. 179)**

CONSEJOS DE USO: Para obtener los mejores métodos de uso para enfocarse y concentrarse tener en cuenta:
- **Aromático:** Escoger vaporizar 5-10 gotas de aceites a elección, inhalar de la botella del producto o de la mezcla hecha por uno mismo, aplicar unas gotas en las prendas de vestir, en la ropa de cama, o cualquier otro método que sea compatible con la inhalación de aceites para que ingresen al cerebro a través de la nariz y el sistema olfativo.
- **Tópico:** Aplicar en la frente, debajo de la nariz, en la nuca (especialmente en los triángulos suboccipitales), en el palada (colocar el aceite en la yema del pulgar, colocarlo en el paladar, "chupar").

Condiciones

ESTADOS EMOCIONALES:
(Ver *Estado de ánimo y Comportamiento* para obtener apoyo emocional adicional)

Agitado - arborvitae, bergamota, pachulí, mezcla calmante, mezcla para concentración, mezcla estabilizadora, mezcla tranquilizante

Antisocial - bergamota, pimienta negra, cedro, orégano, pachulí

Ansioso - albahaca, cedro, incienso, bayas de enebro, pachulí, vetiver, mezcla calmante, mezcla para concentración, mezcla estabilizadora

Apático/sin motivación - abedul, pimienta negra, cardamomo, incienso, jazmín, enebro, melisa, pachulí, rosa, vetiver, naranja silvestre, ylang ylang, mezcla alentadora, mezcla para concentración, mezcla estabilizadora, mezcla de la alegría, mezcla de la respiración

Defensivo - jengibre, limón, melaleuca, pachulí, gaulteria, mezcla protectora, mezcla repelente, mezcla calmante, mezcla para la tensión, mezcla para mujeres

Deprimido - bergamota, jazmín, pachulí, manzanilla romana, vetiver, naranja silvestre, ylang ylang, mezcla estimulante, mezcla vigorizante, mezcla de la alegría

Enojado - berga mota, cardamomo, cedro, incienso, geranio, helicriso, manzanilla romana, mezcla calmante, mezcla estabilizadora, mezcla para concentración

Estrés por rendimiento y pánico escénico - bergamota, pachulí, ravensara, rosa, naranja silvestre, ylang ylang, mezcla de la respiración

Fácilmente Irritado y molesto - hierba limonera, rosa, abeto blanco, ylang ylang, mezcla repelente

Frustrado - cardamomo, ylang ylang, mezcla calmante, mezcla estabilizadora

Hipersensible - lavanda, melisa, manzanilla romana, romero, vetiver

Inseguridad y vulnerabilidad, sentimiento de - bergamota, cardamomo, cilantro, canela, jengibre, jazmín, orégano, ravensara, manzanilla romana, ylang ylang, mezcla calmante, mezcla para masajes, mezcla protectora, mezcla repelente, mezcla de la respiración, mezcla para la mujer

Miedoso y sin audacia - pimienta negra, pachulí, ravensara

Obsesionado y preocupado - cedro, incienso, jazmín, orégano, sándalo, vetiver, mezcla calmante, mezcla para concentración

Retraído y tímido o inseguro - bergamota, canela, clavo, jazmín, enebro, melisa, pachulí, ravensara, hierbabuena, milenrama, ylang ylang, mezcla alentadora, mezcla para concentración, mezcla de inspiración, mezcla de la respiración

Temeroso - incienso, bayas de enebro, ravensara, naranja silvestre, ylang ylang, mezcla calmante, mexcla desintoxicante, mezcla estabilizadora, mezcla protectora, mezcla de la respiración

Terco/malintencionado - abedul, jengibre, hierba limonera, melaleuca, orégano, gaulteria

ESTADOS MENTALES:

Autismo - albahaca, bergamota, salvia esclarea, incienso, geranio, limón, menta, romero, vetiver, mezcla antiedad, mezcla calmante, complejo celular, mezcla para concentración, mezcla estabilizadora, mezcla calmante

Capacidad de producción de neurotransmisores, en peligro - hinojo, jengibre

Cerebro empañado - arborvitae, la bergamota, el abeto de Douglas, eucalipto, incienso, baya de enebro, lavanda, limón, lima, menta, manzanilla romana, mezcla alentadora, mezcla para concentración

Concentración y enfoque, falta de - cedro, abeto de Douglas, eucalipto, incienso, lavanda, limón, lima, mejorana, pachulí, hierbabuena, sándalo, vetiver, mezcla alentadora, mezcla para concentración

Confusión y desorganización - incienso, sándalo, vetiver, abeto blanco, gaulteria, mezcla alentadora, mezcla estabilizadora, mezcla de la alegría

Dendritas y soporte neuronal - vetiver

Déficit de atención - lavanda, vetiver, mezcla para concentración

Desequilibrio/estrés químico - ver *Cerebro*

Dificultades de aprendizaje - cedro, pachulí, menta, vetiver, ylang ylang, mezcla para concentración, mezcla estabilizadora.

Distraído y fácilmente aburrido - incienso, menta, manzanilla romana, vetiver, naranja silvestre, mezcla alentadora

Equilibrio y balance, falta de - arborvitae, incienso, lavanda, menta, romero, ylang ylang, mexcla desintoxicante, mezcla para concentración, mezcla estabilizadora, mezcla vigorizante.

Fatigado - albahaca, casia, canela, cilantro, jengibre, limón, tomillo, mezcla de complejo celular, mexcla desintoxicante, mezcla alentadora, mezcla metabólica; ver *Energía y Vitalidad*.

Fijación - pimienta negra, hierba limonera, tangerina, ylang ylang

Habilidades para afrontar, falta de - bergamota, clavo, eucalipto, jengibre, bayas de enebro, lavanda, orégano, romero, gaulteria, mezcla calmante, mezcla para concentración, mezcla estabilizadora, mezcla estimulante, mezcla de la alegría, mezcla calmante, mezcla para la tensión

Hiperactividad, inquietud - cilantro, incienso, lavanda, limón, ravensara, manzanilla romana, vetiver, mezcla calmante, mezcla estabilizadora, mezcla de la respiración

Inquietud, rigidez - lavanda y vetiver, ravensara, mezcla calmante, mezcla estabilizadora, mezcla vigorizante, mezcla de la respiración

Impulsivo/actuar sin pensar - abeto blanco, mezcla estabilizadora

Lentitud Mental - albahaca, eucalipto, menta, romero, abeto blanco, mezcla alentadora.

Lóbulo izquierdo del cerebro, falta de actividad - limón

Lóbulo derecho del cerebro, falta de actividad - abeto de Douglas, manzanilla romana, naranja silvestre

Memoria, falta de/poco confiable, mala noción del tiempo - bergamota, abeto de Douglas, limón, hierba limonera, limón, bayas de enebro, melisa, hierbabuena, mezcla para concentración, mezcla de inspiración, mezcla de la alegría

Memoria, mala - incienso, jengibre, hierbabuena, romero, sándalo, mezcla inspiradora, mezcla para concentración

Memoria, pérdida a corto plazo - albahaca, cedro, hierbabuena, romero, ylang ylang, mezcla calmante, estabilizadora

Mentalmente fatigado - albahaca, bergamota, cardamomo, abeto de Douglas, incienso, lavanda, limón, hierba limonera, hierbabuena, ravensara, rosa, romero, sándalo, menta, abeto blanco, ylang ylang, mezcla afirmante, mezcla alentadora, mezcla estimulante, mezcla vigorizante, mezcla de la respiración, mezcla renovadora.

Mentalmente tenso y estresado - bergamota, cedro, toronja, lavanda, manzanilla romana, menta, abeto blanco, mezcla antiedad.

Oxígeno cerebral, falta de - cedro, ciprés, eucalipto, incienso, jengibre, limón, melaleuca, pachulí, hierbabuena, sándalo, vetiver, mezcla de inspiración, mezcla protectora; ver propiedad "Antioxidante"

Privado de oxígeno (cerebro) - cedro, ciprés, eucalipto, incienso, jengibre, limón, melaleuca, pachulí, hierbabuena, sándalo, vetiver, mezcla protectora; ver "antioxidante" más arriba

Soñador - cedro, incienso, hierbabuena, ravensara, romero, vetiver, ylang ylang, mezcla alentadora, mezcla para masajes, mezcla de la respiración

Sistemas sensoriales, cerrados/bloqueados - abedul, gaulteria, mezcla alentadora

Tensión ambiental - limón, gaulteria, milenrama.

Remedios

CONCENTRACIÓN: Aplicar vetiver en los pies o la base del cuello; para niños en edad escolar que necesitan ayuda durante la jornada escolar, colocar una gota de aceite en el área de la clavícula de modo que el calor del cuerpo se "vaporice" durante el día; aplicar aceite sobre la mano o en un collar con un colgante hecho para difundir los aceites, para facilitar el acceso al aroma durante el día. Si el aroma resulta ofensivo, añadir un aceite como naranja silvestre sobre el vetiver para "desodorizar" si lo deseas.

REFUERZO MEZCLA PARA CONCENTRACIÓN: Mezclar 2-4 gotas de incienso o toronja con unas gotas de aceite portador y masajear las sienes.

ENFOQUE, MEMORIA, RECUERDO
- Opción 1: Combinar incienso con naranja silvestre o hierbabuena; inhalar u oler.
- Opción 2: En un frasco de 1/3 onza con bolilla combinar 20 gotas de naranja silvestre, hierbabuena; completar con aceite de coco fraccionado y aplicar
- Opción 3: Combine 1-2 gotas de cedro, lavanda y vetiver y aplicar. La receta también se puede utilizar en una botella de 10 ml a bolilla con un aceite portador. Colocar 7-13 gotas de cada aceite dependiendo de la preferencia de aromas del usuario.

FRUSTRACIÓN E IRA: Utilizar aceites y mezclas que calman - helicriso, lavanda, ylang ylang, mezcla estabilizadora, mezcla calmante; aplicar a los pies, en la nuca, detrás de las orejas, detrás de las rodillas; vaporizar.

TOQUE SALUDABLE: Permitir que el individuo elija sus aceites favoritos (hasta tres) oliéndolos para encontrar sus preferencias, o crear una mezcla personal; masajear los pies antes de acostarse y luego cubrirlos con mantas con peso.

HIPERACTIVIDAD: Aplicar la mezcla estabilizadora en los pies y mezcla calmante y/o lavanda en la base del cuello, dentro y detrás de las orejas; el toque saludable puede ser un refuerzo calmante bien recibido por la persona, y la acción al aplicar los aceites puede crear un efecto calmante.

PAZ Y CALMA: Mezclar 10 gotas de lavanda, 20 gotas de vetiver, y 10 gotas de mezcla calmante en una botella de 10 ml con bolilla; completar con aceite de coco fraccionado; aplicar en los pies, en la nuca o en la parte posterior del cuello; vaporizar o inhalar; utilizar al menos dos veces por día.

"PÍLDORA CALMANTE"
10 gotas de salvia esclarea,
15 gotas de bergamota,
20 gotas de toronja, naranja
25 gotas silvestre,
15 gotas de incienso,
10 gotas de limón.
Vaporizar o aplicar por vía tópica en la base del cráneo, en la parte posterior del cuello, a lo largo de la columna vertebral, detrás de las orejas, sobre el corazón y en la muñeca.

PODER DE MOTIVACIÓN
3 gotas de albahaca,
3 gotas de toronja,
2 gotas de bergamota,
2 gotas de sándalo,
1 gota de romero,
1 gota de ylang ylang.
Combinar los aceites y vaporizar.

TRANQUILIDAD Y CONFIANZA
8 gotas de vetiver,
4 gotas de Ylang Ylang,
2 gotas de incienso,
2 gotas de manzanilla romana,
2 gotas de salvia esclarea,
2 gotas de mejorana,
1 gota de jengibre.
Combinar los aceites en un frasco de 10 ml con bolilla. Llenar el resto de la botella con aceite de coco fraccionado. Frotar detrás de las orejas, en el área del triángulo occipital, en las plantas de los pies y/o en la espina dorsal antes de acostarse y según sea necesario.

CALMARSE
10 gotas de manzanilla romana,
10 gotas de lavanda,
10 gotas de naranja silvestre,
2 gotas de mejorana,
2 gotas de incienso.
Combinar los aceites en un frasco de 10 ml con bolilla. Llenar el resto de la botella con aceite de coco fraccionado. Frotar detrás de las orejas, en el área del triángulo occipital, en las plantas de los pies y/o en la espina dorsal antes de acostarse y según sea necesario.

TRANQUILIZANTE
3 gotas de cedro,
6 gotas de mezcla estabilizadora,
2 gotas de incienso,
2 gotas de lavanda.
Combinar los aceites en un frasco de 10 ml con bolilla. Llenar el resto de la botella con aceite de coco fraccionado. Aplicar en las orejas, la frente, la parte posterior del cuello, la espina dorsal, las plantas de los pies; masajear en la piel para mejorar la absorción. Si se desea, las gotas se pueden multiplicar por dos o tres para aumentar la intensidad de la mezcla. Considerar la edad, el tamaño, la necesidad y la tolerancia del usuario potencial para determinar la fuerza deseada.

MEJORA DE LA CONCENTRACIÓN
2 gotas de cedro,
2 gotas de lavanda,
1 gota de manzanilla romana,
1 gota de sándalo,
1 gota de vetiver.
Combinar y aplicar en los pies.

ESQUELÉTICO

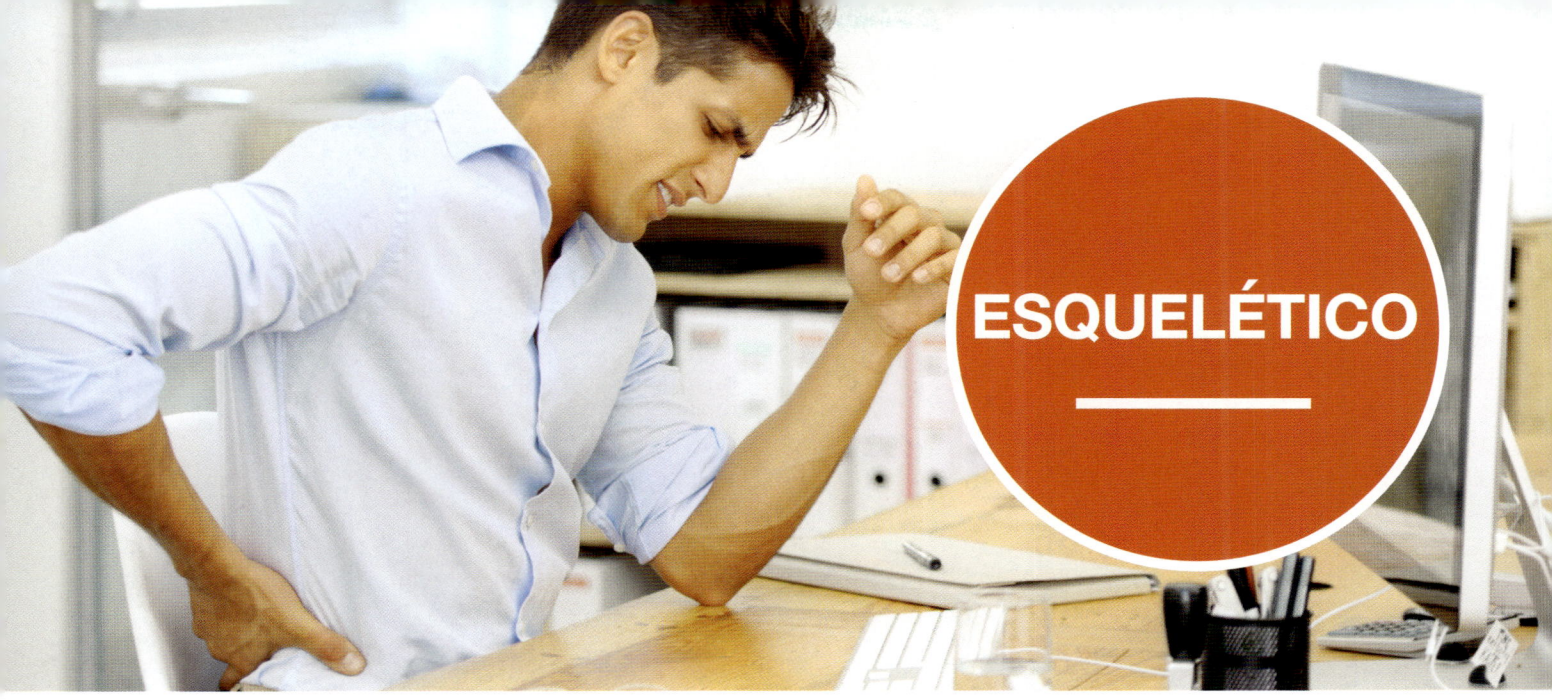

LA ESTRUCTURA ESQUELÉTICA DEL CUERPO comprende la base de la cual todos los demás órganos y tejidos dependen para su colocación y coordinación adecuadas. Sin embargo, los huesos no son elementos inertes; están vivos y necesitan sangre y oxígeno para metabolizar los nutrientes y producir residuos. Responden a las tensiones externas cambiando de forma para adaptarse a las nuevas exigencias mecánicas. A menudo para el esqueleto se utilizan términos análogos a un árbol: el tronco o torso, soporta las extremidades, y así sucesivamente. Este sistema representa alrededor del 20 por ciento del peso total del cuerpo.

La columna, también llamada espina dorsal o columna vertebral, está formada por veinticuatro segmentos óseos movibles llamados vértebras y se divide en tres secciones. Las siete superiores son vértebras cervicales, que apoyan el cráneo o la calavera. Las vértebras torácicas, doce en total, comprenden la zona media de la espalda y soportan las costillas. La columna vertebral lumbar o columna lumbar, consta de cinco vértebras que se conectan a la pelvis en el sacro. Cada vértebra está apilada sobre otra y está separa y amortiguada por los discos intervertebrales, mantenidos en su sitio por medio de tendones y cartílagos. A través de un canal formado por un agujero en cada una de las vértebras apiladas corre la médula espinal, fuera de la cual se distribuyen las raíces nerviosas Esta red de nervios permite la comunicación entre el cerebro, los músculos y los órganos del sistema del cuerpo.

Además de proporcionar una estructura para prevenir que los otros sistemas del cuerpo estén amontonados en el suelo, el esqueleto protege las partes más suaves del cuerpo. El cráneo está fusionado alrededor del cerebro, formando una protección similar a un casco. Las vértebras protegen la médula espinal de lesiones. Y la caja torácica crea una barrera alrededor del corazón y los pulmones. Del mismo modo, la mayor parte de la hematopoyesis o formación de células sanguíneas se produce en la médula blanda roja dentro de los propios huesos.

Los ligamentos conectan los huesos entre sí y ayudan a estabilizar y mover las articulaciones. Están compuestos esencialmente por largas fibras de colágeno elástico, que pueden romperse o lesionar si sufren un exceso de trabajo. El estiramiento suave antes de cualquier actividad extenuante protege los ligamentos y evita lesiones en las articulaciones y músculos. Si los ligamentos se lesionan, la curación puede tardar noventa días y hasta nueve meses para que las fibras recuperen su fuerza máxima.

Las funciones dinámicas del esqueleto se ven facilitadas por una red simple pero sofisticada de palancas, cables, poleas y tornos, accionados por músculos y tendones. Cuando los músculos se contraen se acorta su longitud, dibujando de este modo un hueso adyacente que gira alrededor de una articulación de conexión, al igual que el brazo, palo, y el sistema hidráulico de palanca de una retroexcavadora.

Dado que el sistema esquelético está en uso constantemente, también se somete constantemente a reparaciones y rejuvenecimiento. Por tanto es vulnerable, como lo es cualquier sistema del cuerpo, al desequilibrio y la enfermedad. Las articulaciones son particularmente susceptibles a daños debido a la fricción constante, el impacto y el apalancamiento. A medida que envejecemos también podemos experimentar desafíos derivados de deficiencias de calcio u otras deficiencias de minerales; el calcio es el material básico que conforma los huesos.

El equilibrio apropiado del pH del organismo refuerza una estructura ósea fuerte. Cuando el equilibrio del pH está desbalanceado y el cuerpo está demasiado ácido, la sangre se ve obligada a tomar minerales de huesos y órganos, lo que puede causar enfermedades y el agotamiento del sistema esquelético. El azúcar refinada y los alimentos procesados junto con consumo excesivo de carne y productos lácteos, hacen que el cuerpo esté más ácido, desbalanceando el equilibrio del pH. Algunos aceites esenciales como el eneldo, el limón, el hinojo y el hierba limonera, pueden ayudar a reducir la acidez creando un entorno más alcalino. Mantener un ambiente alcalino ayuda a promover la curación. Del mismo modo, la nutrición adecuada de vitaminas, minerales biodisponibles y otros minerales ayuda a mantener un equilibrio apropiado del pH en la sangre. La administración adecuada de suplementos de alta calidad controlará cualquier inflamación crónica, y una utilización tópica de aceites esenciales anti-inflamatorios fortalecerá la salud de las articulaciones.

Cuando hay una lesión esquelética, el uso de aceites esenciales puede acelerar el proceso de curación y el tiempo de recuperación. Por ejemplo, en el caso de un hueso roto, aceites tales como la gaulteria y el abedul han demostrado ser útiles en el alivio y la resolución de condiciones inflamatorias, y reforzar la recuperación de lesiones. Además, el aceite esencial de hierba limonera ayuda en la curación de cualquier daño del tejido conectivo.

SISTEMA ESQUELÉTICO

PRINCIPALES SOLUCIONES

ACEITES INDIVIDUALES

Hierba limonera - mejora la reparación del tejido conectivo (pág. 100)
Gaulteria - reduce las molestias, dolores y la inflamación; estimula la reparación ósea (pág. 94)
Abedul - reduce la inflamación y estimula la reparación ósea (pág. 73)
Helicriso - alivia el dolor y la inflamación; acelera la reparación ósea (pág. 98)
Abeto blanco - alivia el dolor óseo y articular; reduce la inflamación (pág. 74)

Por Propiedades Relacionadas

Para obtener definiciones de las propiedades que figuran a continuación y más opciones de aceites, consulte el Glosario de Propiedades de Aceites (pág. 433) y Propiedades del Aceite (pág. 434).

Analgésico - arborvitae, albahaca, bergamota, abedul, pimienta negra, casia, canela, salvia, clavo, cilantro, ciprés, eucalipto, hinojo, incienso, jengibre, helicriso, baya de enebro, lavanda, hierba limonera, mejorana, melaleuca, orégano, hierbabuena, ravensara, romero, abeto blanco, naranja silvestre, gaulteria.
Antiartrítico - arborvitae, casia, jengibre, abeto blanco.
Antiinflamatorio - arborvitae, albahaca, bergamota, abedul, pimienta negra, cardamomo, casia, cedro, canela, cilantro, ciprés, eneldo, eucalipto, hinojo, incienso, geranio, jengibre, helicriso, jazmín, lavanda, hierba limonera, lima, melaleuca, melisa, mirra, orégano, pachulí, hierbabuena, manzanilla romana, romero, sándalo, menta, nardo, naranja silvestre, gaulteria, milenrama.
Antirreumático - abedul, casia, clavo, cilantro, ciprés, eucalipto, jengibre, baya de enebro, lavanda, limón, hierba limonera, limón, romero, orégano, tomillo, abeto blanco, gaulteria, milenrama.
Esteroideos - albahaca, bergamota, abedul, cedro, clavo, hinojo, pachuli, romero, tomillo **Regenerativo** - albahaca, cedro, clavo, cilantro, incienso, geranio, helicriso, jazmín, lavanda, hierba limonera, melaleuca, mirra, pachulí, sándalo, naranja silvestre.

Afecciones Relacionadas: Esclerosis lateral amiotrófica, Espondilitis anquilosante, Dolor por artritis [Dolor e Inflamación], Dolor óseo, Espolones óseos, Hueso roto, Juanete, Bursitis, Espina dorsal calcificada, Lesión del cartílago, Condromalacia de la rótula, Pie zambo, Deterioro de la columna vertebral, Quiste ganglionar, Gota, Hernia de disco, Dolor de articulaciones, Lesión de cartílago de rodilla, Mielofibrosis, Enfermedad de Osgood-Schlatter, Osteoartritis [Dolor e inflamación], Osteomielitis [Sistema inmunológico], Osteoporosis, Enfermedad de Paget, Fascitis plantar [Muscular], Reumatismo, Escoliosis, Dolor en las espinillas, Espina bífida [Sistema nervioso], Codo de tenista [Muscular], ATM.

MEZCLAS

Mezcla calmante - calma, relaja y alivia dolores y molestias; ayuda con la cicatrización de heridas/cirugías (pág. 143)
Mezcla para la tensión - ayuda a aliviar y aliviar la tensión, el malestar y la rigidez (pág. 164)
Mezcla de complejo celular - reduce/resuelve la inflamación y regenera los tejidos (pág. 144)

SUPLEMENTOS

Complejo de refuerzo óseo (pág. 177), Complejo de vitalidad celular, probiótico defensivo, cápsulas de mezcla digestiva, **Complejo celular de aceites esenciales, aceite esencial de complejo omega (pág. 168)**, enzimas alimentarias, **complejo polifenol (pág. 180)**, suplemento nutricional de alimentos integrales

---

CONSEJOS DE USO: Para obtener los mejores resultados con problemas de tejido óseo y conjuntivo:
- **Tópico:** Aplicar los aceites directamente en área afectada por los problemas estructurales y, en el caso de lesiones, masajear rigurosamente siempre que sea posible. Desplazar los aceites con calor, frío o humedad Utilizar aceite portador según sea necesario o se desee. Colocar múltiples aceites en capas sobre la zona afectada, colocándolos en el tejido de uno en uno resulta muy eficaz. Cualquier tipo de crema o aceite portador retardará la absorción si se coloca en primer lugar, y la mejorará si se aplica en último lugar.
  › **Agudo:** Aplicar a menudo, cada 20-30 minutos, hasta que desaparezcan los síntomas, luego reducir a cada dos a seis horas.
  › **Crónico:** Aplicar dos a tres veces al día.
- **Interno:** Consumir aceites (para apoyar la resolución de la inflamación y la reparación del hueso) en una cápsula o debajo de la lengua. Colocar los aceites en una cápsula o en gotas debajo de la lengua (mantener durante 30 segundos; tragar).

Remedios

MEZCLA PARA SANAR HUESOS ROTOS
7 gotas de incienso,
6 gotas de abeto blanco,
2 gotas de gaulteria,
11 gotas de helicriso,
4 gotas de limón.
Combinar los aceites en una botella de 10 ml con bolilla; completar con aceite portador. Aplicar tópicamente sobre o cerca de la zona afectada cada dos horas durante dos días y cada cuatro horas durante los siguientes tres días. Si no es posible aplicar al área afectada, utilizar respuesta simpática y frotar el brazo, pierna opuesto, etc.

SOLUCIÓN PARA ESPOLONES ÓSEOS
5 gotas de incienso,
6 gotas de ciprés,
7 gotas de gaulteria,
5 gotas de mejorana,
4 gotas de helicriso.
Combinar en un frasco de 10 ml con bolilla, completar con aceite portador. Aplicar tópicamente sobre o cerca de la zona afectada de por la mañana y por la noche. Continuar durante dos semanas adicionales luego que el espolón haya desaparecido.

EASE-E-FLEX (para el dolor articular y la inflamación)
15 gotas de incienso,
20 gotas de mezcla calmantes,
4 gotas de lavanda.
Combinar en una botella de 10 ml con bolilla; completar con aceite portador. Aplicar tópicamente sobre o cerca de la zona afectada, según sea necesario.

REPARACIÓN CONECTORA (para el túnel, tendones, ligamentos carpianos)
15 gotas de hierba limonera,
15 gotas de helicriso,
10 gotas de albahaca,
10 gotas de jengibre,
10 gotas de lavanda,
10 gotas de mejorana.
Combinar en una botella de 10 ml con bolilla; completar con aceite portador. Aplicar tópicamente sobre la zona afectada.

OH, MI DOLOR DE ESPALDA.
10 gotas de incienso,
10 gotas de helicriso,
4 gotas de ciprés,
4 gotas de abeto blanco,
2 gotas de hierbabuena,
2 gotas de gaulteria.
Añadir a una botella de 10 ml con bolilla y completar con aceite portador. Utilizar para el dolor a lo largo de la zona de la espalda/columna según sea necesario. Para problemas crónicos, aplicar al menos por la mañana y noche.

DOLOR REUMÁTICO,
2 gotas de nardo,
2 gotas de lavanda,
4 gotas de jengibre,
4 gotas de abeto blanco.
Combinar en una botella de 5 ml con bolilla; completar con aceite portador. Aplicar en la/s zona/s afectada/s según sea necesario.

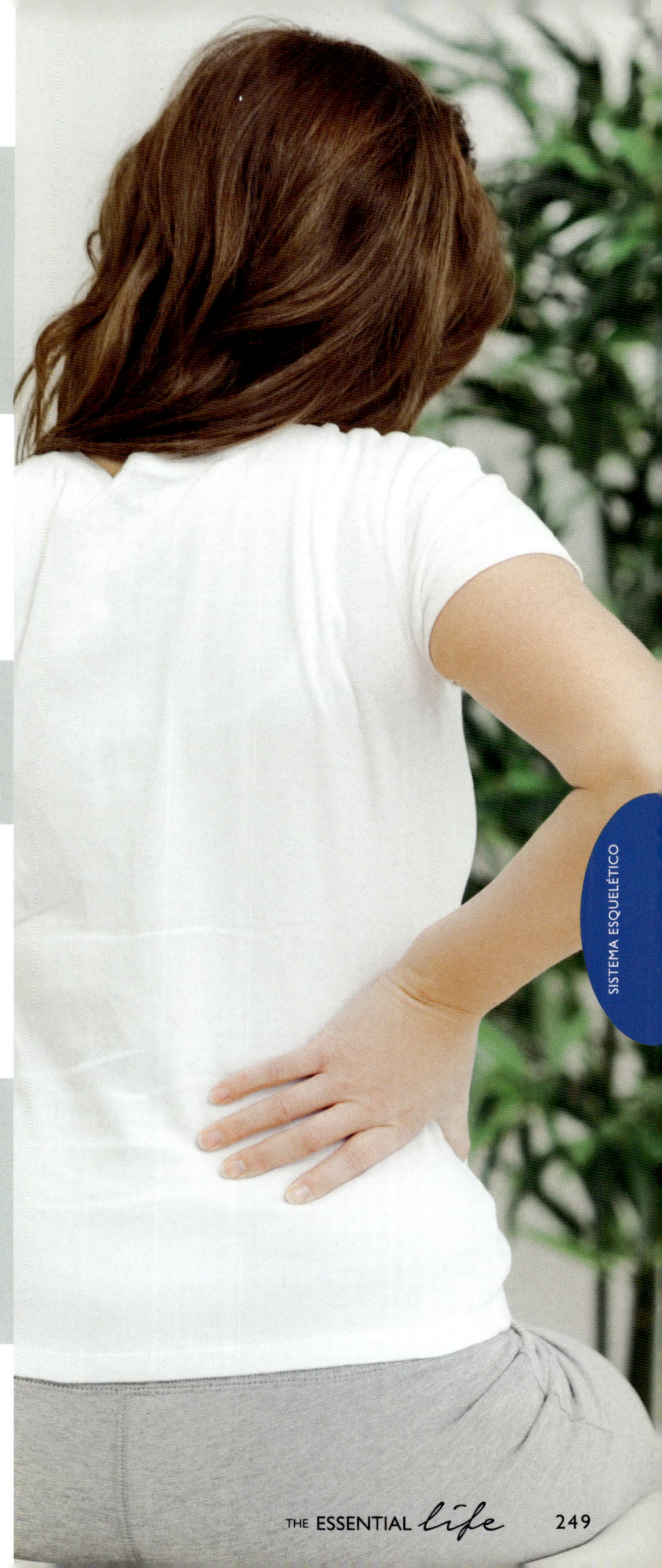

SISTEMA ESQUELÉTICO

THE ESSENTIAL life

Condiciones

Articulación, hinchada/caliente/enrojecida/sensible - eucalipto, incienso, lavanda, manzanilla romana, mezcla para masajes, mezcla calmante

Articulación, ruidosa - abedul, mejorana, mirra, gaulteria, mezcla de complejo celular, mezcla protectora, mezcla calmante

Articulación, sensación de molido - bergamota, abedul, romero, abeto blanco, gaulteria, mezcla de complejo celular, mezcla purificadora

Articulación, trabada - albahaca, abedul, salvia, helicriso, mejorana, abeto blanco, gaulteria, mezcla de complejo celular, mezcla para masajes, mezcla protectora, mezcla calmante

Articulaciones, dolor/rigidez - arborvitae, albahaca, abedul, pimienta negra, cardamomo, canela, cilantro, abeto de Douglas, eucalipto, geranio, hierba limonera, tomillo, abeto blanco, gaulteria, mezcla para masajes, mezcla calmante

Articular, inflamación - arborvitae, albahaca, bergamota, cardamomo, cedro, canela, clavo, cilantro, ciprés, abeto de Douglas, eucalipto, incienso, jengibre, helicriso, lavanda, limón, mejorana, hierbabuena, manzanilla romana, romero, tomillo, vetiver, abeto blanco, naranja silvestre, gaulteria, mezcla de complejo celular, mexcla desintoxicante, mezcla calmante

Artritis - albahaca, pimienta negra, ciprés, eucalipto, incienso, jengibre, lavanda, hierba limonera, mejorana, gaulteria, mezcla afirmante, mezcla para masajes, mezcla tranquilizante, mezcla renovadora, mezcla calmante, mezcla edificante; ver *Dolor e Inflamación*

Artritis reumatoide - albahaca, bergamota, abedul, cardamomo, ciprés, abeto de Douglas, incienso, jengibre, lavanda, limón, mejorana, gaulteria, mezcla para masajes, mezcla calmante, mezcla para la tensión

Calambres en las piernas - albahaca, incienso, helicriso, lavanda, hierba limonera, mejorana, mirra, pachulí, gaulteria, mezcla para masajes, mezcla calmante

Cartílago, generar - helicriso, sándalo, abeto blanco

Cartílago, inflamado/herido - albahaca, abedul, cilantro, eucalipto, helicriso, hierba limonera, mejorana, hierbabuena, sándalo, abeto blanco, gaulteria, mezcla calmante; ver *Dolor e Inflamación*

Desalineación vertebral - helicriso, mejorana, rosa, abeto blanco, mezcla para masajes, mezcla calmante

Dificultad para masticar - albahaca, salvia esclarea, incienso, orégano, abeto blanco, gaulteria, mezcla de complejo celular, mezcla para masajes, mezcla calmante, mezcla para la tensión

Dificultad para respirar - cardamomo, ciprés, abeto de Douglas, eucalipto, mejorana, mirra, orégano, hierbabuena, abeto blanco, gaulteria, mezcla para masajes, mezcla de la respiración, mezcla calmante, mezcla para la tensión; ver *Sisteman Respiratorio*

Disco/Inflamado o desgastado - abedul, salvia esclarea, eucalipto, hierbabuena, tomillo, abeto blanco, gaulteria, mezcla de complejo celular, mezcla para masajes, mezcla protectora, mezcla calmante

Distensión de ligamento - incienso, hierba limonera, mejorana, abeto blanco, mezcla calmante

Dolor en/alrededor de la oreja - arborvitae, albahaca, bergamota, pimienta negra, cedro, cilantro, canela, salvia esclarea, clavo, ciprés, eucalipto, jengibre, helicriso, mirra, orégano, abeto blanco, gaulteria, mezcla de complejo celular, mezcla para masajes, mezcla calmante, mezcla para la mujer

Dolores de cabeza - albahaca, salvia esclarea, clavo, eucalipto, incienso, geranio, helicriso, lavanda, mirra, orégano, menta, manzanilla romana, hierbabuena, tomillo, abeto blanco, gaulteria, mezcla de complejo celular, mezcla protectora, mezcla calmante, mezcla para la tensión

Espalda/parte baja de la espalda, dolor - abedul, eucalipto, incienso, lavanda, hierba limonera, hierbabuena, sándalo, gaulteria, mezcla afirmante, mezcla para masajes, mezcla calmante; ver *Dolor e Inflamación*

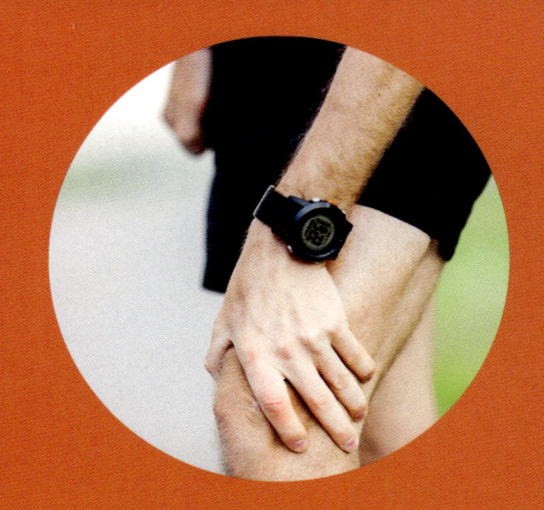

Hombro congelado - albahaca, abedul, hierba limonera, orégano, hierbabuena, abeto blanco, gaulteria, mezcla calmante

Hombro, congelado - albahaca, abedul, hierba limonera, orégano, hierbabuena, mezcla de complejo celular, abeto blanco, gaulteria, mezcla calmante

Hombro, manguito rotatorio - abedul, abeto blanco, gaulteria, mezcla calmante, mezcla para la tensión

Huesos, blandos - abedul, geranio, helicriso, baya de enebro, mirra, manzanilla romana, gaulteria, mezcla de complejo celular, mezcla purificadora, mezcla protectora, mezcla calmante

Huesos, espolones en - albahaca, ciprés, eucalipto, incienso, helicriso, jengibre, hierbabuena, gaulteria, mezcla para masajes

Huesos, magullados - albahaca, abedul, salvia esclarea, incienso, helicriso, gaulteria, mezcla de complejo celular, mezcla protectora, mezcla calmante

Huesos, porosos - abedul, clavo, hierbabuena, abeto blanco, gaulteria.

Huesos, protuberancias debajo de la piel en - abedul, ciprés, mejorana, mirra, orégano, romero, abeto blanco, gaulteria, mezcla de complejo celular, mezcla para masajes, mezcla calmante.

Huesos, rotos - abedul, ciprés, jengibre, helicriso, abeto blanco, gaulteria, mezcla calmante

Inflamación - albahaca, abedul, clavo, eucalipto, incienso, jengibre, hierbabuena, manzanilla romana, sándalo, vetiver, gaulteria, abeto blanco, mezcla renovadora, mezcla calmante, mezcla para la tensión, mezcla edificante

Juanetes - albahaca, ciprés, eucalipto, jengibre, hierba limonera, tomillo, gaulteria, mezcla para masajes

Los huesos se rompen con facilidad, - albahaca, abedul, clavo, helicriso, mirra, orégano, abeto blanco, naranja silvestre, gaulteria, mezcla de complejo celular, mezcla calmante

Pérdida de audición - albahaca, abedul, salvia, helicriso, orégano, abeto blanco, mezcla para la tensión

Pie zambo - arborvitae, albahaca, jengibre, helicriso, lavanda, hierbabuena, manzanilla romana, romero

Problemas ciáticos - Ver *Sistema Nervioso*

Reumatismo - albahaca, abedul, abeto de Douglas, eucalipto, jengibre, lavanda, hierba limonera, nardo, tomillo, abeto blanco, mezcla de complejo celular, mezcla para masajes, mezcla renovadora, mezcla calmante, mezcla edificante; ver *Dolor e Inflamación*

Rigidez/movimiento limitado - abedul, incienso, mejorana, abeto blanco, gaulteria, mezcla calmante o frotar, mezcla para la tensión

Tejido conectivo/fascia (ligamentos) - albahaca, abedul, salvia esclarea, helicriso, jengibre, hierba limonera, sándalo, abeto blanco, mezcla calmante, mezcla limpieza para la piel

Tejido conjuntivo (ligamentos), dañados/débiles/heridos/molestias y dolores - abedul, clavo, ciprés, geranio, jengibre, helicriso, lavanda, hierba limonera, mejorana, orégano, hierbabuena, manzanilla romana, romero, tomillo, abeto blanco, gaulteria, mezcla calmante, mezcla para la tensión

ESTADO DE ÁNIMO Y COMPORTAMIENTO

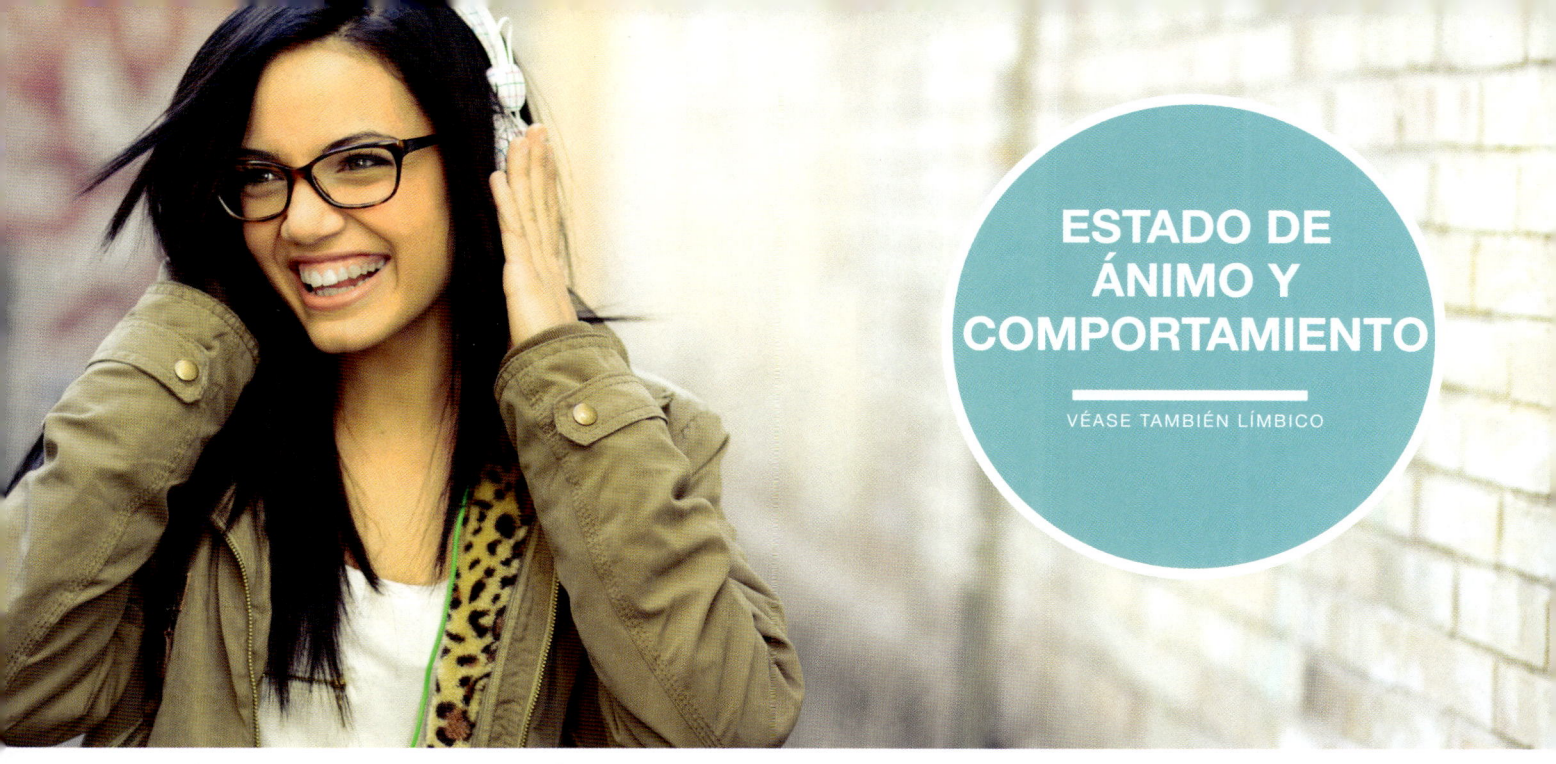

VÉASE TAMBIÉN LÍMBICO

LOS DESAFÍOS PARA EL ESTADO DE ÁNIMO y los trastornos son cada vez más frecuentes, especialmente en los países industrializados donde las computadoras, la tecnología y otras comodidades se han convertido en una forma de vida. Las personas están cada vez más desconectadas de sus relaciones personales, pero pueden tener medio millón de "amigos" en sitios de redes sociales, ¡y no es raro ver a los adolescentes enviándose mensajes de texto entre sí, en lugar de conversar mientras se encuentra uno junto al otro!

Los problemas digestivos y trastornos están muy extendidos, en parte debido a los alimentos refinados y procesados que muchas personas comen. En los últimos años, los científicos han descubierto que hay más neurotransmisores en el intestino que los que hay en el cerebro y, entre otras cosas, el manejo de un estado de ánimo saludable depende de lo bien que estos neurotransmisores transmiten mensajes entre sí. ¿Cómo puede un individuo esperar experimentar estados de ánimo saludables si sus células tienen poca nutrición, sus necesidades emocionales para conectarse socialmente no son satisfechas y además, sus neurotransmisores residen en un área con bloqueos e inflamación? La lista de elementos que contribuyen a los problemas del estado de ánimo es muy amplia.

El sistema límbico en el cerebro tiene glándulas que ayudan a relevar y responden a las emociones. Comprende la amígdala, el hipocampo, el hipotálamo y el tálamo. El hipocampo, en concreto, está involucrado en el almacenamiento de recuerdos y la producción de emociones. Funciona de manera efectiva a pleno rendimiento cuando está produciendo nuevas neuronas y conexiones nerviosas sólidas para ayudar en estas actividades clave. Cuando un individuo experimenta estrés el flujo de sangre alrededor del hipocampo cambia, y los individuos en sus últimos años a menudo pueden experimentar pérdidas de hasta 20% de las conexiones nerviosas del hipocampo, lo que puede afectar drásticamente el estado de ánimo y la memoria.

Uno de los retos para equilibrar las funciones del cerebro es que el cerebro está bien protegido por una capa de células de alta densidad, llamada barrera hematoencefálica, que restringe el paso de todo, salvo de un pequeño grupo selecto de sustancias. Eso es algo muy bueno; esta capa de células ayuda a mantener neurotoxinas, virus y otros invasores fuera del centro de control del organismo. Entre las pocas sustancias que pueden eludir esta barrera aparecen compuestos naturales solubles en grasa tales como los sesquiterpenos, un compuesto que se encuentra en muchos aceites esenciales.

Dado que el cerebro es el origen y transmisor de los mensajes que producen las emociones y las funciones cerebrales a nivel químico, es lógico pensar que los remedios naturales con poderosos mensajes químicos (moléculas de señal o mensajeras) pueden ayudar a equilibrar y limpiar los exactos procesos que necesitan asistencia. Los aceites esenciales pueden ayudar con la limpieza y el equilibrio del tracto gastrointestinal (ver *las secciones Sistema Digestivo e Intestinal y Desintoxicación* para más información), benefician las funciones cerebrales, especialmente las que implican atención, concentración (ver *Enfoque y Concentración*), el estado de ánimo y la memoria, tanto con una aplicación aromática como tópica.

Al ser inhalados, los compuestos aromáticos naturales entran en el sistema olfativo y pasan el bulbo olfatorio, que conduce directamente al centro límbico del cerebro. Los aceites pueden ser inhalados mediante el olfato directamente de la botella, frotar una gota de aceite esencial en las palmas de las manos y ahuecarlas sobre la nariz, o utilizando un difusor (un dispositivo que dispersa los aceites esenciales en el aire.) La inhalación es la forma más rápida de ingresar un aceite esencial al organismo, y tiene beneficios significativos en el estado de ánimo ya que altera los mensajes químicos que se transmiten dentro del sistema límbico.

Directamente debajo de la base del cráneo, en ambos lados del cuello, hay una "hendidura" que se puede sentir con los dedos. Esta zona se llama triángulo suboccipital y cuando se aplican allí aceites esenciales puros, estos capaces de entrar al sistema circulatorio del cerebro antes de entrar en el sistema circulatorio del organismo. Los aceites también pueden ser aplicados tópicamente en los huesos mastoides detrás de las orejas, a lo largo de la frente, justo debajo de la nariz, e incluso pueden aplicarse en el paladar (colocando el aceite en la yema del pulgar y luego colocando el pulgar en el paladar) para lograr un acceso más directo al sistema límbico.

PRINCIPALES SOLUCIONES

ACEITES INDIVIDUALES

Lavanda - calma y relaja, aumenta la capacidad de expresar sentimientos (pág. 106)
Naranja Silvestre - desvanece la ansiedad y energiza (pág. 121)
Cedro - centra, promueve un sentido de pertenencia y de conexión social (pág. 86)
Bergamota - ayuda a aumentar la confianza en uno mismo (pág. 81)

Por Propiedades Relacionadas

Para obtener definiciones de las propiedades que figuran a continuación y más opciones de aceites, consulte el Glosario de Propiedades de Aceites (pág. 433) y Propiedades del Aceite (pág. 434).

Antidepresivo - arborvitae, albahaca, bergamota, canela, salvia esclarea, cilantro, eneldo, incienso, geranio, toronja, jazmín, lavanda, limón, hierba limonera, melisa, orégano, pachulí, ravensara, rosa, sándalo, naranja silvestre, ylang ylang.
Estabilizadora - arborvitae, albahaca, abedul, cedro, salvia esclarea, ciprés, melaleuca, pachulí, vetiver, ylang ylang.
Calmante - bergamota, abedul, pimienta negra, canela, salvia esclarea, cilantro, hinojo, incienso, geranio, jazmín, enebro, lavanda, melisa, orégano, pachulí, manzanilla romana, sándalo, tangerina, vetiver, milenrama.
Energizante - albahaca, clavo, ciprés, toronja, hierba limonera, romero, menta, abeto blanco, naranja silvestre.
Vigorizante - toronja, limón, hierbabuena, menta verde, naranja silvestre, gaulteria.
Relajante - albahaca, canela, cedro, salvia esclarea, ciprés, hinojo, geranio, jazmín, lavanda, mejorana, mirra, ravensara, manzanilla romana, abeto blanco, ylang ylang.
Sedante - albahaca, bergamota, cedro, salvia esclarea, cilantro, incienso, geranio, jazmín, enebro, lavanda, hierba limonera, mejorana, melisa, pachulí, manzanilla romana, rosa, sándalo, nardo, vetiver, ylang ylang.
Estimulante - arborvitae, albahaca, bergamota, abedul, pimienta negra, cardamomo, cedro, canela, clavo, cilantro, ciprés, eneldo, eucalipto, hinojo, jengibre, toronja, bayas de enebro, limón, melaleuca, mirra, pachulí, romero, menta, tomillo, vetiver, abeto blanco, gaulteria, ylang ylang.
Edificante - bergamota, cardamomo, cedro, salvia esclarea, ciprés, toronja, limón, lima, melisa, sándalo, tangerina, naranja silvestre, ylang ylang

MEZCLAS

Mezcla vigorizante - estimula la mente y el estado de ánimo; fomenta la creatividad (pág. 166)
Mezcla de la alegría - energiza, equilibra las hormonas; restaura una sensación de optimismo (pág. 140)
Mezcla edificante - promueve una actitud alegre, positiva (pág. 148)
Mezcla calmante - fomenta un estado de tranquilidad en la mente y el cuerpo (pág. 165)
Mezcla alentadora - estimula la convicción, el valor y la confianza (pág. 141)
Mezcla estabilizadora - promueve un estado de equilibrio y calma (pág. 149)

SUPLEMENTOS

Complejo de Energía y resistencia (pág. 175), Complejo celular de aceites esenciales, **aceite esencial de complejo omega (pág. 168), Enzimas alimentarias, suplemento líquido de omega 3 (pág. 179), Múltiplex de Fitoestrógeno (pág. 176)**, suplemento nutricional de alimentos completos

Afecciones Relacionadas: Traumatismo por abuso, Agitación, Agorafobia, Ira, Ansiedad, Apatía, Trastorno Afectivo (RAD), Depresión, Trauma emocional, Miedo, Miedo a volar, Duelo, Histeria, Falta de confianza, Cambios de Humor, Nerviosismo, Trastorno Negativista Desafiante, Desconcierto, Ataques de Pánico, Trastorno Afectivo Estacional, Trastorno de Ansiedad Social

---

CONSEJOS DE USO: Para un mejor efecto sobre el estado de ánimo y el comportamiento
- **Aromático:** Vaporizar aceites a elección, inhalar de la botella, aplicar unas gotas a la ropa o cualquier otro método que refuerce la inhalación de los aceites, para que ingresen en el cerebro a través de la nariz.
- **Tópico:** Aplicar los aceites tan cerca como sea posible del cerebro, en la frente, debajo de la nariz, en la parte posterior del cuello (especialmente en los triángulos suboccipitales), en el paladar (colocar el aceite en la yema del pulgar, colocar el pulgar sobre el paladar y chupar). La aplicación de aceites en el pecho permite la inhalación de vapores.
- **Interno:** Colocar de una a cinco gotas del aceite elegido en el agua para beber o tomar en una cápsula, colocar debajo de la lengua, lamer una gota del dorso de la mano, aplicar en el paladar (colocar el aceite en la yema del pulgar y luego colocarlo en el paladar).

Condiciones

Abandonado - abedul, cilantro, salvia esclarea, eneldo, incienso, mirra, mezcla estabilizadora, mezcla renovadora

Abrumado/agobiado - albahaca, salvia esclarea, abeto de Douglas, limón, hierba limonera, ravensara, romero, naranja silvestre, ylang ylang, mezcla afirmante, mezcla alentadora, mezcla para concentración, mezcla vigorizante, mezcla de la alegría, mezcla para la tensión

Abuso, curación de - incienso, geranio, bayas de enebro, melisa, manzanilla romana, ylang ylang, abeto blanco, mezcla alentadora

Altanero/arrogante - abedul, cedro, ciprés, hierba limonera, orégano, tomillo, gaulteria, mezcla para masajes, mezcla para la tensión.

Ansioso - arborvitae, albahaca, bergamota, cedro, cilantro, salvia esclarea, ciprés, eneldo, abeto de Douglas, incienso, geranio, toronja, jazmín, enebro, lavanda, limón, hierba limonera, limón, mejorana, melisa, pachulí, ravensara, manzanilla romana, rosa, sándalo, tangerina, vetiver, naranja silvestre, gaulteria, ylang ylang, mezcla calmante, mezcla para concentración, mezcla estabilizadora, mezcla para la tensión, mezcla para la mujer

Antisocial - pimienta negra, clavo, orégano, hierba limonera, pachulí, romero, menta, milenrama, mezcla purificadora

Apático/indiferente - albahaca, cardamomo, eucalipto, jengibre, bayas de enebro, limón, lima, melisa, pachuli, romero, vetiver, naranja silvestre, ylang ylang, mexcla desintoxicante, mezcla alentadora, mezcla para concentración, mezcla de la alegría, mezcla de la respiración, mezcla edificante

Cansado/débil - casia, canela, limón, menta, romero, menta verde, naranja silvestre, mezcla estimulante, mezcla de la alegría.

Celoso - canela, toronja, mirra, pachulí, manzanilla romana, rosa, ylang ylang, abeto blanco, mezcla calmante

Conexión espiritual, falta de - canela, incienso, bayas de enebro, melisa, manzanilla romana, sándalo, nardo, milenrama, mezcla de la alegría, mezcla renovadora

Confianza, falta de/ timidez o auto-rechazo - bergamota, abedul, cilantro, eneldo, abeto de Douglas, toronja, jazmín, enebro, melisa, pachulí, manzanilla romana, rosa, romero, menta, vetiver, milenrama, mezcla afirmante, mezcla digestiva, mezcla alentadora, mezcla para concentración, mezcla estabilizadora, mezcla de la respiración, mezcla limpieza para la piel, mezcla edificante

Complicado - salvia, incienso, geranio, bayas de enebro, pachulí, manzanilla romana, romero, sándalo, mezcla antiedad, mezcla afirmante, mexcla desintoxicante, mezcla para la mujer

Confundido - albahaca, cedro, canela, salvia esclarea, ciprés, incienso, jengibre, jazmín, enebro, limón, hierbabuena, pachulí, naranja silvestre, mezcla alentadora, mezcla para concentración, mezcla vigorizante, mezcla tranquilizante

Conmocionado - bergamota, incienso, geranio, helicriso, manzanilla romana, mezcla para concentración; ver *primeros auxilios*

Corazón roto - clavo, geranio, limón, nardo, naranja silvestre, ylang ylang, mezcla vigorizante, mezcla de la alegría, mezcla para la mujer

Culpa/amargura - arborvitae, cardamomo, geranio, helicriso, limón, mirra, ravensara, romero, orégano, tomillo, gaulteria, mezcla purificadora, mexcla desintoxicante, mezcla limpieza para la piel

Demasiado sensible o susceptible/a la defensiva - clavo, geranio, jengibre, toronja, lavanda, limón, melaleuca, melisa, pachulí, manzanilla romana, romero, vetiver, abeto blanco, gaulteria, mezcla calmante, mezcla protectora, mezcla repelente, mezcla para la tensión

Deprimido/triste - albahaca, bergamota, cardamomo, canela, abeto de Douglas, incienso, geranio, toronja, helicriso, jazmín, enebro, lavanda, limón, hierba limonera, melisa, pachulí, hierbabuena, manzanilla romana, rosa, sándalo, menta, rosa, tomillo, tangerina, vetiver, naranja silvestre, ylang ylang, mezcla afirmante, mezcla estimulante, mezcla vigorizante, mezcla de la alegría, mezcla edificante, mezcla para la mujer

Desconectado - cedro, canela, cilantro, incienso, mejorana, mirra, rosa, manzanilla romana, abeto blanco, gaulteria, vetiver, mezcla alentadora, mezcla estabilizadora, mezcla de la alegría, mezcla para la mujer

Desconfianza/sospechosa - pimienta negra, cedro, cilantro, eucalipto, incienso, lavanda, mejorana, melaleuca, rosa, menta, nardo, abeto blanco, mezcla alentadora, mezcla estabilizadora, mezcla vigorizante, mezcla de la respiración

Discernimiento, falta de/indecisión - arborvitae, albahaca, canela, salvia, incienso, baya de enebro, lavanda, melisa, manzanilla romana, romero, sándalo, abeto blanco

Duelo - bergamota, cedro, incienso, geranio, helicriso, mejorana, melisa, rosa, sándalo, tangerina, mezcla calmante, mezcla estabilizadora, mezcla de la alegría, mezcla calmante, mezcla de la respiración, mezcla para la mujer

Egoísta - árbol de la vida, cardamomo, cedro, orégano, tomillo, naranja silvestre, gaulteria.

Enojado - bergamota, cardamomo, cedro, incienso, helicriso, melisa, manzanilla romana, rosa, menta, tomillo, naranja silvestre, ylang ylang, mezcla calmante, mezcla afirmante, mezcla para concentración, mezcla estabilizadora, mezcla protectora, mezcla para la tensión

Expresión, falta de - abedul, hinojo, lavanda, ravensara, manzanilla romana, naranja silvestre, mezcla inspiradora, mezcla para la mujer

Frustración sexual - canela, ylang ylang; ver *Intimidad*

Frustrado - cardamomo, hierba limonera, romero, gaulteria, ylang ylang, mezcla calmante, mezcla para concentración, mezcla para la mujer

Herido profundamente, emocionalmente - abedul, eucalipto, incienso, geranio, helicriso, lima, mirra, manzanilla romana, rosa, nardo, abeto blanco, mezcla anti-envejecimiento, mezcla de complejo celular, mezcla estimulante, mezcla calmante, mezcla edificante

Humillado - bergamota, abedul, casia, hinojo, toronja, mirra, pachulí, ylang ylang, mezcla protectora

Impaciente - arborvitae, cardamomo, cilantro, incienso, toronja, lavanda, hierba limonera, mejorana, ravensara, manzanilla romana, abeto blanco, gaulteria, mezcla calmante, mezcla para la tensión

Impotencia, sentimiento de - bergamota, cedro, canela, cilantro, eneldo, hinojo, incienso, jengibre, lavanda, limón, melaleuca, rosa, vetiver, abeto blanco, naranja silvestre, mezcla protectora, mezcla para la mujer

Indeciso - casia, canela, clavo de olor, mejorana, melaleuca, ravensara, romero, mezcla protectora, mexcla desintoxicante, mezcla para masajes

Inquieto - eneldo, lavanda, limón, pachulí, vetiver, abeto blanco, mezcla calmante, mezcla para concentración, mezcla estabilizadora, mezcla afirmante, mezcla de la mujer; ver *"ansioso"* por encima

Inseguro/sentirse inseguro o vulnerable - bergamota, salvia esclarea, toronja, melaleuca, mirra, ravensara, manzanilla romana, milenrama, ylang ylang, mezcla para masajes, mezcla protectora, mezcla de la respiración

Irritable/agitado - arborvitae, bergamota, cilantro, geranio, lavanda, limón, manzanilla romana, rosa, naranja silvestre, mezcla calmante, mezcla afirmante, mezcla renovadora, mezcla repelente

Lentitud/estancamiento - ciprés, jengibre, hierba limonera, baya de enebro, hierbabuena, romero, mezcla de complejo celular, mezcla digestiva, mezcla para masajes

Llanto - ciprés, incienso, geranio, lavanda, manzanilla romana, rosa, naranja silvestre, abeto blanco, ylang ylang, mezcla calmante, mezcla afirmante, mezcla estabilizadora, mezcla de la alegría, mezcla edificante

Melancolía - albahaca, bergamota, jengibre, toronja, jazmín, limón, lima, melisa, menta, tangerina, naranja silvestre, mezcla estimulante, mezcla de la alegría

Negación/deshonesto - abedul, pimienta negra, canela, cilantro, toronja, bayas de enebro, hierba limonera, mejorana, hierbabuena, tomillo, mezcla purificadora, mexcla desintoxicante

Obsesivo/compulsivo - arborvitae, salvia esclarea, cedro, incienso, toronja, jazmín, lavanda, orégano, pachulí, manzanilla romana, sándalo, vetiver, ylang ylang, mezcla calmante, mezcla para concentración, mezcla estabilizadora, mezcla de la alegría

Rechazado - bergamota, hinojo, incienso, geranio, toronja, lima, mirra, pachulí, mezcla estimulante, mezcla de la alegría, mezcla para la mujer

Resentido - cardamomo, incienso, geranio, limón, hierba limonera, orégano, manzanilla romana, tomillo, mezcla purificadora

Sin esperanza - jazmín, limón, pachulí, rosa, vetiver, naranja silvestre, ylang ylang, mezcla de la alegría

Sin valor - bergamota, pimienta negra, clavo, incienso, geranio, toronja, mirra, pachulí, rosa, naranja silvestre, ylang ylang, mezcla de la alegría, mezcla protectora, mezcla para la mujer

Temeroso/falta de valor - albahaca, bergamota, abedul, pimienta negra, cilantro, incienso, jazmín, enebro, pachulí, ravensara, tangerina, naranja silvestre, mezcla calmante, mezcla afirmante, mexcla desintoxicante, mezcla alentadora, mezcla estabilizadora, mezcla protectora, mezcla repelente

Tensión/tenso - albahaca, baya de enebro, lavanda, melisa, pachulí, vetiver, ylang ylang, mezcla calmante, mezcla para la tensión

Terco, malintencionado, desafiante, controlador - pimienta negra, cardamomo, cedro, cilantro, hierba limonera, orégano, tomillo, gaulteria, mezcla para la tensión

Terror, pánico, histeria - salvia esclarea, jazmín, lavanda, mejorana, melisa, pachulí, manzanilla romana, nardo, vetiver, naranja silvestre, ylang ylang, mezcla calmante, mezcla estabilizadora, mezcla de la respiración

Terrores nocturnos/pesadillas - baya de enebro, melisa, manzanilla romana, sándalo, vetiver, mezcla de la alegría, mezcla protectora, mezcla repelente

Traicionado/engañado - cardamomo, canela, limón, bayas de enebro, mejorana, melisa, hierbabuena, rosa, mezcla afirmante, mezcla alentadora, mezcla para la mujer

Traumatizado - clavo, incienso, toronja, helicriso, melisa, rosa, nardo, tangerina, vetiver, mezcla calmante, mezcla estabilizadora, mezcla afirmante, mezcla calmante

Vergüenza, sentimiento de - bergamota, hinojo, toronja, helicriso, jazmín, lavanda, orégano, vetiver, ylang ylang

Remedios

MEZCLAS DE DIFUSOR: Vaporizar varias veces al día para controlar los problemas y según sea necesario, para obtener apoyo emocional.
NOTA: Las recetas del difusor pueden hacerse como mezclas tópicas. Colocar los aceites de una mezcla particular en una botella con bolilla, multiplicando por cuatro aproximadamente el número de gotas; llenar el remanente con aceite portador y utilizar en los puntos para "perfume".

NO ESTÁS FELIZ
3 gotas de albahaca,
3 gotas de naranja silvestre.

DESEOS DEL CORAZÓN
3 gotas de jazmín,
3 gotas de sándalo,
1 gota de rosa o geranio,
1 gota de sándalo,
1 gota de naranja silvestre o bergamota,
1 gota de ylang ylang.

ACLARAR
3 gotas de bergamota,
1 gota de toronja,
1 gota de ylang ylang.

ACTUALIZAR
2 gotas de bergamota
2 gotas de salvia esclarea
1 gota de incienso.

SENSACIÓN DE JÚBILO
3 gotas de bergamota o naranja silvestre,
2 gotas de salvia esclarea,
2 gotas de incienso,
1 gota de jazmín o ylang ylang,
1 gota de limón

AMOR INCONDICIONAL.
7 gotas de naranja silvestre,
4 gotas de incienso,
2 gotas de bergamota,
1 gota de ylang ylang,
1 gota de geranio.
Combinar en un frasco de 10 ml con bolilla; completar con aceite portador; aplicar en los puntos del pulso, frotar en el cuello, en el centro de la espalda, luego ahuecar las manos e inhalar. Para obtener más potencia, duplicar la cantidad de aceites en una botella de 15 ml, completar con aceite portador. Mezclar previamente sin aceite portador para usarse en un difusor.

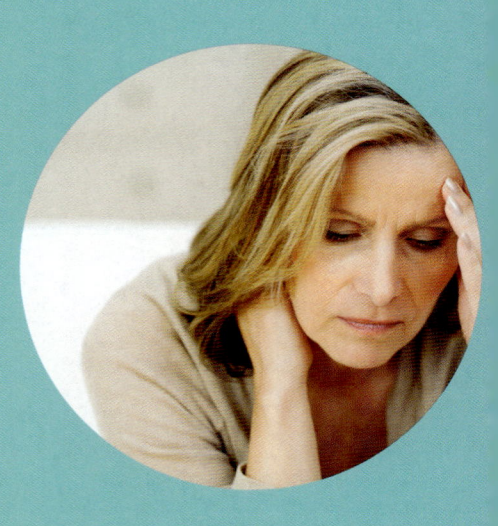

MEJOR QUE AMARGO Y MELANCÓLICO
1 gota de bergamota,
1 gota de helicriso,
1 gota de manzanilla romana.
Poner el aceite en la palma de la mano, frotar las manos con fuerza, ahuecar las manos e inhalar lentamente.

MENOS AGRESIÓN (para reducir la agresión)
4 gotas de bergamota,
3 gotas de sándalo,
3 gotas de Ylang Ylang,
2 gotas de limón,
2 gotas de abeto blanco.
Combinar en una botella o botella con rodillo de 15 ml; completar con aceite portador. Colocar 4-5 gotas de las palmas y frote sobre las plantas de los pies y en la base de la caja torácica sobre la parte superior del hígado, ahuecar las manos e inhalar lentamente.

NO TAN TRISTE: (Reducir o eliminar los efectos del trastorno afectivo estacional)
3 gotas de toronja,
2 gotas de bergamota.
Combinar en las manos, frotar las manos y luego frotar en los puntos de pulso, en la parte posterior del cuello en la línea del cabello y luego inhalar lentamente. Para un frasco de 5 ml con bolilla y menor intensidad seguir la misma proporción, multiplicar por 4 por 12 y 8 gotas respectivamente; completar con aceite portador; usar a lo largo del día.

ESTRÉS

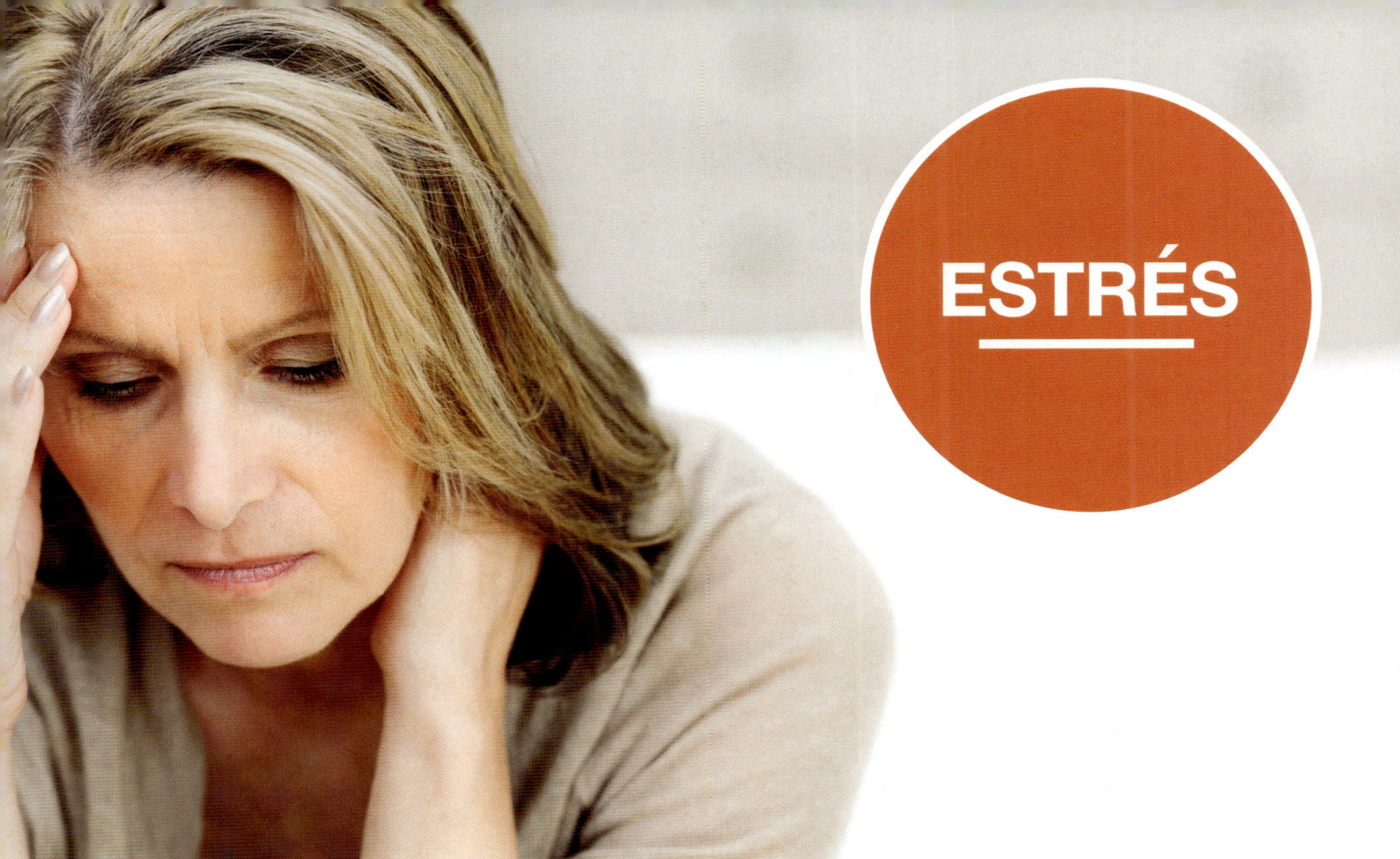

EN CONDICIONES NORMALES los individuos son capaces de mantener la homeostasis, un estado en el cual uno está sano, despierto y es efectivo, y en el que los sistemas del cuerpo funcionan como deberían. Por el contrario, el estrés es la respuesta fisiológica del cuerpo a estímulos abrumadores, una condición que desafía directamente la capacidad del cuerpo para mantener la homeostasis. Cuando se percibe un evento o condición estresante, se activa el sistema nervioso simpático que provoca una respuesta de lucha o huida en el cuerpo.

La respuesta de lucha o huida inicia una reacción en cadena de actividad en el cuerpo, empezando por el sistema nervioso central. Varias partes del cerebro, las glándulas adrenales, el sistema nervioso periférico (SNP) y otros sistemas del cuerpo, trabajan juntos para secretar hormonas como la adrenalina y el cortisol en el torrente sanguíneo. Estas hormonas envían mensajes instruyendo la suspensión inmediata de las actividades no críticas, como las de los sistemas digestivo, reproductivo e inmunológico. Toda la energía y los recursos corporales son dirigidos hacia la función del corazón y el cerebro.

Una vez que se ha activado la respuesta del cuerpo al estrés, se produce inmediatamente una serie de cambios físicos. El estrés reduce la capacidad de la barrera de sangre del cerebro de bloquear las hormonas y los productos químicos que entran al cerebro, permitiendo con ello que los corticosteroides aceleren la capacidad del cerebro para procesar información y tomar una decisión. El cortisol desactiva el sistema inmunológico, lo cual no causa problemas serios mientras sea sólo una respuesta aguda y temporal al estrés.

Cuando el estrés se vuelve crónico, sin embargo, pueden presentarse algunas situaciones muy graves. Con el tiempo, la neuroplasticidad del cerebro se ve comprometida, lo que da lugar a la atrofia y la destrucción de las dendritas de las neuronas, y el cerebro pierde la capacidad de formar nuevas conexiones o incluso de procesar nueva información sensorial (siendo ambas funciones vitales del cerebro). Cuando el sistema inmune es reprimido por un período prolongado de tiempo, el cuerpo paga un costo significativo. El riesgo de ataque cardíaco y un accidente cerebrovascular aumenta, la ansiedad y la depresión son más probables y puede presentarse infertilidad, así como a una serie de otras condiciones crónicas como asma, dolor de espalda, fatiga, dolores de cabeza, problemas digestivos graves y mucho más.

Es lógico pensar que la interpretación individual de las relaciones y otros estímulos afectan directamente el nivel de estrés experimentado. Cuando un individuo puede evaluar honestamente una situación y escoger interpretarla de otra manera, este simple cambio de mentalidad puede ayudar a reprogramar la respuesta al estrés de un individuo.

Los aceites esenciales son una excelente ayuda para reprogramar de manera efectiva, la respuesta al estrés a nivel químico. Por ejemplo, cuando se endurece la membrana celular, las células suspenden su actividad, ricos nutrientes y el oxígeno de la sangre no pueden entrar en la célula, y los residuos tóxicos en el interior de esta no pueden salir. Los compuestos químicos de los los aceites cítricos, al ser inhalados, ayudan a las células a regresar a su estado normal, lo que permite el intercambio de nutrientes y que la liberación de toxinas se reanude. A nivel fisiológico celular, el descenso del cuerpo hacia la lucha o la huida se interrumpe, y el cuerpo rápidamente es capaz de enfocarse en la homeostasis. Existen numerosas soluciones viables de aceites esenciales que pueden interrumpir las respuestas de estrés poco saludables y evitar resultados negativos adicionales.

PRINCIPALES SOLUCIONES

ACEITES INDIVIDUALES

Lavanda - calma y alivia el estrés (pág. 106)
Manzanilla romana - calma, reduce el estrés (pág. 133)
Naranja silvestre - da energía a la vez que reduce la ansiedad y la depresión (pág. 121)
Incienso - reduce la depresión, el trauma y la tensión (pág. 102)
Vetiver - mejora el enfoque y seda (pág. 136)

Por Propiedades Relacionadas

Para obtener definiciones de las propiedades que figuran a continuación y más opciones de aceites, consulte el Glosario de Propiedades de Aceites (pág. 433) y Propiedades del Aceite (pág. 434).

Calmante - bergamota, abedul, pimienta negra, canela, salvia esclarea, cilantro, hinojo, incienso, geranio, jazmín, enebro, lavanda, melisa, orégano, pachulí, manzanilla romana, sándalo, tangerina, vetiver, milenrama.
Estabilizadora - albahaca, cedro, salvia esclarea, ciprés, melaleuca, vetiver, ylang ylang.
Edificante - bergamota, cardamomo, cedro, salvia esclarea, ciprés, toronja, limón, lima, melisa, sándalo, tangerina, naranja silvestre, ylang ylang
Energizante - albahaca, bergamota, clavo, ciprés, toronja, limón, hierba limonera, limón, romero, tangerina, abeto blanco, naranja silvestre.
Refrescante - ciprés, geranio, toronja, limón, lima, melaleuca, hierbabuena, naranja silvestre, gaulteria.
Relajante - albahaca, canela, cedro, salvia esclarea, ciprés, hinojo, geranio, jazmín, lavanda, mejorana, mirra, ravensara, manzanilla romana, abeto blanco, ylang ylang.

MEZCLAS

Mezcla vigorizante - energiza mientras reduce la ansiedad y la depresión (pág. 166)
Mezcla estabilizadora - equilibra el estado de ánimo al tiempo que reduce el estrés y el trauma (pág. 149)
Mezcla calmante - reduce la ansiedad y el estrés (pág. 165)
Mezcla para la tensión - alivia la tensión y el estrés (pág. 164)
Mezcla para la mujer - equilibra las hormonas y calma la ansiedad (pág. 157)

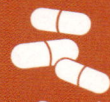

SUPLEMENTOS

Complejo de refuerzo óseo (pág. 177), Complejo de vitalidad celular, cápsulas de mezcla digestiva, **compleja de energía y resistencia (pág. 175)**, **aceite esencial de complejo omega (pág. 168)**, suplemento líquido de omega 3, múltiplex de fitoestrógeno, **suplemento de nutrientes de alimentos completos (pág. 170)**

Condiciones

Ajetreo - baya de enebro, mezcla calmante, mezcla estabilizadora.
Ansiedad - bergamota, salvia esclarea, incienso, lavanda, vetiver, naranja silvestre, mezcla calmante, mezcla para concentración, mezcla estabilizadora, mezcla estimulante, mezcla tonificante, mezcla renovadora; ver *Estado de ánimo y Comportamiento*.
Conductas del estrés - Ver *Adicciones, trastornos de la alimentación, Peso*.
Depresión - bergamota, incienso, naranja silvestre, ylang ylang, mezcla calmante, mezcla vigorizante, mezcla de la alegría, mezcla para la mujer; ver *Estado de ánimo y Comportamiento*.
Deseo sexual, cambios en - rosa, ylang ylang, mezcla para la mujer, mezcla de la alegría; ver *Intimidad*.
Desmayos - albahaca, bergamota, canela, ciprés, incienso, lavanda, hierbabuena, romero, sándalo, naranja silvestre; ver *Sistema Cardiovascular*.
Dolor de cabeza y migraña - incienso, lavanda, hierbabuena, gaulteria, mezcla calmante, mezcla para la tensión; ver *Dolor e Inflamación*.
Dolor en el pecho - albahaca, ciprés, lavanda, mejorana, romero, sándalo, tomillo, naranja silvestre, mezcla de complejo celular, mezcla protectora, mezcla calmante, ver *Sistema Cardiovascular*.
Energía, la falta por estrés - Ver *Energía y Vitalidad*.
Envejecimiento acelerado - incienso, jazmín, sándalo, ylang ylang, mezcla de antiedad, mezcla metabólica.
Estómago, malestar - hierbabuena, mezcla digestiva; ver *Sistema Digestivo e Intestinal*.
Estrés del entorno - canela, incienso, geranio, baya de enebro, sándalo, naranja silvestre, estimulante mezcla, mezcla de puesta a tierra, mezcla renovadora.
Estrés físico - geranio, lavanda, mezcla vigorizante, mezcla tranquilizante; ver *Atletas*.
Estrés, no manejo del - cilantro, gaulteria.
Estrés, trauma por, intenso - cedro, incienso, jazmín, lavanda, melisa, manzanilla romana, vetiver, ylang ylang, mezcla calmante, mezcla estabilizadora, mezcla para concentración; ver *Sistema Límbico, Estado de ánimo y Comportamiento*
Fatiga/agotamiento - albahaca, bergamota, canela, limón, lima, mezcla de complejo celular, mexcla desintoxicante, mezcla estabilizadora, mezcla alentadora, mezcla de la alegría, mezcla metabólica; ver *Energía y Vitalidad*.
Enfermedades del corazón - geranio, limón, ylang ylang; ver *Sistema Cardiovascular*.
Enfermedades, relacionadas con el estrés - bergamota, limón, romero; ver *Sistema Inmunológico y Linfático*.
Insomnio - lavanda, manzanilla romana, mejorana, vetiver, mezcla calmante, mezcla estabilizadora, mezcla inspiradora; ver *Sueño*.
Mal humor relacionado con el estado de ánimo, impulsado por el estrés - Ver *Estado de ánimo y Comportamiento*.
Mente/pensamientos relacionados con/mala memoria a causa del estrés - Ver *Cerebro, Enfoque y Concentración*.
Obesidad/comer en exceso - bergamota, canela, salvia, geranio, jengibre, toronja, jazmín, sándalo, ylang ylang, mezcla vigorizante, mezcla metabólica, mezcla de la mujer; ver *Peso, Trastornos de la alimentación*.
Para encontrar más emociones asociadas con el estrés (esto es ansiedad, depresión) - ver *Estado de ánimo y Comportamiento*.
Problemas del sueño - lavanda, naranja silvestre, mezcla calmante, mezcla estabilizadora; ver *Sueño*.
Rechinamiento de dientes - incienso, geranio, lavanda, mejorana, manzanilla romana, naranja silvestre, mezcla calmante; ver *Parásitos*.
Respiración constreñida - bergamota, incienso, lavanda, manzanilla romana, mezcla estabilizadora, mezcla inspiradora, mezcla vigorizante; ver *Sistema Respiratorio*.
Shock - bergamota, incienso, geranio, helicriso, melaleuca, hierbabuena, manzanilla romana, mezcla alentadora, mezcla para concentración, mezcla de la alegría; ver *Primeros auxilios*.
Soportar el estrés y evitar la enfermedad - vetiver; ver *Sistema Inmunológico y Linfático*.
Tensión muscular o dolor - lavanda, mejorana, hierbabuena, gaulteria, mezcla para masajes, mezcla calmante, mezcla para la tensión; ver *Sistema Muscular, Sistema Esquelético, Dolor e Inflamación*.
Tensión nerviosa - mezcla calmante, abeto de Douglas, mezcla para concentración; ver *Estado de ánimo y Comportamiento, Sistema Nervioso*.
Tensión - cedro, jengibre, lavanda, hierba limonera, hierbabuena, gaulteria, mezcla calmante, mezcla para la tensión; ver *Sistema Muscular*.

Remedios

REMEDIOS CON BOTELLA A BOLILLA

MEZCLA PARA ELEVAR Y CALMAR
10 gotas de incienso,
12 gotas de mezcla vigorizante,
8 gotas de lavanda,
4 gotas de hierbabuena.
Combinar los aceites en un frasco con bolilla y completar con aceite de coco fraccionado. Aplicar a puntos de pulso y detrás de las orejas.

MEZCLA PARA EL AGOTAMIENTO
10 gotas de eucalipto,
8 gotas de romero,
7 gotas de bergamota,
7 gotas de toronja.
Combinar los aceites en un frasco con bolilla y completar el resto de la botella con aceite de coco fraccionado. Aplicar a puntos de pulso y detrás de las orejas como alivio al sentirse agotado.

MEZCLA DE MOTIVACIÓN
10 gotas de limón,
10 gotas de naranja silvestre,
5 gotas de incienso,
5 gotas de pimienta negra.
Combinar los aceites en un frasco con bolilla y completar con aceite de coco fraccionado. Aplicar en los puntos de pulso y detrás de las orejas.

MEZCLA PARA LA ANSIEDAD
10 gotas de bergamota,
10 gotas de limón,
10 gotas de mezcla vigorizante,
10 gotas de lavanda,
5 gotas de mezcla estabilizadora,
5 gotas de mezcla calmante.
Combinar los aceites en un frasco con bolilla y completar con aceite de coco fraccionado. Aplicar en los puntos de pulso y detrás de las orejas para ayudar a reducir los sentimientos de ansiedad.

MEZCLA DE CLARIDAD MENTAL
12 gotas de limón,
8 gotas de romero,
4 gotas de ciprés,
2 gotas de hierbabuena.
Combinar los aceites en un frasco con bolilla y completar con aceite de coco fraccionado. Aplicar en los puntos de pulso y detrás de las orejas para ayudar a aumentar la claridad mental.

MEZCLA PARA CALMARSE
10 gotas de salvia romana,
15 gotas de bergamota,
20 gotas de toronja,
25 gotas de naranja silvestre,
15 gotas de incienso,
10 gotas de limón.
Combinar los aceites en un frasco con bolilla y completar con aceite de coco fraccionado. Aplicar en los puntos de pulso y detrás de las orejas.

REMEDIOS DE BAÑO

Baño básico desestresante.
1 taza de sales de Epsom o sal marina,
1/2 taza de bicarbonato de sodio,
10 gotas de lavanda.
Colocar las gotas de aceite en la mezcla seca de la sal y el bicarbonato de sodio, agitar. Remojar en la tina según se desee. Repetir durante toda la semana si es necesario. Esta es una receta básica. Para individualizar y solucionar cada situación estresante particular, selecciona aceites apropiados de la lista Condiciones anterior. Luego basta con añadir 10-15 gotas al baño. La combinación de unos pocos aceites o el uso de una mezcla existente es una excelente manera de disfrutar de los beneficios de múltiples aceites a la vez.

Éstos son algunos de los favoritos para elegir:

Baño Dichoso - 7 gotas mezcla calmante y 7 gotas de manzanilla romana.
Baño calmante - 10 gotas de mezcla calmante.
Baño Desestresante y Enfocante - 5 gotas de mezcla calmante y 5 gotas de incienso.
Baño Energizante y Calmante - 7 gotas de aceite de naranja silvestre y 3 gotas de aceite de lavanda o mezcla calmante.
Volver-Mi-Corazón-de-Regreso-en-el-proyecto - 2 de ylang ylang y 6 de naranja silvestre.
Baño estabilizadora - 10 gotas de mezcla estabilizadora.
Baño para Tranquilizar la Mente - 9 gotas de aceite de sándalo, 5 gotas de aceite de lavanda y 1 gota de aceite de cedro.
Baño Vivificante y Relajante - 10 gotas de mezcla vigorizante.
Gel de Baño - 10 gotas de mezcla calmante.
Baño para Eliminar Rabietas - 4 gotas de mezcla calmante, 3 gotas de lavanda y 2 gotas de mezcla para la tensión.
Baño para Controlar la Tensión - 4 gotas de mezcla calmante y 4 gotas de mezcla para la tensión.

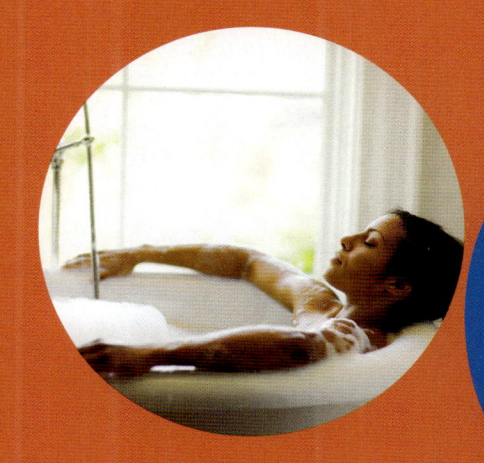

Baño Caliente y Relajante para Restablecer al Cansado y el Dolorido - 4 gotas de jengibre, 6 gotas de naranja silvestre, 6 gotas de clavo y 2 gotas de lavanda

ESTRÉS

- **CONSEJOS DE USO:** Manejar y eliminar el estrés. Los aceites esenciales son muy eficaces para reducir el estrés. Cualquier método de aplicación puede ser satisfactorio. Éstos son algunos métodos principales:
  - **Aromático:** Genera el entorno para exposición a un aroma como primer paso para una exitosa invitación inmediata a relajarse, calmarse, enfocarse o lo que necesites en ese momento. Vaporiza tus aceites preferidos, inhala de la botella o de las manos, aplica unas gotas a la ropa o aplícalos debajo de la nariz.
  - **Tópico:** Aplicar en los músculos tensos o cansados de espalda, hombros, cuello, piernas, o en cualquier lugar en que el estrés esté afectando al cuerpo. Este uso tópico también permite una experiencia aromática. Considera la posibilidad de utilizarlos en el pecho, los puntos de ubicación de las glándulas, la base del cráneo (especialmente en los triángulos suboccipitales), detrás de las orejas, y en la frente y en los puntos de perfume.
  - **Interno:** El estrés a menudo afecta la actividad interna, como la digestión; elige y utiliza los aceites según las necesidades.

GLUCEMIA

VER TAMBIÉN ENDOCRINO

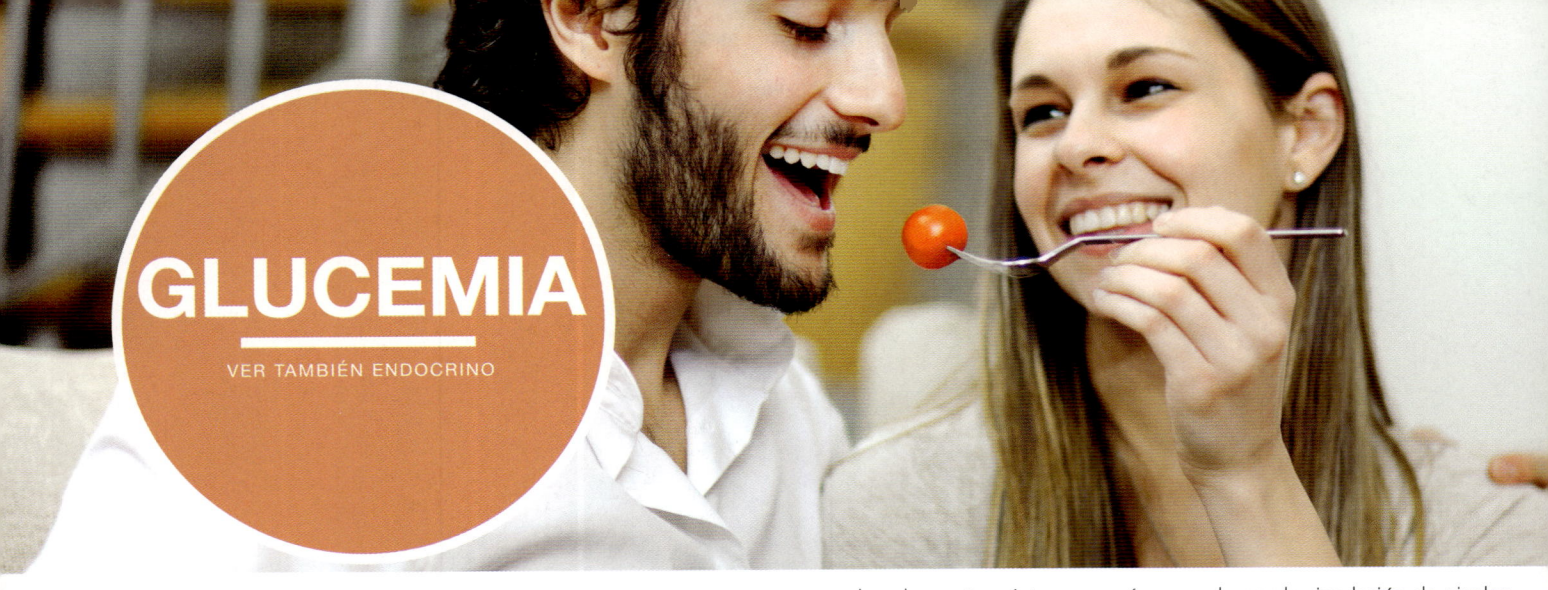

LA INSULINA es una hormona que regula los niveles de azúcar en sangre, disparando la cantidad correcta de glucosa a las células, donde se usa para generar energía. Cuando el cuerpo no tiene suficiente insulina, los niveles de azúcar en sangre se elevan demasiado y las células no tienen suficiente energía para funcionar correctamente.

La diabetes es el desorden Endocrino más común; se presenta cuando el páncreas no produce suficiente insulina (tipo 1 - comienza generalmente antes de los 20 años), o si el cuerpo no puede utilizar la insulina (tipo 2 - por lo general en personas mayores de 40 años). La edad en la que comienza la diabetes de tipo 2 está disminuyendo, dado que hay una población cada vez más joven que sufre de una enfermedad que se puede prevenir. Un tercer tipo, diabetes gestacional, puede ocurrir durante el embarazo y potencialmente crear problemas a largo plazo tanto para la madre como para el niño.

Hipoglucemia es una condición que se caracteriza por presentar muy poca glucosa en sangre. Cuando es severa, también se llama "reacción insulínica" o "shock insulínico" y puede provocar accidentes, heridas, incluso coma o la muerte.

Cuando se consumen fuentes saludables de carbohidratos con muchas grasas buenas y proteínas, la glucosa de los alimentos entra a la sangre lentamente y el páncreas responde segregando una cantidad medida de insulina. El mantener equilibrados los niveles de azúcar en sangre a lo largo del día es la mejor forma de evitar "subidones de azúcar" y "bajones de azúcar". Un individuo saludable puede pasar fácilmente tres horas o más entre comidas sin experimentar deseos desmedidos de consumir azúcar o sentirse tembloroso, irritable o cansado.

Los hábitos alimenticios pueden influenciar la probabilidad de desarrollar problemas con el azúcar en sangre. Cuando los individuos consumen alimentos muy altos en azúcar o carbohidratos refinados, estos hidratos de carbono entrar al flujo sanguíneo casi inmediatamente a través de los intestinos, lo que rsulta en niveles de azúcar en sangre más altos de lo normal. El cuerpo entonces necesita producir más insulina para procesar el exceso de glucosa. A medida que la presencia de niveles elevados de insulina se vuelve crónica, la sensibilidad del cuerpo a la insulina disminuye (lo que se conoce como resistencia a la insulina), forzando un aumento de los niveles de glucosa en sangre. La insulina también es conocida como un agente inflamatorio.

Además, los desequilibrios de azúcar en sangre y niveles elevados de insulina afectan un número de funciones, desde hormonas hasta el corazón, de estado de ánimo hasta salud celular y fertilidad... además de perpetuar la inflamación, considerada como gran contribuidora de enfermedades. Un factor menos conocido es que la presión sanguínea elevada es otro síntoma común causado por la circulación de niveles altos de insulina en sangre. Se pueden encontrar en *Sistema Endocrino* y *Cardiovascular* las afecciones comunes resultantes de los problemas con el azúcar en sangre.

Los niveles de insulina y glucosa se pueden mejorar fácilmente realizando cambios positivos en el estilo de vida, ejercicio y dieta. Uno de los beneficios de tener niveles estables de azúcar en sangre es la reducción natural de inflamación y el equilibrio hormonal resultante. Los cambios saludables en la dieta (eliminación de azúcares dañinos y carbohidratos refinados), compromisos, y consistencias, son entonces significativos. Un estudio mencionado en el Journal of the American Medical Asociation (Publicación de la Asociación Médica Estadounidense - JAMA) por sus siglas en inglés expresa, "La duración y grado de exposición a azúcar se correlaciona significativamente con la prevalencia de diabetes mientras que la disminución de la exposición al azúcar se correlaciona con las siguientes disminuciones significativas en las tasas de diabetes."*

Soluciones naturales puedes ser increíblemente efectivas en el soporte del cuerpo para generar una respuesta a la insulina saludable y la regulación nivel de azúcar. Debido a que los niveles estables de azúcar en sangre disminuyen o eliminan los antojos de azúcar y carbohidratos, incluso el exceso de peso resistente puede eliminarse y puede extenderse la longevidad.

Además de los compromisos necesarios en cuanto a dieta y estilo de vida, los aceites esenciales son poderosos aliados para lograr y mantener niveles saludables de azúcar e insulina en sangre, mejorar la receptividad a la insulina y para la resolución de un sorprendente número de problemas de salud relacionados. Además, los aceites esenciales refuerzan el equilibrio de otros sistemas del cuerpo, lo cual es particularmente útil dado el número de trastornos relacionados con la diabetes. Los aceites esenciales tienen un impacto positivo en la administración de azúcar en sangre. Por ejemplo, el aceite de cilantro disminuye los niveles de glucosa al normalizar los niveles de insulina y reforzar la función pancreática. El aceite de canela ayuda en la administración de los niveles de glucosa en sangre y fortalece el sistema circulatorio e inmunológico.

NOTA: Se considera que todas las condiciones que figuran a continuación están relacionadas o asociadas potencialmente con el desequilibrio de azúcar y/o niveles de insulina en sangre. Afrontar tanto los niveles de azúcar como de insulina en sangre mediante dieta, suplementos y el uso de aceites esenciales es fundamental para el éxito. El uso de las siguientes sugerencias para controlar los síntomas tiene la intención de combinarse con estos críticos cambios en la dieta y el estilo de vida.

PRINCIPALES SOLUCIONES

ACEITES INDIVIDUALES

Cilantro - promueve una respuesta saludable a la insulina (pág. 132)
Canela - equilibra los niveles de de azúcar en sangre (pág. 82)
Casia - equilibra los niveles de azúcar en sangre (pág. 85)

Por Propiedades Relacionadas

Por definiciones de las propiedades que figuran a continuación y más opciones de aceites, consulte el Glosario de Propiedades de Aceites (pág. 433) y Propiedades del Aceite (pág. 434).

Antifúngico - bergamota, canela, clavo, cilantro, hinojo, helicriso, hierba limonera, melaleuca, orégano, ravensara, tomillo.
Antiinflamatorio - abedul, cardamomo, canela, canela, clavo, cilantro, incienso, jengibre, lavanda, hierba limonera, mirra, orégano, pachuli, romero, nardo, milenrama.
Antioxidante - pimienta negra, canela, cilantro, incienso, jengibre, helicriso, bayas de enebro, limón, hierba limonera, orégano, vetiver, naranja silvestre.
Desintoxicante - árbol de la vida, casia, cilantro, geranio, bayas de enebro, limón, lima, pachulí.
Estomacal - cardamomo, canela, salvia esclarea, cilantro, eucalipto, enebro, mejorana, melisa, menta, romero, naranja silvestre, milenrama.
Estimulante - albahaca, cedro, canela, cilantro, tomillo, menta verde
Vasodilatador - hierba limonera, mejorana, romero, tomillo
Vigorizante - toronja, limón, hierbabuena, naranja silvestre.

MEZCLAS

Mezcla protectora - equilibra los niveles de azúcar en sangre (pág. 158)
Mezcla de complejo celular - mejora la receptividad de la insulina (pág. 144)
Mezcla purificadora - mejora la receptividad de la insulina (pág. 159)

SUPLEMENTOS

Complejo de vitalidad celular (pág. 171), Cápsulas de mezcla digestiva, **complejo de aceite esencial omega, cápsulas de mezcla metabólica (pág. 153)**, suplemento nutricional de alimentos no procesados (pág. 178).

Afecciones Relacionadas: Dolores de Cabeza por Azúcar en Sangre, Desequilibrio de Azúcar en Sangre, Diabetes, Úlceras Diabéticas, Hipoglucemia, Insulina, Desequilibrios de Insulina, Resistencia a la Insulina, Hipoglucemia, Dolor de Cabeza por Hipoglucemia.

Remedios

REDUCTOR DE HIPERGLUCEMIA
3 gotas de cilantro o albahaca,
3 gotas de mezcla metabólica,
1 gota de orégano.
Tomar de dos a tres veces por día en forma de cápsulas.

HIPOGLUCEMIA (utilizar para mejorar).
2 gotas de romero,
1 gota de geranio,
1 gota de ciprés.
Aplicar en el pecho y en los puntos de reflexología en pies y manos (diluir si es necesario), o vaporizar.

MEZCLA DE EQUILIBRIO DE AZÚCAR EN SANGRE
- Receta Nº 1: 2 gotas de aceite de canela, 2 gotas de aceite de clavo de olor, 4 gotas de aceite de romero, 3 gotas de aceite de tomillo.
Combinar en botellas con tapa de 10 ml; completar con aceite portador; aplicar en plantas de los pies, masajes; centrarse en el arco del pie para apuntar al/los punto/s reflejo/s del páncreas.
- Receta Nº 2: 2 gotas de canela + 5 gotas de ciprés.
Combinar en la palma de una mano y luego distribuir en las plantas de los pies y en el centro del abdomen, justo debajo de las costillas (sobre el páncreas).

RUTINA DIARIA PARA REFORZAR UNA GLUCEMIA SALUDABLE
- Frotar 1 o 2 gotas de la mezcla estabilizadora en la planta de los pies por la mañana.
- Usar el remedio para "Hiperglucemia" tres veces al día.
- Frotar 1 o 2 gotas de lavanda en los pies por la noche antes de dormir

MEZCLA CDF (cilantro, eneldo, hinojo, por sus siglas en inglés)
- Aplicar 2 o 3 gotas de cilantro, eneldo y hinojo en partes iguales en los pies a primera hora de la mañana. Por la noche aplicar los mismos aceites en la zona del páncreas con una compresa tibia (un paño tibio y húmedo). Diluir si se desea disminuir la sensación de calor.
- Colocar 2 gotas de cilantro, eneldo e hinojo en cápsulas, completar con aceite portador y tomar una vez al día. También puede colocarse en una cuchara e ingerirse.

NEUTRALIZADOR DE NEUROPATÍA
Aplicar 3 o 4 gotas de ciprés, cilantro y/o mezcla calmante en las piernas debajo de las rodillas hasta las plantas de los pies; masajear. Utilizar al menos por la mañana y la noche.

TÉ DE CANELA PARA EQUILIBRAR LA GLUCEMIA.
Colocar 1 o 2 gotas de corteza de canela en ½ taza de agua caliente, endulzar con 1 cucharadita de miel sin refinar o aguamiel, si lo necesitas.

DELICIA DESINTOXICANTE DE TORONJA
1 o 2 gotas de casia o canela + 3 gotas de toronja en una botella de agua de 24 onzas. Agitar, no revolver. Beber a lo largo día.

ALIVIO EMOCIONAL Y REFUERZO PARA EL PÁNCREAS
Aplicar 1 o 2 gotas de geranio en las plantas de los pies.

Condiciones

Ansiedad - cilantro, melaleuca, menta, mezcla calmante, mexcla desintoxicante, mezcla estabilizadora, mezcla para la tensión; ver *Estado de Ánimo y Comportamiento*.

Antojos de dulces - casia, canela, toronja, mezcla metabólica; ver *Trastornos de la Alimentación*.

Apetito/apetito excesivo - Ver *Peso*.

Cambios de humor/cambios repentinos - geranio, pachulí, mezcla calmante, mezcla para concentración, mezcla estabilizadora, mezcla de la alegría; ver *Estado de Ánimo y Comportamiento*.

Cicatrización de heridas, deficiente/lenta - ciprés, incienso, helicriso, lavanda, mirra, abeto blanco, mezcla antiedad; ver *Primeros Auxilios*

Concentración, baja/Confusión Mental - Ver *Enfoque y concentración*.

Cuerpo en forma de Manzana/Exceso de peso abdominal - Ver "resistencia a la insulina...", "Insulina, excesiva", "Niveles de glucosa, altos...", ver *Peso*.

Daño nervioso (es decir, pies fríos dolorosos o insensibles, pérdida de pelo en extremidades inferiores, disfunción eréctil, hormigueo en la piel) - albahaca; ver *Sistema Nervioso*.

Depresión - bergamota, geranio, naranja silvestre, ylang ylang, mezcla de la alegría; ver *Estado de Ánimo y Comportamiento*.

Disminución de energía/Fatiga/Somnolencia - albahaca, canela, jengibre, limón, lima, menta, romero, naranja silvestre, gaulteria, mezcla metabólica, mezcla edificante; ver *Energía y Vitalidad*

Dolor de cabeza - incienso, lavanda, menta, gaulteria, mezcla metabólica, mezcla para la tensión; ver *Dolor e Inflamación*.

Inestabilidad/Debilidad - pimienta negra, incienso, vetiver, mezcla calmante, mezcla de la alegría, mezcla para la tensión.

Infecciones, de piel/vaginales - melaleuca, mezcla protectora.

Insulina, excesiva - cilantro, hierba limonera.

Insulina, insuficiencia - eneldo, naranja silvestre.

Irritabilidad - Ver *Estado de Ánimo y Comportamiento*.

Mareos - eneldo, helicriso, mezcla celular compleja, mexcla desintoxicante; ver "Niveles bajos de Glucosa (Hipoglucemia)" a continuación.

Micción, frecuente - albahaca, canela, ciprés, mexcla desintoxicante, mezc para masajes, mezcla protectora; ver *Sistema Urinario*.

Náuseas - albahaca, bergamota, jengibre, bayas de enebro, mezcla digestiva; ver *Digestión e Intestinal*.

Nerviosismo, súbito - cedro, incienso, mezcla calmante, mezcla estabilizadora; ver *Estado de Ánimo y comportamiento*.

Niveles de glucosa, altos (hiperglucemia) - albahaca, canela, cilantro, eneldo, eucalipto, hinojo, jengibre, limón, orégano, romero, ylang ylang, mexcla desintoxicante, mezcla metabólica.

Niveles de glucosa, bajos (hipoglucemia) - casia, ciprés, eucalipto, geranio, enebro, lavanda, hierba limonera, mexcla desintoxicante, mezcla metabólica.

Visión Borrosa/comprometida - cilantro, helicriso, hierba limonera, melisa, rosa, tomillo, mezcla antiedad, mezcla celular compleja, mexcla desintoxicante, mezcla de la alegría.

Problemas de circulación/del pie/gangrena - Ver *Sistema Cardiovascular*

Problemas digestivos/estreñimiento crónico o diarrea - Ver *Digestió e Intestinal*.

Sensación de micción frecuente - mexcla desintoxicante; ver *Sistema Urinario*

Palpitaciones/latidos cardíacos irregulares/rápidos - Ver *Sistema Cardiovascular*

Pérdida de peso, repentino/excesivo - canela, mezcla metabólica; ver *Peso*.

Piel, palidez - ciprés, naranja silvestre, mezcla para masajes.

Presión arterial alta (debido a la circulación de un exceso de insulin - Ver "Niveles de glucosa altos (hiperglucemia)".

Problemas Urinarios/renales - Ver *Sistema Urinario*.

Resistencia a la insulina o respuesta deficiente a - casia, cilantro, ciprés, enebro, lavanda, hierba limonera, orégano, romero, ylang ylang, mezcla celular compleja, mezcla purificadora, mexcla desintoxicante, mezcla metabólica, mezcla protectora.

Sed, aumento/excesiva - toronja, limón, mezcla metabólica.

Sudoración/sofocos (debido a desequilibrio de glucemia) - eucalipto, menta.

Sueño, deseo excesivo de - geranio, naranja silvestre.

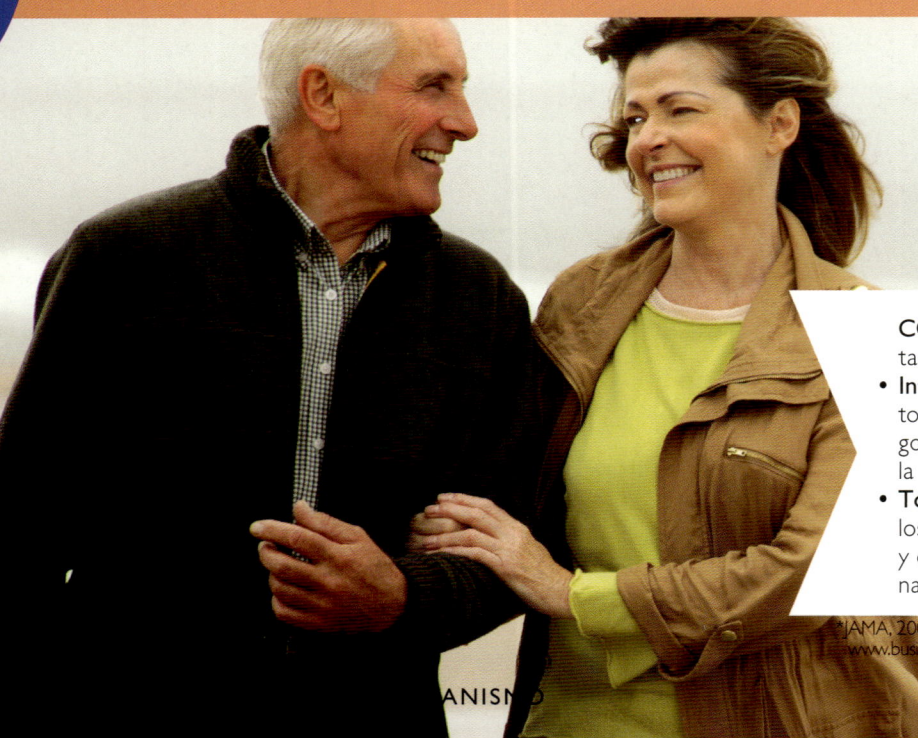

Sueño, dificultad para - geranio, lavanda, mejorana, pachulí, manzanill romana, ylang ylang; ver *Sueño*.

CONSEJOS DE USO: Para un mejor resultado al apuntar a niveles de glucemia e insulina:
- **Interno:** Colocar de 1 a 5 gotas en agua para beber, tomar el/los aceite/s en una cápsula, colocar una/s gota/s sobre o debajo de la lengua o lamer del dorso de la mano.
- **Tópico:** Aplicar los aceites tópicamente en las plantas de los pies enfocándose en los puntos reflejos del páncreas y otros sectores endocrinos, tales como zonas suprarrenales y tiroides; ver Reflexología.

JAMA, 2004; Diabetes Care, 2010; PLOS ONE, 2013. Reportado por Business Insider: www.businessinsider.com/effects-of-eating-too-much-sugar-2014-3#ixzz3UKTXOpuy

INMUNOLÓGICO Y LINFÁTICO

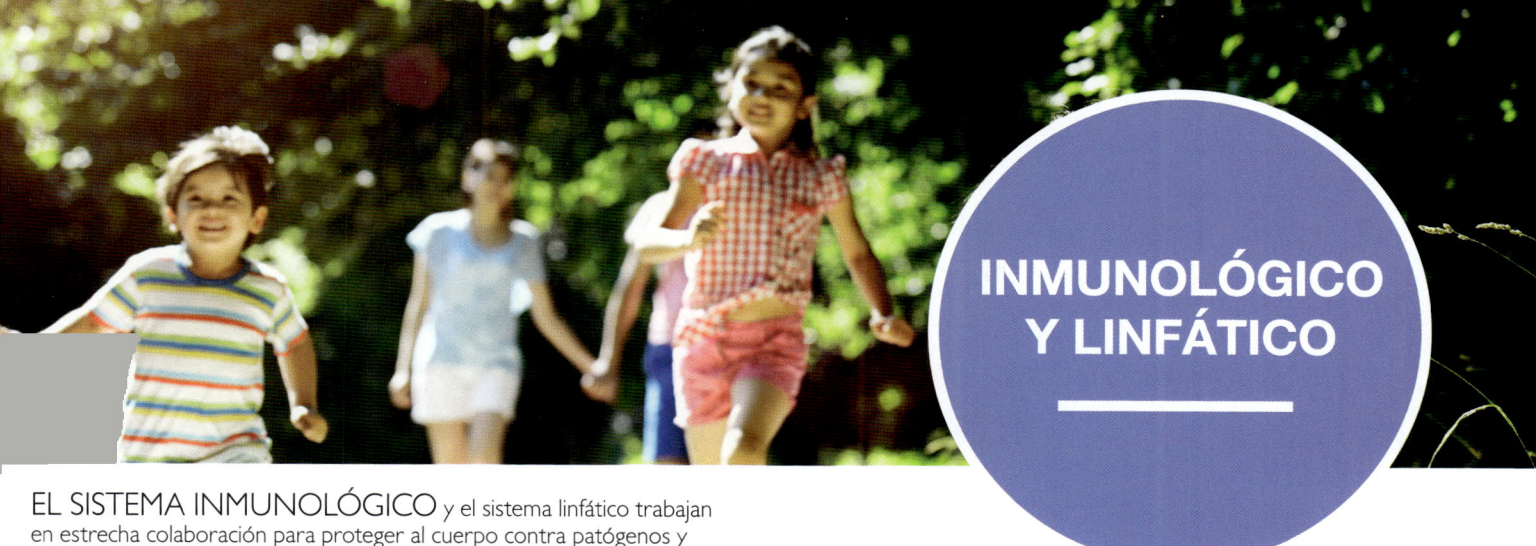

EL SISTEMA INMUNOLÓGICO y el sistema linfático trabajan en estrecha colaboración para proteger al cuerpo contra patógenos y enfermedades perjudiciales. Estos sistemas incluyen los glóbulos blancos, la médula ósea, el bazo, las amígdalas, las adenoides, el apéndice, el timo, la linfa y los ganglios linfáticos. Una respuesta inmune saludable consiste en la capacidad del cuerpo para identificar correctamente un patógeno, e iniciar una serie de respuestas diseñadas para evitar que los patógenos entren a las células y tejidos células de interés.

El sistema inmune consiste de:
- El sistema inmune innato - impide que los patógenos entren al organismo; también proporciona una respuesta generalizada que destruye cualquier patógeno que eluda las barreras.
- El sistema inmune adaptativo - analiza el patógeno de modo que el organismo pueda responder con un ejército de células protectoras, creadas específicamente para destruir ese patógeno particular. Este sistema también refuerza al sistema inmunológico entregando nutrientes a las células y eliminando toxinas y productos de desecho.

El sistema linfático incluye:
- La médula ósea - crea células T y crea y desarrolla células B hasta su maduración. Las células B viajan a través del sistema sanguíneo para destruir cualquier patógeno que se encuentre al acecho. Las células T, que atacan a los patógenos y a las moléculas tóxicas, se trasladan hacia el timo, donde maduran y más tarde se unen a las células B. Esas células T y B son linfocitos que circulan por la linfa.
- La linfa - un líquido acuoso, de color amarillento, que transporta los glóbulos blancos. Circula a través de los tejidos y recoge grasas no deseadas, bacterias y otras sustancias, y las filtra a través del sistema linfático.

La primera línea de defensa es el sistema inmune innato que incluye barreras físicas, como la piel, las uñas, las mucosas, las lágrimas y el cerumen, que ayudan a evitar que los invasores entren al cuerpo, y barreras químicas, como ácidos grasos, el ácido del estómago, las proteínas y las secreciones que ayudan a destruir los agentes patógenos de forma natural.

Cuando los patógenos no son detenidos por la respuesta inmune innata, el sistema inmune adaptativo, que es más complejo que el innato, actúa sobre el patógeno de una manera que permite el diseño de células inmunitarias específicas para combatirlos de manera efectiva. Entonces se produce un gran número de esas células para atacar al agente patógeno y las moléculas tóxicas que genera. Las células que llevan a cabo esta respuesta inmune específica se denominan linfocitos, y son creadas y entregadas por el sistema linfático.

Como parte de la respuesta adaptativa del sistema inmunológico, los humanos tienen mecanismos de defensa sofisticados que incluyen la capacidad de adaptarse con el tiempo para reconocer patógenos específicos de manera más eficiente. Esto se logra mediante la creación de la memoria inmunológica luego que la respuesta inicial se represente, lo que lleva a una respuesta mejorada ante encuentros posteriores con el mismo patógeno.

Ciertos estilos de vida pueden fortalecer o por el contrario debilitar seriamente la respuesta inmune. La nutrición es un factor clave en un sistema inmunológico saludable; si las células no tienen la energía que necesitan para proporcionar las salvaguardias esenciales para el cuerpo, los patógenos pueden penetrar y multiplicarse más fácilmente. La desintoxicación es otra actividad crítica que ayuda a promover las defensas naturales del cuerpo; muchas veces cuando una persona se enferma, es simplemente la manera como el organismo elimina las toxinas de forma natural.

Los aceites esenciales naturales, que tienen una huella química compatible con el cuerpo humano, tienen la capacidad única de ayudar al sistema inmune a equilibrarse, porque son lipofílicos (solubles en grasa) y por lo tanto son capaces de penetrar la membrana celular. Los virus también son lipofílicos. La mayor parte de los aceites esenciales puros son atraídos naturalmente hacia el interior de la célula para ayudar al organismo a eliminar posibles amenazas dentro de la célula.

Curiosamente, cuando los aceites esenciales son adulterados porque el aceite es sintético (creado en un laboratorio), la señal de la molécula al acercarse a la célula es la imagen especular de lo que debería ser y por lo tanto, está limitada en cuanto al apoyo que puede brindar al organismo.

Es para tener en cuenta que para las amenazas que existen fuera de la célula, es decir, las infecciones bacterianas, los aceites esenciales pueden ayudar a salvaguardar dichos riesgos. El aceite esencial de orégano, por ejemplo, también tiene propiedades hidrófilas que le permiten hacer frente eficazmente a las amenazas que existen en el líquido extracelular (fuera de la célula). El conocimiento de estas potentes propiedades puede ayudar a las personas a proporcionar refuerzos eficaces al sistema inmunológico.

Una consideración adicional para el soporte inmunológico:
Cuando las amenazas orgánicas de diversos patógenos se combinan con un sistema inmunológico debilitado, puede aparecer la enfermedad. Idealmente, el organismo debería atacar los agentes patógenos, al mismo tiempo que fortalece el sistema inmunológico. La técnica de Toque de Aceite explicada en la introducción de este libro cumple ambos objetivos. La técnica de Toque de Aceite es una aplicación sistemática de ocho aceites esenciales diferentes que sirven para fortalecer el sistema inmunológico, eliminar patógenos, reducir el estrés y llevar el cuerpo a la homeostasis, lo que permite que el organismo funcione de manera óptima. Ver técnica del Toque de Aceite, página 14.

PRINCIPALES SOLUCIONES

ACEITES INDIVIDUALES

Melaleuca - combate las bacterias y los virus (pág. 114)
Canela - combate las bacterias y los virus (pág. 82)
Pimienta negra - favorece la digestión y aumenta la inmunidad (pág. 125)
Tomillo - combate las bacterias y los virus (pág. 134)

Por Propiedades Relacionadas

Para obtener definiciones de las propiedades que figuran a continuación y más opciones de aceites, consulte el Glosario de Propiedades de Aceites (pág. 433) y Propiedades del Aceite (pág. 434).

Antibacterial - arborvitae, albahaca, pimienta negra, canela, cedro, cilantro, canela, clavo, cilantro, eneldo, eucalipto, incienso, geranio, jengibre, hierba limonera, limón, mejorana, melaleuca, melisa, mirra, orégano, hierbabuena, ravensara, romero, tangerina, tomillo, ylang ylang.
Antifúngico - arborvitae, casia, cedro, canela, cilantro, ciprés, eucalipto, hinojo, jengibre, limón, hierba limonera, melaleuca, mirra, orégano, romero, tangerina, naranja silvestre.
Anti-infeccioso - bergamota, cardamomo, canela, ciprés, eucalipto, incienso, geranio, melaleuca, mirra, manzanilla romana, rosa, romero.
Antiinflamatorio - arborvitae, bergamota, pimienta negra, cardamomo, canela, salvia esclarea, clavo, cilantro, hinojo, incienso, helicriso, lavanda, melisa, orégano, hierbabuena, manzanilla romana, nardo, gaulteria.
Antimicrobiana - arborvitae, albahaca, canela, cilantro, ciprés, hinojo, incienso, helicriso, lavanda, hierba limonera, melisa, pachulí, ravensara, tomillo.
Antioxidante - pimienta negra, casia, canela, clavo, incienso, toronja, helicriso, limón, lima, melaleuca, orégano, vetiver, naranja silvestre.
Antiséptico - albahaca, bergamota, cardamomo, cedro, salvia esclarea, ciprés, geranio, jengibre, helicriso, jazmín, lavanda, limón, lima, mejorana, melisa, mirra, hierbabuena, ravensara, romero, menta, tomillo, vetiver, naranja silvestre, gaulteria.
Antiviral - albahaca, canela, clavo, eucalipto, jengibre, helicriso, melaleuca, melisa, mirra, hierbabuena, rosa, tomillo, abeto blanco.
Calentamiento - abedul, pimienta negra, casia, canela, salvia esclarea, clavo, eucalipto, jengibre, hierba limonera, mejorana, orégano, menta, tomillo, gaulteria
Estimulante - arborvitae, albahaca, cardamomo, cedro, clavo, ciprés, eneldo, eucalipto, hinojo, toronja, melaleuca, mirra, menta, vetiver, gaulteria, ylang ylang.
Inmunoestimulante - arborvitae, casia, canela, clavo, eucalipto, hinojo, incienso, jengibre, limón, lima, melaleuca, melisa, orégano, ravensara, menta, romero, tomillo, vetiver, abeto blanco, naranja silvestre.

MEZCLAS

Mezcla protectora - estimula el sistema inmunológico y combate bacterias y virus (pág. 158)
Mexcla desintoxicante - Favorece la desintoxicación adecuada (pág. 146)
Mezcla de complejo celular - gestiona la actividad anormal de las células y estimula el sistema inmunológico (pág. 144)
Mezcla purificadora - desinfecta y esteriliza (pág. 159)

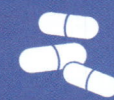

SUPLEMENTOS

Complejo de soporte estructural, complejo de vitalidad celular, masticable para los niños, **probiótico defensivo (pág. 173)**, complejo de desintoxicación, Complejo celular de aceites esenciales, aceite esencial de complejo omega, enzimas alimentarias **cápsulas limpiadora gastrointestinal (pág. 178), cápsulas de mezcla protectora (pág. 181)**, pastillas de mezcla protectora, cápsulas de mezcla estacional, suplemento de nutrientes de alimentos completos

Afecciones Relacionadas: Adenitis, SIDA o VIH, Ántrax, Antiséptico, Bacterias, Problemas con la Temperatura del Cuerpo, Reacción de Sensibilidad Química [Alergias], Infecciones de Pecho, Varicela, Cólera, Resfriados, Conjuntivitis, Cistitis, Infección por Citomegalovirus, Fiebre del Dengue, E. Coli, Ébola, Epstein-Barr, Erliquiosis, Flebre, Gripe, H. Pylori, Fiebre Aftosa, Hepatitis, Herpes Simple, Infección, Enfermedad del Legionario, Infección por Listeria, Trismo (tétanos), Enfermedad de Lyme, Sarampión, Meningitis, Linfadenitis Mesentérica, Moho, Mononucleosis, MRSA, Paperas, Peste, Poliomielitis [Sistema Nervioso], Fiebre Q, Daño por Radiación [Salud Celular], Rubéola [Integumento], Sepsis, Infección por Shigella, Culebrilla, Infección por Estafilococos, Faringitis Estreptocócica [Salud Oral], Tularemia, Fiebre Tifoidea, Virus

---

CONSEJOS DE USO: Para el uso más eficaz de los aceites esenciales con propósitos inmunológicos y del sistema linfático:
- **Tópico:** Aplicar los aceites por vía tópica en las plantas de los pies, especialmente en el lado posterior de los dedos, frotar los aceites a lo largo de la columna vertebral y/o en cualquier área específica afectada. Utilizar la técnica de Toque de Aceite.
- **Interno:** Tomar los aceites en forma de cápsula, colocar gota/s bajo la lengua o cerca de la garganta o beber en un vaso de agua.
- **Aromático:** Vaporizar para los síntomas respiratorios asociados y quitar patógenos del aire.
- **Superficies:** Desinfectar las superficies con aceite/s esencial/es mezclados con agua y emulsionante.

Remedios

ENFERMEDAD DE LYME

AYUDA CONTRA LA ENFERMEDAD DE LYME.
Hechos importantes con respecto a la química de los aceites esenciales en el - protocolo para la enfermedad de Lyme:
- Orégano - 60-90% de carvacrol, mata las bacterias, interrumpe flujo de comunicación (quorum sensing) entre las bacterias nocivas
- Tomillo - 55% de timol, carvacrol 10%; agente protector del tejido neurológico del cerebro
- Clavo - 85% eugenol, control de síntomas, mata las bacterias
El carvacrol, el eugenol y el timol son los compuestos más eficaces para la destrucción de patógenos; más potentes cuando se utilizan conjuntamente
- Cassia - 80-90% cinamaldehído; inhibidor de co, antibacteriano
- Canela - 50% cinamaldehído; inhibidor de co, antibacteriano
- Melissa - 65% aldehídos, 35% sesquiterpenos; antivirales, antibacterianos; interrumpe la comunicación entre microorganismos, inmunoestimulante, antiinflamatorio; antidepresivo
La mezcla protectora contiene canela, clavo, naranja silvestre, eucalipto, romero
- Incienso - analgésico, antiinflamatorio, eficaz para el tratamiento del dolor
- Pachulí - 63% sesquiterpenos; antioxidante, alivio de efectos neurológicos secundarios en Lyme crónica

RECETA DE BOMBA PARA LA ENFERMEDAD DE LYME
2 gotas de canela o clavo,
2 gotas de casia,
2 gotas de orégano o tomillo (alternar el uso de orégano en ciclos de diez días, tomar un descanso de veinte días),
2 gotas de incienso.
Colocar en una cápsula; consumir dos veces al día. Diluir con aceite portador si es necesario o se desea. Añadir melisa, mezcla protectora y/o cápsulas limpiadora GI según sea necesario.

MEZCLA INTENSA PARA LA ENFERMEDAD DE LYME
3 gotas de orégano,
3 gotas de tomillo,
3 gotas de clavo,
3 gotas de casia o canela,
2 gotas de mezcla protectora,
2 gotas de melisa,
2 gotas de incienso.
Colocar los aceites en forma de cápsulas y tomar una o dos veces al día durante dos semanas, dependiendo de la intensidad de los síntomas. Descansar de la mezcla durante una semana. Repetir este patrón hasta que los síntomas hayan desaparecido por lo menos dos meses.

Para una mayor intensidad o para situaciones más crónicas, utilzar:

Opción de aplicación tópica (se puede hacer mientras se toma un descanso del uso interno o en su lugar): Aplicar 2 gotas de hierba limonera + 1 gota de orégano en la planta de cada pie antes de acostarse. Añadir melissa y/o mezcla protectora, y/u otros aceites sugeridos anteriormente, según sea necesario.

NOTA: Si se experimenta erupción u otras molestias, reducir la cantidad de los aceites que se utilizan o tomar un descanso hasta que éstas se resuelvan. Considerar la posibilidad de mejorar la eliminación intestinal, la eliminación de ciertos alimentos de la dieta (alimentos que estimulan el crecimiento de microorganismos), beber más agua.

SOPORTE ADICIONAL PARA ENFERMEDAD DE LYME
- Utilizar semanalmente la técnica de Toque de Aceite. Ver la página 14 en este libro
- Aplicar pachuli en las plantas de los pies dos veces por día para reforzar el sistema nervioso. Pueden añadirse otros aceites si se desea. Considerar incienso y naranja silvestre
- Programa de suplementación - considerar lo siguiente - hacer al menos un programa de cuatro meses:
- Básico: suplemento de nutrientes de alimentos integrales, complejo omega en aceites esenciales
- Refuerzo digestivo e intestinal: enzimas alimentarias, complejo de desintoxicación (así como refuerzo de desintoxicación leve), cápsulas limpiadora GI, probiótico defensivo
- Antiinflamatorio y alivio del dolor: complejo de vitalidad celular o complejo de polifenol
- Vitalidad celular: complejo celular de aceites esenciales
- Apoyo inmunológico: cápsulas de mezcla protectora por la mañana y por la tarde
- Limpieza GI: Considerar una limpieza enfocada seguida por apoyo probiótico: cápsulas limpiadora GI y probióticos defensivos. Ver *Candida* para conocer un excelente programa de desintoxicación que es beneficioso para la Enfermedad de Lyme.

REMEDIO PARA EL DOLOR
10 gotas de lavanda,
8 gotas de mezcla estabilizadora,
8 gotas de mezcla tranquilizante,
8 gotas de romero,
6 gotas de hierba limonera
- Combinar los aceites detallados en una botellas de 10 ml con bolilla; completar con aceite portador. Aplicar localmente sobre articulaciones doloridas y en las plantas de los pies varias veces al día según sea necesario
- Aplicar 1-3 gotas de mezcla protectora, melisa, incienso y pachulí en las plantas de los pies

- **Ideas para mejorar el sueño** (ver *Sueño*):
Aplicar 3 gotas de vetiver, 3 gotas de baya de enebro y 3 gotas de lavanda en las las plantas de los pies.

- **Mejor por la mañana:**
Frotar una gota de albahaca y limón en la noche detrás de las orejas para aliviar los síntomas de la enfermedad física por la mañana.

- **Mejora del rango de movimiento del músculo** (ver *Sistema Muscular, Sistema Esquelético*):
Aplique unas gotas de bergamota y ciprés de forma tópica.

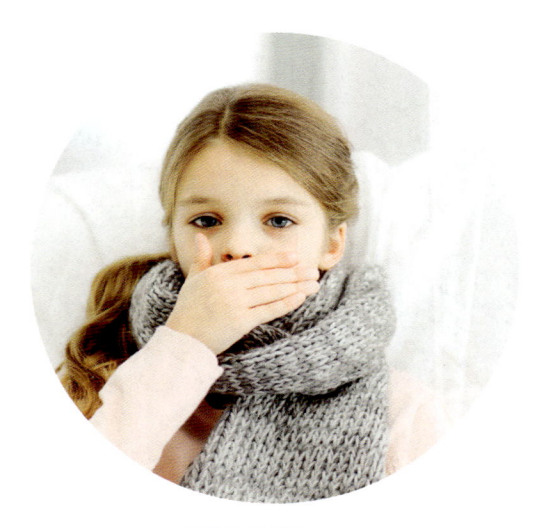

ANTISÉPTICO PARA HERIDAS DE LA PIEL
6 gotas de lavanda,
5 gotas de melaleuca,
2 gotas de manzanilla romana,
1 onza de gel de aloe vera.
Mezclar en un frasco o tazón de vidrio. Aplicar utilizando un hisopo de algodón en las zonas afectadas de la piel.

BEBIDA PARA RESFRIADO Y GRIPE
2 gotas de lavanda,
2 gotas de limón,
2 gotas de hierbabuena,
2 gotas de melaleuca.
Mezclar los aceites en ½ taza de agua. Añadir otra ½ taza de agua, agitar y beber.

BOMBA PARA RESFRIADO Y GRIPE
5 gotas de mezcla protectora,
5 gotas de melaleuca,
3 gotas de orégano.
Colocar en una cápsula vacía y tragar. Repetir cada tres a cuatro horas mientras persistan los síntomas.

MEZCLA ESTACIONAL DE INVIERNO A PRIMAVERA
2 gotas de orégano,
2 gotas de pimienta negra,
4 gotas de toronja.
Frotar en las plantas de los pies cinco noches consecutivas. Ayuda a proteger contra los elementos estacionales y ambientales.

MEZCLA ESTACIONAL VERANO - OTOÑO
3 gotas de clavo,
2 gotas de abeto blanco,
4 gotas de limón.
Frotar en las plantas de los pies cinco noches consecutivas. Ayuda a proteger contra los elementos estacionales y ambientales.

APOYO PARA VIH/SIDA.
LIMPIEZA INICIAL:
- Añadir 2-4 gotas de limón en agua al día (en envase de cristal solamente).
- Tomar 3-4 gotas de mezcla protectora, orégano o melisa e hierbabuena en una cápsula al día durante diez días, seguidos de cinco días de probiótico defensivos. Este proceso se puede repetir mensualmente según sea necesario.
- Las restricciones dietéticas son importantes. Evitar los alimentos procesados, azúcares refinados; aumentar las frutas y verduras frescas.

APOYO CONTINUO:
- Consumir 2-4 gotas de limón en agua al día (en recipiente de vidrio solamente).
- Tomar diariamente 3-4 gotas de incienso, mezcla protectora, melaleuca, romero en cápsulas
- Tomar diariamente suplemento de nutrientes de alimentos integrales, complejo de vitalidad celular, aceite esencial de complejo omega
- Frotar 2-3 gotas de mezcla estabilizadora y mezcla protectora en las plantas de los pies dos veces al día (mañana y noche). También se pueden aplicar 2-4 gotas de lavanda para aliviar el estrés o como ayuda para dormir por la noche.
- Frotar 1-2 gotas de incienso en la base del cuello todos los días.
- Vaporizar mezcla de la alegría durante el día para obtener energía y mezcla calmante en la noche para relajarse.
- Aplicar una compresa caliente durante quince minutos, después de masajear suavemente los aceites en la espalda a lo largo de la zona de la columna para obtener la comodidad y el alivio deseados.
- Para cualquier otro problema específico, consultar las secciones respectivas de Sistemas del Organismo o Áreas de Enfoque.

Realizar la técnica del Toque de Aceite una vez a la semana. *Ver técnica de Toque de Aceite.* Los beneficios incluyen:
- Fortalecimiento del sistema inmune
- Aliviar el estrés y la depresión

Condiciones

Actividad celular anormal - incienso, mezcla de complejo celular; ver *Salud Celular*

SIDA/VIH - arborvitae, canela, clavo de olor, helicriso, melisa, mirra, romero, tomillo, celular compleja, mezcla protectora

Gérmenes y bacterias en el aire - arborvitae, cedro, eucalipto, abeto blanco, mezcla purificadora, mezcla protectora, mezcla de la respiración; ver propiedad "Antimicrobiana"

Alergias - Ver *alergias*

Bacterias - arborvitae, albahaca, pimienta negra, casia, cedro, cilantro, canela, clavo, cilantro, eneldo, eucalipto, incienso, geranio, jengibre, hierba limonera, limón, mejorana, melaleuca, melisa, mirra, orégano, hierbabuena, ravensara, romero, tangerina, tomillo, ylang ylang, mezcla de complejo celular, mezcla purificadora, mexcla desintoxicante, mezcla protectora, mezcla renovadora

Bacterias, estafilococos - arborvitae, canela, helicriso, melisa, romero, mezcla edificante; ver Propiedad "Antibacterial"

Forúnculos/carbunclos - eucalipto, incienso, lavanda, mejorana, mirra, sándalo, mezcla antiedad

Problemas con la temperatura del cuerpo, demasiado frío - ver propiedad de "Calentamiento"

Problemas con la temperatura del cuerpo, demasiado caliente - bergamota, pimienta negra, eucalipto, limón, hierbabuena

Resfriados, enfermarse con facilidad - ver más arriba "Sistema inmunológico deficiente o deprimido"

Celulitis - cardamomo, bayas de enebro, melaleuca, orégano, sándalo, ver propiedad "Antibacterial"

Escalofríos - albahaca, pimienta negra, canela, jengibre, mezcla protectora; ver propiedad "Calentamiento"

Cólera - canela, eucalipto, romero, mexcla desintoxicante, mezcla protectora, mezcla de la respiración; ver propiedad "Antibacterial"

Frío, crónico - albahaca, cardamomo, ciprés, mexcla desintoxicante, mezcla protectora

Resfrío/gripe - cedro, canela, clavo, eucalipto, incienso, jengibre, bayas de enebro, lavanda, limón, lima, melaleuca, hierbabuena, rosa, romero, sándalo, tomillo, naranja silvestre, mezcla protectora, mezcla de la respiración; ver propiedad "Antiviral"

Resfrío/gripe, reducir dolores/molestias de - pimienta negra, ciprés, cedro, cilantro, orégano, hierbabuena, tomillo, abeto blanco, naranja silvestre, mezcla para masajes, mezcla protectora, mezcla de la respiración, mezcla calmante, mezcla para la tensión

Herpes labial - arborvitae, albahaca, bergamota, clavo, hinojo, geranio, helicriso, lavanda, limón, melaleuca, melisa, mirra, orégano, naranja silvestre, mexcla desintoxicante, mezcla protectora; ver propiedad "Antiviral", *Salud Oral*

Resfriado común - ver más arriba "Resfriado y gripe"

Conjuntivitis - salvia esclarea, abeto de Douglas, incienso, melaleuca, jazmín, melisa, romero, ungüento correctivo; ver propiedad "Antibacterial"

Enfermedades contagiosas - clavo, canela, jengibre, bayas de enebro, mezcla celular, mezcla protectora; ver propiedades "Antibacterial, Anti-infecciosas, Antimicrobiana, Antiviral"

Dolor de oído - albahaca, ciprés, jengibre, helicriso, lavanda, mezcla estimulante, mezcla tonificante, mezcla de la respiración, mezcla calmante; ver *Sistema Respiratorio*

Epidemias - albahaca, abeto de Douglas, jengibre, bayas de enebro, limón, complejo celular, mezcla protectora

Fiebre - arborvitae, albahaca, abedul, pimienta negra, cardamomo, ciprés, eucalipto, jengibre, helicriso, baya de enebro, lavanda, limón, hierba limonera, limón, pachulí, manzanilla romana, rosa, menta, naranja silvestre, gaulteria, mezcla inspiradora, mezclar renovadora, mezcla para la tensión

Ampollas febriles - ver más arriba "herpes labial"

Gripe - ver más arriba "Resfriado y gripe"

Hongo/candida - arborvitae, albahaca, casia, cedro, cilantro, canela, clavo, cilantro, hierba limonera, mejorana, melaleuca, mirra, orégano, pachuli, romero, hierbabuena, tomillo; ver *Candida*

Gérmenes - toronja, limón, lima, naranja silvestre, mezcla purificadora, mezcla vigorizante, mezcla protectora; ver propiedades "Antimicrobiana, Antiséptica"

Glándulas, hinchadas - cardamomo, ciprés, abeto de Douglas, incienso, jengibre, limón, melaleuca, romero, sándalo, mezcla purificadora, mezcla estabilizadora, mezcla protectora, mezcla de la respiración

Herpes simple - albahaca, bergamota, clavo, eucalipto, incienso, helicriso, lavanda, limón, melaleuca, melisa, mirra, orégano, hierbabuena, rosa, sándalo, mezcla afirmante, mezcla protectora; ver propiedad "Antiviral"

Prevención de enfermedades - clavo, canela, orégano, tomillo, mezcla protectora.

Recuperación de la enfermedad - canela, abeto de Douglas, bayas de enebro, limón, hierba limonera, naranja silvestre, mezcla metabólica

Inmunológica, debilidad - canela, clavo, abeto de Douglas, incienso, melaleuca, sándalo, ylang ylang, mezcla de complejo celular, mexcla desintoxicante, mezcla estimulante, mezcla protectora, mezcla repelente

Infección - pimienta negra, cardamomo, casia, canela, clavo, lavanda, melaleuca, melisa, orégano, tomillo, gaulteria, mezcla protectora; ver propiedades "Antibacterial, Anti-infecciosa, Antimicrobiana, Antiviral"

Enfermedades infecciosas - bergamota, canela, hierba limonera, romero, melisa, orégano, tomillo, mezcla renovadora; ver propiedades "Antibacterial, Anti-infecciosa, Antimicrobiana, Antiviral"

Lepra - arborvitae, cedro, incienso, melisa, mirra, hierbabuena, sándalo, tomillo, mezcla de complejo celular

Congestión y estancamiento linfático - abedul, casia, ciprés, abeto de Douglas, incienso, geranio, toronja, lavanda, limón, hierba limonera, lima, sándalo, tangerina, gaulteria, mezcla purificadora, mezcla alentadora, mezcla estimulante, mezcla vigorizante, mezcla de la respiración; ver *Sistema Respiratorio*

Malaria - bergamota, cardamomo, canela, abeto de Douglas, eucalipto, limón, hierba limonera, melaleuca, tomillo, mexcla desintoxicante, mezcla de la respiración; ver *Parásitos*

Sarampión - clavo, cilantro, tomillo, naranja silvestre, tomillo, mezcla de complejo celular, mezcla protectora; ver propiedad "Antiviral"

Microorganismos (bacterias y virus) - pimienta negra, canela, clavo, hierba limonera, melaleuca, tomillo, orégano, mezcla protectora

MRSA - canela, clavo, incienso, geranio, limón, melaleuca, melisa, orégano, hierbabuena, tomillo, mezcla de complejo celular, mezcla protectora; ver propiedad "Antibacterial"

Paperas - albahaca, canela, limón, melaleuca, romero, mezcla de complejo celular, mexcla desintoxicante, mezcla protectora

Sudores nocturnos - jengibre, lima, hierbabuena, mezcla de complejo celular, mexcla desintoxicante, mezcla digestiva; ver *Salud de la Mujer, Sistema Endocrino (tiroides)*

Parásitos - ver *Parásitos*

Parálisis facial - incienso, jengibre, helicriso, bayas de enebro, mejorana, mirra, mezcla de complejo celular

Fiebre reumática - arborvitae, albahaca, cilantro, eucalipto, jengibre, melisa, gaulteria

Rubéola - albahaca, clavo, cilantro, limón, melaleuca, orégano, tomillo, mezcla metabólica

Tiña - geranio, melaleuca, orégano, manzanilla romana, tomillo, mezcla para aclarar la piel; ver tegumentario.

Escorbuto - ciprés, geranio, jengibre, helicriso, limón, hierba limonera, mexcla desintoxicante

Dolor de garganta - canela, limón, melaleuca, melisa, mirra, orégano, tomillo, mezcla protectora, mezcla de la respiración

Bazo - bergamota, cardamomo, salvia, limón, rosa

Bazo, congestión - canela, hinojo, helicriso, limón, sándalo, mezcla para concentración

Bazo, obstrucción - albahaca, jengibre, incienso, mejorana, melisa

Estafilococo - canela, incienso, geranio, limón, melaleuca, melisa, orégano, hierbabuena, tomillo, mezcla purificadora, mezcla protectora, mezcla para aclarar la piel

Estreptococo - canela, incienso, limón, orégano, mezcla protectora, mezcla de la respiración

Enfermedades de transmisión sexual
- **Clamidia** - arborvitae, albahaca, clavo, melaleuca, tomillo, mezcla protectora
- **Gonorrea** - albahaca, incienso, melaleuca, romero, sándalo
- **Sífilis** - pimienta negra, incienso, melaleuca, melisa, mirra, romero

Gripe estomacal (gastroenteritis viral) - arborvitae, tomillo, orégano, mezcla de complejo celular, mexcla desintoxicante, mezcla protectora; ver propiedad "antiviral"

Faringitis estreptocócica - cardamomo, canela, eucalipto, limón, maleuca, orégano, tomillo, mezcla protectora, mezcla de la respiración; ver propiedad "Antibacterial"

Garganta, dolor - canela, geranio, lavanda, limón, lima, orégano, tomillo, mezcla inspiradora, mezcla protectora, mezcla de la respiración; ver *Sistema Respiratorio*

Amigdalitis - canela, eucalipto, incienso, jengibre, lavanda, limón, maleuca, mirra, manzanilla romana, mezcla protectora, mezcla de la respiración; ver *Salud oral*

Fiebre tifoidea - albahaca, canela, clavo, eucalipto, limón, maleuca, orégano, hierbabuena, mexcla desintoxicante, mezcla protectora

Virus - arborvitae, bergamota, pimienta negra, casia, canela, clavo, eucalipto, incienso, helicriso, mejorana, maleuca, misa, mirra, orégano, pachulí, hierbabuena, romero, tomillo, mezcla afirmante, mezcla alentadora, mezcla protectora; ver propiedad "Antiviral"

Viral, hepatitis - albahaca, cedro, clavo, geranio, mirra, romero, mexcla desintoxicante, mezcla alentadora

Virus, espinal - maleuca, misa, tomillo, gaulteria; ver propiedad "Antiviral".

Sistema inmunológico deficiente o deprimido - incienso, maleuca, mirra, tomillo, mezcla protectora, mezcla renovadora.

Glóbulos blancos (leucocitos), bajo recuento de/falta de producción - incienso, lavanda, limón, lima, mirra.

Zoonosis - cedro, eucalipto, incienso, maleuca, mirra, tomillo, mezcla protectora

INTEGUMENTO
(CABELLO, UÑAS Y PIEL)

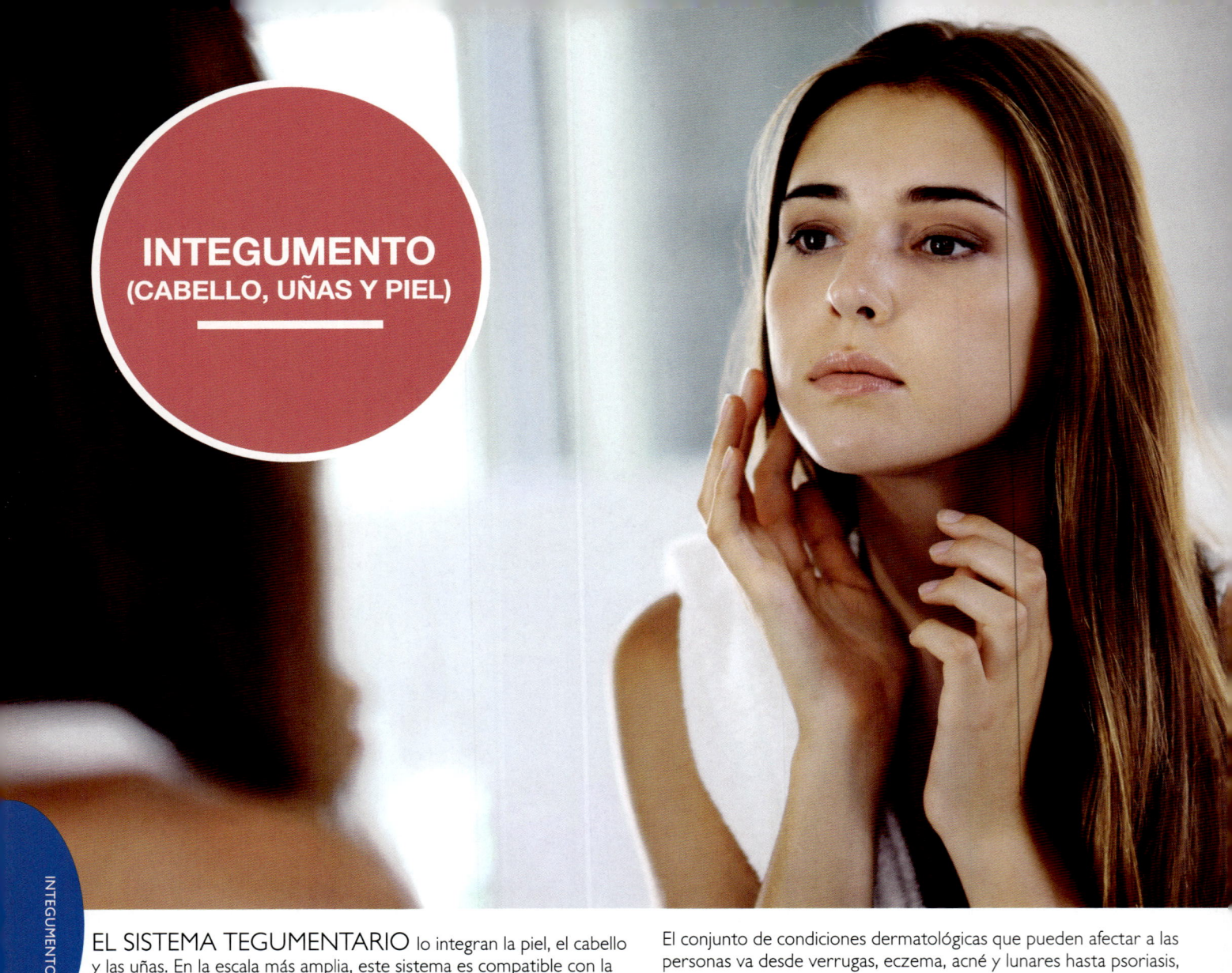

EL SISTEMA TEGUMENTARIO lo integran la piel, el cabello y las uñas. En la escala más amplia, este sistema es compatible con la función inmune y regula la homeostasis, ya que constituye la primera línea de defensa del cuerpo contra las cosas que puedan perturbar su delicado equilibrio, y registra los estímulos externos a través de receptores sensoriales que comunican tacto, dolor y presión.

Con una superficie promedio de dieciocho pies cuadrados, la piel es el órgano más grande del cuerpo. Consta de dos capas: la capa interior se llama dermis. La epidermis, o capa exterior, se compone de varias capas que producen queratina, que da fuerza y elasticidad a la piel; melanina, que le da su color; células de Merkel, que facilitan la recepción táctil y células de Langerhans, que producen antígenos para apoyar el sistema inmunológico. Y como un órgano vivo, las células del nivel profundo se dividen continuamente y empujan las células más viejas a la superficie para desecharse (millones cada día) dejando tras de sí una nueva epidermis cada cinco o siete semanas.

La piel protege los órganos internos, contra la infección, regula los cambios de temperatura y los niveles de hidratación a través de la transpiración y almacena agua, grasa y glucosa. Excreta residuos, genera vitamina D cuando se expone a la luz ultravioleta y segrega melanina para protegerse contra las quemaduras solares. También tiene la capacidad de formar nuevas células para reparar los cortes y abrasiones menores.

El conjunto de condiciones dermatológicas que pueden afectar a las personas va desde verrugas, eczema, acné y lunares hasta psoriasis, vitíligo y una variedad de cánceres de piel. Los problemas de cabello y uñas pueden ser antiestéticos, incómodos o incluso dolorosos. Dado que muchas afecciones de la piel, cabello y uñas son un reflejo exterior de otros desequilibrios que ocurren en el interior del cuerpo, es importante centrarse en desintoxicar, depurar y complementar la nutrición vital de las células y los órganos internos, además de aplicar aceites esenciales que pueden llegar fácilmente a la zona afectada.

Las soluciones naturales son muy eficaces y se pueden utilizar como una primera línea de defensa para diversas condiciones integumentarias. Si los problemas o afecciones persisten o causan preocupación, se debe buscar la atención médica adecuada. Tener en cuenta que las soluciones naturales pueden utilizarse con seguridad junto con los tratamientos médicos, si estos últimos fueran necesarios. Muchos aceites esenciales que son beneficiosos para el apoyo tegumentario varían en el número de condiciones que pueden impactar. Algunos aceites son opciones más obvias, como la lavanda y el geranio con sus maravillosas propiedades curativas. Otros aceites apuntan más a los factores subyacentes. Por ejemplo, el aceite de abedul es estupendo usado en pomadas, cremas, compresas y especialmente para la piel inflamada (eczema, forúnculos, dermatitis, psoriasis, úlceras, etc.). Hay un número diverso de aceites y soluciones que puede realizarse.

PRINCIPALES SOLUCIONES

ACEITES INDIVIDUALES

Lavanda - apoya la curación y el mantenimiento de los tejidos sanos (pág. 106)
Sándalo - favorece la regeneración y tonificación (pág. 130)
Geranio - regenera la piel y el tono del tejido (pág. 95)
Incienso - vigoriza la piel, reduce la inflamación (pág. 102)
Helicriso - regenera los tejidos y reduce las cicatrices (pág. 98)

Por Propiedades Relacionadas

Para obtener definiciones de las propiedades que figuran a continuación y más opciones de aceites, consulte el Glosario de Propiedades de Aceites (pág. 433) y Propiedades del Aceite (pág. 434).

Analgésico - arborvitae, albahaca, pimienta negra, casia, canela, cilantro, ciprés, eucalipto, hinojo, incienso, jengibre, bayas de enebro, lavanda, melaleuca, hierbabuena, romero, abeto blanco.
Antifúngico - arborvitae, casia, canela, salvia esclarea, cilantro, eneldo, jengibre, helicriso, hierba limonera, melaleuca, pachulí, ravensara, hierbabuena, tomillo.
Anti-infeccioso - cedro, canela, clavo, ciprés, incienso, geranio, lavanda, mejorana, melaleuca, manzanilla romana, romero.
Antiinflamatorio - arborvitae, albahaca, abedul, pimienta negra, cedro, canela, clavo, cilantro, hinojo, incienso, jengibre, lavanda, limón, mirra, pachulí, hierbabuena, nardo, gaulteria, milenrama.
Antimicrobiano - albahaca, cardamomo, canela, salvia esclarea, ciprés, eneldo, incienso, helicriso, limón, hierba limonera, mirra, orégano, romero, tomillo.
Antimutagénico - canela, jengibre, lavanda, hierba limonera.
Antiséptico - bergamota, abedul, salvia esclarea, clavo, hinojo, incienso, jengibre, toronja, bayas de enebro, lavanda, mejorana, melaleuca, mirra, orégano, ravensara, sándalo, menta, vetiver, abeto blanco, gaulteria, milenrama, ylang ylang.
Antiviral - arborvitae, albahaca, canela, clavo, eneldo, eucalipto, jengibre, helicriso, lima, melisa, mirra, ravensara, rosa, abeto blanco.
Astringente - casia, cedro, salvia esclarea, ciprés, geranio, toronja, helicriso, limón, mirra, sándalo, gaulteria, milenrama.
Citofiláctico - arborvitae, incienso, geranio, lavanda, romero, tangerina.
Desodorante - bergamota, salvia esclarea, ciprés, eucalipto, geranio, lavanda, hierba limonera, pachulí, nardo, abeto blanco.
Repelente de insectos - arborvitae, abedul, cedro, canela, eucalipto, geranio, hierba limonera, pachulí, tomillo, vetiver, ylang ylang.
Regenerativo - albahaca, cedro, clavo, cilantro, geranio, jazmín, lavanda, hierba limonera, melaleuca, mirra, pachulí, sándalo, naranja silvestre.
Revitalizador - cilantro, bayas de enebro, limón, hierba limonera, lima.
Tónico - arborvitae, albahaca, abedul, cardamomo, salvia esclarea, cilantro, ciprés, hinojo, incienso, geranio, jengibre, toronja, lavanda, limón, lima, mejorana, mirra, pachulí, manzanilla romana, rosa, romero, sándalo, tangerina, tomillo, naranja silvestre, ylang ylang

MEZCLAS

Mezcla antiedad - restaura y tonifica la piel (pág. 142)
Mezcla purificadora para la piel - limpia la piel y reduce la inflamación (pág. 151)

SUPLEMENTOS

Complejo de soporte estructural, complejo de vitalidad celular, probiótico defensivo, **aceites esenciales de complejo omega (pág. 168)**, Complejo de desintoxicación, enzimas alimentarias cápsulas limpiadora GI, **suplemento líquido de omega-3 (pág. 179)**, suplemento nutricional de alimentos integrales

---

Afecciones Relacionadas: Acné, Queratosis Actínica, Manchas de la Edad, Bolsas Bajo los Ojos, Calvicie, Úlceras de Decúbito, Ampollas, Ampollas Provocadas por el Sol, Forúnculos, Uñas Quebradizas, Quemaduras, Callos, Piel agrietada, Poros Obstruidos, Herpes Labial, Durezas, Cortes, Quistes [Salud Celular], Caspa, Piel Deshidratada, Cabello Seco, Manos Resecas, Labios Resecos, Piel Reseca, Eczema, Eudoración Excesiva, Cabello Frágil, Verrugas Genitales, Pérdida de Cabello, Piojos de la Cabeza, Hernia (Incisional), Ictiosis Vulgar, Impétigo [Sistema Inmunológico], Heridas Infectadas, Uñas encarnadas, Picazón [Alergias], Liquen Nítido, Lunares [Salud Celular], Cabello Graso, Piel Aceitosa, Verrugas Plantares, Hiedra Venenosa [Alergias], Psoriasis, Erupciones [Alergias], Tiña, Rosácea, Sarna, Cicatrización, Quiste Sebáceo, Úlceras en la Piel, Síndrome de Stevens-Johnson, Estrías [Embarazo], Quemaduras Solares, Prurito del Nadador [Candida], Regeneración de Tejidos [Salud Celular, Sistema Muscular], Úlceras - Piernas Varicosas [Cardiovasculares], Vitiligo, Verrugas, Heridas, Arrugas

---

CONSEJOS DE USO: Para un mejor fortalecimiento de cabello, piel y uñas:
- **Tópico:** Aplicar los aceites directamente sobre el cabello, el cuero cabelludo, las uñas y la piel. Utilizar un aceite portador para diluir y reducir la sensibilidad a la piel cuando sea necesario, especialmente con niños, ancianos, y piel comprometida.
- **Interno:** Consumir aceites específicos, ya sea mediante cápsulas o debajo de la lengua. La salud intestinal es un componente importante de la salud tegumentaria. Ver *Sistema Digestivo e Intestinal, Candida*.

Condiciones

CABELLO:

Apagado - hierba limonera, lima (tiene una leve acción blanqueadora), melaleuca, romero, mezcla repelente, mezcla de la respiración

Caspa - cedro, ciprés, lavanda, pachulí, romero, tomillo, gaulteria, mezcla purificadora, mexcla desintoxicante, mezcla de la alegría, mezcla edificante

Crecimiento, escaso - cedro, salvia esclarea, geranio, jengibre, toronja, lavanda, limón, romero, tomillo, ylang ylang, mezcla alentadora, mezcla de la alegría, mezcla vigorizante

Cuero cabelludo, picazón, escamoso - cedro, lavanda, romero, gaulteria, mexcla desintoxicante, mezcla renovadora

Frágil - salvia esclarea, geranio, lavanda, limón, manzanilla romana, sándalo, tomillo, gaulteria, mezcla de la respiración

Graso/aceitoso o resquebrajado - albahaca, cedro, ciprés, enebro (cuero cabelludo), lavanda, limón, melaleuca, hierbabuena, romero, tomillo, mezcla de la alegría, mezcla renovadora, mezcla de la respiración

Pediculosis - clavo, melaleuca, romero, mexcla desintoxicante, mezcla vigorizante, mezcla repelente;
ver *Parásitos*

Pérdida - arborvitae, cedro, salvia, ciprés, eucalipto, toronja, bayas de enebro, lavanda, manzanilla romana, romero, tomillo, gaulteria, ylang ylang, mezcla estimulante, mezcla de la respiración

Puntas partidas - cedro, salvia esclarea, lavanda, romero, ylang ylang, mexcla desintoxicante

Seco - geranio, lavanda, romero, sándalo, nardo, gaulteria, mezcla de la alegría, mezcla de la respiración

Sucio - limón, lima, mezcla purificadora, mezcla tonificante

UÑAS:

Amarillentas/infectadas - eucalipto, incienso, limón, melaleuca, mirra, tomillo, mexcla desintoxicante, mezcla de la alegría, mezcla para masajess, mezcla protectora

Blandas/débiles - eucalipto, toronja, limón, lima, abeto blanco, mezcla purificadora, mezcla vigorizante

Hinchazón/coloradas o blandas - hierba limonera, melaleuca, mirra, tomillo, mexcla desintoxicante, mezcla protectora

Hongo - arborvitae, albahaca, clavo, eucalipto, geranio, orégano, hierba limonera, melaleuca, mexcla desintoxicante, mezcla vigorizante, mezcla purificadora para la piel; ver *Candida*

Pérdida (lesión) - eucalipto, incienso, mirra, mezcla de la alegría, mezcla protectora, mezcla repelente

Rasgadas/divididas - eucalipto, geranio, limón, melaleuca, mezcla limpieza para la piel, mezcla de la alegría, mezcla vigorizante

Rebordes - eucalipto, melaleuca, tomillo, mexcla desintoxicante, mezcla de la alegría

Uñas Quebradizas - ciprés, eucalipto, toronja, limón, lavanda, mejorana, orégano, manzanilla romana, romero, mezcla antiedad, mexcla desintoxicante; ver *Sistema Cardiovascular*

Uñero - albahaca, pimienta negra, cilantro, lavanda, romero, sándalo, ylang ylang, mezcla de la respiración

PIEL:

NOTA: Ver *Primeros Auxilios para Mordeduras* y *Picaduras; Alergias por Urticaria, Erupciones,* etc., para obtener sugerencias adicionales

Acné - arborvitae, bergamota, abedul, cardamomo, cedro (astringente), salvia esclarea, clavo, cilantro, ciprés, incienso, geranio, toronja, helicriso, baya de enebro, lavanda, limón, hierba limonera, melaleuca, mirra, pachulí, romero, sándalo, menta, vetiver, abeto blanco, gaulteria, milenrama, ylang ylang, mezcla antiedad, mezcla de complejo celular, mezcla purificadora, mezcla renovadora, mezcla limpieza para la piel

Aceitosa - bergamota, cedro, cilantro, incienso, geranio, toronja, jazmín, sándalo, vetiver, naranja silvestre, ylang ylang, mezcla renovadora, mezcla de la respiración, mezcla limpieza para la piel, mezcla edificante

Ampolla, debida a fricción o calor; llena de líquido - eucalipto, lavanda, mirra, mezcla para masajes

Apariencia, pobre/apagada - albahaca, cedro, abeto de Douglas, hinojo, incienso, geranio, limón, hierba limonera, lima, mirra, sándalo, naranja silvestre, mezcla antiedad, mezcla limpieza para la piel

Arrugas - arborvitae, abeto de Douglas, hinojo, geranio, toronja, incienso, helicriso, jazmín, lavanda, mirra, manzanilla romana, rosa, sándalo, abeto blanco, naranja silvestre, mezcla antiedad, mezcla renovadora

Áspera, seca, escamosa, agrietada - cedro, jazmín, lavanda, mirra, manzanilla romana, mezcla para la mujer, ungüento correctivo

Bolsas debajo los ojos - arborvitae, cedro, eneldo, incienso, geranio, helicriso, baya de enebro, lavanda, melaleuca, mirra, manzanilla romana, sándalo, naranja silvestre, mezcla antiedad, mexcla desintoxicante

Callos - arborvitae, clavo, toronja, limón, hierbabuena, ylang ylang, mezcla de complejo celular, mezcla estimulante, mezcla repelente

Callos - ciprés, abeto de Douglas, lavanda, orégano, manzanilla romana, abeto blanco, mezcla limpieza para la piel

Capilares, rotos - geranio, limón; ver *Sistema Cardiovascular*

Celulitis - geranio, bayas de enebro, mezcla de complejo celular, mezcla digestiva

Cicatrización - ciprés, geranio, incienso, helicriso, lavanda, rosa, sándalo, vetiver, mezcla antiedad

Circulación, mala - geranio, hierba limonera, mejorana, rosa

Colágeno, falta de - helicriso, hierba limonera, sándalo

Contusiones - arborvitae, ciprés, clavo, hinojo, geranio, helicriso, lavanda, orégano, manzanilla romana, abeto blanco, ylang ylang, mezcla de complejo celular, mezcla purificadora, mexcla desintoxicante, mezcla vigorizante, mezcla para masajes, mezcla tranquilizante o frotar.

Cortes/heridas - albahaca, bergamota, cardamomo, canela, eneldo, eucalipto, incienso, geranio, toronja, helicriso, baya de enebro, lavanda, hierba limonera, mejorana, melaleuca, mirra, rosa, sándalo, tomillo, vetiver, mezcla protectora

Costras - arborvitae, albahaca, abedul, cilantro, eucalipto, incienso, geranio, helicriso, baya de enebro, lavanda, limón, hierba limonera, lima, menta, mezcla antiedad, mezcla de la alegría, mezcla vigorizante

Crecimiento, pequeño, carnoso, rugoso o granulado - hinojo, toronja, tomillo, mexcla desintoxicante, mezcla de la alegría, mezcla metabólica, mezcla limpieza para la piel

Cuarteada/agrietada, seca y descamada - jazmín, lavanda, mirra, pachulí, sándalo, menta, mezcla purificadora, ungüento correctivo, mezcla renovadora.

Dañada - arborvitae, albahaca, cedro, cilantro, ciprés, incienso, geranio, helicriso, hierba limonera, limón, sándalo, naranja silvestre, mezcla antiedad, mezcla de complejo celular

Dermatitis - geranio, helicriso, pachulí, tomillo, mezcla de la alegría, mezcla limpieza para la piel

Eczema/psoriasis - arborvitae, abedul, bergamota, cedro, abeto de Douglas, geranio, helicriso, baya de enebro, lavanda, melisa, mirra, orégano, pachulí, hierbabuena, manzanilla romana, romero, menta, tomillo, gaulteria, ylang ylang, mezcla renovadora, mezcla limpieza para la piel

Enferma - abedul, cedro, geranio, lavanda, orégano, tomillo, gaulteria, mexcla desintoxicante

Envejecimiento/manchas de la edad - albahaca, cilantro, hinojo, incienso, geranio, helicriso, lavanda, limón, lima, mirra, manzanilla romana, rosa, sándalo, vetiver, mezcla antiedad, mezcla de complejo celular, mezcla para la mujer

Erupciones - incienso, lavanda, melaleuca, manzanilla romana, sándalo, vetiver, mezcla antiedad, mezcla calmante, mezcla purificadora, mexcla desintoxicante, mezcla metabólica, mezcla para la mujer; ver *Candida*

Estrías - arborvitae, abeto de Douglas, incienso, geranio, lavanda, mirra, sándalo, mezcla antiedad, mezcla para masajes, mezcla para la mujer

Faciales, venas varicosas - rosa, mezcla antiedad

Flacidez - albahaca, cilantro, incienso, geranio, toronja, helicriso, jazmín, enebro, limón, melaleuca, mirra, sándalo, mezcla de complejo celular, mezcla antiedad, mezcla vigorizante

Forúnculos/carbuncos - bergamota, incienso, helicriso, lavanda, mejorana, mirra, manzanilla romana, sándalo, mezcla antiedad, mezcla repelente

Golpes - salvia esclarea, incienso, pachulí, naranja silvestre, mexcla desintoxicante, mezcla metabólica

Hemorroides - ciprés, geranio, helicriso, mirra, pachulí, manzanilla romana, sándalo, mexcla desintoxicante, mezcla digestiva, mezcla para masajes

Heridas por radiación - arborvitae, albahaca, cedro, clavo de olor, incienso, geranio, helicriso, jazmín, lavanda, melaleuca, mirra, pachulí, romero, sándalo, tomillo, naranja silvestre, mezcla antiedad, mezcla de complejo celular

Heridas, supurantes (pus amarillo/verde) - bergamota, salvia, incienso, helicriso, melaleuca, naranja silvestre.

Hernia, incisión - albahaca, geranio, helicriso, hierba limonera, mezcla protectora

Hongos - arborvitae, cedro, clavo, incienso, lavanda, melaleuca, mirra, pachulí, manzanilla romana, tomillo, mexcla desintoxicante, mezcla limpieza para la piel; ver *Candida*

Impétigo - vetiver, geranio, lavanda, orégano, mexcla desintoxicante, mezcla para la mujer

Infección - arborvitae, casia, canela, clavo, eucalipto, incienso, bayas de enebro, melisa, orégano, pachulí, hierbabuena, rosa, sándalo, tomillo, mezcla protectora

Inflamación/enrojecimiento - cedro, geranio, jazmín, enebro, lavanda, helicriso, hierbabuena, manzanilla romana, rosa, sándalo, naranja silvestre, ylang ylang, mezcla antiedad, mezcla calmante, mezcla de complejo celular, mezcla protectora

Labios, cuarteados, agrietados, secos o descamación - cedro, jazmín, lavanda, mirra, sándalo, mezcla para la mujer, ungüento correctivo

Líneas finas o grietas - lavanda, sándalo, vetiver, mezcla antiedad, mezcla de complejo celular

Llagas - lavanda, mirra, pachulí, sándalo, menta, mezcla purificadora, mezcla protectora

Lunares - incienso, geranio, enebro, lavanda, orégano, sándalo, naranja silvestre, mezcla de complejo celular, mexcla desintoxicante, mezcla de la alegría, mezcla repelente, mezcla limpieza para la piel

Manchas blancas en la piel, en la boca - bergamota, pimienta negra, incienso, melaleuca, mirra, sándalo

Marcas en la piel - cedro, cilantro, geranio, lavanda, orégano, sándalo

Olor corporal - arborvitae, cilantro, abeto de Douglas, eucalipto, hierba limonera, pachulí, tangerina, mexcla desintoxicante, mezcla de la alegría, mezcla repelente, mezcla para la mujer

Picazón - cilantro, lavanda, melaleuca, pachulí, hierbabuena, manzanilla romana, sándalo, vetiver, mexcla desintoxicante, mezcla metabólica

Pie de atleta - arborvitae, cardamomo, clavo, lavanda, hierba limonera, melaleuca, mirra, orégano, mezcla para masajes, mezcla metabólica; ver *Candida*

Pigmentación, exceso - albahaca, cedro, lavanda, limón, sándalo, menta, ylang ylang, mezcla antiedad, mezcla estimulante, mezcla para la mujer

Pigmentación, falta de - bergamota, cedro, abeto de Douglas, sándalo, vetiver, mezcla antiedad, mezcla de complejo celular

Poros, agrandados - hierba limonera, sándalo, mezcla de complejo celular, mezcla antiedad, mezcla limpieza para la piel

Poros, bloqueados - cedro, sándalo, mezcla antiedad, mezcla de complejo celular, mezcla limpieza para la piel

Quemaduras - eucalipto, incienso, geranio, helicriso, lavanda, mejorana, mirra, manzanilla romana, mezcla antiedad; ver *Primeros Auxilios*

Quemaduras de sol - arborvitae, helicriso, lavanda, mejorana, mirra, hierbabuena, mezcla de complejo celular, mezcla para masajes

Quemaduras de sol, evitar (filtro solar) - arborvitae, helicriso

Radiación UV - clavo, cilantro, mirra, sándalo, mezcla de complejo celular

Renovación celular - arborvitae, albahaca, cedro, lavanda, incienso, helicriso, jazmín, hierba limonera, lima, melaleuca, mirra, pachulí, romero, sándalo, menta, tomillo, naranja silvestre, mezcla antiedad, mezcla de complejo celular

Rubor - naranja silvestre, mezcla purificadora, mezcla de la respiración

Sensible/delicada - arborvitae, incienso, jengibre, helicriso, jazmín, lavanda, mejorana, melaleuca, romero, naranja silvestre, mezcla de complejo celular, mezcla de la alegría, mezcla repelente, mezcla para la mujer

Talones, agrietados - mirra, vetiver, mezcla renovadora, mezcla para la mujer, ungüento correctivo

Tensa o endurecida - incienso, pachulí, mezcla de complejo celular, mezcla purificadora, mexcla desintoxicante

Tiña - cardamomo, clavo, geranio, hierba limonera, melaleuca, orégano, manzanilla romana, tomillo, mezcla estimulante, mezcla limpieza para la piel

Tono, falta de/desbalanceada - albahaca, ciprés, incienso, limón, hierba limonera, rosa, sándalo, ylang ylang, mezcla antiedad, mezcla energizante

Transpiración excesiva - ciprés, abeto de Douglas, hierba limonera, hierbabuena, mexcla desintoxicante

Transpiración, falta de - arborvitae, albahaca, pimienta negra, ciprés, jengibre, melaleuca, naranja silvestre, mexcla desintoxicante

Trastornos de la piel - arborvitae, pimienta negra, cilantro, incienso, geranio, helicriso, orégano, romero, tangerina, naranja silvestre, mezcla antiedad

Úlcera varicosa - cedro, cilantro, incienso, geranio, mezcla de complejo celular, mezcla para masajes

Úlceras (abierta, roja, bordes sensibles) - cedro, cilantro, incienso, geranio, helicriso, lavanda, hierba limonera, melaleuca, mirra, naranja silvestre, mezcla antiedad

Venas varicosas - bergamota, cardamomo, ciprés, geranio, helicriso, limón, hierba limonera, romero, mezcla de complejo celular, mezcla digestiva, mezcla para masajes

Verrugas - arborvitae, cedro, canela, clavo, incienso, limón, hierba limonera, lima, melisa, orégano, tomillo, mezcla de complejo celular, mezcla para masajes, mezcla renovadora

Vitiligo - bergamota, sándalo, vetiver, mezcla antiedad, mezcla de complejo celular, mexcla desintoxicante, mezcla para la mujer

Remedios

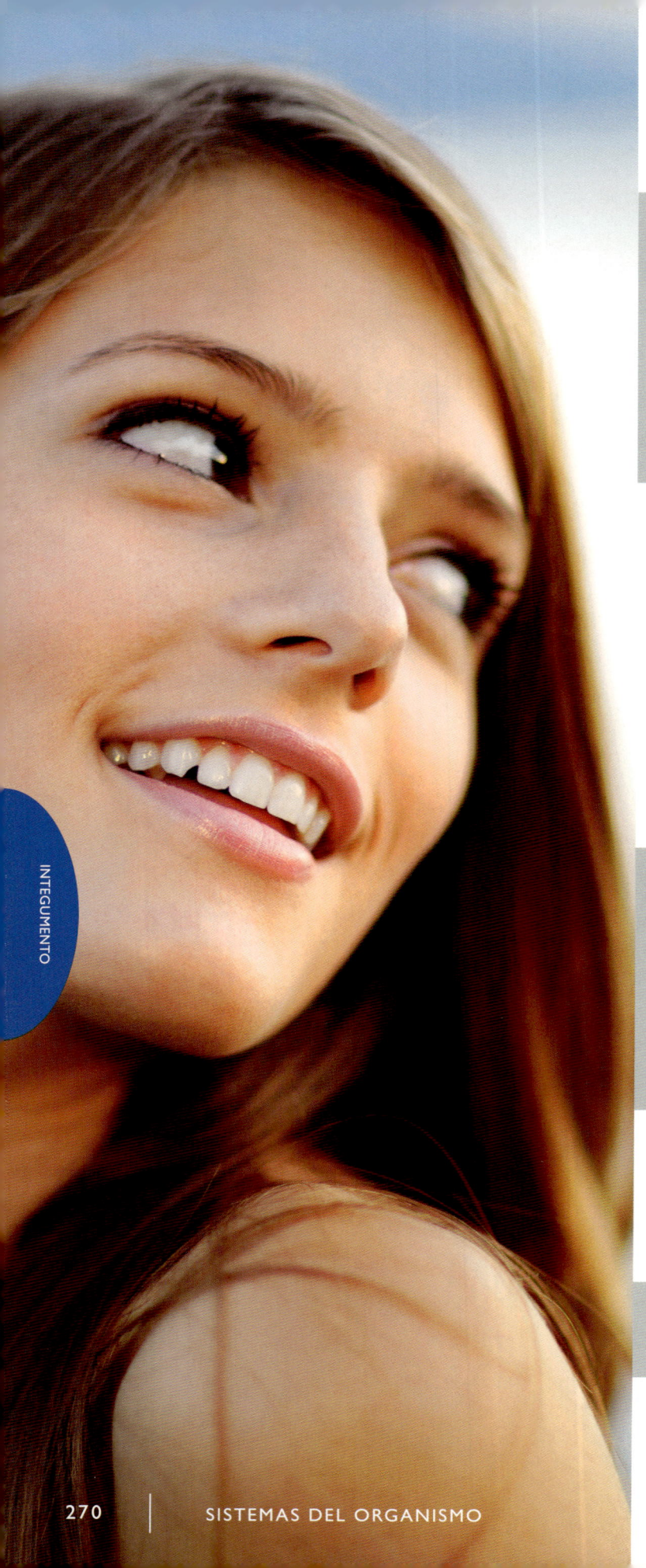

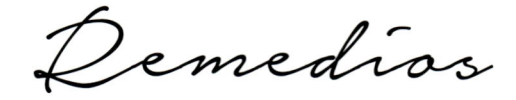

PIEL:

MEZCLA PARA DERMATITIS Y ECZEMA
10 gotas de incienso,
10 gotas de lavanda,
10 gotas de melaleuca,
10 gotas de helicriso,
3 gotas de hierba limonera,
4 gotas de baya de enebro,
5 gotas de geranio,
45 gotas de aceite de coco fraccionado.
Añadir los ingredientes en una botella de con rociador y aplicar según sea necesario.

EXFOLIANTE DE TORONJA
- para estimular la circulación y tonificar la piel (no utilizar este exfoliante sobre piel sensible o inflamada)
30 ml de aceite de coco fraccionado,
3 onzas de sal marina fina,
10 gotas de aceite esencial de toronja
- Verter el aceite portador en un recipiente de vidrio para mezclar, añadir el aceite de toronja, mezclar ligeramente; luego añadir la sal marina en etapas, revolviendo hasta que se forme una pasta espesa. Añadir más aceite portador si se desea una consistencia más liviana.
- Una vez preparada, la mezcla se mantiene durante seis meses; colocarla en un recipiente oscuro para preservar las cualidades del aceite de toronja. Tomar nota de la fecha en que se realizó.
- Aplicación: masajear el exfoliante con movimientos circulares directamente sobre la piel. Enjuagar con agua tibia.

TONIFICACIÓN DE LA PIEL Y TEXTURA SALUDABLE
Añadir en el siguiente orden:
10 gotas de helicriso,
6 gotas de lavanda,
8 gotas gotas de hierba limonera,
4 gotas de pachulí,
5 gotas de mirra.
Agregar a una botella con bolilla, cubrir con 1 onza de aceite portador; agitar suavemente para mezclar antes de cada uso. Aplicar en las zonas deseadas de la piel de tres a cuatro veces al día.

REMEDIO PARA QUEMADURAS SOLARES
25 gotas de lavanda,
25 gotas de helicriso,
25 gotas de hierbabuena.
Añadir a una botella de 10 ml con rociador o bolilla; completar con aceite portador y aplicar suavemente en las quemaduras solares.

VERRUGAS
Usar 1 gota o menos de aceite de orégano (dependiendo del tamaño del área) dos veces al día durante dos semanas.

CUIDADO DE HERIDAS
- curar y prevenir infección.
Aplicar 1 gota de melaleuca en la zona afectada para limpiar la herida; aplicar ungüento correctivo.

SISTEMAS DEL ORGANISMO — INTEGUMENTO

UÑAS:

MEZCLA ANTIFÚNGICA PARA UÑAS.
5 gotas de melaleuca,
1 gota de canela,
2 gotas de lavanda,
½ onza de aceite portador.
Mezclar y aplicar alrededor y debajo de las uñas afectadas dos a tres veces al día hasta que desaparezcan los síntomas. Evitar el contacto con los ojos.

UÑERO : Aplicar 1 gota de arborvitae al área afectada, masajear.

CRECIMIENTO DE LAS UÑAS: mezclar 1 gota de aceite esencial de toronja con 10 ml de aceite portador. Masajear la mezcla en el lecho ungueal, con movimientos ascendentes hacia la punta de la uña

BAÑO PARA UÑAS Y CURA PARA CUTÍCULAS - para estimular la circulación y promover el brillo saludable;
4 gotas de lavanda,
2 gotas de hoja de laurel,
3 gotas de sándalo,
½ onza de aceite portador.
Remojar en la fórmula durante diez minutos, limar, hidratar.

TRATAMIENTO PARA EL FORTALECIMIENTO DE UÑAS
2 gotas de limón,
2 gotas de incienso,
2 gotas de mirra,
2 gotas de aceite portador fraccionado.
Combinar en un tazón de vidrio. Sumergir las uñas en la mezcla; masajear. Utilizar dos veces por semana.

NUTRIR LAS UÑAS
15 gotas de lavanda,
10 gotas de limón,
4 gotas de aceite de mirra,
2 cucharadas de aceite de coco fraccionado o de aceite portador a elección.
Mezclar en botella de vidrio de 2 onzas con una tapa con gotero; llenar el resto de la botella con aceite portador. Agitar enérgicamente durante dos minutos. Calentar a la temperatura corporal. Dejar reposar 24 horas. Aplicar 1 gota de mezcla por uña; masajear cada uña durante un minuto. Continuar con una crema hidratante

REPARACIÓN DE UÑAS SEPARADAS O DAÑADAS.
4 gotas de sándalo,
2 gotas de mezcla mensual de las mujeres,
1 frasco de gotas de naranja silvestre,
1 cucharada de aceite portador.
Remojar la uña en la fórmula cada noche; masajear a fondo para favorecer la absorción; limpiar el exceso con un pañuelo; continuar con crema hidratante. Añadir 1 gota de aceite de mirra a la fórmula tres veces por semana.

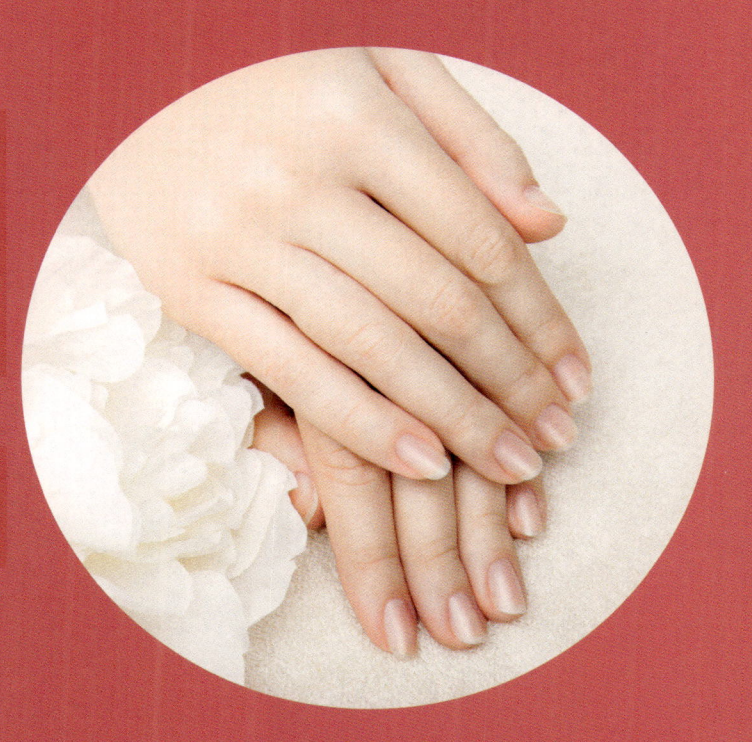

CABELLO:

RESOLVER GRASITUD DEL CABELLO: El aceite de toronja libera al cuero cabelludo de impurezas y de residuos de productos cosméticos sin resecar el pelo. También promueve el crecimiento del cabello y ayuda a rejuvenecer el cabello.
1 cucharadita de champú natural,
1 gota de aceite esencial de toronja.
Combinar el champú y el aceite de toronja; masajear suavemente el cuero cabelludo con las yemas de los dedos. Enjuagar.

CRECIMIENTO DEL CABELLO: Añadir 2 gotas de aceite esencial de toronja a 8 ml (un poco menos de una cucharada) de jojoba y revolver la mezcla. Masajear el líquido en el cuero cabelludo, con un movimiento circular con los dedos. Dejar actuar durante treinta minutos y luego lavar el cabello con un champú suave.

OPCIONES PARA REMEDIAR LA PÉRDIDA DEL CABELLO: Utilizar 5 gotas de aceite de cedro, ciprés, lavanda, romero ; añadir a 2 onzas de un champú natural y utilizar al lavarse la cabeza. Mezclar con 2 gotas de los aceites mencionados anteriormente con 2 cucharadas de aceite de coco fraccionado. Masajear el cuero cabelludo, cubrir con un gorro de ducha y dejar que repose durante unas horas o toda la noche; utilizar champú y acondicionador.

Mezcla más intensa: Combinar 8 gotas de aceites de romero + 10 gotas de lavanda + 10 gotas de sándalo + 10 gotas de cedro +10 gotas de melaleuca con 3 onzas de champú natural; utilizar los aceites en el cuero cabelludo varias veces a la semana y dejar reposar durante veinte minutos antes de utilizar champú.

INTIMIDAD

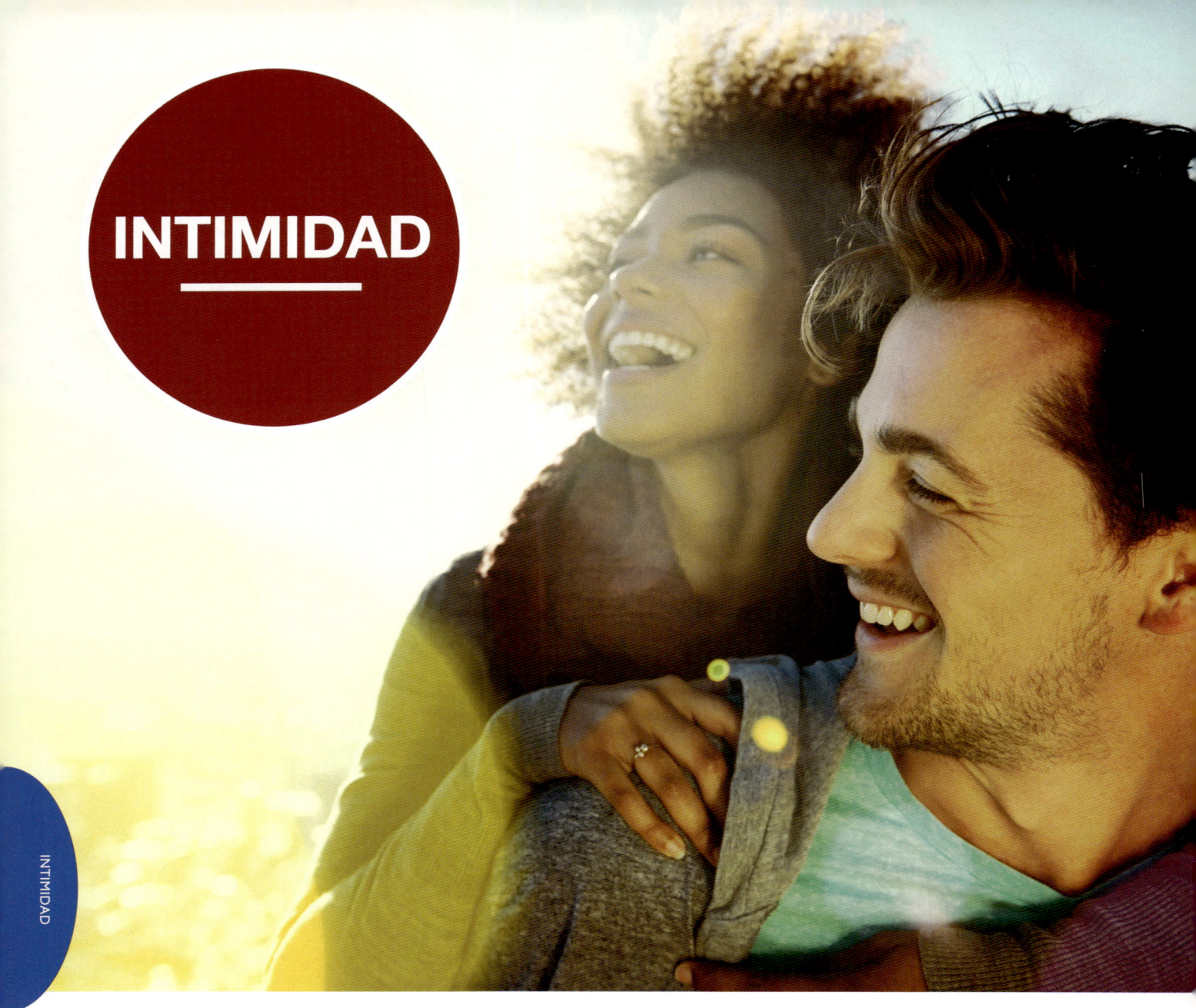

TODOS LOS SERES HUMANOS tienen una necesidad básica de amar y sentirse amados; las relaciones íntimas que incluyen un componente sexual ayudan a satisfacer esta necesidad. Si una pareja desea mejorar su intimidad emocional, pueden asistir a seminarios, leer libros o ir a terapia de pareja para obtener algunas ideas. Debido a las experiencias pasadas y las preocupaciones de salud actuales, la intimidad física puede tener retos inherentes que incluyen bajo deseo sexual, cansancio o fatiga, dolores y molestias, enfermedades crónicas, hemorroides, infecciones por hongos, endometriosis, sequedad vaginal, impotencia, falta de óxido nítrico, producción de oxitocina, entre otros.

A veces, las personas pueden estar interesadas en un afrodisíaco, que es una sustancia que potencia o estimula la pasión y la excitación sexual. Un afrodisíaco también puede ayudar a reducir las condiciones físicas, psicológicas o emocionales que interfieren con la pasión y la excitación sexual. Ciertos aceites esenciales desde hace mucho tiempo han sido elogiados por sus cualidades afrodisíacas. Una de las razones por las que son tan eficaces es que su composición química natural funciona de forma rápida en los sistemas circulatorio, endocrino y reproductivo cuando se aplican en la piel (generalmente diluidos). Además, los aceites esenciales son un afrodisíaco efectivo porque sus cualidades aromáticas afectan el estado de ánimo, el pensamiento y los sentimientos a través del olfato; una vez que se inhalan, las moléculas de olor registran una respuesta en la parte límbica del cerebro, que también es responsable de la conducta sexual y la memoria y puede influir en la respuesta sexual del cuerpo.

Los aceites esenciales pueden producir los efectos deseados en uno mismo y/o en su pareja. Los aceites esenciales más afrodisíacos funcionan elevando la temperatura del cuerpo a través de sus aromas cálidos y ricos. Una vez que el cuerpo ha alcanzado una temperatura ideal, las propiedades sensoriales y eufóricas de los aceites esenciales son más eficaces.

Los aceites esenciales también pueden ayudar a equilibrar las hormonas, reducir la fatiga y el cansancio, ayudar a mantener la salud física del cuerpo y promover el bienestar emocional, que a su vez promueve la intimidad emocional y física. Además, ciertas aplicaciones de los aceites esenciales pueden ayudar a las personas a relajarse y "ponerse a tono."

PRINCIPALES SOLUCIONES

ACEITES INDIVIDUALES

Jazmín - mejora el humor y la libido, eufórico (pág. 104)
Ylang Ylang - refuerza una líbido y una función endocrina sanas (pág. 137)
Pachulí - mejora la circulación, aumenta la temperatura corporal, mejora el estado de ánimo (pág. 124)
Salvia esclarea - refuerza el sistema endocrino, aumenta la libido (pág. 129)
Bergamota - equilibra las hormonas, aumenta la libido (pág. 81)

Por Propiedades Relacionadas

Para obtener definiciones de las propiedades que figuran a continuación y más opciones de aceites, consulte el Glosario de Propiedades de Aceites (pág. 433) y Propiedades del Aceite (pág. 434).

Anafrodisiaco - arborvitae, mejorana (evitar si está interesado en aumentar la libido)
Antidepresivo - bergamota, canela, cilantro, eneldo, incienso, geranio, toronja, jazmín, lavanda, limón, hierba limonera, pachulí, ravensara, sándalo, naranja silvestre, ylang ylang
Afrodisíaco - pimienta negra, cardamomo, canela, salvia esclarea, clavo, cilantro, jazmín, enebro, pachulí, hierbabuena, ravensara, rosa, romero, sándalo, menta, tomillo, vetiver, naranja silvestre, ylang ylang
Calmante - albahaca, bergamota, pimienta negra, canela, salvia esclarea, cilantro, incienso, geranio, jazmín, enebro, lavanda, orégano, pachulí, sándalo, tangerina, vetiver, milenrama
Energizante - albahaca, ciprés, clavo, toronja, hierba limonera, romero, abeto blanco, naranja silvestre
Estabilizadora - albahaca, cedro, salvia, ciprés, melaleuca, vetiver, ylang ylang
Vigorizante - toronja, limón, hierbabuena, menta, naranja silvestre, gaulteria
Relajante - albahaca, canela, cedro, salvia esclarea, ciprés, hinojo, geranio, lavanda, mejorana, mirra, ravensara, manzanilla romana, abeto blanco, ylang ylang
Rubefaciente - bergamota, abedul, bayas de enebro, lavanda, limón, romero, vetiver, abeto blanco
Sedante - bergamota, cedro, cilantro, incienso, geranio, enebro, lavanda, mejorana, melisa, manzanilla romana, rosa, sándalo, nardo, vetiver, ylang ylang
Estimulante - albahaca, bergamota, abedul, pimienta negra, canela, clavo, ciprés, eneldo, eucalipto, hinojo, jengibre, toronja, bayas de enebro, limón, mirra, pachulí, romero, menta, vetiver, abeto blanco, ylang ylang
Edificante - bergamota, cedro, salvia esclarea, ciprés, limón, lima, toronjil, sándalo, naranja silvestre
Vasodilatador - hierba limonera, mejorana, romero, tomillo
Calentamiento - abedul, casia, canela, salvia esclarea, jengibre, gaulteria

MEZCLAS

Mezcla para la mujer - refuerza la libido saludable (pág. 157)
Mezcla inspiradora - promueve la pasión, la excitación y la alegría (pág. 150)
Mezcla de la alegría - eleva el estado de ánimo, energiza (pág. 140)
Mezcla para masajes - refuerza la circulación, alivia la tensión (pág. 152)

SUPLEMENTOS

Complejo de vitalidad celular, cápsulas de mexcla desintoxicante, complejo de desintoxicación, **complejo de energía y resistencia (pág. 175),** Complejo celular de aceites esenciales, aceite esencial de complejo omega, cápsulas limpiadora GI, **complejo de polifenol (pág. 180),** suplemento nutricional de alimentos no procesados

---

CONSEJOS DE USO: Para obtener los mejores resultados reforzando la intimidad óptima

- **Aromático:** Prepara el ambiente vaporizando aceites a elección que sean calmantes, cálidos y excitantes para ambas partes.
- **Tópico:** Disfruta utilizando aceites específicos para obtener los resultados deseados. Cuando se usen en zonas sensibles asegúrate de utilizar un aceite portador.

INTIMIDAD

Remedios

ACTIVA SU AFRODITA
4 gotas de Ylang Ylang,
2 gotas de salvia esclarea,
2 gotas de geranio,
2 gotas de pachulí,
2 gotas de sándalo,
1 gota de bergamota.
Combinar y almacenar en una botella de vidrio. Aplicar a los puntos de presión, o vaporizar.

AROMATIZADOR ESTIMULANTE AFRODISÍACO:
Combinar 12 gotas de aceite de sándalo, 5 gotas de Ylang Ylang, 1 gota de canela, 1 gota de aceite de jazmín. Aplicar sobre la parte posterior del cuello y detrás de las orejas. Diluir con un aceite portador si se desea o es necesario para pieles sensibles.

CALENTADOR DE CUERPO
2 gotas de rosa o geranio,
3 gotas de sándalo,
2 gotas de Ylang Ylang,
3 gotas de salvia.
En una botella de vidrio de 2 onzas combinar los aceites, mezclar, completar con aceite portador. Utilizar como aceite de masaje para calentar la temperatura del cuerpo y generar excitación.

MEZCLA PARA CUMPLIR SUEÑOS:
Combinar 25 gotas de incienso, 20 gotas de bergamota, y 15 gotas de aceite de manzanilla romana en una botella de 10 ml con bolilla; completar con aceite portador. Aplicar tópicamente.

MEZCLA PARA MASAJESS PARA EXTENDER EL ÉXTASIS
Combinar 2 gotas de aceite de geranio con 1 gota canela, jengibre, hierba limonera y aceite de hierbabuena en una botella de vidrio de 2 onzas con un orificio reductor; completar con aceite de coco fraccionado. La mezcla ayuda a alcanzar y prolongar el clímax. Usar 10-15 gotas a la vez y masajear suavemente sobre los genitales.

BESOS Y MAQUILLAJE:
Combinar 6 gotas de clavo, 2 gotas de aceite de limón, y 2 gotas de incienso. Utilizar la mezcla para "vaporizar" una discusión o calmar a una pareja. Vaporizar o aplicar tópicamente con un aceite portador.

VAMOS A HACERLO - fórmula para hombres.
6 gotas de sándalo,
4 gotas de Ylang Ylang,
2 gotas de salvia esclarea,
2 gotas de naranja silvestre.
Combinar y aplicar en puntos de presión, o vaporizar.

CAMBIO DE HUMOR:
Combinar 1 gota de canela, pachulí, romero, sándalo, abeto blanco y ylang ylang. Vaporizar para preparar el ambiente.

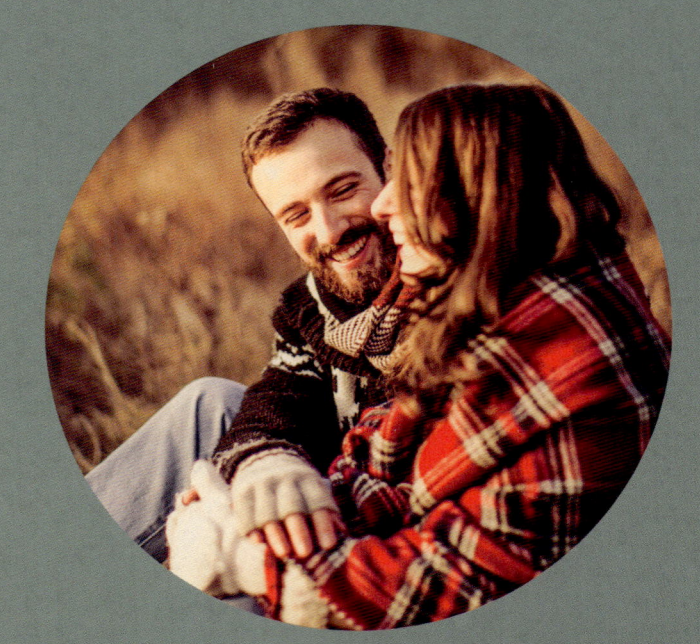

Condiciones

Agotamiento o fatiga - arborvitae, bergamota, canela, ciprés, toronja, hierbabuena, naranja silvestre, mezcla de complejo celular, mexcla desintoxicante, mezcla alentadora, mezcla inspiradora; ver *Energía y Vitalidad*

Calentamiento, localizado - bergamota, abedul, casia, canela, salvia esclarea, enebro, lavanda, limón, romero, vetiver, abeto blanco, gaulteria; ver *Sistema Cardiovascular*.

Depresión - bergamota, rosa, naranja silvestre, ylang ylang, mezcla alentadora, mezcla de la alegría, mezcla para la mujer; ver *Estado de ánimo y Comportamiento*

Deseo sexual, excesivo - arborvitae, mejorana

Deseo sexual, bajo (libido baja) - pimienta negra, cardamomo, casia, canela, salvia esclarea, clavo, cilantro, geranio, jengibre, jazmín, enebro, pachulí, hierbabuena, ravensara, manzanilla romana, rosa, romero, sándalo, menta, tomillo, vetiver, naranja silvestre, ylang ylang, mezcla afirmante, mezcla inspiradora, mezcla afirmante, mezcla renovadora, mezcla edificante, mezcla de la mujer; ver *Salud del Hombres y Salud de la Mujer*

Dolor de cabeza - canela, incienso, geranio, lavanda, hierbabuena, rosa, gaulteria, mezcla para la tensión; ver *Dolor e Inflamación*

Endometriosis - albahaca, salvia esclarea, incienso, jengibre, limón, romero, sándalo, tomillo, ylang ylang, mezcla metabólica; ver *Salud de la Mujer*

Falta de confianza - bergamota, cedro, jazmín, limón, melisa, rosa, mezcla estabilizadora, mezcla vigorizante; ver *Estado de ánimo y Comportamiento*

Falta de óxido nítrico - canela, técnica de Toque de Aceite

Impotencia - canela, salvia esclarea, ciprés, geranio, jengibre, rosa, sándalo, ylang ylang, mezcla purificadora, mezcla afirmante, mezcla inspiradora, mezcla para masajes, mezcla de la mujer; ver *Salud de Hombres*

Infección por levaduras - albahaca, salvia esclarea, cilantro, incienso, limón, melaleuca; ver *Candida*

Frigidez - canela, rosa, ylang ylang, mezcla inspiradora, mezcla afirmante; ver *Estado de ánimo y Comportamiento*

Hemorroides - ciprés, helicriso, mirra, manzanilla romana, sándalo, mexcla desintoxicante, mezcla digestiva; ver *Sistema Cardiovascular*

Problemas emocionales, sexualidad femenina - salvia esclarea, jazmín, manzanilla romana, rosa, ylang ylang, mezcla alentadora, mezcla de la mujer; ver *Estado de ánimo y Comportamiento*

Producción de oxitocina - salvia esclarea, hinojo, geranio, mirra, ylang ylang

Tensión - geranio, jengibre, jazmín, lavanda, hierba limonera, hierbabuena, rosa, naranja silvestre, gaulteria, ylang ylang, mezcla calmante, mezcla para la tensión; ver *Sistema Muscular*

Sequedad vaginal - salvia esclarea, mezcla estabilizadora

LÍMBICO

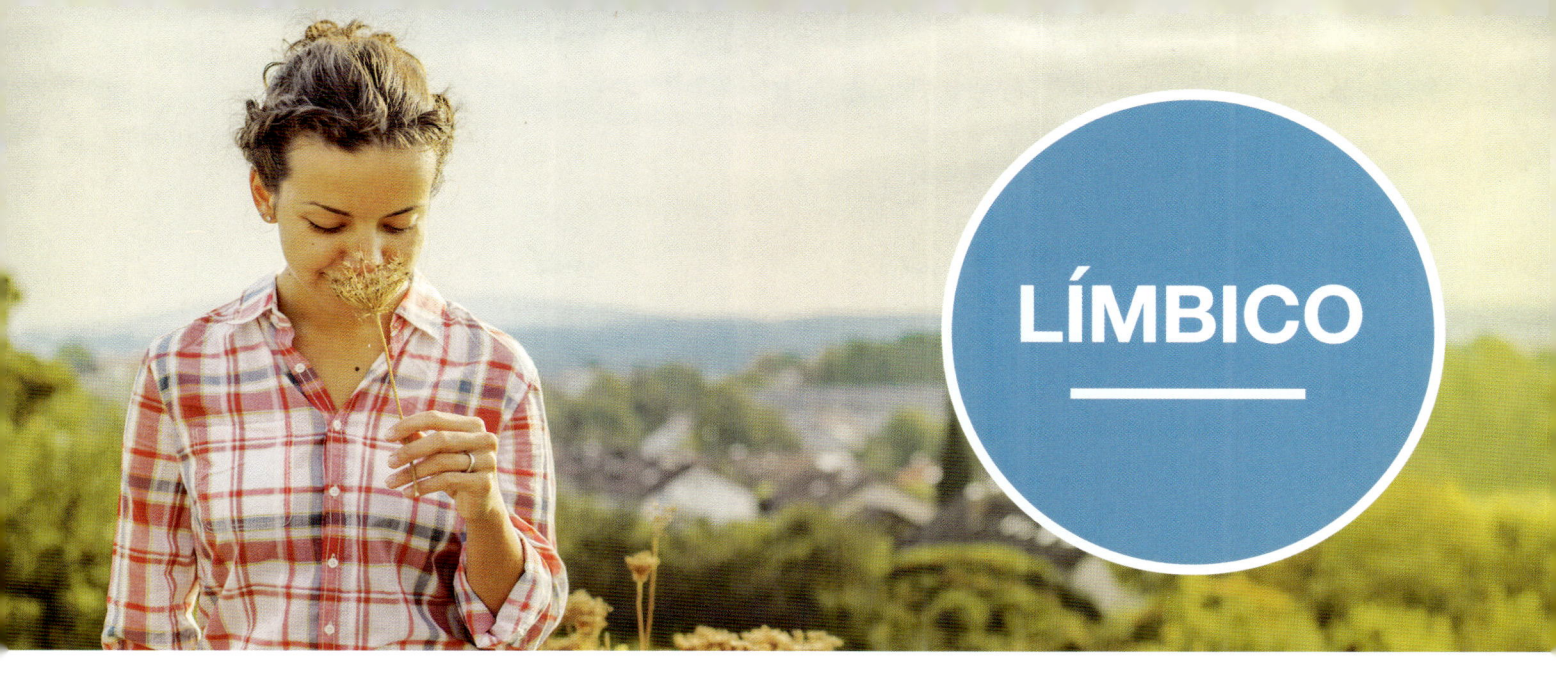

SITUADO en el centro de los dos hemisferios del cerebro, justo debajo del cerebro, el sistema límbico incluye la amígdala, el hipocampo, el hipotálamo, la corteza olfativa y el tálamo. El sistema límbico es una parte muy activa del cerebro, responsable de regular nuestras vidas emocionales y las funciones mentales superiores tales como el aprendizaje, la motivación, la formulación y el almacenamiento de recuerdos, el control de la adrenalina y la respuesta autonómica, además de la regulación de hormonas y la respuesta sexual, la percepción sensorial (óptica y olfativa) y la función motora.

Puesto que el sistema límbico está involucrado en muchas de las actividades del organismo, y debido a que funciona tan estrechamente con varios otros sistemas, las partes anatómicas exactas del sistema límbico son objeto de controversia. Es la razón por la que hay placer en actividades tales como comer y la intimidad sexual, y por qué el estrés se manifiesta en el cuerpo físico y afecta directamente a la salud.

El sistema límbico es el responsable directo de los procesos de comunicación intercelular que afectan cómo un individuo responde a las situaciones y a cualquier estímulo sensorial, y forma y almacena recuerdos acerca de esas situaciones y las emociones resultantes. El sistema límbico trabaja en estrecha colaboración con el sistema endocrino para ayudar en la regulación hormonal. Se asocia con el sistema nervioso autónomo, la parte del organismo responsable de la respuesta de "lucha o huida", que ayuda al cuerpo a recuperarse durante los períodos de descanso, que regula la frecuencia cardiaca y la temperatura corporal, y que controla las funciones gastrointestinales. También trabaja con el núcleo accumbens, el centro de placer del cerebro que está involucrado en la excitación sexual y la respuesta eufórica a drogas recreativas.

En lo profundo del núcleo del sistema límbico se encuentra la amígdala, que participa en muchas de las actividades límbicas mencionadas anteriormente. Además, es la "torre de vigilancia," que evalúa situaciones para ayudar al cerebro a reconocer amenazas potenciales y prepararse para las reacciones de lucha o huida. Una de las formas en que desempeña sus funciones es a través del sentido del olfato. Los aromas, a través del sistema olfativo, tienen una ruta rápida sin filtros hacia la amígdala, donde se almacenan las emociones y los recuerdos. ¿Por qué? Porque el sentido del olfato es necesario para la supervivencia.

El sentido del olfato es uno de los sentidos más complejos y exigentes, y es diez mil veces más potente que el sentido del gusto. Los aromas tienen un efecto directo y profundo en los niveles más profundos de los sistemas del cuerpo, las emociones y la psique. Curiosamente sólo tenemos tres tipos de receptores para la vista, pero la sorprendente cantidad de cien tipos distintos de receptores olfativos. Podemos distinguir un número infinito de olores incluso en concentraciones muy bajas. Es el ÚNICO sentido ligado directamente al cerebro límbico. La respuesta es instantánea y también lo son los efectos en las respuestas mentales y emocionales del cerebro y la química de nuestro organismo.

En ello radica la fuerza y belleza de la utilización de aceites esenciales para la salud límbica. Sus aromas están entre cien a diez mil veces más concentrados y más potentes que en la forma sólida de una planta. Debido a su capacidad única para evitar la barrera hematoencefálica y sus compuestos aromáticos concentrados, los aceites esenciales puros pueden proporcionar importantes beneficios a las personas que deseen mejorar la función del sistema límbico.

Cuando se inhalan, los aceites esenciales entran en el sistema olfativo y afectan directamente a la amígdala y por lo tanto, impactan el estado de ánimo y la respuesta emocional; por lo que pueden ser beneficiosos para reprogramar la importancia que los individuos tienen unida a experiencias pasadas, y pueden iniciar respuestas rápidas, tanto física como emocionalmente en el cerebro y el resto del organismo. La inhalación de aceites esenciales con la exposición aromática resultante es el método más eficaz de impactar el cerebro.

Es importante saber que muchos de los síntomas físicos y al parecer sin relación aparente están asociados con un desequilibrio del sistema límbico, porque las actividades de este último están profundamente integradas con otros sistemas del organismo. Para cualquier otra condición que no aparezca en esta sección, consulta el sistema del organismo correspondiente en el que el síntoma tiende a ocurrir. Por ejemplo, fatiga crónica - ver *Energía y Vitalidad*; ansiedad, depresión o irritabilidad - ver *Estado de Ánimo y Comportamiento*.

Las secciones específicas de este libro son complementarias con el tema de salud límbica. Ver *Adicciones, Trastornos Alimenticios y Estado de Ánimo y Comportamiento,* a continuación de esta sección y *Uso Emocional más* adelante en el libro.

PRINCIPALES SOLUCIONES

ACEITES INDIVIDUALES

Melissa - reduce la depresión y refuerza la recuperación de un trauma (pág. 116)
Baya de enebro - ayuda a liberar temores, traumas y pesadillas (pág. 79)
Incienso - equilibra la actividad cerebral; refuerza una sensación de protección, seguridad y libera los recuerdos traumáticos (pág. 102)
Pachulí - sedativo, centra, estabiliza; refuerza el sistema nervioso central (pág. 124)

Por Propiedades Relacionadas

Para obtener definiciones de las propiedades que figuran a continuación y más opciones de aceites, consulte el Glosario de Propiedades de Aceites (pág. 433) y Propiedades del Aceite (pág. 434).

Antidepresivo - incienso, lavanda, melisa, vetiver.
Estabilizadora - cedro, salvia esclarea, ciprés, vetiver, ylang ylang.
Calmante - incienso, melisa, pachulí, sándalo, vetiver.
Relajante - cedro, salvia esclarea, ciprés, lavanda, mirra, ravensara, manzanilla romana, abeto blanco, ylang ylang.
Sedante - bergamota, cedro, salvia esclarea, incienso, lavanda, melisa, pachulí, rosa, sándalo, vetiver, ylang ylang

MEZCLAS

Mezcla calmante - calma la sensación de miedo, ira, celos y rabia (pág. 165)
Mezcla edificante - brinda sentimientos de alegría, optimismo y positividad (pág. 148)
Mezcla alentadora - estimula la confianza en sí mismo, el valor y la confianza (pág. 141)
Mezcla de la alegría - estabiliza el estado de ánimo y promueve el valor y la alegría (pág. 140)
Mezcla estabilizadora - tranquiliza la mente hiperactiva; promueve el sentido de conectividad (pág. 149)

Afecciones Relacionadas: Síndrome de Hipersensibilidad Eléctrica, Disfunción Cerebral Focal (lesión cerebral), Síndrome de la Guerra del Golfo, Alucinaciones, Hipersexualidad (deseo sexual excesivo), Trastorno Obsesivo Compulsivo, Trastorno de Estrés Postraumático (TEPT).

Ejemplos de otras enfermedades que están asociadas al desequilibrio límbico:
Síndrome de Fatiga Crónica - ver *Energía y Vitalidad*.
Fibromialgia - ver *Sistema Muscular*
Sensibilidad Alimentaria - ver *Alergias*
Dolor crónico - ver *Dolor e Inflamación*

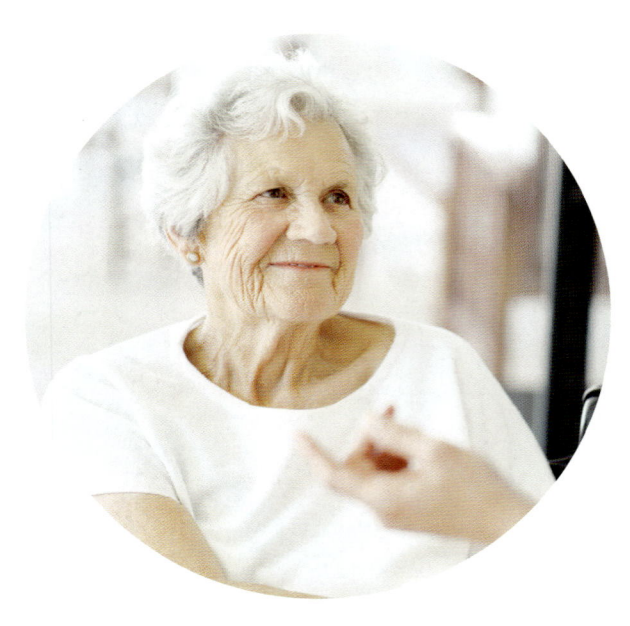

Condiciones

Alucinaciones - cedro, cilantro (pequeñas cantidades), clavo, incienso, bayas de enebro, melisa, mirra, sándalo, tomillo, vetiver, mezcla de complejo celular, mezcla para concentración, mezcla estabilizadora
Delirios (creencias falsas) - salvia esclarea, incienso, bayas de enebro, helicriso, pachulí, vetiver, mezcla alentadora, mezcla estabilizadora, mezcla inspiradora, mezcla de la alegría, mezcla calmante
Enfermedades psiquiátricas (no es un sustituto de la atención médica) - jazmín, melisa, pachulí, sándalo, mezcla calmante, mezcla para concentración, mezcla estabilizadora, mezcla de la alegría
Exceso de deseo sexual - arborvitae, mejorana
Pesadillas - canela, salvia esclarea, ciprés, eneldo, eucalipto, geranio, toronja, bayas de enebro, lavanda, melisa, manzanilla romana, abeto blanco, naranja silvestre, vetiver, ylang ylang, mezcla calmante, mezcla estabilizadora, mezcla de la alegría; ver *Sueño*
Pensamientos/comportamientos obsesivos/compulsivos - bergamota, pimienta negra, ciprés, incienso, geranio, lavanda, pachulí, sándalo, vetiver, ylang ylang, mezcla calmante, mezcla para concentración, mezcla estabilizadora, mezcla de la alegría, mezcla renovadora
Reacciones desmedidas - cedro, salvia esclarea, melisa, manzanilla romana, sándalo, vetiver, gaulteria, mezcla estabilizadora, mezcla protectora, mezcla repelente
Sensibilidad ambiental (además de la eliminación de factores de estrés) - hierba limonera, ylang ylang, mezcla calmante, mezcla de complejo celular, mezcla estabilizadora
TEP/estrés, traumático (pasado, presente) - cedro, incienso, helicriso, jazmín, lavanda, melisa, pachulí, manzanilla romana, sándalo, vetiver, naranja silvestre, ylang ylang, mezcla calmante, mezcla alentadora, mezcla estabilizadora, mezcla vigorizante, mezcla de la alegría, mezcla renovadora, mezcla calmante; ver *estrés*
Trastorno bipolar - bergamota, cedro, incienso, lavanda, melisa, vetiver, mezcla calmante, mezcla estabilizadora, mezcla vigorizante, mezcla de la alegría; ver *Estado de Ánimo y Comportamiento*

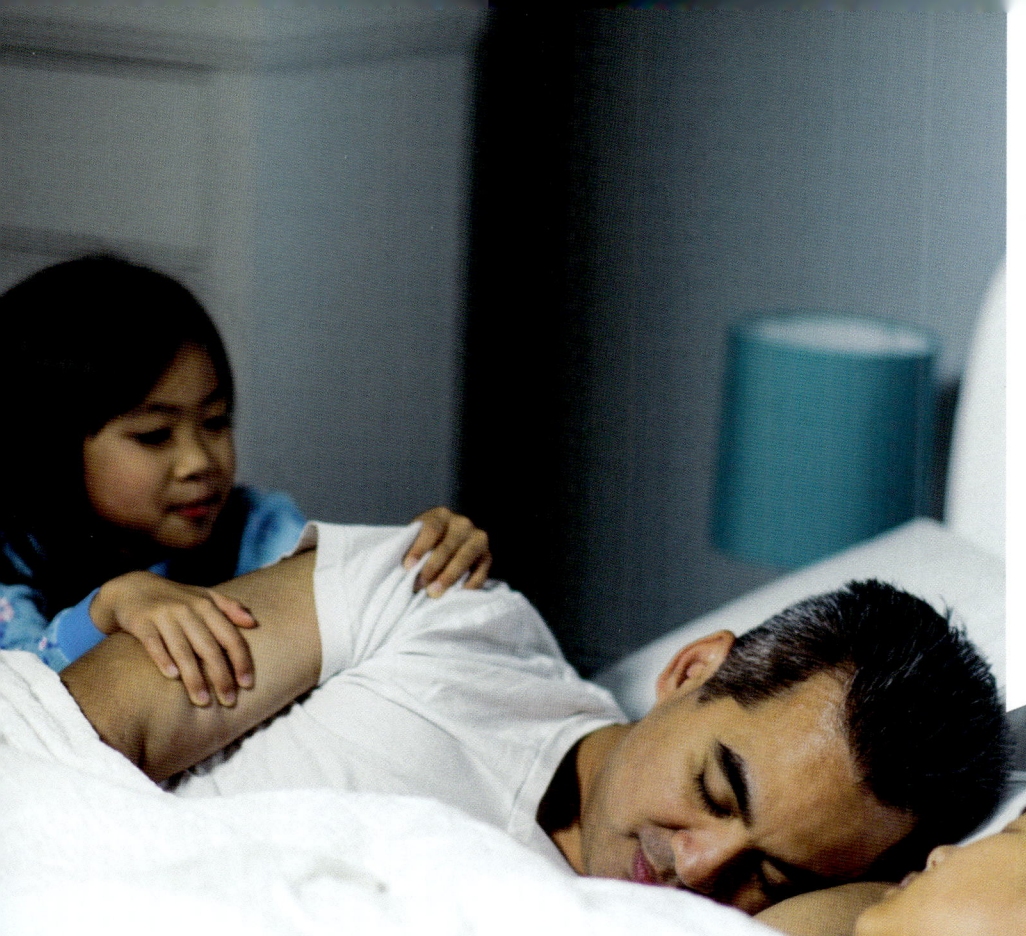

CONSEJOS DE USO: La mejor manera de afectar el sistema límbico con aceites esenciales es inhalarlos, dando a los aceites el acceso más directo a través del bulbo olfatorio.
- **Aromático:** Vaporizar aceites a elección, inhalar de la botella, aplicar unas gotas a la ropa o cualquier otro método que refuerce la inhalación en los aceites para que ingresen en el cerebro a través de la nariz.
- **Tópico:** Aplicar los aceites tan cerca como sea posible del cerebro, en la frente, debajo de la nariz, en la parte posterior del cuello (especialmente en los triángulos suboccipitales), en el paladar (colocar el aceite en la yema del pulgar, colocar el pulgar sobre el paladar y chupar). La aplicación de aceites en el pecho permite la inhalación de vapores.

Remedios

MEZCLAS BIPOLARES: El mejor uso es el aromático (inhalar, vaporizar); por vía tópica en la parte posterior del cuello, en las muñecas.
- Receta n.º 1: 3 gotas de bergamota y 2 gotas de salvia esclarea
- Receta n.º 2: 1 gota de aceite de lavanda, 1 gota de ylang ylang y 3 gotas de toronja
- Receta n.º 3: 2 gotas de incienso, 1 gota de limón y 2 gotas de jazmín

MEZCLA PARA ESTRÉS POSTRAUMÁTICO: Combinar 2 gotas de cedro, incienso, sándalo, lavanda, vetiver con una pequeña cantidad de aceite portador y aplicar en la parte posterior del cuello, la frente, y en la planta de los pies.

LIBERACIÓN DE OBSESIONES Y COMPULSIONES: En una botella con bolilla de 5 ml, colocar 20 pachulí + 30 mezcla estabilizadora (o de otros aceites según se desee) y aplicar detrás de las orejas, en las muñecas, en las plantas de los pies dos o tres veces al día. Si el aroma es acogedor, colocar 2-3 gotas de cada aceite individual en las palmas de las manos, ahuecarlas sobre la nariz e inhalar profundamente.

ADIÓS PESADILLAS
- Diluir 1 gota de bayas de enebro con 1 cucharadita de aceite de coco fraccionado para los niños. Aplicar en la parte posterior del cuello, la frente, detrás de las orejas y en las plantas de los pies
- Vaporizar baya de enebro en el dormitorio antes de acostarse.

LUCIDEZ
3 gotas de incienso,
3 gotas de ylang ylang,
2 gotas de cedro,
2 gotas de melisa,
5 gotas de naranja silvestre.
Combinar los aceites en un frasco de 10 ml con bolilla y llenar el resto de la botella con aceite de coco fraccionado. Colocar sobre la frente, en la parte posterior del cuello y en la parte inferior de las muñecas.

RESTABLECER EL ENTUSIASMO: **Combinar** 1 gota de ylang ylang y 3 gotas de naranja silvestre.

¡OH DIA FELIZ! Vaporizar mezcla de la alegría durante todo el día para promover una sensación de alegría y bienestar.

NO TE OBSESIONES MÁS: Aplicar la mezcla para concentración en la parte posterior del cuello y en la frente, para ayudar a la mente a dejar ir los pensamientos obsesivos y centrarse en lo que realmente importa.

PERFUME PACÍFICO.
3 gotas de Ylang Ylang,
2 gotas de geranio,
1 gota pachuli,
1 gota de bayas de enebro.
Combinar los aceites en una botella de 10 ml con bolilla; llenar el remanente con aceite de coco fraccionado. Colocar sobre la frente, en la parte posterior del cuello y en la parte inferior de las muñecas.

MUSCULAR

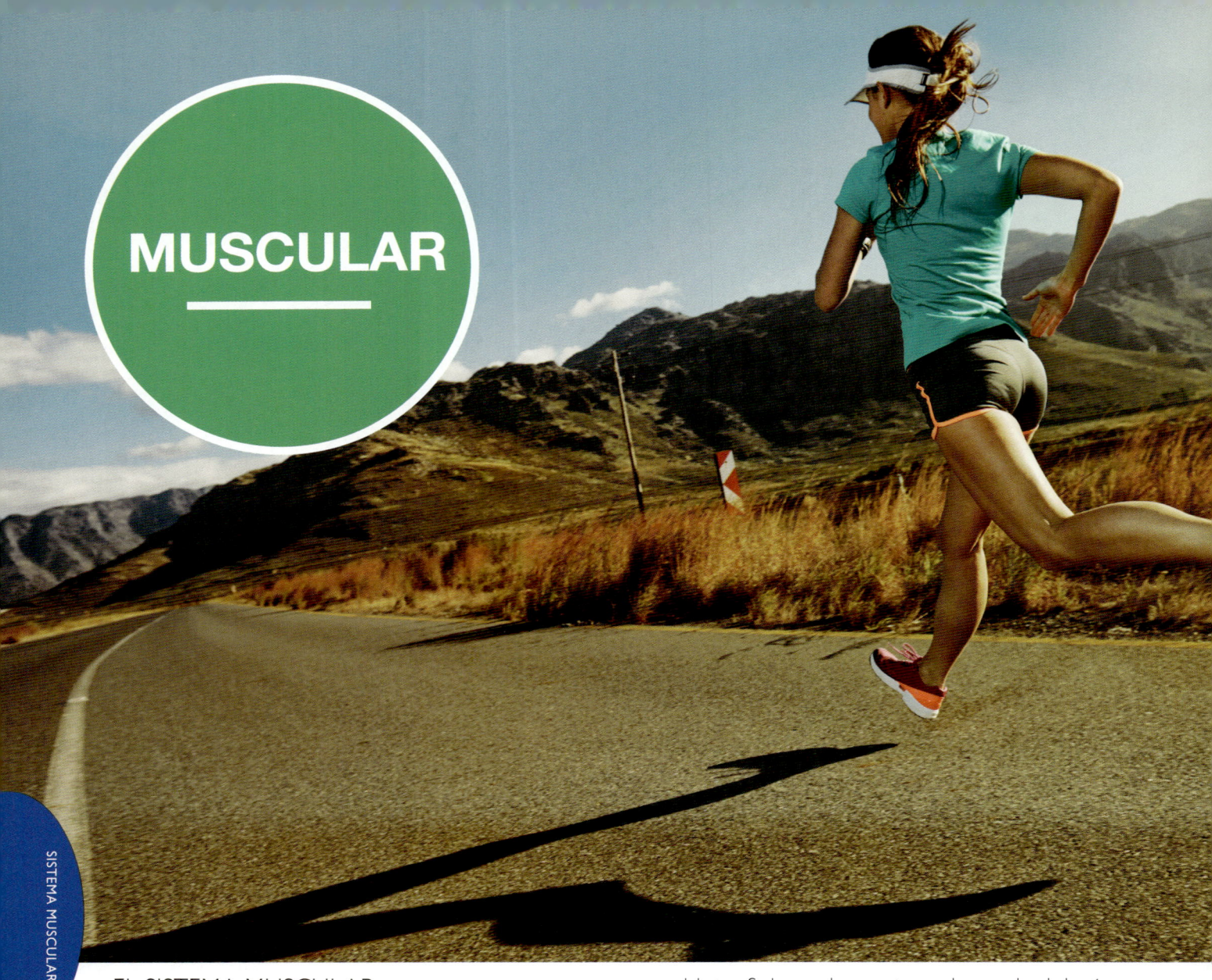

EL SISTEMA MUSCULAR se compone de 650 músculos en tres categorías principales: esqueléticos, lisos y cardíacos. Es controlado por el sistema nervioso a través de dos vías: somática y autónoma. Sólo los músculos esqueléticos entran en la categoría somática, lo que significa que están bajo control voluntario; estos son los músculos que se unen al esqueleto. Tienen apariencia estriada y proporcionan fuerza, equilibrio, postura, movimiento y calor para el cuerpo.

Los tendones son bandas de tejido fibroso unido a los músculos esqueléticos que permiten el movimiento del cuerpo. Cuando un músculo esquelético se contrae, tira del tendón al que está unido, provocando que el tendón tire del hueso y resulte en movimiento. Los ligamentos, por otra parte, son el material fibroso que conecta los huesos a los huesos y mantienen junta la estructura del esqueleto. Cuando resultan heridos, ambos requieren largos tiempos de curación y son propensos a debilitarse o a volver a lesionarse. Se requiere reposo, ya que la cicatrización generalmente requiere al menos noventa días para formarse; una vez formado, las fibras pueden requerir de otros siete a nueve meses para alcanzar nuevamente su máxima fuerza.

Los músculos autónomos se contraen y se relajan involuntariamente, e incluyen a los músculos lisos y los cardíacos. Los músculos lisos son no estriados y normalmente se encuentran en capas, uno detrás del otro. Se les puede encontrar en las paredes de los órganos internos (excluyendo el corazón), tales como vasos sanguíneos, intestinos, vejiga, sistema digestivo y estómago. Están funcionando constantemente, desempeñando sus funciones en todo el cuerpo.

Los músculos cardiacos son específicos del corazón y también se conocen como miocardio. Estos músculos se contraen involuntariamente para bombear la sangre a través del corazón, y luego se relajan para permitir que la sangre retorne luego de llevar oxígeno y nutrientes vitales al cuerpo.

El sistema muscular está en constante movimiento y fortalece las funciones vitales del cuerpo. Los aceites esenciales tienen una capacidad única para afectar los músculos y el tejido conectivo, y para apoyar la función muscular a nivel celular. Una vez que se aplican aceites, los usuarios a menudo experimentan un alivio casi instantáneo. Los pequeños problemas y lesiones pueden controlarse fácilmente, ya sea mediante la aplicación tópica o interna. Para problemas más graves de los músculos y los tendones, la atención médica profesional es lo apropiado. los métodos tradicionales de tratamiento pueden reforzarse y respaldarse con aceites esenciales y soluciones de suplementos nutricionales.

PRINCIPALES SOLUCIONES

ACEITES INDIVIDUALES

Hierba limonera - alivia dolores musculares, refuerza la reparación del tejido conectivo (pág. 100)
Ciprés - promueve el flujo de sangre al músculo y tejido conectivo, reduce el dolor y los espasmos (pág. 88)
Mejorana - relaja los músculos y disminuye los espasmos (pág. 112)
Jengibre - reduce los espasmos, las molestias musculares y el dolor (pág. 105)

Por Propiedades Relacionadas

Para obtener definiciones de las propiedades que figuran a continuación y más opciones de aceites, consulte el Glosario de Propiedades de Aceites (pág. 433) y Propiedades del Aceite (pág. 434).

Analgésico - albahaca, bergamota, abedul, pimienta negra, canela, clavo, cilantro, eucalipto, hinojo, incienso, helicriso, baya de enebro, lavanda, hierba limonera, mejorana, melaleuca, orégano, hierbabuena, romero, abeto blanco, gaulteria.
Anticonvulsivo - salvia esclarea, hinojo, geranio, lavanda, tangerina.
Antiinflamatorio - arborvitae, albahaca, abedul, pimienta negra, cardamomo, casia, cedro, canela, cilantro, ciprés, eneldo, eucalipto, hinojo, incienso, geranio, jengibre, helicriso, jazmín, lavanda, hierba limonera, lima, melaleuca, melisa, mirra, orégano, pachulí, hierbabuena, manzanilla romana, romero, sándalo, menta, nardo, naranja silvestre, gaulteria, milenrama.
Antiespasmódico - albahaca, bergamota, abedul, pimienta negra, cardamomo, casia, canela, salvia esclarea, clavo, cilantro, ciprés, eneldo, eucalipto, hinojo, jengibre, helicriso, jazmín, enebro, lavanda, limón, mejorana limón, melisa, pachulí, hierbabuena, ravensara, manzanilla romana, romero, sándalo, menta verde, tangerina, tomillo, vetiver, naranja silvestre, gaulteria, milenrama, ylang ylang.
Energizante - clavo, ciprés, toronja, hierba limonera, romero, abeto blanco, naranja silvestre.
Relajante - albahaca, canela, cedro, salvia esclarea, ciprés, hinojo, geranio, jazmín, lavanda, mejorana, mirra, ravensara, manzanilla romana, abeto blanco, ylang ylang.
Regenerativa - albahaca, cedro, clavo, cilantro, incienso, geranio, helicriso, jazmín, lavanda, hierba limonera, melaleuca, mirra, pachulí, sándalo, naranja silvestre.
Esteroideos - albahaca, bergamota, abedul, cedro, clavo, hinojo, pachuli, romero, tomillo.
Tónico - arborvitae, albahaca, bergamota, abedul, cardamomo, cedro, salvia esclarea, cilantro, ciprés, eucalipto, hinojo, incienso, geranio, jengibre, toronja, bayas de enebro, lavanda, limón, hierba limonera, lima, mejorana, melisa, mirra, pachulí, manzanilla romana, rosa, romero, sándalo, tangerina, tomillo, vetiver, abeto blanco, naranja silvestre, milenrama, ylang ylang.
Calentamiento - abedul, pimienta negra, casia, canela, salvia esclarea, jengibre, mejorana, hierbabuena, gaulteria

MEZCLAS

Mezcla para masajes - promueve la circulación y alivia el dolor (pág. 152)
Mezcla calmante - alivia el dolor muscular y articular y la inflamación (pág. 143)
Mezcla para la tensión - alivia músculos y tejidos doloridos; libera la tensión (pág. 164)
Mezcla de complejo celular - ayuda en la reparación del tejido conectivo y alivia el dolor (pág. 144)

SUPLEMENTOS

Complejo de refuerzo óseo (pág. 177), complejo de vitalidad celular, complejo de desintoxicación, cápsulas de mexcla desintoxicante, **complejo de energía y resistencia (pág. 175)**, Complejo celular de aceites esenciales, **aceite esencial de complejo omega (pág. 168)**, **complejo de polifenol (pág. 180)**, suplemento nutricional de alimentos completos

Afecciones Relacionadas: Dolores, Fatiga Muscular de Espalda, Dolor de Espalda, Rigidez en la Espalda, Miositis Corporal, Músculos Magullados, Trauma del Tejido Conectivo, Convulsiones, Calambres, Tenosinovitis de De Quervain, Fibromialgia, Hombro Congelado, Dolores de Crecimiento, Dolor de Cabeza, Miopatías Inflamatorias, Calambres en las Piernas, Lumbago, Trastornos Metabólicas Musculares, Migraña, Dolor Muscular, Espasmos Musculares, Rigidez Muscular, Torceduras Musculares, Debilidad Muscular, Distrofia Muscular, Miastenia grave, Distrofia Miotónica, Dolor de Cuello, Trastornos Neuromusculares (caída de los párpados, visión doble, dificultad para hablar, dificultad para tragar, dificultad para respirar), Sobre ejercitado, Polimiositis, Reumatismo, Dolor de Pies, Dolores Musculares, Esguinces, Tendinitis, Tensión, Dolor de Cabeza Tensional, Dolor de Tejido, Regeneración de Tejidos, Esguince Cervical

SISTEMA MUSCULAR

Condiciones

Calambres - arborvitae, albahaca, abedul, pimienta negra, cardamomo, cedro, cilantro, canela, salvia esclarea, clavo, ciprés, eneldo, toronja, jazmín, lavanda, hierba limonera, mejorana, hierbabuena, manzanilla romana, romero, vetiver, abeto blanco, gaulteria, mexcla desintoxicante, mezcla para masajes, mezcla tranquilizante, mezcla calmante, mezcla para la tensión, mezcla edificante

Caminar sobre los dedos - abeto blanco, mezcla de complejo celular, mexcla desintoxicante, mezcla estabilizadora

Circulación (incremento) - albahaca, ciprés, eucalipto, lavanda, mejorana, mezcla alentadora, mezcla para masajes, mezcla tranquilizante, mezcla limpieza para la piel; ver *Sistema Cardiovascular*

Colágeno, falta de - helicriso, hierba limonera, sándalo

Corazón - casia, canela, abeto de Douglas, incienso, geranio, mejorana, lavanda, hierbabuena, romero, sándalo, ylang ylang, mezcla para masajes

Debilidad, pérdida de masa o tono, degeneración - albahaca, bergamota, abedul, pimienta negra, clavo, cilantro, ciprés, lavanda, mejorana, melisa, romero, gaulteria, mezcla de complejo celular, mezcla calmante, mezcla para la tensión, mezcla para la mujer.

Desarrollo muscular - albahaca, abedul, abeto de Douglas, hierba limonera, mejorana, romero, gaulteria, mezcla para masajes, mezcla tranquilizante

Dolor agudo, intenso - albahaca, abedul, ciprés, incienso, jengibre, lavanda, hierba limonera, mejorana, romero, vetiver, abeto blanco, gaulteria, mezcla para masajes, mezcla tranquilizante, mezcla para la tensión; ver *Dolor e Inflamación*

Dolor de cuello - abedul, ciprés, eucalipto, helicriso, mirra, hierbabuena, gaulteria, mezcla antiedad, mezcla calmante, mezcla para la tensión; ver *Dolor e Inflamación*

Dolor, ardor/intenso - cardamomo, eucalipto, incienso, bayas de enebro, limón, orégano, mezcla de complejo celular, mexcla desintoxicante, mezcla calmante, mezcla para la tensión

Dolor, sordo/crónico - abedul, helicriso, hierba limonera, mejorana, romero, gaulteria, mezcla antiedad, mezcla para masajes, mezcla tranquilizante; ver *Dolor e Inflamación*

Dolores de cabeza - incienso, lavanda, hierbabuena, gaulteria, mezcla calmante, mezcla para la tensión, mezcla edificante; ver *Dolor e Inflamación*

Dolores de cabeza, migraña - albahaca, helicriso, manzanilla romana; ver *Dolor e Inflamación*

Entumecimiento - arborvitae, albahaca, ciprés, incienso, jengibre, hierba limonera, pachulí, gaulteria, mezcla para masajes

Esguince/distensión - abedul, pimienta negra, clavo, eucalipto, incienso, jengibre, helicriso, jazmín, lavanda, hierba limonera, mejorana, manzanilla romana, romero, tomillo, vetiver, abeto blanco, gaulteria, mezcla para masajes, tranquilizante mezcla, mezcla calmante, mezcla para la tensión

Espasmos - albahaca, bergamota, pimienta negra, ciprés, mejorana, melisa, hierbabuena, romero, tomillo, mezcla alentadora, mezcla inspiradora, mezcla para masajes, mezcla para la tensión

Fatigado/usado en exceso - albahaca, pimienta negra, canela, ciprés, abeto de Douglas, eucalipto, toronja, mejorana, hierbabuena, romero, tomillo, abeto blanco, mezcla de complejo celular, mexcla desintoxicante, mezcla alentadora, mezcla para masajes

Fibromialgia - albahaca, abedul, clavo, incienso, mejorana, orégano, hierbabuena, jengibre, helicriso, lavanda, manzanilla romana, romero, tomillo, abeto blanco, gaulteria, mezcla de complejo celular, mexcla desintoxicante, mezcla calmante

Hematomas - abedul, helicriso, geranio, hinojo, lavanda, manzanilla romana, abeto blanco, mezcla para masajes

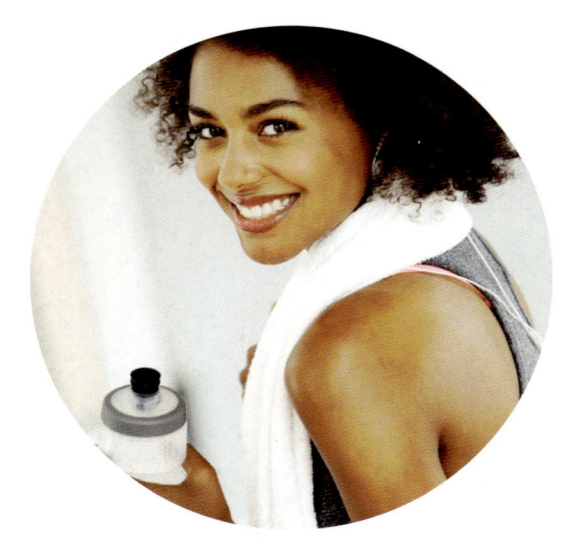

Hernia inguinal - hinojo, incienso, jengibre, helicriso, lavanda, vetiver

Hombro - albahaca, abedul, ciprés, helicriso, mejorana, abeto blanco, gaulteria, mezcla de complejo celular, mezcla calmante

Hormigueo - incienso, jengibre, abeto blanco, mezcla de complejo celular, mezcla calmante, mezcla para la tensión

Inflamación aguda (con hinchazón, enrojecimiento o dolor) - albahaca, salvia esclarea, clavo, cilantro, eucalipto, incienso, jengibre, helicriso, mejorana, hierbabuena, romero, sándalo, abeto blanco, gaulteria, mezcla para masajes, mezcla tranquilizante, mezcla para la tensión, mezcla edificante; ver *Dolor e Inflamación*

Inflamación crónica - albahaca, abedul, ciprés, eucalipto, incienso, mejorana, orégano, hierbabuena, pachulí, romero, sándalo, vetiver, gaulteria, mezcla para masajes, mezcla tranquilizante; ver *Dolor e Inflamación*

Latigazo cervical - abedul, cilantro, incienso, helicriso, hierba limonera, hierbabuena, abeto blanco, mezcla calmante, mezcla para la tensión

Lesiones - abedul, incienso, helicriso, lavanda, hierba limonera, mirra, sándalo, abeto blanco, gaulteria, milenrama, mezcla para masajes, mezcla tranquilizante

Mal de Parkinson - Ver *Cerebro, adicciones, "Condiciones asociadas con adicciones"* - dopamina

Muscular, neuralgia - albahaca, abeto de Douglas, eucalipto, incienso, hierba limonera, mejorana, hierbabuena, romero, mezcla para masajes, mezcla tranquilizante; ver *Dolor e Inflamación*

Parálisis - albahaca, abeto de Douglas, incienso, jengibre, lavanda, limón, melisa, pachulí, hierbabuena, sándalo, mezcla de complejo celular, mezcla alentadora, mezcla para masajes, mezcla para la tensión

Problemas para correr y saltar - mezcla de complejo celular, mezcla calmante

Tejido conectivo/fascia (tendones) - albahaca, abedul, salvia esclarea, clavo, ciprés, geranio, jengibre, helicriso, lavanda, hierba limonera, mejorana, orégano, hierbabuena, manzanilla romana, romero, sándalo, tomillo, vetiver, abeto blanco, gaulteria, mezcla para masajes, mezcla calmante, mezcla para la tensión

Tejidos blandos, hinchados, enrojecidos - incienso, helicriso, hierba limonera, mirra, gaulteria, mexcla desintoxicante, mezcla calmante, mezcla para la tensión

Tendones/tendinitis - hierba limonera, abeto blanco; ver *"Tejido Conectivo"* más arriba

Tensión/rigidez, nerviosa - albahaca, bergamota, cedro, cilantro, ciprés, incienso, jengibre, toronja, helicriso, lavanda, hierba limonera, mejorana, melisa, pachulí, hierbabuena, manzanilla romana, rosa, romero, sándalo, vetiver, abeto blanco, naranja silvestre, gaulteria, ylang ylang, mezcla alentadora, mezcla inspiradora, mezcla para masajes, mezcla afirmante, mezcla calmante, mezcla para la tensión

Remedios

AMOR PARA EL PIE
1 gota de incienso,
2 gotas de menta o hierbabuena,
4 gotas de romero.
Combinar los aceites en 1/4 taza de sales de Epsom; mezclar bien, añadir al agua caliente para el baño de pies. Remojar durante 20 minutos.

BAÑO ACHE-Y BRAKE-Y (alivio muscular)
4 gotas de abeto blanco,
4 gotas de incienso,
1 gota de clavo.
Revolver los aceites en ½ taza de sales de Epsom; mezclar bien, añadir al agua del baño caliente. Remojar durante 20 minutos.

MASAJE EN UNA BOTELLA
Aplicar mezcla para masajes y/o mezcla tranquilizante en cualquier músculo con incomodidad. Volver a aplicar cada treinta minutos para el dolor agudo y dos veces por día para problemas más crónicos.

ANTI-ESPÁSTICO (para espasmos musculares)
12 gotas de abeto blanco,
9 gotas de hierba limonera,
6 gotas de albahaca.
Combinar los aceites en una frasco de 10 ml con bolilla; completar con aceite portador. Aplicar tópicamente sobre o cerca de la zona afectada, según sea necesario.

RECETAS DE COMPRESAS FRÍAS DE ALIVIO
Colocar los aceites en un recipiente pequeño con ¼ - ½ taza de agua fría. Sumergir una toallita en los aceites. Aplicarla humedecida directamente en el músculo.
- **Alivio del Dolor Muscular:** 3 gotas de manzanilla romana, 3 gotas de lavanda
- **Alivio de la inflamación muscular:** 3 gotas de hierbabuena, 3 gotas de milenrama
- **Alivio de Tensión Muscular:** 3 gotas de manzanilla romana, 2 gotas de mejorana

RECETAS DISPONIBLES EN RECIPIENTES CON EXTREMO GIRATORIO (ROLLERBALL)
Combinar en un frasco de 5 ml con bolilla; completar con aceite portador. Aplicar sobre la zona afectada, según sea necesario.
- **Calambres musculares en las piernas**
  4 gotas de jengibre,
  8 gotas de pimienta negra,
  8 gotas de canela
- **Relajar Músculos Tensos**
  4 gotas de aceite de jengibre,
  8 gotas de lavanda,
  8 gotas de romero
- **Alivio de Espasmo Muscular**
  6 gotas de ciprés,
  3 gotas de hierba limonera,
  8 gotas de mejorana,
  4 gotas de jengibre
- **Calmante para Músculos Adoloridos**
  2 gotas de cardamomo,
  4 gotas de hierba limonera,
  5 gotas de jengibre,
  6 gotas de aceite de lavanda

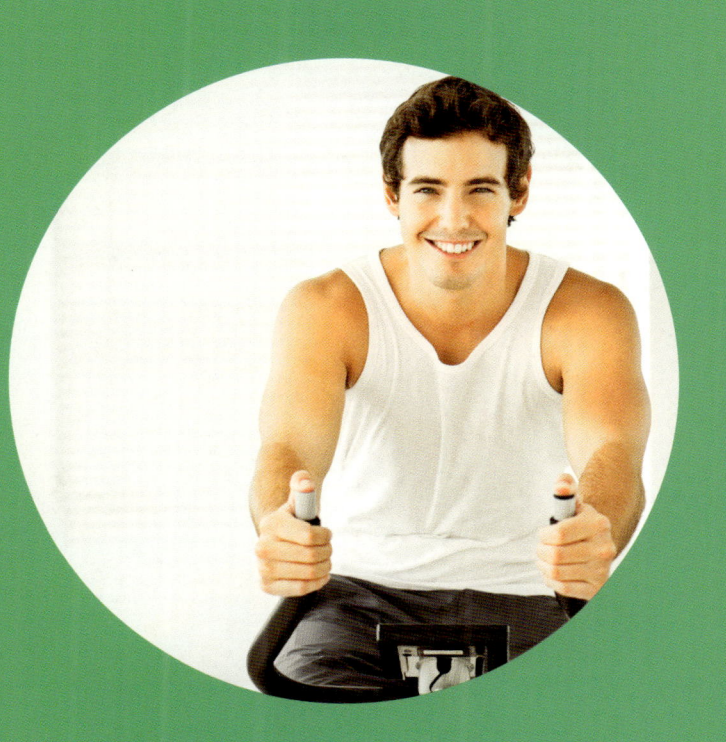

CONSEJOS DE USO: Para obtener mejores resultados en músculos y tejido conectivo:
- **Tópico:** Aplicar los aceites directamente en el área afectada, masajear a fondo en la medida de lo posible. Desplazar los aceites con calor, frío o humedad Utilizar aceite portador según sea necesario o se desee. Colocar múltiples aceites en capas sobre la zona afectada, colocándolos en el tejido de uno en uno resulta muy eficaz. Cualquier tipo de barrera de crema o portador ralentizará la absorción si se aplica en primer lugar, y la mejorará si se coloca en último lugar.
  › **Agudo:** Aplicar a menudo, cada 20-30 minutos, hasta que desaparezcan los síntomas, luego reducir a cada dos a seis horas.
  › **Crónico:** Aplicar dos a tres veces al día.
- **Interno:** Consumir aceites en una cápsula o debajo de la lengua para ayudar a resolver la inflamación.

SISTEMA MUSCULAR

NERVIOSO

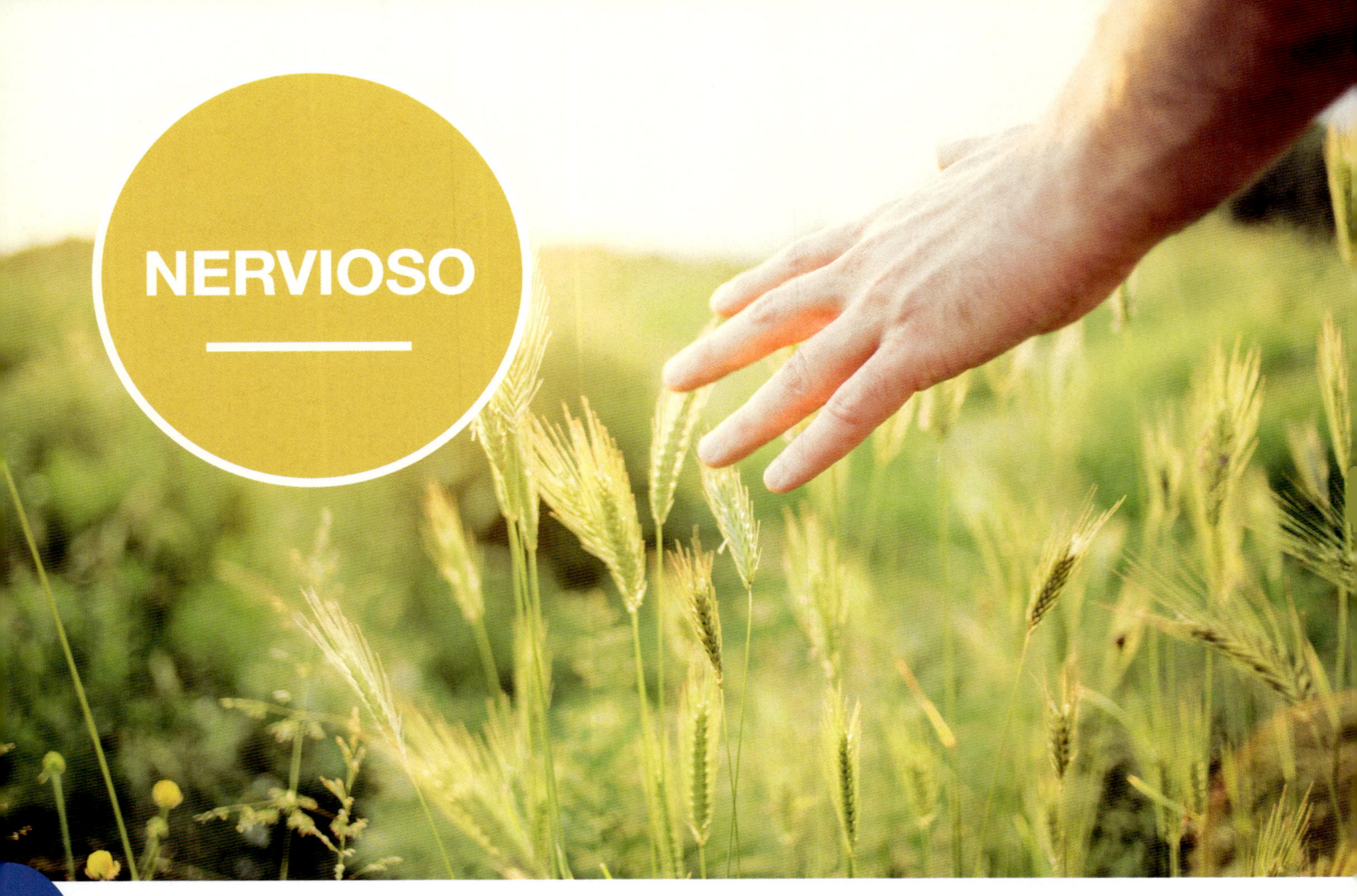

EL SISTEMA NERVIOSO es un complejo sistema de nervios y células especializadas que permite que el cuerpo transmita y reciba mensajes. Funciona como el centro primario de control y comunicaciones del cuerpo, es responsable de la transmisión y recepción de mensajes entre cualquier otro sistema del organismo.

La función sensorial conlleva la transmisión de datos desde los receptores sensoriales, que registran estímulos internos y externos en el sistema nervioso central (SNC), donde son procesados por el cerebro. El SNC confía en las señales conscientes y subconscientes de los receptores sensoriales del cuerpo para estar consciente de cualquier amenaza. También se encarga de las funciones superiores del lenguaje, la imaginación, la emoción y la personalidad.

Cuando el SNC recibe la información sensorial, una compleja red de neuronas en el cerebro y el cerebro evalúa, categoriza, y archiva esa información, para que esté disponible para la toma de decisiones y para futura consulta. Luego que se evalúan las señales sensoriales entrantes, se envía una señal a través de los nervios del sistema nervioso periférico (SNP) a las células efectoras, que liberan hormonas o por algún otro medio hacen que el organismo responda a los estímulos.

El sistema nervioso somático (SNS), que es parte del SNP (Sistema Nervioso Parasimpatico), dirige los movimientos conscientes y voluntarios del cuerpo. El sistema nervioso autónomo (SNA), por otro lado, controla todas las neuronas involuntarias, aquellas que no requieren dirección consciente para funcionar, como las cardíacas, viscerales, y las de los tejidos glandulares.

El SNA se divide en los sistemas simpático y parasimpático. El sistema simpático es responsable de la respuesta de lucha o huida del cuerpo que, cuando se activa, aumenta los niveles de respiración, el ritmo cardíaco, la adrenalina y la hormona del estrés en la sangre, mientras que suprime las funciones digestivas. El sistema parasimpático toma el control cuando el cuerpo descansa y digiere. Este sistema intenta deshacer lo que hace el sistema simpático cuando encuentra una amenaza, por ejemplo, disminuir la respiración y el ritmo cardíaco, al tiempo que incrementa la digestión y la eliminación de residuos.

El sistema nervioso entérico (SNE) es otra división del sistema nervioso autónomo y es el encargado de regular el sistema digestivo. Como se ha mencionado anteriormente, recibe información tanto de la división simpática como de la parasimpática del SNA, dándole instrucciones de qué hacer. La mayoría de las funciones de la SNE, sin embargo, se regulan de forma independiente, lo que justifica el apodo de "segundo cerebro", y con razón, porque sólo él cuenta con el mayor número de neuronas que existen en la médula espinal.

Los aceites esenciales pueden facilitar la compleja comunicación que se produce en todo el sistema nervioso. Ayudan con la homeostasis, la circulación y la función cerebral (ver Sistema límbico) mientras el cerebro interpreta y envía la información. Incluso ayudan a las neuronas que transmiten y reciben mensajes a ser más eficientes debido a sus propiedades regeneradoras y calmantes. Se enfocan en las causas fundamentales de las enfermedades relacionadas con el sistema nervioso, ayudando a mejorar los síntomas debido a que el cuerpo tiene apoyo para ayudarse a sí mismo.

PRINCIPALES SOLUCIONES

ACEITES INDIVIDUALES

Helicriso - vigoriza los nervios y alivia el dolor (pág. 98)
Hierbabuena - estimula los nervios y apoya la reparación (pág. 118)
Hierba limonera - estimula los nervios y el sistema eléctrico del cuerpo (pág. 100)
Pachulí - proporciona protección a los nervios y refuerza la regeneración; elimina las toxinas (pág. 124)
Albahaca - estimula, da energía y restaura los nervios; relaja la tensión (pág. 76)
Incienso - proporciona protección a los nervios y apoya la regeneración (pág. 102)

Por Propiedades Relacionadas

Para obtener definiciones de las propiedades que figuran a continuación y más opciones de aceites, consulte el Glosario de Propiedades de Aceites (pág. 433) y Propiedades del Aceite (pág. 434).

Analgésico - arborvitae, albahaca, bergamota, abedul, casia, canela, salvia esclarea, cilantro, eucalipto, hinojo, incienso, jengibre, jazmín, enebro, lavanda, hierba limonera, mejorana, melaleuca, orégano, hierbabuena, ravensara, romero, abeto blanco, naranja silvestre, gaulteria.
Antiinflamatorio - arborvitae, albahaca, bergamota, abedul, pimienta negra, cardamomo, canela, cedro, canela, cilantro, ciprés, eneldo, eucalipto, hinojo, incienso, geranio, jengibre, helicriso, jazmín, lavanda, hierba limonera, lima, melaleuca, melisa, mirra, orégano, pachulí, hierbabuena, manzanilla romana, romero, sándalo, menta, nardo, naranja silvestre, gaulteria, milenrama.
Estabilizadora - albahaca, cedro, salvia, ciprés, melaleuca, vetiver, ylang ylang.
Calmante - bergamota, abedul, pimienta negra, canela, salvia esclarea, cilantro, hinojo, incienso, geranio, jazmín, enebro, lavanda, melisa, orégano, pachulí, manzanilla romana, sándalo, tangerina, vetiver, milenrama.
Esteroideos - albahaca, bergamota, abedul, cedro, clavo, hinojo, pachuli, romero, tomillo.
Estimulante - arborvitae, albahaca, bergamota, abedul, pimienta negra, cardamomo, cedro, canela, clavo, cilantro, ciprés, eneldo, eucalipto, hinojo, jengibre, toronja, bayas de enebro, limón, melaleuca, mirra, pachulí, romero, menta, tomillo, vetiver, abeto blanco, gaulteria, ylang ylang **Nervine** - albahaca, salvia, clavo, helicriso, baya de enebro, lavanda, hierba limonera, melisa, pachulí, hierbabuena, rosa, romero, tomillo.
Neuroprotector - incienso, lavanda, manzanilla romana, tomillo, vetiver.
Neurotónico - arborvitae, albahaca, bergamota, pimienta negra, salvia esclarea, ciprés, jengibre, melaleuca.
Regenerativo - albahaca, cedro, clavo, cilantro, incienso, geranio, helicriso, lavanda, hierba limonera, melaleuca, mirra, pachulí, sándalo, naranja silvestre.
Relajante - albahaca, canela, cedro, ciprés, hinojo, geranio, jazmín, lavanda, mejorana, mirra, ravensara, manzanilla romana, abeto blanco, ylang ylang.

MEZCLAS

Mezcla para concentración - ayuda con la concentración mental y reduce la inflamación (pág. 145)
Mezcla para masajes - aumenta la circulación (pág. 152)
Mezcla calmante - tonifica y estimula los nervios (pág. 143)
Mezcla de complejo celular - regenera y protege los nervios (pág. 144)
Mezcla antiedad - regenera los nervios y aumenta la claridad (pág. 142)

SUPLEMENTOS

Complejo de soporte estructural, complejo de vitalidad celular, complejo de la energía y la resistencia, **Complejo celular de aceites esenciales (pág. 171)**, **aceite esencial de complejo omega (pág. 168)**, Enzimas alimentarias, **suplemento líquido de omega 3 (pág. 179)**, Complejo de polifenoles, suplemento de nutrientes de alimento integral

Apoyo Específico del Sistema Nervioso

Sistema nervioso autónomo - albahaca, bergamota, eneldo, hinojo, limón, mezcla calmante, mezcla digestiva, mezcla estabilizadora.
Sistema nervioso central - albahaca, pimienta negra (circulación hacia los nervios), incienso, toronja, lavanda, pachulí, hierbabuena, romero (estimulante), mezcla antiedad, mezcla de complejo celular.
sistema nervioso parasimpático - lavanda, hierba limonera (regula), mejorana, pachulí, naranja silvestre, mezcla calmante, mezcla estabilizadora, mezcla de la respiración, mezcla para la tensión.
Sistema nervioso simpático - cedro, eucalipto, hinojo (estimulante), jengibre, toronja (estimulante), hierbabuena, mezcla de complejo celular

Afecciones Relacionadas: Parálisis de Bell, Visión borrosa, Síndrome del túnel carpiano, Cataratas, Flotadores, Glaucoma, Inflamación de Iris, Degeneración macular, Fatiga nerviosa, Neuralgia, Neuritis, Neuropatía, Entumecimiento, Esclerosis múltiple, Neuritis óptica, Rosácea ocular, Dolores fantasma, Gusto deficiente, Mala visión, Porfiria, Retinitis pigmentosa, Ciática, Shock, Síndrome de Tourette, Neuralgia del trigémino, Uveítis, Xeroftalmia

Remedios

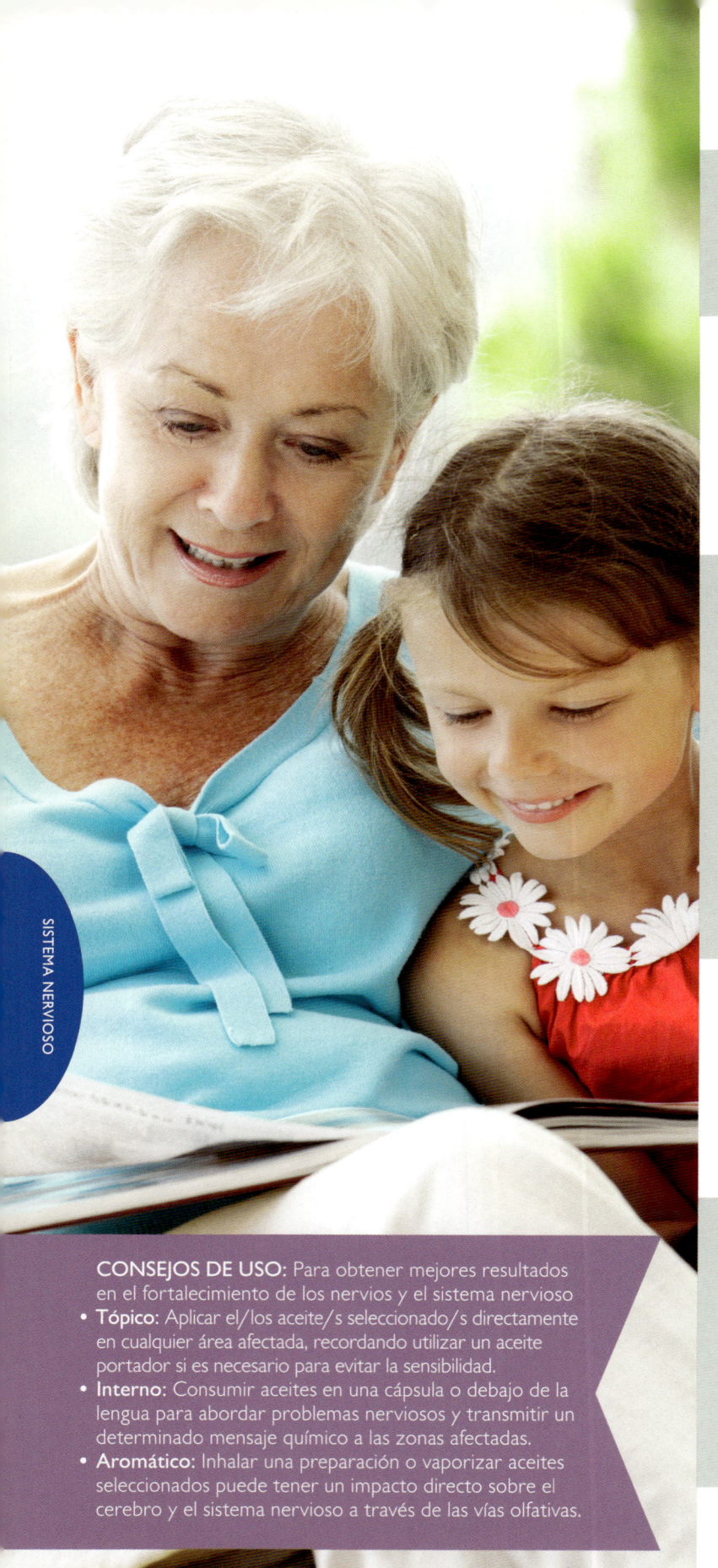

BAÑO PARA LOS NERVIOS INTERNO (limpieza del sistema nervioso: para el cerebro y la función del órgano):
4 gotas de incienso,
4 gotas de tomillo,
4 gotas de clavo.
Combinar los aceites y tomar una cápsula al día.

REVITALIZADOR CEREBRAL.
7 gotas de helicriso,
7 gotas de pachulí,
6 gotas de sándalo,
5 gotas de manzanilla romana,
3 gotas de ciprés.
Combinar en un frasco de 5 ml con bolilla; completar con aceite portador. Aplicar a la apófisis mastoides detrás de las orejas, en la nuca en la línea del cabello y en la frente, mañana y noche.

RUTINA DIARIA PARA DESPEJAR EL CEREBRO
- Utilizar como se indica complejo de celular vitalidad, Complejo celular de aceites esenciales, aceites esenciales decomplejo omega, complejo de la energía y la resistencia, suplemento de nutrientes de alimentos integrales, probióticos defensivos.
- Frotar 1-2 gotas de la mezcla estabilizadora en la las plantas de los pies por la mañana y por la noche.
- Colocar 4-5 gotas de incienso bajo la lengua por la mañana y por la noche.
- Consumir agua con un aceite de cítricos favorito durante el día.
- Utilizar la mezcla "Energizante para el bajón de media tarde" - ver *Energía y Vitalidad*, usar según sea necesario para mejorar la concentración.
- Colocar mezcla antiedad y Mezcla para concentración en la linea del cabellos de la parte posterior del cuello por la mañana y por la noche.

DAÑOS EN LOS NERVIOS
14 gotas de incienso,
10 gotas de helicriso,
10 gotas de manzanilla romana,
8 gotas de vetiver,
6 gotas de hierbabuena.
Combinar en una botella de 5 ml con bolilla; completar con aceite portador. Masajear la columna vertebral o el área afectada a diario.

ROCIADOR PARA HERPES ZOSTER
20 gotas de eucalipto,
20 gotas de mejorana,
20 gotas de melaleuca,
20 gotas de manzanilla romana,
20 gotas de mezcla protectora,
10 gotas de incienso.
Combinar en una botella de 1 onza con rociador; llenar el resto de la botella con aceite de coco fraccionado y agua destilada en partes iguales. Rociar la zona afectada cada veinte o treinta minutos. Agitar la botella antes de cada uso.

REMEDIO SIMPLE PARA HERPES ZOSTER
Combinar en partes iguales melaleuca e incienso en una botella de 5-10 ml con bolilla. Utilizar PURO (directamente sobre la piel sin diluir).

CONSEJOS DE USO: Para obtener mejores resultados en el fortalecimiento de los nervios y el sistema nervioso
- **Tópico:** Aplicar el/los aceite/s seleccionado/s directamente en cualquier área afectada, recordando utilizar un aceite portador si es necesario para evitar la sensibilidad.
- **Interno:** Consumir aceites en una cápsula o debajo de la lengua para abordar problemas nerviosos y transmitir un determinado mensaje químico a las zonas afectadas.
- **Aromático:** Inhalar una preparación o vaporizar aceites seleccionados puede tener un impacto directo sobre el cerebro y el sistema nervioso a través de las vías olfativas.

Condiciones

Aumento de la sensibilidad al sonido - helicriso, mezcla antiedad.

Ciática, problemas con - albahaca, abedul, cardamomo, ciprés, incienso, helicriso, lavanda, hierbabuena, sándalo, tomillo, gaulteria, mezcla afirmante.

Degeneración del nervio - albahaca, incienso, geranio, helicriso, bayas de enebro, pachulí, hierbabuena, mezcla antiedad, mexcla desintoxicante, mezcla alentadora, mezcla para concentración, mezcla calmante.

Dendritas, falta de - vetiver

Disminución de la capacidad para saborear - pimienta negra, jengibre, helicriso, hierbabuena, mezcla calmante

Dolor de cabeza - albahaca, incienso, lavanda, pachulí, hierbabuena, tomillo, gaulteria, mezcla para la tensión

Dolor de cabeza, migraña - incienso, lavanda, mejorana, melisa, hierbabuena, manzanilla romana, menta, mezcla para la tensión

Dolor del nervio (neuralgia) - albahaca, bergamota, abedul, cedro, canela, cilantro, eucalipto, incienso, geranio, helicriso, baya de enebro, lavanda, mejorana, pachulí, menta, manzanilla romana, romero, gaulteria, mezcla antiedad, mezcla calmante.

Enfermedad de Huntington - Ver *Autoinmune*

Entumecimiento / picazón / dolor - albahaca, ciprés, mejorana, hierbabuena, gaulteria, mezcla para masajes, mezcla para la tensión, mezcla calmante.

Esclerosis múltiple - bergamota, clavo, ciprés, incienso, helicriso, melisa, orégano, pachulí, hierbabuena, romero, mezcla antiedad, mezcla de complejo celular, mezcla afirmante, mezcla para concentración; ver *Autoinmune*.

Hidropesía - albahaca, pimienta negra, eneldo, incienso, jengibre, bayas de enebro, mejorana, mirra, pachulí, hierbabuena, vetiver, gaulteria, mezcla calmante, mezcla antiedad, mezcla de complejo celular, mezcla para masajes, mezcla protectora, mezcla de la respiración

Impedimento al caminar, postura y equilibrio - incienso, mejorana, pachulí, hierbabuena, tomillo, mezcla antiedad, mezcla estabilizadora

Impedimento del habla - incienso, romero, mezcla para concentración.

Inflamación del nervio - cedro, clavo, eucalipto, incienso, baya de enebro, lavanda, hierba limonera, pachulí, menta, manzanilla romana, vetiver, gaulteria, mezcla antiedad, mezcla para concentración, mezcla calmante.

Mareos - albahaca, pimienta negra, bergamota, clavo, incienso, jengibre, bayas de enebro, hierbabuena, manzanilla romana, tangerina, mezcla de complejo celular, mexcla desintoxicante, mezcla vigorizante, mezcla metabólica, mezcla para la mujer

Náuseas - albahaca, bergamota, hinojo, jengibre, bayas de enebro, lavanda, mexcla desintoxicante, mezcla para digestión; ver *Sistema Digestivo e Intestinal*.

Nervio, dañado - albahaca, jengibre, helicriso, hierba limonera, pachulí, mezcla calmante.

Nervios, debilidad - cilantro, jengibre, toronja, helicriso, pachulí, mezcla calmante.

Nervios, virus - clavo, incienso, hierba limonera, melisa, mirra, mezcla de complejo celular, mezcla alentadora.

Nervioso, falta de tono - pimienta negra, cardamomo, hinojo, pachulí, hierbabuena, sándalo, menta, mezcla renovadora.

Neuronas, deterioro de la actividad - manzanilla romana, vetiver, mezcla para la tensión.

Ojos -

⚠ **PRECAUCIÓN** - no colocar aceites en los ojos; colocar los aceites en la piel alrededor de los ojos; utilizar cantidades muy pequeñas, diluir con aceite portador; utilizar el punto reflejo de los ojos en los dedos de los pies - consultar el capítulo reflexología de este libro.

- **Secos, picazón, enrojecimiento del conducto lagrimal (bloqueado), acuosos** - Ver *Sistema Respiratorio*
- **Fatiga** - ciprés, lavanda
- **Nervio óptico** - incienso, bayas de enebro (regeneración), pachulí, mezcla antiedad
- **Dolor** - incienso, lavanda, melaleuca
- **Sensibilidad a la luz/resplandor** - albahaca, incienso, helicriso, pachulí, manzanilla romana, vetiver, mezcla antiedad, mezcla de complejo celular
- **Escozor, ardor, rascadura** - incienso, helicriso, lavanda, pachulí, romero, mezcla de complejo celular
- **Hinchados** - ciprés, incienso
- **Visión, nublada/borrosa/deficiente** - albahaca, bergamota, pimienta negra, salvia esclarea, clavo, ciprés, incienso, jengibre, helicriso, hierba limonera, melaleuca, mezcla antiedad, mezcla de complejo celular
- **Visión doble en un ojo** - salvia esclarea, helicriso, lavanda, hierba limonera
- **Visión, decoloración o coloración amarillenta de colores** - albahaca, pimienta negra, salvia, ciprés, incienso, lavanda, vetiver, mezcla de complejo celular, mezcla para masajes
- **Visión, débil** - clavo, incienso, helicriso, hierba limonera, mezcla antiedad

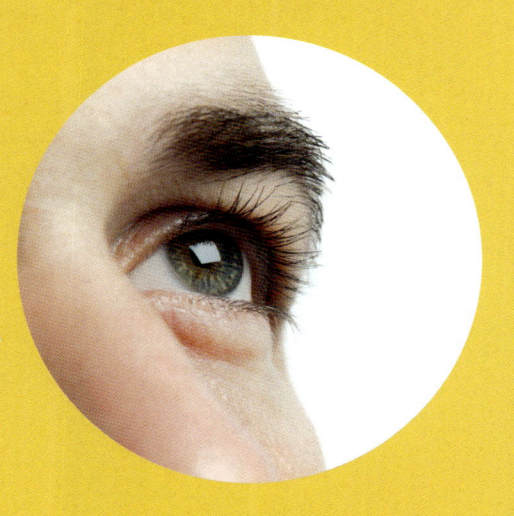

Parálisis - cardamomo, ciprés, abeto de Douglas, incienso, geranio, jengibre, helicriso, baya de enebro, hierba limonera, melisa, hierbabuena, sándalo, mezcla de complejo celular, mezcla purificadora, mezcla estabilizadora, mezcla para masajes

Parálisis, de un lado de la cara - helicriso, mejorana, pachulí, hierbabuena, rosa, romero, tomillo, mezcla metabólica; ver "Parálisis" más arriba

Parálisis, temporal - incienso, romero, mezcla para masajes

Problemas de los nervios - pimienta negra, canela, toronja, limón, lima, pachulí, hierbabuena, manzanilla romana, rosa, sándalo, vetiver, mezcla estimulante, mezcla renovadora, mezcla para la mujer

Rechinamiento de dientes - incienso, geranio, lavanda, naranja silvestre, mezcla calmante, mejorana, manzanilla romana; ver *Parásitos*

Sedación, necesidad de - cedro, cilantro, geranio, melisa, pachulí, naranja silvestre, ylang ylang

Shock - bergamota, incienso, geranio, helicriso, hierbabuena, mezcla para concentración; ver *Primeros Auxilios*

Tensión nerviosa - albahaca, bergamota, abeto de Douglas, geranio, toronja, jazmín, lavanda, melisa, manzanilla romana, rosa, sándalo, vetiver, naranja silvestre, ylang ylang, mezcla para la tensión

Túnel carpiano, dolor / hormigueo - albahaca, ciprés, jengibre, hierba limonera, mejorana, orégano, hierbabuena, mezcla de complejo celular, mezcla para masajes, mezcla calmante; ver *Sistema Esquelético*

Trastornos nerviosos - melissa, pachulí, vetiver, manzanilla romana, mezcla calmante

Vaina de mielina, comprometida - incienso, pachulí, hierbabuena, romero, sándalo, vetiver, mezcla antiedad.

SISTEMA NERVIOSO

NIÑOS

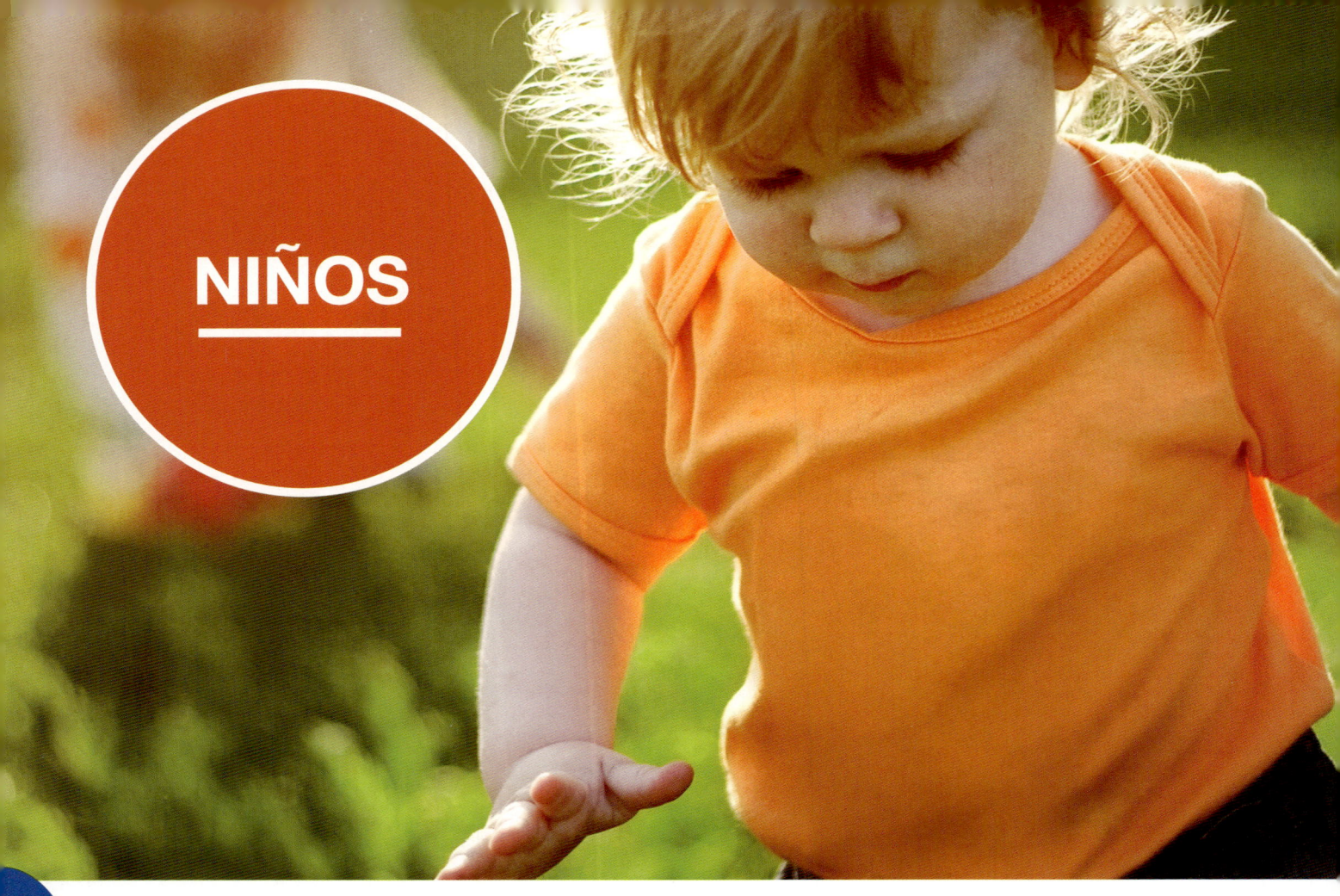

SALUD INFANTIL implica tanto el bienestar físico y mental. Los problemas de salud físicos van desde una irritación (es decir, dermatitis del pañal, llanto, cólicos) a problemas que pueden agravarse rápidamente si no se tratan (es decir, escarlatina, faringitis estreptocócica). Una vez que un niño comienza a socializar fuera del hogar, la exposición a las infecciones bacterianas y virales se convierte en algo común. Debido a que sus sistemas inmunes son inmaduros, los niños pueden sucumbir más fácilmente a las enfermedades infecciosas. También están expuestos a diversas situaciones comprometedoras que aumentan el riesgo de lesión. Consulta la sección Primeros Auxilios para ver consejos que abordan los problemas resultantes de la realización de los juego típicos de la infancia.

Al igual que los adultos, los niños tienen necesidades de salud mental, y se ven afectados por el estrés y el trauma que perciben, respondiendo con emociones típicas tales como miedo, tristeza e ira. Los padres y tutores a menudo se sienten poco preparados con el conocimiento y las herramientas necesarios para atender adecuadamente a sus hijos. Es difícil y frustrante tener recursos limitados al intentar ayudar a un niño a resolver trastornos emocionales, estrés, hiperactividad, tristeza, enfermedades, lesiones y cualquier otra preocupación potencial.

Los niños son particularmente sensibles a los aromas y al toque saludable. Simplemente oler o experimentar la aplicación de un aceite esencial, seguido de una simple técnica de masaje es muy reconfortante para un niño, y puede apoyar rápidos cambios de comportamiento y la capacidad de respuesta a un trauma o a situaciones difíciles. Muchas situaciones de la vida real han demostrado que una habitación llena de niños bajo diversas circunstancias tiene una respuesta positiva casi universal en el estado de ánimo, la perspectiva y el comportamiento a través de la vaporización o dispersión de aceites esenciales en el aire.

A la mayoría de los niños les gustan en forma natural los aceites esenciales, y muchos parecen saber qué necesitan y cuándo usarlos. Responden particularmente bien a las oportunidades de descubrir sus aceites preferidos y hacer su propia mezcla personalizada de botellas de rodillo (véase Mezclas y Estratificación para obtener más información). Para más ideas para reforzar el estado de ánimo, ver Estado de ánimo y Comportamiento.

Si bien la atención médica adecuada siempre es recomendable cuando sea necesaria, hay muchas situaciones en el hogar y la familia en las que las soluciones naturales pueden utilizarse como primera línea de defensa. Los padres y tutores están más íntimamente familiarizados con sus hijos que cualquier otra persona, y por lo general tienen una excelente comprensión de la naturaleza o las causas de muchos de los problemas que sus hijos encuentran. Es enriquecedor conocer algunos conceptos básicos de remedios naturales que pueden ayudar a prevenir posibles problemas y que reforzarán la salud y el bienestar.

Enseñar a los niños a cuidarse a sí mismos a una edad temprana crea un entorno fortalecedor en el que puedan crecer y progresar como personas seguras y equilibradas. Los aceites esenciales ofrecen una excelente oportunidad de participar en este proceso de cuidado personal. Cuando se asocia con suplementos nutricionales para niños y una dieta saludable, se construye una base de salud que afecta positivamente el estado de salud de una persona joven por las siguientes décadas.

PRINCIPALES SOLUCIONES

ACEITES INDIVIDUALES

Lavanda - el aceite esencial más utilizado para los niños; todas lo que calma (pág. 106)
Naranja silvestre - suave/potente calmante/edificante; ayuda digestiva; potencia la inmunidad/anti-infeccioso; fomenta el sentido de la abundancia "¡es suficiente para mí!" (pág. 121)
Incienso - fortalece el cerebro, el estado de ánimo, la cicatrización de heridas, el sentirse centrado y protegido/seguro (pág. 102)
Manzanilla romana - apoya el sentido de calma/relajación; efecto sedativo; difuse pensamientos/ánimos negativos; desintoxicante (pág. 111)

Por Propiedades Relacionadas

Para obtener definiciones de las propiedades que figuran a continuación y más opciones de aceites, consulte el Glosario de Propiedades de Aceites (pág. 433) y Propiedades del Aceite (pág. 434).

Antibacterial - arborvitae, bergamota, pimienta negra, cardamomo, cedro, canela, eucalipto, jengibre, hierba limonera, mejorana, melaleuca, mirra, orégano, pachuli, romero, tangerina, tomillo
Anticatarrales - pimienta negra, incienso, helicriso, mirra, romero, menta verde, abeto blanco
Antidepresivo - albahaca, bergamota, salvia esclarea, cilantro, incienso, geranio, limón, hierba limonera, rosa, sándalo, naranja silvestre
Antiinflamatorio - arborvitae, albahaca, bergamota, cedro, cilantro, ciprés, eucalipto, incienso, geranio, jengibre, helicriso, lavanda, hierba limonera, limón, mejorana, melaleuca, mirra, menta, manzanilla romana, romero, sándalo, gaulteria
Antiséptico - albahaca, bergamota, pimienta negra, cardamomo, cedro, salvia esclarea, ciprés, geranio, helicriso, jazmín, lavanda, limón, lima, mejorana, melaleuca, melisa, orégano, pachulí, ravensara, romero, sándalo, tangerina, tomillo, abeto blanco, naranja silvestre, milenrama, ylang ylang
Antiviral - arborvitae, casia, canela, clavo, eucalipto, limón, melaleuca, melisa, orégano, tomillo, abeto blanco
Calmante - albahaca, lavanda, pachulí, manzanilla romana, tangerina, vetiver
Descongestionante - ciprés, eucalipto, limón, melisa, romero, abeto blanco
Edificante - bergamota, cardamomo, cedro, salvia, ciprés, toronja, sándalo, tangerina, naranja silvestre
Estomacal - albahaca, cardamomo, hinojo, jengibre, bayas de enebro, hierbabuena, romero, milenrama
Expectorante - cardamomo, eneldo, eucalipto, hinojo, helicriso, jazmín, hierba limonera, mejorana, melaleuca, orégano, romero, sándalo, tomillo, abeto blanco
Inmunoestimulante - arborvitae, casia, canela, clavo, eucalipto, incienso, limón, melisa, romero, abeto blanco, naranja silvestre
Mucolítico - albahaca, cedro, salvia esclarea, ciprés, hinojo, helicriso, limón, mirra
Regenerativo - albahaca, cedro, clavo, ciprés, incienso, geranio, helicriso, lavanda, hierba limonera, melaleuca, pachulí, sándalo
Relajante - albahaca, canela, cedro, geranio, jazmín, lavanda, mejorana, mirra, ravensara, manzanilla romana, ylang ylang
Sedante - albahaca, bergamota, madera de cedro, cilantro, incienso, baya de enebro, lavanda, pachulí, manzanilla romana, sándalo, vetiver, ylang ylang
Vigorizante - toronja, limón, hierbabuena, menta, naranja silvestre, gaulteria

MEZCLAS

Mezcla calmante - fomenta una sensación de paz y calma (pág. 165)
Mezcla estabilizadora - fomenta la sensación de centrado y estabilidad (pág. 149)
Mezcla digestiva - favorece la digestión y la eliminación (pág. 147)
Mezcla protectora - estimula el sistema inmunológico (pág. 158)
Mezcla para concentración - fomenta un enfoque y concentración óptimos (pág. 145)

SUPLEMENTOS

Masticables para niños (pág. 179), suplemento de omega-3 **líquido, probiótico defensivo, (pág. 179)**, batido para sustituir comidas, pastillas de mezcla respiratoria

Afecciones Relacionadas: Cólicos, llanto del bebé, dermatitis del pañal, la quinta enfermedad (parvovirus humano B19), gastroenteritis (gripe estomacal) [Digestivo e Intestinal; Inmunológico y Linfático], Enfermedad de manos, pies y boca [Inmunológico y Linfático - Viral], Reflujo Infantil, Enfermedad de Legg-Calve-Perthes [Esquelético], Roséola, RSV, Escarlatina, Candidiasis [Candida]

CONSEJOS DE USO: Los niños son maravillosamente sensibles a la utilización de aceites esenciales, les encanta aprender acerca de ellos y qué hacen, y estar involucrados en el proceso de selección de qué aceites se utilizan en su beneficio. Les encanta nutrir a otros con los aceites, así como participar haciendo su propia mezcla personalizada en una botella con bolilla. Permitir que un niño huela un aceite antes de su utilización crea una sensación de seguridad.

- **Aromático:** Utilizar aceites antes de acostarse mediante un difusor o oler aceites de algún tipo de recipiente sellado durante la escuela puede brindar paz y calma, y también fomentar el enfoque y la concentración mental. Los aceites proporcionan una gran variedad de apoyo emocional.
- **Tópico:** El uso de aceites con los niños es más eficaz cuando los aceites se combinan con un aceite portador y se utilizan para masajes en la espalda, el abdomen o los pies (aplicar 1-2 gotas en los pies PURO - sin diluir - dependiendo del peso corporal es aceptable en niños mayores; para bebés y niños pequeños, diluir los aceites con un aceite portador antes de aplicar en la mayoría de los casos).

Condiciones

ESTADOS EMOCIONALES/MENTALES

Naturalmente, los niños experimentan muchos estados emocionales, al igual que los adultos. Las manifestaciones comunes pueden ser ansiedad o estrés, actitud desafiante, llanto excesivo, mala intención, mal humor o irritabilidad, reacciones exageradas o demasiada sensibilidad, timidez, tristeza, llanto excesivo o enfurruñamiento y exceso de energía o hiperactividad. Ver *Estado de ánimo y Comportamiento* para conocer las soluciones sugeridas. Para déficit de atención o problemas con la atención y concentración, ver *Enfoque y Concentración*.

ESTADOS FÍSICOS

Acné, bebé - melaleuca, mezcla limpieza para la piel (diluida); ver *Tegumentario*

Alergias - cilantro, limón, lavanda, melaleuca, menta, desintoxicación; ver *Alergias*

Bronquitis - cardamomo, salvia esclarea, eucalipto, mezcla alentadora, mezcla protectora, mezcla de la respiración; ver *Sistema Respiratorio*

Candida - bergamota, salvia esclarea, clavo, eneldo, geranio, hinojo, lavanda, limón, melaleuca, orégano, tomillo, naranja silvestre, mezcla metabólica, mezcla protectora; ver *Candida*

Cansancio, excesivo - lavanda, manzanilla romana, mezcla calmante, mezcla renovadora; ver *Sueño*

Caries dental - clavo, Helicriso, melaleuca; ver *Salud oral*

Chuparse el dedo - clavo (diluido) o cualquier otro aceite de sabor desagradable seguro para su ingestión (diluido)

Cólicos - bergamota, pimienta negra, cardamomo, cilantro, clavo, cilantro, ciprés, eneldo, hinojo, jengibre, lavanda, mejorana, manzanilla romana, romero, menta, naranja silvestre, ylang ylang, mezcla calmante, mezcla digestiva; *Sistema Digestivo e Intestinal*

Congestión nasal - abeto de Douglas, limón, sándalo, mezcla digestiva, mezcla para respiración; ver *Alergias, Inmunológico y Linfático, Respiratorio.*

Conjuntivitis (conjuntivitis aguda) - salvia esclarea, melaleuca, incienso, ungüento correctivo; ver *Sistema Inmunológico y Linfático*

Convulsiones - cedro, incienso, lavanda, mirra, hierbabuena, rosa (retrasará el inicio), sándalo; ver *Cerebro*

Cortes - incienso, lavanda, melaleuca, mirra, sándalo, ungüento correctivo; ver *Primeros Auxilios*

Costra láctea - arborvitae, cedro, salvia esclarea, geranio, lavanda, limón, sándalo, mezcla antiedad, ungüento correctivo; ver *Tegumentario*

Dermatitis del pañal - diluido: incienso, lavanda, melaleuca, pachulí, manzanilla romana, ylang ylang; ver *Tegumentario*

Dolor de cabeza - lavanda, hierbabuena, incienso, gaulteria, mezcla para la tensión; ver *Dolor e Inflamación*

Dolor de estómago - cardamomo, hinojo, jengibre, hierbabuena, mezcla digestiva; ver *Sistema Digestivo e Intestinal*

Dolor de oído - albahaca, salvia esclarea, ciprés, hinojo, jengibre, helicriso, lavanda, melaleuca, manzanilla romana, tomillo, naranja silvestre, mezcla calmante; ver *Sistema Respiratorio*

Dolores de dentición - clavo, incienso, helicriso, lavanda, manzanilla romana, sándalo; diluir y aplicar directamente sobre las encías

Dolores en las piernas/dolores de crecimiento - arborvitae, abedul, ciprés, jengibre, lavanda, hierba limonera, mejorana, melisa, romero, abeto blanco, gaulteria, mezcla para masajes, mezcla calmante; ver *Dolor e Inflamación*

Eczema/Psoriasis - arborvitae, cedro, abeto de Douglas, geranio, helicriso, mirra, pachulí, manzanilla romana, sándalo, ylang ylang, ungüento correctivo, aceite de coco fraccionado; ver *Tegumentario.*

Enfermedad de manos, pies y boca - arborvitae, casia, canela, clavo de olor, helicriso, hierba limonera, melaleuca, melisa, orégano, romero, tomillo, naranja silvestre, gaulteria, mezcla protectora; ver *Sistema Inmunológico y Linfático.*

Estreñimiento - cardamomo, cilantro, abeto de Douglas, jengibre, hierba limonera, romero, naranja silvestre, mexcla desintoxicante, mezcla digestiva; ver *Sistema Digestivo e Intestinal.*

Fiebre - cardamomo, eucalipto, incienso, lavanda, limón, hierbabuena, manzanilla romana, mezcla para la tensión; ver *Sistema Inmunológico y Linfático.*

Golpes/moretones - hinojo, geranio, helicriso, lavanda, mezcla calmante; ver *Primeros auxilios*

Gripe estomacal - bergamota, albahaca, cardamomo, clavo, eneldo, jengibre, tomillo, mezcla digestiva; ver *Sistema Digestivo e Intestinal*

Hipo - arborvitae, salvia esclarea, hinojo, helicriso, limón, sándalo, naranja silvestre, mezcla calmante, mexcla desintoxicante; ver *Sistema Digestivo e Intestinal*

Hongos en los pies (pie de atleta) - albahaca, clavo, melaleuca, mezcla protectora; ver *Candida*

Ictericia - geranio, helicriso, bayas de enebro, limón, hierba limonera, limón, romero, naranja silvestre, mexcla desintoxicante; ver *Sistema Digestivo e Intestinal*

Infección dental - clavo, helicriso, melaleuca; ver *Salud oral*

Labios resecos/labios superiores - cedro, jazmín, mirra, sándalo, ungüento correctivo, aceite de coco fraccionado; ver *Tegumentario*

Mojar la cama - pimienta negra, cilantro, ciprés, romero, menta, tomillo, mezcla estabilizadora, mezcla para masajes

Nacimiento - arborvitae, salvia esclarea, incienso, melaleuca, melisa, mirra, sándalo, pachulí, naranja silvestre, mezcla calmante, mezcla alentadora, mezcla estabilizadora; ver *Embarazo, Trabajo de Parto y Lactancia*

Picaduras/escozor por insectos - lavanda y Mezcla purificadora; ver *Primeros Auxilios*

Piel seca - arborvitae, lavanda, limón (limpieza de la piel), melaleuca, mirra, sándalo, mezcla antiedad, diluir; ver *Tegumentario*

Quemaduras de Sol - incienso, helicriso, lavanda, hierbabuena, sándalo, mezcla antiedad; ver *Tegumentario*

Rechinamiento de dientes - incienso, geranio, mejorana, lavanda, manzanilla romana, naranja silvestre, mezcla calmante; ver *Parásitos*

Recuperación de Antibióticos - cilantro, mexcla desintoxicante, probiótico defensivo; ver *Candida*

Reflujo Infantil - eneldo, lavanda, hierbabuena, manzanilla romana; ver *Sistema Digestivo e Intestinal*

Refuerzo del sistema inmunológico - mezcla protectora; ver *Sistema Inmunológico y Linfático*

Resfriado común/gripe - cardamomo, cedro, limón, melaleuca, melisa, rosa, romero, sándalo, tomillo, mezcla protectora, mezcla de la respiración; ver *Sistema Inmunológico y Linfático*

Sarpullido - arborvitae, cedro, lavanda, limón, melaleuca, manzanilla romana, rosa, sándalo, mexcla desintoxicante; ver *Tegumentario.*

Secreción nasal - albahaca, cedro, limón/ lavanda/hierbabuena (usar juntos), mezcla de la respiración; ver *Alergias, Sistema Inmunológico y Linfático, Respiratorio*

Soporte respiratorio - eucalipto, romero, mezcla de la respiración; ver *Sistema Respiratorio*

Sueño, problemas con - lavanda, manzanilla romana; ver *Sueño*

Sueño, trastornos/irregular/despertar nocturno - lavanda, vetiver, mezcla calmante, mezcla estabilizadora; ver *Sueño*

Tos ferina - arborvitae, abeto de Douglas, eucalipto, limón, mejorana, ravensara, pachulí, sándalo, tomillo, naranja silvestre, mezcla protectora, mezcla de la respiración; ver *Sistema Respiratorio*

Tos ferina, tos espástica/persistente - cardamomo, salvia esclarea, ciprés, abeto de Douglas, eucalipto, incienso, lavanda, manzanilla romana, romero, mezcla calmante, mezcla purificadora, mezcla de la respiración; ver *Sistema Respiratorio*

Urticaria - albahaca, cilantro, incienso, lavanda, melaleuca, hierbabuena, manzanilla romana, romero; ver *Alergias*

Verrugas - arborvitae, canela, clavo, incienso, limón, hierba limonera, limón, melisa, orégano, tomillo, mezcla protectora; ver *Tegumentario*

Vómitos - bergamota, cardamomo, clavo, eneldo, jengibre, mezcla compleja celular, mezcla purificadora, mexcla desintoxicante, mezcla digestiva, mezcla protectora, diluir; ver *Sistema Digestivo e Intestinal.*

Remedios

AYUDA PARA QUE LOS NIÑOS DUERMAN Y PERMANEZCAN DORMIDOS
Vaporizar ocho gotas de lavanda o de mezcla calmante y tres gotas de naranja silvestre.

MANEJO DE LA IRA PARA LOS MÁS PEQUEÑOS.
Utilizar mezcla vigorizante y mezcla estabilizadora; colocar una gota de cada una en las palmas de las manos, frotarlas, colocar sobre la cara (sin hacer contacto con la piel) e inhalar; luego frotar los aceites en la nuca.

MOJAR LA CAMA (para niños mayores que pueden tragar cápsulas).
1-2 gotas de aceite de cilantro en una cápsula una vez al día. Aumentar el número de veces al día según sea necesario para obtener resultados.
Aplicar ciprés según sea necesario.
Para niños más pequeños, aplicar 1-2 gotas de ciprés en las plantas de los pies (diluir con un aceite portador).

RELAJACIÓN
14 gotas de ciprés,
10 gotas de incienso,
25 gotas de lavanda,
12 gotas de vetiver,
18 gotas de manzanilla romana,
5 gotas de Ylang Ylang,
5 gotas de cedro.
Mezclar los aceites esenciales con el aceite portador en una proporción 50/50 para niños, y en una relación de 75/25 para adultos. Aplicar en la nuca, en el interior de las muñecas, en la base del cráneo, a lo largo de la médula espinal.

MEZCLA PARA CÓLICOS
Combinar 2 cucharadas de aceite de almendras con 1 gota de manzanilla romana, 1 gota de lavanda, y 1 gota de geranio o eneldo. Mezclar y aplicar sobre el estómago y la espalda. Nota: Hacer eructar bebé y mantenerle caliente el abdomen con una botella de agua tibia (no caliente) a menudo proporciona alivio.

MEZCLA PARA EL RESFRIADO COMÚN
Combinar 2 cucharadas de aceite portador con 2 gotas de melaleuca, 1 gota de limón, y 1 gota de mezcla protectora. Masajear un poco de la mezcla en el cuello y el pecho.

COSTRA LÁCTEA
Combinar 2 cucharadas de aceite de almendras con 1 gota de aceite de melaleuca o limón con 1 gota de geranio, O 1 gota de cedro y 1 gota de sándalo. Mezclar y aplicar una pequeña cantidad en el cuero cabelludo.

CURA PARA NIÑOS ENFURRUÑADOS
- Paso 1 Tomar 1-2 gotas de Mezcla de la alegría - un anti-neurótico natural
- Paso 2: Masajear el aceite en la nuca del niño enfurruñado
- Paso 3: Hacer cosquillas al niño enfurruñado
- Paso 4: Si el niño continúa molesto, continuar haciéndole cosquillas hasta que se le pase el enfurruñamiento

CONSEJO: La dermatitis del pañal puede ser causada por la irritación de las heces / orina, reacción a la introducción de nuevos alimentos o productos, infección por hongos, bacterias/levaduras, piel sensible, roce o fricción, o por el uso de antibióticos, lo que resulta en la falta de bacterias beneficiosas.

MEZCLA PARA LA DERMATITIS DEL PAÑAL
Combinar 1 gota de manzanilla romana y 1 gota de lavanda con aceite de coco fraccionado y aplicar.

MEZCLA PARA EL DOLOR DE OÍDO
Albahaca, helicriso, lavanda, melaleuca, manzanilla romana o tomillo. Verter 1 gota de aceite diluido en un aceite portador en un trozo de algodón y colocar en la superficie de la oreja, evitando el conducto auditivo; frotar un poco de aceite diluido detrás de la oreja.

FIEBRE
Diluir 1 gota de lavanda en aceite portador y masajear al bebé o niño (en la nuca, los pies, detrás de la oreja, etc.). Diluir 1 gota de hierbabuena en un aceite portador y frotar en las plantas de los pies.

GRIPE
Colocar 2 gotas de ciprés, limón y melaleuca en un difusor y vaporizar. O diluir 1 gota de cada uno en 1 cucharada de base de gel de baño, o mezclar en ½ taza de sales de Epsom para un tratamiento con baño.

ICTERICIA
Diluir geranio e incienso en un aceite portador y aplicar sobre la zona del hígado y en los puntos reflejos del hígado en los pies.

¡APAGA LAS LUCES! (Buenas noches en minutos)
2 vetiver,
2 cedro,
2 pachulí,
2 mezcla calmante,
3 ylang ylang.
Mezclar en una botella de rodillo de 10 ml; completar la botella con un aceite portador. Enrollar en los pies antes de acostarse.

MEZCLA PARA CANDIDIASIS
8 gotas de limón,
8 gotas de melaleuca,
2 cucharadas de aceite de ajo,
1 ml de aceite de vitamina E.
Combinar. Aplicar una pequeña cantidad de la mezcla en los pezones justo antes de amamantar, o con un dedo limpio en la boca y en la lengua del bebé.

MEZCLA DE TRANSICIÓN (ayuda a los niños que sufren cambios estresantes en su entorno social, como ir a la guardería o la escuela).
Aplicar 2-3 gotas de mezcla estabilizadora y vetiver en la nuca. (Estabilizadora en el área del triángulo occipital y las plantas de los pies, especialmente los dedos gordos del pie.). Aplicar la noche anterior y la mañana de cualquier evento significativo.

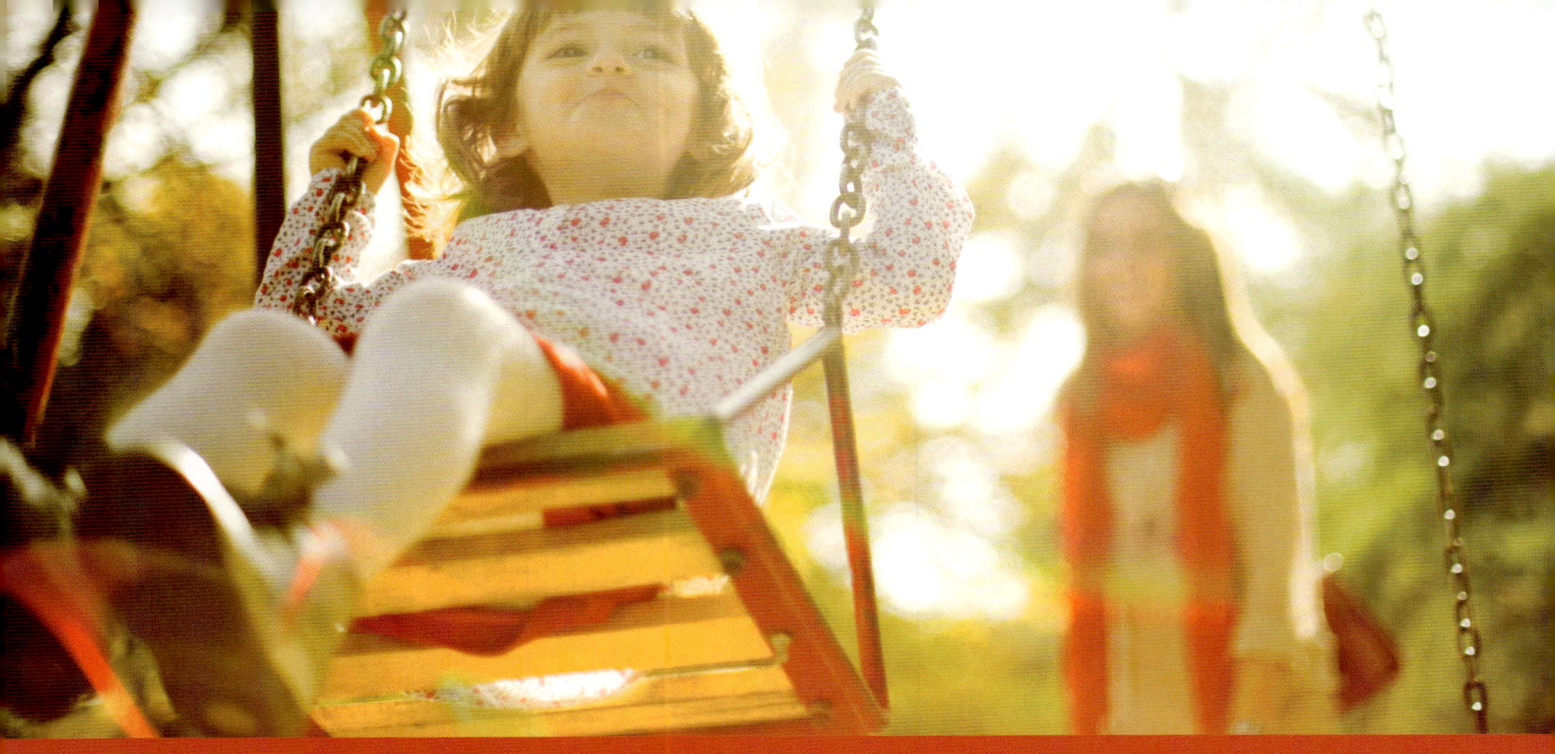

INFORMACIÓN DE USO Y NOTA A LOS PADRES

Los padres y tutores tienen una profunda custodia de la salud del niño, que merece ser tomada en serio y gestionada de forma responsable. Esto incluye educarse a sí mismo en cuanto a nutrición, suplementación, opciones de atención preventiva y tratamiento de enfermedades y heridas.

Los doctores aportan un caudal de conocimientos médicos y un profundo conocimiento de la enfermedad a su trabajo. Muy pocos tienen algo más que una comprensión superficial de los elementos esenciales del mantenimiento de la salud, como suplementos y nutrición. La mayoría no tiene conocimiento alguno acerca de soluciones eficaces para el cuidado natural de la salud, como los aceites esenciales.

Un padre que se educa apropiadamente puede elegir un proveedor de atención médica para su familia que esté abierto a la utilización de soluciones naturales. Juntos pueden asociarse de forma inteligente para proporcionar al niño un programa de mantenimiento de la salud eficaz y remedios naturales potentes cuando sea necesario, en particular la implementación de aceites esenciales.

Se debe tener precaución al buscar soluciones en internet. La mayor parte de la información sobre aromaterapia disponible refleja el supuesto de que el producto utilizado contiene ingredientes sintéticos. En el caso de estos productos adulterados, las advertencias deben ser observadas como legítimas, pero cuando se seleccionan aceites esenciales auténticos puros no adulterados, un padre puede utilizarlos para su familia con confianza. De hecho, cuando se utilizan aceites de calidad, los padres pueden experimentar tanto como los hacen con opciones saludables en la cocina. Un niño puede nutrirse con un grano en particular; a otro podría resultarle molesto para el estómago y preferir una selección diferente. Pero no resultan dañados. Para eso se diseñó esta sección: para proporcionar información adecuada para fomentar la confianza y una experimentación instruida para tener una familia saludable.

La invitación a los padres y cuidadores es saber que no se trata de ser perfecto. Se trata de estar presente. Cambia la mentalidad de hacerlo perfectamente por la de ser flexible y enseñable. Si algo no está generando los resultados deseado lo cambias, intentas algo diferente, diversificas los esfuerzos. Obtén confianza sin temores al jugar libremente con los aceites hasta que tú (y tus hijos) los conozcas y descubras qué es bueno para tí.

Algunas reglas de seguridad para utilizar los aceites esenciales con niños

En términos generales, utiliza la prudencia al aplicar aceites esenciales a los niños. Mantén los aceites lejos de los ojos y fuera del alcance de los niños. En general se recomienda diluir los aceites con un aceite portador. Cuando se utiliza aceite PURO (sin diluir), es mejor aplicarlo en las plantas de los pies del niño.

Para determinar las cantidades, considerar el peso corporal del niño y aplicar una fracción de la dosis recomendada para adultos. Por ejemplo, si un adulto se aplicara tópicamente 1-2 gotas de un aceite directamente sobre la piel, puede colocarse el mismo número de gotas bien diluidas con un aceite portador en una botella con bolilla y aplicarlo repetidamente a un bebé.

Cualquier aceite que contiene 1,8 cineol como el de cardamomo, eucalipto, romero, mirto, hoja de laurel o niauli debe diluirse con un aceite portador, utilizarse en pequeñas cantidades o usarse en una mezcla (que cambia la naturaleza de un aceite) especialmente con los niños menores de dos años. Evita colocar el aceite de menta diluido en el pecho, la cara o la garganta de un niño pequeño (menos de 30 meses), ya que la sensación y el efecto pueden asustar al bebé y hacer que contenga la respiración o deje de respirar momentáneamente. Utiliza la hierbabuena diluida en las plantas de los pies o en una mezcla, como por ejemplo en una mezcla respiratoria.

Como se indica en la sección de seguridad de este libro, el abedul, la casia, la canela, el clavo, el eucalipto, el jengibre, el hierba limonera, el orégano, la menta, el tomillo y la gaulteria son considerados como aceites esenciales "fuertes" que merecen más precaución y cuidado cuando se usa en presencia o en niños. La dilución y el almacenamiento apropiados (lejos de los niños) resultan fundamentales. Evitar el contacto con los ojos y otras partes sensibles del cuerpo.

Bebés prematuros: Dado que los bebés prematuros tienen una piel muy fina y sensible, se recomienda un uso de aceites esenciales muy conservador y con altas diluciones.

PARÁSITOS

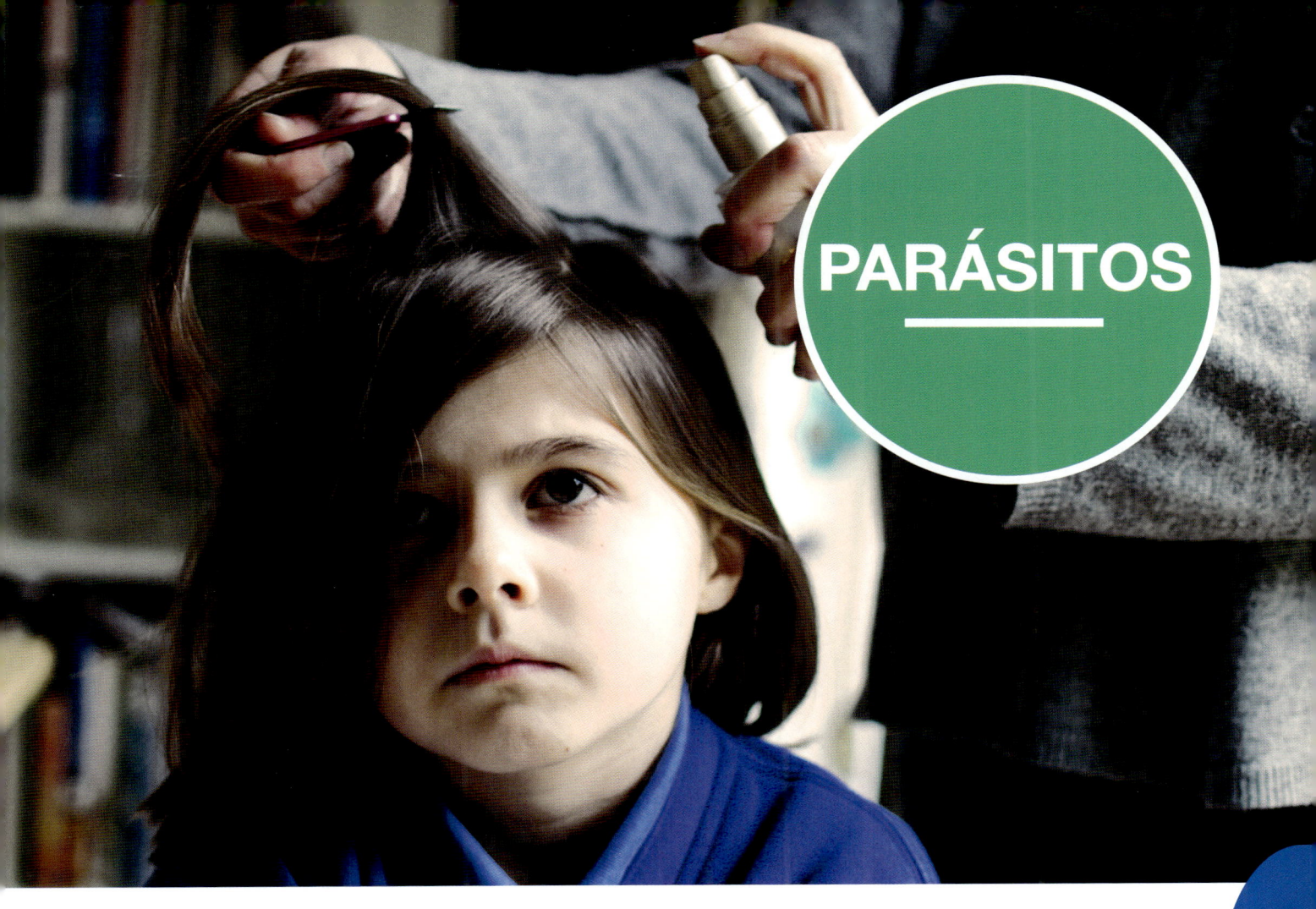

UN PARÁSITO es un organismo que vive sobre o dentro de otro organismo, y obtiene alimentos a expensas de su anfitrión. La mayoría de los parásitos humanos son microscópicos (no visibles a simple vista), y contrariamente a la creencia común, en realidad pueden infestar tejidos de todo el cuerpo, no sólo los intestinos. No todos los parásitos causan enfermedades pero los que lo hacen, pueden causar un daño increíble en el cuerpo humano. La mayoría de los parásitos se reproducen con mucha rapidez e infestan los tejidos y órganos humanos. Hay más de mil tipos de parásitos, que pueden dividirse en seis categorías principales:

1– Los protozoos representan alrededor del 70 por ciento de los parásitos que invaden a los seres humanos. Son organismos microscópicos unicelulares que pueden colonizar el tracto intestinal de forma rápida y desde allí pasar a la sangre y otros tejidos y órganos. Un parásito protozoo conocido es la Giardia lamblia.

2 - Los nemátodos son organismos multicelulares similares a gusanos, que se reproducen por medio de huevos que normalmente crecen en el suelo o dentro de un huésped intermedio antes de infectar humanos. Muchas personas no muestran signos de infestación de nematodos a menos que sea muy abundantes. Los expertos estiman que el 75 por ciento de la población mundial tiene algún tipo de infestación por parásitos. Los nematodos comúnmente conocidos son la lombriz intestinal, anquilostomiasis y las lombrices intestinales; los nematodos infectan el tracto intestinal, la sangre y los tejidos. Los parásitos Ascaris son gusanos redondos que se encuentran típicamente en los intestinos. El Ascaris lumbricoides es probablemente el más conocido parásito de los seres humanos. A lo largo de su ciclo de vida afectan diversos órganos y tejidos del cuerpo que pueden incluir intestinos, pulmones y cerebro. Cuando se infiltran en tejidos sensibles pueden causar graves problemas de salud.

3 - Platelmintos. En este grupo, los cestodos o tenias, se pueden ver a simple vista. La cabeza se une a la pared intestinal, y se alimentan de partículas parcialmente digeridas del tracto intestinal. Mientras la cabeza está intacta, pueden crecer nuevas tenias. Las tenias vacunas, del cerdo, del pescado y del perro son bien reconocidas en la categoría de cestodo. Los trematodos, también llamados gusanos planos o duelas, son parásitos platelmintos en forma de hoja que se originan a partir de caracoles infectados. Pueden penetrar la piel humana o infiltrarse en un huésped humano después de que el anfitrión ha comido un pescado, planta, o crustáceo infectado. Pueden infectar intestinos, sangre, hígado y pulmones. los trematodos comunes incluyen trematodos intestinales, lombrices de la sangre y trematodos hepáticos.

5 - Los acanthocephala, o gusanos de cabeza espinosa, en su forma adulta viven en los intestinos. Son considerados por muchos como el intermediario entre los nematodos y los cestodos. Tienen apéndices alargados con espinas que utilizan para perforar y adherirse a las paredes de los órganos de sus anfitriones. Las infecciones por acantocéfalos en los seres humanos son relativamente raras.

6 - Los artrópodos son parte de una clasificación llamada ectoparásitos. Esto incluye todo tipo de artrópodo que recibe su

alimento de otros anfitriones (como los mosquitos), pero más específicamente se refiere a los artrópodos que se introducen y se adhieren a la piel y permanecen durante un tiempo, como las niguas, garrapatas, pulgas, piojos, sarna y ácaros.
Los artrópodos causan enfermedades, y son transmisores de agentes patógenos comunes que causan enfermedades. Ciertos hábitos dietéticos y de estilo de vida alientan la invasión parasitaria. Las partículas alimenticias mal e impropiamente digeridas, los alimentos que forman mucosidad y el tejido y órganos enfermos o afectados estimulan la proliferación de poblaciones de parásitos internos que dependen de dichas sustancias o circunstancias para alimentarse. Las condiciones insalubres, el contacto con personas infectadas, algunas actividades al aire libre como caminar descalzo en la arena o tierra infestada, e incluso no lavarse bien las manos, pueden ocasionar la exposición.

Los síntomas de la infestación parasitaria son: diarrea, estreñimiento, gases, antecedentes de intoxicación alimentaria, dificultad para dormir, dificultad para permanecer dormido, irritaciones de la piel, erupciones cutáneas inexplicables, urticaria, rosácea, eczema, rechinar los dientes (durante el sueño), dolor o molestias en los músculos o articulaciones, fatiga, agotamiento, depresión, sentimientos de apatía, sentirse saciado sólo después de las comidas, anemia por deficiencia de hierro. Dado que muchos de estos síntomas se asocian comúnmente con otras condiciones, es importante trabajar con un profesional médico que pueda diagnosticar correctamente la presencia de parásitos.

El uso de aceites esenciales ha sido a veces referido como "medicina inteligente", ya que estos aceites tienen una capacidad única para reconocer lo que se supone que debe estar presente en un organismo y lo que debe ser eliminado. Los parásitos pueden ser especialmente peligrosos debido a su naturaleza móvil (que se mueven de un tejido a otro, causando estragos a su paso) y la capacidad de reproducirse tan rápidamente. Los aceites esenciales deben ser considerados como parte de un enfoque bien planificado, para recuperar el equilibrio luego que se descubre un daño sistémico parasitario.

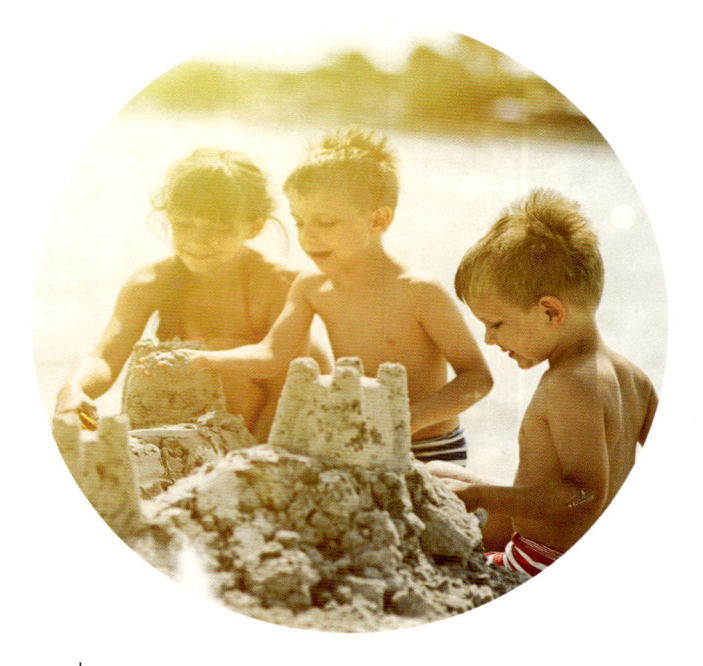

PRINCIPALES SOLUCIONES

ACEITES INDIVIDUALES

Canela (pág. 82), clavo (pág. 89), hierba limonera (pág. 100), orégano (pág. 123), manzanilla romana (pág. 133), tomillo (pág. 134) - para establecer un ambiente hostil para los parásitos y estimular su eliminación

Por Propiedades Relacionadas

Para obtener definiciones de las propiedades que figuran a continuación y más opciones de aceites, consulte el Glosario de Propiedades de Aceites (pág. 433) y Propiedades del Aceite (pág. 434).

Antiparasitario (indicado para el tratamiento de enfermedades parasitarias como nematodos, cestodos, tremátodos y protozoos infecciosos) - bergamota, pimienta negra, canela, clavo, hinojo, incienso, baya de enebro, lavanda, melaleuca, orégano, manzanilla romana, romero, tomillo.
Vermicida (una sustancia tóxica para los gusanos) - clavo, lavanda, orégano, gaulteria.
Vermífugo (un agente que destruye o expulsa gusanos parásitos) - arborvitae, albahaca, bergamota, aceite de comino negro (limpieza de la piel), cedro, canela, clavo, eucalipto, hinojo, geranio, lavanda, limón, melaleuca, hierbabuena, manzanilla romana, romero, tomillo, vetiver, naranja silvestre, gaulteria

MEZCLAS

Mezcla de complejo celular (pág. 144), mezcla purificadora (pág. 159) mexcla desintoxicante (pág. 146), mezcla digestiva (pág. 147), mezcla protectora (pág. 158), mezcla limpieza para la piel (pág. 151) - para establecer un ambiente hostil para los parásitos y estimular su eliminación

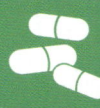

SUPLEMENTOS

Complejo celular de aceites esenciales, probiótico defensivo, **complejo para desintoxicación (pág. 174)**, cápsulas de mezcla digestiva, enzimas alimenticias, **cápsulas limpiadora GI (pág. 178)** (Cuando se realiza una limpieza de parásitos intestinales, es esencial mantener el tracto intestinal en movimiento para que las toxinas no se queden en el cuerpo.)

Afecciones Relacionadas: Ácaros del oído, Piojos de la cabeza, Malaria [Sistema inmunológico y linfático], Parásitos, Gusanos Nematodos, Gusanos

CONSEJOS DE USO: Para la eliminación del parásito. El objetivo es conseguir colocar los aceites en el/los lugar/es donde el/los parásito/s viven (por ejemplo, en la piel o en el intestino). Consumir o aplicar tópicamente en consecuencia. Usar un aceite portador para evitar la sensibilidad siempre que sea necesario.

Remedios

INFECCIÓN PARASITARIA
2 gotas de canela,
4 gotas de clavo,
2 gotas de romero,
3 gotas de orégano,
3 gotas de limón,
3 gotas de melaleuca.
Poner en una cápsula o diluir con agua en un vaso. Tomar dos veces al día durante diez a catorce días. Si sospecha de la existencia de parásitos o gusanos; beber agua de limón varias veces al día durante dos semanas. Sugerencias de mezcla adicionales:

- Tenias - canela + clavo + ciprés (combinar); limón + orégano + sándalo; tomillo
- Acanthocephala combinar: arborvitae, hierbabuena, tomillo, gaulteria

ADIÓS ÁCAROS: fórmula tópica para seres humanos (por ejemplo, niguas y sarna)
- Mezclar 4 gotas de hierbabuena y 4 gotas de lavanda con una cucharadita de aceite portador (la receta se puede multiplicar y se almacena en una pequeña botella de vidrio para uso futuro) y aplicar generosamente a todas las áreas afectadas de la piel al menos dos veces por día, preferiblemente después de un baño. Hacer una prueba primero para asegurar que no se produce ninguna reacción en la piel.
- Para hacer que el baño sea más efectivo, agregar 2 gotas de lavanda y 2 gotas de romero mezclados en una cucharadita de leche para fomentar la eliminación de los ácaros.
- Para ayudar a la piel a recuperar zonas secas y manchas, aplicar 2 gotas de lavanda y mirra, por 1 cucharadita de aceite portador. Aplicar al menos dos veces por día.

CONTROL DE ÁCAROS - para la invasión hogareña.
Utilizar aceites de eucalipto, limón, lavanda, melaleuca y hierbabuena. El eucalipto y la melaleuca son los aceites más importantes de esta mezcla, así que asegúrate de usarlos incluso si no tienes los otros. Mezclar 35 gotas de cada uno de los aceites anteriores en 24 onzas de agua en una botella con rociador. Añadir 2 onzas de agua de hamamelis (opcional). Rociar generosamente alfombras, camas, cortinas, almohadas, muebles, etc.

ÁCAROS DEL POLVO, ¡CUIDADO!
- Limpiar colchón: poner aproximadamente 1 taza de bicarbonato de sodio en un pequeño frasco de vidrio con algún tipo de filtro o tejido perforado (para espolvorear) y añadir 4 a 5 gotas de cualquiera de los siguientes: eucalipto, limón, lavanda, melaleuca y/o hierbabuena (usar su perfume favorito) ¡y darle una buena sacudida! Es suficiente para colchones individuales.
  › Espolvorear en el colchón.
  › Dejar reposar por espacio de dos horas.
  › Aspirar el residuo.
  El bicarbonato de sodio no sólo extrae la humedad y la suciedad, sino que también desodoriza y deja el colchón con olor fresco y limpio. Un aceite como la lavanda promueve un sueño tranquilo y pacífico.
- Mientras el bicarbonato de sodio trabaja, es un muy buen momento para lavar toda la ropa de cama con agua CALIENTE. Añadir unas cuantas gotas de cualquiera de los mismos aceites. Al secar almohadas, añadir una pelota de tenis o dos para ayudar a la pelusa a salir

Un estudio sobre los efectos de los aceites esenciales sobre los ácaros del polvo descubrió que el aceite de limón inmovilizó el 61 por ciento de los ácaros del polvo después de treinta minutos, y el 80 por ciento estaba muerto después de dos horas. El aceite de lavanda inmovilizó el 86 por ciento después de treinta minutos y el 87 por ciento estaba muerto después de dos horas. El aceite de melaleuca inmovilizó el 100 por ciento de los ácaros del polvo después de treinta minutos, y el 100% estaba muerto después de dos horas.

Fuente: Williamson, E. M., Priestley, C. M., & Burgess, I. F. (2007). Una investigación y comparación de la bioactividad de los aceites esenciales seleccionados sobre los piojos y ácaros del polvo doméstico humanos. Fitoterapia, 78(7-8), 521-525.

Condiciones

Giardia - lavanda, bergamota, cardamomo, clavo, incienso, jengibre, melaleuca, orégano, pachuli, romero, tomillo, mexcla desintoxicante.

Parásitos, general - canela, clavo, hierba limonera, orégano, mezcla protectora.

Parásitos, gusanos intestinales - bergamota, clavo, geranio, limón, hierbabuena, manzanilla romana, tomillo, mexcla desintoxicante, mezcla protectora, mezcla limpieza para la piel.

Gusanos - albahaca, pimienta negra, canela, clavo, hinojo, lavanda, limón, hierba limonera, orégano, manzanilla romana, tomillo, mezcla renovadora
- **Esquistosomiasis** - clavo, orégano, mezcla purificadora
- **anquilostomas** - clavo, tomillo
- **Lombrices intestinales** - bergamota, clavo, limón, hierba limonera, orégano, manzanilla romana, tomillo, mezcla protectora
- **Nemátodos** - ciprés, geranio, orégano, sándalo
- **Tenias** - canela, clavo, ciprés, limón, orégano, sándalo, tomillo
- **Acanthocephala** - arborvitae, hierbabuena, tomillo, gaulteria.

Pulgas - cedro, eucalipto, lavanda, limón, hierba limonera, menta, mezcla purificadora.

Piojos de la cabeza - arborvitae, cedro, canela, clavo, eucalipto, geranio, lavanda, melaleuca, orégano, romero, tomillo, mexcla desintoxicante, mezcla estimulante, mezcla repelente.

Piojos, púbicos o ladillas - melaleuca, romero.

Ácaros, oído - albahaca, cedro, lavanda, melaleuca, orégano, romero, clavo, mezcla purificadora, mezcla para concentración.

Sarna (causada por Sarcoptes del ácaro scabiei) - bergamota, canela, clavo, incienso, lavanda, melaleuca, orégano, menta, manzanilla romana, el romero, tomillo, la mezcla celular, la limpieza de mezcla, calmante mezcla, mezcla protectora, mezcla limpieza para la piel, mezcla edificante.

Trombiculosis (causada por ácaros niguas) - clavo, lavanda, melaleuca, hierbabuena, tomillo, vetiver, mezcla protectora.

Picaduras de garrapatas - eucalipto, enebro, lavanda, limón, hierba limonera, mezcla purificadora; ver *Primeros Auxilios*

PESO

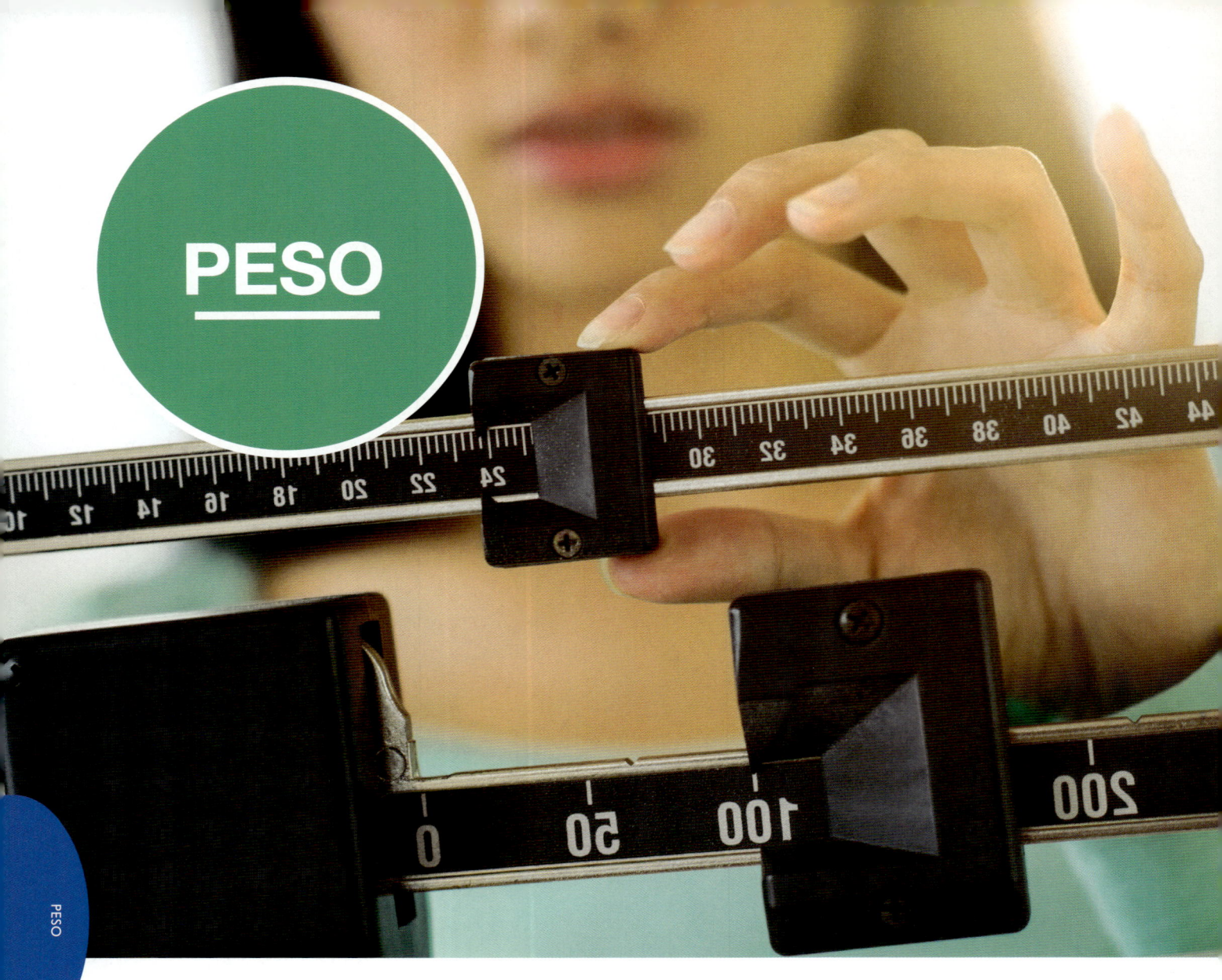

EL AUMENTO DE PESO puede resultar de un incremento de la masa muscular, depósitos de grasa o del exceso de líquidos tales como agua. Las causas más comunes de aumento de peso provienen de comer en exceso y la nutrición deficiente. La comida se compone de calorías o unidades de energía. La actividad física y un metabolismo corporal normal queman calorías. Cuando una persona consume más calorías de las que el cuerpo usa, las calorías adicionales se almacenan como grasa, subsecuentemente ampliando o disminuyendo el "tamaño" de las células de grasa en función del equilibrio de energía del cuerpo. Cuando las células de grasa aumentan o se acumulan, ello causa un aumento de la grasa u obesidad.

Otros factores que pueden causar aumento de peso incluyen la medicación, falta de masa muscular magra, inactividad, hipotiroidismo, menopausia, embarazo o metabolismo lento. A veces los niveles de toxicidad dentro del organismo pueden estimular al cuerpo a retener grasa; cuando hay demasiadas toxinas que el cuerpo debe manejar, las grasas se desvían hacia células de grasa - el único lugar del cuerpo donde un aislamiento natural proporciona protección a los órganos vitales del cuerpo. Luego, cuando las personas tratan de perder peso parece ser casi imposible a pesar del esfuerzo. Estas células grasas protectoras están programadas para proteger los órganos vitales a toda costa; por lo tanto, no pueden dejar ir su carga.

El exceso de peso puede provocar efectos emocionales indeseables, como depresión, ansiedad y cambios de humor. El exceso de peso o la obesidad pueden causar cansancio o fatiga y hacer que a las personas les resulte un desafío participar en diversas actividades, un escenario especialmente difícil para padres con niños activos con sobrepeso. Esto causa tensión excesiva en las articulaciones, los huesos y los músculos. Tener exceso de grasa también puede aumentar considerablemente el riesgo de desarrollar enfermedades mortales y debilitantes.

Los aceites esenciales y la administración de suplementos de alimentos integrales pueden ser poderosos aliados en el proceso de mantener un peso saludable y perder el exceso de peso. Los aceites esenciales tienen la capacidad de engañar a las células grasas tóxicas para que liberen su contenido, ayudan a descomponer las toxinas y con una hidratación adecuada, hacerlas salir del cuerpo. Los aceites también pueden apoyar la respuesta de la insulina del cuerpo, reducir la ansiedad y proporcionar una sensación de saciedad. Los suplementos pueden dar a las células la energía que necesitan para llevar a cabo la función apropiada del cuerpo, incluyendo el combustible extra para hacer ejercicio. Las enzimas digestivas ayudan al cuerpo a descomponer y utilizar los nutrientes para obtener un máximo apoyo.

PRINCIPALES SOLUCIONES

ACEITES INDIVIDUALES

Toronja - controla los antojos, reduce el apetito, e induce la quema de grasa (pág. 125)
Canela - inhibe la formación de nuevas células de grasa; equilibra el azúcar en sangre (pág. 82)
Hierbabuena - Aumenta la sensación de plenitud; reduce la ansiedad y el apetito (pág. 118)
Jengibre - estimula la quema de grasa y promueve la saciedad (pág. 105)

Por Propiedades Relacionadas

Para obtener definiciones de las propiedades que figuran a continuación y más opciones de aceites, consulte el Glosario de Propiedades de Aceites (pág. 433) y Propiedades del Aceite (pág. 434).

Analgésico - arborvitae, bergamota, pimienta negra, casia, canela, salvia esclarea, clavo, cilantro, ciprés, eucalipto, incienso, helicriso, jazmín, enebro, lavanda, hierba limonera, mejorana, orégano, hierbabuena, ravensara, romero, abeto blanco, naranja silvestre, gaulteria.
Antidepresivo - albahaca, bergamota, salvia, cilantro, eneldo, incienso, geranio, toronja, jazmín, lavanda, limón, hierba limonera, melisa, orégano, pachulí, ravensara, rosa, naranja silvestre.
Calmante - bergamota, abedul, pimienta negra, canela, salvia, cilantro, hinojo, incienso, geranio, jazmín, enebro, lavanda, orégano, pachulí, manzanilla romana, sándalo.
Desintoxicante - arborvitae, casia, cilantro, ciprés, geranio, baya de enebro, limón, lima, pachuli, romero, naranja silvestre.
Energizante - albahaca, clavo, ciprés, toronja, hierba limonera, romero, abeto blanco, naranja silvestre.
Esteroideos - albahaca, abedul, cedro, clavo, hinojo, pachuli, romero, tomillo.
Estimulante - arborvitae, albahaca, bergamota, abedul, pimienta negra, cardamomo, cedro, canela, clavo, cilantro, ciprés, eneldo, eucalipto, hinojo, jengibre, toronja, bayas de enebro, limón, melaleuca, mirra, pachulí, romero, menta, tomillo, vetiver, abeto blanco, gaulteria, ylang ylang.
Estomacal - albahaca, cardamomo, canela, salvia esclarea, cilantro, hinojo, jengibre, baya de enebro, mejorana, melisa, hierbabuena, rosa, romero, tangerina, naranja silvestre, milenrama.
Edificante - bergamota, cardamomo, cedro, salvia esclarea, ciprés, toronja, limón, lima, melisa, sándalo, tangerina, naranja silvestre, ylang ylang

Afecciones Relacionadas: Apetito excesivo, Autointoxicación, Celulitis, Pérdida de apetito, Obesidad, Comer en exceso

MEZCLAS

Mezcla metabólica - equilibra el metabolismo, elimina los antojos, y eleva el estado de ánimo; actúa como diurético (pág. 153)
Mexcla desintoxicante - apoya la capacidad del cuerpo de eliminar las toxinas y residuos de manera eficaz (pág. 146)
Mezcla de complejo celular - mejora la función del sistema endocrino y la tiroides (pág. 144)

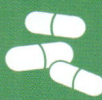

SUPLEMENTOS

Complejo de vitalidad celular, probiótico defensivo, **complejo de desintoxicación (pág. 174), Cápsulas blandas con revestimiento entérico para mezcla digestiva; complejo omega en aceite esencial; suplemento en polvo de fruta y verdura, batido para reemplazar comidas (pág. 172), cápsulas blandas con revestimiento entérico para mezcla metabólica (pág. 178),** Múltiplex de fitoestrógeno, suplemento de nutrientes de alimento completo

CONSEJOS DE USO: Para el control de peso, la atención se centra principalmente en la calidad y la cantidad del alimento que se consume (apetito) además de la eficacia con que el organismo lo utiliza como combustible (metabolismo). Además, a menudo es necesario equilibrar otros procesos, tales como la eliminación, el azúcar en sangre y las hormonas para obtener resultados duraderos. Ver los programas sugeridos en "Remedios" a continuación. Con eso en mente:

- **Interno:** Ingerir aceites como ayuda con el apetito, la ansiedad y el metabolismo, incluyendo la capacidad de quemar grasa y liberarla junto con las toxinas es muy eficaz. Colocar gotas de aceites en una cápsula como apoyo sistémico o activo. Beber aceites en agua; colocar gotas en la lengua. Se generoso en el uso para este propósito.
- **Tópico:** Utilizar para ayudar al cuerpo a desintoxicarse y apuntar a zonas específicas. Considerar la aplicación de mezclas de aceites en zonas como el abdomen, los muslos y los brazos como un tratamiento. Si es necesario, utilizar un aceite portador para evitar la sensibilidad, especialmente con aceites como el de canela.
- **Aromático:** Excelente para reforzar el control del apetito. Inhalar según sea necesario.

PESO

Condiciones

Adicción a la comida - albahaca, pimienta negra, cardamomo, jengibre, toronja, mezcla metabólica; ver *Adicciones*

Anorexia - Ver *Trastornos de la alimentación*

Antojos - jengibre, toronja, hierbabuena, mezcla metabólica

Antojos, azúcar - casia, canela, clavo, toronja, mezcla metabólica

Apetito - desequilibrado - toronja, naranja silvestre, mezcla metabólica.

Apetito, pérdida de - bergamota, pimienta negra, cardamomo, cilantro, hinojo, jengibre, toronja, limón, pachulí, hierbabuena, tomillo, mezcla purificadora, mezcla digestiva, mezcla inspiradora, mezcla metabólica, mezcla para la tensión

Autoestima baja/autorrespeto, falta de - bergamota, toronja, jazmín, mezcla de la alegría; ver *Estado de ánimo y Comportamiento*

Apetito, exceso - bergamota, jengibre, toronja, baya de enebro, limón, hierbabuena, mezcla metabólica, mezcla renovadora; si es debido a deficiencias nutricionales, ver *Peso - "Suplementos"*

Celulitis - abedul, ciprés, eucalipto, geranio, jengibre, toronja, hierba limonera, limón, lima, romero, tangerina, abeto blanco, naranja silvestre, gaulteria, mezcla metabólica; ver *Desintoxicación*

Comer, exceso, atracones, compulsión a - bergamota, pimienta negra, cedro, canela, jengibre, toronja, baya de enebro, limón, orégano, pachulí, hierbabuena, mezcla de la alegría, mezcla metabólica

Comer inducido por lo emocional/estrés - bergamota, toronja, mezcla metabólica; ver *Trastornos de la alimentación, Estado de ánimo y Comportamiento*

Desequilibrio de azúcar en sangre - casia, canela, cilantro, hinojo, romero, mezcla metabólica, mezcla protectora, mezcla edificante; ver *Azúcar en sangre*

Dolores por hambre - hinojo, mirra, orégano, hierbabuena, mezcla para concentración; ver *Sistema Digestivo e Intestinal*

Edema/hinchazón/retención de agua - albahaca, ciprés, jengibre, baya de enebro, limón, hierba limonera, pachulí, romero, tangerina, mezcla metabólica; ver *Sistema Urinario*

Energía, bajo agotamiento - albahaca, limón, hierbabuena, romero, jazmín; ver *Energía y Vitalidad*

Estrías - incienso, geranio, lavanda, sándalo, tangerina, mezcla antiedad; ver *Desequilibrios de la tiroides*

Exceso de peso/obesidad - abedul, canela, hinojo, jengibre, toronja, baya de enebro, limón, orégano, tangerina, naranja silvestre, gaulteria, mezcla metabólica

Flacidez de la piel - helicriso, toronja, mezcla antiedad, mezcla para masajess; ver *Tegumentario*

Grasa, remoción/disolución - toronja, limón, menta, tangerina, mezcla metabólica

Incapacidad para perder peso - canela, cilantro, menta, mexcla desintoxicante, mezcla metabólica; ver *Candida, Desintoxicación*

Indulgencia excesiva con alimentos - toronja, baya de enebro, hierbabuena, mezcla metabólica

Metabolismo, lento - casia, clavo, jengibre, hierba limonera, menta, mezcla metabólica

Metabolismo, demasiado rápido - jengibre, mezcla metabólica, mirra, mezcla de la respiración

Páncreas, inflamado - eneldo, hinojo; ver *Sistema Endocrino (páncreas)*

Saciedad, falta de - bergamota, eneldo, hinojo, jengibre, toronja, hierbabuena.

Tegumentario - cilantro, incienso, clavo, jengibre, romero, mezcla antiedad; ver *Sistema Endocrino (tiroides, suprarrenal)*

Toxicidad - limón, toronja, romero, mexcla desintoxicante, mezcla metabólica; ver *Desintoxicación*

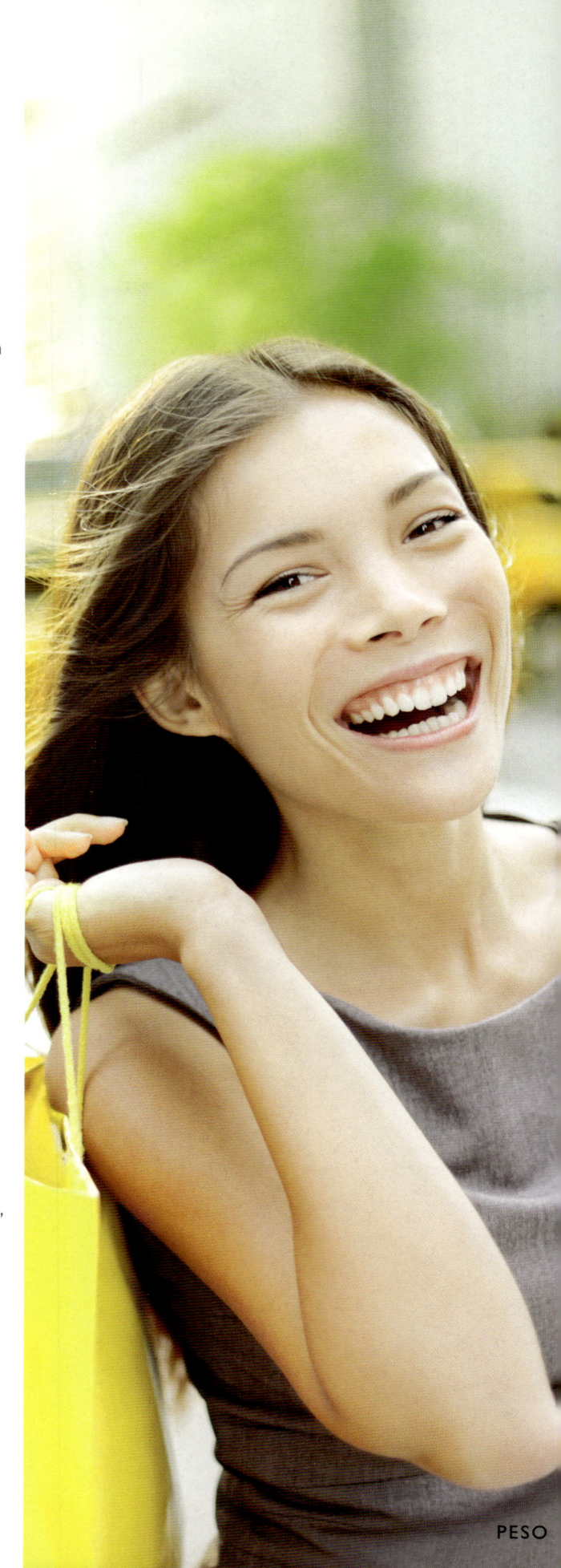

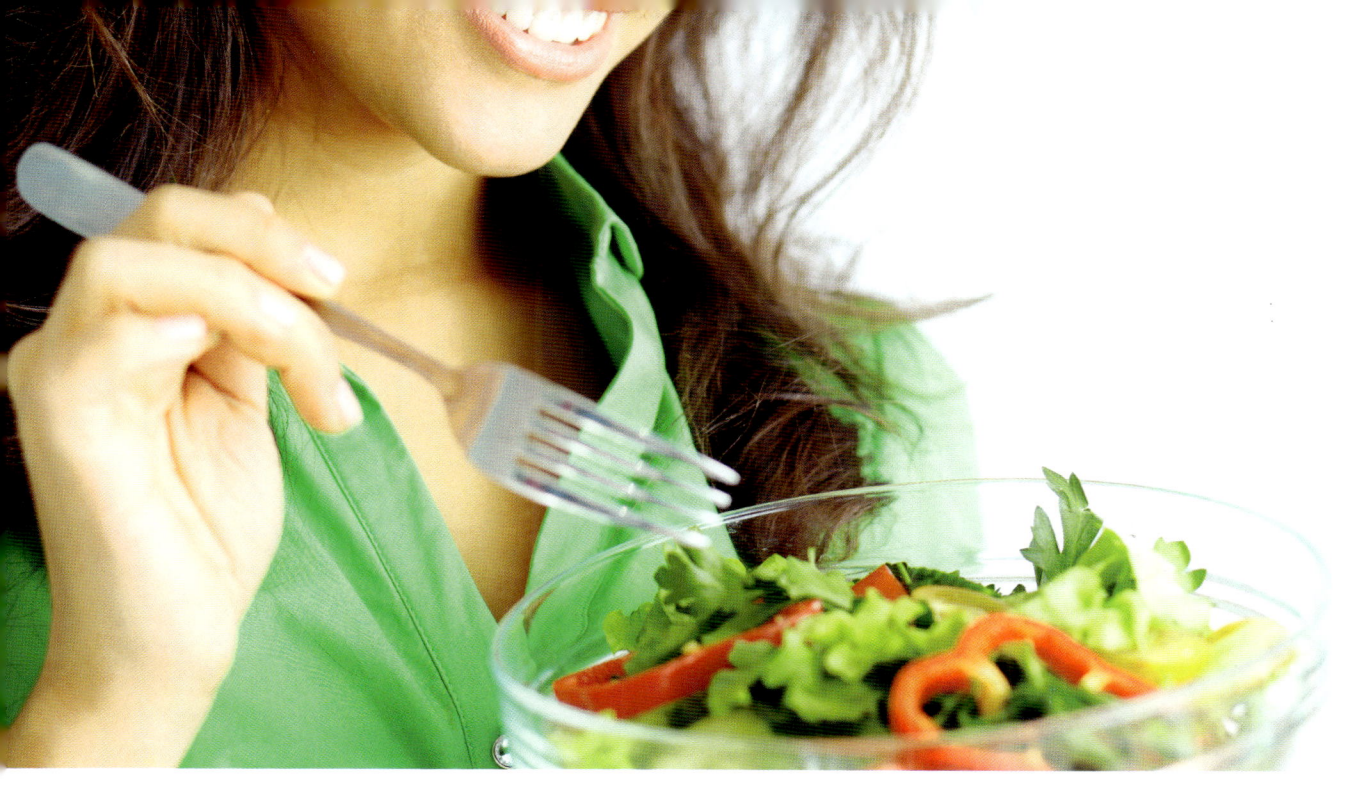

Programa para Pérdida de Peso

	10-30 días (Pre Limpiar)	10 días (Limpiar)	20 días (Restaurar)	30 días (Mantener)
AL LEVANTARSE	Mezcla metabólica, en o con agua			
COMIDA DE LA MAÑANA	- Batido de sustitución de comida - Suplemento nutritivo elaborado con alimentos integrales - Aceite esencial de complejo omega - Complejo para desintoxicación - Enzimas alimentarias***	- Batido de sustitución de comida - Suplemento nutritivo elaborado con alimentos integrales - Complejo omega en aceite esencial - Mezcla desintoxicante	- Batido de sustitución de comida - Suplemento nutritivo elaborado con alimentos integrales - Complejo omega en aceite esencial - Enzimas alimentarias*** - Probiótico defensivo**	- Batido de sustitución de comida - Suplemento nutritivo elaborado con alimentos integrales - Complejo omega en aceite esencial [opcional: enzimas alimentarias***]
ENTRE COMIDAS	Mezcla metabólica, en o con agua			
COMIDA DEL MEDIODÍA	- Batido de sustitución de comida - Enzimas alimentarias***	- Batido de sustitución de comida - Cápsulas blandas entéricas para limpieza GI*	- Comida saludable o batido de sustitución de comida - Enzimas alimentarias***	- Comida saludable o batido de sustitución de comida [opcional: enzimas alimentarias***]
ENTRE COMIDAS	Mezcla metabólica, en o con agua			
COMIDA DE LA MAÑANA	- Comida saludable - Suplemento de nutrientes de alimentos completos - Aceite esencial de complejo omega - Complejo de desintoxicación - Enzimas alimentarias***	- Comida saludable - Suplemento nutritivo elaborado con alimentos integrales - Complejo omega en aceite esencial - Enzimas alimentarias*** - Cápsulas blandas de limpieza GI* - Mezcla desintoxicante	- Comida saludable - Suplemento nutritivo elaborado con alimentos integrales - Complejo omega en aceite esencial - Enzimas alimentarias*** - Probiótico defensivo**	- Comida saludable - Suplemento nutritivo elaborado con alimentos integrales - Complejo omega en aceite esencial [opcional: enzimas alimentarias***]
ENTRE COMIDAS	Mezcla metabólica, en o con agua			
EJERCICIO	Aeróbico (+20 minutos 3 veces por semana) Resistencia (+10 minutos 3 veces por semana) Flexibilidad (5-20 minutos diarios)			

*Cápsulas blandas entéricas para la limpieza GI- comenzar con 1 cápsula al día, aumentando a 3 al día según resulte confortable.
**El probiótico defensivo durará 15 días (2 cápsulas al día durante 15 días en una botella de 30 unidades).
*** Enzimas alimentarias: tomar 1-2 por comida.

NOTA: La mezcla metabólica debe tomarse en 5 gotas 5 veces al día (sólo se mencionan 4 veces anteriormente) intercalar la quinta durante el día (hay 5 gotas por cápsula blanda).
PRECAUCIÓN: Siempre utilice el sentido común y el consejo de su profesional de la salud***.

Remedios

PÉRDIDA DE PESO, DESINTOXICACIÓN Y ESTÍMULO DEL METABOLISMO

- Tomar 5 gotas de mezcla metabólica en cápsulas o en agua de dos a cinco veces al día.
- Tomar 3 gotas de mexcla desintoxicante en cápsulas dos veces al día. Se puede combinar los aceites.
- Tomar 1-2 cápsulas de enzimas alimentarias con cada comida.
- Aplicar toronja por vía tópica en las zonas con dificultades. Diluir según sea necesario o se desee.
- Atender la tiroides - ver *Sistema Endocrino* (tiroides).
- Frotar 1-2 gotas de mezcla estabilizadora en la planta de los pies por la mañana y por la tarde.
- Como comida de la mañana, utilizar un batido de reemplazo de comida. Añadir canela, casia, o aceite de cítricos para mejorar el sabor y los beneficios.

ENVOLTURA DE ADELGAZAMIENTO DEL CUERPO

30 gotas de mezcla metabólica,
15 gotas de eucalipto,
15 gotas de hierbabuena,
10 gotas de toronja,
10 gotas de lavanda,
10 gotas de mezcla mensual de las mujeres,
5 gotas de gaulteria.

Utilizar una botella de vidrio de 4 onzas con tapa con pulverizador para facilitar su uso. Mezclar los aceites en la botella. Mezclar. Completar con aceite de coco fraccionado. Opcional: como una alternativa, añadir aceites a 4 onzas aproximadamente de loción natural sin aroma.

Instrucciones de uso:
- Paso 1. Medir las áreas que deben tratarse antes de usar.
- Paso 2. Rociar o aplicar la mezcla en las zonas afectadas.
- Paso 3. Colocar y envolver el cuerpo con tela de algodón (por ejemplo, muselina) o una toalla de papel como una barrera entre la piel y una envoltura de plástico para no absorber toxinas del plástico (los aceites degradan algunos plásticos).
- Paso 4. Utilizando una envoltura de plástico, envolver con unas 3-4 capas
- Paso 5. Dejar actuar por un par de horas o durante la noche, según se desee, y luego retirar.
- Paso 6. Medir las áreas tratadas nuevamente y registrar la diferencia.

NOTA: Beber mucha agua con aceite de limón (4 gotas por cada 16 onzas) antes y después del tratamiento. Es un excelente diurético y ayuda a liberar toxinas de las grasas.

MASAJE PARA EL ESTÓMAGO PARA LA PÉRDIDA DE PESO

8 gotas de hinojo,
5 gotas de toronja,
4 gotas de pachulí,
2 onzas de aceite de coco fraccionado.

Mezclar y almacenar en una botella de vidrio. La receta puede duplicarse según se desee. Aplicar en la barriga. Mejorar los efectos de añadiendo mezcla metabólica al agua durante todo el día.

CELULITIS, PÉRDIDA DE PESO, BAÑO DESINTOXICANTE

2 tazas de sal de Epsom,
1 taza de bicarbonato de sodio,
10 gotas de mezcla metabólica.

Mezclar los ingredientes y utilizar la cantidad deseada en el baño. Remojar veinte minutos o más de dos a tres veces a la semana. Beber mucha agua durante y/o después. Añadir 5 gotas de mezcla metabólica por cada 16 onzas de agua potable para obtener mejores resultados y como un hábito diario.

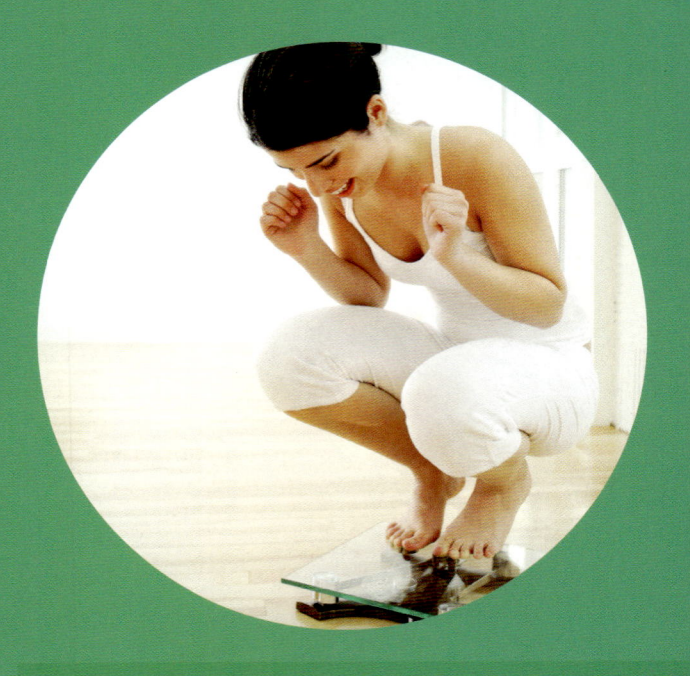

AROMATERAPIA, CONTROL DEL APETITO MEZCLAS PARA INHALADOR.

Escoger una mezcla de abajo y colocarla en un inhalador. Inhalar la esencia de la mezcla con tres largas respiraciones profundas a través de las fosas nasales. Utilizar el inhalador antes de comer y cuando se dispara el apetito.

- **Cítricos Sexy**
  30 gotas de toronja,
  4 gotas de limón,
  1 gota de ylang ylang.

- **Menta Maravillosa**
  20 gotas de hierbabuena,
  10 gotas de bergamota,
  4 gotas de menta,
  1 gota de ylang ylang.

- **Mezcla de Hierbas**
  15 gotas de albahaca,
  15 gotas de mejorana,
  1 gota de orégano,
  1 gota de tomillo.

ALEJAR LAS ANSIAS

Colocar 1-3 gotas de toronja en la palma de la mano, frotar las manos vigorosamente; ahuecar las manos e inhalar lentamente. Puede aumentarse con una gota de pachulí.

"TONIFICAR" LOS MÚSCULOS

Combinar 4 gotas de albahaca, 3 gotas de ciprés, 3 gotas de romero, 3 gotas de lavanda con 1 cucharadita de aceite portador. Frotar en los músculos antes del ejercicio. Mejora el tono muscular, previene el dolor muscular.

ÁMATE A TÍ MISMO.

Aplicar 1-2 gotas de toronja por vía tópica en el pecho o vaporizar para fomentar relaciones positivas con su propio físico.

PRIMEROS AUXILIOS

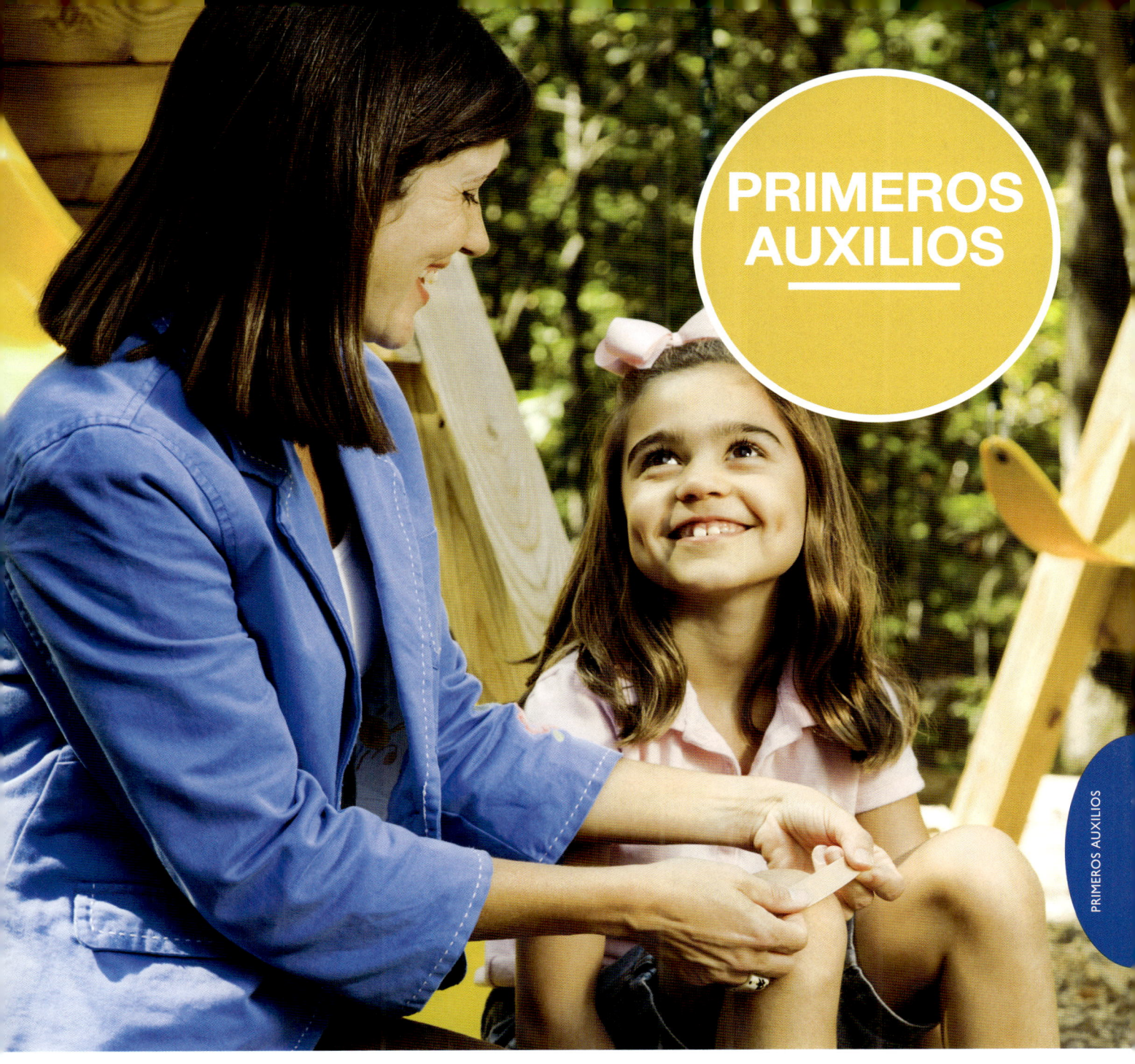

Se requiere RESPUESTA DE PRIMEROS AUXILIOS cada vez que hay una lesión, una enfermedad o una situación de emergencia que debe ser atendida inmediatamente. Las situaciones que requieren primeros auxilios pueden incluir entre otras, mordeduras y picaduras de insectos, mordeduras de serpientes, rasguños y cortes, sangrado y hemorragias, quemaduras, contusiones, golpes, vértigo repentino, problemas de corazón, problemas respiratorios, fiebre, intoxicación alimentaria, esguinces musculares, huesos rotos y dislocados, agotamiento por calor e insolación, hipotermia.

En estas situaciones es importante contar con equipo básico de fácil acceso, tal como pomadas antibióticas, vendas adhesivas, tablillas, etc., y es necesario contar con personal capacitado en emergencias para saber cómo responder en tal caso.

Los aceites esenciales y los remedios naturales son una gran adición para completar cualquier kit de primeros auxilios. Hay aceites particulares que poseeen potentes propiedades antibióticas, disminuyen o elevan la temperatura del cuerpo, ayudan al sistema respiratorio, ayudan a disipar náuseas y otros problemas digestivos, tratan quemaduras, ayudan a retardar o detener el sangrado y muchos más. Lo mejor de todo es que si las tapas son seguras y el botiquín de primeros auxilios se conserva a temperaturas inferiores a los 120 grados °F, los aceites suelen durar mucho más tiempo que los medicamentos de venta libre.

Al armar un kit de primeros auxilios es importante tener en cuenta los factores de riesgo debidos al estilo de vida y a actividades específicas (es decir, senderismo, camping, paseos en bote, viajes, etc.), y usar el sentido común para anticipar necesidades futuras. A continuación aparece una lista de sugerencias de aceites individuales y mezclas de aceites esenciales y suplementos.

PRINCIPALES SOLUCIONES

ACEITES INDIVIDUALES

Clavo - poderoso analgésico para entumecer heridas (pág. 89)
Helicriso - detiene el sangrado; recupera y cura las heridas, potente analgésico (pág. 98)
Hierbabuena - enfriamiento, cuidado de quemaduras, alivio del dolor; alivio de náuseas, vómitos (pág. 99)
Incienso - propiedades curativas universales, antiséptico para heridas, analgésico y restablecimiento; evita la formación de cicatrices (pág. 102)
Lavanda - actividad antihistamínica; heridas, cuidado de quemaduras, tratamiento de choque; recuperación de mordeduras y picaduras (pág. 106)
Limón - desinfecta, neutraliza el ácido; necesidades universales inmunológicas, de la piel, respiratorias (pág. 108)
Hierba limonera - reparación de tejidos conectivos, alivio del dolor muscular y de calambres (pág. 112)
Mejorana - reparación muscular, ayuda en la digestión y evacuación, alivio de dolor muscular y de calambres (pág. 112)
Melaleuca - suave y poderoso antiséptico para heridas, actividad antimicrobiana (pág. 114)
Orégano - antiinflamatorio, potente antibacteriano y antiviral (pág. 123)

Por Propiedades Relacionadas

Para obtener definiciones de las propiedades que figuran a continuación y más opciones de aceites, consulte el Glosario de Propiedades de Aceites (pág. 433) y Propiedades del Aceite (pág. 434).

Analgésico - arborvitae, albahaca, bergamota, abedul, pimienta negra, casia, canela, salvia esclarea, clavo, ciprés, eucalipto, hinojo, incienso, jengibre, helicriso, baya de enebro, lavanda, hierba limonera, melaleuca, mejorana, orégano, hierbabuena, ravensara, romero, abeto blanco, naranja silvestre, gaulteria
Anti-alergénico - geranio, helicriso
Anticonvulsivo - salvia esclarea, hinojo, geranio, lavanda, tangerina
Antihemorrágico - geranio, helicriso, mirra
Anti-infeccioso - arborvitae, albahaca, cardamomo, cedro, canela, clavo, ciprés, eucalipto, incienso, geranio, lavanda, mejorana, melaleuca, mirra, pachulí, manzanilla romana, romero
Antiinflamatorio - bergamota, pimienta negra, casia, canela, clavo, ciprés, eucalipto, hinojo, incienso, jengibre, jazmín, hierba limonera, melaleuca, mirra, pachulí, hierbabuena, romero, sándalo, nardo, gaulteria
Antiséptico - arborvitae, bergamota, pimienta negra, cedro, canela, clavo, incienso, jengibre, toronja, helicriso, bayas de enebro, limón, mejorana, melaleuca, mirra, orégano, romero, tangerina, tomillo, vetiver, naranja silvestre, ylang ylang
Antiespasmódico - albahaca, cardamomo, casia, canela, clavo, eucalipto, hinojo, helicriso, lavanda, limón, mejorana, hierbabuena, romero, sándalo, menta, tomillo, vetiver, gaulteria, milenrama, ylang ylang
Calentamiento - abedul, pimienta negra, casia, canela, salvia esclarea, clavo, eucalipto, jengibre, hierba limonera, mejorana, orégano, hierbabuena, tomillo, gaulteria
Hipotensor - salvia, eneldo, lavanda, limón, milenrama, ylang ylang
Calmante - bergamota, pimienta negra, salvia esclarea, cilantro, incienso, geranio, enebro, lavanda, pachulí, manzanilla romana, tangerina, vetiver
Repelente de insectos - arborvitae, abedul, cedro, canela, eucalipto, geranio, hierba limonera, pachulí, tomillo, vetiver, ylang ylang **Vasoconstrictor** - helicriso, hierbabuena

MEZCLAS

Mezcla tranquilizante - para la recuperación de shocks, traumas (pág. 165)
Mezcla de complejo celular - antitrauma, refuerzo cognitivo y celular (pág. 144)
Mezcla purificadora - propiedades antisépticas; esterilización, recuperación de mordeduras y picaduras de insectos (pág. 159)
Mexcla desintoxicante - fortalecimiento anti-alergénico, de la sangre, limpieza, anti-infeccioso (pág. 146)
Mezcla digestiva - excelente para solucionar náuseas, vómitos (pág. 147)
Mezcla para masajes - para la recuperación de tejido lesionado; dolor muscular y alivio de calambres (pág. 152)
Mezcla limpieza para la piel - antiséptica, cuidado de heridas (pág. 151)
Mezcla protectora - protección inmunológica, analgésica (pág. 158)
Mezcla repelente - repelente de insectos (pág. 162)
Mezcla calmante - refuerza el alivio del dolor/huesos; alivio de dolor muscular y de calambres (pág. 143)

SUPLEMENTOS

Complejo para refuerzo óseo, **energía y resistencia (pág. 175), Complejo de polifenoles (pág. 180)**

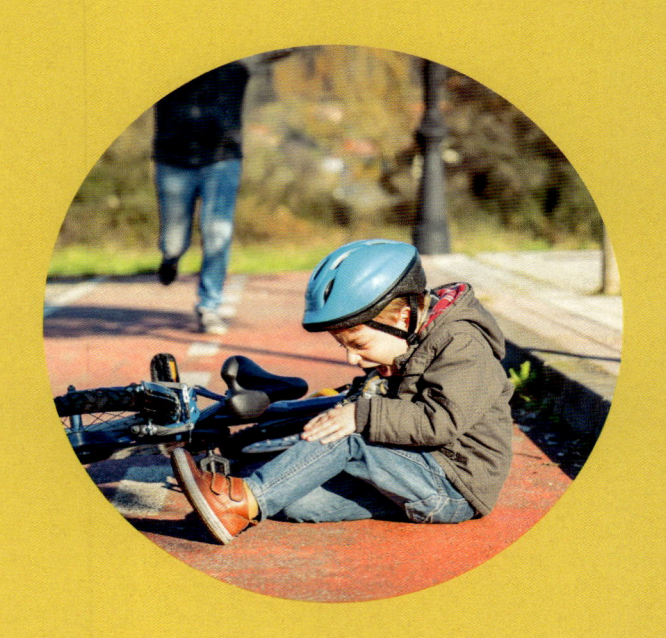

Afecciones Relacionadas: Picaduras de abeja, Niguas, Desmayos, Agotamiento por calor, Enfermedades por calor y deshidratación, Golpe de calor, Hipotermia, Lesiones, Picaduras de insectos, Repelente de insectos, Picaduras de mosquitos, Shock, Mordeduras de serpientes, Picaduras de garrapatas, Picaduras de avispa

Condiciones

Ácaros (es decir, niguas, sarna) - Ver *Parásitos*

Agotamiento por calor - albahaca, bergamota, pimienta negra, eucalipto, limón, lima, hierbabuena, mezcla tranquilizante, mezcla para la tensión

Alergias a picaduras de insectos - albahaca, cilantro, canela, lavanda, limón, melaleuca, melisa, hierbabuena, tomillo, mezcla purificadora, mexcla desintoxicante, mezcla protectora, mezcla repelente, mezcla de la respiración; ver *Alergias*

Caída de la presión arterial (reacción alérgica) - ciprés, helicriso, lavanda, hierbabuena, romero, tomillo, abeto blanco, ylang ylang; ver más arriba *Alergias*, "Alergias a picaduras de insectos"

Celulitis - limón, orégano (internamente), mezcla protectora; ver *Sistema Inmunológico y Linfático, Tegumentario*

Cortes y heridas, cicatrización - albahaca, pimienta negra, ciprés, abeto de Douglas, eucalipto, incienso, geranio, helicriso (limpiar la herida antes de aplicar, ya que sella la herida rápidamente), lavanda, limón, melaleuca (excelente desinfectante), hierbabuena, sándalo, vetiver, mezcla antiedad, mezcla energizante, mezcla afirmante, mezcla para aclarar la piel

Cortes y heridas, dolor (adormecer) - pimienta negra, canela, clavo, eucalipto, incienso, helicriso, melaleuca, mezcla protectora

Cortes y heridas, limpieza - casia, cedro, ciprés, incienso, baya de enebro, lavanda, limón, hierba limonera, melaleuca (excelente desinfectante), mirra, mezcla para aclarar la piel, mezcla protectora, mezcla afirmante

Desmayos - albahaca, hierbabuena, romero, mezcla alentadora, mezcla para concentración, mezcla vigorizante

Escalofríos (shock) - albahaca, jengibre, toronja, limón, melaleuca, melisa, mirra, hierbabuena, manzanilla romana, romero, naranja silvestre, naranja silvestre, ylang ylang, mezcla para concentración, mezcla alentadora, mezcla vigorizante, mezcla metabólica, mezcla protectora

Hematomas - arborvitae, ciprés, clavo, hinojo, geranio, toronja, helicriso, lavanda, orégano, manzanilla romana, abeto blanco, ylang ylang, mezcla de complejo celular, mezcla purificadora, mexcla desintoxicante, mezcla estimulante, mezcla tonificante, mezcla afirmante, mezcla tranquilizante

Hemorragias nasales - ciprés, helicriso, geranio, lavanda, limón, lima; ver *Sistema Sistema Cardiovascular*

Hiedra venenosa - lavanda, limón, melaleuca, mezcla antiedad

Hipotermia - abedul, casia, canela, clavo, ciprés, eucalipto, jengibre, hierba limonera, mejorana, orégano, pachulí, hierbabuena, tomillo, naranja silvestre, gaulteria, mezcla de complejo celular, mezcla para masajes, mezcla protectora

Infecciones - bayas de enebro, melaleuca, orégano, mezcla purificadora, mezcla protectora; ver *Sistema inmunológico y Linfático*

Insolación y golpe de calor - eneldo, abeto de Douglas douglas, eucalipto, lavanda, limón, hierbabuena, romero, mexcla desintoxicante, mezcla para la tensión

Intoxicación alimentaria - pimienta negra, canela, clavo, jengibre, bayas de enebro, limón, melaleuca, orégano, tomillo, mezcla purificadora, mexcla desintoxicante, mezcla digestiva, mezcla protectora

Mareo por movimiento - bergamota, jengibre, hierbabuena, mezcla digestiva, mezcla edificante; ver *Sistema Digestivo e Intestinal*

Mareos y aturdimiento - geranio, jengibre, hierbabuena, mezcla de complejo celular, mexcla desintoxicante, mezcla para concentración, mezcla para la tensión, mezcla tranquilizante, mezcla para la mujer

Mordedura de araña - albahaca, baya de enebro, lavanda, melaleuca, manzanilla romana, tomillo, mezcla purificadora, mezcla protectora

Mordedura de serpiente - albahaca, clavo, cilantro, helicriso, incienso, geranio, melaleuca, pachulí, sándalo, mezcla purificadora

Náuseas y vómitos - albahaca, bergamota, cardamomo, canela, clavo, cilantro, hinojo, jengibre, lavanda, melisa, mezcla digestiva; ver *Sistema Digestivo e Intestinal*

Ortiga - clavo, limón (neutraliza el ácido), mezcla purificadora, mezcla vigorizante

Picadura de garrapata - lavanda, melaleuca (para tratar la posibilidad que la garrapata regurgite bacterias nocivas en el lugar de la picadura antes de quitarla); ver *Parásitos*

Picaduras - albahaca, canela, clavo, lavanda, limón, lima, melaleuca, manzanilla romana, tomillo, mezcla purificadora

Picaduras de insecto - arborvitae, albahaca, canela, cilantro, eucalipto, incienso, lavanda, limón, hierba limonera, melaleuca, pachulí, manzanilla romana, tomillo, ylang ylang, mezcla purificadora, mezcla inspiradora, mezcla afirmante

Picaduras de mosquitos - arborvitae, baya de enebro, lavanda, melaleuca, manzanilla romana, mezcla purificadora; ver "Picaduras, Insectos" más arriba

Picazón, excesiva - cilantro, lavanda, limón, melaleuca, melisa, pachulí, vetiver, naranja silvestre, mezcla antiedad, mexcla desintoxicante, mezcla metabólica; ver *Tegumentario*

Piojos - geranio, melaleuca, romero, tomillo, mezcla repelente; ver *Parásitos*

Quemaduras - clavo, eucalipto, incienso, geranio, helicriso, lavanda, mirra, hierbabuena, mezcla antiedad, mezcla inspiradora

Quemaduras de sol - eucalipto, incienso, helicriso, lavanda, hierbabuena, sándalo, mezcla antiedad

Repelente de insectos - arborvitae, albahaca, bergamota, cedro, ciprés, abeto de Douglas, eucalipto, geranio (mosquito), lavanda (moscas, mosquito, jején, mosquitos), hierba limonera, limón, pachulí, romero, mezcla purificadora, mezcla de inspiración, mezcla renovadora, mezcla repelente

Respiración, falta de aliento - eucalipto, incienso, hierbabuena, mezcla alentadora, mezcla de la respiración; ver más arriba *Alergias*, "Alergias a picaduras de insectos"

Roble venenoso - clavo, lavanda, rosa, vetiver, mezcla antiedad, mezcla inspiradora

Sangrado y hemorragia - ciprés, incienso, geranio, helicriso, lavanda, limón, mirra, rosa, naranja silvestre, mezcla afirmante; ver *Sistema Cardiovascular*

Shock - bergamota, cilantro, abeto de Douglas, incienso, geranio, helicriso, lavanda, mejorana, melaleuca, melisa, hierbabuena, manzanilla romana, toronjil, tangerina, vetiver, naranja silvestre, ylang ylang, mezcla calmante, mezcla de complejo celular, mezcla afirmante, mezcla alentadora, mezcla para concentración, mezcla afirmante, mezcla para la tensión

Temblores y baja temperatura corporal - ver más arriba "Hipotermia"

Trauma - ciprés, incienso, geranio, bayas de enebro, mirra, mezcla antiedad, mezcla calmante, mezcla de complejo celular, mezcla purificadora, mezcla alentadora, mezcla para concentración, mezcla repelente; ver "Shock" más arriba

Vasos sanguíneos, rotura - ciprés, incienso, geranio, helicriso, limón, lima, mezcla purificadora, mexcla desintoxicante; ver *Sistema Cardiovascular*

Veneno - pimienta negra, baya de enebro, hierba limonera, mezcla inspiradora

Remedios

RECUPERACIÓN DE PICADURA DE ARAÑA: Combinar albahaca, mezcla purificadora, romero, limón y para eliminar la "picadura" y reducir la inflamación. Cuando se añade helicriso al final del tratamiento se acelera la curación de la picadura sin dejar cicatriz o con una cicatriz muy ligera.

SPRAY PARA EL DOLOR.
5 gotas de limón,
10 gotas de melaleuca,
10 gotas de lavanda,
5 gotas de helicriso.
Añadir a una botella de vidrio de 4 onzas con rociador y completar con agua purificada.

SPRAY NATURAL DE PRIMEROS AUXILIOS.
5 gotas de lavanda,
3 gotas de melaleuca,
2 gotas de ciprés.
Colocar los aceites en una botella con rociador con 1/2 cucharadita de sal y 8 onzas de agua destilada. Rociar antes de aplicar vendajes. Repetir varias veces al día durante tres días.

RECUPERACIÓN DE AGOTAMIENTO POR CALOR:
Colocar 2-4 gotas de aceite de limón en el agua para beber y beber para rehidratarse.
Colocar 1 gota de aceite de hierbabuena en el agua para beber y beber para refrescarse.
Combinar los dos según se desee.

CONSEJOS DE USO: Para el éxito de los primeros auxilios
- **Tópico:**
  › Aplicar siempre que sea posible los aceites directamente en el/las área/s afectada/s, como en áreas con cortes, contusiones, mordeduras, picaduras, quemaduras y lesiones. En caso contrario, acercarse todo lo posible a la zona, o utilizar las plantas de los pies como ubicación alternativa.
  › En situaciones agudas aplicar con frecuencia, incluso con una diferencia de minutos, según sea necesario para aliviar el dolor, detener el sangrado, etc. Limpiar la zona (por ejemplo, con melaleuca) antes de detener la hemorragia y sellar la zona del corte con helicriso.
  › Para enfriar o elevar la temperatura corporal, colocar aceites de enfriamiento o calentamiento en la nuca, la espina dorsal, las plantas de los pies, o rociar en una mezcla de aceite y agua (sólo para enfriar) (mezclar primero). Para quemaduras de sol, aplicar en el lugar.
- **Aromático:** Utilizar como refuerzo emocional en momentos de shock o trauma, ofreciendo una inhalación inmediata de una botella o gotas colocadas en las manos. Generar inhalación continua con un difusor o por aplicación tópica, permitiendo una exposición prolongada.
- **Interno:** para cualquier respuesta alérgica, colocar una gota de aceite antihistamínico (por ejemplo, lavanda) debajo de la lengua para niños mayores y adultos o en las plantas de los pies para cualquier edad (diluir para bebés/niños pequeños); inhalar a la vez. Contra las náuseas/vómitos colocar el/los aceite/s en el abdomen, lamer del dorso de la mano, colocar gotas en la boca y/o en las plantas de los pies.

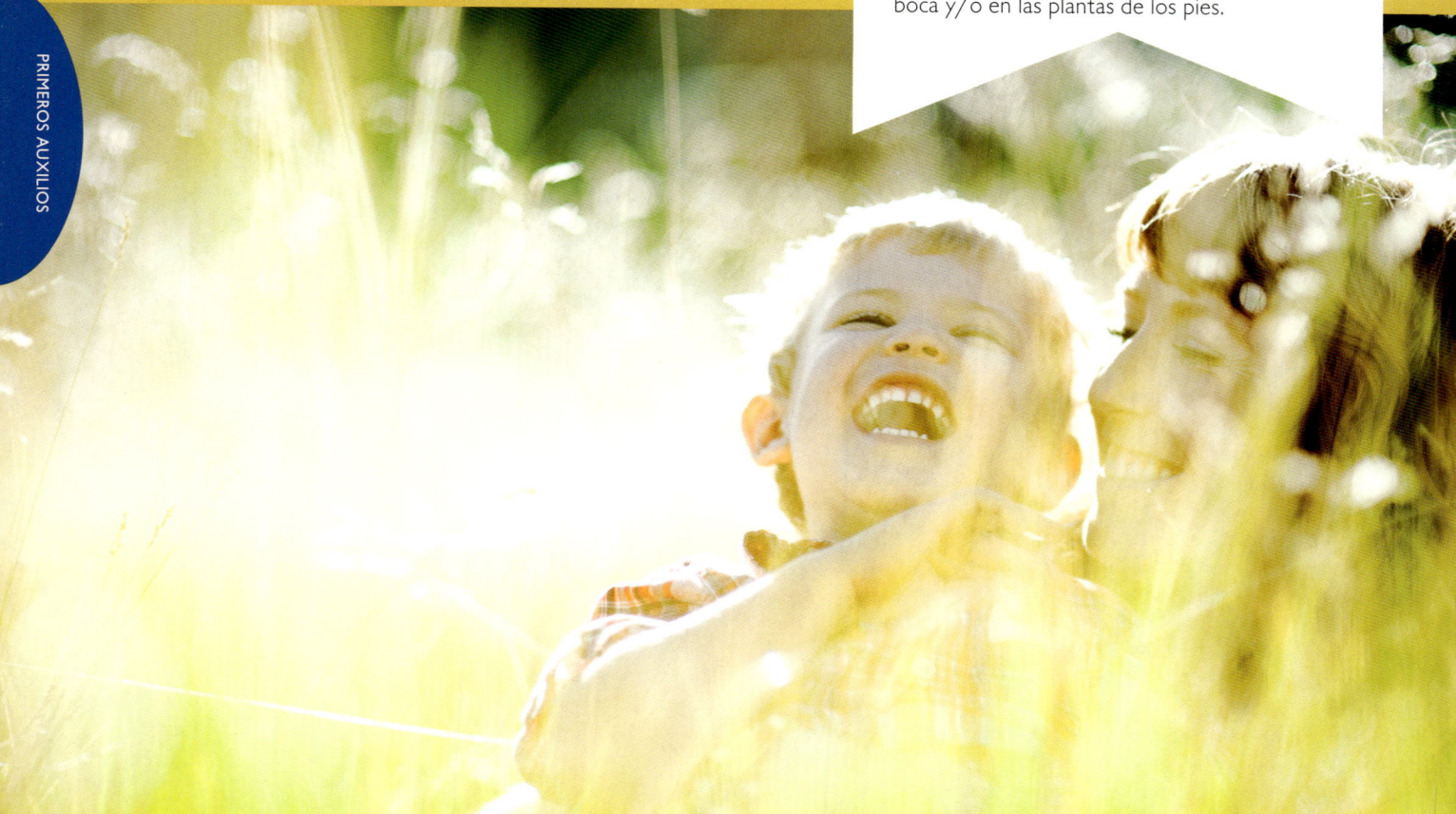

RESPIRATORIO

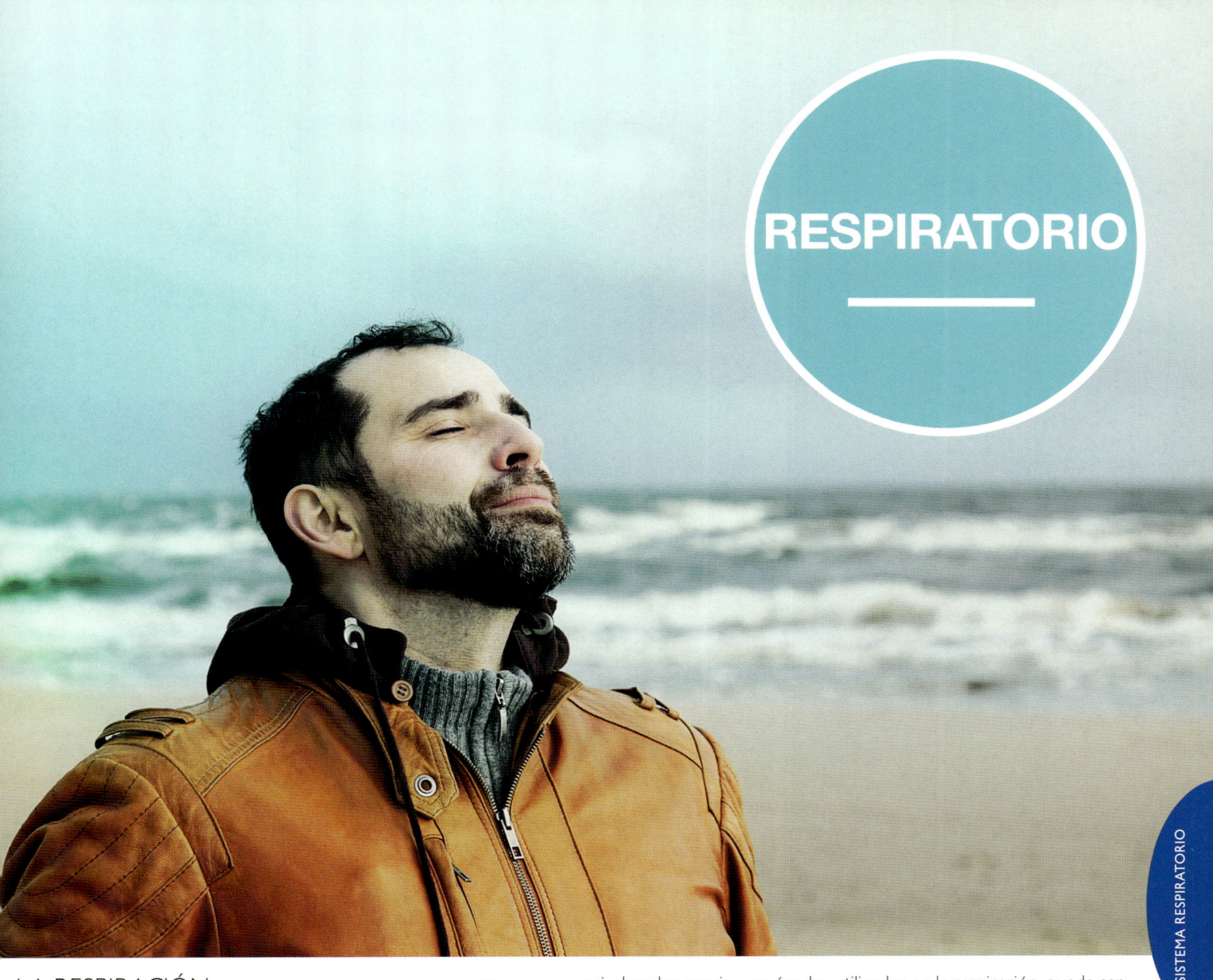

LA RESPIRACIÓN es el proceso de inhalar, calentar, filtrar, controlar la humedad, y exhalar aire. Los pulmones intercambian oxígeno por dióxido de carbono, y el corazón bombea sangre oxigenada al resto del cuerpo. Además, los cilios de los pulmones secretan mucosidad mientras se mueven hacia atrás y hacia adelante, sacando polvo, gérmenes y otras sustancias de los pulmones, que son expulsados por estornudos, tos, expectoración y deglución.

La respiración es controlada por el diafragma, que se encuentra en la base de la caja torácica. Cuando el diafragma se contrae, tira hacia abajo en la cavidad torácica, haciendo que los pulmones se expandan y que el aire sea inhalado. Cuando el diafragma se relaja, los pulmones se retraen y se exhala el aire. El proceso de respiración, una de las funciones más básicas e importantes realizadas por el organismo, a menudo se da por sentada... hasta que algo anda mal. Para algunas personas la respiración puede ser un desafío, especialmente si sufren de algún tipo de afección o enfermedad respiratoria.

La enfermedad respiratoria es un término amplio utilizado para referirse a una serie de condiciones que afectan al sistema respiratorio. Por lo tanto, cualquier condición que afecta a los pulmones, los bronquios, el tracto respiratorio superior, la tráquea, la cavidad pleural o incluso los nervios y músculos utilizados en la respiración, puede ser denominado como una enfermedad respiratoria.

Una infección, una reacción a la histamina o un irritación prolongada pueden afectar negativamente el sistema respiratorio. Puede dar como resultado una variedad de dolencias, que van desde alergias leves o congestión nasal hasta el asma más grave o difteria.

En general, una enfermedad respiratoria puede tener un efecto debilitante sobre la salud general. Muchas personas confunden las enfermedades respiratorias con otros problemas de salud, sobre todo cuando experimentan una sensación general de fatiga y un malestar general. La pérdida de apetito, la indigestión, la pérdida severa de peso y los dolores de cabeza, también son bastante comunes en las enfermedades respiratorias.

La atención médica y el diagnóstico son absolutamente esenciales para cualquier dolencia respiratoria que sea grave o persistente. Sin embargo, las condiciones más leves pueden resolverse fácilmente con la ayuda de remedios caseros naturales y simples. El ámbito de aplicación de remedios caseros es muy amplio. Se pueden utilizar solos o en combinación con los tratamientos convencionales.

PRINCIPALES SOLUCIONES

ACEITES INDIVIDUALES

Pimienta negra - reduce la inflamación y el moco (pág. 125)
Eucalipto - abre las vías respiratorias, apoya la función respiratoria adecuada (pág. 101)
Hierbabuena - abre las vías respiratorias, expulsa la mucosidad (pág. 118)
Romero - ayuda con diversos problemas respiratorios (pág. 127)

Por Propiedades Relacionadas

Para obtener definiciones de las propiedades que figuran a continuación y más opciones de aceites, consulte el Glosario de Propiedades de Aceites (pág. 433) y Propiedades del Aceite (pág. 434).

Anticatarrales - albahaca, pimienta negra, salvia, cardamomo, eucalipto, hinojo, incienso, helicriso, orégano, romero, sándalo, menta, abeto blanco, naranja silvestre.
Antiinflamatorio - arborvitae, albahaca, bergamota, abedul, pimienta negra, cardamomo, canela, cedro, canela, cilantro, ciprés, eneldo, eucalipto, hinojo, incienso, geranio, jengibre, helicriso, jazmín, lavanda, hierba limonera, melaleuca, melisa, mirra, orégano, pachulí, hierbabuena, manzanilla romana, romero, sándalo, menta, nardo, naranja silvestre, gaulteria.
Antiespasmódico - salvia esclarea, manzanilla romana.
Descongestionante - albahaca, cardamomo, canela, ciprés, eucalipto, jengibre, toronja, limón, hierba limonera, melaleuca, pachulí, abeto blanco.
Expectorante - arborvitae, albahaca, pimienta negra, cardamomo, cedro, clavo, eneldo, eucalipto, hinojo, incienso, jengibre, helicriso, jazmín, mejorana, melaleuca, mirra, limón, orégano, hierbabuena, ravensara, romero, sándalo, tomillo, blanco abeto.
Inmunoestimulante - arborvitae, albahaca, pimienta negra, casia, canela, clavo, eucalipto, hinojo, incienso, jengibre, limón, lima, melaleuca, melisa, orégano, ravensara, romero, sándalo, menta, tomillo, vetiver, abeto blanco, naranja silvestre.
Mucolítico - albahaca, cardamomo, cedro, salvia esclarea, canela, ciprés, hinojo, helicriso, limón, mirra, sándalo, naranja silvestre.
Esteroideos - albahaca, abedul, cedro, clavo, hinojo, pachuli, romero, tomillo

Afecciones Relacionadas: Síndrome de dificultad respiratoria aguda (SDRA), Anosmia, Asma, Trastorno de rocesamiento auditivo, Conducto Lagrimal Bloqueado, Problemas respiratorios, Bronquitis, Congestión, Tos, Crup, Fibrosis quística, Difteria, Ojos secos, Nariz seca, Dolor de oído, Infección del oído (otitis media), Enfisema, Audición unidireccional, Problemas de audición, Hipo, Hiperpnea (aumentar la respiración en forma profunda y/o rápida para satisfacer la demanda de oxígeno después del ejercicio, falta de oxígeno, gran altitud, como resultado de la anemia), Mucosidad, Pólipo nasal [Salud celular], Hemorragia nasal, Perforación del tímpano, Pleuresía, Neumonía (viral, bacteriana), Rinitis [alergias], Congestión, Dolor de cabeza sinusal, Sinusitis (Infección en los senos), Apnea del sueño, Ronquidos, Orzuelo (ojo), Inflamación de los ojos, Zumbido, Tuberculosis, Tos ferina

MEZCLAS

Mezcla purificadora - descongestiona (pág. 159)
Mezcla protectora - combate las infecciones respiratorias, ayuda a resolver los problemas respiratorios (pág. 158)
Mezcla respiratoria - aborda un amplio espectro de problemas respiratorios (pág. 163)

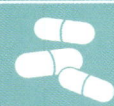

SUPLEMENTOS

Complejo celular de aceite esencial, aceite esencial de complejo omega, enzimas alimentarias, **pastillas de mezcla protectora (pág. 181), probiótico defensivo (pág. 173), Pastillas de mezcla de la respiración (pág. 182)**, suplemento nutricional de alimentos integrales

CONSEJOS DE USO: Ya sea como medidas preventivas (para eliminar los organismos patógenos presentes en el aire y esterilizar el aire) o para **resolver problemas respiratorios**, los aceites esenciales son excelentes para "limpiar el aire", tanto en el medio ambiente como en el propio sistema respiratorio del cuerpo, así como a controlar diversos factores propicios a su proliferación, como la mala digestión.

- **Aromático:** Vaporizar (usando un difusor) o inhalar aceites seleccionados. Para un tratamiento rápido, colocar gota/s de aceite en las manos, frotarlas, ahuecarlas sobre la nariz y en el área de la boca (puede evitarse tocar la cara) e inhalar profundamente por la boca y la nariz en repetidas ocasiones. Además los aceites pueden ser aplicados debajo de la nariz, en la ropa o en la ropa de cama, o en joyas hechas para vaporizar o para generar una exposición de larga duración por inhalación.
- **Tópico:** Frotar los aceites en el pecho (también por el beneficio aromático), espalda, frente (senos), y en el lado posterior de los dedos y la planta del pie (puntos reflejos de la cabeza y el pecho).
- **Interno:** Colocar gotas de aceite en una cápsula o en agua para un refuerzo sistémico o crónico.
- **Superficies**: Crea una mezcla de aceites esenciales en agua utilizando agua de hamamelis para rociar superficies como encimeras y pomos de puerta con fines limpiadora, también ayudando en la erradicación de bacterias, virus, hongos u otros gérmenes nocivos.

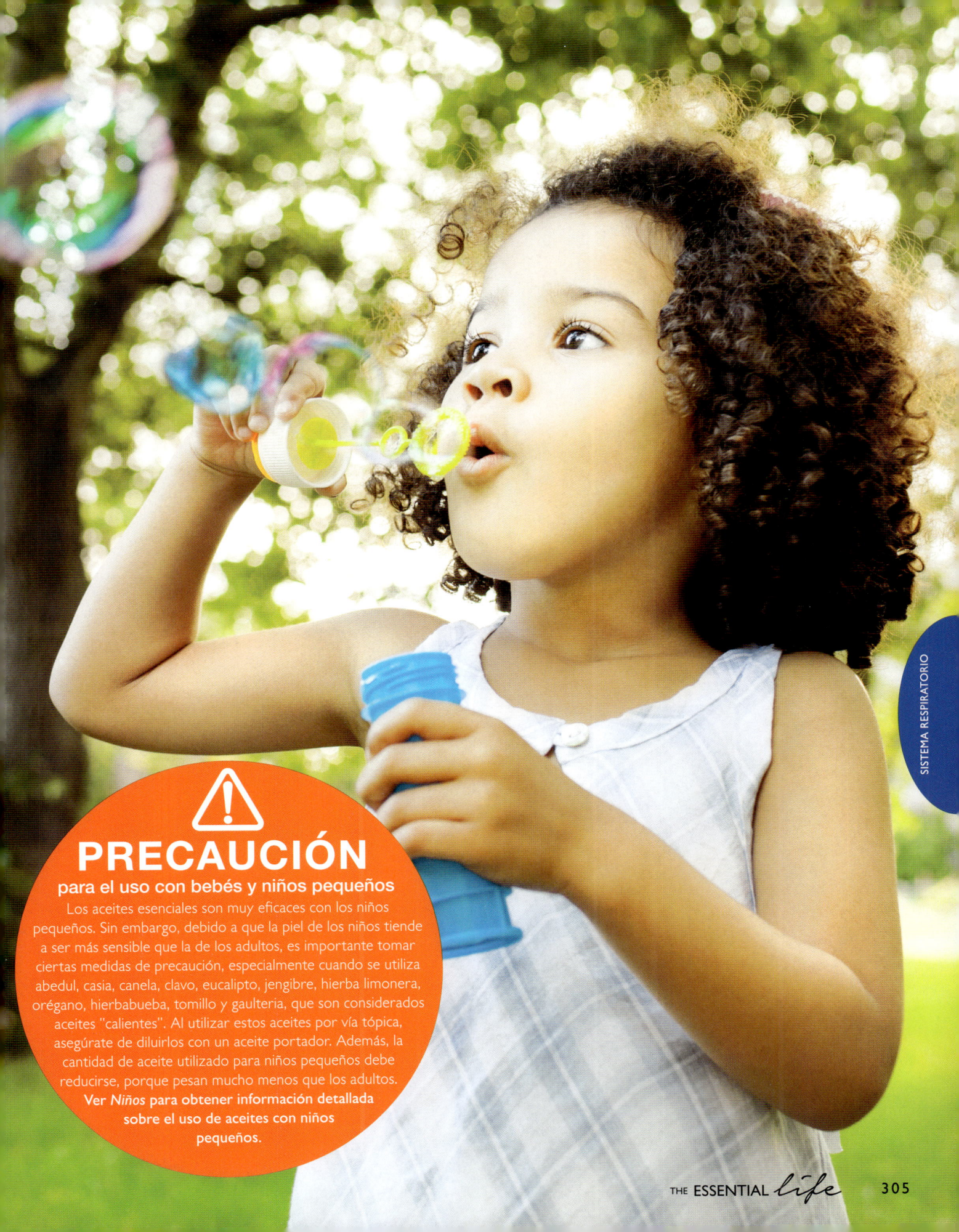

⚠ PRECAUCIÓN
para el uso con bebés y niños pequeños

Los aceites esenciales son muy eficaces con los niños pequeños. Sin embargo, debido a que la piel de los niños tiende a ser más sensible que la de los adultos, es importante tomar ciertas medidas de precaución, especialmente cuando se utiliza abedul, casia, canela, clavo, eucalipto, jengibre, hierba limonera, orégano, hierbabuena, tomillo y gaulteria, que son considerados aceites "calientes". Al utilizar estos aceites por vía tópica, asegúrate de diluirlos con un aceite portador. Además, la cantidad de aceite utilizado para niños pequeños debe reducirse, porque pesan mucho menos que los adultos.

Ver *Niños* para obtener información detallada sobre el uso de aceites con niños pequeños.

SISTEMA RESPIRATORIO

Remedios

PODER TRIO PARA ALERGIAS
2 gotas de lavanda,
2 gotas de limón,
2 gotas de hierbabuena.
Colocar las gotas de aceite en 4-6 onzas de agua. Beber. Repetir cada treinta minutos, según sea necesario para el alivio.

HACER GÁRGARAS - sal, agua caliente y 1-2 gotas de aceite/s esencial/es a elección - al menos dos veces por día.

LIMPIAR EL AIRE: (Para cualquier problema respiratorio específico o de pulmón)
Añadir los aceites esenciales para vaporizarlos en el aire a fin de aliviar problemas respiratorios y ronquidos; utilizar en un difusor o en un humidificador frío de vapor. Elegir los aceites deseados. Algunas combinaciones sugeridas:
Receta n.º 1: 3 gotas de incienso y 3 gotas de mezcla de la respiración.
Receta n.º 2: 5-10 gotas de mezcla de la respiración
Receta n.º 3: 5 gotas de mezcla protectora.
Receta n.º 4: 1 gota de abeto blanco, 2 gotas de naranja silvestre y 2 gotas de canela
Receta n.º 5: 2 gotas de cardamomo, 2 gotas de romero y 2 gotas lima.

TODO CON VAPOR: (Utilizar aire húmedo para fortalecer la respuesta respiratoria): Utilizando un humidificador, utilizar el vapor de una olla o sauna, o el vapor de una ducha, añadir unas gotas de los aceites esenciales deseados, tales como mezcla de la respiración o eucalipto al agua caliente e inhalar. Si es posible, colocar una toalla sobre la cabeza y la fuente de vapor, respirar durante quince minutos tres veces al día.

TÉ CALIENTE: Colocar algunas gotas de un aceite esencial en agua caliente, inhalar lentamente el vapor, luego beber agua cuando se enfríe para aliviar problemas de la garganta y la respiración. Aquí hay algunas opciones: canela, clavo, eucalipto, limón, orégano, romero, tomillo.

REMEDIO PARA DOLOR DE GARGANTA OLARINGITIS: Añadir 1 gota de jengibre y 3 gotas de limón a una cucharadita de miel. Se puede añadir a agua caliente para beber o colocarla en una cuchara y lamerse.

LIMPIAR INFECCIÓN RESPIRATORIA: Vaporizar orégano, respirar a corta distancia durante 15-20 minutos con los ojos cerrados.

ACABAR CON LA GRIPE, BATIDO ESTIMULANTE PARA LOS PULMONES
1 taza de jugo de naranja,
½ taza de jugo de limón,
½ taza de piña picada,
1 cucharada de miel cruda,
1 cucharada de aceite de coco,
1 trozo de jengibre (2" de largo hasta 1" de espesor) o 1-2 gotas de jengibre,
¼ cucharadita de pimienta de cayena,
1-2 gotas de hierbabuena.
Mezclar y disfrutar.

CONJUNTIVITIS: Mezclar 1 gota de lavanda y melaleuca con unas gotas de aceite portador. Aplicar una pequeña cantidad de la mezcla alrededor de los ojos. Evitar tocar el ojo. Además, aplicar la mezcla de aceite debajo de los dedos de los pies.

MASAJE PARA MEJORAR LA TOS.
¾ de taza de aceite de coco virgen,
¾ de taza de aceite de coco fraccionado,
4 cucharadas de cera de abejas.
Derretir en un recipiente de vidrio (a baño maría o en un frasco de vidrio en una olla de agua).
Retirar del fuego y añadir:
2 cucharadas de vitamina E,
80 gotas de albahaca,
80 gotas de incienso,
80 gotas de lima,
80 gotas de mejorana,
30 gotas de hierbabuena,
10 gotas de eucalipto,
10 gotas de romero,
10 gotas de limón,
5 gotas de cardamomo.
Mezclar y dejar enfriar. Frotar en el pecho, según sea necesario.

JARABE CASERO PARA LA TOS
1/2 taza de miel,
8 gotas de hierbabuena,
8 gotas de limón,
8 gotas de lavanda,
8 gotas de incienso,
3 gotas de clavo,
3 gotas de naranja silvestre,
1 gota de canela.
Mezclar y tomar 1 cucharadita cada tres horas, según sea necesario.

ROCIADOR PARA LA RECUPERACIÓN DE VOZ DEL ORADOR O EL CANTANTE
8 gotas de limón,
8 gotas de mezcla protectora,
4 gotas de hierbabuena,
2 gotas de mirra,
1 gota de orégano,
1 gota de clavo,
1 gota de sándalo.
Añadir todos los aceites en una botella con rociador de vidrio de 15 ml. Añadir agua destilada, agitar. Rociar sobre el fondo de la garganta con frecuencia (cada 20-60 minutos) para obtener los resultados deseados.

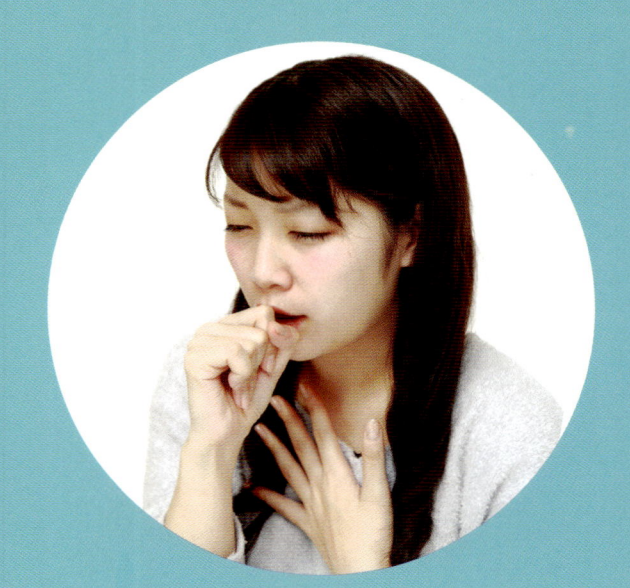

SISTEMA RESPIRATORIO

Condiciones

BRONQUIAL

Infección (es decir, bronquitis) - cardamomo, cedro, salvia esclarea, clavo, eucalipto, incienso, lavanda, limón, mejorana, orégano, hierbabuena, romero, menta, tomillo, mezcla afirmante, mezcla protectora, mezcla tranquilizante, mezcla renovadora, mezcla de la respiración, pastillas de mezcla de la respiración

Inflamación - albahaca, cardamomo, cedro, clavo, ciprés, romero, menta, abeto blanco, naranja silvestre, mezcla de la respiración, pastillas de mezcla de la respiración

CONGESTIÓN (respiratoria), moco/esputo/flema, catarro (nariz, garganta) - incienso, mezcla afirmante, mezcla alentadora, mezcla renovadora

Descarga crónica de mucosidad - albahaca, eucalipto, gaulteria

Eliminar la mucosidad - pimienta negra, cardamomo, clavo, eucalipto, jengibre, lavanda, limón, melisa, sándalo, mezcla purificadora

General - cardamomo, canela, salvia esclarea, ciprés, eneldo, abeto de Douglas, eucalipto, hinojo, incienso, jengibre, helicriso, jazmín, limón, lima, mejorana, mirra, pachulí, hierbabuena, romero, abeto blanco, mexcla desintoxicante, mezcla digestiva, mezcla inspiradora, mezcla protectora, mezcla de la respiración

Moco amarillo, verde - albahaca, cilantro, eucalipto, jengibre, hierba limonera, mezcla protectora, mezcla para la mujer

Mucosidad espesa - bergamota, abedul, cardamomo, canela, ciprés, eucalipto, limón, mirra, tomillo, naranja silvestre, mezcla de complejo celular, mezcla purificadora, mezcla estimulante, tonificante, mezcla metabólica, mezcla protectora, mezcla tranquilizante, mezcla renovadora

GARGANTA

Dolor, infección - albahaca, cardamomo, canela, eucalipto, limón, hierba limonera, lima, mirra, mirra + limón, orégano, pachuli, romero, sándalo, tomillo, mezcla purificadora, mexcla desintoxicante, mezcla protectora, pastillas de mezcla protectora

Hinchadas, glándulas - lavanda, limón, hierbabuena, mezcla metabólica

Seca - ciprés, toronja, limón, lima, hierbabuena, naranja silvestre, mezcla purificadora, mexcla desintoxicante, mezcla de la respiración, pastillas de mezcla de la respiración

NARIZ

Congestión - cardamomo, canela, eneldo, eucalipto, hinojo, incienso, jengibre, jazmín, limón, lima, mejorana, mirra, pachulí, hierbabuena, romero, abeto blanco, mexcla desintoxicante, mezcla digestiva, mezcla protectora, mezcla de la respiración

Dolor en los dientes - arborvitae, lavanda, limón, mirra, mezcla calmante, mezcla de complejo celular, mezcla purificadora, mezcla protectora

Estornudos - cilantro, lavanda, limón, hierbabuena, mezcla purificadora, mexcla desintoxicante, mezcla para la mujer

Facial, dolor de la frente/sensibilidad a la presión, presión e inflamación alrededor de los ojos, mejillas, nariz o frente - canela, hierba limonera, hierbabuena, tomillo, mezcla purificadora, mezcla protectora

Goteo postnasal - canela, lavanda, limón, mezcla purificadora, mezcla protectora

Infección e inflamación - albahaca, cedro, clavo, eucalipto, helicriso, melisa, hierbabuena, romero, abeto blanco

Inflamación - albahaca

Moqueo - lavanda, limón, menta, mezcla purificadora, mexcla desintoxicante, mezcla para la mujer

Olfato, disminución/pérdida de - arborvitae, albahaca, hierbabuena, mexcla desintoxicante, mezcla protectora, mezcla para la tensión

Picazón - lavanda, limón, hierba limonera, mezcla purificadora, mezcla protectora

Pólipos nasales - canela, incienso, hierba limonera, orégano, sándalo, mezcla estimulante, mezcla protectora, mezcla repelente, mezcla calmante

Sangrado - ciprés, geranio, helicriso, lavanda, mezcla calmante, mezcla de complejo celular, mezcla purificadora, mezcla para masajes, mezcla protectora, mezcla calmante

SENO - bergamota, abeto de Douglas, eucalipto, helicriso, limón, melisa, hierbabuena, romero, sándalo, abeto blanco, mezcla digestiva, mezcla renovadora, mezcla de la respiración

RESPIRACIÓN, NECESIDAD GENERAL DE MEJORAR LA - canela, eucalipto, pachulí, hierbabuena, tomillo, mezcla purificadora, mezcla alentadora, mezcla de la respiración, mezcla edificante, pastillas de mezcla de la respiración

Apnea del sueño - eucalipto, hierba limonera, menta, romero, tomillo, gaulteria, mezcla purificadora, mezcla de puesta a tierra, mezcla protectora, mezcla de la respiración, mezcla para la mujer

Cerrada - arborvitae, cardamomo, eucalipto, hierba limonera, ravensara, romero, abeto blanco, mezcla calmante, mezcla de la respiración

Dificultad (hiperpnea) - cardamomo, salvia esclarea, pachulí, hierbabuena, mezcla purificadora, mezcla de la respiración

Falta de aliento/dificultad para respirar con el esfuerzo o durante el ejercicio o actividad - mirra, orégano, gaulteria, ylang ylang, mezcla purificadora, mexcla desintoxicante, mezcla tranquilizante, mezcla de la respiración, mezcla para la mujer

Falta de aliento/dificultad para respirar/malestar al estar acostado (ortopnea) - melaleuca, manzanilla romana, ylang ylang, mezcla purificadora

Falta de aliento/disnea/dificultad para respirar (disnea) - canela, eucalipto, incienso, pachulí, hierbabuena, mezcla de complejo celular, mezcla purificadora, mezcla tranquilizante, mezcla de la respiración

Vías respiratorias contraídas/cerradas - abedul, canela, clavo, abeto de Douglas, eucalipto, incienso, helicriso, lavanda, limón, mejorana, mirra, menta, romero, tomillo, abeto blanco, naranja silvestre, gaulteria, mezcla calmante, mezcla de complejo celular, mezcla afirmante, mezcla alentadora, mezcla inspiradora, mezcla de la respiración, pastillas de mezcla de la respiración

Rápida - melisa, mezcla calmante, mezcla de complejo celular

Sibilancias - abedul, canela, salvia esclarea, clavo, eucalipto, hinojo, incienso, helicriso, lavanda, limón, mejorana, mirra, menta, romero, tomillo, abeto blanco, gaulteria, mezcla purificadora, mezcla calmante, mezcla protectora, mezcla de la respiración, mezcla para la mujer

Trabajosa - canela, ylang ylang, mezcla calmante, mezcla purificadora

OÍDOS

Ácaros del oído - albahaca, cedro, mirra, naranja silvestre, mezcla digestiva, mezcla para concentración; ver *Parásitos*

Dificultades de procesamiento auditivo - helicriso, mezcla purificadora, mezcla de la mujer; ver *Cerebro*

Dolor/molestia de oído - albahaca, salvia esclarea, ciprés, hinojo, jengibre, helicriso, lavanda, melaleuca, hierbabuena, manzanilla romana, naranja silvestre, mexcla desintoxicante, mezcla estimulante, mezcla tonificante, mezcla metabólica, mezcla protectora, mezcla calmante

Oído, infección - albahaca, helicriso, lavanda, limón, melaleuca, romero

Problemas de audición - albahaca, salvia, incienso, helicriso, limón, melaleuca, pachulí, mezcla metabólica, mezcla calmante, mezcla para la tensión

Ruido/zumbido en el oído (tinnitus) - arborvitae, helicriso, baya de enebro, mezcla purificadora, mexcla desintoxicante, mezcla repelente

Tímpano perforado - pachulí, mezcla purificadora, mezcla protectora

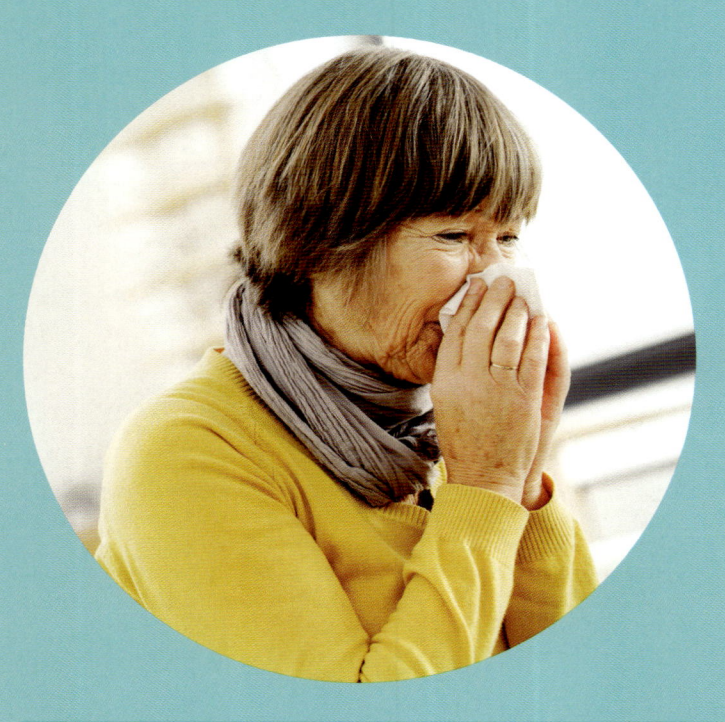

OJOS

⚠ **PRECAUCIÓN:** No colocar los aceites en los ojos; colocar los aceites en la piel en las zonas alrededor de los ojos, utilizando cantidades muy pequeñas; utilizar alta dilución con aceite portador; Adicional o alternativamente utilizar el punto reflejo de los ojos en los dedos del pie - ver *Reflexología*

Acuosos/llorosos - arborvitae, albahaca, pimienta negra, incienso, limón, pachulí, naranja silvestre, mezcla antiedad, mezcla de complejo celular, mezcla purificadora, mexcla desintoxicante, mezcla para masajes, mezcla protectora.

Conducto lagrimal obstruido - eucalipto, incienso, hierba limonera, melaleuca, mezcla purificadora

Mucosa fibrosa en o alrededor de los ojos - salvia esclarea, hinojo, melaleuca, mezcla de complejo celular

Picazón - orégano, pachulí, naranja silvestre, mezcla de complejo celular, mexcla desintoxicante, mezcla vigorizante

Secos - lavanda, sándalo

OTROS PROBLEMAS RESPIRATORIOS

Aliento, mal - pachulí, hierbabuena, ylang ylang, mezcla de complejo celular, mezcla digestiva, cápsulas de mezcla digestiva

Boca, seca - limón, hierba limonera, tangerina, vetiver, naranja silvestre, mezcla estimulante, mezcla metabólica, mezcla protectora, mezcla para la mujer.

Dolor en el pecho - abeto de Douglas, considerar asociación cardíaca - ver *Sistema Cardiovascular.*

Fumar, dejar de fumar - Ver *Adicciones.*

Gérmenes y bacterias transportados por el aire, combatir - arborvitae, casia, cedro, canela, clavo, eucalipto, toronja, lavanda, limón, melaleuca, tomillo, abeto blanco, mezcla purificadora, mezcla protectora, mezcla de la respiración.

Gusto, pérdida de - canela, helicriso, hierba limonera, lima, tangerina, mezcla purificadora.

Hipo - albahaca, hierbabuena, sándalo.

Pleura, inflamación de la - abedul, ciprés, limón, melisa, romero, tomillo.

Ronquidos - eucalipto, geranio, pachulí, hierbabuena, mezcla purificadora, mexcla desintoxicante, mezcla de la respiración, mezcla protectora.

PULMÓN

Infección (es decir, neumonía) - pimienta negra, cedro, canela, eucalipto, incienso, baya de enebro, lavanda, orégano, ravensara, rosa, sándalo, tomillo, vetiver, mezcla afirmante, mezcla protectora.

Problemas/condiciones - albahaca, bergamota, abedul, cardamomo, canela, abeto de Douglas, eucalipto, hinojo, incienso, jengibre, limón, hierba limonera, melaleuca, melisa, orégano, hierbabuena, romero, sándalo, tomillo, abeto blanco, naranja silvestre, gaulteria, mezcla purificadora, mezcla alentadora, mezcla de la respiración, mezcla edificante.

RESPIRATORIO GENERAL

Infección respiratoria general - pimienta negra, cardamomo, canela, eucalipto, incienso, limón, melisa, orégano, ravensara, rosa, mezcla alentadora, mezcla protectora, mezcla renovadora.

Inflamación - abedul, pimienta negra, cilantro, ciprés, eucalipto, jengibre, mejorana, melaleuca, melisa, mirra, rosa, hierbabuena, menta, mezcla metabólica, mezcla de la respiración, mezcla protectora.

Virus - casia, canela, clavo, eucalipto, melisa, orégano, ravensara, romero, tomillo, mezcla protectora, mezcla de la respiración.

TOS GENERAL

TOS GENERAL - arborvitae, cardamomo, cedro, abeto de Douglas, eucalipto, incienso, jengibre, helicriso, jazmín, enebro, melaleuca, orégano, tomillo, abeto blanco, naranja silvestre, mezcla afirmante, mexcla desintoxicante, mezcla protectora, mezcla de la respiración, pastillas de mezcla de la respiración.

Crónica - cardamomo, casia, canela, eucalipto, helicriso, limón, melisa, orégano, romero, tomillo, mezcla protectora.

Empeora con la actividad/exposición al irritante - jengibre, ylang ylang, mezcla purificadora, mezcla protectora.

ERGE - Ver *Sistema Digestivo e Intestinal*

Espástica (es decir, tos ferina)/persistente - albahaca, cardamomo, canela, salvia esclarea, ciprés, incienso, helicriso, lavanda, melisa, orégano, manzanilla romana, romero, sándalo, tomillo, mezcla calmante, mezcla purificadora, mezcla tranquilizante, mezcla renovadora.

Húmeda (productora de esputo) - eucalipto, jengibre, limón, orégano, mezcla purificadora, mezcla metabólica, mezcla protectora.

Mucosidad abundante - arborvitae, canela, salvia, eucalipto, hinojo, incienso, jengibre, limón, melaleuca, mirra, orégano, gaulteria, mezcla afirmante, mezcla digestiva, mezcla alentadora, mezcla inspiradora, mezcla vigorizante.

Seca - eucalipto, incienso, lavanda, abeto blanco, ylang ylang, mezcla de la respiración, mezcla para la mujer.

Tos con sangre - cardamomo, eucalipto, geranio, helicriso, lavanda, mirra, orégano, rosa, naranja silvestre, gaulteria, mezcla purificadora, mezcla protectora, mezcla de la mujer; ver "Pulmón - infecciones" a continuación (considerar envenenamiento por radón)

Tos seca (es decir, el crup) - albahaca, bergamota, canela, toronja, limón, hierba limonera, mejorana, orégano, pachulí, sándalo, tomillo, naranja silvestre, mezcla de complejo celular, mezcla digestiva, mezcla protectora, mezcla de la respiración.

VOZ

Pérdida de la (laringitis) - canela, incienso, jengibre, jazmín, lavanda, limón, lima, sándalo, tomillo, mezcla purificadora, mexcla desintoxicante, mezcla para la tensión.

Ronca - canela, eucalipto, hinojo, jengibre, jazmín, limón, hierba limonera, hierbabuena, ylang ylang, mezcla purificadora, mezcla protectora.

SALUD CELULAR

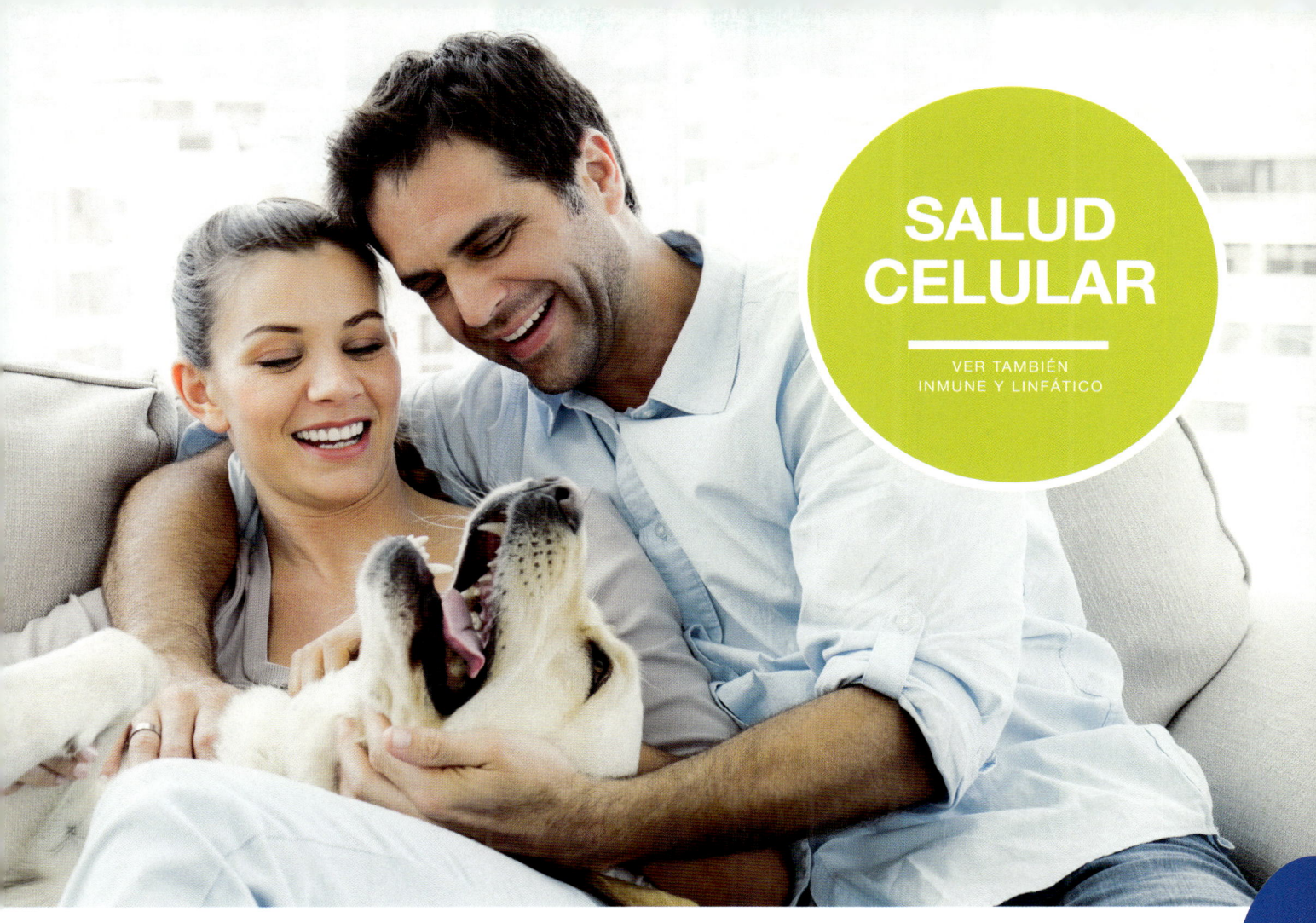

VER TAMBIÉN INMUNE Y LINFÁTICO

LAS CÉLULAS son las unidades más pequeñas de la vida de todos los organismos vivos y tienen una vida útil que consiste en tres funciones principales. Se replican a sí mismas a través de un proceso llamado mitosis. Realizan diferentes funciones especializadas, tales como epiteliales, sensoriales, sanguíneas, secreción de hormonas, etc. La apoptosis, su función final, es una muerte celular sana pre-programada. Para lograr una salud óptima es importante nutrir y fortalecer las células lo largo de cada etapa.

En su libro, Never Be Sick Again (No Enfermarse Nunca Más), el Dr. Raymond Francis enseña que sólo hay una enfermedad: el mal funcionamiento de las células; hay dos causas de la enfermedad: deficiencia y toxicidad; y hay seis vías para la salud y la enfermedad: de nutrición, de toxinas, de estado psicológico/emocional, físicas, genéticas y médicas. Estas ideas sin duda simplifican y ponen en relieve las áreas más importantes en las que hay que centrarse para lograr un cuerpo sano. Cuando las células no funcionan de manera eficiente el tejido y la función de los órganos se ve comprometida, lo cual a su vez puede disminuir el bienestar físico e invitar a una serie de condiciones de salud y enfermedades. Al nutrir las células se refuerza todo el sistema del cuerpo.

Salvaguardar el ADN (que se encuentra en el núcleo de la célula) y suministrar energía para todos los procesos del cuerpo son dos de las actividades celulares más críticas. La investigación ha demostrado que una dieta baja en antioxidantes y otros fitonutrientes importantes y la exposición ambiental a toxinas, tales como pesticidas, puede dañar el ADN. Este daño, llamado mutación, puede afectar la capacidad de las células de producir energía. Puede hacer que las células mueren tempranamente, lo que resulta en la inflamación o debilitación del tejido, o incluso algo peor. Y también puede causar que las células se repliquen a sí mismas en su forma mutada.

Cuando se utilizan aceites esenciales para reforzar la función celular es importante recordar que los aceites esenciales actúan químicamente dentro del cuerpo; no proporcionan nutrición. Cuando los aceites esenciales entran en el cuerpo aportan poderosas instrucciones para ayudar a "recordar" y reforzar a las células en su función saludable; pero a menos que las células se nutran adecuadamente, no tendrán la energía necesaria para llevar a cabo las funciones deseadas. Comer alimentos crudos ricos en nutrientes es siempre una prioridad, pero muchas personas tienen dificultades para comer las cantidades y tipos de alimentos de calidad que ayudan a la salud celular. Si ese es el caso, es recomendable encontrar suplementos biodisponibles de alta calidad, como un suplemento nutritivo de los alimentos completos y aceites esenciales de complejos omega, para favorecer el mantenimiento de las células bien nutridas y salvaguardadas.

Los aceites esenciales son una poderosa adición a cualquier régimen focalizado en la salud celular, porque realmente pueden penetrar la membrana celular y proporcionar un importante refuerzo a las estructuras que se encuentran dentro de la célula, incluyendo protección contra las amenazas internas, como los virus. Los aceites esenciales sintéticos o adulterados no pueden atravesar la membrana celular, y por lo tanto no pueden ayudar al cuerpo a nivel celular.

PRINCIPALES SOLUCIONES

ACEITES INDIVIDUALES

Sándalo - promueve una apoptosis saludable y la salud celular. (pág. 130)
Incienso - promueve la apoptosis saludable y la salud celular. (pág. 102)
Hierba limonera - desintoxicante celular (pág. 100)
Naranja silvestre - fomenta un ADN saludable y niveles óptimos de glutatión (pág. 121)
Canela - promueve una respuesta celular saludable a la glucosa y la inflamación (pág. 82)
Pachulí - apoya a las células en la eliminación de toxinas dañinas (pág. 124)
Clavo - poderoso antioxidante; apoya la reparación celular (pág. 89)
Tomillo - salud celular y reparación del ADN (pág. 134)
Arborvitae - estimula el fortalecimiento inmune y la reparación celular (pág. 121)

Por Propiedades Relacionadas

Para obtener definiciones de las propiedades que figuran a continuación y más opciones de aceites, consulte el Glosario de Propiedades de Aceites (pág. 433) y Propiedades del Aceite (pág. 434).

Anticancerígeno - arborvitae, incienso, mirra, hierbabuena.
Anti-carcinoma - arborvitae, incienso, toronja, limón, hierba limonera, mirra, romero, sándalo, naranja silvestre.
Antiinflamatorio - albahaca, bergamota, pimienta negra, canela, canela, clavo, cilantro, ciprés, eucalipto, incienso, geranio, jengibre, lavanda, hierba limonera, melisa, orégano, pachulí, menta, manzanilla romana, menta verde, abeto blanco, milenrama.
Antimutagénico - canela, jengibre, lavanda, hierba limonera.
Antioxidante - arborvitae, albahaca, pimienta negra, canela, cilantro, canela, clavo, cilantro, eucalipto, incienso, jengibre, toronja, helicriso, bayas de enebro, limón, hierba limonera, lima, melaleuca, orégano, pachulí, hierbabuena, romero, tomillo, vetiver, naranja silvestre.
Antitóxico - pimienta negra, canela, cilantro, hinojo, geranio, toronja, hierba limonera, pachulí, tomillo.
Anti-tumoral - arborvitae, clavo de olor, incienso, lavanda, mirra, sándalo.
Limpieza - cilantro, toronja, limón, tomillo, naranja silvestre.
Citofiláctico - arborvitae, incienso, geranio, lavanda, romero, tangerina.
Desintoxicante - casia, cilantro, geranio, bayas de enebro, pachulí.
Purificador - canela, eucalipto, toronja, limón, mejorana, melaleuca, naranja silvestre.
Regenerativa - albahaca, cedro, clavo, cilantro, incienso, geranio, helicriso, jazmín, lavanda, hierba limonera, melaleuca, mirra, pachulí, sándalo, naranja silvestre.
Tónico - arborvitae, albahaca, abedul, cardamomo, cilantro, incienso, geranio, limón, hierba limonera, melisa, manzanilla romana, sándalo, ylang ylang.

MEZCLAS

Mezcla de complejo celular - promueve la salud celular y la reparación del ADN (pág. 144)
Mexcla desintoxicante - ayuda a eliminar los radicales libres y metales pesados (pág. 146)
Mezcla edificante - antioxidante; neutraliza los radicales libres y fortalece las células (pág. 148)
Mezcla purificadora - desintoxica las células y el sistema linfático (pág. 159)

SUPLEMENTOS

Complejo de vitalidad celular (pág. 171), Probiótico defensivo, cápsulas de mezcla digestiva, suplemento de energía y resistencia, Complejo celular de aceites esenciales (pág. 175), Complejo omega de aceite esencial, cápsulas limpiadora gastrointestinal, complejo polifenol, suplemento de nutrientes de alimento completo

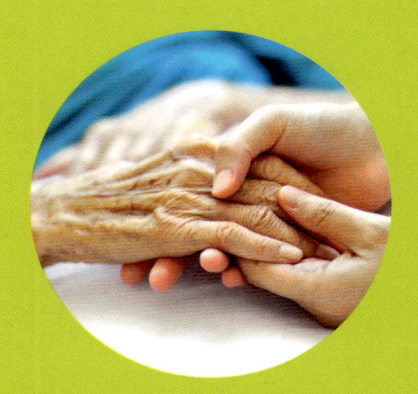

Afecciones Relacionadas: Carcinoma basocelular, hiperplasia benigna de próstata, cáncer de hueso, cáncer de cerebro, cáncer de mama, células [Tegumentario], cáncer cervical, cáncer de colon, cáncer de endometrio, enfermedad de Hodgkin, leucemia, lipoma, cáncer de hígado, cáncer de pulmón, linfoma (No-Hodgkin), melanoma, mesotelioma, cáncer de boca, cáncer de ovario, cáncer de páncreas, pólipos, cáncer de próstata, daño por radiación [Sistema inmunológico y linfático], cáncer de piel, cáncer de garganta, Cáncer de lengua, tumor, cáncer uterino

CONSEJOS DE USO: Para obtener un mejor resultado reforzando salud celular:
- **Tópico:** Aplicar los aceites en las plantas de los pies, la columna vertebral, y/o en cualquier área afectada específica. Utiliza regularmente la técnica Oil Touch (Toque de Aceite) según lo desees o puedas.
- **Interno:** Consume los aceites en cápsulas, en gotas debajo de la lengua, o bébelos con agua.

Condiciones

SALUD CELULAR:

Absorción de nutrientes, pobre/ inanición celular - canela, jengibre, mezcla metabólica

Ácido, exceso - arborvitae, eneldo, hinojo, incienso, limón, lima, romero, naranja silvestre, mezcla compleja celular, mexcla desintoxicante, mezcla estabilizadora, mezcla metabólica

Actividad, escasa - canela, clavo, incienso, geranio, jengibre, romero, mezcla antiedad, mezcla compleja celular, mexcla desintoxicante, mezcla digestiva, mezcla protectora

Daño por radiación - cilantro, clavo, geranio, pachulí, hierbabuena, mexcla desintoxicante

Endurecimiento de la membrana celular - arborvitae, canela, clavo de olor, incienso, romero, sándalo, tomillo, vetiver, antiedad de mezcla, mezcla compleja celular, mezcla estabilizadora, mezcla de la respiración; ver propiedad "Antioxidante"

Flujo de oxígeno a las células, pobre - pimienta negra, cilantro, ciprés, incienso, hierbabuena, sándalo, mezcla metabólica, mezcla de la respiración

Inflamación - albahaca, bergamota, abedul, pimienta negra, canela, clavo, cilantro, ciprés, abeto de Douglas, eucalipto, incienso, geranio, lavanda, melisa, pachulí, hierbabuena, manzanilla romana, romero, tomillo, abeto blanco, gaulteria, milenrama, complejo celular, mezcla afirmante, mezcla tranquilizante; ver propiedad "Anti-inflamatorio", Dolor e inflamación

Mal funcionamiento celular - arborvitae, pimienta negra, cedro, clavo, incienso, geranio, lavanda, hierba limonera, romero, tangerina, tomillo, naranja silvestre, mezcla antiedad, mezcla compleja celular, mezcla protectora, mezcla renovadora

Radicales libres, exceso de daños - arborvitae, albahaca, canela, cardamomo, cilantro, canela, clavo, incienso, jengibre, toronja, limón, hierba limonera, lima, melaleuca, romero, tomillo, mezcla antiedad, mezcla compleja celular, mezcla estimulante, mezcla protectora, mezcla renovadora; ver propiedad "antioxidante"

Salud celular, precaria/envejecimiento prematuro - mezcla de antiedad, mezcla afirmante celular, mezcla compleja, mezcla afirmante; ver propiedad "Antioxidante"

Tóxico/autointoxicación - arborvitae, bergamota, abeto de Douglas, incienso, toronja, limón, lima, sándalo, naranja silvestre, mezcla antiedad, mezcla compleja celular, mezcla purificadora, mexcla desintoxicante, mezcla para concentración, mezcla metabólica

Vitalidad, falta de - bergamota, cedro, abetodouglas, naranja silvestre, ylang ylang, mezcla compleja celular, mezcla purificadora, mexcla desintoxicante, mezcla vigorizante

FORTALECIMIENTO DE LA SALUD CELULAR POR PARTES O ÁREAS DEL CUERPO:

Boca - bergamota, pimienta negra, incienso, geranio, lavanda, melaleuca, mirra, hierbabuena, tomillo, mezcla compleja celular

Cerebro - arborvitae, cedro, clavo, incienso, toronja, helicriso, melisa, mirra, pachulí, romero, sándalo, tomillo, naranja silvestre, mezcla antiedad, mezcla compleja celular

Colon/recto/intestino grueso - arborvitae, albahaca, cardamomo, clavo, incienso, geranio, jengibre, lavanda, hierba limonera, orégano, romero, sándalo, tomillo, naranja silvestre, mezcla antiedad, mezcla compleja celular, mezcla purificadora, mexcla desintoxicante, mezcla para la mujer

Cuello uterino - salvia esclarea, ciprés, incienso, geranio, limón, pachulí, sándalo, tomillo, vetiver, abeto blanco, salvia esclarea, mezcla antiedad, mexcla desintoxicante, mezcla protectora, mezcla para la mujer

Garganta - canela, incienso, lavanda, limón, romero, tomillo, mezcla antiedad, mexcla desintoxicante, mezcla protectora, mezcla para la mujer

General - arborvitae, albahaca, salvia esclarea, clavo, eucalipto, incienso, geranio, toronja, lavanda, hierba limonera, mirra, rosa, romero, sándalo, tangerina, naranja silvestre, mezcla antiedad, mezcla compleja celular, mezcla purificadora, mexcla desintoxicante, mezcla protectora, mezcla para la mujer

Hígado - clavo, incienso, geranio, toronja, lavanda, limón, hierba limonera, romero, tangerina, tomillo, naranja silvestre, mezcla compleja celular, mexcla desintoxicante

Huesos - salvia esclarea, clavo, incienso, helicriso, limón, hierba limonera, sándalo, tomillo, abeto blanco, mezcla compleja celular

Lengua - casia, clavo, bergamota, incienso, geranio, jengibre, lavanda, melaleuca, mirra, hierbabuena, tomillo, mezcla de complejo celular, mexcla desintoxicante, mezcla digestiva

Membrana mucosa - arborvitae, incienso, geranio, lavanda, hierba limonera, hierbabuena

Ovarios - salvia esclarea, incienso, limón, geranio, mirra, romero, sándalo, vetiver, naranja silvestre, mezcla antiedad, mezcla de complejo celular, mexcla desintoxicante, mezcla estabilizadora, mezcla metabólica, mezcla para la mujer

Páncreas - canela, cilantro, incienso, romero, mezcla de complejo celular, mezcla purificadora, mexcla desintoxicante, mezcla metabólica, mezcla protectora

Piel - arborvitae, clavo, abetodouglas, incienso, geranio, toronja, lavanda, limón, hierba limonera, melaleuca, melisa, romero, sándalo, tangerina, tomillo, naranja silvestre, mezcla antiedad, mexcla desintoxicante, mezcla protectora, mezcla para la mujer

Próstata - arborvitae, albahaca, cardamomo, canela, canela, ciprés, eneldo, incienso, orégano, sándalo, tomillo, mezcla antiedad, mezcla de complejo celular, mezcla purificadora, mexcla desintoxicante, mezcla para masajes, mezcla metabólica, mezcla protectora, mezcla para la mujer

Pulmón - canela, eucalipto, incienso, lavanda, limón, melisa, ravensara, romero, sándalo, tomillo, naranja silvestre, mezcla compleja celular, mezcla purificadora, mexcla desintoxicante, mezcla protectora, mezcla de la respiración, mezcla para la mujer

Sangre - albahaca, salvia esclarea, clavo, incienso, geranio, lavanda, hierba limonera, mirra, romero, tomillo, mezcla compleja celular, mezcla purificadora, mexcla desintoxicante, mezcla protectora

Senos - arborvitae, canela, salvia, incienso, lavanda, hierba limonera, mejorana, orégano, romero, sándalo, tomillo, mezcla antiedad, mezcla compleja celular, mezcla para la mujer

Sistema Linfático/linfa/nodos linfáticos - albahaca, bergamota, cardamomo, cilantro, canela, salvia esclarea, clavo, incienso, lavanda, limón, hierba limonera, melaleuca, mirra, romero, sándalo, tomillo, mezcla compleja celular, mezcla purificadora, mexcla desintoxicante, mezcla de la alegría, mezcla protectora, mezcla para la mujer

Tejido - clavo, incienso, geranio, toronja, melisa, mirra, pachulí, sándalo, naranja silvestre, mezcla antiedad, mezcla de complejo celular, mezcla purificadora, mexcla desintoxicante, mezcla protectora, mezcla para la mujer

Tejido graso - incienso, toronja, helicriso, limón, hierba limonera, mezcla metabólica

Útero - salvia esclarea, ciprés, incienso, geranio, jengibre, toronja, limón, hierba limonera, romero, sándalo, mezcla antiedad, mezcla de complejo celular, mezcla purificadora, mexcla desintoxicante, mezcla protectora, mezcla para la mujer

Vejiga - albahaca, canela, ciprés, incienso, bayas de enebro, hierba limonera, romero, mezcla compleja celular, mezcla para masajes, mezcla metabólica

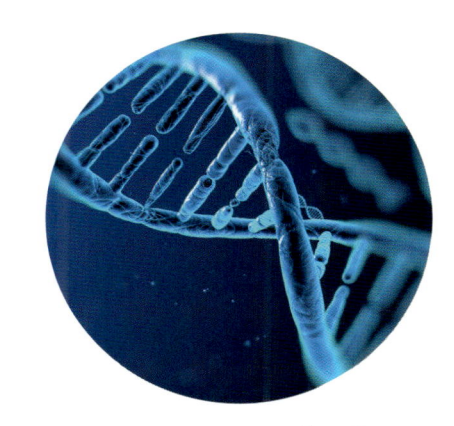

Remedios

NOTA: La dieta, el ejercicio, el estrés, los problemas emocionales y espirituales, todo contribuye al desarrollo de cualquier enfermedad degenerativa, incluyendo el cáncer. Todos deben tratarse a fin de solucionar realmente esta condición. Todos los esfuerzos se realizan mejor con el apoyo y la atención de un proveedor profesional de salud.

PROGRAMA DE SALUD CELULAR - elige entre los siguientes:

- **Los cambios** en la dieta son imprescindibles - investigar las mejores opciones
  › Opcional: añadir complemento de frutas y vegetales en polvo a los batidos o al agua
- **Utilizar suplementos nutricionales** para las necesidades de nutrientes básicos y vitales
  › suplemento de nutrientes de alimentos completos - tomar 2 cápsulas por la mañana y la tarde con la comida
  › complejo de vitalidad celular - tomar 2 cápsulas por la mañana y la tarde con la comida; agregar según sea necesario
  › complejo omega de aceites esenciales - tomar 2 cápsulas por la mañana y la tarde con la comida
- **Apoyo a la digestión** saludable y eliminación - considerar los siguientes aspectos básicos
  › Enzimas alimentarias - tomar 1-2 cápsulas con las comidas
  › probiótico defensivo - tomar 2 cápsulas antes de acostarse; añadir según sea necesario
  › mezcla digestiva si es necesario por molestias o lentitud digestiva/intestinal
- **Utilizar aceite/s cítrico/s diariamente** para elevar los niveles de glutatión en el cuerpo Elegir aceites cítricos de acuerdo a las necesidades; añadir al agua de beber o tomar en forma de cápsulas
  › 2-3 gotas de toronja, limón, tangerina, y/o naranja silvestre dos veces al día
- **Involucrarse en la desintoxicación y quelación natural**
  › **Eliminar toxinas** de la dieta/estilo de vida; reducir la exposición a productos químicos y toxinas
  › **Abrir canales de eliminación:**
    • Utilizar complejo de desintoxicación - tomar 1-2 cápsulas por la mañana y la tarde con la comida
    • Ver la sección de Desintoxicación de este libro para obtener más ideas
  › **Apoyar al hígado y liberar al cuerpo de toxicidad de metales pesados**
    Elegir uno de los siguientes en base de lo que coincida mejor para la/s condición/es:
    • Receta Nº 1: Utilizar la mexcla desintoxicante, tomar 4 gotas dos veces al día
    • Receta Nº 2: Utilizar 2-3 gotas de aceite de cilantro, geranio, toronja, romero en una cápsula una o dos veces por día
    • Receta Nº 3: Utilizar 2 gotas de helicriso y 2 gotas de mexcla desintoxicante en cápsulas dos veces al día
- **Centrarse en la salud celular,** reparación del ADN, y promover la apoptosis saludable Elija uno o dos de los siguientes:
  › Utilizar mezcla compleja celular en las plantas de los pies - 4 gotas por pie dos veces al día
  › Utilizar aceites esenciales de complejo celular como suplemento - 2 cápsulas con las comidas dos o tres veces por día
  › 2 gotas de incienso debajo de la lengua dos veces al día; mantener treinta segundos; tragar
  › 2 gotas de clavo en forma de cápsulas cada día con las comidas
  › 2-3 gotas de clavo, toronja, aceite de lavanda, mezcla compleja celular en forma de cápsulas dos a tres veces al día
  › Investiga y crea una mezcla propia utilizando aceites que sean específicos para la/s condición/es
- **Sanar y mantener un estado emocional saludable**
  Ver la sección Estado de Ánimo y Comportamiento
- **Reforzar un sistema inmunológico saludable** - considerar:
  › Utilizar mezcla protectora o consultar la sección Inmunológico y Linfático
  › Considerar un programa de desintoxicación de cándida - ver la sección Candida
- **Controlar el dolor** - elegir entre:
  › Utilizar complejo polifenol
  › Ver las secciones Dolor e Inflamación, Sistema Muscular, Nervioso, Esquelético
- **Mantener niveles de energía**
  › Utilizar el complejo de energía y resistencia
  › Ver la sección Energía y Vitalidad
- **Utilizar una aplicación tópica especifica una** o más veces por día.
  Escoger entre lo siguiente:
  › Realizar la Técnica Básica de Aplicación una vez al día - ver más adelante
  › Elegir una receta de aplicación tópica o crear una - ver más adelante

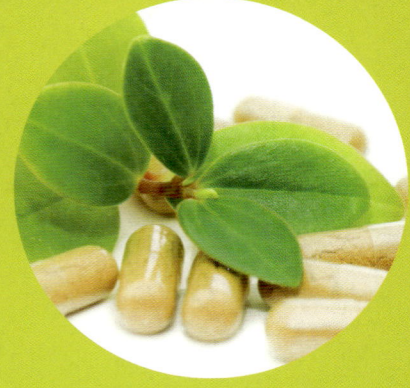

RECETAS OPCIONALES DE APLICACIÓN TÓPICA

Aplicar las mezclas que aparecen a continuación en la/s zona/s afectada/s una o dos veces al día. También aplicar en la columna vertebral una vez al día y en la planta de los pies dos veces al día. Las mezclas pueden multiplicarse y almacenarse en una botella de vidrio con tapa para crear reservas para futuras aplicaciones. Mezclar en un tazón o recipiente de vidrio.

- **Seno**
  2 gotas de incienso + 3 gotas de abeto blanco + 3 gotas de naranja silvestre + 2 gotas de toronja mezclados en 10 gotas de aceite para aclarar la piel; SI está involucrada la glándula linfática, agregar 2 gotas de hierba limonera; colocar los aceites en una botella de vidrio de 1 onza; completar con gel de aloe vera de buena calidad. Mezclar bien. Aplicar la mezcla en toda el área de los senos y las axilas (si la zona está afectada). Utilizar dos veces por día.
- **Pulmón**
  6 gotas de mezcla respiratoria + 4 gotas de clavo + 4 gotas de mirra + 5 gotas de incienso, 2 gotas de salvia esclarea + 1 cucharada de aceite portador
- **Linfa**
  15 gotas de incienso + 6 gotas de clavo + 1 cucharada de aceite portador
- **Ovarios**
  15 gotas de incienso + 5 gotas de mirra + 6 gotas de geranio + 1 cucharada de aceite portador
- **Piel**
  3 gotas de lavanda + 4 gotas de incienso + 1 cucharada de aceite portador

UNGÜENTO PARA DESINTOXICAR LOS SENOS

Derretir 2 cucharadas de manteca de karité a fuego lento; retirar del fuego tan pronto como la mantequilla se haya disuelto. Enfriar a temperatura ambiente, luego añadir los aceites esenciales que se enumeran a continuación. Cuando el ungüento comience a solidificarse, mezclar bien. Tapar y utilizar dentro de las dos semanas.
4 gotas de canela,
4 gotas de manzanilla romana,
3 gotas de tomillo
2 gotas de incienso
2 gotas de jazmín y ylang ylang.

TÉCNICA DE APLICACIÓN POR CAPAS PARA LA SALUD CELULAR

1. Aplicar una capa base con 1-2 cucharaditas de aceite de coco fraccionado
2. Una vez al día, aplicar en capas los siguientes aceites, uno a la vez, en la espalda. En primer lugar colocar 5-6 gotas de aceite en la columna vertebral; distribuir en la espalda; masajear suavemente. Repetir hasta aplicar todos los aceites:
   • clavo y tomillo - incienso - hierba limonera - romero - sándalo
3. Alterar la receta de acuerdo a las necesidades y condiciones. Elegir aceites de listas de cáncer particulares.

SALUD DE LA MUJER

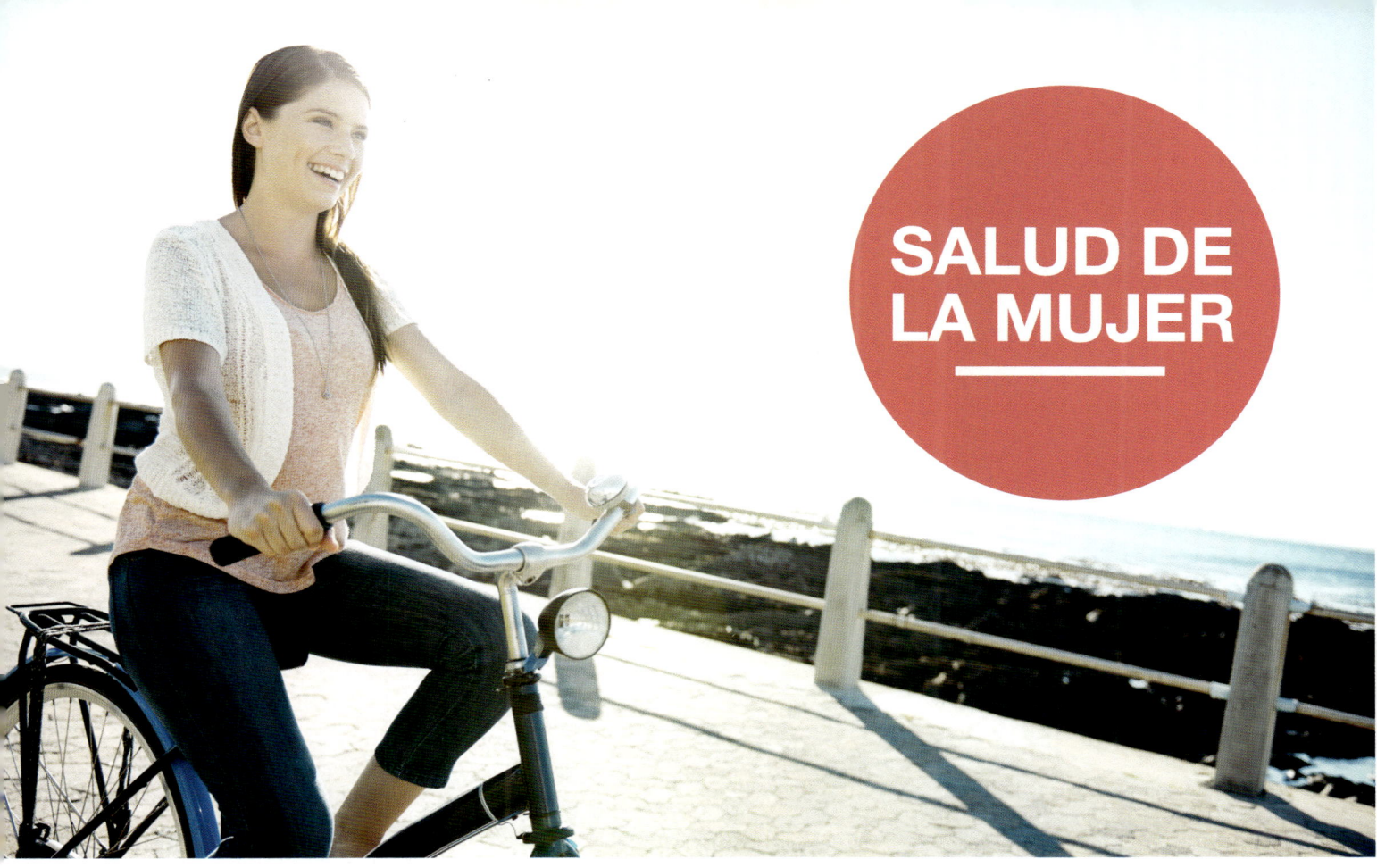

LAS MUJERES se enfrentan a problemas de salud propios de su género, incluyendo, pero no limitado al sistema reproductivo, cerebro, corazón, esqueleto y problemas hormonales. Muchas mujeres sufren de altos niveles de cortisol que conducen a la fatiga, cambios en el peso, depresión, ansiedad y problemas digestivos. En todas las etapas de la vida, la mayoría de las mujeres hacen todo lo posible para mantener la homeostasis mientras son multitarea. El estrés físico y emocional puede ser una causa y un síntoma de problemas de muchas mujeres.

El sistema reproductor femenino trabaja en estrecha colaboración con otros sistemas, específicamente el sistema endocrino. El sistema reproductor femenino incluye los ovarios, las trompas de falopio, el útero, el cuello uterino, genitales externos y los senos. Los ovarios son responsables de la producción de óvulos, así como de la secreción de las hormonas estrógeno y progesterona. Estas hormonas son vitales para la salud reproductiva y la fertilidad, pero también desempeñan una función en el equilibrio de la salud emocional y física de la mujer. Influyen en otros tejidos del cuerpo e incluso en la masa ósea. La hidratación y la nutrición pueden afectar directamente la producción de estas hormonas. Las mujeres con menor grasa corporal a veces no producen suficiente cantidad de hormonas sexuales, y pueden encontrarse con amenorrea (ausencia anormal de la menstruación) y la disminución de la densidad ósea.

Durante cuarenta años de su vida aproximadamente las mujeres experimentan el ciclo de la menstruación. Este ciclo mensual (26-35 días) implica el desarrollo del óvulo y su liberación de los ovarios, la preparación del útero para recibir el óvulo fecundado, y el desprendimiento del revestimiento del útero si un óvulo no es fecundado. Muchas mujeres experimentan dificultades durante la segunda mitad de este ciclo, en forma de síndrome premenstrual y dolores menstruales. Irritabilidad, ansiedad, hinchazón, dolores de cabeza e incluso migrañas pueden ser comunes en ese momento. El ciclo se mantiene mediante la secreción de las hormonas sexuales. Un desequilibrio de las hormonas sexuales puede llevar a una falta de período, así como sangrado irregular y/o extendido. Esto puede estar relacionado con el síndrome de ovario poliquístico o endometriosis.

A medida que la mujer envejece, las hormonas sexuales comienzan a disminuir. La menopausia refiere al momento en que la menstruación ya no se produce debido a la disminución de hormonas sexuales, específicamente luego que no se produzcan doce períodos. Este cambio lleva a la inestabilidad periódica de funciones del cuerpo y pueden ocurrir efectos secundarios tales como sofocos, cambios de humor, sequedad vaginal, fluctuaciones en el deseo sexual, fatiga, falta de memoria e incontinencia urinaria.

La nutrición y la hidratación son claves importantes para la salud de una mujer. Los suplementos diarios que incluyen un suplemento de nutrientes elaborado con alimentos integrales, aceites esenciales con complejo omega, un complejo suplementario para calcificación y múltiples fitoestrógenos, ayudan a que el cuerpo de una mujer sea capaz de regular las hormonas correctamente. La aplicación de una combinación múltiple de fitoestrógenos es una versión naturalista de la terapia con estrógenos, que ayuda a compensar no sólo una deficiencia, sino también cualquier exceso de tipo equivocado de metabolitos dañinos de estrógenos. La mezcla para la mujer se puede aplicar en las muñecas, los tobillos y directamente sobre el abdomen, cuando se producen los síntomas del síndrome premenstrual y la menopausia. Los aceites de toronja y tomillo fomentan los niveles saludables de progesterona, la hormona que contrarresta los estrógenos. Además, los aceites que elevan el estado de ánimo, incluyendo mezcla de la alegría, mezcla calmante, mezcla tonificante y la la mezcla estabilizadora pueden ayudar en la depresión y otras emociones que pueden ser frecuentes en las mujeres.

PRINCIPALES SOLUCIONES

ACEITES INDIVIDUALES

Rosa - ayuda a superar la frigidez y la infertilidad; promueve la menstruación sana (pág. 128)
Geranio - ayuda con el desequilibrio hormonal, emocional y la fertilidad (pág. 95)
Ylang ylang - promueve la libido saludable; relaja (pág. 137)
Salvia esclarea - mejora la función del Sistema Endocrino y equilibra las hormonas (pág. 129)
Toronja - refuerza los niveles de progesterona sanos y la salud de los senos (pág. 125)
Jazmín - promueve útero y libido saludables (pág. 104)
Jengibre - promueve la menstruación y la libido saludables; alivia los calambres (pág. 105)
Hinojo - fortalece los niveles de estrógeno saludable y estimula la salud de los ovarios (pág. 101)
Tomillo y orégano - refuerzan los niveles saludables de progesterona (pág. 134) (pág. 123)

Por Propiedades Relacionadas

Para obtener definiciones de las propiedades que figuran a continuación y más opciones de aceites, consulte el Glosario de Propiedades de Aceites (pág. 433) y Propiedades del Aceite (pág. 434).

Analgésico - arborvitae, albahaca, bergamota, abedul, pimienta negra, casia, canela, salvia esclarea, clavo, cilantro, ciprés, hinojo, incienso, jengibre, helicriso, jazmín, enebro, lavanda, hierba limonera, mejorana, melaleuca, orégano, hierbabuena, romero, abeto blanco, naranja silvestre, gaulteria.
Antidepresivo - albahaca, bergamota, canela, salvia esclarea, cilantro, eneldo, incienso, geranio, toronja, jazmín, limón, hierba limonera, melisa, orégano, pachulí, ravensara, rosa, sándalo, naranja silvestre, ylang ylang.
Antihemorrágico - geranio, helicriso.
Afrodisíaco - pimienta negra, cardamomo, canela, salvia esclarea, clavo, cilantro, jengibre, jazmín, enebro, pachulí, hierbabuena, ravensara, rosa, romero, sándalo, menta, tomillo, vetiver, naranja silvestre, ylang ylang.
Desintoxicante - arborvitae, casia, cilantro, ciprés, geranio, baya de enebro, limón, lima, pachuli, romero, naranja silvestre.
Emenagogo - arborvitae, albahaca, canela, cedro, canela, salvia, eneldo, hinojo, jengibre, jazmín, enebro, lavanda, mejorana, mirra, orégano, hierbabuena, manzanilla romana, rosa, romero, menta, tomillo, gaulteria.
Galactagogue - albahaca, salvia esclarea, eneldo, hinojo, jazmín, hierba limonera, gaulteria

Afecciones Relacionadas: Amenorrea, Dismenorrea, Endometriosis, Desequilibrio de Estrógeno [Desintoxicación], Sangrado menstrual excesivo, Desequilibrio hormonal en la mujer [Desintoxicación], Senos fibroquísticos [Endocrino], fibromas [Salud Celular], Sofocos, Infertilidad, Ciclo menstrual irregular, Falta de ovulación, Libido (baja) en mujeres, Menopausia, Menorragia, Dolor menstrual, Quistes de ovario, Síndrome de dolor pélvico, Perimenopausia, Síndrome premenstrual, Síndrome de ovario poliquístico (SOP), Menstruación escasa, Infecciones vaginales por levaduras [Candida], Vaginitis

MEZCLAS

Mezcla para la mujer - estabiliza el estado de ánimo y apoya la función endócrina adecuada (pág. 157)
Mensual Mezcla para la mujer - apoya el ciclo menstrual (pág. 156)
Mezcla alentadora - refuerza la función reproductiva saludable (pág. 141)

SUPLEMENTOS

Complejo de refuerzo óseo (pág. 177), Complejo de vitalidad celular, aceites esenciales de complejo celular, **aceites esenciales de complejo omega (pág. 168)**, Suplemento líquido de omega 3, **múltiplex de fitoestrógenos (pág. 176)**, suplemento de nutrientes de alimentos completos (pág. 173)

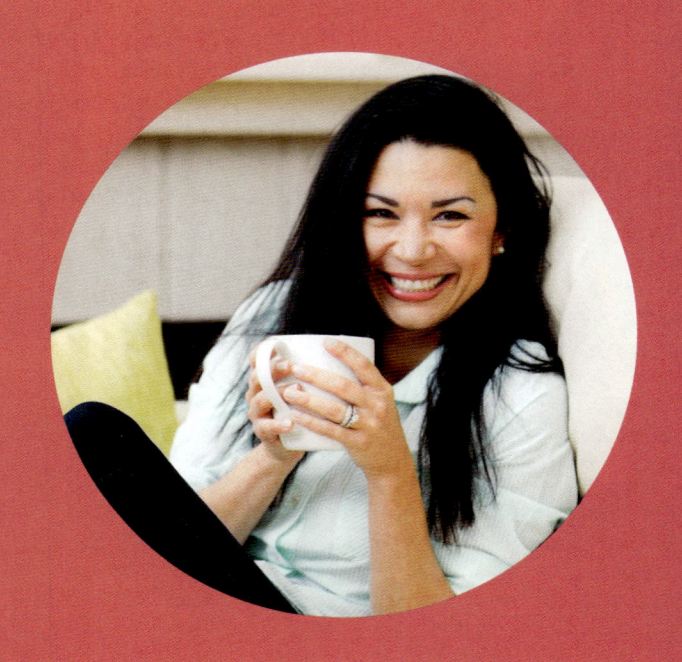

CONSEJOS DE USO: Para obtener los mejores resultados para la salud de las mujeres
- **Aromático:** Las mujeres son muy sensibles y emocionalmente sensibles a los aromas. Considerar el uso regular para promover la estabilidad emocional. Vaporizar aceites seleccionados que derivan en los resultados deseados. Además, utilizar los aceites preferidos como perfume; aplicar en las muñecas y el cuello. Oler muñecas a lo largo del día. Volver a aplicar según sea necesario.
- **Tópico:** Aplicar los aceites seleccionados en la parte posterior del cuello y hombros u otras áreas necesitadas (por ejemplo, la espalda, para los dolores menstruales) para reducir la tensión, calmar los músculos, reducir los espasmos.

SALUD DE LA MUJER

Remedios

CALMAR EL DESORDEN DE TUS OLEADAS DE CALOR
(para el PMS)
12 gotas de naranja silvestre,
9 gotas de salvia esclarea,
6 gotas de geranio,
6 gotas de manzanilla romana.
Combinar en un frasco/botella con rodillo de 5 ml, completar con aceite portador. Aplicar a los puntos de pulso, ahuecar las manos sobre la nariz y la boca e inhalar.

ÉL NUNCA LO SABRÁ (para los síntomas del síndrome premenstrual/menopausia)
12 gotas de geranio,
6 gotas de Ylang Ylang,
4 gotas de salvia esclarea.
Combinar en un frasco/botella con rodillo de 5 ml, completar con aceite portador. Aplicar sobre el bajo vientre y la espalda baja (los órganos femeninos están en el medio), utilizar en las muñecas para apoyo emocional, ahuecar las manos sobre la nariz y la boca e inhalar. O aplicar mezcla mensual de las mujeres de la misma manera.

MENORRAGIA (FLUJO ABUNDANTE)
6 gotas de manzanilla romana,
4 gotas de geranio,
3 gotas de limón,
2 gotas de ciprés.
Combinar en un frasco/botella con rodillo de 5 ml, completar con aceite portador. Masajear en la zona del abdomen y de la pelvis (por encima del útero) varias veces al día, comenzando la semana anterior a la menstruación.

FIXUS (QUERATOSIS PILAR)
15 gotas de lavanda,
15 gotas de geranio,
15 gotas de melaleuca,
15 gotas de mirra,
15 gotas de orégano.
Combinar en una botella de 2 onzas con rociador, completar con aceite portador. Aplicar tres a cinco veces al día sobre la zona afectada, agitándolo ligeramente antes de cada uso.

REAFIRMANTE DE SENOS
Aplicar 1 gota de vetiver en la zona superior de los senos dos veces al día hasta logar los resultados deseados (generalmente un par de meses). Se pueden añadir aceites complementarios para modificar el aroma. NOTA: Esta sugerencia es adecuada para las mujeres que han perdido o nunca tuvieron masa en los senos a causa de niveles de ejercicio intenso [es decir, corredoras] la lactancia, etc. El vetiver no tendrá un impacto negativo en las mujeres con senos más grandes por lo que es innecesario evitar su uso para otros fines.

DESINTOXICACIÓN DE SENOS
- Aplicar 4 gotas de aceite de incienso en cada seno dos veces al día durante treinta días. Realizar la desintoxicación de dos a cuatro veces al año. Utilizar un aceite portador para facilitar su distribución.
- El eucalipto y el toronja también son excelentes para la salud de los senos, aplicados tópicamente con un aceite portador. Aplicar para el malestar o cuidado.

MEZCLA DE FERTILIDAD
12 gotas de salvia esclarea,
10 gotas de hinojo,
7 gotas de geranio,
8 gotas de lavanda,
8 gotas de bergamota.
Adicional: añadir 3 gotas de rosa si es posible.
Combinar los aceites en una botella de 10 ml con bolilla; completar con aceite de coco fraccionado. Aplicar en el bajo vientre dos veces al día, dirigido a las áreas de los ovarios y el útero.

PROTOCOLO DE FERTILIDAD
- **Dieta:** Ver *Candida*
- **Suplementación:** (Ver *Candida* para un programa más exhaustivo):
  - Complejo de vitalidad celular, complejo de nutrientes de alimentos completos, aceites esenciales de complejo omega - utilizar según las indicaciones.
  - Probiótico defensivo - tomar 1 cápsula tres veces en los días 11-15 de ciclo mensual; luego tomar uno por día en el día 16 y hasta el final del ciclo mensual (aparición de la menstruación). Repetir mensualmente hasta que se alcancen los resultados deseados.
  - Cápsulas pa limpieza GI - tomar en los primeros diez días del ciclo menstrual, 1-3 cápsulas tres veces al día.
  - Múltiplex de Fitoestrógeno - tomar 1 cápsula cada día para eliminar los metabolitos de estrógeno nocivos y mantener los niveles saludables de estrógeno.
- **Uso de aceite esencial:**
  - Geranio - aplicar dos veces al día sobre el hígado, las glándulas suprarrenales y el áreas de los riñones, como apoyo a la producción saludable de progesterona.
  - Toronja - tomar 16 gotas debajo de la lengua o en una cápsula cada mañana para reforzar los niveles saludables de progesterona.
  - Mezcla mensual de las mujeres - aplicar a los lados de los pies debajo de los huesos de los tobillos, en el abdomen y en las muñecas para equilibrar las hormonas y el estado de ánimo.

Continuar el programa hasta que se produzca el embarazo. Luego suspender las cápsulas para limpieza GI, la combinación de múltiples fitoestrógenos y, la mezcla para la mujer. Continuar con todo lo demás a lo largo de todo el embarazo. Reducir el consumo probiótico defensivo a 1-2 veces al día para mantener saludable la zona de interés.

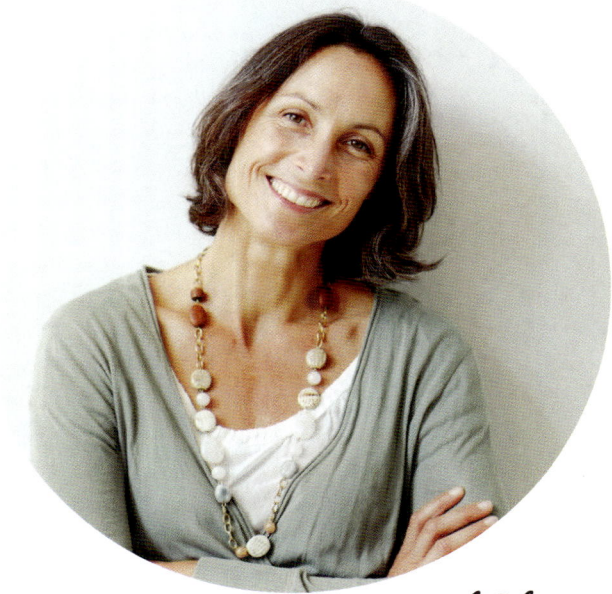

Condiciones

Abortos involuntarios (múltiples) - salvia esclarea, incienso, toronja, limón, orégano, tomillo, mezcla de complejo celular, mezcla purificadora, mexcla desintoxicante, mezcla estimulante, mezcla para la mujer, mezcla para la mujer

Candida - Ver *Candida*

Ciclo menstrual (menstruación), irregular - ciprés, hinojo, jazmín, enebro, lavanda, melisa, hierbabuena, rosa, romero, tomillo, mezcla de complejo celular, mezcla renovadora, mezcla calmante, mezcla para la tensión, mezcla para la mujer, mezcla edificante, mezcla para la mujer

Depresión posparto - Ver *Embarazo, Parto y Lactancia*

Disminución de la libido - pimienta negra, cardamomo, canela, salvia esclarea, clavo, cilantro, jengibre, jazmín, enebro, pachulí, hierbabuena, ravensara, rosa, romero, sándalo, menta, tomillo, vetiver, naranja silvestre, ylang ylang, mezcla vigorizante; ver propiedad *"Afrodisíaca", Intimidad*

Dolor de cabeza, migraña/cíclico - albahaca, salvia esclarea, hinojo, geranio, lavanda, melisa, hierbabuena, romero, manzanilla romana, mezcla de complejo celular, mezcla para la tensión, mezcla mensual de las mujeres, mezcla para la mujer

Dolor pélvico - cilantro, ciprés, geranio, jengibre, mezcla para la tensión, mezcla para la mujer

Endometriosis - arborvitae, albahaca, bergamota, pimienta negra, salvia esclarea, ciprés, eucalipto, incienso, geranio, jengibre, limón, hierba limonera, romero, sándalo, mezcla antiedad, mezcla de complejo celular, mezcla purificadora, ylang ylang, mexcla desintoxicante, mezcla estimulante, mezcla de la alegría, mezcla protectora, mezcla edificante, mezcla para la mujer, mezcla para la mujer

Esterilidad - geranio, mezcla purificadora, mexcla desintoxicante, mezcla para la mujer, mezcla para la mujer; ver *"Infertilidad" más arriba*

Estrógeno, desequilibrado/bajo - albahaca, salvia esclarea, cilantro, ciprés, lavanda.

Estrógenos, falsos/xenoestrógenos - salvia esclarea, orégano, tomillo, mezcla purificadora, mexcla desintoxicante; ver *Candida, desintoxicación.*

Fibromas - albahaca, salvia esclarea, eucalipto, incienso, helicriso, limón, hierba limonera, melaleuca, sándalo, tomillo, mezcla de complejo celular, mezcla tranquilizante

Flujo vaginal - salvia esclarea, incienso, lavanda (espeso, amarillo), mezcla de complejo celular, mezcla purificadora, mexcla desintoxicante, mezcla protectora, mezcla de la mujer; ver *Candida*

Fortalecer glándulas mamarias - salvia esclarea, geranio, toronja, mezcla de complejo celular, mezcla estimulante, mezcla de la mujer; ver receta *"Desintoxicación de Senos" a continuación*

Frigidez - jazmín, rosa, ylang ylang, mezcla inspiradora, mezcla para masajes, mezcla tranquilizante, mezcla de la mujer; ver propiedad *"Afrodisíaca", Intimidad*

Hemorroides - ciprés, heclicriso, mirra, manzanilla romana, sándalo, mexcla desintoxicante, mezcla digestiva, mezcla para masajes; ver *Sistema Cardiovascular*

Hormonas, desequilibrio de (general) - jazmín, geranio, ylang ylang, mezcla alentadora, mezcla renovadora, mezcla para la mujer, mezcla para la mujer

Infección/inflamación vaginal - salvia esclarea, eucalipto, incienso, romero, menta, mezcla de complejo celular, mexcla desintoxicante, mezcla protectora, mezcla afirmante, mezcla para la mujer

Infertilidad - albahaca, salvia esclarea, ciprés, hinojo, incienso, jazmín, melisa, manzanilla romana, rosa, romero, tomillo, ylang ylang, mezcla de complejo celular, mezcla inspiradora; ver *Candida, azúcar en sangre, "Progesterona, baja" a continuación*

Menstruación (menstruación), abundante (menorragia) - salvia esclarea, ciprés, hinojo, incienso, geranio, menta, mezcla de complejo celular, mezcla purificadora, mexcla desintoxicante, mezcla renovadora, mezcla para la mujer, mezcla para la mujer

Menstruación (menstruación), dolorosa (dismenorrea) - albahaca, cardamomo, canela, salvia esclarea, cilantro, ciprés, eneldo, incienso, jengibre, hierba limonera, jazmín, hierbabuena, mezcla compleja, mezcla purificadora, mexcla desintoxicante, mezcla para la mujer, mezcla edificante, mezcla mensual de las mujeres

Menstruación (menstruación), excesivamente ligera - albahaca, canela, jengibre, romero, mezcla de complejo celular, mezcla purificadora, mexcla desintoxicante, mezcla vigorizante, mezcla para la mujer, mezcla para la mujer

Menstruación (menstruación), falta de/ausencia (amenorrea) - albahaca, cedro, eneldo, baya de enebro, manzanilla romana, mezcla de complejo celular, mexcla desintoxicante, mezcla renovadora, mezcla para la mujer, mezcla para la mujer

Menstruación (menstruación), prolongada - incienso, geranio, mezcla de complejo celular, mezcla para la mujer, mezcla para la mujer

Método del ritmo, uso de (para regular el ciclo) - melisa, rosa

Órganos femeninos, tonificación - hinojo, hierba limonera, sándalo, mezcla para la mujer, mezcla para la mujer

Ovarios - salvia, incienso, geranio, romero, mezcla de complejo celular, mexcla desintoxicante, mezcla para la mujer

Ovulación irregular - melisa, rosa

Perimenopausia - cardamomo, salvia esclarea, ciprés, hinojo, lavanda, manzanilla romana, el romero, la mezcla de complejo celular, mexcla desintoxicante, mezcla afirmante, mezcla para la mujer, mezcla para la mujer

PMS - bergamota, salvia esclarea, ciprés, hinojo, geranio, toronja, jazmín, lavanda, manzanilla romana, mezcla afirmante, mezcla para la mujer

Predominancia de estrógeno - albahaca, clavo, hierba limonera, tomillo, mezcla purificadora, mexcla desintoxicante, mezcla renovadora

Problemas de la menopausia - albahaca, salvia esclarea, ciprés, hinojo, geranio, lavanda, manzanilla romana, romero, tomillo, naranja silvestre, mezcla alentadora, mezcla para la mujer, mezcla para la mujer

Progesterona, baja - clavo, geranio, toronja, orégano, tomillo, mexcla desintoxicante, mezcla para la mujer, mezcla para la mujer

Quistes ováricos, - albahaca, salvia esclarea, ciprés, hinojo, incienso, geranio, toronja, limón, romero, tomillo, mezcla de complejo celular, mezcla purificadora, mexcla desintoxicante, mezcla metabólica, mezcla para la mujer, mezcla para la mujer; ver *Azúcar en sangre*

Revestimiento del útero, enfermo - incienso, geranio, toronja, jazmín, mezcla de complejo celular, mezcla para la mujer

Senos, salud celular - eucalipto, incienso, toronja, mezcla de complejo celular

Senos, sensibles - salvia esclarea, hinojo, geranio, helicriso, lavanda, limón, mirra, manzanilla romana, milenrama, mezcla de complejo celular, mexcla desintoxicante, mezcla estimulante, mezcla para la mujer, mezcla para la mujer

Sequedad vaginal - salvia esclarea, mezcla estabilizadora; ver Tegumentario

Sofocos - salvia esclarea, eucalipto, limón, hierbabuena, mezcla para la mujer, mezcla para la mujer; ver endocrinas (tiroides)

Sudores nocturnos - salvia, eucalipto, jengibre, limón, lima, hierbabuena, mezcla de complejo celular, mexcla desintoxicante, mezcla para masajes, mezcla para la tensión, mezcla para la mujer, mezcla para la mujer; ver Sistema Endocrino (tiroides), Sistema Inmunológico y Linfático

Tamaño de senos, demasiado pequeño (deseo de aumentarlo) - pimienta negra, salvia esclarea, hinojo, geranio, mirra, vetiver, milenrama, mezcla antiedad, mezcla de complejo celular, mezcla vigorizante, mezcla tranquilizante, mezcla para la mujer, mezcla mensual de las mujeres (estos aceites no aumentarán el tamaño de los senos ya grandes.)

Útero, calambres - pimienta negra, ciprés, jazmín, enebro, mezcla para la mujer, mezcla para la mujer

Útero, dañado/degenerativo - incienso, geranio, hierba limonera, sándalo, mezcla de complejo celular, mezcla para la mujer

Útero, limpieza y purificación - salvia esclarea, geranio, limón, melaleuca, rosa, mezcla purificadora, mexcla desintoxicante, mezcla vigorizante, mezcla para la mujer, mezcla para la mujer

Útero, prolapso/sin tonificación - hinojo, incienso, baya de enebro (estimula los músculos uterinos), melisa, rosa, naranja silvestre, mezcla para la mujer, mezcla para la mujer

Vaginal, Cándida/aftas - melaleuca, mirra, orégano, tomillo, mezcla purificadora, mexcla desintoxicante, mezcla metabólica, mezcla protectora; ver *Candida*

Verrugas genitales - arborvitae, incienso, hierba limonera, melisa, tomillo, mexcla desintoxicante

SALUD DEL HOMBRE

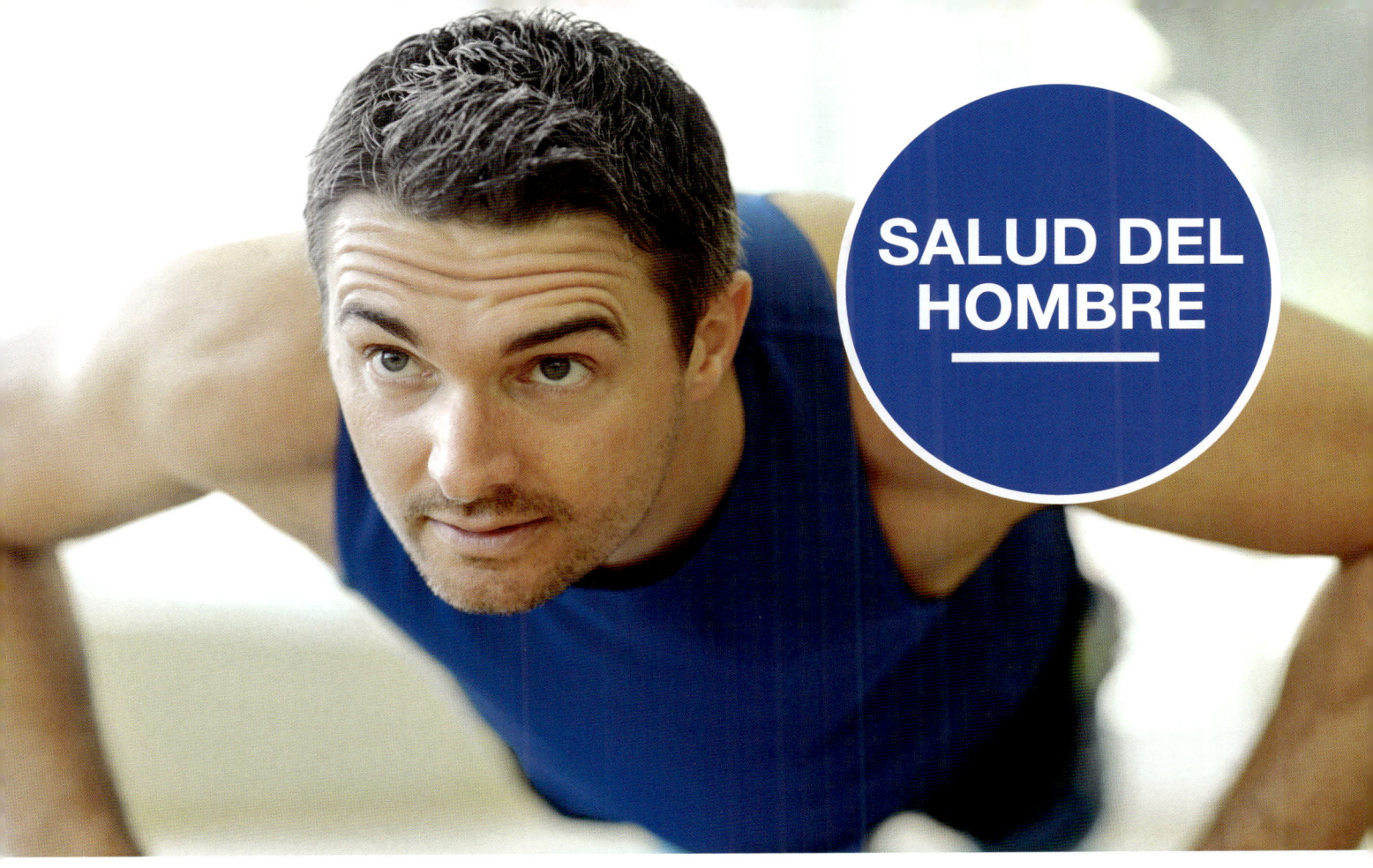

LA SALUD DE LOS HOMBRES abarca cuestiones que son específicas de ellos, así como aquellas que son particularmente comunes y un reto para el sexo masculino.

Los órganos sexuales primarios del sistema reproductor masculino tienen una doble función. Los testículos producen espermatozoides y la hormona testosterona. El pene permite el acceso de los espermatozoides al sistema reproductor femenino durante el coito, y también realiza la función excretora de orina. La testosterona es secretada principalmente por los testículos en los hombres, y pequeñas cantidades también son secretadas por las glándulas suprarrenales. Es la principal hormona sexual masculina y un esteroide anabólico. Es responsable del desarrollo de los testículos y la próstata, así como las características sexuales secundarias incluyendo el aumento de masa muscular y ósea, vello corporal y una voz más grave. Los niveles de testosterona disminuyen gradualmente durante la vida de un hombre.

La próstata se encuentra debajo de la vejiga, y conecta la vejiga y las vesículas seminales con el pene. Produce parte del fluido seminal, que es alcalino, lo que ayuda a extender la vida de los espermatozoides al entrar en la vagina. También tiene músculos involuntarios que se contraen para expulsar los espermatozoides durante la eyaculación. Normalmente tiene un tamaño un poco mayor que el de una nuez, pero las células que componen la próstata continúan multiplicándose a lo largo de la vida del hombre. El órgano agrandado puede convertirse en un problema (hiperplasia prostática benigna) si presiona la uretra que la recorre, causando dificultad para vaciar la vejiga. Los síntomas incluyen urgencia, vacilación, frecuencia para orinar, incontinencia e incapacidad para vaciar completamente la vejiga. Esto también puede conducir a la infección por, cálculos, daños en la vejiga y los riñones y disfunción eréctil. Asimismo con la edad los hombres se encuentran en mayor riesgo de cáncer de próstata. Junto con el cáncer de piel, el cáncer de próstata es el cáncer más común en los hombres.

La salud sexual es importante para un estilo de vida saludable. La capacidad de un hombre de participar en relaciones sexuales depende de las hormonas, el cerebro, los nervios y los vasos sanguíneos que irrigan el pene. Para que se produzca una erección todos estos mecanismos tienen que estar en funcionamiento. La disfunción eréctil o impotencia puede ser causada por una complicación en cualquiera de estas áreas y podrían atribuirse a la diabetes, enfermedad vascular periférica, tabaquismo, medicamentos, cáncer de próstata y mucho más.

En cuanto a lo que se refiere a la salud general, en comparación con las mujeres los hombres toman decisiones más riesgosas o insalubres, fuman y beben más, y postergan la toma de decisiones en cuanto a salud. Algunos de los problemas de salud más comunes con los que lidian los hombres son las enfermedades del corazón, presión arterial alta, enfermedades del hígado, gripe e infección neumocócica, cáncer de piel y diabetes (que puede contribuir a la impotencia y a niveles bajos de testosterona, lo que a su vez puede contribuir a la depresión y la ansiedad). Independientemente de la causa, muchos hombres sufren de depresión que no recibe tratamiento. Esto puede ser un subproducto de una disminución de la salud física. A menudo está en juego la confianza en uno mismo cuando un hombre no se siente saludable. Es común que los hombres oculten emociones negativas mientras continúan funcionando de manera rutinaria.

Dado que los hombres son independientes por naturaleza, aprender acerca de los remedios naturales y aplicarlos en forma práctica puede ayudarles a reducir los riesgos para la salud, a la vez que administran su estado de ánimo y ayudan al cuerpo a mantener una mejor salud general.

PRINCIPALES SOLUCIONES

ACEITES INDIVIDUALES

Incienso - promueve la longevidad, refuerza el cerebro y la salud de la próstata (pág. 102)
Melaleuca - combate las bacterias y los hongos con acción antiséptica (pág. 114)
Baya de enebro - refuerza la salud urinaria y de la próstata, cicatrización de heridas (pág. 79)
Cardamomo - fortalece la salud digestiva, Sistema Muscular y respiratoria (pág. 84)
Limón - desintoxica y tiene un efecto alcalinizante (pág. 108)

Por Propiedades Relacionadas

Para obtener definiciones de las propiedades que figuran a continuación y más opciones de aceites, consulte el Glosario de Propiedades de Aceites (pág. 433) y Propiedades del Aceite (pág. 434).

Antiinflamatorio - arborvitae, albahaca, bergamota, abedul, pimienta negra, cardamomo, casia, cedro, canela, cilantro, ciprés, eneldo, eucalipto, incienso, geranio, jengibre, helicriso, jazmín, lavanda, hierba limonera, lima, melaleuca, melisa, mirra, orégano, pachulí, hierbabuena, manzanilla romana, sándalo, menta, nardo, naranja silvestre, gaulteria.
Cardiotónico - casia, ciprés, jengibre, lavanda, mejorana.
Restaurativo - albahaca, incienso, limón, pachulí, romero, sándalo, menta.
Esteroideos - albahaca, bergamota, abedul, cedro, clavo, hinojo, pachuli, romero, tomillo

MEZCLAS

Mezcla estabilizadora - es una excelente colonia o loción para después afeitarse; fortalece el cerebro (pág. 149)
Mezcla protectora - refuerza la salud cardiovascular y del sistema inmunológico (pág. 158)
Mexcla desintoxicante - fortalece el sistema urinario, la próstata; evita la caída del cabello (pág. 146)
Mezcla de complejo celular - ayuda en la reparación celular y la longevidad (pág. 144)

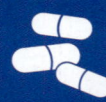

SUPLEMENTOS

Complejo de vitalidad celular (pág. 171), Complejo de energía y resistencia (pág. 175), Complejo celular de aceites esenciales (pág. 171), aceite esencial de complejo omega (pág. 168), Complejo de polifenoles (pág. 180), suplemento de nutrientes de alimentos completos (pág. 173).

Afecciones Relacionadas: Morfología anormal de espermatozoides, Disfunción Eréctil, Impotencia, Infertilidad, Libido (baja) en Hombres, Próstata, Problemas de Próstata, Prostatitis, Testículos, Testosterona (baja).

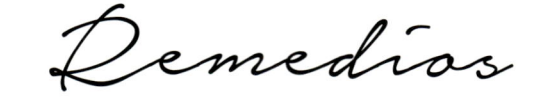

Remedios

GIDDY UP (PARA LA DISFUNCIÓN ERÉCTIL): Restaurar: aplicar mezcla antiedad en la zona genital de dos a tres veces al día.
- Fomentar y estimular el equilibrio hormonal: 1 gota de sándalo, 2 gotas de salvia esclarea, y 1 gota de ylang ylang. Aplicar tópicamente sobre el bajo vientre; vaporizar; tomar internamente en una cápsula de gel.
- Refuerzo para la circulación: aplicar 1-2 gotas de ciprés o Mezcla para masajes en el lado interno de los muslos y en parte baja del abdomen.
- Alivio para la ansiedad y el estrés: vaporizar 1-2 gotas de albahaca, lavanda o ylang ylang. Inhalar de las manos ahuecadas, colocar unas gotas en la almohada.
- Reforzar una nutrición saludable: tomar aceites esenciales de complejo omega, suplemento nutritivo con alimentos integrales.

ALIVIO PARA LA PRÓSTATA
- Aplicar 2-3 gotas de mezcla estabilizadora en las plantas de los pies por la mañana y por la noche antes de dormir.
- Consumir 1-2 cápsulas de aceite esencial de mezcla de complejo celular dos a tres veces al día durante las comidas.
- Aplicar 2-3 gotas de mezcla de complejo celular por vía tópica en los pies (centrándose en el área del talón), sobre la parte baja del abdomen y en la cara interna de los muslos. Agregar 2-3 gotas de baya de enebro en el área del abdomen. Diluir con aceite portador para pieles sensibles. Aplicar mañana y noche.
- Consumir 3-5 gotas de incienso bajo la lengua por la mañana y por la noche.

RETENCIÓN DEL CABELLO
24 gotas de romero,
18 gotas de cedro,
14 gotas de geranio,
12 gotas de hierbabuena,
8 gotas de lavanda,
40 gotas de aceite portador.
Combinar en una botella de 5 ml. Aplicar diariamente antes de acostarse o inmediatamente después de la ducha. Colocar 4-7 gotas en la palma de la mano, sumergir los dedos, masajear suavemente a lo largo del cuero cabelludo, prestando especial atención a los puntos con cabello escaso o calvicie.

COLONIA TERROSA ESPECIADA
18 gotas de bergamota,
13 gotas de abeto blanco,
10 gotas de clavo,
8 gotas de limón.
Combinar en una botellas de 10 ml con bolilla, cubrir con aceite portador y aplicar a los puntos de presión.

COLONIA DELICIA DE LIMA.
2 gotas de lima,
1 gota de vetiver.
Frotar el vetiver sobre el corazón, cubrir con una capa de lima, diluir con aceite portador para pieles sensibles.

LOCIÓN PARA DESPUES DE AFEITARSE: Utilizar la mezcla antiedad en un frasco con bolilla y añadir 1-2 gotas de incienso y lavanda para aliviar la piel sensible. Frotar en las palmas de las manos, aplicar suavemente en cuello la cara con un movimiento ascendente.

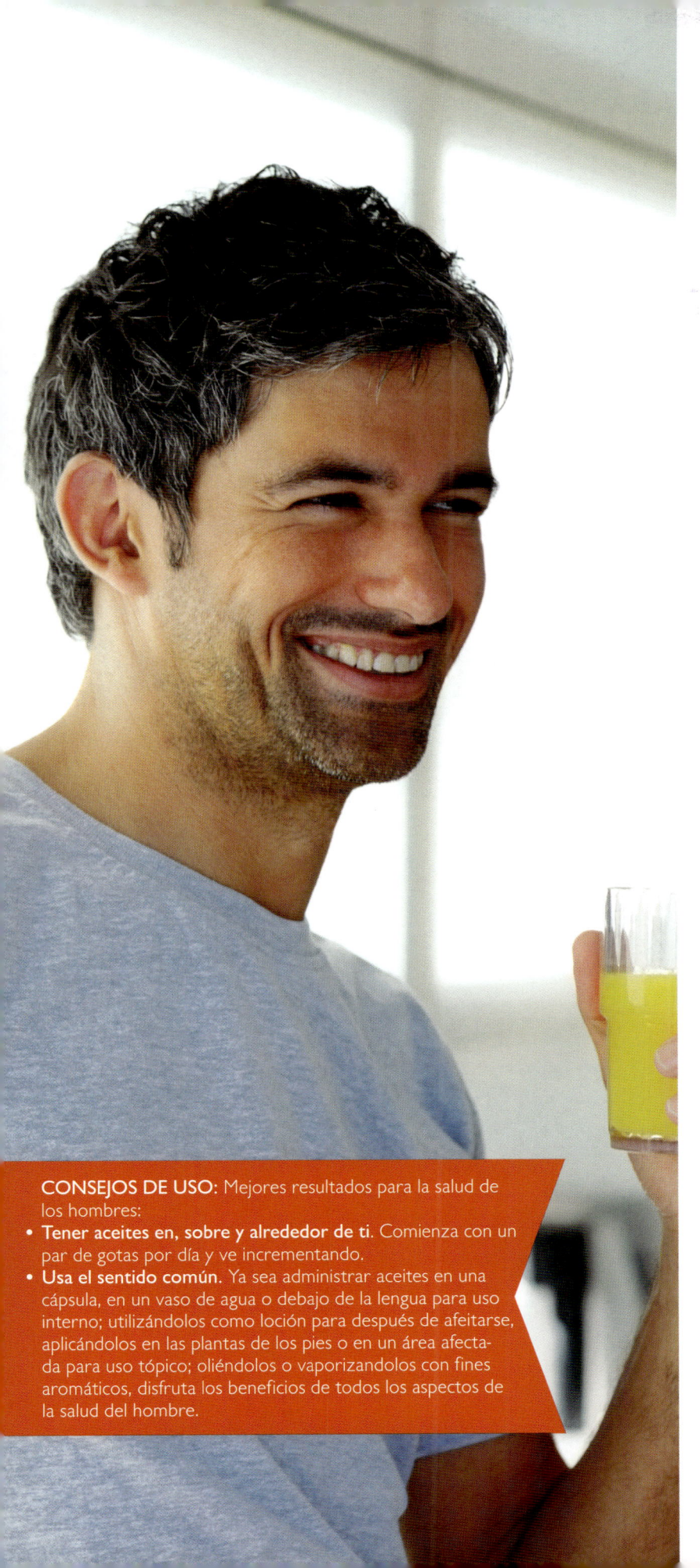

Condiciones

Calvicie - cedro, ciprés, geranio, lavanda, romero, tomillo, ylang ylang, mezcla afirmante, mexcla desintoxicante, mezcla para la mujer.

Dihidrotestosterona, niveles demasiado elevados (calvicie de patrón masculino, agrandamiento de la próstata) - ver "Testosterona (DHT), alta" a continuación.

Estrógeno dominante - albahaca, clavo, hierba limonera, tomillo, mezcla purificadora.

Hormonas, desequilibrio - incienso, geranio, romero, ylang ylang, mezcla de complejo celular, mezcla afirmante, mexcla desintoxicante, mezcla edificante, mezcla de la mujer.

Impotencia - casia, salvia esclarea, clavo, ciprés, eneldo, abeto de Douglas, jengibre, jazmín, sándalo, ylang ylang, mezcla de complejo celular, mexcla desintoxicante, mezcla para masajes.

Impaciencia - mezcla estabilizadora; ver *Estado de Ánimo y Comportamiento*.

Infección de la próstata - orégano, tomillo; ver *Sistema Inmunológico y Linfático*

Infertilidad - albahaca, canela, salvia esclarea, geranio, jazmín, melisa, tomillo, mezcla de complejo celular, mexcla desintoxicante.

Problemas de próstata - albahaca, canela, hinojo, incienso, helicriso, jazmín, bayas de enebro, mirra, romero, mezcla de complejo celular, mezcla de inspiración, mezcla edificante.

Próstata, congestionada - canela, ciprés, enebro, limón, romero, mezcla de complejo celular, mexcla desintoxicante, mezcla inspiradora.

Próstata, agrandada - hinojo; ver *Desintoxicación*

Próstata, inflamada - albahaca, ciprés, abeto de Douglas, eucalipto, enebro, lavanda, manzanilla romana, romero, sándalo, tomillo, mezcla de complejo celular, mezcla para masajes, mezcla protectora.

Producción de semen, baja - rosa, mezcla de complejo celular, mezcla purificadora, mexcla desintoxicante, mezcla para la mujer.

Recuento de espermatozoides, bajo - cedro, geranio, jengibre, bayas de enebro.

Testosterona, baja - casia, salvia esclarea, jengibre, mirra, sándalo, mezcla para la mujer.

Testosterona (DHT), alta - baya de enebro, romero, mezcla de complejo celular

Tiña inguinal - ciprés, lavanda, melaleuca; ver *Candida*

Verrugas genitales - arborvitae, incienso, hierba limonera, tomillo, mezcla antiedad, mezcla de la alegría.

CONSEJOS DE USO: Mejores resultados para la salud de los hombres:
- **Tener aceites en, sobre y alrededor de ti.** Comienza con un par de gotas por día y ve incrementando.
- **Usa el sentido común.** Ya sea administrar aceites en una cápsula, en un vaso de agua o debajo de la lengua para uso interno; utilizándolos como loción para después de afeitarse, aplicándolos en las plantas de los pies o en un área afectada para uso tópico; oliéndolos o vaporizandolos con fines aromáticos, disfruta los beneficios de todos los aspectos de la salud del hombre.

SALUD DEL HOMBRE

SALUD ORAL

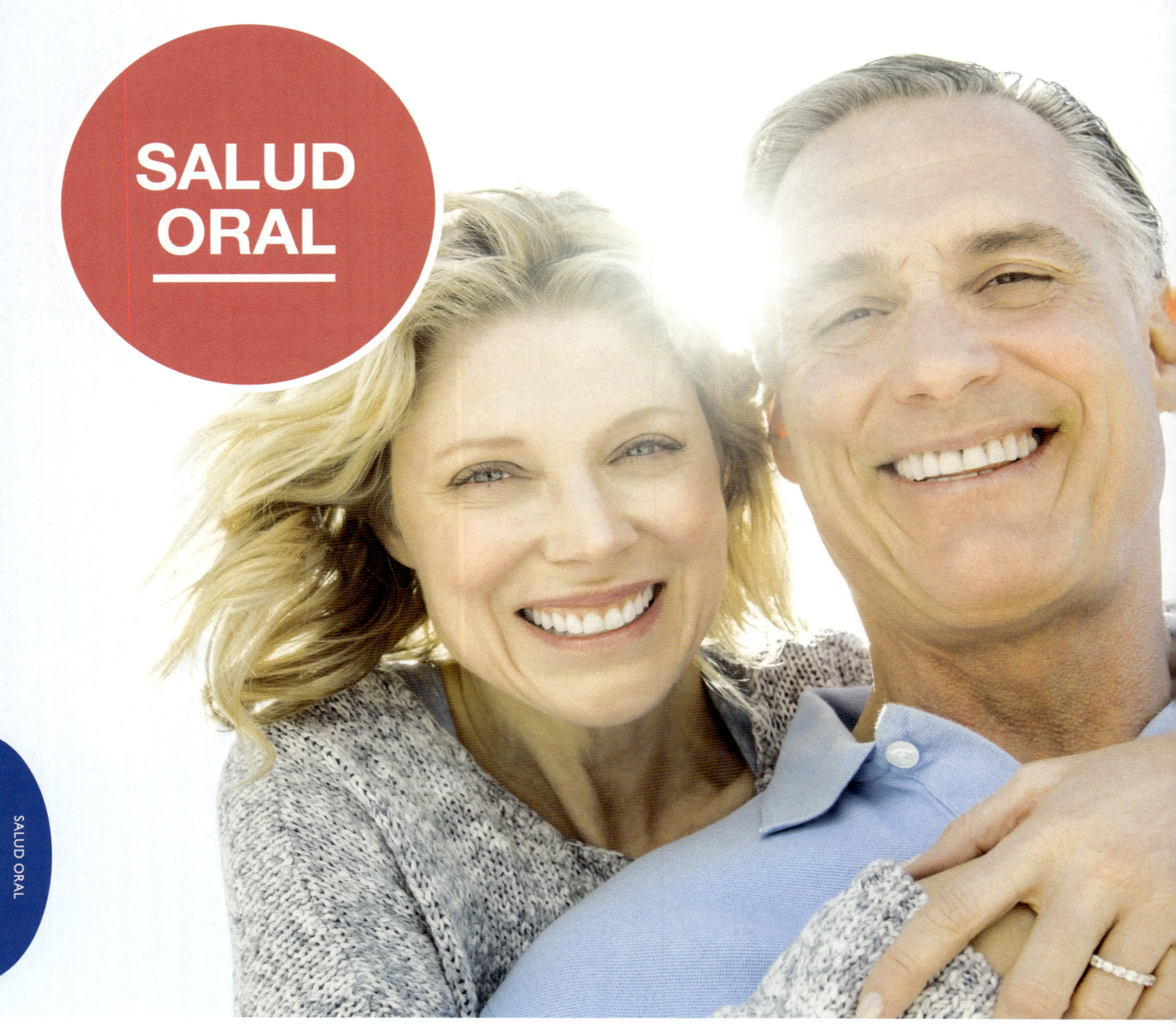

AUNQUE LA SALUD ORAL a menudo es tratada por separado del cuerpo como un todo, la salud de la cavidad oral - la boca y los tejidos - impacta en la salud general. La mala salud oral puede ser la causa de un proceso de la enfermedad subyacente más grave, o puede predisponer a un individuo a otras condiciones de salud.

La boca está colonizada por cientos de diferentes especies de bacterias que habitan en la placa dental. Estas especies se adhieren en capas a las superficies orales. No se eliminan fácilmente mediante la respuesta inmune natural del cuerpo, y deben ser eliminadas mecánicamente. Las bacterias se multiplican por diez cuando la boca no se limpia lo suficiente.

Una boca limpia contiene varios cientos de miles de millones de bacterias, y este número aumenta cuando existe un cuidado oral deficiente. Utilizando la saliva y el fluido gingival para abastecer sus nutrientes, las bacterias habitan en todas las áreas de la boca, amenazando la salud oral y sistémica. Se ha detectado que las bacterias debajo de las encías o en las encías, tienen incidencia en numerosas enfermedades sistémicas. El cuidado de la salud oral, principalmente la limpieza y atención al consumo y exposición continua a alimentos intensamente ácidos y azucarados (es decir, gaseosas), contribuye a un estilo de vida saludable.

Los aceites esenciales son un medio especialmente eficaz para reforzar la salud oral, en parte porque son antibacterianos y antifúngicos por naturaleza. El aceite de clavo ayuda a aliviar el dolor oral, la canela y la hierbabuena son eficaces contra la placa y las enfermedades de las encías, la melaleuca es calmante y útil en la erradicación de aftas bucales, y la lavanda es calmante para los dolores musculares derivados del rechinamiento de dientes. El Oil pulling (enjuagues con aceites vegetales) también es particularmente beneficioso para la restauración y mantenimiento de la salud oral. Pueden elegirse aceites esenciales específicos como parte de la rutina para apuntar a los resultados deseados. Ver *Desintoxicación* para obtener más instrucciones.

PRINCIPALES SOLUCIONES

ACEITES INDIVIDUALES

La mirra - combate las enfermedades de las encías, infecciones y úlceras; alivia las encías (pág. 120)
Clavo - protege los nervios, alivia el dolor; previene la caries dental (pág. 89)
Hierbabuena - refresca el aliento; reduce la hinchazón, la inflamación y la sensibilidad (pág. 118)
Gaulteria - protege los nervios, alivia el dolor; previene la caries dental (pág. 94)

Por Propiedades Relacionadas

Para obtener definiciones de las propiedades que figuran a continuación y más opciones de aceites, consulte el Glosario de Propiedades de Aceites (pág. 433) y Propiedades del Aceite (pág. 434).

Analgésico - arborvitae, bergamota, pimienta negra, casia, canela, clavo, cilantro, ciprés, eucalipto, hinojo, incienso, jengibre, jazmín, enebro, lavanda, hierba limonera, mejorana, melaleuca, orégano, ravensara, abeto blanco, naranja silvestre, gaulteria.
Antibacterial - arborvitae, albahaca, bergamota, abedul, pimienta negra, cardamomo, casia, cedro, cilantro, canela, salvia esclarea, clavo, cilantro, ciprés, eneldo, eucalipto, geranio, jengibre, toronja, helicriso, hierba limonera, limón, mejorana, melaleuca, melisa, mirra, orégano, pachulí, hierbabuena, ravensara, sándalo romero, menta, nardo, tangerina, tomillo, naranja silvestre, ylang ylang.
Anti-infeccioso - arborvitae, bergamota, cardamomo, cedro, canela, clavo, ciprés, eucalipto, incienso, geranio, lavanda, mejorana, melaleuca, mirra, manzanilla romana, romero.
Antiinflamatorio - arborvitae, bergamota, abedul, pimienta negra, cardamomo, canela, cedro, canela, cilantro, eneldo, eucalipto, hinojo, incienso, geranio, jengibre, helicriso, jazmín, lavanda, hierba limonera, lima, melaleuca, mirra, orégano, pachulí, hierbabuena, manzanilla romana, romero, sándalo, menta, nardo, naranja silvestre, gaulteria.
Desintoxicante - arborvitae, casia, geranio, baya de enebro, limón, lima, romero.
Inmunoestimulante - arborvitae, casia, canela, clavo, eucalipto, hinojo, incienso, jengibre, limón, lima, melaleuca, melisa, orégano, ravensara, menta, romero, tomillo, vetiver, naranja silvestre

Afecciones Relacionadas: Absceso [Integumento], encías sangrantes, aftas bucales, caries, infección dental, disfagia [digestiva e intestinal], gingivitis, enfermedad de las encías, voz ronca, halitosis, laringitis, úlceras bucales, placa, piorrea, dolor de garganta [respiratorio], rechinar de dientes, dolor de dientes, amigdalitis, dolor de muelas

MEZCLAS

Mezcla protectora - ayuda a combatir las infecciones y las bacterias; previene la caries dental (pág. 158)
Mezcla de complejo celular - protege los nervios, alivia el dolor; previene la caries dental (pág. 160)
Mezcla para la tensión - reduce la tensión, inflamación, hinchazón y dolor en la mandíbula (pág. 164)

SUPLEMENTOS

Complejo de refuerzo óseo (pág. 177), Complejo de vitalidad celular, cápsulas de desintoxicación, aceites esenciales de complejo omega, enzimas alimentarias, suplemento en polvo de fruta y verdura, cápsulas de mezcla protectora, suplemento de nutrientes con alimentos integrales

SALUD ORAL

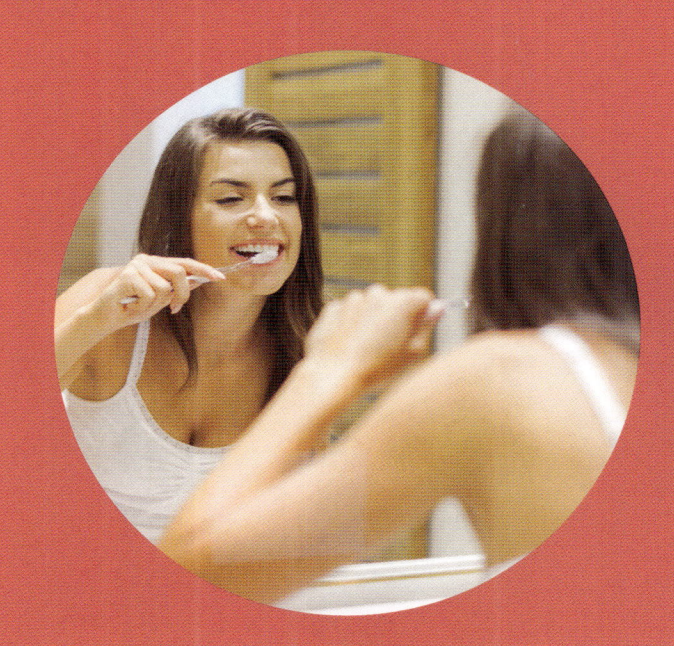

CONSEJOS DE USO: Para el refuerzo de la salud oral
- **Tópico:** Aplicar los aceites directamente al área afectada de la boca, como encías, dientes, lengua, llagas, etc. Para calmar el dolor aplicar también aceites en el área exterior de la mejilla o mandíbula (se puede utilizar un aceite portador, según sea necesario); aplicar tan frecuentemente como sea necesario en situaciones agudas.
- **Interno:** Colocar los aceites en el cepillo de dientes y cepillar los dientes con aceites seleccionados para que afecten la superficie de los dientes. Ingerir aceites (por ejemplo, limón) para cambiar el pH (alcalino) del organismo o de la boca, que afecta los dientes y la salud oral.

Remedios

BOTELLA ROLL ON PARA HERPES LABIAL
6 gotas de hierbabuena,
6 gotas de melaleuca,
1 gota de helicriso,
2 gotas de clavo,
3 gotas de lavanda,
2 gotas de canela.
Añadir a una botella de 5 ml con roll on. Completar con un aceite portador y aplicar en la zona hasta que se cure, y luego un día más.

REMEDIO PARA EL DOLOR POR CÁNCER
1 gota de melisa,
2 gotas de geranio,
2 gotas de helicriso,
2 gotas de pimienta negra,
1 gota de clavo.
Combinar con 2 cucharaditas de aceite de coco fraccionado y aplicar según sea necesario.

DOLOR POR ORTODONCIA:
Colocar helicriso o mezcla para la tensión en la mandíbula; diluir con aceite portador si se desea.

ARTICULACIÓN TEMPOROMANDIBULAR
Utilizar mezcla calmante o mezcla para la tensión en el cuello y la mandíbula.

ENJUAGUE BUCAL.
5 gotas de melaleuca,
5 gotas de hierbabuena,
3 gotas de clavo,
2 gotas de canela,
2 gotas de mirra.
Combinar en una botella de vidrio de 4 onzas. Completar con agua purificada. Agitar antes de usar.

Condiciones

Absceso dental - canela, clavo, incienso, salvia esclarea, lavanda, melaleuca, mirra, romero, tomillo, mezcla de complejo celular, mezcla purificadora, mezcla protectora

Aliento, mal (halitosis) - bergamota, cardamomo, cilantro, baya de enebro, lavanda, pachulí, hierbabuena, menta, mezcla de complejo celular, mexcla desintoxicante, mezcla digestiva, mezcla metabólica, mezcla edificante

Amígdalas, rojas, hinchadas, manchas blancas - melaleuca, orégano

Ampollas febriles - ver "herpes labial" más arriba

Boca, infección - bergamota, canela, clavo, incienso, helicriso, lavanda, limón, lima, melaleuca, orégano, romero, tomillo, mezcla de complejo celular, mezcla protectora

Boca, lesiones y trauma - incienso, helicriso, mirra, abeto blanco, mezcla protectora

Boca, seca - incienso, toronja, limón, tangerina, naranja silvestre

Cáncer - abedul, pimienta negra, helicriso, orégano, mirra, naranja silvestre, mezcla de complejo celular, mezcla metabólica, mezcla protectora

Caries dental - abedul, clavo, melaleuca, gaulteria, mezcla protectora

Diente, suelto - bergamota, canela, incienso, lavanda, mirra, hierbabuena, rosa, mezcla de complejo celular

Dientes, nuevos espacios entre - salvia esclarea, incienso, pachulí, mezcla de complejo celular.

Dientes, sensibilidad al frío/calor - incienso, salvia esclarea, lavanda, mirra, mezcla de complejo celular, mexcla desintoxicante, mezcla protectora

Dolor de cabeza, relacionado con la mandíbula - albahaca, incienso, lavanda, mejorana, menta, gaulteria, mezcla calmante, mezcla de complejo celular, mezcla estabilizadora, mezcla para la tensión

Dolor de muelas - bergamota, pimienta negra, clavo, canela, incienso, toronja, salvia esclarea, lavanda, mirra, hierbabuena, manzanilla romana, mexcla desintoxicante, mezcla protectora

Dolor por presión al masticar/morder -

Encías, infección - albahaca, geranio, mirra, rosa, mezcla de complejo celular, mezcla protectora

Encías, inflamación - canela, clavo, melaleuca, mirra, hierbabuena, mezcla afirmante, mezcla protectora

Encías, retraídas - clavo, geranio, mirra, mezcla de complejo celular, mezcla protectora

Encías, sensibles - cardamomo, canela, clavo, incienso, helicriso, lavanda, limón, lima, melaleuca, mirra, hierbabuena, romero, menta, tomillo, naranja silvestre, mezcla de complejo celular, mezcla protectora

Enfermedad de las encías - canela, clavo, toronja, melaleuca, mirra, mezcla protectora

Esmalte dental, desgastado - abeto blanco, gaulteria

Garganta, dolor de - canela, salvia esclarea, limón, melaleuca, mirra, tomillo, naranja silvestre, mezcla de complejo celular, mezcla protectora, mezcla de la respiración; ver *Sistema Respiratorio*

Garganta, picazón/rasposa - incienso, salvia esclarea, romero, naranja silvestre, mezcla protectora

Glándulas salivales, bloqueadas/ congestionadas - ciprés, toronja, limón, hierba limonera, mezcla purificadora, mexcla desintoxicante, mezcla estimulante, mezcla para masajes, mezcla protectora helicriso, mirra, tomillo, mexcla desintoxicante

Herpes labial - arborvitae, albahaca, bergamota, clavo, hinojo, geranio, lavanda, limón, mejorana, melaleuca, melisa, mirra, orégano, naranja silvestre, mezcla de complejo celular, mexcla desintoxicante, mezcla protectora

Hinchazón en la cara/mejilla - albahaca, ciprés, incienso, limón, hierbabuena, gaulteria, mezcla para masajes, mezcla calmante

Hormigueo/ardor en la boca - toronja, limón, mexcla desintoxicante

Lengua, hendiduras - mezcla protectora

Manchas en los dientes, negras/marrones/ blancas - incienso, limón, lima, mirra, naranja silvestre, mexcla desintoxicante

Placa - diente, toronja, limón, lima, mirra, tangerina, tomillo, naranja silvestre, mexcla desintoxicante, mezcla protectora

Rechinar de dientes - incienso, lavanda, mezcla calmante; ver *Parásitos*

Sangrado de encías - cardamomo, clavo, eneldo, incienso, helicriso, limón, lima, melaleuca, mirra, orégano, pachulí, hierbabuena, romero, menta, tomillo, naranja silvestre, mezcla de complejo celular, mexcla desintoxicante, mezcla protectora

Sangrado, extracción de dientes - cardamomo, incienso, helicriso, lavanda, limón, lima, mezcla de complejo celular, mexcla desintoxicante

Sarro - pimienta negra, cilantro, limón, lima, ravensara, tangerina, mexcla desintoxicante, mezcla metabólica, mezcla protectora

Tragar, dificultad/imposibilidad/náuseas - hierbabuena, romero

Úlceras y llagas bucales - albahaca, bergamota, canela, clavo, abeto de Douglas, incienso, geranio, helicriso, lavanda, limón, mejorana, melaleuca, melisa, mirra, orégano, naranja silvestre, mezcla de complejo celular, mexcla desintoxicante, mezcla protectora

Voz, débil y ronca, o pérdida/laringitis - albahaca, cardamomo, canela, eucalipto, hinojo, incienso, jengibre, jazmín, lavanda, limón, hierba limonera, lima, mirra, hierbabuena, romero, sándalo, tomillo, vetiver, ylang ylang, mezcla calmante, mezcla purificadora, mexcla desintoxicante, mezcla estimulante, mezcla de la alegría, mezcla protectora, mezcla de la respiración, mezcla para la tensión

SUEÑO

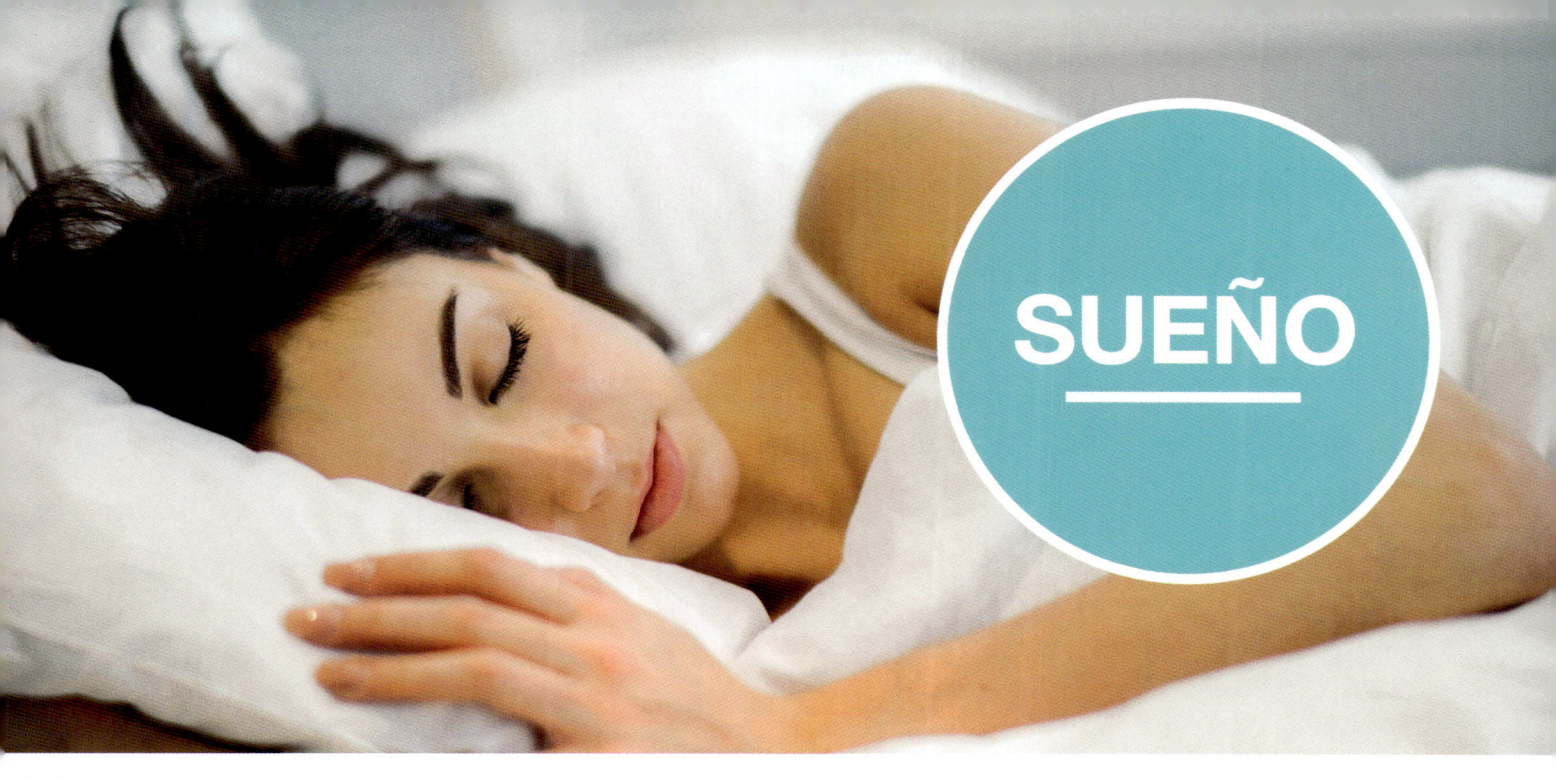

DORMIR DESCRIBE el período en que el cuerpo deja de participar en la mayor parte de las funciones corporales voluntarias, proporcionando así una oportunidad para que el cuerpo se concentre en la restauración y reparación. Durante este tiempo, la actividad del cerebro consciente está total o parcialmente suspendida, un estado que contribuye a restablecer y mantener la salud emocional, mental y física. Durante los últimos años, los médicos y organizaciones como la National Sleep Foundation (Fundación Nacional del Sueño) han alentado la amplia aceptación del sueño como uno de los tres pilares de la salud, junto con la nutrición y el ejercicio.

Todo sueño se puede dividir en dos estados: REM y no REM. REM es un acrónimo de sueño con Rapid Eye Movement (Movimientos Oculares Rápidos), y representa un período en que las ondas cerebrales tienen frecuencias rápidas y de bajo voltaje, similar a la actividad cerebral durante las horas de vigilia. Sin embargo, durante el sueño REM todos los músculos voluntarios cesan su actividad, excepto los que controlan los movimientos oculares. Los sueños tienen lugar durante el sueño REM. Es el período de sueño en el que el cuerpo está en un estado profundamente subconsciente, y se produce gran parte de la curación, reparación y restauración.

El sueño no REM puede subdividirse en tres etapas: La Etapa de sueño N1 es el estado entre la vigilia y el sueño; es muy ligera, y algunas personas ni siquiera se dan cuenta que están dormidas durante esa etapa. La Etapa N2 es un verdadero sueño profundo. La Etapa N3 es el sueño profundo o sueño delta. Curiosamente, el sueño se produce normalmente en ciclos de 90-120 minutos, con transiciones entre las etapas N del sueño en la primera parte de la noche y sueño REM en segundo lugar.

La edad juega un factor muy importante en los patrones de sueño normales. Los recién nacidos necesitan entre dieciséis y dieciocho horas de sueño al día, los niños preescolares necesitan entre diez y doce horas, y los niños en edad escolar y los adolescentes necesitan nueve o más horas. Debido a que los estados de sueño REM N3 más profundos disminuyen a medida que las personas envejecen, los adultos mayores experimentan más dificultades para conciliar el sueño y permanecer dormidos. En un momento en que los individuos tienden a necesitar más sueño reparador y reconfortante, en la práctica reciben menos.

Algunos de los trastornos del sueño más comunes son el insomnio (dificultad para conciliar el sueño y permanecer dormido), la apnea del sueño (cuando la respiración puede detenerse o bloquearse durante breves períodos durante el sueño), la privación del sueño (no dormir lo suficiente), el síndrome de las piernas inquietas (una necesidad incontrolable de mover las piernas durante la noche, a veces acompañada de un hormigueo u otro malestar), la narcolepsia (una enfermedad del sistema nervioso central que se traduce en somnolencia durante el día y otros problemas, incluyendo la pérdida de tono muscular y más), y la somnolencia (cuando la somnolencia diurna interfiere con las responsabilidades regulares, como trabajar o estudiar).

Además de los trastornos del sueño, la falta del sueño necesario puede causar una miríada de otros problemas físicos y emocionales. Contribuye a la fatiga suprarrenal, mala digestión, aumento de peso y / u obesidad, somnolencia, disminución de la atención y la concentración, problemas de memoria, aumento de los niveles de irritabilidad y frustración y otros desafíos para el ánimo, enfermedad cardíaca, sistema inmune comprometido y una mayor probabilidad de enfermedades crónicas o condiciones autoinmunes.

Cuando los niños no reciben el sueño que necesitan, tanto el desarrollo físico como el emocional puede verse afectado negativamente. La necesidad de patrones de sueño regulares y saludables es evidente, cuando se consideran las graves dificultades y trastornos causados por la falta de sueño.

Un sinnúmero de personas han recurrido a remedios naturales para fomentar la facilidad para conciliar el sueño, permanecer dormido y alcanzar los niveles más profundos del sueño. Hay suplementos y aceites esenciales que trabajan juntos para reducir los síntomas de los trastornos del sueño más graves, y deben considerarse como una adición o una alternativa viable para los tratamientos para el sueño según aconsejan los profesionales médicos. Los beneficios de utilizar aceites esenciales como la lavanda para promover el sueño saludable son numerosas y sorprendentes, y los resultados pueden cambiar la vida de quienes padecen privación crónica de sueño.

PRINCIPALES SOLUCIONES

ACEITES INDIVIDUALES

Lavanda - calma, relaja y seda; refuerza el sistema parasimpático (pág. 106)
Vetiver - centra y promueve la tranquilidad (pág. 136)
Manzanilla romana - equilibra las hormonas; seda, calma, y relaja (pág. 133)

Por Propiedades Relacionadas

Para obtener definiciones de las propiedades que figuran a continuación y más opciones de aceites, consulte el Glosario de Propiedades de Aceites (pág. 433) y Propiedades del Aceite (pág. 434).

Analgésico - arborvitae, albahaca, bergamota, abedul, pimienta negra, casia, canela, salvia esclarea, clavo, cilantro, ciprés, eucalipto, hinojo, incienso, jengibre, helicriso, jazmín, enebro, lavanda, hierba limonera, mejorana, melaleuca, orégano, hierbabuena, ravensara, romero, abeto blanco, naranja silvestre, gaulteria.
Antidepresivo - salvia esclarea, cilantro, incienso, geranio, jazmín, lavanda, hierba limonera, melisa, orégano, pachulí, ravensara, rosa, sándalo, naranja silvestre, ylang ylang.
Calmante - bergamota, abedul, pimienta negra, canela, salvia esclarea, cilantro, hinojo, incienso, geranio, jazmín, enebro, lavanda, melisa, orégano, pachulí, manzanilla romana, sándalo, tangerina, vetiver, milenrama.
Desintoxicante - arborvitae, casia, cilantro, ciprés, geranio, baya de enebro, limón, lima, pachuli, romero, naranja silvestre.
Centrarse - albahaca, cedro, salvia esclarea, ciprés, melaleuca, vetiver, ylang ylang.
Relajante - albahaca, canela, cedro, salvia esclarea, ciprés, hinojo, geranio, jazmín, lavanda, mejorana, mirra, ravensara, manzanilla romana, abeto blanco, ylang ylang.
Restaurativo - albahaca, incienso, limón, pachulí, romero, sándalo, menta.
Sedante - albahaca, bergamota, cedro, salvia esclarea, cilantro, incienso, geranio, jazmín, enebro, lavanda, hierba limonera, mejorana, melisa, pachulí, manzanilla romana, rosa, sándalo, nardo, vetiver, ylang ylang

Afecciones Relacionadas: Hipersomnia, insomnio, jet lag, narcolepsia, trastorno de movimiento periódico de extremidades (PLMD, por sus siglas en inglés), apnea del sueño, sonambulismo, síndrome de las piernas inquietas (RLS, por sus siglas en inglés)

MEZCLAS

Mezcla calmante - calma la mente y las emociones; promueve la relajación y el sueño reparador (pág. 165)
Mezcla estabilizadora - promueve la sensación de bienestar y refuerza el sistema nervioso autónomo (pág. 149)
Mezcla para concentración - equilibra la actividad cerebral y calma la sobreestimulación (pág. 145)

SUPLEMENTOS

Complejo de refuerzo óseo (pág. 177), Complejo de vitalidad celular, probiótico defensivo, **cápsulas de mexcla desintoxicante (pág. 174)**, Complejo de desintoxicación, energía y resistencia, **aceite esencial de complejo omega (pág. 168)**, suplemento líquido de omega 3, múltiplex de fitoestrógenos, suplemento de nutrientes con alimentos integrales

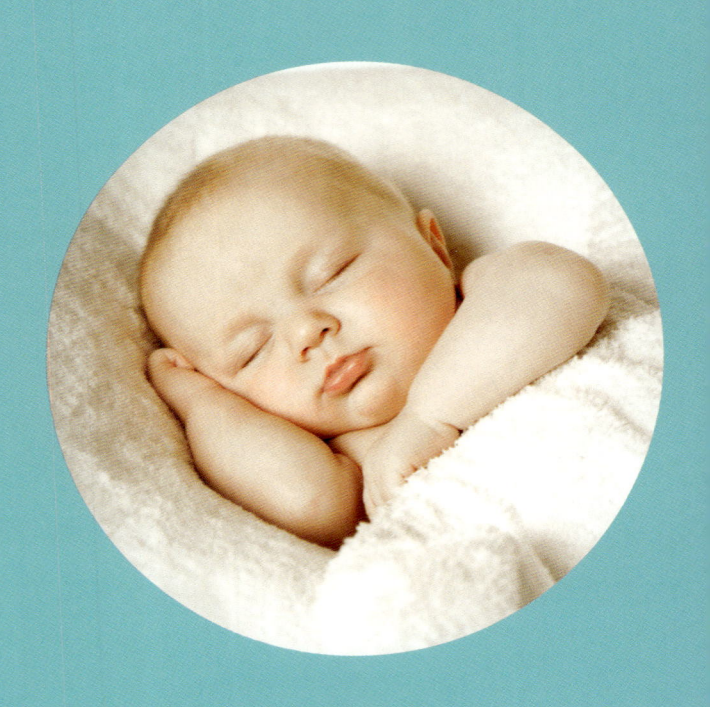

CONSEJOS DE USO: Para reforzar un sueño óptimo y reparador, la inhalación y el uso tópico de aceites esenciales da acceso directo al cerebro a través del olfato, relaja los músculos tensos y calma la mente activa.
- **Aromático:** Vaporizar aceites a elección, aplicar unas gotas en las prendas de vestir, ropa de cama (por ejemplo, almohadas), o cualquier otro método que refuerce la inhalación. Iniciar la exposición justo antes de acostarse.
- **Tópico:** Combinar los aceites con técnicas de masaje calmantes y relajantes; aplicar aceites en la frente, la espalda, los hombros, debajo de la nariz y en especial, en las plantas de los pies de una botella con bolilla con mezcla ya elaborada o pre-elaborada para facilitar su uso. La aplicación de aceites en el pecho permite la inhalación de vapores. Para problemas crónicos, utilizar la técnica del Toque de Aceite con regularidad.

Condiciones

CONDICIONES (CONTRIBUYEN EN LOS PROBLEMAS PARA DORMIR):

Abuso de drogas - Ver *Adicciones*

Alcohol, problemas con - ver *Adicciones*

Ansiedad - ver *Estado de Ánimo y Comportamiento*

Apnea del sueño - eucalipto, hierba limonera, hierbabuena, romero, tomillo, gaulteria, mezcla purificadora, mezcla estabilizadora, mezcla protectora, mezcla respiratoria, mezcla de la mujer; ver *Sistema Respiratorio*

Cafeína (evitar consumir de cuatro a seis horas previas dormir) - ver *Adicciones*

Calambres musculares/Calambres - Ver *Sistema Muscular*

Comer excesivamente, a altas horas de la noche - Ver *trastornos de la alimentación, Peso*

Conversaciones mentales/pensar excesivamente - albahaca, cedro, romero, mezcla calmante, mezcla purificadora, mezcla estabilizadora

Depresión - Ver *Estado de ánimo y Comportamiento*

Desequilibrios hormonales - salvia; ver *Salud del Hombre o Salud de la Mujer*

Dolor crónico - ver *Dolor e Inflamación*

Dolor o molestias durante la noche - mezcla calmante; ver *Dolor e Inflamación*

Enfermedad/enfermedad crónica - Ver *Sistema Inmunológico y Linfático*

Espasmos musculares/espasmos - albahaca, salvia esclarea, cilantro, ciprés, eucalipto, jengibre, jazmín, hierba limonera, mejorana, mezcla estabilizadora, mezcla para masajes, mezcla calmante; ver *Sistema Muscular*

Estimulantes, uso de medicamentos, (cafeína, bebidas energéticas, suplementos) - Ver *Adicciones*

Estrés - salvia esclarea, incienso, lavanda, limón, vetiver, naranja silvestre, mezcla calmante, mezcla estimulante, mezcla de la alegría; ver *Estrés*

Extremidades frías, circulación deficiente - ciprés, cilantro; ver *Sistema Cardiovascular*

Hora de dormir, siempre tardía - Ver "Noctámbulo"

Inquietud - bergamota, pimienta negra, cedro, incienso, lavanda, pachulí, manzanilla romana, naranja silvestre, mezcla calmante, mezcla estabilizadora, mezcla de la alegría, mezcla para masajes, mezcla para la tensión

Insomnio - ver "Insomnio", "insomnio crónico" a continuación

Insomnio, tensión nerviosa - albahaca, lavanda, mejorana, manzanilla romana, romero, vetiver, mezcla calmante, mezcla para masajes, mezcla para la tensión, mezcla edificante; ver *Sistema Nervioso*

Interferencias en el horario de sueño normal (es decir, jet lag, cambio turno de día por uno nocturno, desvelarse de noche por un bebé) - Ver "jet lag..." a continuación

Jet lag, cansancio excesivo - arborvitae, albahaca, toronja, limón, hierba limonera, romero, tangerina, naranja silvestre, mezcla estabilizadora, mezcla vigorizante

Jet lag, no poder dormir a causa de - lavanda, pachulí, hierbabuena, naranja silvestre; ver "Insomnio" a continuación

Lesión cerebral - ver *Cerebro*

Máquina de CPAP, dificultades con - Ver *Sistema Respiratorio*

Miedo (de dormir, etc.) - Bergamota, cardamomo, cilantro, pachulí, ravensara, manzanilla romana, mezcla calmante, mezcla estabilizadora, mezcla calmante; ver *Estado de ánimo y Comportamiento*

Molestias emocionales - bergamota, salvia esclarea, geranio, baya de enebro, melisa, ravensara, ylang ylang; ver *Estado de ánimo y Comportamiento*

Movimientos periódicos de las extremidades - mejorana, mezcla para masajes; ver "Contracciones"

Nicotina - Ver *Adicciones*

Niveles bajos de serotonina (precursor de la melatonina) - bergamota, cedro, salvia, toronja, melisa, pachulí, manzanilla romana, ylang ylang; ver *Estado de Ánimo y Comportamiento*

Niveles de melatonina, ciclos bajos irregulares del sueño (REM) - pimienta negra, cedro, incienso, jengibre, lima, mirra, romero (usar durante el día), sándalo, tangerina, ylang ylang, vetiver, mezcla calmante, mezcla para concentración

Noctámbulo - cedro, lavanda, vetiver, naranja silvestre, gaulteria, mezcla calmante, mezcla estabilizadora; ver "Insomnio", "insomnio crónico" a continuación

Pena - ver *Estado de ánimo y Comportamiento*

Pesadillas - canela, salvia esclarea, ciprés, eucalipto, geranio, toronja, baya de enebro, lavanda, melisa, manzanilla romana, abeto blanco, naranja silvestre, vetiver, mezcla calmante, mezcla estabilizadora

Piernas inquietas - albahaca, ciprés, geranio, jengibre, toronja, lavanda, pachulí, menta, manzanilla romana, hierbabuena, gaulteria, mezcla calmante, mezcla para masajes, mezcla calmante, mezcla para la tensión

Problemas respiratorios - ver *Sistema Respiratorio*

Rechinamiento de dientes - incienso, geranio, lavanda, mejorana, manzanilla romana, naranja silvestre, mezcla calmante; ver *Parásitos*

Retirar medicamentos - Ver *Adicciones*

Ronquidos - abeto de Douglas, eucalipto, geranio, pachulí, hierbabuena, romero, mezcla purificadora, mexcla desintoxicante, mezcla de la respiración, mezcla protectora; ver *Sistema Respiratorio*

Rutina/horario, deficiente - mezcla estabilizadora; ver "Niveles bajos de melatonina..."

Siestas diurnas - ver *Energía y Vitalidad*

Síndrome de alimentación nocturna - Ver *Trastornos de la alimentación, Peso*

Síntomas del corazón (es decir, frecuencia cardíaca rápida) - ylang ylang; ver *Sistema Cardiovascular*

Sobreexcitación y sobreestimulación - lavanda, pachulí, manzanilla romana, sándalo, naranja silvestre; ver *Estado de Ánimo y Comportamiento*

Sonambulismo - pimienta negra, geranio, lavanda, vetiver, mezcla calmante, mezcla de complejo celular, mezcla estabilizadora

Sudores nocturnos - abeto de Douglas, eucalipto, jengibre, lima, hierbabuena, mezcla de complejo celular, mexcla desintoxicante, mezcla para masajes, mezcla para la mujer, mezcla para la mujer; Ver *Sistema Endocrino (tiroides), Inmunológico y Linfático, Salud de la Mujer*

Sueños, excesivos - salvia esclarea, geranio, incienso, baya de enebro, lavanda, pachulí, manzanilla romana, mezcla calmante, mezcla estabilizadora, mezcla para la tensión

Tensión nerviosa - albahaca, bergamota, abeto de Douglas, geranio, toronja, jazmín, lavanda, melisa, manzanilla romana, rosa, sándalo, vetiver, naranja silvestre, ylang ylang, mezcla calmante, mezcla estabilizadora, mezcla vigorizante, mezcla para masajes, mezcla para la tensión; ver *Estado de Ánimo y Comportamiento, Nervioso*

Tranquilidad, falta de - canela, salvia esclarea, jazmín, melisa, manzanilla romana, mezcla para la tensión

Trastorno psiquiátrico - ver *Estado de Ánimo y Comportamiento*

CONDICIONES (relacionadas, resultado de problemas de sueño):

Alerta, falta de /aprendizaje deficiente durante el día - bergamota; ver *Enfoque y Concentración*.

Atención, concentración comprometida - Ver *Enfoque y Concentración*.

Aumento de peso - Ver *Peso*

Conducir, no poder permanecer despierto (¡Estaciona!) - albahaca, hierbabuena, romero, mezcla de la respiración.

Depresión - Ver "Niveles bajos de serotonina" mas arriba, *Estado de ánimo y Comportamiento*.

Dificultad para controlar las emociones - ver *Estado de ánimo y Comportamiento*.

Fatiga suprarrenal - Ver *Sistema Endocrino (Glándulas suprarrenales)*

Inmunidad debilitada - Ver *Sistema Inmunológico y Linfático*.

Insomnio - albahaca, cedro, salvia esclarea, incienso, geranio, lavanda, pachulí, manzanilla romana, sándalo, vetiver, naranja silvestre, mezcla calmante, mezcla afirmante, mezcla estabilizadora, mezcla inspiradora, mezcla renovadora.

Insomnio crónico - bergamota, cedro, ciprés, jazmín, lavanda, melisa, menta, manzanilla romana, sándalo, tangerina, tomillo, vetiver, naranja silvestre, ylang ylang, mezcla calmante y mezcla afirmante, mezcla estabilizadora, mezcla inspiradora, mezcla renovadora, mezcla edificante.

Malestar/dolor físico - incienso, mezcla calmante; ver *Dolor e Inflamación*.

Memoria, deficiente/recuperación o respuesta lenta - bergamota, incienso, romero; ver *Enfoque y Concentración*.

Narcolepsia - incienso, lavanda + naranja silvestre, pachulí, sándalo, vetiver, mezcla calmante, mezcla para concentración; ver *Cerebro*.

Síndrome de alimentación nocturna - Ver *Trastornos de la alimentación, Estado de ánimo y Comportamiento, Peso*.

Somnolencia, durante el día - albahaca, toronja, limón, romero, naranja silvestre, mezcla para concentración, mezcla vigorizante; ver *Energía y Vitalidad*.

Sueño, falta de/privación - geranio, lavanda, pachulí, mezcla de complejo celular, mexcla desintoxicante, mezcla para la tensión; ver *Energía y Vitalidad*.

Sueño, mal - lavanda, mejorana, manzanilla romana, sándalo, vetiver, mezcla calmante.

Remedios

Evitar el uso de aceites esenciales que estimulan durante la noche, por ejemplo, romero e hierbabuena. En su lugar optar por aceites que relajan, como el vetiver y la manzanilla romana.

RECETAS DE BAÑO PARA FOMENTAR EL SUEÑO
- Para ayudar a conciliar el sueño: Añadir unas gotas de lavanda a 1 taza de sales de Epsom; disolver en un baño caliente (las sales de Epsom ofrecen una buena fuente de magnesio, lo que fomenta la relajación)
- Dormir esta noche; dormir mañana: Mezclar 5 gotas de aceite de pachulí, 2 gotas de aceite de naranja silvestre y 1 gota de aceite de incienso con sales de Epsom; remojar de quince a veinte minutos.

MEZCLA PARA DEJAR DE RONCAR
18 gotas de mejorana,
12 gotas de geranio,
12 gotas de lavanda,
8 gotas de eucalipto,
5 gotas de cedro.
Combinar en una botella con rociador. rociar los cuartos generosamente, rociar ligeramente la almohada, aplicar en la garganta, inhalar.

REMEDIOS CON BOTELLA A BOLILLA PARA PROBLEMAS DE SUEÑO Y ANSIEDAD
Para todas las recetas utilizar una botella de 10 ml con bolilla; luego colocar los aceites esenciales en la botella, completar con aceite de coco fraccionado; utilizar en los pies, en la parte posterior del cuello
- Receta n.º 1: 20 gotas de mezcla calmante, 10 gotas de vetiver y 10 gotas de naranja silvestre
- Receta n.º 2: 3 gotas de cedro, pachulí, mezcla estabilizadora, vetiver, manzanilla romana
- Receta n.º 3: 3 gotas de baya de enebro, mezcla estabilizadora, vetiver, pachulí, ylang ylang
- Receta n.º 4: 7 gotas de bergamota, mezcla calmante, manzanilla romana, vetiver, ylang ylang y 3 gotas de pachuli

UNGUENTO PARA MASAJES PARA LA HORA DE DORMIR
(Rendimiento: ½ taza)
¼ taza de mantequilla de cacao,
¼ de taza de aceite de coco,
20 gotas de lavanda,
6 gotas de abeto blanco,
6 gotas de cedro,
10 gotas de incienso
- Sustituciones: Reemplazar cualquiera de los aceites anteriores con ylang ylang, manzanilla romana, vetiver, cedro, salvia esclarea según se desee para fomentar la relajación y el sueño reparador durante la noche.
- Instrucciones: Calentar aceite de coco y manteca de cacao en una cacerola pequeña hasta que se derritan. Dejar reposar en la encimera durante diez minutos. Una vez frío, agregar los aceites esenciales a la mezcla, y luego enfríar en el refrigerador durante 1 hora. La textura deseada debe ser firme, no dura. Batir en potencia alta con una batidora eléctrica hasta que esté suave y forme picos. Aplicar una pequeña cantidad del tamaño de un guisante y masajear en los pies antes de acostarse. Guardar el resto para tratamientos adicionales. Almacenar en un lugar fresco.

VAPORIZAR COMO AYUDA PARA IR A DORMIR Y PARA PERMANECER DORMIDO
Colocar los aceites esenciales en el difusor (añadir agua cuando sea necesario); vaporizar
- 1 gota de cedro, pachulí, mezcla estabilizadora, vetiver, manzanilla romana
- 8 gotas de mezcla calmante, 3 gotas de naranja silvestre

"TÉ" PARA RELAJARSE A LA HORA DE DORMIR
Hacer un té de manzanilla y añadir 2 gotas de aceite de lavanda (¡asegúrate de tener puesto el pijama antes de terminar el té, ya que funciona muy bien!)

CALMAR LA MENTE Y CUERPO
- Detener el parloteo mental: 1-3 gotas de mezcla estabilizadora y la mezcla calmante por capas en la planta de los pies, en la parte posterior del cuello por la noche; También aspirarlo.
- Para un sueño más reparador: 3 gotas de mezcla de complejo celular en las plantas de los pies por la noche.
- Tranquilizante para niños: Vetiver, cedro, pachulí, mezcla calmante, ylang ylang por capas

TRASTORNOS ALIMENTICIOS

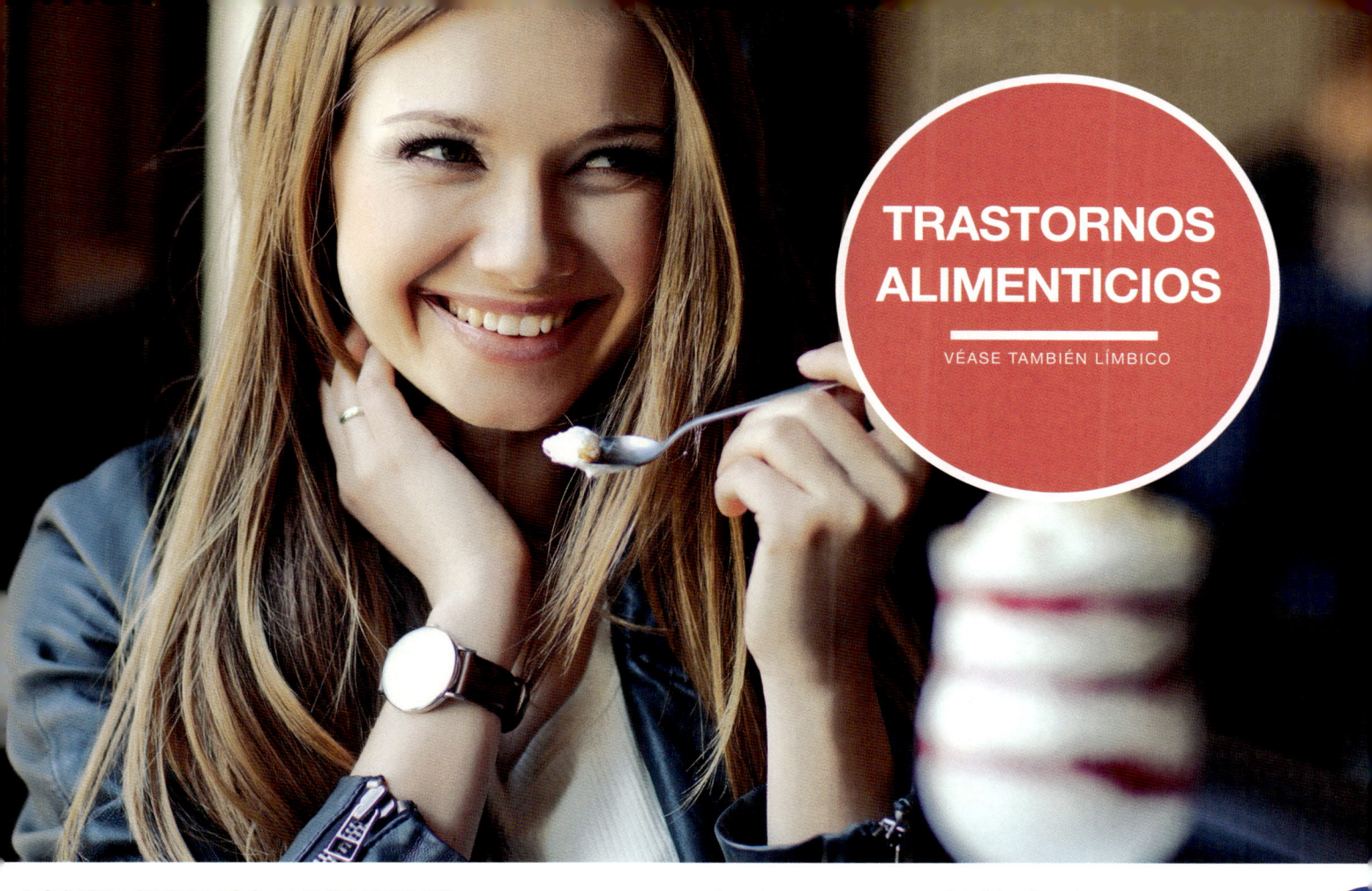

VÉASE TAMBIÉN LÍMBICO

LOS TRASTORNOS ALIMENTICIOS comprenden un grupo de trastornos graves en la conducta alimentaria y la regulación del peso que impactan negativamente en el bienestar físico, psicológico y social. Los más comunes son la anorexia nerviosa, la bulimia nerviosa y trastorno de apetito desenfrenado. Si bien un individuo puede comenzar simplemente comiendo más o menos alimentos que lo habitual, la tendencia aumenta hasta que come porciones fuera de un rango saludable y la necesidad de controlar el peso o la ingesta de alimentos se sale de control. Si bien la mayoría de las personas con trastornos de la alimentación son mujeres, los hombres también los tienen. Una excepción es el trastorno de atracones, que parece afectar a casi tantos hombres como mujeres.

Los trastornos alimenticios suelen ir acompañados de trastornos de depresión, abuso de sustancias o ansiedad. Aunque puede llegar a ser mortal si no se recibe el cuidado adecuado, es importante recordar que son enfermedades médicas tratables. Tales tratamientos suelen incluir psicoterapia, educación nutricional, asesoramiento familiar, medicamentos y pueden incluir hospitalización.

La anorexia nerviosa se caracteriza por una obsesión con los alimentos y ser delgado, incluso hasta llegar casi a la inanición. Los síntomas de este trastorno pueden incluir la negativa a comer y la negación del hambre, miedo intenso a ganar peso, ejercicio excesivo, el estado de ánimo indiferente o falta de emoción, irritabilidad, miedo a comer en público, aislamiento social, dificultad para dormir, irregularidades menstruales o pérdida de la menstruación (amenorrea), estreñimiento, dolor abdominal, sequedad de la piel, ritmo irregular del corazón.

El alternar episodios de atracones y purgas son los principales síntomas de la bulimia nerviosa. Durante estos episodios, una persona normalmente come una gran cantidad de alimentos en un corto período y luego intenta expulsar el exceso de calorías mediante el vómito o el ejercicio excesivo. Los síntomas adicionales pueden incluir comer hasta el punto de molestia o dolor, el uso de laxantes, un enfoque poco saludable en la forma del cuerpo y el peso, ir al baño después de comer o durante las comidas, función intestinal anormal, dientes y encías dañadas, y glándulas salivales hinchadas en las mejillas.

A pesar de que los trastornos alimenticios se manifiestan como una condición física con consecuencias físicas, muchos expertos en la materia creen que se originan directamente en un estado mental o emocional del individuo. Muchos individuos con desórdenes alimenticios pueden sufrir de baja autoestima o autovaloración o incluso se sienten impotentes y escogen controlar algo que se encuentra en su control inmediato (la comida que entra o no en su cuerpo). Debido a la relación directa única entre el bienestar emocional y físico con los desórdenes alimenticios, los remedios naturales pueden ser una parte muy eficaz del tratamiento, ya que pueden apoyar emocionalmente a los individuos a medida que trabajan con profesionales para aprender nuevos hábitos y formas de afrontaarlo.

Los aceites esenciales tienen un poderoso efecto en el cerebro. Los aromas tienen acceso directo a través de los sentidos olfativos que se conectan directamente a las glándulas y a áreas tales como el hipotálamo y la amígdala, permitiendo que los aceites desencadenen respuestas rápidas, tanto física como emocionalmente en el cerebro y el resto del cuerpo. La inhalación y la exposición aromática son poderosos métodos de impactar en el cerebro con los aceites esenciales. Los aceites ofrecen una manera extremadamente eficaz de fortalecer al cuerpo con desórdenes alimenticios.

PRINCIPALES SOLUCIONES

ACEITES INDIVIDUALES

Toronja - ayuda a sanar la relación con el cuerpo y a controlar la ingesta emocional (pág. 125)
Pachulí - refuerza la restauración de la conexión y aceptación del cuerpo (pág. 124)
Bergamota - equilibra las hormonas y promueve el sentido de la autoestima (pág. 81)
Canela - equilibra los niveles de glucosa y el metabolismo; promueve la sensación de seguridad (pág. 82)

Por Propiedades Relacionadas

Para obtener definiciones de las propiedades que figuran a continuación y más opciones de aceites, consulte el Glosario de Propiedades de Aceites (pág. 433) y Propiedades del Aceite (pág. 434).

Analgésico - albahaca, abedul, canela, salvia esclarea, ciprés, eucalipto, incienso, jengibre, helicriso, jazmín, lavanda, hierba limonera, melaleuca, orégano, ravensara, abeto blanco, gaulteria.
Antidepresivo - bergamota, canela, salvia esclarea, incienso, geranio, lavanda, limón, hierba limonera, pachulí, rosa, sándalo, naranja silvestre, ylang ylang.
Antiespasmódico - pimienta negra, cardamomo, canela, salvia esclarea, clavo, ciprés, hinojo, jengibre, helicriso, jazmín, lavanda, limón, mejorana, melisa, hierbabuena, ravensara, romero, sándalo, menta, vetiver, gaulteria.
Calmante - bergamota, pimienta negra, salvia esclarea, cilantro, geranio, enebro, lavanda, orégano, manzanilla romana, vetiver.
Carminativo - bergamota, canela, salvia esclarea, clavo, eneldo, hinojo, jazmín, enebro, hierba limonera, pachulí, hierbabuena, sándalo, hierbabuena, gaulteria.
Energizante - albahaca, clavo, toronja, hierba limonera, menta, romero, naranja silvestre.
Estabilizadora - salvia, ciprés, melaleuca, vetiver.
Relajante - cassia, cedro, salvia esclarea, ciprés, lavanda, mejorana, ravensara, manzanilla romana, ylang ylang.
Estomacal - cardamomo, canela, salvia esclarea, hinojo, jengibre, melisa, romero, naranja silvestre, milenrama

MEZCLAS

Mezcla metabólica - equilibra el metabolismo y la insulina (pág. 153)
Mezcla estabilizadora - equilibra las emociones y promueve una sensación de tranquilidad (pág. 149)
Mezcla purificadora - estimula la liberación de las emociones tóxicas (pág. 159)

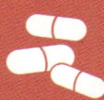

SUPLEMENTOS

Complejo de celular vitalidad, probiótico defensivo, **cápsulas de mezcla digestiva (pág. 175)**, Aceite esencial de complejo omega, **enzimas alimentarias (pág. 170)**, suplemento en polvo de fruta y verdura, múltiplex de fitoestrógeno, suplemento de nutrientes de alimento completo (pág. 173)

Afecciones Relacionadas: Anorexia nerviosa (AN) [Peso], Trastorno de ingesta de alimentos por evitación/restricción (ARFID, por sus siglas en inglés), trastorno por atracón (TA), bulimia nerviosa (BN) [Peso], Síndrome de alimentación nocturna (NES, por sus siglas en inglés) [Sueño, Peso], Pica, Purga, trastorno de rumiación

---

CONSEJOS DE USO: Mejores métodos de uso para los trastornos alimenticios
- **Aromático**: Oler aceites elegidos, ya sea vaporizados, inhalando directamente de la botella, colocándolos debajo de la nariz, usados como perfume/colonia, o colocados en la ropa, ropa de cama, joyería. Colocar los aceites en las manos, frotarlas, hacer un cuenco sobre la nariz, inhalar. Tener a mano para su uso inmediato.
- **Interno**:
  › Beber los aceites para satisfacer antojos o compulsiones colocando unas gotas en agua.
  › Adelantarse a los antojos típicos administrando aceites de apoyo en una cápsula antes de sentir la urgencia.
  › Para efectos más inmediatos, lamer una gota de dorso de la mano para ayudar a apaciguar las ansias.
  › Aplicar los aceites en el paladar (colocar el aceite en la yema del pulgar y luego colocar el dedo en el paladar).
- **Tópico**: Aplicar debajo de la nariz, detrás de las orejas, en la base del cráneo (especialmente en los triángulos suboccipitales) y en la frente, en el paladar (en la ubicación más cercana a la amígdala, colocar en la yema del pulgar, y luego chupar el pulgar); estabilizadora todos los días, aplicar en las plantas de los pies.

Condiciones

Abuso, historia de, curación de - incienso, melisa, manzanilla romana; ver *Estado de Ánimo y Comportamiento*

Aislamiento social - casia, canela, cedro, incienso, jengibre, mirra, menta

Anorexia - bergamota, pimienta negra, cardamomo, canela, cilantro, incienso, jengibre, toronja, melisa, pachulí, manzanilla romana, rosa, vetiver, mezcla calmante, mezcla afirmante y mezcla estimulante, mezcla de la alegría y mezcla afirmante

Ansiedad - bergamota, salvia, incienso, tangerina, vetiver, naranja silvestre, mezcla calmante, mezcla para concentración, mezcla estabilizadora; ver *Estado de Ánimo y Comportamiento*

Apatía/indiferencia/falta de emoción - lima, ylang ylang; ver *Estado de Ánimo y Comportamiento*

Apetito, falta de/negativa a comer - hinojo, cardamomo, mezcla metabólica; ver *Sistema Digestivo e Intestinal*

Apetito, pérdida de control - jengibre, mezcla metabólica; ver *Sistema Digestivo e Intestinal*

Atracones/comer en exceso hasta "rellenarse" - albahaca, cedro, canela, jengibre, toronja, menta, tomillo, mezcla de la alegría, mezcla metabólica

Baja autoestima/valía personal - bergamota, canela, toronja, jazmín, limón, pachulí, rosa, menta, tangerina, mezcla metabólica; ver *Estado de Ánimo y Comportamiento*

Bulimia - arborvitae, bergamota, canela, toronja, melisa, pachulí, mezcla digestiva, mezcla metabólica

Complacer a la gente - pimienta negra, canela, lavanda, lima, menta, mezcla purificadora

Control, sentirse fuera de, conducta - Ver *Estado de Ánimo y Comportamiento*

Culpa - bergamota, cilantro, geranio, limón, abeto blanco, mezcla purificadora, mezcla repelente, mezcla de la respiración, mezcla limpieza para la piel

Daño en las encías - clavo, mirra, mezcla antiedad; ver *Salud oral*

Daños en los dientes - abedul, clavo, helicriso, gaulteria, mezcla protectora; ver *Salud oral*

Depresión - bergamota, canela, toronja, naranja silvestre, ylang ylang, mezcla de la alegría, mezcla de la mujer; ver *Estado de Ánimo y Comportamiento*

Desequilibrio hormonal - Ver *Salud de Hombres o Mujeres*

Deshidratación - ciprés, enebro; ver *Sistema Urinario*

Dificultad para dormir - lavanda, vetiver, mezcla calmante, mezcla de complejo celular; ver *Sueño*

Dolor abdominal - cardamomo, jengibre, lavanda, mezcla digestiva; ver *Sistema Digestivo e Intestinal*

Emocionalidad/excesivamente emocional - ciprés, geranio

Estreñimiento - cardamomo, cilantro, hinojo, jengibre, lavanda, hierba limonera, mexcla desintoxicante, mezcla digestiva; ver *Sistema Digestivo e Intestinal*

Estrés - incienso, jazmín, lavanda, limón, ylang ylang, naranja silvestre, mezcla calmante, mezcla vigorizante, mezcla de la alegría; ver *Estrés*

Expresión/manejo de las emociones/sentimientos, dificultad - mezcla para concentración, mezcla estabilizadora, ver *Estado de Ánimo y Comportamiento*

Falta de sincronía con los impulsos naturales del cuerpo - tomillo

Frío, frecuente - casia, canela, jengibre, orégano, pachulí; ver *Sistema Cardiovascular*

Hacer ejercicio en exceso - ciprés, pachulí, vetiver, mezcla purificadora, mezcla estabilizadora

Imagen personal, distorsionada/negativa - bergamota, toronja, menta, mezcla metabólica

Impaciencia - albahaca, mezcla de la alegría, mezcla mensual de las mujeres, mezcla de la respiración, mezcla para la tensión

Impulso de purgarse - abeto de Douglas, limón, pachulí, rosa, tangerina, gaulteria, mexcla desintoxicante, mezcla metabólica

Inflamación de las glándulas salivales en las mejillas - mejorana, vetiver, mezcla purificadora, mezcla estimulante, mezcla de la alegría, mezcla para la tensión

Ira - albahaca, bergamota, cedro, incienso, helicriso, manzanilla romana, rosa, mezcla calmante, mezcla para concentración, mezcla estabilizadora; ver *Estado de Ánimo y Comportamiento*

Irregularidades menstruales o pérdida de la menstruación (amenorrea) - salvia esclarea, geranio, hinojo, bayas de enebro, romero, ylang ylang, mezcla mensual para las mujeres; ver *Salud de la Mujer*

Irritabilidad - cilantro, jazmín, manzanilla romana, rosa, tangerina; ver *Estado de Ánimo y Comportamiento*

Latido cardíaco irregular (arritmia) - albahaca, lavanda, ylang ylang; ver *Sistema Cardiovascular*

Llagas, garganta y boca - incienso, limón, melaleuca, melisa, mirra, tomillo, mezcla de complejo celular, mezcla de la respiración; ver *Salud oral*

Llagas, heridas, callos en los nudillos o las manos - incienso, geranio; ver *Tegumentario*

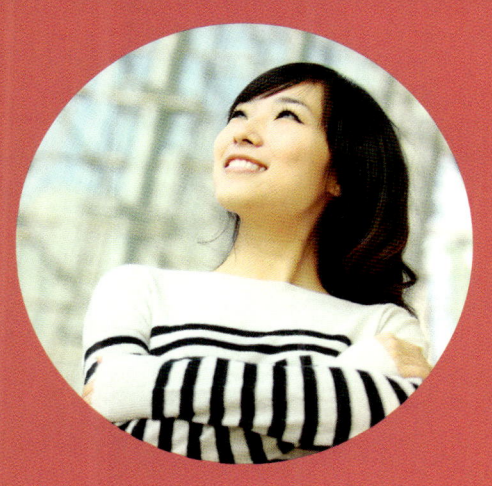

Miedo a comer en público - cardamomo, naranja silvestre, mezcla calmante, mezcla metabólica

Miedo intenso a ganar peso - ciprés, melisa, bayas de enebro

Negación de hambre - cardamomo, hinojo, mezcla metabólica.

Obsesión/compulsión - orégano, mezcla calmante, mezcla estabilizadora; ver *Estado de Ánimo y Comportamiento*

Patrones familiares/antecedentes familiares - limón, abeto blanco

Perfeccionismo - ciprés, melisa, tangerina, mezcla estabilizadora, mezcla repelente

Piel seca - arborvitae, cedro, incienso, geranio, lavanda, melaleuca, sándalo, mezcla antiedad; ver *Tegumentario*

Preocupación por la comida - ciprés, toronja, lavanda, vetiver, mezcla de la alegría

Presión arterial baja - albahaca, cardamomo, helicriso, lavanda, limón, romero, mezcla de complejo celular, mezcla purificadora; ver *Sistema Cardiovascular*

Problemas digestivos - cardamomo, hinojo, jengibre, hierbabuena, lavanda, mezcla digestiva; ver *Sistema Digestivo e Intestinal*

Sentimiento de impotencia - cedro, clavo, jengibre, tangerina, abeto blanco, mezcla digestiva, mezcla estimulante, mezcla protectora, mezcla para la tensión

Soledad - mejorana, cedro, incienso, mirra, manzanilla romana, mezcla antiedad, mezcla purificadora, mezcla vigorizante

Vergüenza - bergamota, ciprés, abeto de Douglas, incienso, tomillo, mezcla protectora

Vergüenza, del cuerpo - toronja, pachulí, mezcla metabólica

Vergüenza/incomodidad con la "piel" o el cuerpo - toronja, pachulí, mezcla metabólica

Vómitos, adicción a forzar - abeto de Douglas, hinojo, jengibre, toronja, lavanda, mezcla digestiva, mezcla metabólica

TRASTORNOS ALIMENTICIOS

THE ESSENTIAL *life* 329

Remedios

ASISTENCIA ANORÉXICA
2 gotas de vetiver,
4 gotas de bergamota.
Combinar y vaporizar cerca de la hora de las comidas o durante la vulnerabilidad emocional.

BULIMIA O ANOREXIA:
Colocar una gota de aceite de bergamota, de toronja y mezcla digestiva debajo de la lengua cada mañana. Inhalar aceites a elección (elegir qué aroma es el que tiene más impacto) durante el día. Puede inhalarse de la botella, vaporizarse o colocarlo en la ropa. Adicionalmente, tomar unas gotas internamente durante el día, en agua o en una cápsula. Elegir entre bergamota, canela, toronja, melisa, pachulí, tomillo, mezcla digestiva y mezcla metabólica. Combinar o utilizar individualmente.
Sugerencias:
- Beber 2 gotas de canela + 3 gotas de toronja en un vaso de agua
- Colocar 3 gotas de pachuli en la ropa + 2 gotas de bergamota como perfume en las muñecas, cuello, etc.
- Combinar 2 gotas de canela, 3 gotas de melisa, 2 gotas de tomillo, 3 de mezcla metabólica en una cápsula y consumir.

CONTROL DE COMER EN EXCESO.
2 gotas de pimienta negra,
2 gotas de jengibre,
2 gotas de toronja,
2 gotas de limón,
2 gotas de hierbabuena.
Aplicar en las plantas de los pies o ingerir en una cápsula antes de comer. Adicionalmente vaporizar cualquiera de los aceites.

MATAR LOS ANTOJOS DE AZÚCAR.
Seleccionar uno o más según sea necesario:
- Usar 1-3 gotas de albahaca (oler)
- Canela (lamer, beber)
- Toronja (beber, oler)
- Tomillo (cápsula) y/o
- Mezcla Metabólica (beber, cápsula)

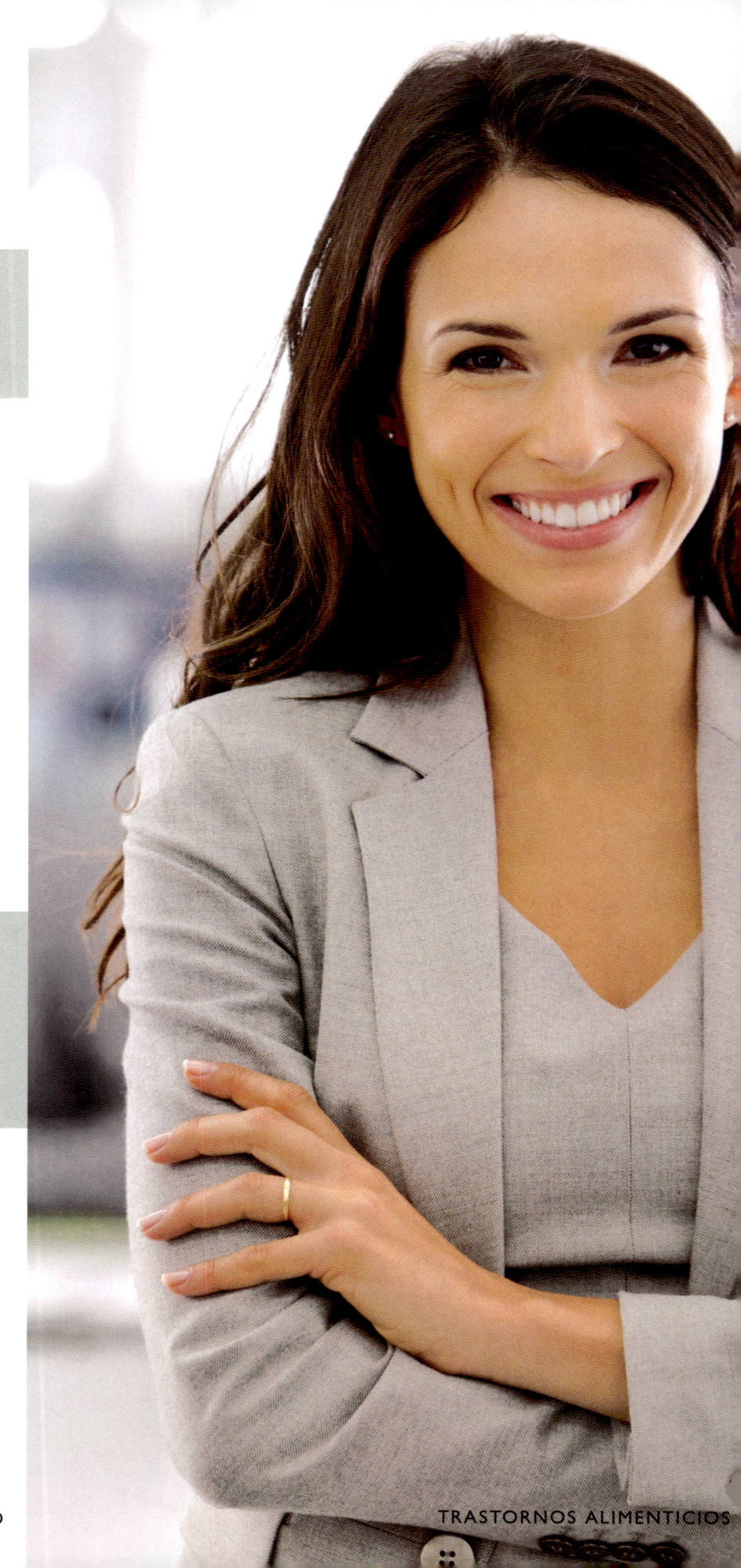

URINARIO

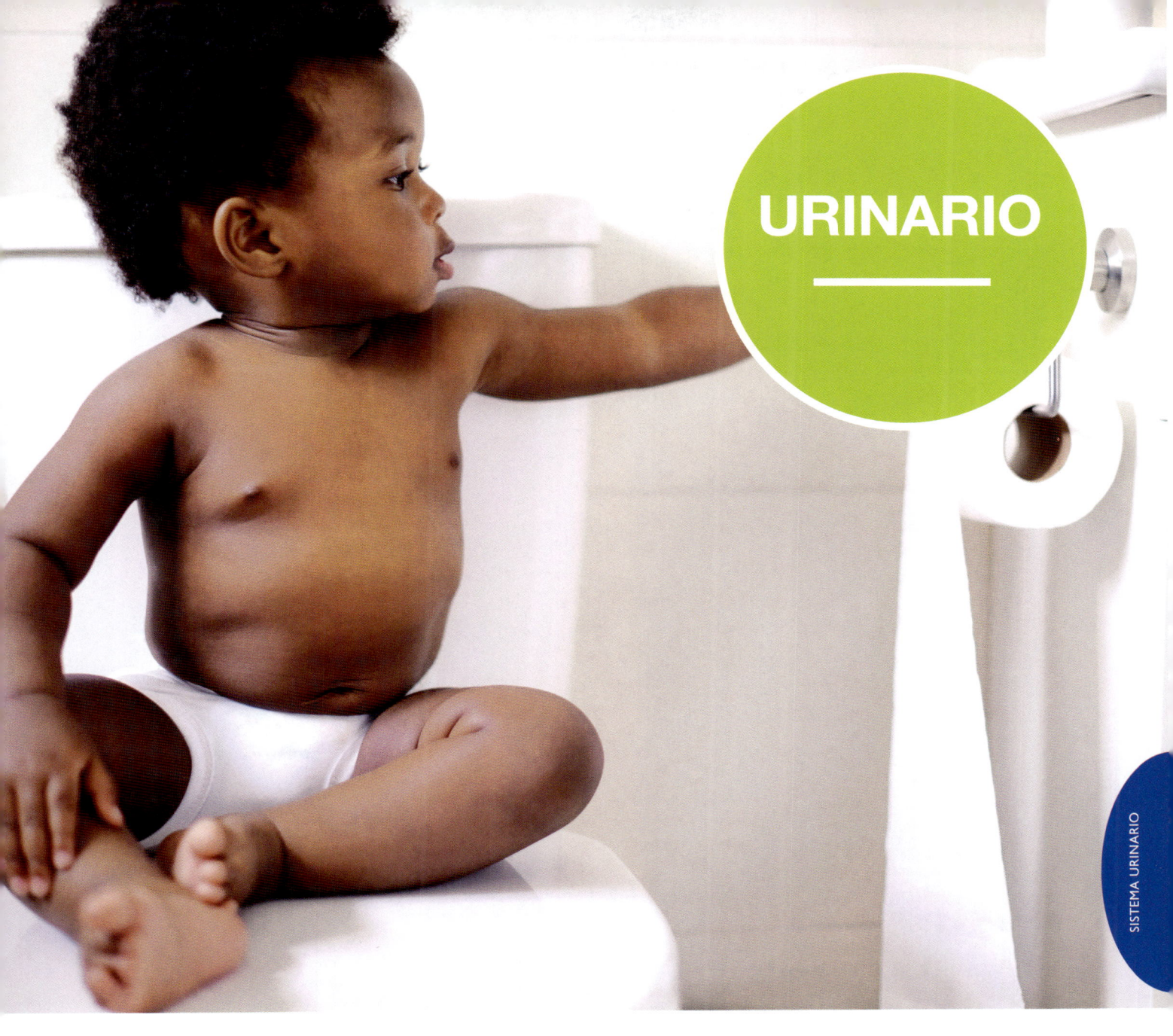

EL TRACTO URINARIO consta de riñones, uréteres, vejiga y uretra. La función principal del sistema urinario es mantener el volumen y la composición de los fluidos corporales dentro de límites normales. Un aspecto de esta función es la de liberar el cuerpo de los productos de desecho que se acumulan como resultado del metabolismo celular y, debido a esto a veces se le denomina sistema excretor. Aunque juega un papel importante en la excreción, ésta función depende de otros órganos.

El sistema urinario mantiene los volúmenes adecuados de fluidos, pH y el equilibrio químico del organismo, además de y los niveles de electrolitos a través de procesos complejos en los riñones, y mediante la regulación de la cantidad de agua que se excreta en la orina. La orina se forma en los riñones a través de un proceso de filtración de sangre y lleva los productos de desecho y el exceso de fluido a los uréteres, tubos hechos de fibras de músculo liso que impulsan la orina hacia la vejiga urinaria, donde se almacena hasta que es expulsada del cuerpo.

El movimiento de la orina desde la vejiga a través de la uretra y sale del cuerpo se llama orinar o micción.

Los riñones también son responsables de la regulación de los niveles de sodio y potasio. No menos importante es la capacidad de los riñones de eliminar las drogas del cuerpo, liberar hormonas que regulan la presión sanguínea, producir una forma activa de la vitamina D, que promueve huesos fuertes y sanos, y controlar la producción de células rojas de la sangre.

La mayoría de los individuos funcionan en un constante estado de deshidratación, lo que hace mella en la salud en general, pero en particular impacta en la salud del riñón. Además de la ingesta adecuada de agua, hay algunos aceites esenciales que son extremadamente eficaces en el soporte de la salud renal, y ayudan al cuerpo a deshacerse rápidamente de molestias e infecciones del tracto urinario, e incluso cálculos. Si bien es de suma importancia utilizar los servicios de profesionales de la medicina en el caso de una enfermedad prolongada o grave, los aceites esenciales pueden servir como una poderosa primera línea de defensa.

PRINCIPALES SOLUCIONES

ACEITES INDIVIDUALES

Limón - ayuda a disolver los cálculos y actúa como diurético (pág. 108)
Baya de enebro - actúa como diurético; tonifica la vejiga y apoya el sistema urinario (pág. 79)
Hierba limonera - descongestiona las vías urinarias y combate las infecciones urinarias (pág. 100)
Ciprés - resuelve la incontinencia y la retención excesiva de agua/fluido (pág. 88)
Tomillo - apoya la salud de la próstata y la circulación; combate las infecciones urinarias (pág. 134)
Eucalipto - alivia la infección, cálculos (pág. 92)
Cardamomo - antioxidante y combate la infección

Por Propiedades Relacionadas

Para obtener definiciones de las propiedades que figuran a continuación y más opciones de aceites, consulte el Glosario de Propiedades de Aceites (pág. 433) y Propiedades del Aceite (pág. 434).

Anti-infeccioso - arborvitae, albahaca, bergamota, cardamomo, cedro, canela, clavo, ciprés, eucalipto, incienso, geranio, lavanda, mejorana, melaleuca, pachulí, manzanilla romana, rosa, romero.
Antiinflamatorio - arborvitae, albahaca, bergamota, abedul, pimienta negra, cardamomo, casia, cedro, canela, ciprés, eneldo, eucalipto, hinojo, incienso, geranio, jengibre, helicriso, lavanda, hierba limonera, lima, melaleuca, melisa, mirra, orégano, pachulí, hierbabuena, romero, sándalo, menta, nardo, naranja silvestre, gaulteria, milenrama.
Limpiador - arborvitae, cilantro, eucalipto, toronja, baya de enebro, limón, tomillo, naranja silvestre.
Desintoxicante - arborvitae, casia, cilantro, ciprés, geranio, baya de enebro, limón, lima, pachuli, romero, naranja silvestre.
Diurético - arborvitae, albahaca, bergamota, abedul, cardamomo, cedro, ciprés, eucalipto, hinojo, incienso, geranio, toronja, helicriso, baya de enebro, lavanda, limón, lima, mejorana, pachulí, ravensara, romero, sándalo, tomillo, blanco abeto, naranja silvestre, wintergreen.
Purificador - arborvitae, canela, eucalipto, toronja, limón, hierba limonera, limón, mejorana, melaleuca, orégano, naranja silvestre

Afecciones Relacionadas: Mojar la cama, Enfermedad de Berger, Incontinencia, Infección renal, Cálculos renales, flujo hiperactivo urinario deficiente, infección del uréter, infección del tracto urinario (ITU), micción (dolorosa/frecuente)

MEZCLAS

Mezcla de complejo celular - antioxidante; limpia y desinfecta las vías urinarias (pág. 144)
Mexcla desintoxicante - ayuda a la función hepática y renal adecuada (pág. 146)
Mezcla metabólica - actúa como diurético y desintoxicante (pág. 153)
Mezcla protectora - promueve el flujo sanguíneo y la eliminación de los residuos (pág. 158)

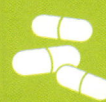

SUPLEMENTOS

Complejo de vitalidad celular, **cápsulas de mexcla desintoxicante (pág. 174)**, Complejo de desintoxicación (pág. 174), **complejo celular de aceite esencial (pág. 170)**, Cápsulas de mezcla metabólica, **cápsulas blandas con revestimiento entérico para mezcla protectora (pág. 180)**, suplemento nutricional con alimentos integrales

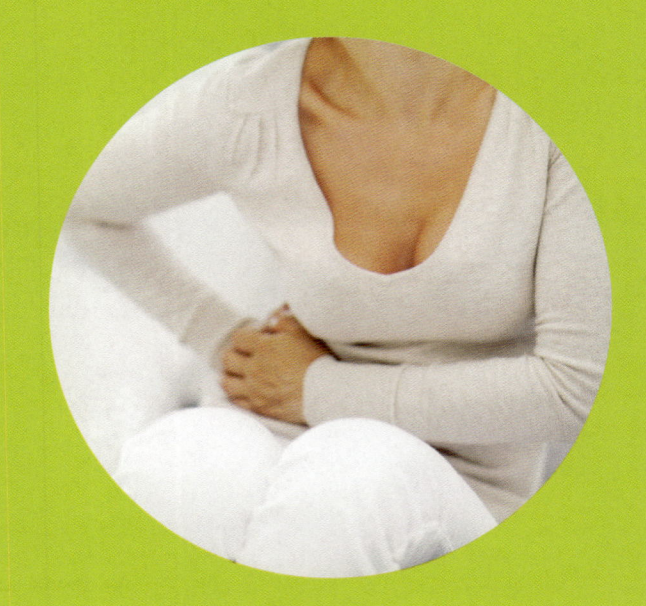

CONSEJOS DE USO: Para un mejor resultado en el apoyo de las infecciones urinarias
- **Interno:** Utilizar cápsulas blandas o colocar gotas de aceite/s en una cápsula y consumir cada algunas horas para situaciones agudas; o bajo la lengua o en agua.
- **Tópico:** Colocar sobre las áreas urinarias de la vejiga y los riñones. Utilizar aceite portador según sea necesario para evitar la sensibilidad; la espina dorsal y las plantas de los pies también excelentes ubicaciones.
- **Aromático:** Vaporizar aceites durante la noche para dificultades nocturnas, como mojar la cama.

Condiciones

Cálculos renales - abedul, canela, salvia esclarea, eucalipto, hinojo, geranio, baya de enebro, limón, sándalo, menta, naranja silvestre, gaulteria, mezcla renovadora.
Cetonas en la orina - cilantro, hinojo, baya de enebro, romero, tomillo.
Dolor abdominal - cilantro, toronja, jengibre, lavanda, orégano, romero, mezcla purificadora; ver *Sistema Digestivo e Intestinal*.
Dolores agudos/espásticos en riñones o la vejiga al orinar - albahaca, cardamomo, cilantro, salvia, ciprés, toronja, baya de enebro, lavanda, limón, mejorana, manzanilla romana, tomillo, abeto blanco, mezcla para la tensión.
Edema - Ver "*Retención de Agua*" a continuación.
Excretar ácido úrico/toxinas - cardamomo, baya de enebro, limón, romero, mezcla purificadora, mezcla estabilizadora.
Goteo/fugas menores - ciprés, mejorana, tomillo, mezcla de complejo celular.
Intermitencia, flujo de la orina - albahaca, jengibre, tomillo, mezcla metabólica.
Incontinencia - ciprés, menta, mezcla renovadora.
Incontinencia, emocional (represión de las emociones) - pimienta negra, lavanda, vetiver; ver *Estado de ánimo y Comportamiento*.
Infecciones de la vejiga, - arborvitae, abedul, bergamota, cedro, canela, clavo, eucalipto, hinojo, baya de enebro, limón, hierba limonera, romero, sándalo, menta, tomillo, abeto blanco, gaulteria, mezcla purificadora, mezcla afirmante, mezcla protectora.
Infecciones de riñón, - bergamota, cardamomo, canela, cilantro, hinojo, baya de enebro, limón, hierba limonera, romero, sándalo, menta, tomillo, mezcla de complejo celular, mezcla purificadora, mezcla inspiradora, mezcla protectora.
Infecciones urinarias, - bergamota, cedro, canela, hinojo, limón, hierba limonera, geranio, enebro, romero, sándalo, tomillo, abeto blanco, mezcla de complejo celular, mezcla purificadora, mezcla inspiradora, mezcla protectora.
Inflamación de tobillos, pies, dedos - albahaca, ciprés, incienso, toronja, limón, mejorana, pachulí, mezcla para masajes.
Micción, dolor/ardor/frecuente - albahaca, abedul, canela, enebro, hierba limonera, sándalo, mexcla desintoxicante, mezcla para masajes, mezcla protectora.
Mojar la cama - pimienta negra, ciprés, incienso, baya de enebro, tomillo, mezcla para masajes.
Náuseas/vómitos - bergamota, clavo, hinojo, jengibre, limón; ver *Sistema Digestivo e Intestinal*.
Poca fuerza/volumen en flujo de orina - cardamomo, canela, limón, baya de enebro, mejorana, tomillo, mezcla afirmante, mezcla para masajes, mezcla metabólica.
Presión en la pelvis - albahaca, ciprés, salvia, jengibre, lavanda, hierbabuena, mezcla metabólica.
Pus o sangre en la orina - albahaca, cardamomo, incienso, limón, melaleuca, orégano, sándalo, mezcla de complejo celular, mezcla purificadora, mexcla desintoxicante, mezcla vigorizante, mezcla protectora; ver sugerencias para diversas infecciones urinarias; ver *Sistema Inmunológico y Linfático*.
Retención de agua (edema) - cardamomo, cedro, canela, ciprés, abeto de Douglas, eucalipto, hinojo, incienso, geranio, toronja, baya de enebro, lavanda, limón, romero, tangerina, tomillo, abeto blanco, naranja silvestre, gaulteria, mezcla afirmante, mexcla desintoxicante, mezcla inspiradora, mezcla para masajes, mezcla metabólica, mezcla renovadora
Riñones, circulación - albahaca, cilantro, baya de enebro.
Riñón; falta de tono/débil - geranio, helicriso, baya de enebro, hierba limonera, romero.
Riñón, tóxico - bergamota, cardamomo, cilantro, toronja, baya de enebro, limón, hierba limonera, mezcla purificadora, mexcla desintoxicante, mezcla metabólica.
Transpiración, falta de - cardamomo, cilantro, jengibre, baya de enebro, hierba limonera, orégano, mezcla purificadora.
Trastornos - albahaca, bergamota, abedul, ciprés, enebro, lavanda, hierba limonera, limón, romero, sándalo, tomillo, gaulteria, mezcla de complejo celular, mezcla digestiva.
Urgencia de orinar - ciprés, incienso, orégano, mezcla digestiva, mezcla estabilizadora, mezcla calmante.

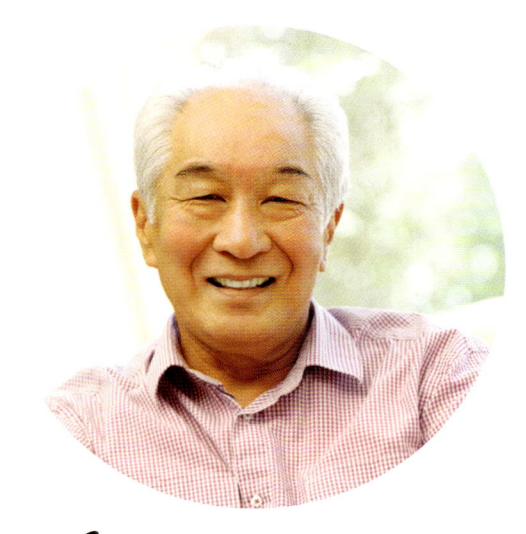

Remedios

ALIVIO PARA CÁLCULOS (para los cálculos renales).
4 gotas de helicriso,
4 gotas de bayas de enebro,
5 gotas de toronja,
5 gotas de limón.
Combinar en un frasco de 15 ml, completar con aceite portador. Aplicar sobre la zona lumbar cada veinte minutos y cubrir con una compresa caliente y húmeda. Nota: evitar el alcohol, azúcares, alimentos refinados y beber grandes cantidades de agua.

EXTINTOR DE INCENDIOS (apoya la resolución de la irritación/infección urinaria).
2 gotas de sándalo,
6 gotas de Mezcla purificadora,
4 gotas de baya de enebro,
5 gotas de hierba limonera.
Combinar en un frasco con bolilla de 5 ml, completar con aceite portador. Aplicar tópicamente en la parte baja del abdomen sobre la vejiga y en la espalda baja sobre los riñones cada veinte minutos durante las horas del día, hasta que ya no haya dolor. 1 gota de mezcla protectora internamente en un vaso de agua por la mañana y por la noche. Continuar con la mezcla para la vejiga tres veces al día. Tomar mezcla protectora en agua durante tres días luego que desaparezca el dolor.
Nota: evitar el alcohol, azúcares, alimentos refinados, beber grandes cantidades de agua.

EN CONTROL (control de la vejiga - para la incontinencia / mojar la cama)
1 gota de baya de enebro,
1 gota de ciprés.
Combinar en la palma y aplicar tópicamente en el abdomen inferior, utilizar para urgencias inconvenientes ocasionales, o más de tres veces al día para controlar problemas crónicos.

SISTEMA URINARIO

Bienestar Emocional

Hay una relación significativa entre la salud emocional y física. El organismo libera diversas sustancias químicas en respuesta a las emociones. Por ejemplo, la liberación de serotonina, dopamina u oxitocina da como resultado una emoción que eleva y una sensación positiva en el cuerpo. Una experiencia de estrés hace que el cerebro libere cortisol, y la respuesta del organismo será urgencia y tal vez incluso de miedo.

El estrés emocional, ya sea agudo o crónico, puede tener profundos efectos en el cuerpo. Una gama de enfermedades, desde dolores de cabeza hasta problemas digestivos, falta de sueño y enfermedades del corazón, puede dar como resultado que emociones tales como tristeza, ansiedad y depresión hagan estragos en el sistema inmunológico y otras células, tejidos y órganos de todo el organismo.

El examen de actividad a nivel celular puede ayudar en la comprensión de cómo las emociones pueden afectar las funciones del organismo. Incrustadas en la superficie de la membrana celular hay moléculas de proteínas conocidas como receptores. Estos receptores apuntan hacia el exterior y de forma continua buscan, se comunican y solicitan productos químicos necesarios que existen fuera de la célula.

Estos productos químicos solicitados se unen a los receptores, distribuyen información y producen respuestas bioquímicas dentro de la célula para adaptarse al medio ambiente y a los estímulos. De esta manera los receptores juegan un papel único e importante en la comunicación celular. El componente químico de enlace, llamado ligando, se clasifica como una "molécula mensajera", ya que envía información a las células que influirán en el desarrollo y la función de la célula. Un ligando puede ser un neurotransmisor, una hormona, un fármaco, una toxina, partes de un virus o un neuropéptido utilizado por las neuronas para comunicarse entre sí.

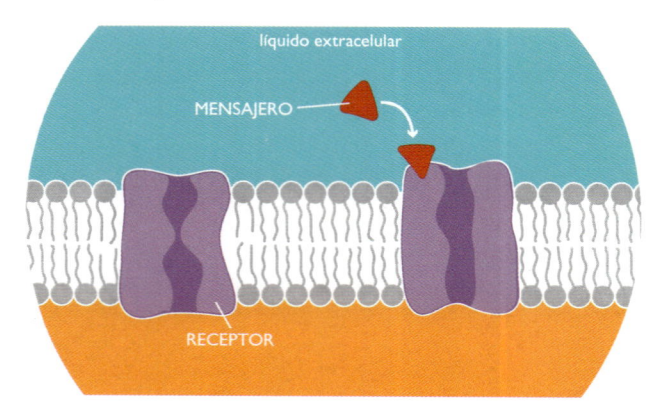

Si bien se encuentran numerosos receptores en la mayoría de las células, cada receptor solamente se unirá con ligandos de una estructura particular, al igual que una cerradura sólo aceptará una llave de forma específica. Cuando un ligando se une a su receptor correspondiente se activan o se inhiben los receptores asociados de vía bioquímica.

Hay dos tipos de ligandos: endógenos y exógenos. Los ligandos endógenos, como la serotonina, se producen en el cuerpo y pueden tener un impacto en las emociones. Los ligandos exógenos son sustancias que se introducen en el cuerpo y que tienen un efecto similar. Ellas también son moléculas mensajeras y pueden provenir de una variedad de fuentes, tales como medicamentos o aceites esenciales.

Los Mensajes de las Emociones

El hipotálamo - el "centro de control y mando" del cerebro - convierte los pensamientos y las emociones en cientos de diferentes tipos de ligandos, específicamente neuropéptidos. Las emociones provocadas por ejemplo por una amenaza percibida son poderosas, e inician la liberación de sustancias químicas específicas en las moléculas mensajeras que, como se ha indicado anteriormente, se adhieren a ciertas partes del receptor de células y afectan la función celular. Lo que el hipotálamo "cree que es verdad" determina lo que la "fábrica" produce, y se da el resultado químico. Los neuropéptidos afectan nuestra química y nuestra química afecta nuestra biología. En pocas palabras: ¡las emociones desencadenan la actividad celular!

La Alarma de Fragancia

El sentido del olfato es nuestro sentido más primario, y ejerce una poderosa influencia sobre nuestros pensamientos, emociones, estados de ánimo, recuerdos y comportamientos. Una nariz humana sana es capaz de distinguir más de un billón de aromas diferentes a través de cientos de tipos distintos de receptores olfativos. A modo de comparación, sólo tenemos tres tipos de fotorreceptores para el reconocimiento de los estímulos visuales.

El olfato es mucho más complejo que la vista, y somos diez mil veces más capaces de oler que degustar. Es correcto decir que "olemos" el peligro. Nuestro sentido del olfato está íntimamente conectado a nuestra supervivencia, y juega un papel importante en el recuerdo de qué es y no es seguro y sobre qué es placentero. ¿Por qué recordar el peligro, el estrés, el trauma y el placer? Para aprender de la experiencia y así poder protegernos, sobrevivir y procrear. Si no fue seguro en esta ocasión podemos evitarlo la próxima vez; o si fue agradable (por ejemplo, alimentos, intimidad física), deseamos participar nuevamente. Las personas, los entornos, los alimentos: olerlos es parte de la vida cotidiana.

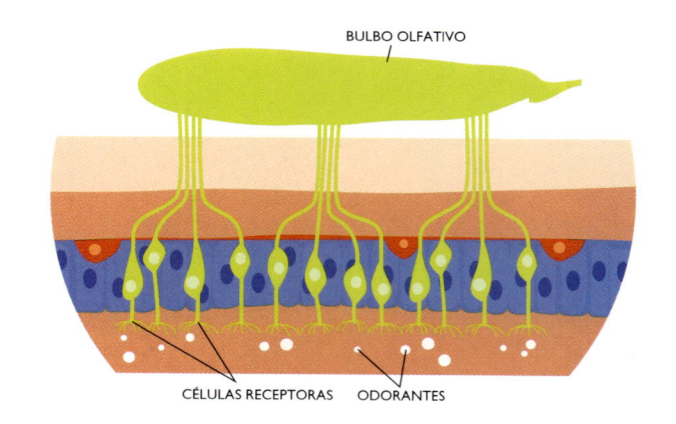

Los aromas sirven como ligandos exógenos. Son recibidos a través de receptores olfativos, que están altamente concentrados en el sistema límbico, la parte primitiva del cerebro y la base de la emoción. En el centro se encuentra la amígdala, que inmediatamente recibe la información del aroma entrante antes que otros centros superiores del cerebro. Para el momento en que la información llega a la corteza del "pensamiento" y de toma de decisiones y definimos efectivamente lo que olimos, el aroma ya ha desencadenado respuestas emocionales y químicas en el cuerpo.

La amígdala es el almacén de traumas y contiene la mayor concentración de neuropéptidos, afectando la memoria celular. El olfato es el sentido primario que inconscientemente activa y afecta los recuerdos traumáticos almacenados allí. En su calidad de guardián, la amígdala está constantemente en busca de peligro o amenazas. Debido a que pertenece a la parte más primitiva de nuestro cerebro, no tiene la inteligencia para discernir entre las amenazas reales y las amenazas percibidas (por ejemplo, un tigre dientes de sable en comparación a una parada de autobús perdida o llegar tarde al trabajo y un jefe enojado). Pasa sus preocupaciones y notifica al hipotálamo cuando la seguridad y la seguridad están en riesgo, quienes a su vez notifican a la pituitaria, que alerta a las glándulas suprarrenales, que pone en marcha la alarma de la respuesta de estrés para luchar o huir y libera cortisol y adrenalina. Conclusión: el estrés emocional activa la liberación de las hormonas del estrés.

Muchos investigadores están de acuerdo en que las enfermedades físicas son a menudo el resultado de una respuesta inflamatoria emocional a un trauma o experiencias negativas. Lo que puede comenzar como "inflamación emocional" puede convertirse más adelante en problemas físicos y enfermedades. Aunque la tecnología médica no está lo suficientemente avanzada como para verlas, los recuerdos, traumas y emociones dolorosas se almacenan en el cuerpo y eventualmente se manifiestan como inflamación física cuando los tejidos del cuerpo hacen lo mismo.

ALIMENTOS Y ESTADO DE ANIMO

Lo que pongas en tu boca tiene un impacto directo sobre las emociones. Las deficiencias nutricionales, la sensibilidad a los alimentos, los desequilibrios de azúcar en sangre, el de sustancias y estimulantes (como la cafeína) afectan la bioquímica y contribuyen a fluctuaciones del estado de ánimo y a comprometer los estados emocionales.

Los aditivos en los alimentos procesados generan reacciones químicas adversas dentro del cuerpo y afectan drásticamente el estado de ánimo y el comportamiento de muchos niños y adultos. Algunas de estas sustancias sintéticas están etiquetadas como "excitotoxinas" por los nutricionistas y expertos en bienestar. Estos incluyen aditivos tales como jarabe de maíz de alta fructosa, grasas trans, sabores artificiales, colores artificiales, edulcorantes artificiales, MSG y otros conservantes. Estos productos químicos entregan mensajes al cerebro y las células del cuerpo, al igual que cualquier ligando exógeno. Más de un ligando específico puede "encajar" en un receptor. Así como la heroína encaja en el mismo sitio de opiáceos que las endorfinas, estos químicos de alimentos tóxicos desbloquean sitios receptores del cerebro y transmiten influencias que, si las conociéramos, nunca permitiríamos que ingresaran.

De modo que una vez más, tenemos una opción en cuanto a qué sopa química deseamos ingerir. El viejo dicho "somos lo que comemos", no podría sonar más cierto. O tal vez pueda reescribirse aquí: Nos emocionamos o expresamos emocionalmente por lo que comemos.

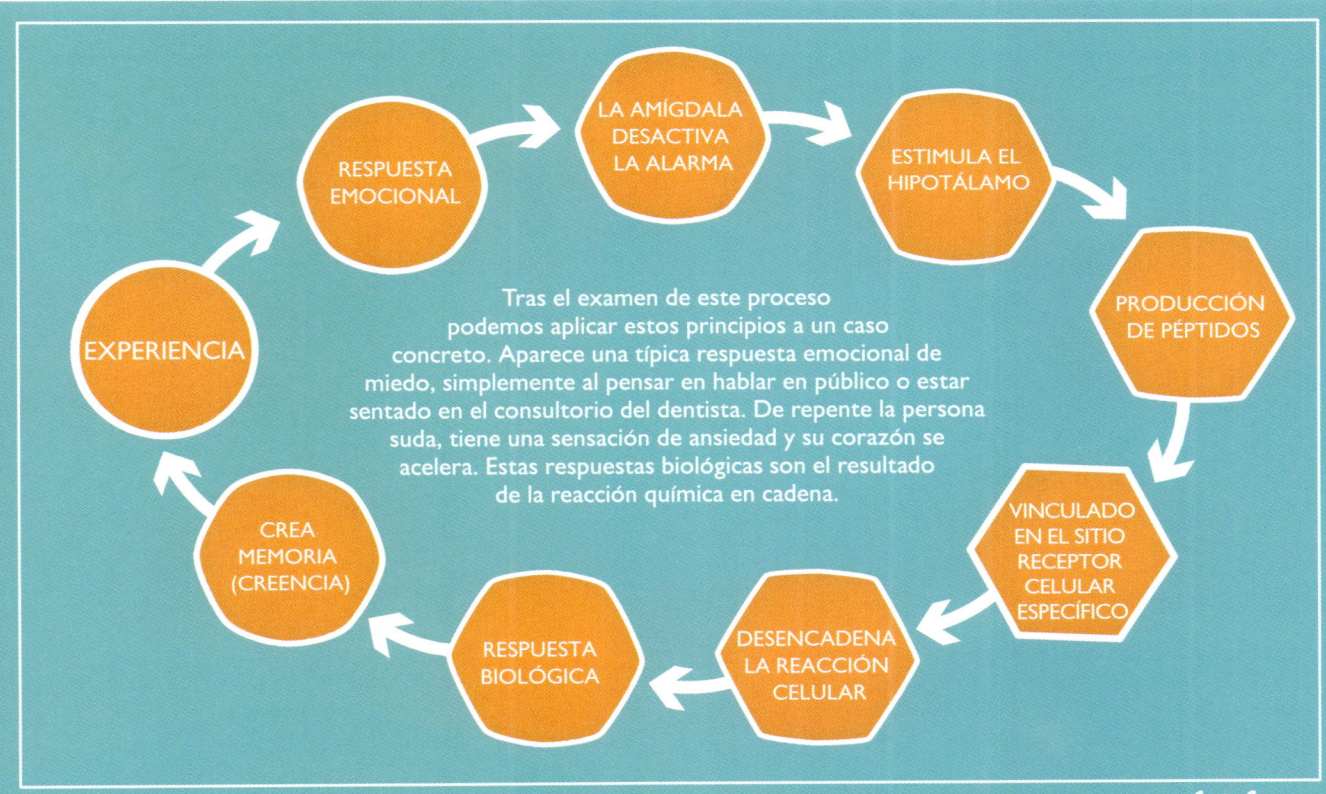

Tras el examen de este proceso podemos aplicar estos principios a un caso concreto. Aparece una típica respuesta emocional de miedo, simplemente al pensar en hablar en público o estar sentado en el consultorio del dentista. De repente la persona suda, tiene una sensación de ansiedad y su corazón se acelera. Estas respuestas biológicas son el resultado de la reacción química en cadena.

EXPERIENCIA → RESPUESTA EMOCIONAL → LA AMÍGDALA DESACTIVA LA ALARMA → ESTIMULA EL HIPOTÁLAMO → PRODUCCIÓN DE PÉPTIDOS → VINCULADO EN EL SITIO RECEPTOR CELULAR ESPECÍFICO → DESENCADENA LA REACCIÓN CELULAR → RESPUESTA BIOLÓGICA → CREA MEMORIA (CREENCIA) → EXPERIENCIA

La Importancia del Sentido del Olfato

El olfato también puede utilizarse beneficiosamente en las labores de curación. Los aromas son experimentados mucho antes que las palabras. Ya sea para aliviar el estrés, estabilizar del estado de ánimo, mejorar el sueño, eliminar el dolor, aliviar las náuseas o mejorar los niveles de memoria y de energía, los aromas pueden cambiar realmente la bioquímica del sistema nervioso.

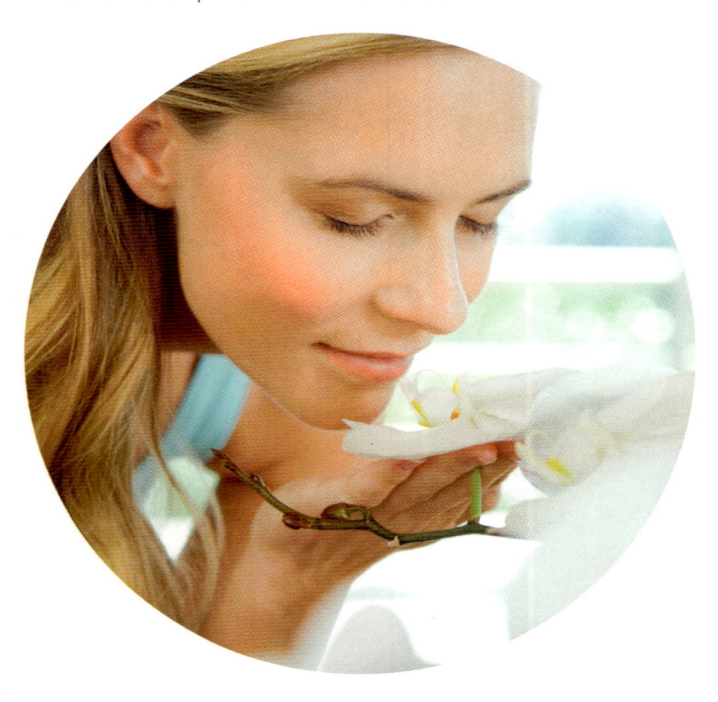

Los aceites esenciales pueden facilitar una rápida respuesta emocional en el cerebro y el cuerpo para facilitar dicha liberación. Los aceites esenciales son potentes agentes bioquímicos para el equilibrio emocional, el bienestar y la liberación de tóxicos, que pueden ser emparejados o asociados con cualquier programa integral o derivado médicamente para crear un enfoque exitoso en pos del bienestar mental y emocional.

El poder de los Aceites Esenciales Escoge tu Estado de Ánimo

A menudo se considera que los estados de ánimo nos eligen, como si ellos nos ocurrieran a nosotros. Más bien, el impacto químico de nuestras emociones y otros ligandos exógenos es el selector real de los estados de ánimo. Es por eso que buscamos ciertos alimentos, azúcar, cafeína o un fármaco a elección (ver "Alimentación y Estado de Ánimo" para más información), interactúar con ciertas personas, hacer ciertas cosas y tener ciertos comportamientos debido a la forma en que nos hacen sentir y para lograr un efecto "químico".

¿Y si pudiéramos usar ese conocimiento para elegir el estado de ánimo que queremos tener y luego realmente sentirlo... sin sustancias nocivas o drogas recreativas? ¿Y si pudiéramos pensar en un estado de ánimo deseado y luego, optar por utilizar un ligando exógeno saludable que sea capaz de crearlo? ¡Con los aceites esenciales tenemos la capacidad de dirigir nuestro propio tráfico emocional!

NUESTRO SEGUNDO CEREBRO

Los problemas y trastornos digestivos están creciendo descontroladamente, en parte debido a los alimentos refinados y procesados que son frecuentes en las dietas actuales. El intestino es considerado el "segundo cerebro" del cuerpo, debido a su impacto en los estados de ánimo. En los últimos años, los científicos han descubierto que hay más neurotransmisores (un tipo de ligando) en el intestino que los que hay en el cerebro, y entre otras cosas, la administración de un estado de ánimo saludable depende de lo bien que estos neurotransmisores transmitan mensajes entre sí.

La serotonina es una sustancia química responsable de mantener el equilibrio del estado de ánimo, el comportamiento social, el apetito y la digestión, el sueño, la memoria y el deseo y la función sexual. La mayor parte de la serotonina del cuerpo, entre 80 a 90 por ciento, puede encontrarse en el tracto gastrointestinal. Entonces la salud del intestino promueve la salud emocional y la estabilización del ánimo. ¿Cómo puede un individuo experimentar estados de ánimo saludables, si sus células tienen una nutrición mermada y sus neurotransmisores residen en una área con bloqueos e inflamación? ¿Cómo pueden las más de cien millones de neuronas incrustadas en el intestino influenciar hacia emociones sanas cuando hay inflamación, bloqueos, levaduras Candida y sobrepoblación de otras bacterias dañinas y además, los desequilibrios del sistema son la norma?

La desintoxicación del cuerpo puede mejorar la salud emocional. Los síntomas de toxicidad del cuerpo pueden reflejar directamente muchos de los síntomas depresivos y pueden incluir insomnio, confusión mental, falta de energía, problemas digestivos, reducción de la función inmune y las alergias. Nuevos estudios sugieren incluso que la depresión puede ser un tipo de "reacción alérgica" a la inflamación.

Los compuestos químicos que se encuentran en los aceites esenciales estimulan un rango de efectos, desde leves hasta efectos de desintoxicación más intensos (dependiendo del uso), y promueven una limpieza natural para el sistema digestivo, endocrino, inmunológico, linfático y otros sistemas y canales de desintoxicación del cuerpo. Esto a su vez eleva el estado de ánimo y restaura la energía mental y física.

Los desequilibrios de azúcar en sangre también pueden desencadenar síntomas depresivos. Algunos aceites esenciales como la canela, el cilantro y el hinojo, refuerzan la función metabólica y ayudan a moderar los niveles de azúcar en sangre. Los ácidos grasos Omega 3, las enzimas, los minerales quelados y las vitaminas B y D que se encuentran en suplementos de nutrientes de alimentos integrales, así como los antioxidantes y suplementos de polifenoles también ayudan a regular los niveles de azúcar en sangre a como a reducir la inflamación, aumentar la energía y reforzar el intestino, con la combinación correcta de grasas buenas y otros componentes nutritivos.

En lugar de sentirnos víctimas por nuestros estados emocionales, ¿Que tal si tuviéramos nuestro propio boticario de aceites esenciales en el hogar? Semejante colección ofrece una gran abundancia de estados emocionales de fácil acceso. Como un niño ansioso abriendo una caja de dulces, disfrutando de la variedad de colores y diseños e imaginando los sabores esperando para tentar su lengua y alegrar su espíritu, nosotros también podemos deleitarnos seleccionando y generando estados de ánimo con el uso de aceites esenciales.

Como ligandos exógenos naturales, los aceites esenciales pueden influir poderosamente en nuestras emociones, al igual que las drogas que alteran el ánimo como la morfina, pero con resultados saludables. A diferencia de los medicamentos sintéticos o las drogas diseñadas para alterar el comportamiento, su estructura molecular compleja les permite unirse de forma inteligente a los sitios receptores de las células de nuestro cuerpo y reforzar un efecto deseado para restaurar el equilibrio y la función saludable.

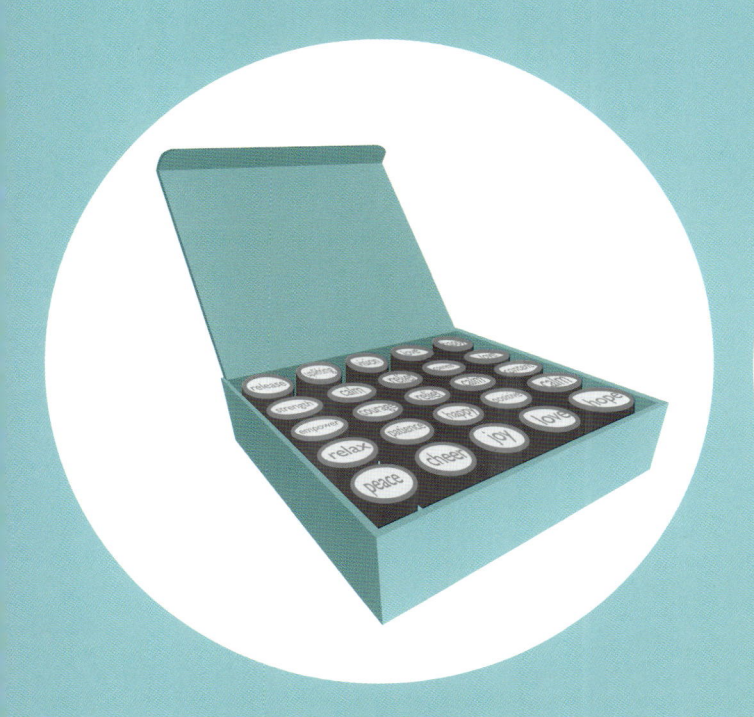

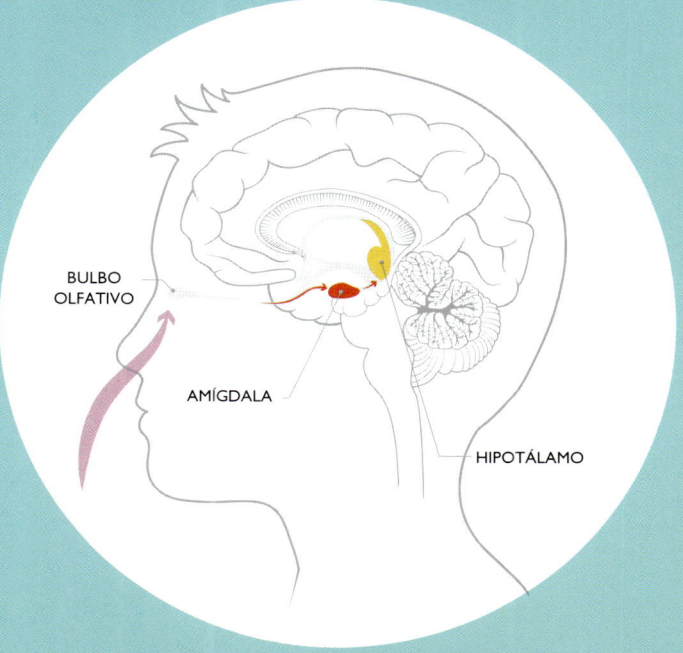

Llevarlo al Siguiente Nivel

La sanación emocional y el equilibrio de los estados de ánimo se alcanza, cuando un nuevo estímulo es introducido a la cadena misma de mando del cerebro. Como ya hemos discutido, un aroma (estímulo) entra en el sistema olfativo, y a su vez en el sistema límbico y la amígdala, el hipotálamo y otras partes del cerebro y el organismo. Dependiendo de qué aroma se introduzca y de la información que transmita, se determina la respuesta del cerebro. Los recuerdos traumáticos almacenados en la amígdala pueden ser liberados mediante la utilización del sentido del olfato y los aceites esenciales. Si la importancia que un individuo atribuye a una experiencia pasada puede desplazarse, la amígdala puede liberar el trauma de la memoria. Esto es lo que hace que la aromaterapia sea un medio maravilloso para la sanación emocional y el equilibrio de los estados de ánimo. Aquí tienes un ejemplo:

Si una persona tiene deficiencia de serotonina durante un período prolongado de tiempo, su respuesta habitual a las situaciones de la vida podría ser más ansiosa o enfadada, más desesperada, más triste, más fóbica, o con más pensamientos de "¿qué pasaría si?". Si comienza a utilizar naranja silvestre, por ejemplo, un aceite conocido antidepresivo debido a su capacidad de elevar, desintoxicar y calmar, se encontraría irresistiblemente más feliz y con una capacidad verosímil para ser más optimista, confiado, menos reactivo y más calmado. Además tiene un potencial de reaccionar a las experiencias y responder a las memorias de manera diferente.

He aquí otro ejemplo. Una niña experimenta un alto nivel de trauma, comoel de un padre que sufre a consecuencia de un cáncer y luego fallece. El cuerpo de la niña experimenta un gasto enorme de químicos para reforzar las experiencias de estrés, trauma y dolor. Y luego, si se produce más trauma, por ejemplo que el progenitor fallecido sea reemplazado y el progenitor sobreviviente se vuelva a casar, se liberan productos químicos adicionales para hacer frente a un nuevo padrastro o madrastra y hermanastros.

Si durante o después de las temporadas traumáticas de la vida de esta niña sus reservas químicas no se reponen, su capacidad para afrontarlo está literalmente disminuida químicamente. Es posible que llore más, que experimente colapsos más fácilmente, tal vez será objeto de burlas por ser una niña llorona o simplemente hará frente con menor eficacia a la vida cotidiana. Un plazo incumplido en las tareas escolares, notas bajas o el fracaso en el rendimiento deportivo puede parecer un golpe demoledor. Los mismos eventos exactos podrían sucederle a otra persona con reservas completas y los sortearía con gracia. ¿Cuál es la diferencia?

Algunas de las sustancias químicas más importantes que deben funcionar en este tipo de situaciones son las endorfinas. El propio nombre revela que es un ligando endógeno: "Endo-morfina," morfina o *endorfina* hecha por sí mismo. Cuando se carece de endorfinas se presentan desafíos de adaptación. Las endorfinas nos sirven no sólo en nuestra capacidad para experimentar placer, sino también para amortiguar adecuadamente el dolor, tanto físico como emocional. El ansia por sus beneficios impulsará gran cantidad de comportamientos cuando sus niveles son bajos.

Típicamente pueden surgir dos tipos de adicciones. Una de ellas se alcanza por lo general mediante niveles anormalmente intensos de emoción o placer, ya que requiere intensidad para lograr el "golpe" químico. El ligando endógeno, las endorfinas, es la "droga" de elección del cuerpo, recibida en un sitio receptor opiáceo. Pueden perseguirse actividades de más y mayor intensidad para aumentar la producción de endorfinas. El salto atado a una cuerda elástica, uso de pornografía, juegos de vídeo intensos, actividad sexual exagerada, apuestas, consumo excesivo de alimentos reconfortantes u otros comportamientos parecidos, son conocidos por generar endorfinas, ser atractivos en el intento de satisfacer una necesidad.

La segunda adicción suele centrarse en sobre ligandos exógenos en forma de medicamentos opiáceos para adormecer el dolor, incluyendo opio, heroína, Vicodin, oxicodona y otros medicamentos recetados para el dolor. Las drogas opiáceas se reciben en los mismos sitios receptores de opiáceos. Cualquiera sea la adicción, es poderosa mientras las necesidades químicas no sean satisfechas.

Volviendo a la historia de la niña que perdió a su progenitor, algunos de los principales químicos que tendrán bajos niveles, basándose en las circunstancias descritas, serán las endorfinas. Si esas reservas disminuidas de endorfinas nunca fueran repuestas, potencialmente ella podría convertirse en un adulto que continuamente experimenta incapacidad para hacer frente a la vida o experimentar placer en forma completa, no se recupera totalmente del trauma, siempre busca la manera de adormecer el dolor y satisfacer sus necesidades emocionales. Su cuerpo sencillamente carece de la capacidad química de sanar completamente. El organismo necesita incrementar sus reservas y su capacidad de fabricar las sustancias químicas necesarias.

Ahora bien, para explorar una posible solución está el aceite esencial de helicriso. El helicriso tiene beneficios terapéuticos tales como ser un potente analgésico y aliviar el dolor. Contiene altos índices de muchos componentes químicos, conocidos como cetonas; un compuesto con beneficios regenerativos poderosos. A medida que la niña convertida en adulta utiliza este aceite y su cuerpo asimila esta composición química, ella está expuesta a generosas cantidades de sustancias químicas que eliminan o anestesian el dolor. Lo que la ciencia todavía no ha identificado es lo que sucede en el cuerpo a partir de ese punto.

Ya sea que una necesidad química se alcance o una vía de recepción se abra, no se sabe. Lo que está ocurriendo potencialmente para la mujer, sin embargo, es que finalmente siente alivio del "dolor".

Aumenta su capacidad de adaptación. Controla mejor su vida. Al contar con un abundante suministro de sustancias químicas sanadoras naturales finalmente experimenta una curación.

Los diversos componentes químicos y concentrados en los aceites esenciales trabajan para limpiar, estabilizar, elevar, equilibrar y calmar el sistema nervioso central y el cuerpo emocional. Algunos aceites esenciales - como el de incienso, pachulí y sándalo - tienen altas concentraciones de moléculas sesquiterpénicas que se ha demostrado clínicamente que atraviesan la barrera hematoencefálica. Estas moléculas tienen efectos significativos en el soporte de oxígeno en el cerebro, y cuando se combinan con la estimulación aromática, pueden ayudar a la amígdala en la liberación de los efectos de recuerdos almacenados.

Éstos son algunos de los beneficios mentales y emocionales adicionales demostrados:

- Limpiar recuerdos negativos
- Reducir el estrés, la ansiedad y la tensión
- Desplazar la fatiga mental
- Cambiar el estado de ánimo
- Calmar el sistema nervioso central
- Relajar la tensión muscular
- Inducir sueño reparador
- Tonificar los sentidos
- Aumentar los sentimientos de valor y determinación
- Promover un efecto catártico (facilitar la liberación de emociones atascadas)
- Apoyar la corrección y expresión del ADN

En conclusión, la aromaterapia ofrece muchas ventajas curativas prácticas, pero quizás una de los más fascinantes es la relación que tiene con el bienestar emocional. La inhalación de aceites esenciales, con la exposición aromática resultante, es el método más eficaz de impactar en el cerebro para el bienestar emocional. Algunos estudios demuestran que los aceites esenciales tienen más alta bio-frecuencia que cualquier sustancia natural consumible.

Los aceites esenciales ofrecen una novedosa herramienta de refuerzo efectivo, para ayudar en el proceso de curación emocional y para cambiar viejos hábitos y patrones de adaptación ineficaces. La aromaterapia permite al individuo aprovechar el poder olfativo de las plantas para la curación, o simplemente mejorar el estado de bienestar, utilizando aromas para crear una poderosa influencia sobre la forma en que uno piensa, siente y se comporta.

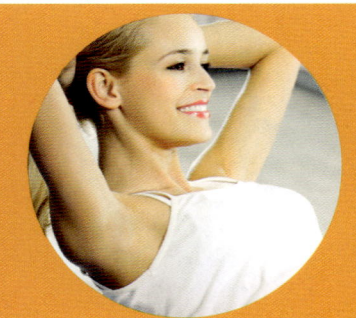

MUEVETE, MUEVETE

Los estudios indican que un ejercicio moderado de treinta minutos al día tres días a la semana, tiene un efecto antidepresivo en un gran porcentaje de los individuos deprimidos. Pero muchos de aquellos que están ansiosos o deprimidos carecen de la energía o la motivación sensorial para comenzar un régimen de ejercicio. Los aceites esenciales como la hierbabuena, el ciprés y la gaulteria, refuerzan el flujo de sangre y oxígeno y la "vitalidad" sensorial para involucrarse en la actividad física. Otras aceites ayudan a aliviar la tensión muscular y asisten en la recuperación muscular. El helicriso, por ejemplo, contiene componentes químicos naturales que tienen un efecto regenerativo físico y emocional.

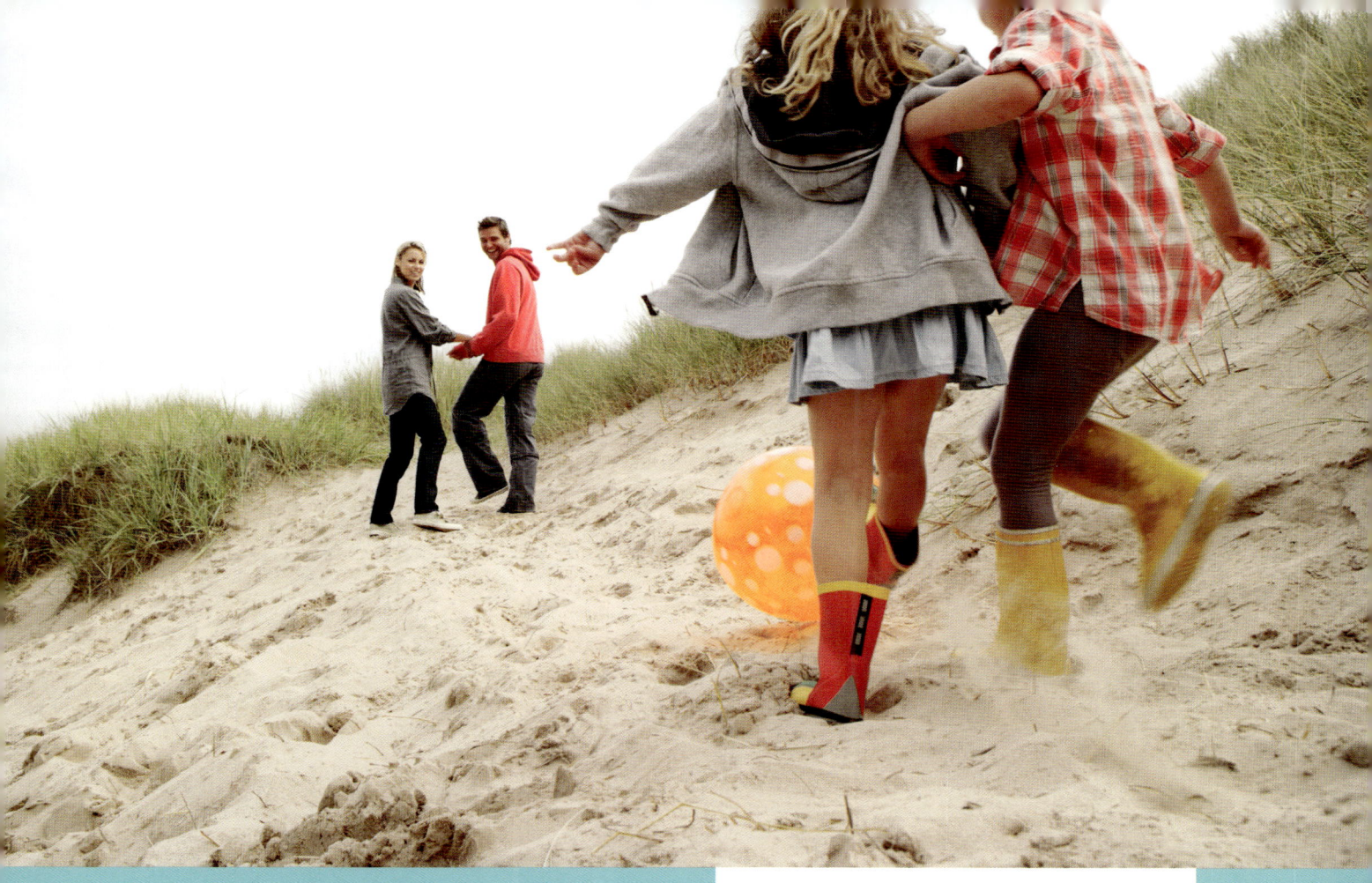

Aplicación Práctica

A medida que se utilizan aceites esenciales por vía tópica, aromática e interna, la vibración del cuerpo se eleva y sus frecuencias emocionales se ven afectadas, así como la capacidad de bienestar emocional. Cada aceite individual tiene la capacidad con su química diversa de ser una tremenda herramienta de múltiples usos, y trabajar en múltiples áreas de interés de forma simultánea. Los beneficios adicionales del uso del aceite esencial provienen de la combinación de aceites para crear mezclas sinérgicas. Consulta los Métodos de Aplicación de este libro para aprender más.

Los métodos de aplicación también influyen en la respuesta del cuerpo a la aromaterapia en la salud emocional y la curación:

- Un uso aromático es la manera más rápida de acceder al centro de estado de ánimo del cerebro, e invitar a liberar las emociones negativas almacenadas. También es útil el uso aromático de los aceites al restablecer nuevos patrones saludables de creencias.

- El uso tópico ayuda al cuerpo a pasar de una respuesta al estrés a una respuesta de reparación o restablecimiento, necesaria para crear un ambiente donde pueda tener lugar la curación emocional.

- El uso interno de aceites esenciales es compatible con las reacciones químicas saludables del cuerpo, la nutrición de las células y la liberación de toxinas. Este soporte interno fomenta un ambiente emocional saludable y equilibrado. Limpar el ambiente interno permite que las emociones sean identificadas y procesadas con mayor facilidad.

DULCES SUEÑOS

Un sueño adecuado es crucial para la salud mental y la función cerebral. El insomnio y el sueño agitado son un problema para muchos de quienes experimentan estados de ánimo de depresión o ansiedad. Se ha descubierto que unir una resina o aceite esencial de árbol como el vetiver, cedro, sándalo o incienso con un aceite cítrico como naranja silvestre, lima, limón, o bergamota estabiliza las fluctuaciones del estado de ánimo, estabiliza el cuerpo y promueve una reacción de relajación al prepararse para dormir. Los aceites de flores como la lavanda, manzanilla romana, salvia, geranio y ylang ylang, ayudan a calmar el ruido mental y a tranquilizar el sistema nervioso.

Del mismo modo, se han realizado muchos estudios sobre los poderosos beneficios mentales, físicos y emocionales de la meditación. La meditación es una práctica que busca alcanzar un estado de relajación enfocado. Los aceites esenciales mencionados anteriormente pueden ayudar a calmar la mente, abrir las vías aéreas y calmar la mente y el corazón.

Índice de Emociones

Los aceites esenciales son algunos de los más poderosos remedios naturales para la salud emocional. A continuación se presentan las listas diseñadas para presentar el concepto de asociar un aceite a una emoción o viceversa, así como para ser utilizado como un recurso permanente. Selecciona estados emocionales focalizados específicamente y luego identifica los aceites correspondientes. **Si deseas investigar condiciones de estado de ánimo específicas, consulta las secciones** *Enfoque y Atención* **y** *Estado de Ánimo y Comportamiento* **de este libro.**

ACEITE ESENCIAL	EMOCIÓN DESEQUILIBRADA	EMOCIÓN EQUILIBRADA
Abedul	Cobarde	Valiente
Abeto Blanco	Bloqueado	Recepción
Abeto de Douglas	Trastornado	Renovado
Albahaca	Desbordado	Aliviado
Arborvitae	Demasiado entusiasta	Sereno
Bergamota	Inadecuado	Digno
Cardamomo	Egocéntrico	Caritativo
Casia	Inseguro	Audaz
Cedro	Solitario	Conectado
Cilantro	Obsesionado	Expansivo
Ciprés	Estancado	Progresando
Clavo de olor	Dominado	Apoyado
Cilantro	Aprensivo	Participativo
Corteza de canela	Negado	Receptivo
Enebro	Negación	Perspicaz
Eneldo	Elusivo	Intencional
Eucalipto	Congestionado	Estimulado
Gaulteria	Obstinado	Tolerante
Geranio	Descuidado	Reconocido
Helicriso	Herido	Tranquilizado
Hierbabuena	Entorpecido	Vigorizado
Hinojo	Improductivo	Floreciente
Incienso	Apartado	Unificado
Jazmín	Obstaculizado	Liberado
Jengibre	Apático	Activado
Lavanda	Inaudito	Expresado
Lima	Débil	Animado
Limón	Irracional	Energizado
Hierba limonera	Obstruido	Fluído
Tangerina	Oprimido	Restaurado
Manzanilla romana	Frustrado	Determinado
Mejorana	Dubitativo	Confiado
Melaleuca	Inseguro	Sosegado
Melisa	Deprimido	Lleno de luz
Milenrama	Errático	Equilibrado
Mirra	Desconectado	Nutrido
Naranja Silvestre	Agotado	Productivo
Nardo	Agitado	Tranquilo
Orégano	Obstinado	Sin ligaduras
Pachuli	Degradado	Mejorado
Pimienta negra	Reprimido	Honesto
Toronja	Dividido	Validado
Ravensara	No comprometido	Resuelto
Romero	Confuso	Mente abierta
Rosa	Aislado	Amado
Salvia esclarea	Limitado	Iluminado
Sándalo	No inspirado	Devoto
Menta	Fatigado	Renovado
Tomillo	Inflexible	Flexible
Vetiver	Infundado	Arraigado
Ylang Ylang	Cargado	Exuberante

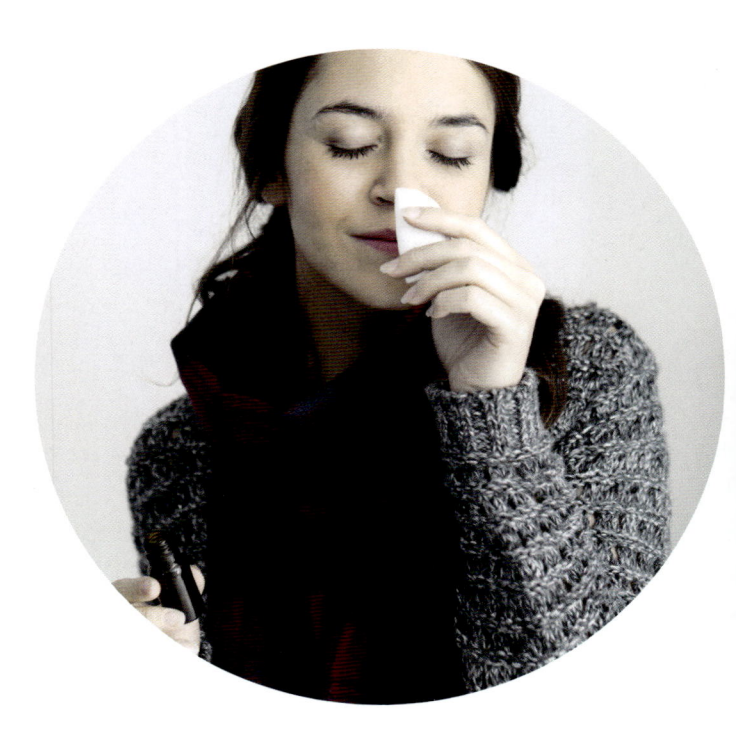

EMOCIONES

340 | SISTEMAS DEL ORGANISMO

Si quieres sentir la emoción positiva de la lista, utiliza el aceite asociado.

Activado	Jengibre	**Flexible**	Tomillo	**Renovado**	Abeto de douglas
Aliviado	Albahaca	**Floreciente**	Hinojo	**Restaurado**	Tangerina
Amado	Rosa	**Fluído**	Hierba limonera	**Resuelto**	Ravensara
Amenizado	Lima	**Honesto**	Pimienta negra	Sereno	Arborvitae
Apoyado	Clavo	**Iluminado**	Salvia esclarea	**Sin ligaduras**	Orégano
Arraigado	Vetiver	**Intencional**	Eneldo	Sosegado	Melaleuca
Audaz	Casia	**Liberado**	Jazmín	**Tolerante**	Gaulteria
Caritativo	Cardamomo	**Lleno de luz**	Melisa	**Tranquilizado**	Helicriso
Conectado	Cedro	**Mejorado**	Pachuli	**Tranquilo**	Nardo
Confiado	Mejorana	**Mente abierta**	Romero	Unificado	Incienso
Determinado	Manzanilla romana	Nutrido	Mirra	**Validado**	Toronja
Devoto	Sándalo	**Participativo**	Cilantro	Valiente	Abedul
Digno	Bergamota	**Perspicaz**	Enebro	**Vigorizado**	Hierbabuena
Energizado	Limón	**Productivo**	Naranja silvestre		
Equilibrado	Milenrama	**Progresando**	Ciprés		
Estimulado	Eucalipto	**Recepción**	Abeto blanco		
Expansivo	Cilantro	**Receptivo**	Corteza de canela		
Expresado	Lavanda	**Reconocido**	Geranio		
Exuberante	Ylang ylang	Renovado	Menta		

Si sientes la emoción negativa que figura, utiliza el aceite asociado.

Agitado	Nardo	Dominado	Clavo	Negado	Corteza de canela
Agotado	Naranja silvestre	**Dubitativo**	Mejorana	**No comprometido**	Ravensara
Aislado	Rosa	Egocéntrico	Cardamomo	No inspirado	Sándalo
Apartado	Incienso	**Elusivo**	eneldo	**Obsesionado**	Cilantro
Apático	Jengibre	Entorpecido	Hierbabuena	**Obstaculizado**	Jazmín
Aprensivo	Cilantro	**Errático**	Milenrama	**Obstinado**	Orégano
Bloqueado	Abeto blanco	Estancado	Ciprés	Obstinado	Gaulteria
Cargado	Ylang ylang	**Fatigado**	Menta	**Obstruido**	Hierba limonera
Cobarde	Abedul	Frustrado	Manzanilla romana	Oprimido	Tangerina
Confuso	Romero	**Herido**	Helicriso	**Reprimido**	Pimienta negra
Congestionado	Eucalipto	Improductivo	Hinojo	Solitario	Cedro
Débil	Lima	**Inadecuado**	Bergamota	**Trastornado**	Abeto de douglas
Degradado	Pachuli	Inaudito	Lavanda		
Demasiado entusiasta	Arborvitae	**Inflexible**	Tomillo		
Deprimido	Melisa	Infundado	Vetiver		
Desbordado	Albahaca	**Inseguro**	Casia		
Desconectado	Mirra	Inseguro	Melaleuca		
Descuidado	Feranio	**Irracional**	Limón		
Dividido	Toronja	Limitado	Salvia esclarea		
		Negación	Enebro		

SECCIÓN 5

RECETAS DE VIDA NATURAL

La sección de Recetas de Vida Natural lleva el vivir una VIDA ESENCIAL a otro nivel. Estas recetas y consejos muestran cómo los aceites esenciales pueden mejorar todas las áreas de la vida. Son herramientas importantes, ya que contribuyen en gran parte a un gran estilo de vida.

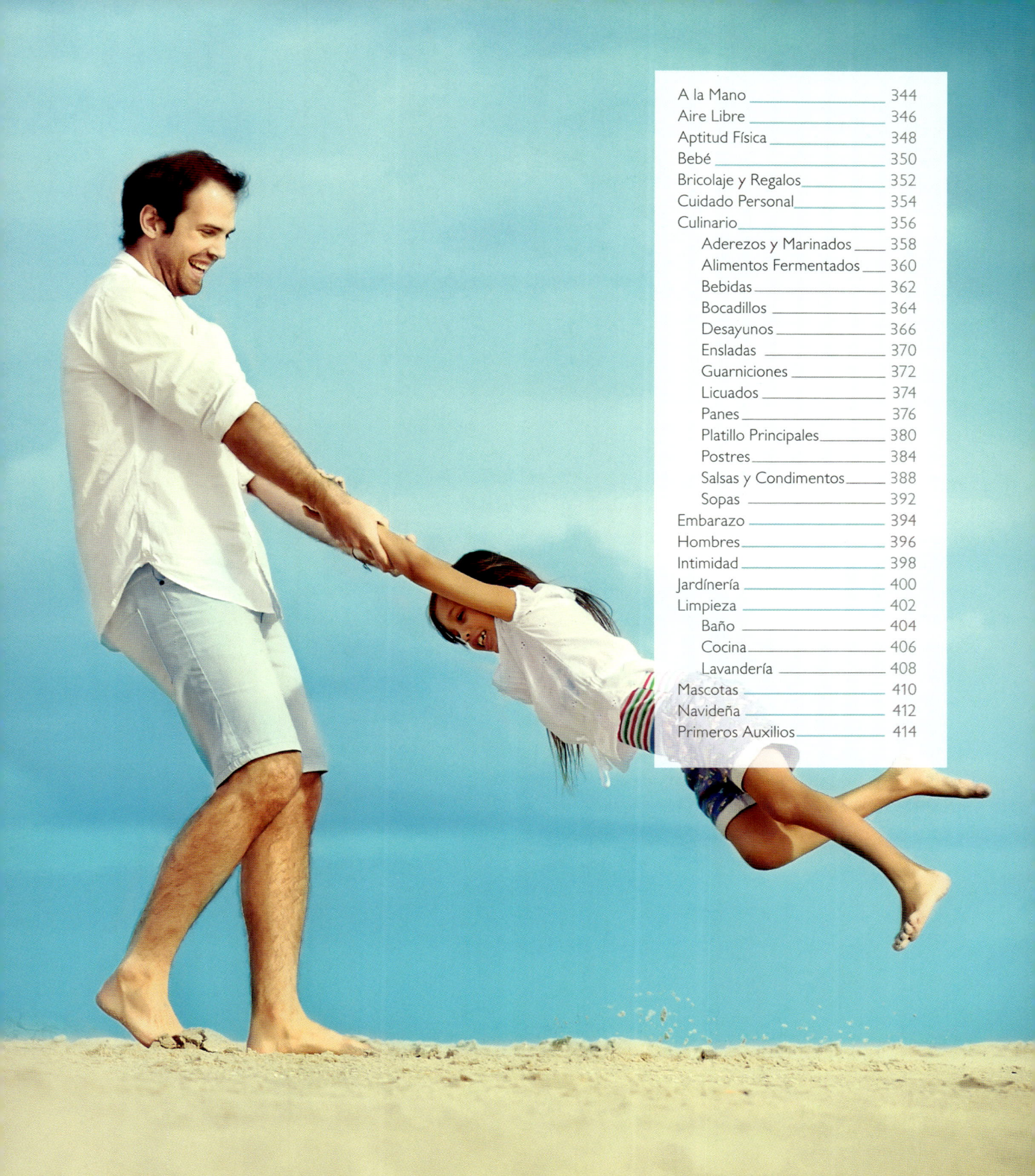

A la Mano	344
Aire Libre	346
Aptitud Física	348
Bebé	350
Bricolaje y Regalos	352
Cuidado Personal	354
Culinario	356
Aderezos y Marinados	358
Alimentos Fermentados	360
Bebidas	362
Bocadillos	364
Desayunos	366
Ensladas	370
Guarniciones	372
Licuados	374
Panes	376
Platillo Principales	380
Postres	384
Salsas y Condimentos	388
Sopas	392
Embarazo	394
Hombres	396
Intimidad	398
Jardínería	400
Limpieza	402
Baño	404
Cocina	406
Lavandería	408
Mascotas	410
Navideña	412
Primeros Auxilios	414

A LA MANO

344 | VIDA NATURAL

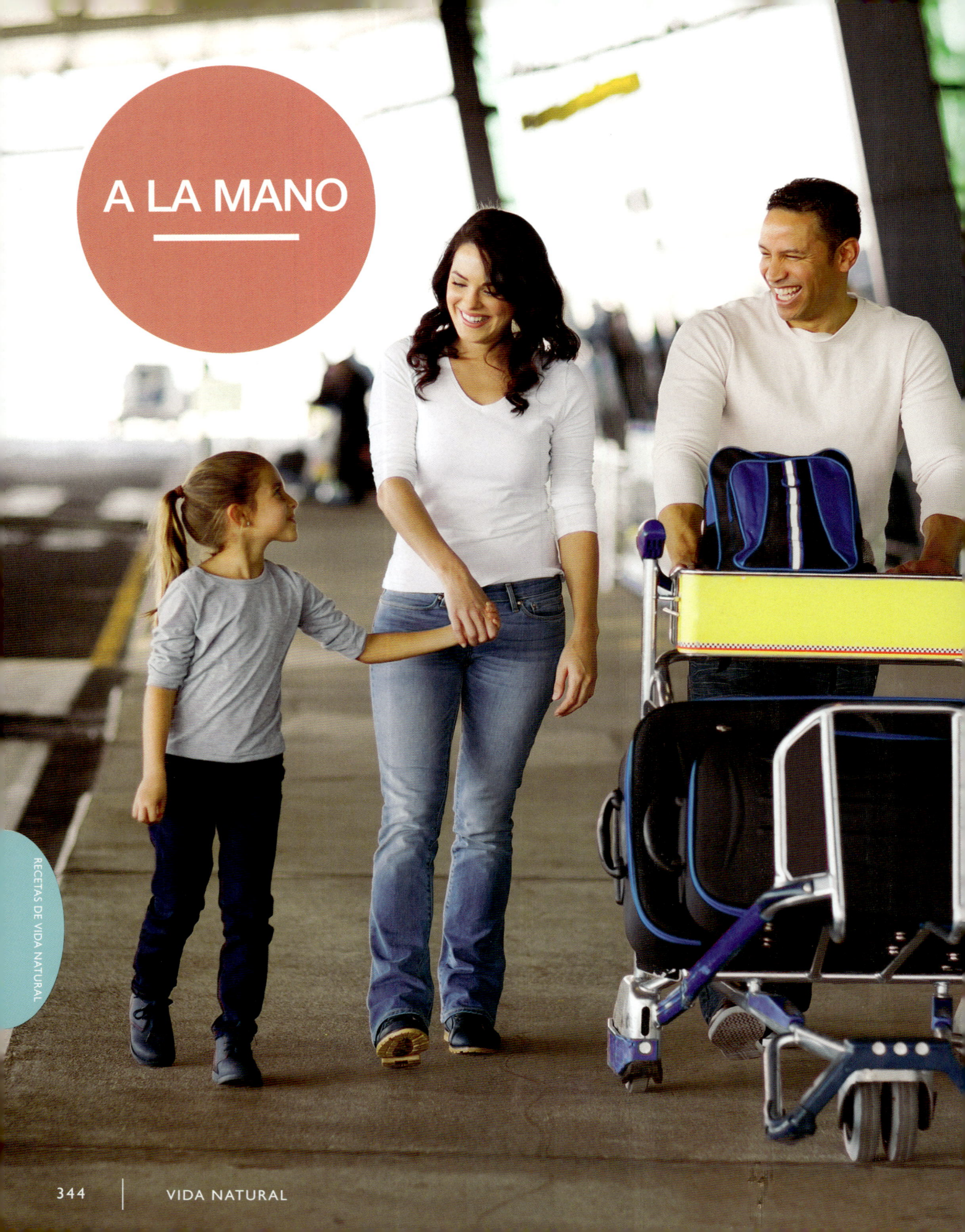

Desinfectante de Manos

5 cucharadas de gel de aloe vera
4 cucharadas de agua
½ cucharadita de aceite de vitamina E
10 gotas de mezcla protectora de aceites esenciales
5 gotas de aceite esencial de naranja silvestre

Combinar todos los ingredientes en un recipiente flexible. Agitar bien y ya estás listo para limpiarte las manos en cualquier lugar sin despojarte de la barrera de protección natural de ácidos del cuerpo.

Ambientador para Autos

Cordón de Fieltro de Lana
10 gotas de tus aceites esenciales favoritos

Crea ambientadores de coche colgantes no tóxicos en cualquier forma, color y aroma que desees.
Corta una forma simple de 4" de fieltro de lana y coloca el aceite sobre el fieltro. Utilizando una pequeña perforadora, haz un agujero en la parte superior de la forma, pasa un hilo a través de él y anúdalo. Cuélgalo en el espejo retrovisor.

Spray Adiós Chinches en la Cama

En tus viajes lleva una pequeña botella con rociador llena con 10 gotas de melaleuca y aceite esencial de hierbabuena mezclada con agua. Rociar sobre las camas y los asientos antes de su uso para repeler a las chinches. Rociar también sobre las maletas, para que no se vayan a casa contigo.

Limpiador de Anteojos

1 taza de vinagre blanco,
¼ de taza de agua,
5 gotas de aceite esencial de limón.

Mezclar los ingredientes en una pequeña botella con rociador, agitar y pulverizar directamente sobre el vidrio. Limpiar con un paño anti arañazos.

Ayuda para el Jet Lag

Simplemente agrega 8 gotas de lavanda y 8 gotas de aceites esenciales de romero al agua de la bañera. Bánate y disfruta. Luego sigue con una ducha rápida de agua fría para ayudarte a refrescarte y sentirte vivo en un momento.

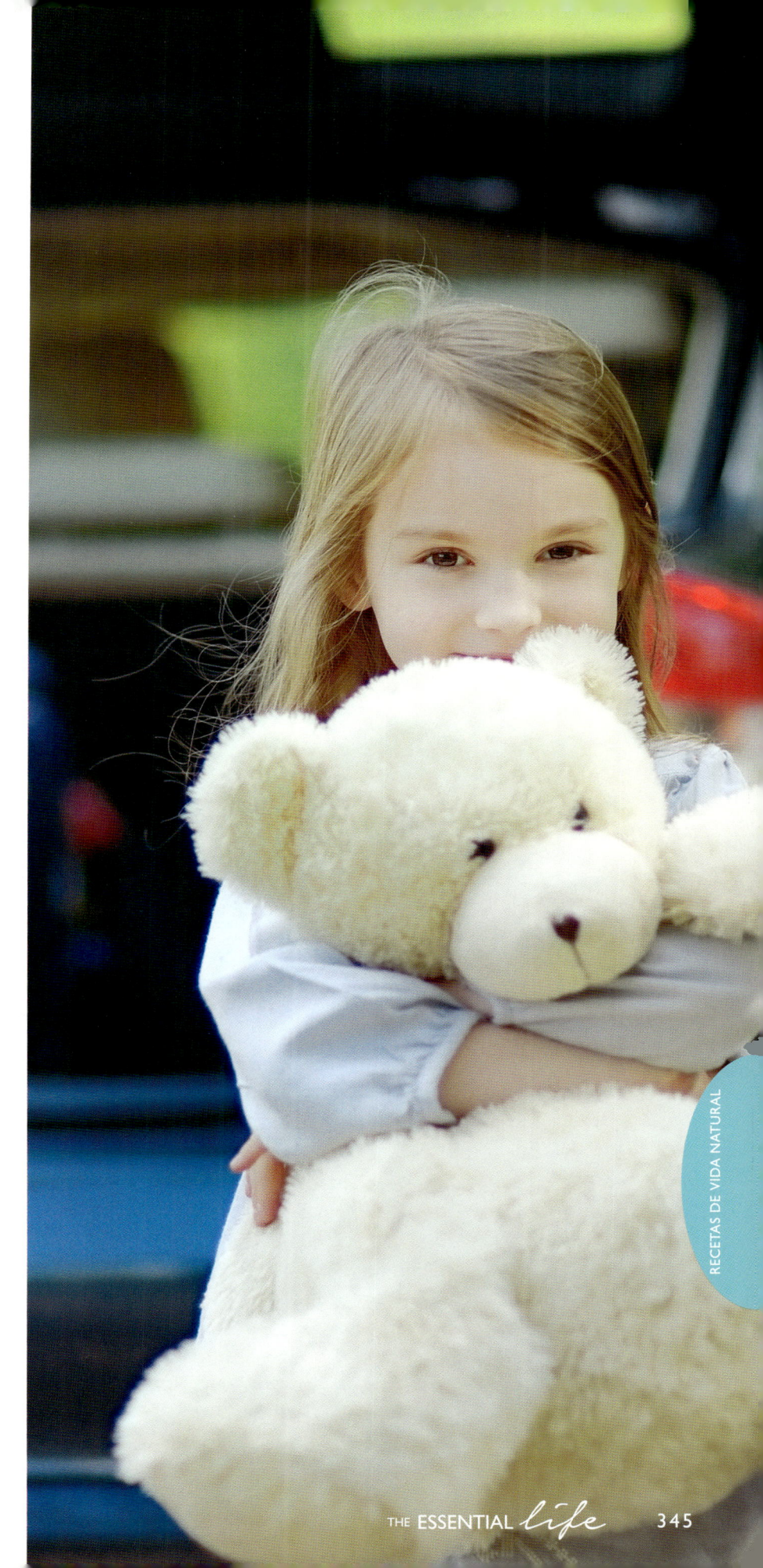

RECETAS DE VIDA NATURAL

AIRE LIBRE

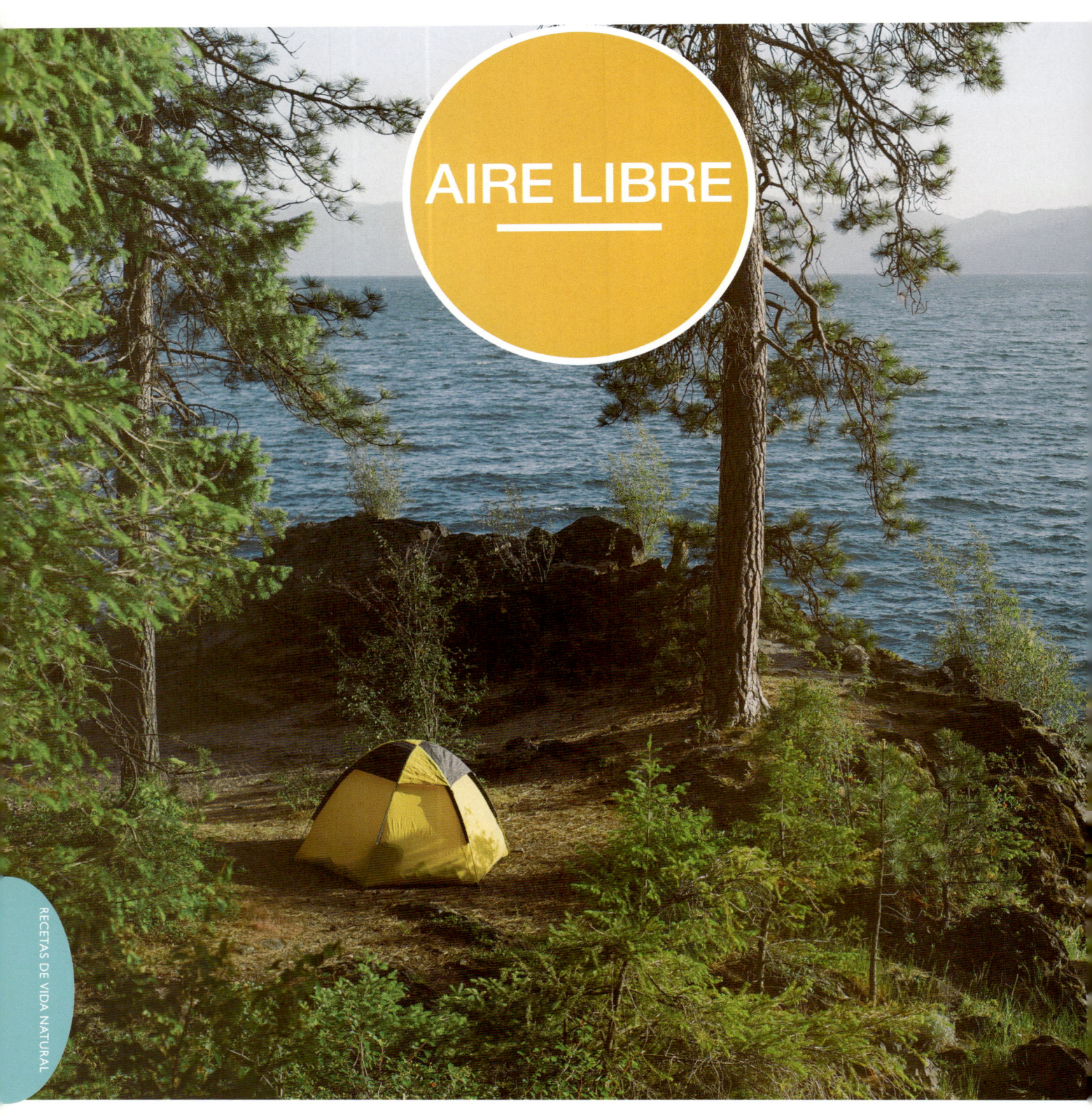

RECETAS DE VIDA NATURAL

¿Sabías que?

- De 2.000 filtros solares examinados, se encontró que más del 75% contiene productos químicos tóxicos.
- Los efectos secundarios comunes de los repelentes de insectos incluyen reacciones alérgicas de la piel, erupciones cutáneas e irritación de los ojos.
- Muchas cremas medicinales tópicas para la picazón y la irritación por picaduras de insectos tienen efectos secundarios que causan enrojecimiento, irritación e inflamación.

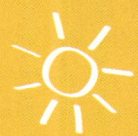

Spray para Quemaduras de Sol

1 taza de jugo de aloe vera
¼ de taza de aceite de coco fraccionado
1 cucharadita de aceite de vitamina E
8 gotas de lavanda
8 gotas de melaleuca
8 gotas de manzanilla romana.

Combinar los ingredientes en una botella de vidrio con rociador de 16 onzas. Agitar bien y rociar sobre la piel quemada por el sol. Repetir según sea necesario.

Repelente de Insectos

10 gotas de hierba limonera
10 gotas de lavanda
10 gotas de geranio
10 gotas de hierbabuena
Aceite de coco fraccionado.

Mezclar los aceites esenciales en una pequeña botella con rociador, añadir el aceite de coco para completar. Agitar bien y rociar sobre las áreas expuestas de la piel.

Bloqueador Solar

½ taza de aceite de oliva
¼ de taza de aceite de coco fraccionado
¼ de taza de cera de abeja
2 cucharadas de manteca de karité
1 cucharadita de aceite de vitamina E
2 cucharadas de óxido de zinc
12 gotas de Helicriso.

Colocar todos los ingredientes excepto el óxido de zinc y el aceite esencial de helicriso en un tazón de vidrio. Llenar una olla con 2 a 3 pulgadas de agua y calentar a fuego medio. Colocar un recipiente de vidrio en una cacerola y revolver mientras los ingredientes se derriten. Retirar del fuego y añadir el aceite esencial de óxido de zinc y de helicriso. Verter en un frasco de vidrio y almacenar en un lugar fresco. Aplicar una loción para la piel antes de la exposición solar. Volver a aplicar según sea necesario.

Spray Refrescante

8 onzas de agua
2 cucharaditas de hamamelis
10 gotas de hierbabuena.

Combinar en una pequeña botella con rociador para un enfriamiento instantáneo y una ráfaga de recuperación.

---

consejos

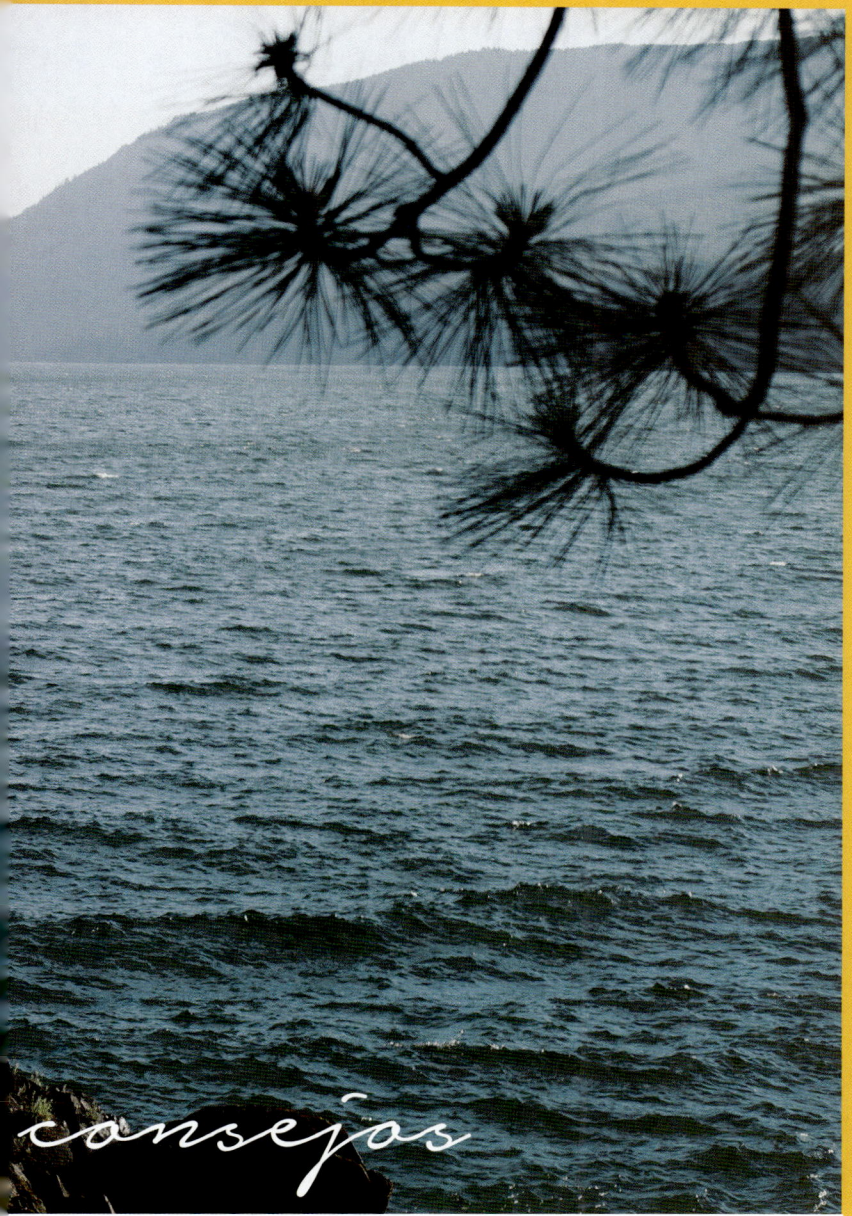

- Para repeler mosquitos, rociar o colocar gotas y frotar la mezcla repelente de aceites esenciales.
- Para aliviar la incomodidad de una erupción por hiedra venenosa, aplicar aceites esenciales de lavanda y manzanilla romana.
- Para el enfriamiento o insolación aplicar aceite esencial de menta en la nuca, o agregar 10 gotas de aceite esencial de lavanda a un paño frío. Aplicar en la frente o el cuello.

APTITUD FÍSICA

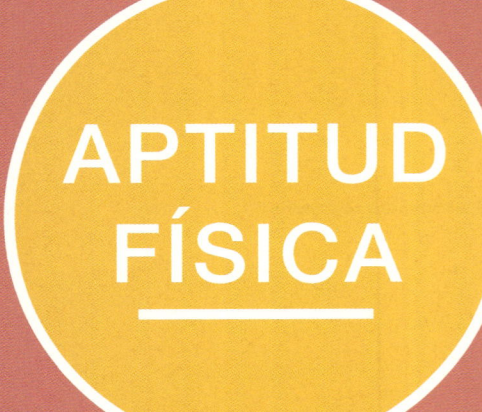

Cuando se trata de salud y estado físico, ¿no es bueno tener productos naturales de vanguardia de tu lado? ¿Puedes imaginar los beneficios para tu cuerpo y tu equipo de entrenamiento de sprays totalmente naturales que refrescan y limpian? ¿Puedes imaginar superar la ansiedad y mantener tu metabolismo activo con aceites esenciales puros con cero calorías? ¿Estás buscando hacer calentamiento y enfriamiento de los músculos más fácilmente y aliviar el dolor muscular de manera efectiva? ¡Prepárate para que los aceites esenciales maximicen tus esfuerzos y te ayuden a alcanzar tus objetivos de aptitud física!

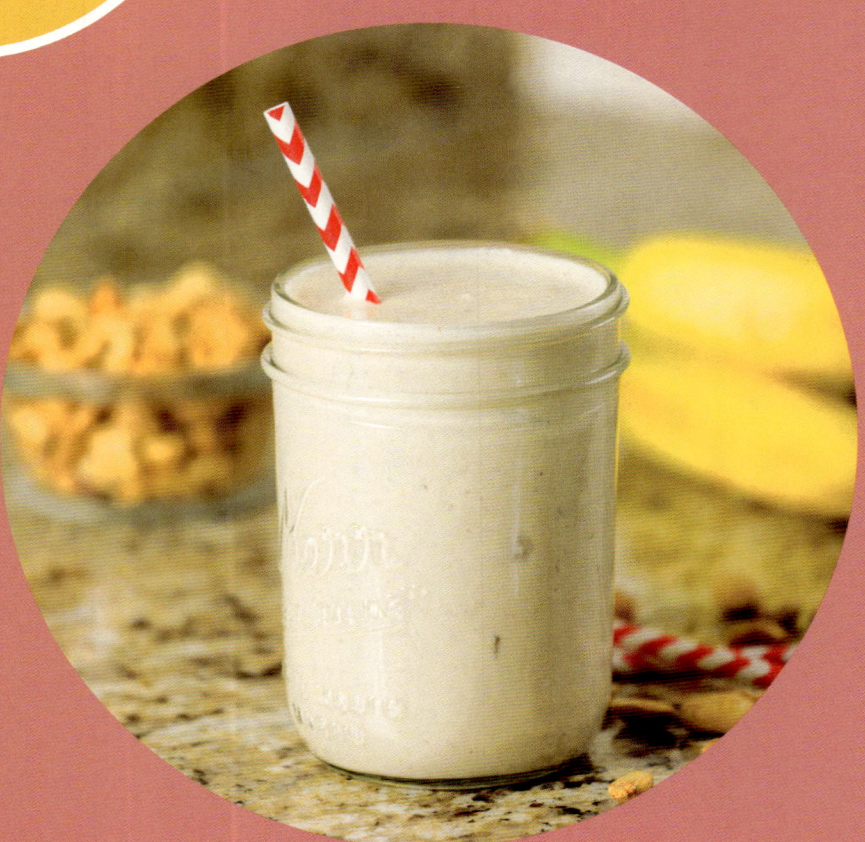

Batido de Proteína de Mantequilla de Maní en el Cielo

1 cucharada de polvo de reemplazo de comidas de vainilla
¾ de taza de leche de almendras (u otra leche sin grasa)
1 cucharada de mantequilla de maní natural
½ plátano
1 taza de hielo

Batir en la licuadora hasta que quede suave y cremoso.

consejos

- Para ayudar a eliminar las toxinas, añadir 1-2 gotas de aceite esencial de limón al agua.
- Para dominar el apetito entre comidas, utiliza de 3 a 5 gotas de mezcla metabólica de aceite esencial bajo la lengua o en el agua.
- Abre las vías respiratorias antes, durante, o después de un entrenamiento inhalando la mezcla respiratoria de aceite esencial.
- Aumenta tu resistencia utilizando diariamente el complejo de aceites esenciales para energía y vigor.
- Para los músculos doloridos, frotar o masajear la mezcla relajante de aceites esenciales en cualquier lugar donde duela.
- Para mejorar la claridad y el enfoque, utilizar la mezcla de aceites esenciales para centrarse.
- Para aliviar la otitis del nadador, frotar aceite esencial de clavo detrás, alrededor, y sobre (pero no dentro) del oído.
- Para aliviar la presión y la tensión, utilizar la mezcla de aceites esenciales para masajes en la espalda y los hombros.
- Para el alivio rápido de los calambres en las piernas, aplicar la mezcla de aceites esenciales para masajes.

Mezcla para Calambres en las Piernas

3 - 4 gotas de mezcla relajante de aceites esenciales
3 - 4 gotas de aceite esencial de hierba limonera
1 - 2 gotas de aceite esencial de helicriso

Mezclar y aplicar directamente sobre la zona afectada.

Baño Post-entrenamiento

3 gotas de aceite esencial de lavanda
2 gotas de aceite esencial de manzanilla romana
2 gotas de aceite esencial de mejorana
1 gota de aceite esencial de helicriso

Añádelo a la bañera y elimina tu dolor.

Spray Desinfectante

½ taza de agua
2 - 6 gotas de mezcla protectora de aceite esencial

Agregar los ingredientes a una botella de vidrio con rociador. Agitar bien antes de cada uso para desinfectar tu estera de yoga, tus pesas de mano y otros equipos de entrenamiento.

Frotación post-entrenamiento

1 onza de aceite de coco fraccionado
3 gotas de aceite esencial de mejorana
2 gotas de aceite esencial de tomillo
4 gotas de aceite esencial de manzanilla romana
4 gotas de aceite esencial de ciprés
3 gotas de aceite esencial de limón
2 gotas de aceite esencial de menta

Mezclar y masajear suavemente la mezcla en los músculos y articulaciones para evitar la rigidez y el dolor.

Spray para Reducir la Celulitis

4 onzas de aceite de coco fraccionado
15 ml de aceite esencial de toronja (una botella).

Mezclar en una botella de vidrio con rociador. Después del baño, rociar en el cuerpo para reducir la aparición de la celulitis.

Spray Corporal Refrescante

6 gotas de aceite esencial limón,
2 gotas de aceite esencial de lavanda,
2 gotas de aceite esencial de limón,
1 gota de aceite esencial de menta.

Combinar los aceites esenciales en una botella de 2 onzas con rociador y completar con agua para refrescarse en cuestión de segundos.

¿Sabías que?

- Puedes utilizar productos naturales de vanguardia para ayudarte a maximizar tus esfuerzos y alcanzar tus objetivos de aptitud física.
- Benefíciate de sprays totalmente naturales que refrescan y limpian tu cuerpo y tu equipo de entrenamiento
- Supera la ansiedad y mantén tu metabolismo activo con aceites esenciales puros con cero calorías.
- Calienta y enfría fácilmente los músculos y alivia eficazmente el dolor muscular con aceites esenciales.

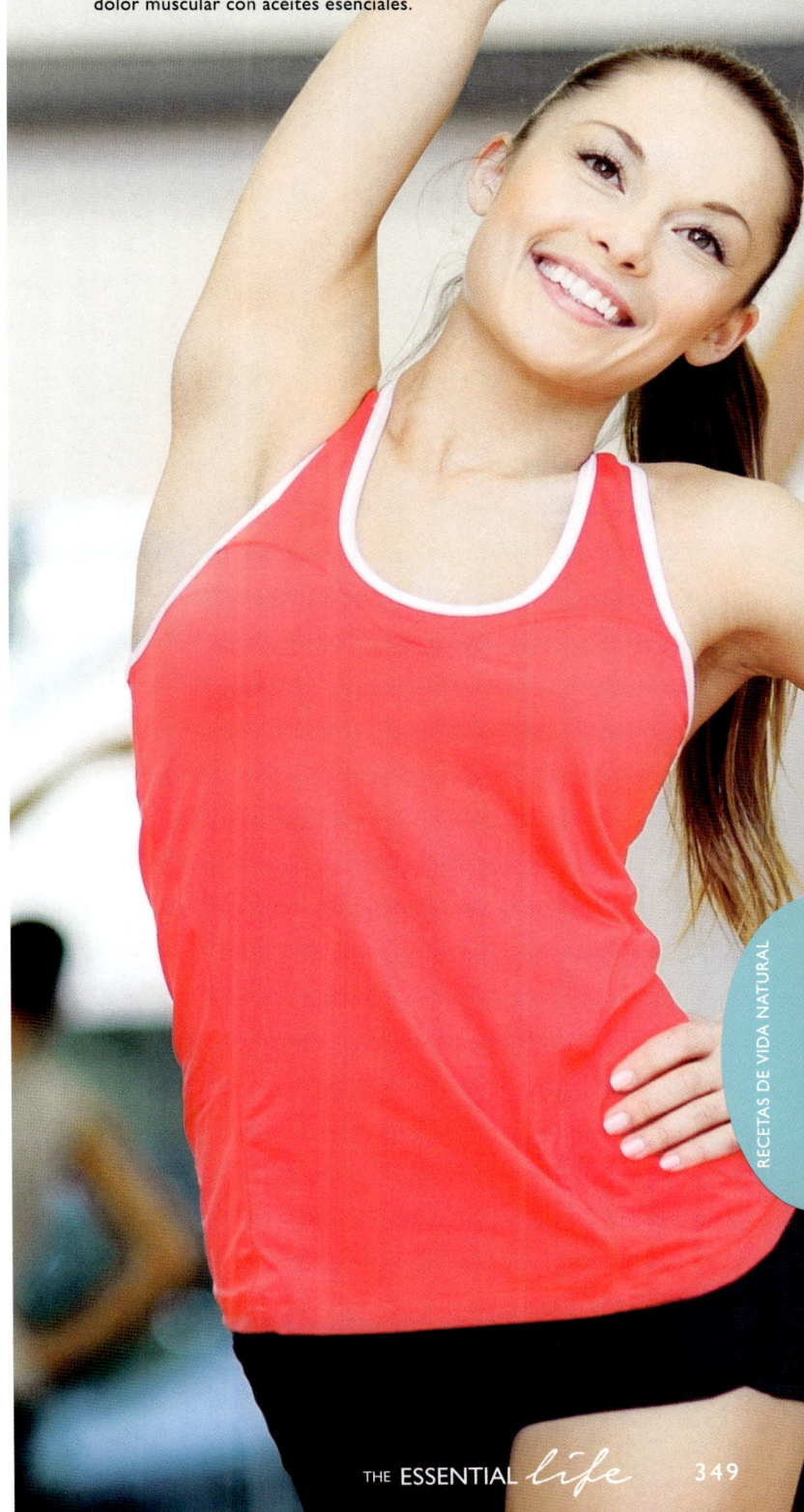

BEBÉ

¿Sabías que?

- El talco se encuentra en la mayoría de talco para bebés, y es un irritante pulmonar conocido.
- Muchos productos para bebés están hechos con fragancias sintéticas que pueden causar daños respiratorios, neurológicos, dermatológicos y oculares.
- Puedes elaborar productos naturales, suaves y seguros para tu bebé por una fracción del costo de los remedios del mercado.

Alivio de Dermatitis del Pañal

½ taza de aceite de coco
15 gotas de aceite esencial de melaleuca
15 gotas de aceite esencial de lavanda
15 gotas de aceite esencial de incienso

Mezclar los aceites en una pequeña botella de vidrio con rociador. Rociar una fina capa directamente sobre el área de la erupción y aplicar según sea necesario.

Mezcla para Calmar Cólicos

3 gotas de aceite esencial de mezcla digestiva
2 gotas de aceite esencial de jengibre
1 cucharadita de aceite de coco

Mezclar y masajear el ungüento sobre la barriga y en la parte baja de la espalda del bebé. Repetir de 3 a 5 veces al día.

Hidratante para Costra Láctea

1 cucharadita de aceite de coco
3 gotas de aceite esencial de lavanda

Mezclar en las palmas y frotar en el cuero cabelludo del bebé. Añadir manteca de cacao si se necesita ablandamiento adicional.

Bálsamo para Mejillas Irritadas por el Frío

¼ de taza de aceite de coco
¼ de taza de aceite de oliva
2 cucharadas de cera de abejas
20 gotas de aceite esencial de lavanda

En un pequeño frasco de vidrio mezclar todos los ingredientes, y colocar el recipiente en una cacerola caliente parcialmente llena de agua. Derretir la cera de abejas, el aceite de coco y el aceite de oliva a fuego lento, revolviendo cada tanto. Luego de que la cera se derrita por completo retirar del fuego y añadir la lavanda. Mezclar y enfriar hasta que se endurezca. Frotar el bálsamo en las mejillas enrojecidas para aliviarlas y protegerlas.

Spray Quitamanchas de Bebé

8 onzas de agua,
2 cucharadas de bórax,
20 gotas de aceite esencial de limón,

Añadir el bórax y los aceites a una botella con rociador. Añadir agua y agitar enérgicamente. Rociar directamente sobre la mancha y lavar.

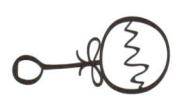

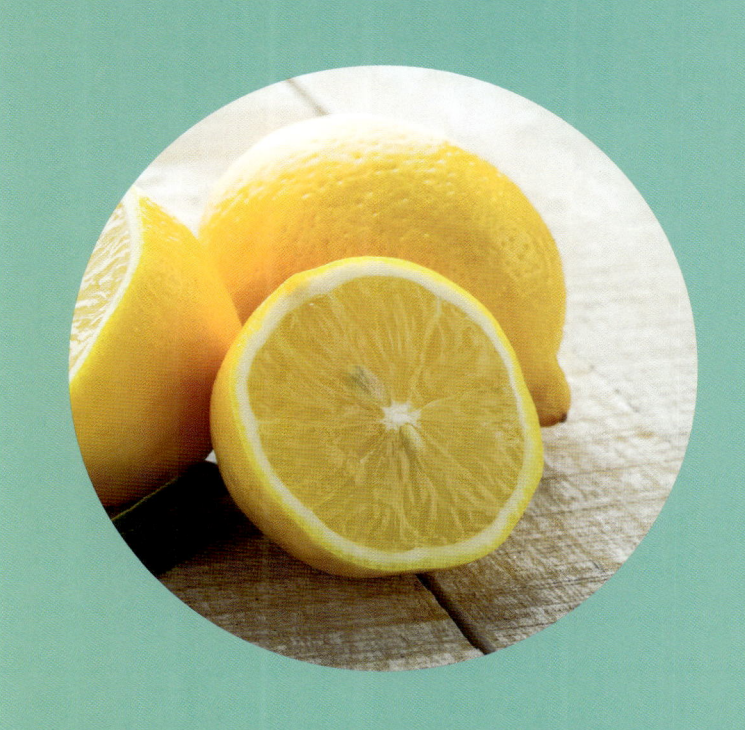

consejos

- Para limpiar los juguetes del bebé combinar 2 gotas de limón con 4 onzas de vinagre blanco en una botella de vidrio con rociador. Rellenar con agua y rociar.
- Para aliviar los cólicos, aplicar 1-2 gotas de mezcla digestiva en los pies del bebé.
- Para calmar a un bebé que llora o está demasiado cansado colocar 1 gota de lavanda o mezcla calmante bajo la nariz y en la frente del bebé.
- Perfuma los cajones de los niños con sus aceites esenciales favoritos aplicándolos en bolas de algodón.
- Para indicar seguridad, comodidad o la hora de dormir, colocar 2 gotas de lavanda, mezcla para centrarse o calmante cerca del pecho o en sus cercanías durante las comidas.
- Para un baño relajante, añadir de 2 a 4 gotas de manzanilla romana o mezcla calmante.
- Para calmar el dolor de encías mezclar 1 o 2 gotas de manzanilla romana, abeto blanco, o aceite esencial de clavo con aceite de coco fraccionado y masajear en las encías del bebé.

BRICOLAJE Y REGALOS

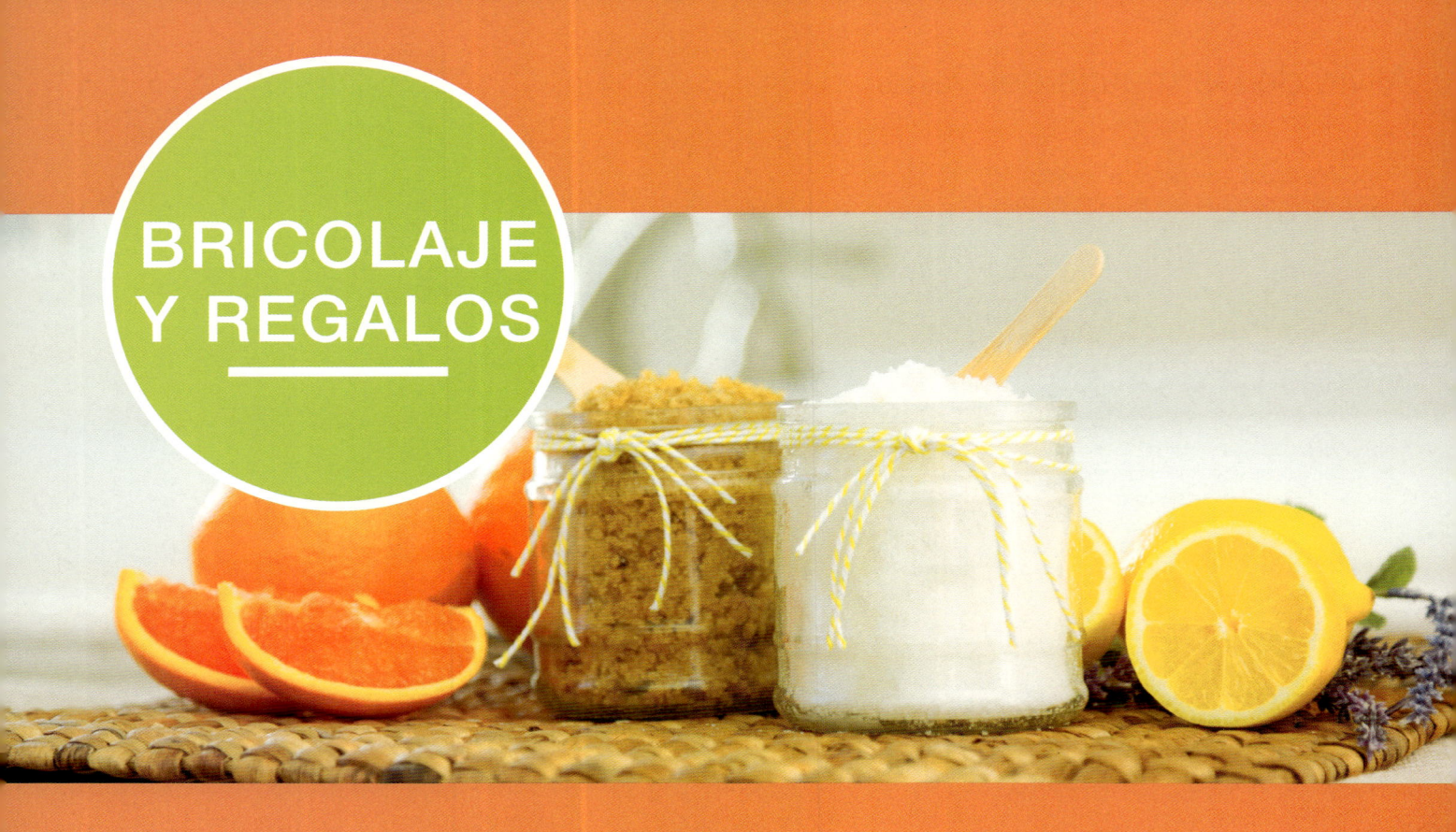

Plastilina Sensorial

1 taza de harina
¼ de taza de sal
1 cucharada de cremor tártaro
½ taza de agua tibia
5 gotas de aceite esencial de limón
Colorante de alimentos (opcional)
Purpurina (opcional).

Mezclar la harina, la sal y el cremor tártaro. Añadir el agua, el aceite esencial y el colorante. Mezclar bien. Agregar la purpurina. Almacenar en bolsas con cierre hermético. Reutilizar según se desee.

Vendaje para el Cuello con Aceite Esencial

Hacer un tubo con calcetines de vestir u otro tejido en la forma deseada
3 tazas de linaza o de arroz
2 gotas del aceite esencial deseado

Verter la linaza o el arroz en el calcetín y anudar el extremo o coser la tela en la forma que desees. Rellenar y coser el extremo con puntadas invisibles. Calentar en el microondas durante dos a tres minutos. Agregar 2 gotas de aceite esencial al vendaje. Colocar en el cuello y relajarse.

Exfoliante de Azúcar Festivo

¾ taza de azúcar blanco, azúcar moreno, o sal marina
½ taza de aceite de coco fraccionado u otro aceite
4 gotas de aceite esencial de casia
4 gotas de aceite esencial de clavo
4 gotas de aceite esencial de jengibre

Mezclar el azúcar y el aceite de coco fraccionado en un tazón. Agregar los aceites esenciales. Revolver hasta que la mezcla tenga la consistencia de un granizado. Agregar más azúcar o aceite de coco fraccionado para lograr la consistencia deseada. Verter en un recipiente hermético.

Baño para Pies de Menta y Lima

2 ½ taza de sales de Epsom
Cáscara de 1 limón fresco
4 gotas de aceite esencial de limón
3 gotas de aceite esencial de menta
2 gotas de colorante verde para alimentos (opcional)

En un tazón mediano mezclar las sales de Epsom, la ralladura de limón, los aceites esenciales y el colorante para alimentos. Mezclar bien. Colocar en jarras y atar con un moño. Excelente para un cumpleaños en verano, Día de la Madre, o simplemente porque sí.

consejo — Simplemente mezcla tus aceites esenciales favoritos en un envase con bolilla para crear tu propio aroma único. Úsalo tú o como regalo.

RECETAS DE VIDA NATURAL

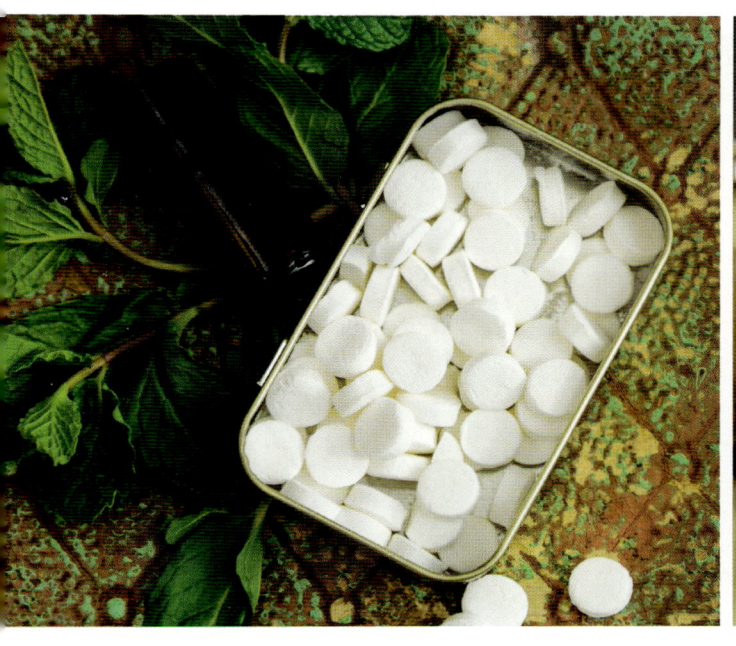

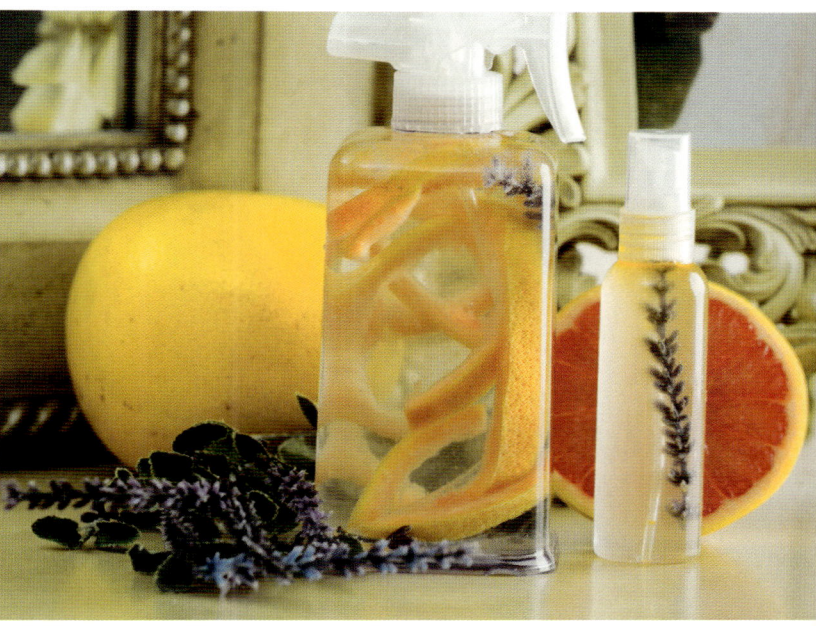

Mentas Caseras

1 paquete de pasta de goma (que se encuentra con los suministros de decoración de tortas)
¼ de taza de azúcar en polvo
6 gotas de aceite esencial de hierbabuena, canela o limón (para añadir un sabor más fuerte)
Colorante para alimentos (opcional)
Sorbete de plástico.

Tomar una porción de pasta de goma del tamaño de un huevo y amasar hasta que esté suave. Agregar el aceite esencial y un poco de colorante para alimentos. Amasar de nuevo y estirar con rodillo. Usando el extremo del sorbete, perforar formas y pasar por el azúcar en polvo. Eso disminuye la adherencia. Secar durante 48 horas. Colocar las mentas en una lata decorativa con tapa.

Exfoliante de Naranja Dulce

1 taza de azúcar morena,
¼ de taza de aceite de coco,
7-8 gotas de aceite esencial de naranja silvestre.

Combinar bien en un frasco de vidrio, agregar una etiqueta y una cinta y disfrutar o compartir.

Fragancia Corporal Embrace Fall

8 onzas de agua destilada
1 cucharada de agua de hamamelis
10 gotas de aceite esencial de canela
13 gotas de aceite esencial de naranja silvestre

Mezclar en una botella con rociador.

Fragancia Corporal Happy Grapefruit

8 onzas de agua destilada
1 cucharada de hamamelis
13 gotas de aceite esencial de toronja
4 gotas de aceite esencial de lavanda

Simplemente agregar los ingredientes a una botella con rociador, agitar y disfrutar o compartir.

Exfoliante de Azúcar, Vainilla y Lavanda

1 taza de azúcar blanco
¼ de taza de aceite de coco
1 cucharadita de extracto de vainilla
5 gotas de aceite esencial de lavanda

Combinar bien en un frasco de vidrio, agregar una etiqueta y una cinta, y disfrutar o compartir.

CUIDADO PERSONAL

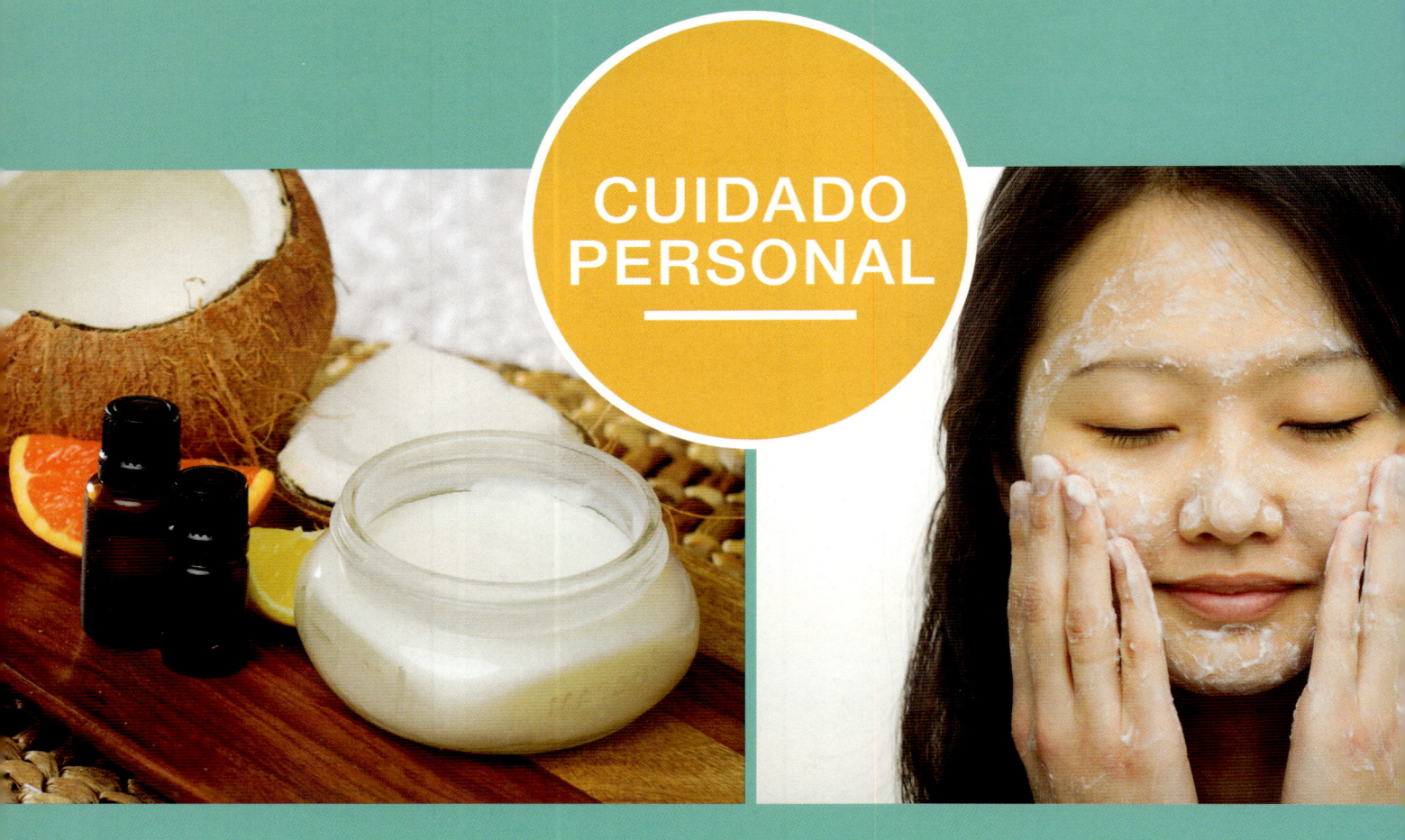

Desodorante Natural

6 cucharadas de aceite de coco
6 cucharaditas de bicarbonato de sodio
10 gotas de aceite esencial de naranja silvestre
3 gotas de aceite esencial de helicriso
2 gotas de aceite esencial de romero

Mezclar el aceite de coco y el bicarbonato de sodio hasta que se empiece a formar una pasta. Añadir los aceites esenciales y mezclar bien. Almacenar en un frasco de vidrio con tapa. Aplicar una fina capa de desodorante en las axilas utilizando el dedo, un algodón o una esponja de maquillaje.

Microdermoabrasión Casera

1 cucharada de bicarbonato de sodio
1 ½ cucharadita de agua
2 gotas de aceite esencial de helicriso

Mezclar los ingredientes en un tazón pequeño hasta que se forme una pasta acuosa. Sumergir los dedos limpios en la pasta y, mediante un movimiento circular, masajear suavemente la cara y la garganta hasta que esté cubierta con una capa delgada. Enjuagar e hidratar. Seguro para todos los tipos de piel, pero no aplicar sobre piel quemada por el sol/viento. Realizar un tratamiento microderm una o dos veces por semana para exfoliar y retirar las células muertas de la piel. La piel se sentirá fresca y tonificada.

¿Sabías que?

- La mayoría de los desodorantes y antitranspirantes contienen ingredientes vinculados al cáncer de mama y la enfermedad de Alzheimer.
- los productos para blanquear los dientes puede causar sensibilidad y dar lugar a retracción de la encía e irritación. La irritación de las membranas mucosas orales, la sensación de ardor en la boca y el potencial de incrementar el riesgo de cánceres orales y faríngeos son efectos secundarios comunes del uso de enjuagues bucales.
- Incorpora aceites esenciales totalmente naturales a tu régimen de cuidado personal para evitar efectos secundarios negativos y sustancias químicas nocivas.
- Para remover fácilmente la pintura de ojos y el maquillaje utilizar aceite de coco fraccionado.
- Para obtener un refrescante rápido de aliento usa una perla de aceite esencial de hierbabuena.
- Para eliminar las toxinas del cuerpo y mejorar la salud en general, prueba el "oil pulling" (conservar aceite en la boca). Se ha indicado que el Oil pulling ayuda con la salud oral en general, mientras elimina las toxinas no deseadas del cuerpo. Aplicar 1-2 cucharaditas de aceite de coco fraccionado en la boca. Añadir los aceites esenciales deseados y hacer buches por quince a veinte minutos, luego escupir (en la basura, no por un desagüe). Enjuagar con agua tibia y con un cepillo de dientes.

RECETAS DE VIDA NATURAL

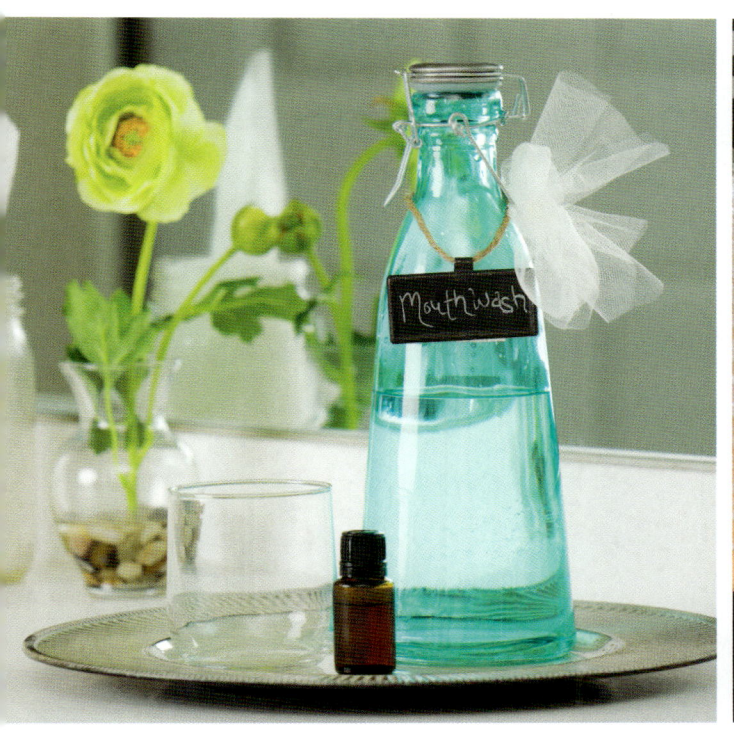

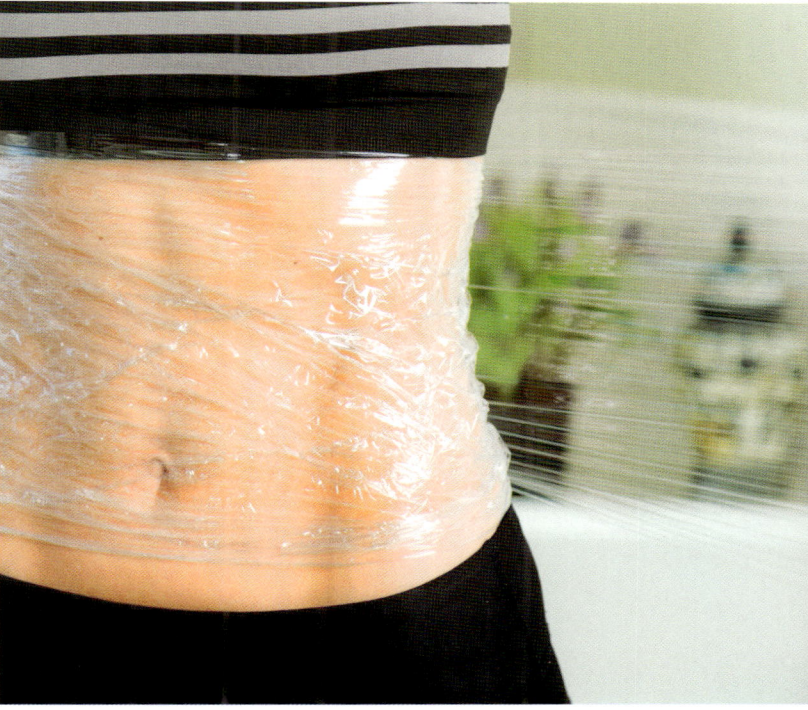

Enjuague bucal de Menta

¾ de taza de agua
3-4 gotas de aceite esencial de menta

Poner el aceite esencial en un vaso lleno de agua. Mezclar bien y tomar pequeños sorbos, haciendo buches durante veinte a treinta segundos. Escupir o tragar y repetir.

Blandqueador de Dientes

Las fresas tienen un ligero efecto blanqueador, y si se usan a diario pueden ayudar a los dientes a deshacerse de manchas menores.

1 fresa mediana con tallo
1 gota de aceite esencial de hierbabuena

Convertir la fresa en pulpa. Agregar el aceite esencial de menta y mezclar bien. Mojar el cepillo de dientes en la mezcla de la pasta y cepillar con normalidad. Enjuagar a fondo

Envoltura para adelgazar

40 gotas de mezcla para masajes de aceite esencial
40 gotas de mezcla metabólica de aceites esenciales
40 gotas de aceite esencial de ciprés
40 gotas de aceite esencial de geranio
40 gotas de aceite esencial de hierba limonera
40 gotas de aceite esencial de toronja
15 gotas de aceite esencial de eucalipto
15 gotas aceite esencial de gualteria
10 gotas de aceite esencial de hierbabuena
aceite de semilla de uva

Colocar los aceites en un spray de 4 onzas, cubrir con aceite de semilla de uva y mezclar bien. Rociar sobre el área que está envolviendo y cubrir con vendajes elásticos o con una envoltura plástica libre de BPA. Permitir que la envoltura se asiente durante cuarenta minutos. Retirar la envoltura y masajear con los aceites que quedan en la piel. Las envolturas son más eficaces cuando se aplican cuatro o más, dejando pasar dos a tres días entre cada envoltura para disminuir la celulitis, mejorar la circulación y ayudar a tensar la piel.

RECETAS DE VIDA NATURAL

CULINARIO

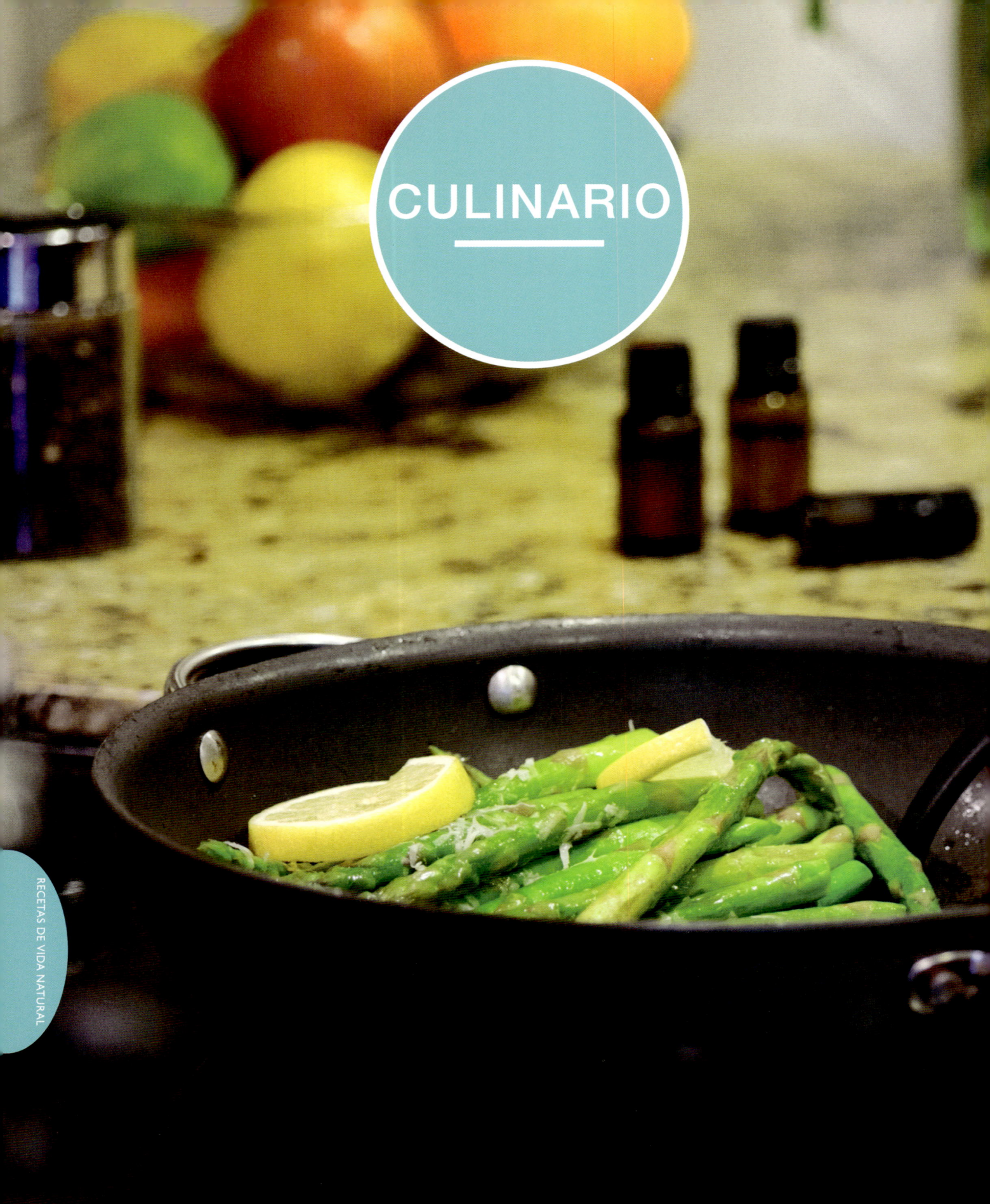

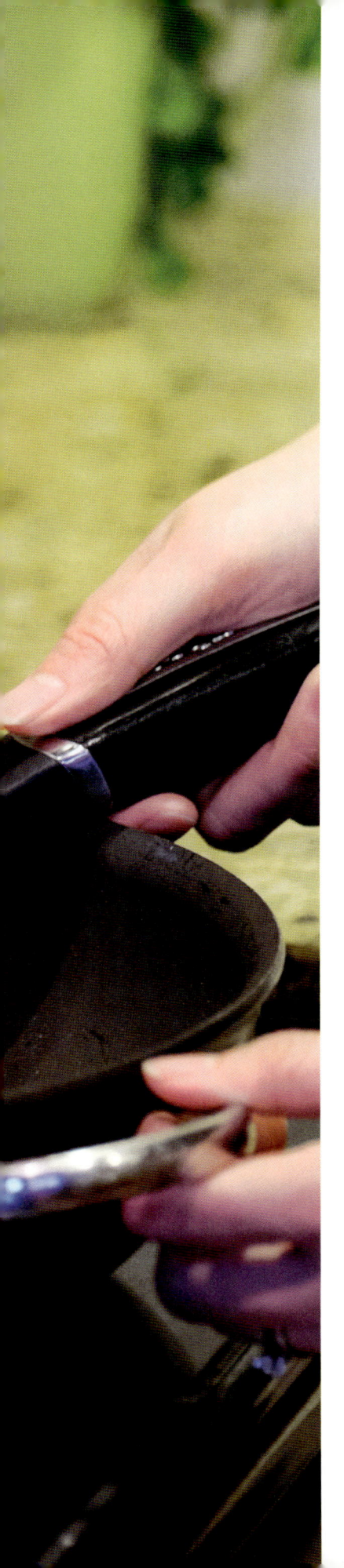

Consejos para Cocinar con Aceites Esenciales

Añadir aceites esenciales en tus recetas favoritas hace que sea fácil incorporar sus beneficios para la salud durante el día. Hay muchas variables al utilizar los aceites esenciales para cocinar. Si alguna vez has utilizado hierbas frescas en lugar de secas, sabe que el sabor y la cantidad utilizada es diferente. La misma regla se aplica a los aceites esenciales para cocinar. Los aceites tienen sabor y aroma súper concentrado. Es posible que algunas marcas de aceites esenciales sean más potentes que otras, esto tiene que ver con el abastecimiento y la pureza. Los aceites esenciales pueden añadir un sabor muy sutil o muy fuerte a tus platos cocinados, dependiendo de la cantidad utilizada. Nos gusta disfrutar e identificar tantos sabores en nuestros alimentos como sea posible, así que ten cuidado y recuerda que menos es mejor. Comienza con una pequeña cantidad y luego agrega más a medida que lo necesites.

Si has aplicado demasiada cantidad, el sabor dominará los demás y puede echar a perder tu plato. Además todos los aceites tienen una viscosidad diferente, por lo que algunos son más livianos y algunos más espesos. El tipo de abertura de la botella que estés utilizando afectará el tamaño de la gota. El uso de un gotero o una jeringa puede ayudarte a controlar lo que estás usando. Otra buena opción es colocar las gotas primero sobre un utensilio y luego añadir la cantidad deseada a tu plato o bebida.

Te darás cuenta que en las siguientes recetas hay algunas medidas interesantes que te ayudarán a añadir la cantidad adecuada de aceites esenciales a tus recetas de cocina. La mejor manera de controlar la cantidad es utilizar el método del palillo de dientes.

- 1 inmersión de palillo de dientes = sumergir un palillo de dientes en el aceite esencial y sumergirlo una vez en la receta.
- 1 remolino de palillo de dientes = sumergir un palillo de dientes en el aceite esencial y arremolinarlo en la receta.
- ½ gota = colocar una gota de un aceite esencial en una cuchara y luego utilizar la punta de un cuchillo afilado para obtener la cantidad deseada de aceite y añadirla a la receta.

Asegúrate de usar un palillo de dientes nuevo con cada uso a fin de no contaminar las botellas de aceite esencial.

Las hierbas picantes, saladas o especiadas son particularmente difíciles de medir (por ejemplo, el aceite de albahaca puede ser mucho más sutil en sabor que el de orégano), por lo que la regla general debe ser: si no es aceite de cítricos, utiliza un palillo de dientes hasta que lo pruebes o hasta que tengas una receta garantizada.

Siempre es mejor mezclar los aceites esenciales con un aceite de oliva u otro líquido cuando cocinas, para dispersar más uniformemente el sabor en tu plato.

Hornear típicamente requiere más saborizantes de aceite que cocinar. Por ejemplo, cuando podrías utilizar 2 o 3 remolinos de palillo de dientes de orégano en una salsa de espagueti, es posible que utilices 2 o 3 gotas al hacer pan artesanal.

SUSTITUCIÓN DE ACEITES POR HIERBAS
Sustituye un aceite por una hierba para aumentar los beneficios de salud e incrementar el sabor de cualquier plato.
- ½ ctda. de hierbas secas = 1 ½ ctda. de hierbas = 2-3 remolinos de palillo de dientes de aceite
- 1 ctda. de hierbas secas = 1 cda. de hierbas frescas = 1 gota de aceite esencial

SUSTITUIR ACEITES POR CÍTRICOS
- 1 ctda. de extracto de limón = 1/8 ctda. de aceite esencial de limón = 16 gotas
- 1 cda. de ralladura de limón = 1/16 ctda. de aceite esencial de limón = 8 gotas

ADEREZOS Y MARINADOS
Culinario

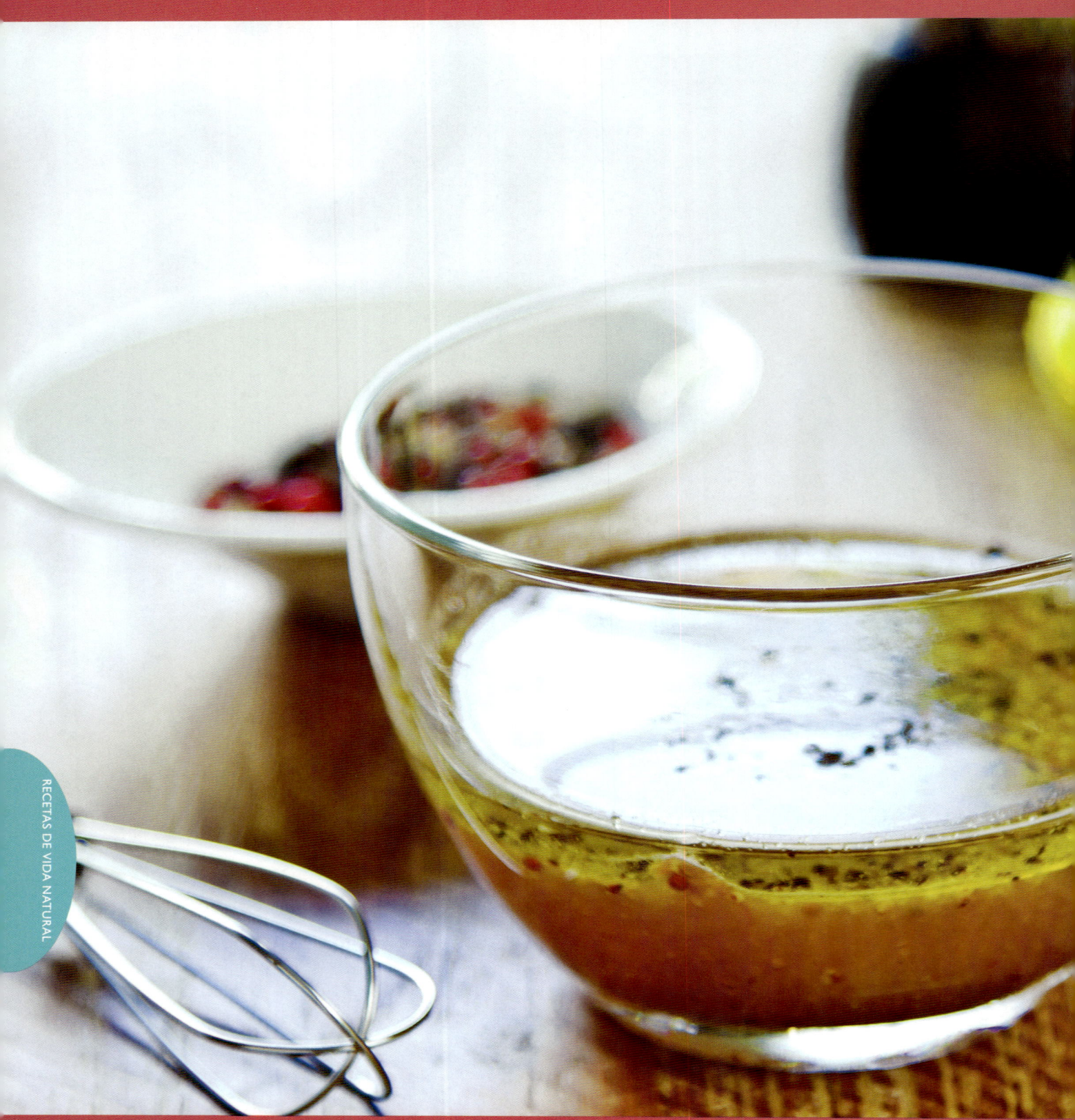

RECETAS DE VIDA NATURAL

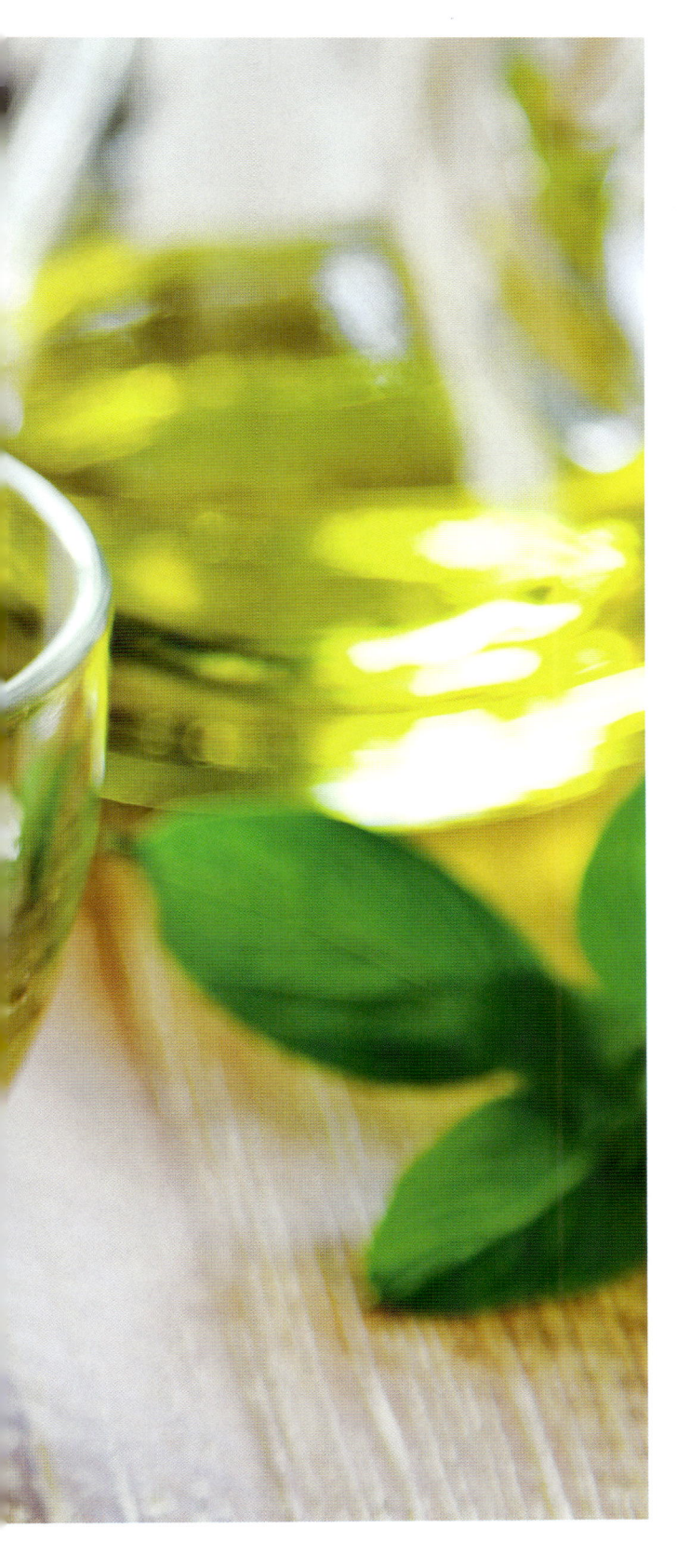

Aderezo Cremoso de Cilantro

½ taza de suero de leche
½ taza de mayonesa
½ taza de crema agria
1 paquete de mezcla seca de aderezo de suero de leche ranchero
2 gotas de aceite esencial de cilantro
6 tallos de cebolla verde, en rodajas
4 pimientos pepperoncinis dorados
1 gota de aceite esencial de lima
1 cucharadita de azúcar

Combinar todos los ingredientes en la licuadora y refrigerar. Servir en ensaladas, tortillas, y como salsa para pan focaccia/ de hierbas.

Vinagreta básica

⅔ de taza de aceite de oliva
½ taza de vinagre de champán o de vino
2 - 3 cucharadas de azúcar o 1 - 2 gotas de stevia, a gusto
1 cucharadita de chalotas o cebolla blanca, finamente rallada
1 cucharadita de mostaza de Dijon
¼ de cucharadita de ajo picado
1-2 gotas de aceites esenciales de naranja silvestre, toronja o de mezcla estimulante

Agitar para mezclar bien los ingredientes y disfrutar.

Aderezo de Albahaca y Fresa

6 fresas congeladas
1 ½ cucharadas de agua
2 palillos de dientes sumergidos en aceite esencial de albahaca a gusto
1 palillo de dientes sumergido en stevia líquido para endulzar o más, a gusto
Pizca de sal

Descongelar las fresas justo lo suficiente para ablandarlas para facilitar el mezclado. Mezclar en trozos grandes. En un recipiente pequeño añadir el aceite esencial de albahaca y stevia al agua y remover. Agregar la mezcla de agua con sal a las fresas. Mezclar bien para hacer una porción. Va muy bien con ensalada de espinacas en lugar de preparar aderezo de semilla de amapola o vinagreta dulce.

RECETAS DE VIDA NATURAL

consejos

- Los aceites esenciales se absorben bien en carnes y son buenos aderezos.
- Al hacer aderezos de vinagre, emparejar los ingredientes. El aceto balsámico o vinagre de vino rojo (vinagres oscuros) combina con vinagres de frambuesa o ensalada de fresa, carne de res y de cordero. El vinagre de vino blanco, arroz, o los vinagres de champán (vinagres claros) van bien con el pollo, el pescado, las peras, trozos de toronja, mango o naranja.
- Las nueces confitadas y el queso feta van bien con ambos aderezos.

ALIMENTOS FERMENTADOS

Culinario

Cómo hacer Chucrut Fermentado

El chucrut crudo sin pasteurizar ofrece probióticos saludables para el tracto digestivo, aumenta la alcalinidad del cuerpo, y aumenta la absorción de nutrientes.

Para hacer chucrut necesitas un cuchillo, una tabla de cortar, un tazón grande, una vasija o tarro no poroso y un frasco con tapa.

Cortar el repollo en trozos de tamaño uniforme o triturarlo en un cuenco. Dos cabezas de repollo llenan bien un frasco de un galón y medio. Agregar las especias deseadas. Añadir sal marina gruesa y mezclar usando las manos para masajear la mezcla. La col comenzará a producir líquido (salmuera).

Usando tu puño o un pisón de madera, crea un ambiente anaeróbico eliminando las burbujas de aire mientras colocas la mezcla de verduras en forma compacta en una vasija o frasco. Aprieta hasta que la salmuera se eleve por encima de las verduras. Coloca un plato o placa encima de los vegetales, cubriéndolos tan cerca de los bordes como sea posible. Como alternativa, utiliza las hojas exteriores de la col para sellarlo. Coloca un peso encima de los vegetales envasados. Una jarra de agua funciona bien. Cúbrelo completamente con un paño y asegúralo con una banda elástica para mantener a los insectos alejados.

Durante la primera semana, apisona la mezcla todos los días para ayudar a que las verduras queden sumergidas en la salmuera. A veces toma un día o dos que la salmuera quede por encima de las verduras. Esto ayudará a prevenir la formación de moho. Pruébalo después de una semana para ver si te gusta. Puedes dejarlo fermentar todo el tiempo que desees, pero la mayoría de la gente prefiere dos a cuatro semanas de fermentación en pequeños lotes. Cuando tiene poco tiempo, te dejará una sensación carbonatada en la lengua, que desaparece después de una semana de la fermentación.

La mejor temperatura para fermentar chucrut es 55-65 (12-18 ºC) grados. Colócalo en una despensa, bodega, armario o en la encimera de la cocina. Puede haber una variación en esta temperatura, pero los mejores sabores se desarrollar dentro de ese rango. Cuando se completa la fermentación, quita el peso, la placa, o el sello de col, raspa la capa superior, y disfruta de las bondades frescas y saludables de abajo. Agrega los aceites esenciales luego que el chucrut esté fermentado.

Nota: Si se forma moho, no todo está perdido. Es una prueba para tus sentidos. Raspa el moho y úsalo como abono. Si el chucrut de abajo huele bien, pruébalo. Si sabe mal, ¡escúpelo y desecha el lote!

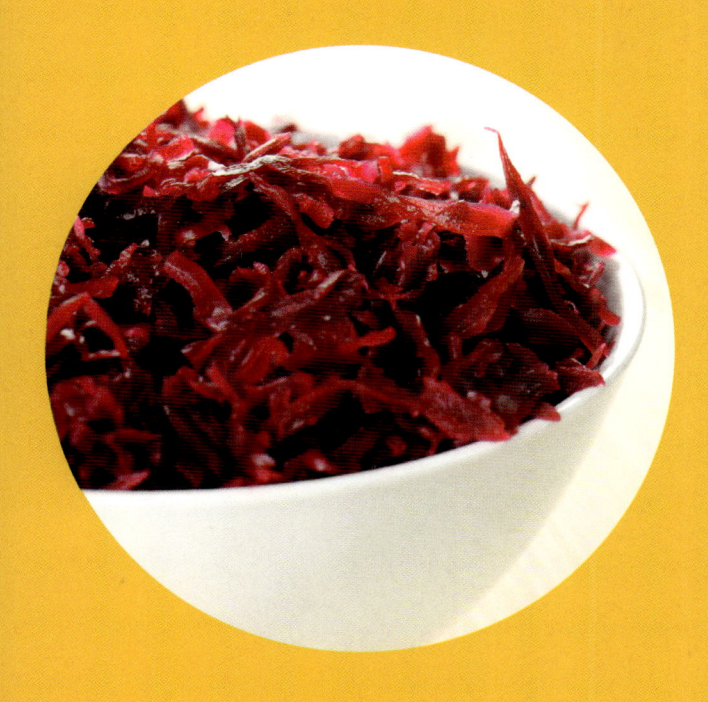

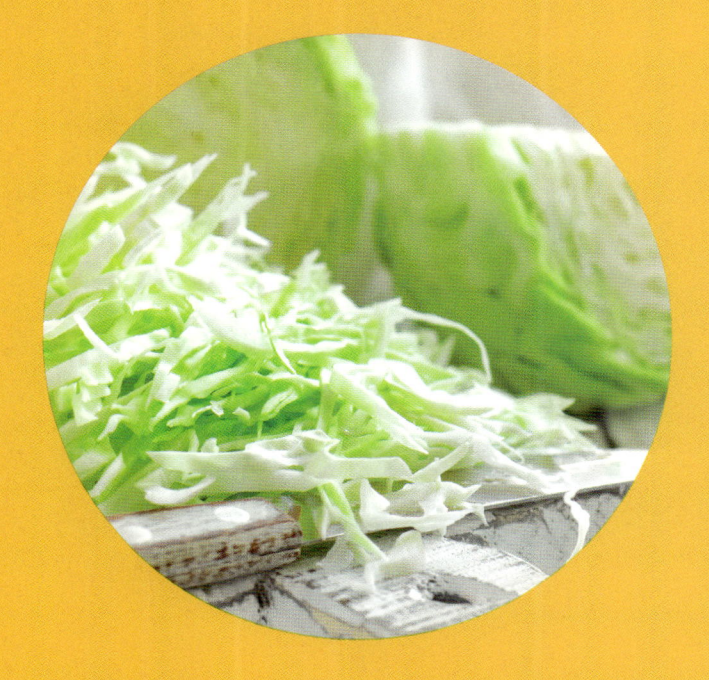

Chucrut básico

1 a 1 ½ cabeza de repollo
1 cucharada de sal marina por libra de repollo
1 cebolla
2-3 cucharadas de eneldo
2-3 cucharadas de semillas de alcaravea
2 gotas de aceite esencial de limón en un recipiente de medio litro de chucrut (después de la fermentación)

Chucrut de Bayas de Enebro

1 ½ a 2 cabezas de col roja o verde, rallada
1 a 1 ½ manzanas, peladas, sin corazón y picadas en trozos grandes
1 cucharada de semillas de comino
1 ½ cucharadas de bayas de enebro, molidas
1 cucharada de sal por cada libra de col

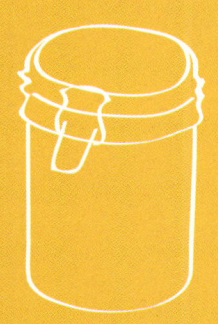

Chucrut de Col Roja y Manzana

1 a 1 ½ cabeza de repollo rojo, finamente rallado
2 manzanas Granny Smith, sin semillas y ralladas
¼ de taza de cebolla roja cortada muy finamente en rodajas
1 cucharada de sal por cada libra de repollo
5 granos de pimienta enteros
3 clavos de olor
1 vaina de cardamomo
¼ cucharadita de semillas de cilantro
⅛ de cucharadita de canela

Combinar la col, la manzana y la cebolla roja. Espolvorear con sal y masajear. Colocar los ingredientes restantes en un tazón pequeño. Triturar con el dorso de una cuchara o mortero. Añadir a la mezcla de col y seguir las instrucciones de la receta básica.

RECETAS DE VIDA NATURAL

BEBIDAS
Culinario

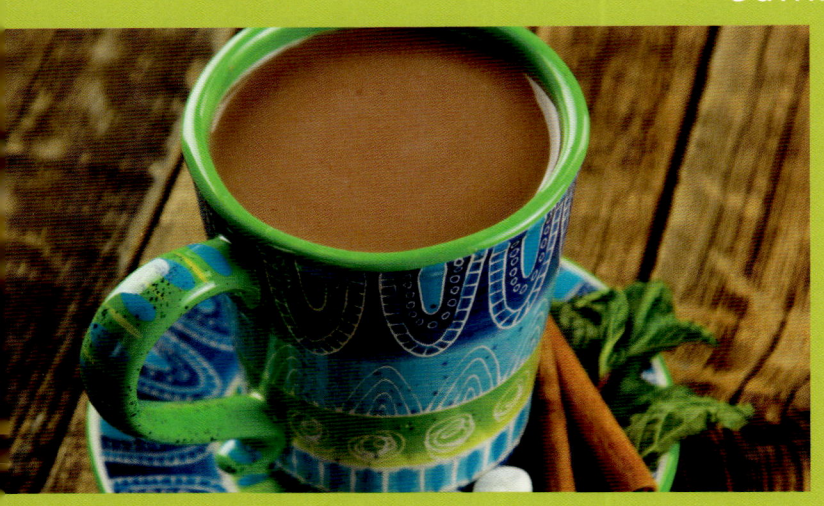

Bar de Chocolate Caliente

Chocolate caliente preparado
Selecciona uno o más de estos aceites esenciales:
• Menta • Canela • Cassia • Cardamomo • Naranja
• Limón • Pimienta (da un toque picante)
Malvaviscos, chispitas, pedacitos de toffee o bastones de caramelo para adornar

Preparar el chocolate líquido caliente como se indica. Invita a los huéspedes a sumergir palillos de dientes en su selección de aceites esenciales y a revolverlos en el chocolate. Decora con caramelos si lo deseas.

Té para la Indulgencia Excesiva

Agua caliente
Miel
10 gotas de aceite esencial de naranja silvestre
5 gotas de aceite esencial de limón
3 gotas de aceite esencial de cilantro
2 gotas de aceite esencial de jengibre
2 gotas de aceite esencial de menta

Mezcla los aceites esenciales en una botella pequeña. Disuelve una cucharada de miel en una taza de agua caliente. Agrega 2 gotas de mezcla de aceite esencial. Sórbelo hasta que tu estómago se sienta mejor, para ayudar a aliviar la incomodidad asociada a comer en exceso.

Daiquiri Virgen Congelado

1+ taza de fresas congeladas
1 cucharadita de extracto de vainilla
1-2 gotas de aceite esencial de limón
1 taza de agua
Stevia para endulzar

Mezclar todos los ingredientes en la licuadora. Añadir más edulcorante o lima a gusto. Añadir más agua para una consistencia más líquida. Para obtener una consistencia cremosa, añadir un poco de yogur natural.

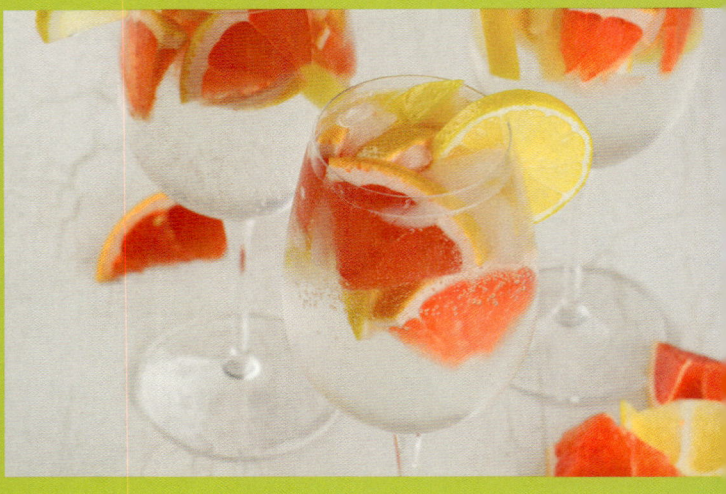

Bebida Cítrica Espumosa

12 onzas de agua seltzer
1/8 -1/4 cucharadita de stevia a gusto
6 gotas de aceite esencial de toronja
6 gotas de aceite esencial de limón

Mezclar los ingredientes y servir fría o con hielo. Decorar con una ramita de menta o una rodaja de limón, si lo desea. Para un toque de color, añadir un poco de colorante rojo para crear un color rosa para el toronja rosa.

consejos

- Intenta añadir estos aceites esenciales al agua o agua con gas para obtener un delicioso sabor (¡y con cero calorías!)
- Menta
- Limón
- Cardamomo
- Mezcla de Protección
- Toronja
- Jengibre
- Lima
- Toronja y Casia

- Añadir aceite esencial a las bandejas de cubitos de hielo. Para distinguir el sabor y añadir a la presentación, puedes incluir una gota de colorante, cáscara de fruta, o una hoja (por ejemplo, menta o albahaca; un cítrico deshidratado puede ser atractivo también).

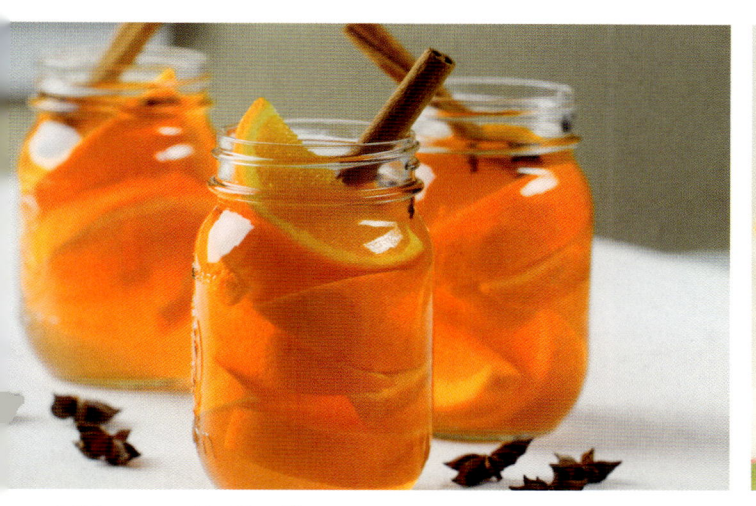

Wassail Caliente

2 ½ tazas de sidra de manzana
¾ tazas de jugo de arándano
3 gotas de aceite esencial naranja silvestre
1 gota de aceite esencial de limón
2 palillos de dientes sumergidos en aceite esencial de clavo
2 palillos de dientes sumergidos en aceite esencial de canela
1 palillo de dientes de aceite esencial de jengibre (sumergir y retirar)

Mezclar el jugo, la sidra y las gotas de aceites esenciales de naranja y limón silvestre en una cacerola. Cocinar a fuego lento. Sumergir un palillo de dientes en los aceites restantes, y luego revolver o sumergir en la mezcla de jugo. ¡Verter en tazas y disfrutar!

Batido de Proteína de Baya Verde

8 onzas de leche de almendras (o leche de tu elección)
3 cucharadas de mezcla de batido de proteínas
1-2 tazas de bayas verdes frescas o congeladas
2 cucharadas de mezcla en polvo o 1 puñado grande de espinaca lavada fresca
2 gotas de aceite esencial de jengibre
2 gotas de aceite esencial de toronja

Verter los ingredientes en la licuadora, mezclar hasta que esté cremoso y servir.

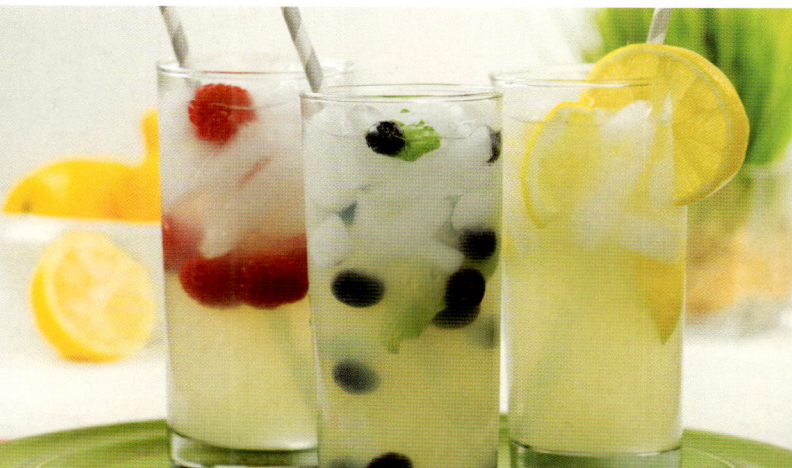

Bar de Limonada

Limonada preparada a elección (8 onzas por persona)
Diversas frutas frescas, como frambuesas, fresas, limones, limas.
Palillos de dientes para saborizar con aceites.

Selecciona una o más de estos aceites esenciales:
- Aceite esencial de albahaca, 1 inmersión de palillo de dientes o a gusto (va muy bien con la limonada de frambuesa)
- Aceite esencial de lavanda, 1 palillo de dientes remojado o a gusto
- Aceite esencial de geranio, 1 palillo de dientes remojado o a gusto
- Aceite esencial de jengibre, 1 palillo de dientes remojado o a gusto
- Aceite esencial de toronja, 3-4 palillos de dientes remojados o a gusto
- Aceite esencial de limón, 2-3 remolinos de palillos de dientes o a gusto.

Vierte la limonada preparada en vasos, permitiendo a tus invitados que agreguen la fruta y su elección de aceites esenciales con los palillos de dientes. ¡Esta es una divertida manera de complacer a la gente!

Agua de Casia Dulce y Toronja

El aceite esencial de casia proporciona un impulso de energía y combate la infección en el cuerpo. El aceite esencial de toronja es bueno para disminuir el apetito y limpiar el cuerpo.

Añade 10 gotas de aceites esenciales de toronja y 2 de casia en una botella de agua de acero inoxidable o vidrio. Llenar con agua fría filtrada y batir. ¡Disfrútala todo el día!

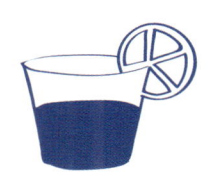

BOCADILLOS
Culinario

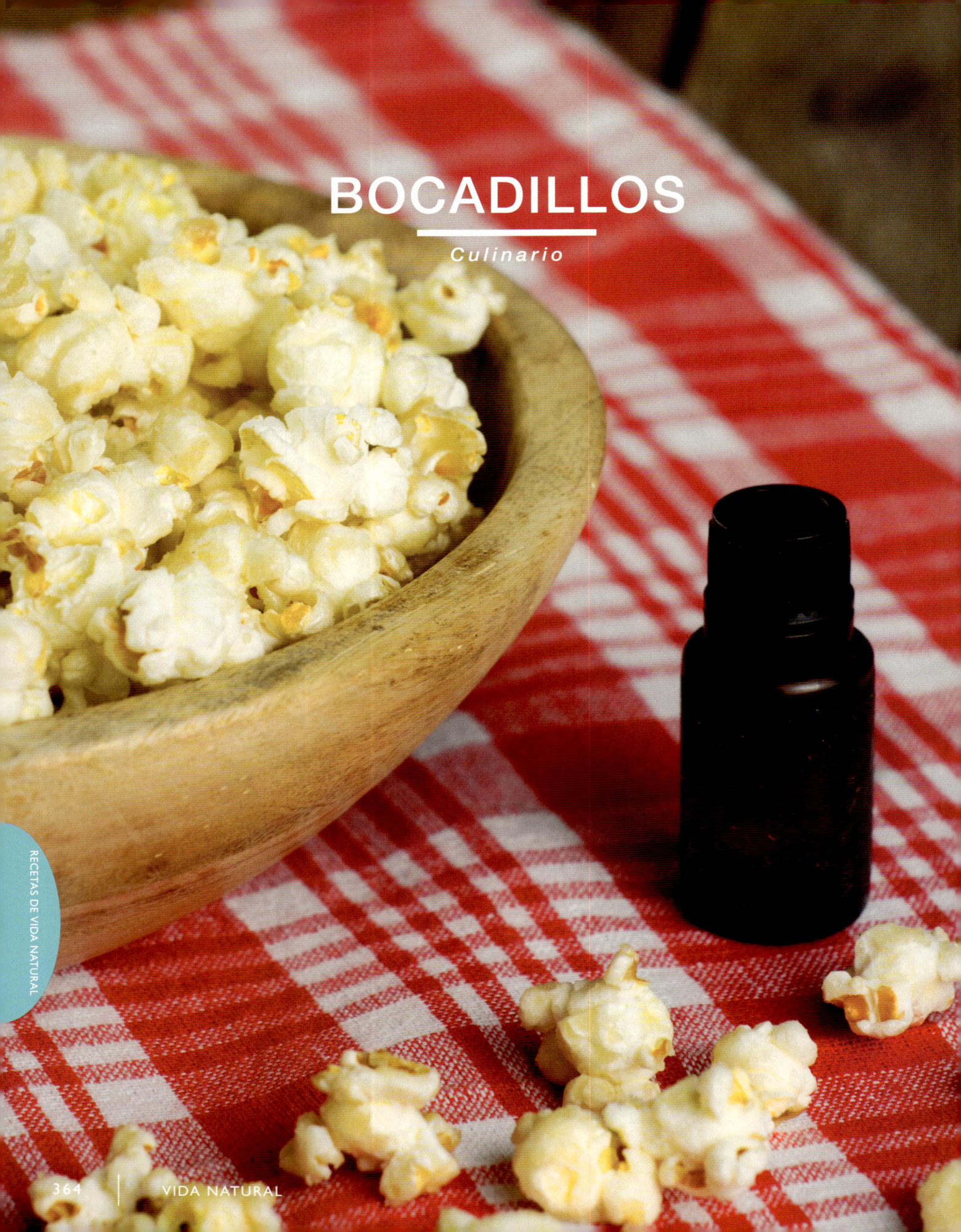

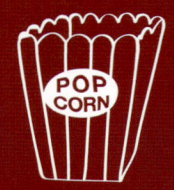

Palomitas de Maíz Esenciales

1 ½ cuarto de galón de palomitas de maíz
3 cucharadas + 1 cucharadita de mantequilla
½ taza de azúcar
2 cucharadas de agua
½ cucharadita de extracto de vainilla (sólo cuando se utilizan aceites de cítricos)
1-2 pizcas de sal a gusto
Aceite esencial de tu elección; el número de gotas depende de cuál aceite utilices. Siempre empezar con unas pocas, probar y añadir a partir de allí.
Para la canela, agregar 4 gotas (o a gusto) y 1 cucharadita de canela en polvo para dar color. Si lo desea, puedes añadir frutos secos especiados a la mezcla de palomitas de maíz (ver la receta de almendras especiadas con miel).
Para naranja silvestre, añadir 4-5 gotas a gusto. Si lo deseas, puedes rociar chocolate blanco luego (vea las instrucciones)

Cubre una bandeja para hornear con papel de horno o papel de aluminio. Coloca las palomitas de maíz en un recipiente grande. En una cacerola, derrite la mantequilla a fuego lento. Añadir el azúcar, el agua y la sal; Cocinar y revolver a fuego lento hasta que el azúcar se disuelva. Agregar los aceites esenciales y la vainilla (si utilizas aceites cítricos). Verter la mezcla sobre las palomitas de maíz; sacudir y mezclar con una espátula de goma hasta que las palomitas de maíz estén totalmente cubiertas. Una vez cubiertas, colocar las palomitas sobre una bandeja para hornear preparada. Hornear sin tapar a 325 °F durante 10-15 minutos para que las palomitas de maíz estén crocantes y para eliminar la humedad. Remover la mezcla cada 3-4 minutos. Sacar la bandeja del horno y seguir revolviendo la mezcla cada pocos minutos. A medida que la mezcla se enfríe, las palomitas de maíz quedarán agradables y crujientes. Si utilizas el saborizante de cítricos, puedes agregar 1-2 gotas de naranja silvestre al chocolate blanco derretido. Rociar sobre las palomitas de maíz cocidas. Si utilizas saborizante de canela puedes agregar nueces especiadas a la mezcla.

Almendras asadas condimentadas

Poner las almendras tostadas en una bolsa con cierre hermético o en un recipiente con tapa. Agregar un par de gotas de aceite esencial de tu preferencia - las sugerencias incluyen mezcla protectora, casia, canela, o pimienta negra junto con lima. Sellar el recipiente; agitar bien y dejar reposar para permitir que el sabor impregne las almendras.

Arándanos Cítricos

Agregar arándanos secos a una bolsa con cierre hermético o un recipiente con tapa. Agregar unas gotas de aceite esencial de naranja silvestre. Sellar el recipiente, agitar bien y dejar reposar para permitir que el sabor penetre en los arándanos. Estos arándanos saborizados son excelentes para ensaladas, mezclas de frutos secos, magdalenas/panes dulces, etc.

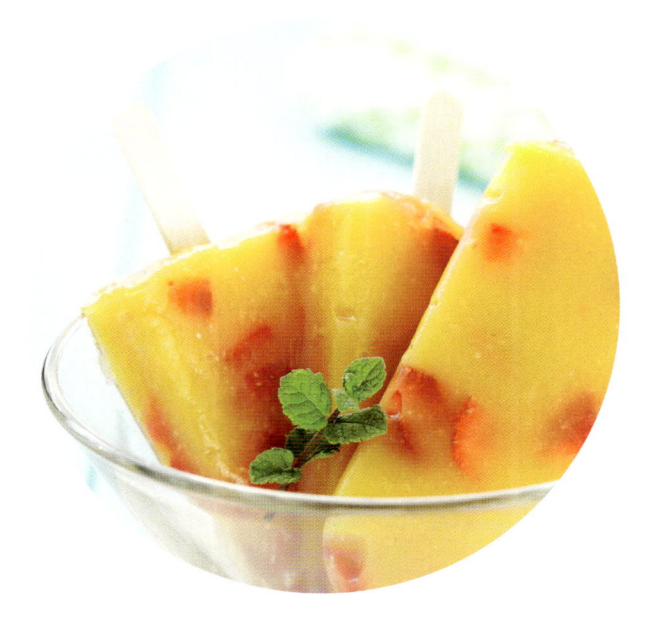

Paletas heladas

1 bandeja de paletas con palillos de helado o una bandeja de cubitos de hielo y palillos de dientes, 1 lata de jugo concentrado congelado (naranja u otro jugo a elección)
½ lata de agua
1 plátano
2 onzas de yogur griego natural
1 cucharadita de vainilla
1 gota de aceite esencial de naranja silvestre

Mezclar en la licuadora y verter en la bandeja. Agregar palillos o palillos de dientes y congelar.

Rodajas de Manzana condimentadas

Agregar 4-6 gotas de mezcla protectora de aceite esencial a suficiente agua para cubrir 2-5 rodajas de manzana. Revolver el agua. Agregar las rodajas de manzana y dejar reposar durante más de 15 minutos antes de servir.

Sandía Tropical

En una botella de sifón de vidrio de 2 onzas, combinar 60 gotas de aceite esencial de limón con agua hasta llenar la botella. Agitar y rociar sobre los trozos de sandía justo antes de servir.

Pasas con Chocolate y Naranja

Colocar las pasas compradas cubiertas de chocolate en una bolsa con cierre hermético o un recipiente con tapa. Agregar unas gotas de aceite esencial de naranja silvestre. Sellar el recipiente, agitar bien y dejar reposar para permitir que el sabor penetre en el chocolate.

DESAYUNOS
Culinario

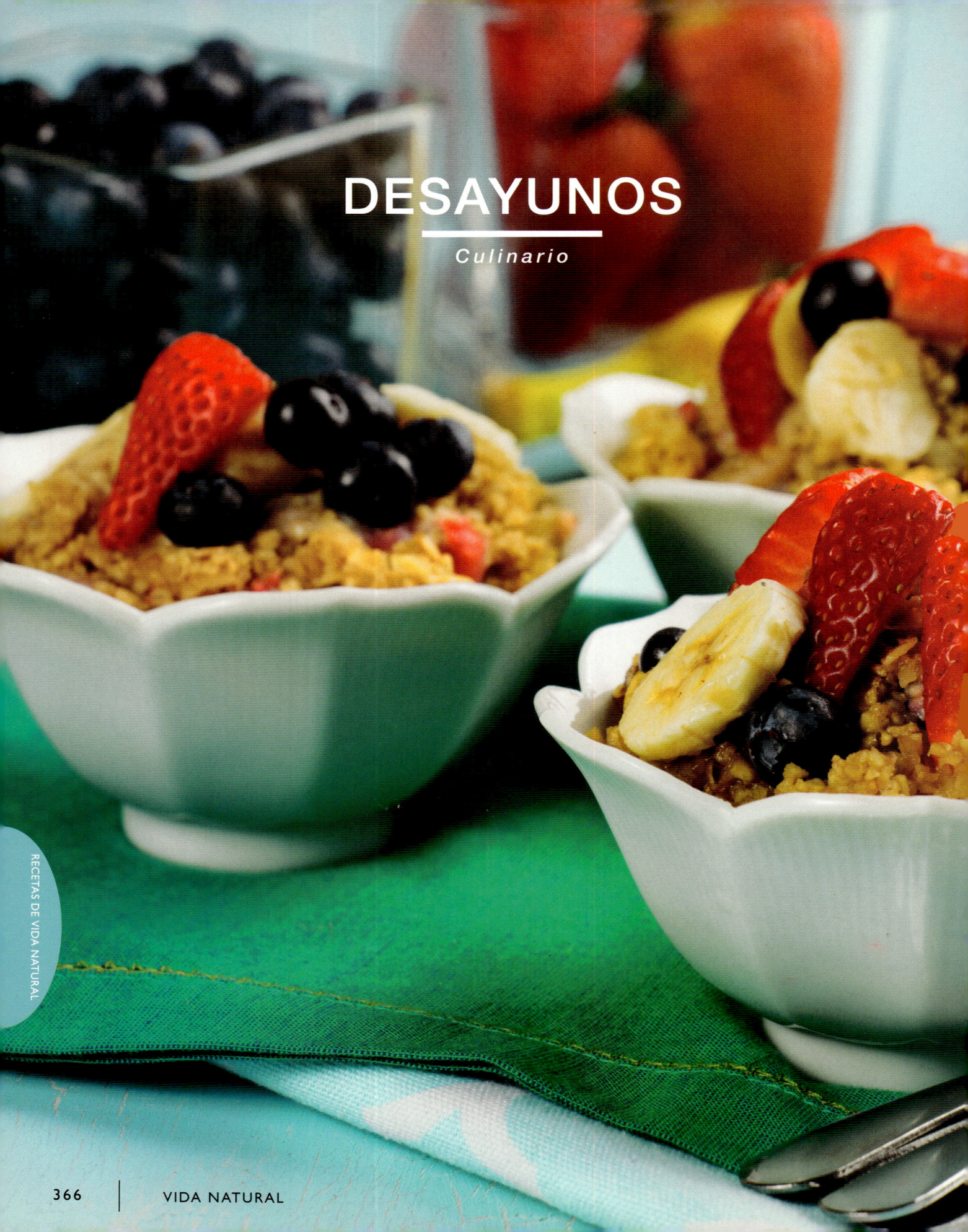

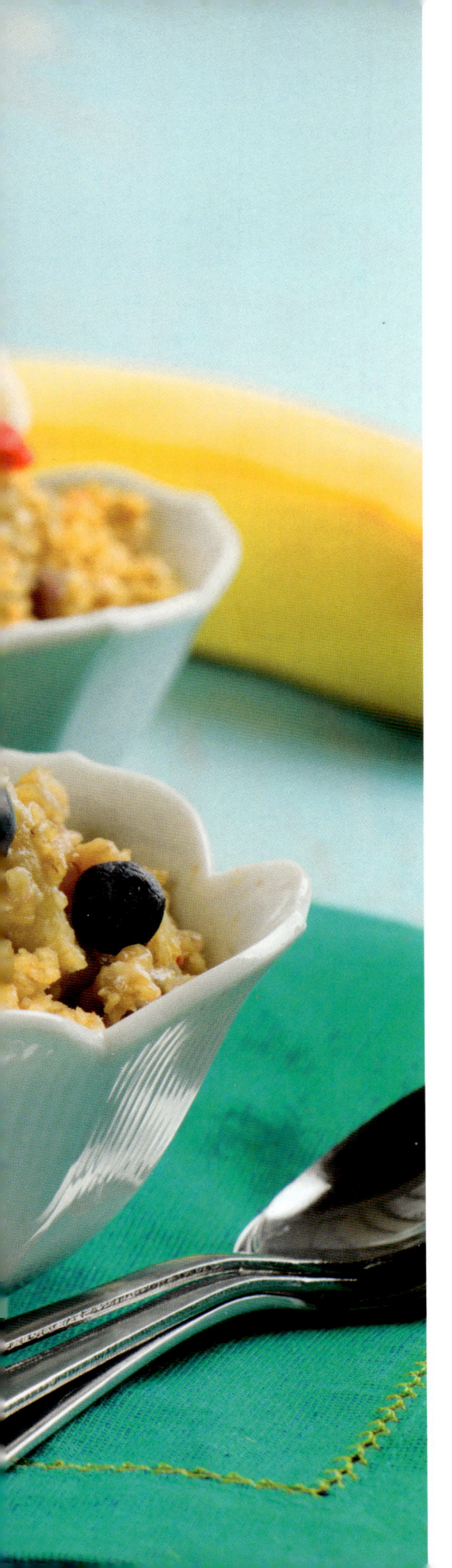

Avena Horneada

Ingredientes secos:
2 tazas de copos de avena
½ taza de azúcar morena o azúcar de coco sin refinar
1 ¼ cucharaditas de polvo de hornear, una pizca de sal

Ingredientes húmedos:
2 tazas de leche
1 gota de aceite esencial de canela o mezcla protectora
1 huevo grande
4 cucharadas de mantequilla derretida
2 cucharaditas de extracto de vainilla

Variaciones que pueden agregarse:
*½ taza de nueces tostadas picadas
*½ taza de ciruelas pasas,
*2 plátanos cortados y alineadas en la sartén con bayas (dividir ⅓ taza de azúcar)
*1 ½ taza de bayas,
*manzana canela—trozar las manzanas 2 y cocinarlas a fuego lento en la leche. Aumentar el azúcar a ½ taza y usar el aceite esencial de canela como se señaló anteriormente.

Mezclar los ingredientes secos en un bol y los ingredientes húmedos en otro. Enmantecar un molde para hornear o una sartén para horno de 8x8. Si utilizas plátanos, colócalos primero. Si no es así, extiende los ingredientes secos uniformemente en el molde. Vierte los ingredientes húmedos sobre los secos. Agítalo suavemente para distribuir el líquido.

Hornéala a 375 grados durante 35-45 minutos hasta que estén dorada y lista. Coloca encima alguno de los siguientes ingredientes: crema de leche, azúcar y canela o mantequilla.

Rinde 6 porciones.

Avena Condimentada Fácil

Utiliza canela, cassia, cardamomo, o aceites esenciales de la mezcla protectora (a gusto) para dar sabor a la avena común. Para añadir aceites esenciales a la avena, simplemente anádelos a la leche de tu elección (por ejemplo, de almendras) y revuélvelos con la avena. Utiliza miel o stevia para endulzarla si lo deseas.

Granola Casera

3 ¼ tazas de copos de avena
4 cucharadas de azúcar morena liviana
¼ de cucharadita de sal kosher o marina
½ cucharadita de nuez moscada
½ taza de miel
¼ de taza de aceite vegetal
2 - 3 gotas de aceite esencial de canela o de casia (a gusto)
1 cucharadita de vainilla
1 - 1 ⅓ tazas de frutos secos combinados, cortados, semillas o nueces picadas (crudas o tostadas) a tu gusto

Calienta el horno a 300 grados, utiliza el estante medio. Combina la avena, el azúcar morena, la sal y la nuez moscada. Añade el aceite esencial al aceite vegetal. En otro bol, mezcla la miel, los aceites y la vainilla para combinarlos. Vierte la mezcla de miel sobre la avena. Mezcla bien. Extiéndela sobre una bandeja para hornear y hornéala durante 15 minutos, luego revuélvela. Revuelve cada 5 minutos por al menos 15 minutos más o hasta que tenga un color dorado suave. Retira del fuego, deja enfriar a temperatura ambiente. Agrega frutos secos, nueces y/o semillas a la avena en un tazón grande. Si deseas una granola más espesa, añade granos de semillas de girasol, germen de trigo, salvado de avena, etc.

consejos

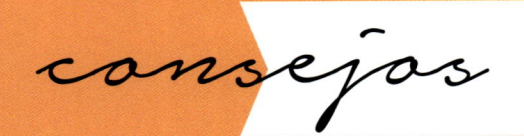

Utiliza siempre cuencos y cucharas de vidrio, cerámica, o metal. Evita los utensilios y contenedores de plástico.

Prepara una deliciosa salsa de frutas como acompañamiento o relleno mezclando 1 taza de yogur de vainilla con ½ taza de puré de fresas y 1-2 gotas de aceite esencial de limón.

Puedes añadir aceites esenciales a tu bebida favorita para el desayuno o el té.

Quiche de Jamón y Queso sin Corteza

- 2 tazas de jamón de la Selva Negra o tocino crujiente, completamente cocinado y cortado en cubos o rallado
- 1 taza de queso rallado (buen sabor) + ½ taza de queso para espolvorear encima
- ⅓ taza de cebolla verde, picada o ¼ taza amarilla de cebolla
- 2 tazas de leche
- 5 huevos grandes
- 1 taza de mezcla de galletas secas
- ¼ de cucharadita de sal marina
- 1 gota de aceite esencial de pimienta negra
- 1 palillo de dientes sumergido en cardamomo o albahaca

Enmanteca un molde de tarta o cúbrelo con papel de hornear rociado con aceite en aerosol antiadherente. Coloca el jamón, el queso y la cebolla en el fondo del molde de tarta. Bate los ingredientes restantes en un tazón o en la licuadora y viértelos sobre los otros ingredientes. Hornea a 400 grados (en el estante medio o alto) hasta que esté ligeramente dorada, o hasta que al insertar un cuchillo en el centro salga limpio, aproximadamente 30 minutos. Espolvorea el queso reservado arriba y hornea otros 10 minutos hasta que se derrita y se formen burbujas.

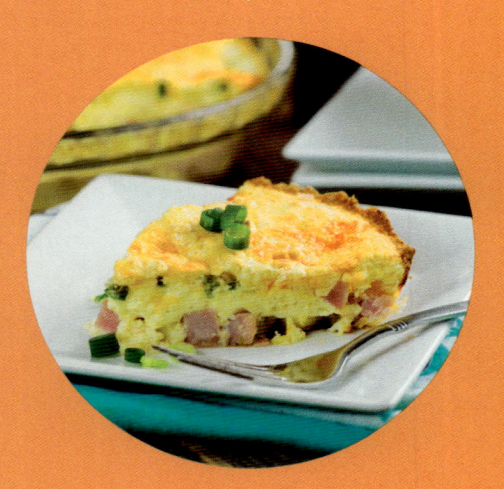

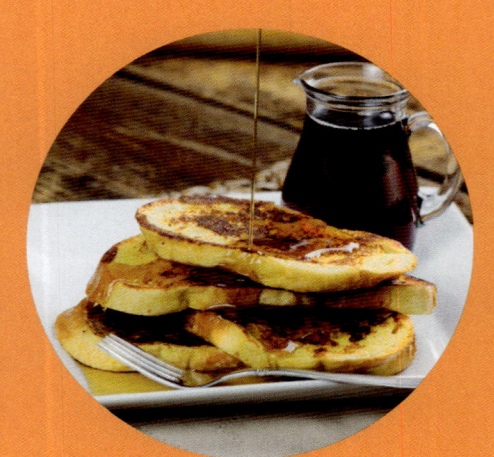

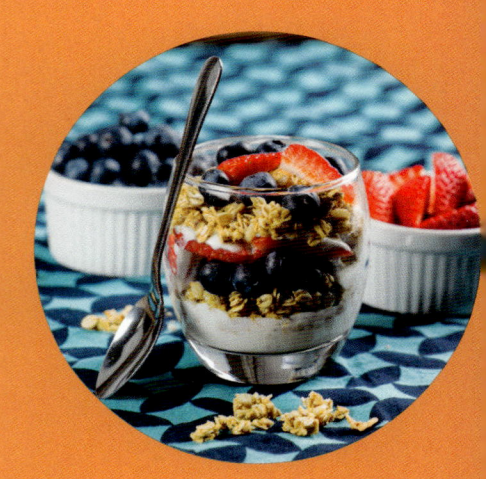

Tostada Francesa Condimentada

- 3 huevos grandes
- ¾ taza de leche de tu elección
- 1 cucharadita de extracto de vainilla
- 1 gota de aceite esencial de canela o mezcla protectora
- Una pizca de sal
- Una pizca de pimienta
- 6-8 rebanadas del pan de tu elección

Batir los huevos hasta que estén suaves y esponjosos. Mezclar los ingredientes restantes. Calentar una sartén o una plancha recubierta con aceite de coco, mantequilla o spray antiadherente. Sumergir el pan en la masa, volteándola para cubrirlo, y luego colocarla en la plancha. Cocinar hasta que se dore, voltear para cocinar el otro lado hasta que esté dorado. Cubrir con mantequilla y jarabe tibio especiado o con relleno especiado de pastel de manzana (ver recetas). Nota: La mezcla protectora va muy bien con el pan blanco. La canela es mejor para el pan de trigo.

Miel de Maple

- 1 botella de agave (aprox. 18 onzas)
- ½ cucharadita de extracto de arce
- ¼ cucharadita de extracto de vainilla
- 1 gota de aceite esencial de mezcla protectora (para obtener un jarabe mas saborizado).

Mezclar, calentar y servir.

Parfait de Frutas con Yogur

- ¼ - ½ taza de yogur griego
- 1 gota de aceite esencial de limón o más a gusto
- Granola,
- ¼ taza de arándanos

Mezclar la lima con el yogur. Hacer una capa de yogur con granola y arándanos.

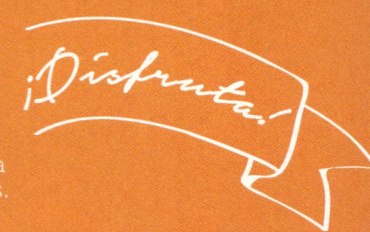

¡Disfruta!

RECETAS DE VIDA NATURAL

368 | VIDA NATURAL

RECETAS DE VIDA NATURAL

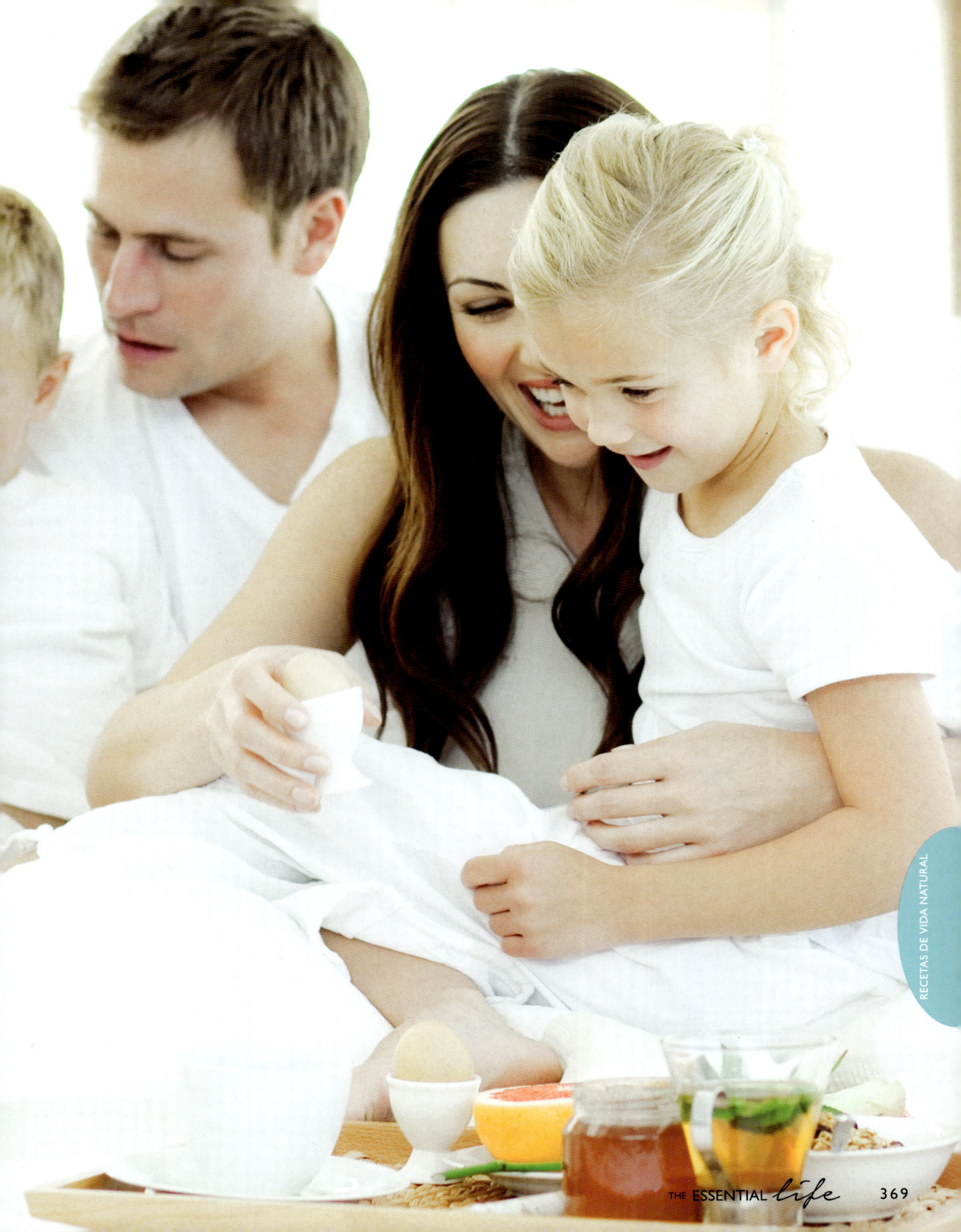

THE ESSENTIAL *life* 369

ENSALADAS
Culinario

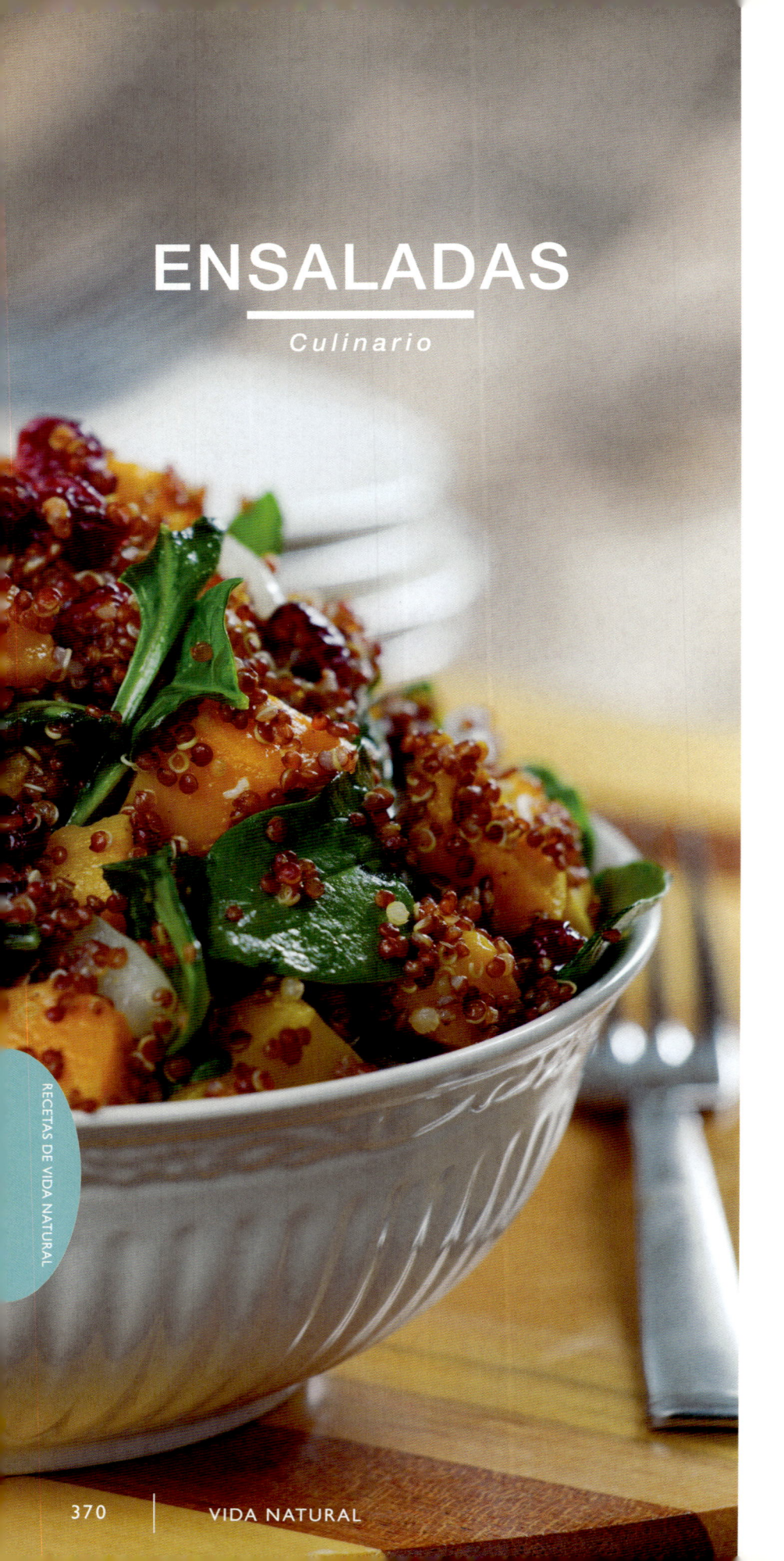

Ensalada de Calabaza Tostada Tibia y Quinoa

¾ taza de arándanos secos
¾ tazas de hojas de espinaca
1 cucharada de jugo de limón fresco
1 cucharada de miel sin refinar
1 cucharada de aceite de oliva
Pizca grande de sal
1 palillo de dientes sumergido en aceite esencial de pimienta negra
1 calabaza pelada y cortada en cubos medianos
½ cucharadita de sal gruesa
½ cebolla dulce grande, cortada en rodajas finas
4 tazas de quinoa roja, cocinada y tibia
1 ½ taza de granos de trigo, cocinados y tibios

Colocar las espinacas y los arándanos secos en un tazón grande. Tapar y reservar. Combinar el jugo de limón, la miel, 1 cucharada de aceite de oliva, una pizca de sal y aceite esencial de pimienta negra en un tazón pequeño y batir hasta que se mezclen. Reservar.
Precalentar el horno a 425 grados. Forrar un molde para hornear con papel de aluminio. Mezclar la calabaza en dados con 1 cucharada de aceite de oliva y ½ cucharadita de sal. Extender la calabaza de manera uniforme sobre la bandeja para hornear forrada de papel de aluminio. Asar la calabaza en el estante superior del horno durante 15-20 minutos, o hasta que la calabaza esté tierna y tenga un color café dorado arriba. Retirar del horno.
Mientras la calabaza se esté asando, colocar la ½ cucharada de aceite de oliva en una pequeña sartén y calentarla a fuego a medio/alto. Añadir la cebolla dulce y rehogar durante 2 minutos. Reducir el fuego a medio y continuar salteando durante otros 5-6 minutos hasta que la cebolla esté ligeramente caramelizada. Añadir la calabaza caliente, la cebolla caliente, la quinoa caliente y los granos de trigo al recipiente de las espinacas y los arándanos. Mezclar para que se ablanden un poco las espinacas. Agregar el aderezo y mezclar hasta que esté bien cubierto. Servir caliente.

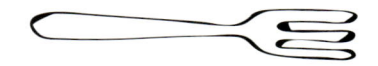

RECETAS DE VIDA NATURAL

VIDA NATURAL

consejos

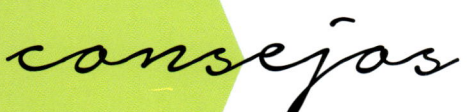

- Utiliza aceites esenciales en el aceite de oliva y para preparar crutones sazonados.
- Ver la receta Almendras Especiadas en Aperitivos para añadir algo crocante a las ensaladas.
- Ver recetas de Aderezos como acompañamiento para las recetas de ensaladas.
- Los aceites esenciales son una fantástica adición a las ensaladas de pasta.

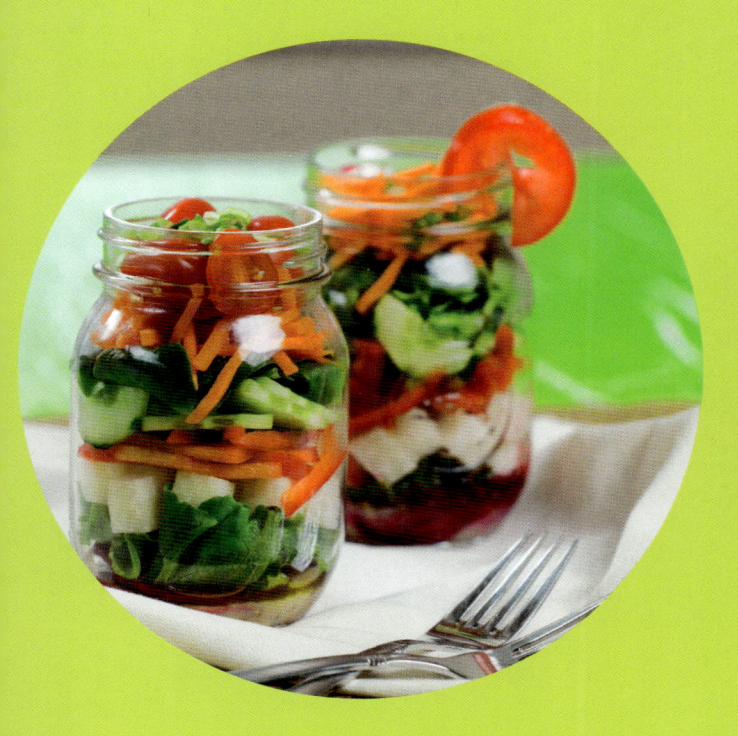

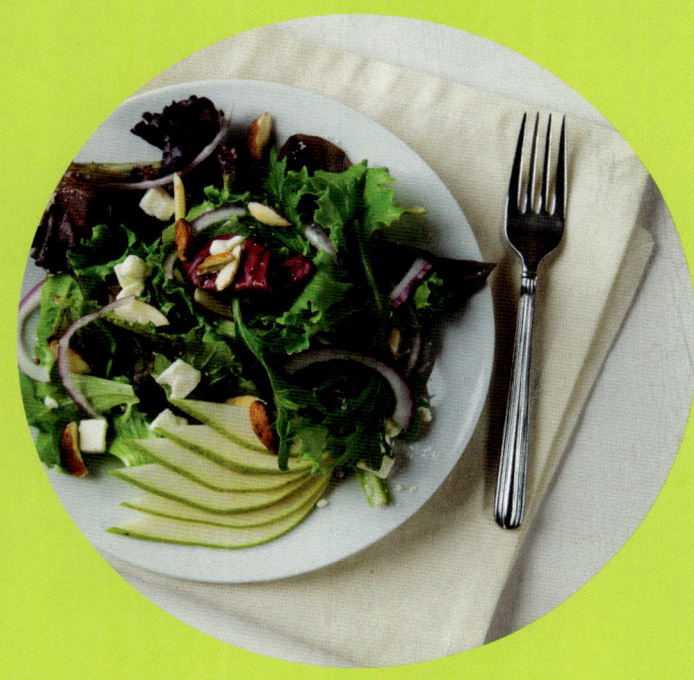

Ensalada en una Jarra

½ limón
1 palillo de dientes sumergido en aceite esencial de albahaca
Pizca de sal
2 gotas de aceite esencial de limón o lima
1 cucharada de aceite de oliva
Ensalada de vegetales preferida

En un frasco con capacidad de un cuarto de galón, exprimir ½ limón y colocar un poco de aceite esencial de albahaca. Agregar sal, aceite de oliva y aceite esencial de limón o lima. Llenar el frasco con los vegetales, añadir primero los más firmes y colocar hojas verdes de ensalada en la parte superior. Refrigerar. La ensalada dura varios días en el refrigerador. Antes de servir, colocar el frasco boca abajo y agitar para dispersar el aderezo. Servir la ensalada en un tazón o plato grande. Si lo deseas, agrega aguacate, crutones u otros ingredientes.

Ensalada de Pera y Queso

4 tazas de vegetales tiernos mixtos
⅓ - ½ taza de queso de cabra, Gorgonzola, Bleu o queso feta desmenuzado
1 taza de pera, cortada en rodajas finas
¼ - ½ de cebolla roja en rodajas finas
Nueces trituradas o almendras caramelizadas
Semillas de granada, para colocar arriba (opcional)

Cubrir con la receta de aderezo de Vinagreta Básica (páginapg 359) utilizando vinagre de champagne y aceite esencial de limón para el aceite de cítricos. Revolver.

GUARNICIONES
Culinario

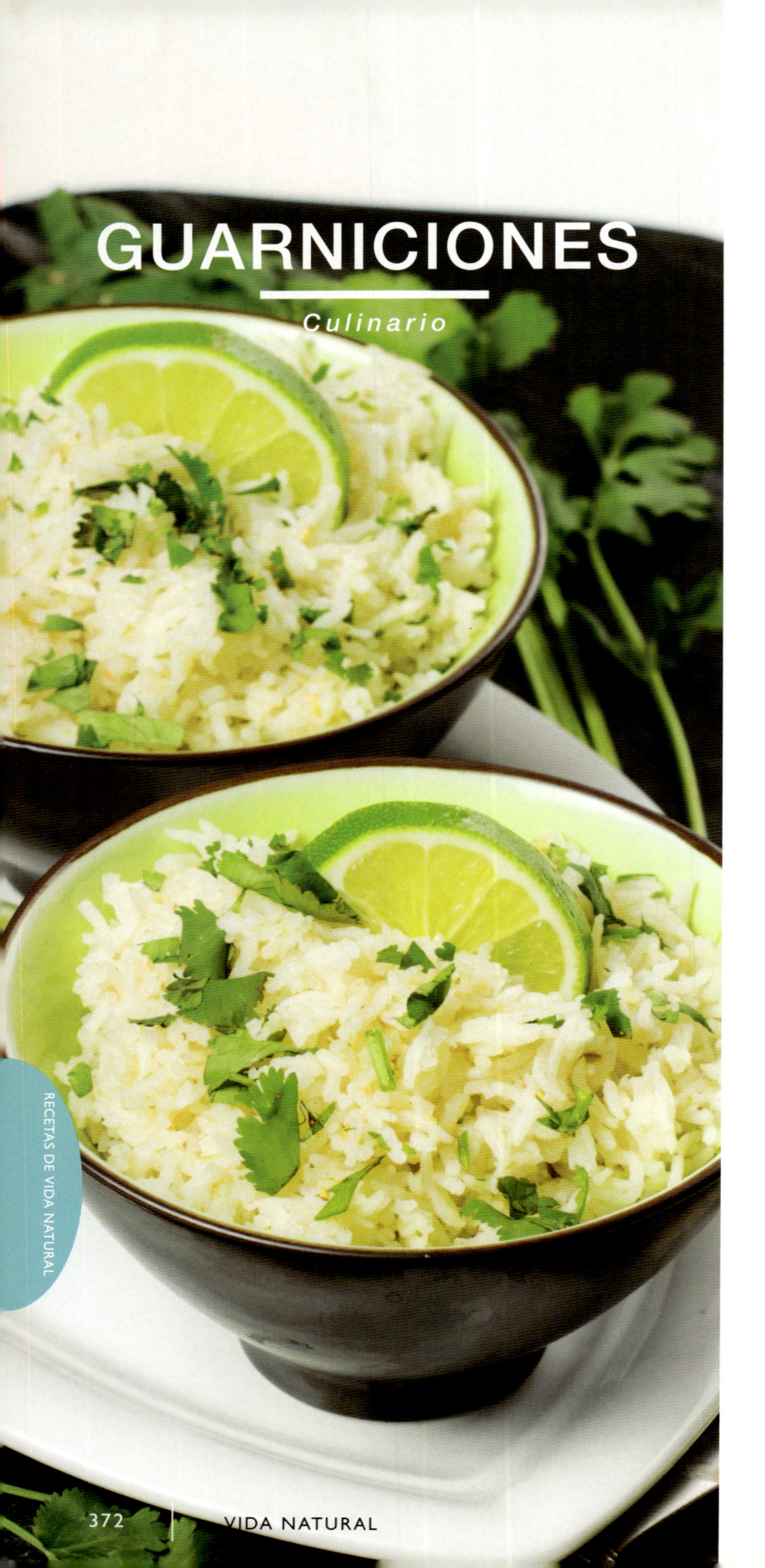

Arroz con Cilantro y Lima

2 tazas de agua
1 cucharada de aceite de coco
2 gotas de aceite esencial de lima
1 taza de arroz blanco
½ palillo de dientes sumergido en aceite esencial de cilantro
½ taza de salsa de chile verde
Cilantro fresco

Una pizca de sal marina y pimienta molida.

Poner el agua a hervir y agregar el aceite de coco, los aceites esenciales y el arroz. Cubrir y reducir a fuego lento. Cocinar a fuego lento hasta que el arroz esté tierno, aproximadamente 20 minutos. Agregar la salsa y el cilantro picado y añadir sal y pimienta a gusto.

Salteado de Vegetales y Piña

⅓ taza de salsa de soja
1 lata de piña en trozos con jugo (sin azúcar añadido)
2 cucharaditas de aceite de sésamo
2 cucharaditas de aceite de cacahuete
2 pimientos rojos, en rodajas
1 taza de calabaza en rodajas
1 taza de bok choy cortado en trozos pequeños
½ taza de arvejas
1 zanahoria en rodajas
1 manojo de cebollas verdes
1 gota de aceite esencial de jengibre
1 palillo de dientes sumergido en aceite esencial de hierba limonera

También puedes agregar 12 onzas de tiras de carne de cerdo, seitán o tofu.
Separar los trozos de piña del jugo de piña.
En ½ taza del jugo de piña reservado, añadir salsa de soja, aceite de sésamo, aceite esencial de jengibre y aceite esencial de toronja. En una sartén, saltear zanahorias, calabaza y pimientos en aceite de cacahuete durante unos 5 minutos. Añadir la mezcla de piña y luego agregar la cebolla verde, el bok choy, las arvejas y la piña. Dejar cocer durante unos minutos.
**Versión con proteínas: Si se utiliza carne de cerdo, seitán o tofu, utilizar todo el jugo de piña, añadirlo a la salsa y dejar reposar durante 20-30 minutos. Para cocinar, si es seitán o cerdo, saltear en aceite antes de añadir las verduras, luego seguir los pasos restantes como se ha indicado anteriormente. Si utilizas tofú, sigue los pasos anteriores y añádelo con la salsa.

RECETAS DE VIDA NATURAL

VIDA NATURAL

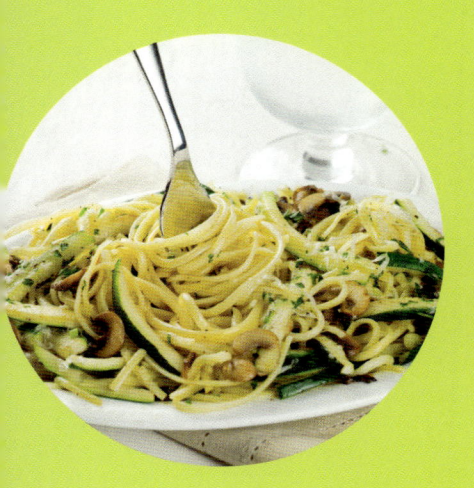

Pasta de Calabacín y Champiñon

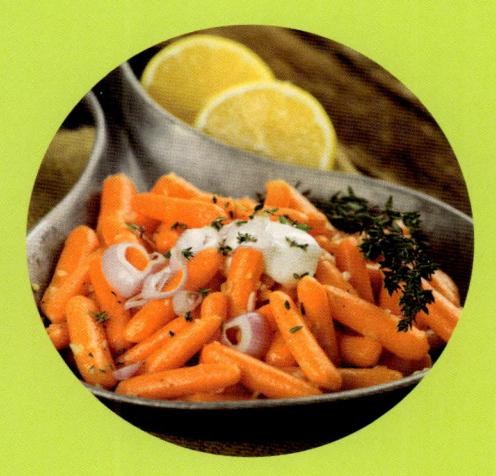

1 libra de calabacín mediano, en juliana
1 libra de hongos medianos, en rodajas finas
3 cda. de aceite de oliva
1 taza de cebolla verde finamente cortada
2 dientes de ajo picado
1-2 palillos de dientes sumergidos en aceite de albahaca a gusto
1 palillo de dientes sumergido en aceite de pimienta negra
½ ctda. de sal marina
3 cda. de mantequilla blanda
¼ de ctda. de sal marina o a gusto y pimienta a gusto
2 ctda. de perejil
1 ½ taza de queso parmesano rallado, dividido
1 libra de fideos de su elección

Comenzar a cocinar la pasta en una cacerola. En una sartén grande a fuego medio, saltear las cebollas hasta que estén tiernas. Agregar el ajo y cocinar durante otro minuto. Añadir el calabacín y cocinar hasta que se le pueda clavar un tenedor, pero aún esté un poco firme. Espolvorear sal y pimienta, luego añadir los hongos y saltear hasta que estén tiernos. Retirar del fuego. Cuando la pasta esté lista, escurrir y poner en un tazón para servir. Añadir el aceite esencial a la mantequilla; echar la mantequilla en la pasta caliente, junto con perejil, cebolla verde y ¾ de taza de queso parmesano rallado. Una vez que se derrita la mantequilla, echar las verduras. Cubrir con el resto del queso parmesano recién rallado.

Zanahorias Con Yogur Dulce y Picante

1 cda. + 2 ctda. de aceite de oliva
2 ½ cda. de chalotas finamente picadas
¼ de ctda. de sal marina
1 palillo de dientes sumergido en aceite esencial de tomillo
1 palillo de dientes sumergido en aceite esencial de pimienta negra
Un poco de pimienta molida
2 libras de zanahorias
Aderezo de Yogur Dulce y Picante, la receta aparece a continuación

Mezclar todos los ingredientes en un recipiente, excepto las zanahorias y el aderezo de yogur. Agregar las zanahorias y revolver. Trasladar las zanahorias a un molde para hornear y asar en el horno a 425 ° F grados durante unos 18-20 minutos o hasta que estén tiernas. Retirar del horno y llevar a un plato. Cubrir con el siguiente aderezo y servir.

Aderezo de Yogur Dulce y Picante

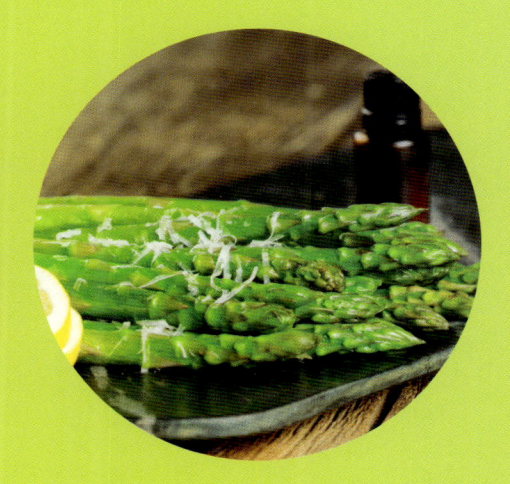

⅔ taza de yogur natural
2-3 ctda. de aceite de oliva
1 ctda. de miel
Pizca de pimienta roja molida
Sal marina a gusto.

Mezclar y servir sobre las zanahorias preparadas.

Espárragos con Parmesano y Limón

12-16 tallos de espárragos
2 ½ cucharadas de aceite de oliva
1 palillo sumergido en aceite esencial de limón (a gusto)
Sal y pimienta a gusto
2 cucharadas de queso Parmigiano - Reggiano rallado

Lavar los espárragos, cortar los extremos y colocarlos en una bandeja para hornear, preferentemente de piedra. Añadir el aceite esencial de limón al aceite de oliva y mezclar bien. Rociar sobre los espárragos, colocar los espárragos en la cacerola, frotar en aceite hasta que la sartén y los espárragos estén cubiertos uniformemente. Sal y pimienta a gusto. Asar a la parrilla a máxima potencia durante 5-6 minutos en la rejilla media del horno. Espolvorear el queso de manera uniforme sobre los espárragos y asar 1-2 minutos más hasta que el queso se derrita. Servir.

consejos

- Enjuagar los productos para obtener frutas, bayas y vegetales más saludables, frescos y con más sabor, incluyendo los vegetales de hoja verde. Llenar con agua un recipiente limpio de vidrio o metal. Agregar 1 cucharada de vinagre blanco y 2-3 gotas de aceite esencial de limón. Enjuagar los productos y colocarlos sobre papel de cocina o un paño limpio de algodón para secarlos.
- Para las verduras al horno, añade tus aceites esenciales favoritos para saborizar el aceite de oliva. Añadir sal y pimienta hasta obtener el sabor deseado. Verter la mezcla de aceite sobre las verduras y revolver para cubrirlas. Distribuir en una bandeja para horno y hornear hasta que estén tiernas. Servir.

LICUADOS
Culinario

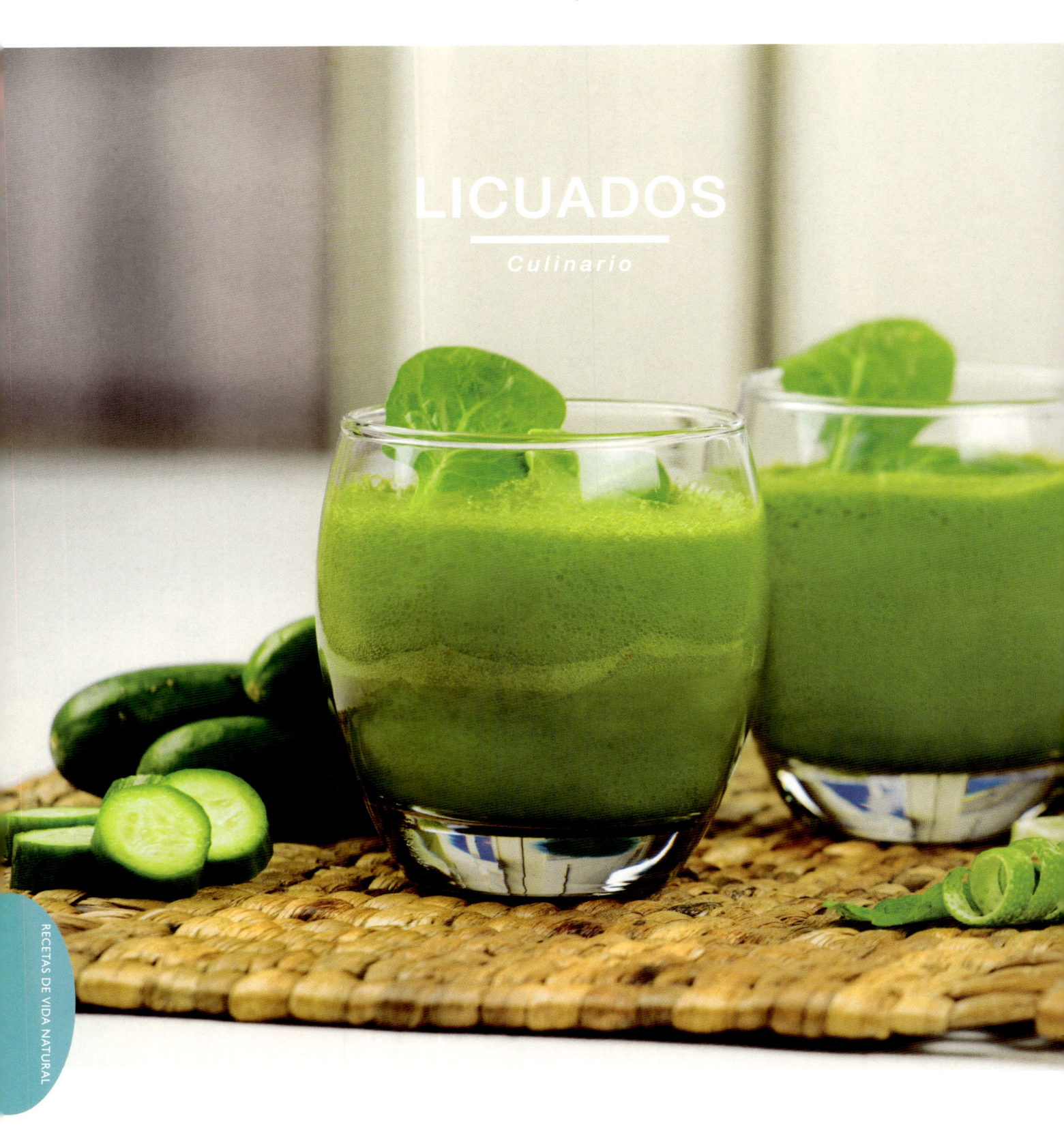

Fórmula básica:

2 copas de base líquida
2 tazas de verduras de hoja verde
3 tazas de fruta madura o congelada
Aceites esenciales a gusto

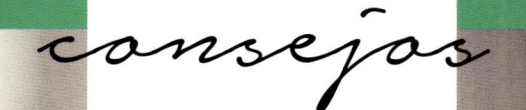

consejos

- Puedes utilizar un frasco de vidrio de boca normal (es decir, un frasco de conservas) en lugar de un vaso de licuadora regular. Basta con desenroscar la base y la cuchilla de la licuadora, colocar la cuchilla sobre la boca de la jarra y atornillarla a la base. Esto es perfecto para porciones pequeñas, nueces, pesto, etc. ¡También ahorra tiempo!
- Agrega nutrición adicional a tu licuado agregando cualquiera de los siguientes ingredientes:
  - Semillas de linaza
  - Aceite de coco
  - Semillas de chía
  - Proteína en polvo
- Cuando licúes, coloca el líquido en primer lugar seguido de las verduras y los trozos de frutas y hielo.

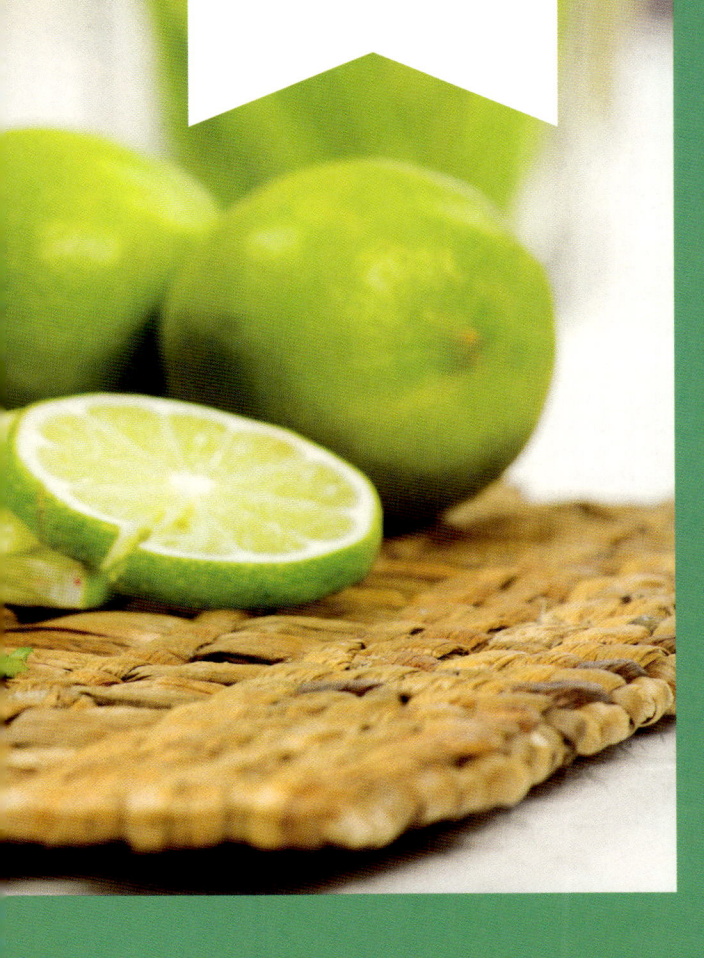

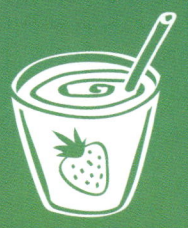

Licuado Tropical Verde

Licuar:
2 ½ tazas de espinaca
1 mango pelado y sin semilla
⅔ taza de vainilla leche de almendras
2 - 3 gotas de aceite esencial de naranja silvestre
1 palillo de dientes sumergido en aceite esencial de jengibre (opcional)
1 ¼ tazas de hielo

Licuado de Bayas y Banana

Licuar:
2 tazas de espinaca
1 taza de bayas congeladas
1 plátano
⅔ taza de jugo de naranja
⅔ taza de leche de almendras con vainilla
1 - 2 gotas de aceite esencial de limón
1 ½ taza de hielo

Licuado Verde de Manzana

Licuar:
2 tazas de jugo de manzana
1 taza de espinaca
1 taza de col rizada
1 manzana entera sin corazón
1 palillo de dientes sumergido en aceite esencial de limón
½ aguacate
1 taza de hielo

Licuado Paraíso en un Vaso

Licuar:
½ taza de leche de coco
1 palillo de dientes sumergido en aceite esencial de limón
1 taza de col rizada
1 taza de espinacas
1 taza de piña picada
½ taza de mango congelado
4 fresas congeladas
1 plátano
Agua según sea necesario para la consistencia

Licuado Simple de Vegetales

Licuar:
2 tazas de col rizada
1 taza de tomate o tomate uva picado
¾ taza de pepino picado
1 palillo de dientes sumergido en aceite esencial de pimienta negra
1-2 tazas de agua, según se desee la consistencia
1 taza de hielo
Pizca de sal

PANES
Culinario

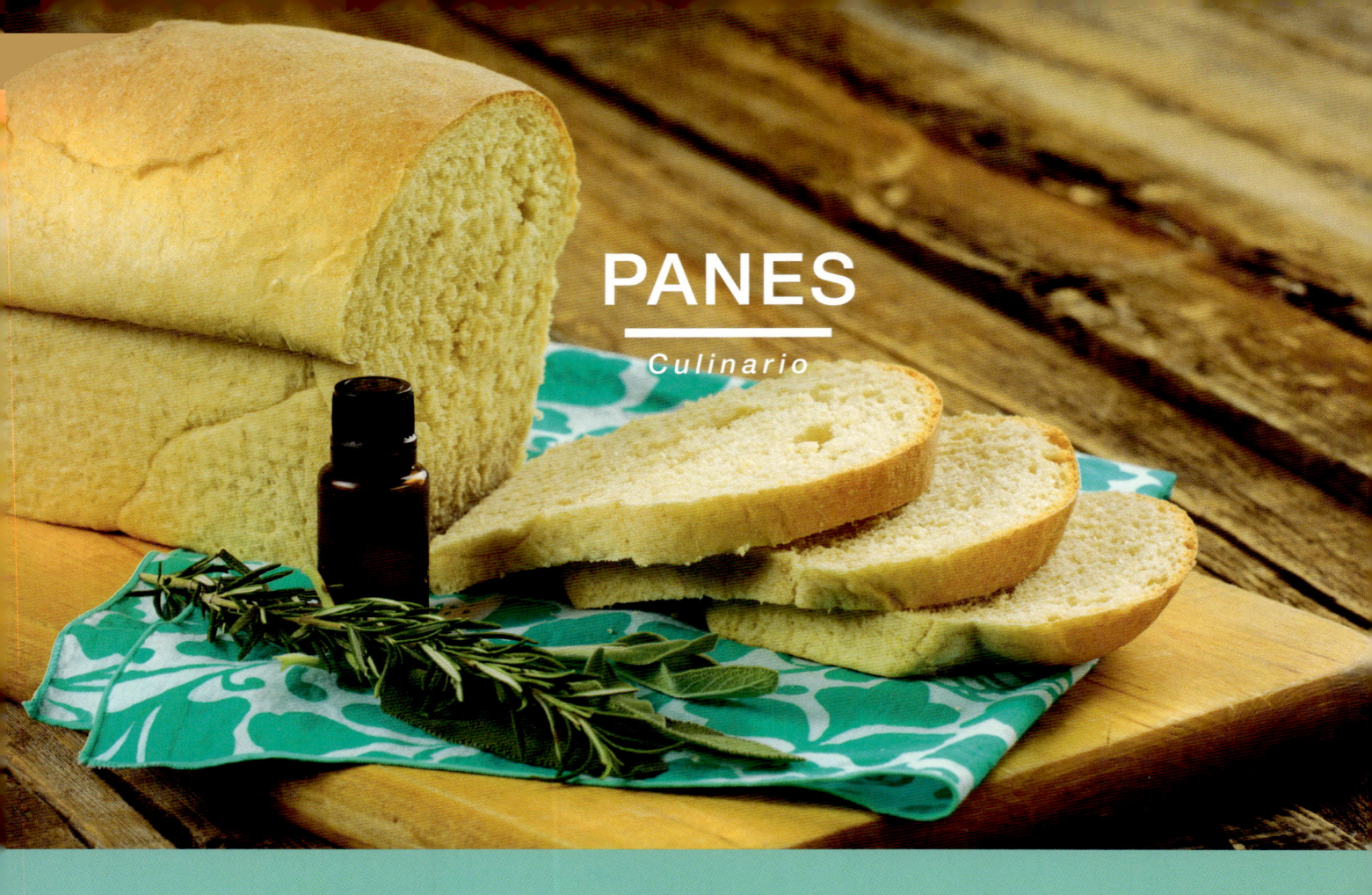

Pan de Trigo y Hierbas

2 gotas de aceite esencial de tomillo, salvia, albahaca, romero, u orégano
1 ½ cucharadita de miel (a gusto)
1 ⅓ taza de agua tibia
1 paquete o 2 ¼ cucharaditas de levadura seca activa
1 ½ cucharadita de sal de mar
2 a 2 ¼ tazas de harina
1 ¾ tazas de harina de trigo integral

Mezclar las gotas de aceite esencial y la miel.
En un tazón grande, combinar el agua, la levadura y la mezcla de miel/aceite esencial. Dejar reposar durante 5 minutos.
En otro recipiente, mezclar la sal y las harinas. Colocar la mezcla de harina en forma gradual en la mezcla de agua hasta que la harina se haya absorbido y la masa forma una bola.
En una batidora o a mano, amasar la pasta hasta que esté medianamente firme, suave y elástica.
Rociar levemente un recipiente con aceite en aerosol. Colocar la masa en un recipiente, cubrir con una toalla o envoltorio plástico (rociar con aerosol antiadherente), y dejar reposar hasta que duplique su tamaño.
Retirar la masa del recipiente y aplastar con el puño. Dejar reposar durante 10 minutos.
Rociar un molde de pan de 8x4" con spray antiadherente. Moldear la masa para formar un pan y colocarla en un molde para pan. Dejar reposar nuevamente hasta que duplique su tamaño, pero que no sobrepase la parte superior del molde para pan. Poner en el horno frío.
Hornear a 350 grados durante 25 - 30 minutos o más hasta que esté dorado en la parte superior y los costados se despeguen del molde.

Consejo: Fantástico pan para mojar en tu aceite de oliva favorito (ver Recetas de Salsas para ideas)

consejos

Los aceites esenciales pueden aromatizar mantecas y aceites para obtener sabores salados, picantes o dulces. Por ejemplo, agrega aceite esencial de canela, stevia y canela en polvo a la mantequilla o aceite para hacer pan tostado o galletas. Añade mantequillas o aceite saborizados al pan luego que sale del horno.

A tus recetas de pan favoritas añade los aceites esenciales correspondientes en lugar de hierbas. También puedes añadir aceite esencial de naranja al arándano seco al pan dulce o a la masa para muffins (ver Aperitivos).

Haz salsas para untar pan saborizando aceite de oliva con aceites esenciales de romero, tomillo y albahaca a gusto. Mezcla aceto balsámico con el aceite de oliva saborizado y sírvelo con trozos o rodajas de pan fresco.

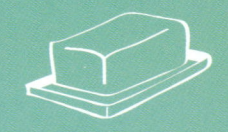

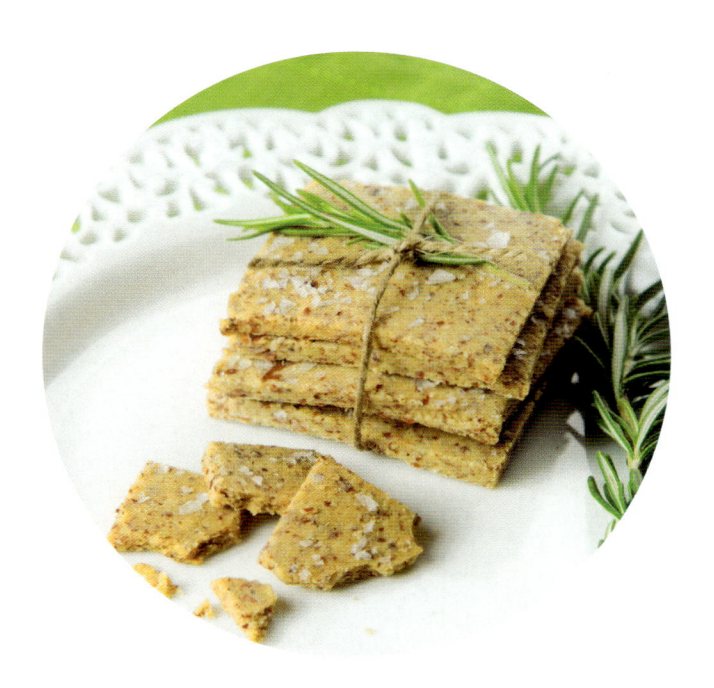

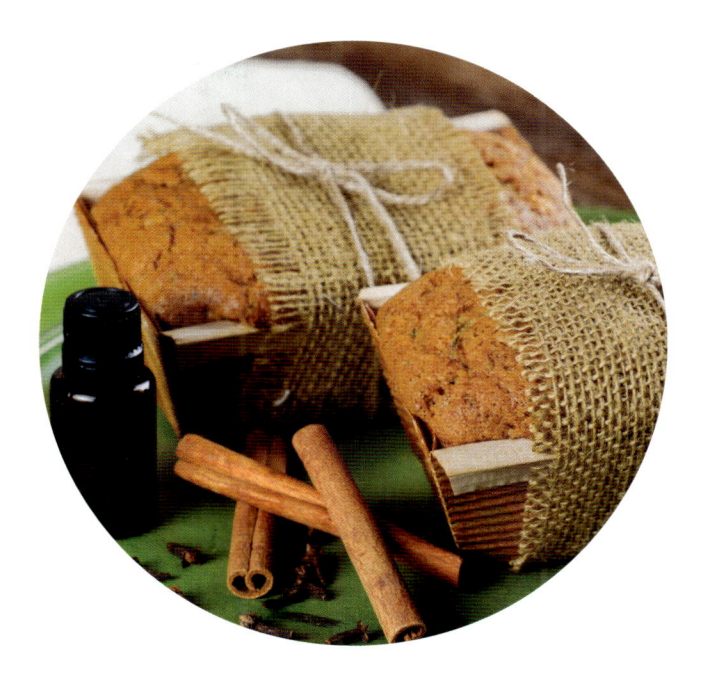

Galletas de Hierbas

3 ½ tazas de harina de almendras blanqueada
½ cucharadita de sal marina + ¼ reservada para espolvorear encima
2 cucharadas de aceite de pepitas de uva o aguacate
1 palillo de dientes sumergido en aceite esencial de romero
1 palillo de dientes sumergido en aceite esencial de tomillo
1 palillo de dientes sumergido en aceite esencial de pimienta negra
2 huevos grandes

Mezclar los ingredientes secos. Mezclar el aceite, los aceites esenciales y los huevos en un bol. Mezclar los ingredientes secos y húmedos hasta que se mezclen bien. Dividir la masa en dos partes. Preparar dos bandejas de horno y tres trozos de papel manteca.

Colocar una porción de la masa entre dos hojas de papel manteca y amasar hasta que esté muy delgada. Retirar el papel manteca superior, colocar en una capa de papel manteca la masa de galleta y enrollarla en una bandeja para hornear. Espolvorear sal kosher o sal marina sobre la masa de galletas. Repite el proceso con la otra mitad de la masa.

Con un cortador de pizza o un cuchillo, cortar cuadrados en la masa. Hornear durante 12-15 minutos a 350 grados. Dejar que las galletas se enfríen por completo en las bandejas antes de retirarlas.

Pan de Calabacín

3 huevos
2 tazas de azúcar
1 taza de aceite de canola
1 gota de aceite esencial de canela
1 palillo de dientes remojado en aceite esencial de clavo
3 cucharaditas de vainilla
2 ¼ tazas de calabacín pelado rallado
3 tazas de harina
1 cucharadita de bicarbonato de sodio
½ cucharadita de sal
½ cucharadita de polvo de hornear
¼ de cucharadita de nuez moscada
1 taza de nueces picadas.

Batir los huevos hasta que estén suaves y esponjosos.
Añadir el azúcar a los huevos, mezclar bien. Añadir los aceites esenciales al aceite de canola, batir. Mezclar el aceite, la vainilla y el calabacín con los huevos.
En un recipiente aparte, mezclar harina, sal, bicarbonato, nuez moscada y polvo de hornear. Añadir la mezcla de harina a la mezcla de huevo; mezclar hasta que se integren.
Revolver con frutos secos. Rociar 2 moldes de pan con aceite en aerosol. Dividir la masa en partes iguales entre los moldes para pan. Hornear 1 hora en una rejilla alta del horno a 350 grados o hasta que esté listo (cuando un palillo o cuchillo insertado en el pan sale limpio). Las temperaturas del horno varían mucho; comprueba el pan a partir de los 45 minutos de cocción.

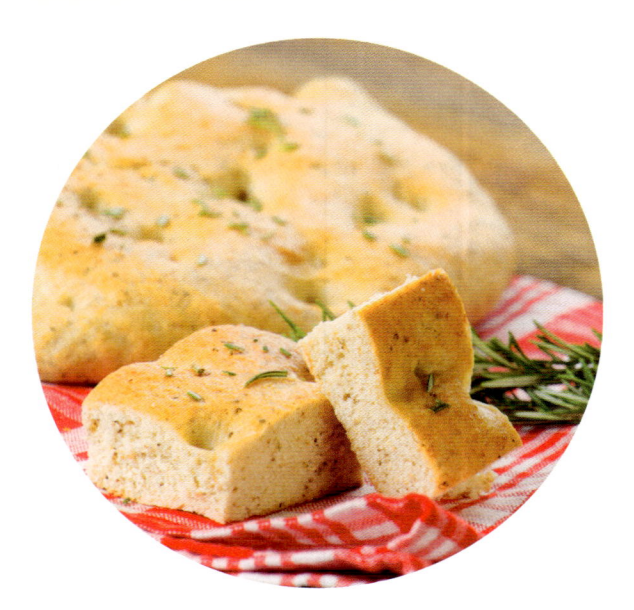

Pan Focaccia de Hierbas

2 ¾ tazas de harina común (se puede utilizar ½ harina de trigo integral)
1 cucharadita de sal
1 cucharadita de azúcar
2 ½ cucharaditas de levadura instantánea
1 diente de ajo grande, finamente picado
¾ cucharadita de romero seco o 1 cucharada de romero fresco picado
½ cucharadita de tomillo seco o ½ cucharada de tomillo fresco picado
½ cucharadita de orégano
½ cucharadita de albahaca seca
1 cucharada de aceite de oliva
1 taza de agua tibia
Infundir aceite de oliva con un palillo de dientes de cada aceite: romero, tomillo, orégano y albahaca

En un tazón grande (o el tazón de una batidora), mezclar la harina, sal y azúcar. Mezclar el ajo y las hierbas. Verter en el agua y el aceite de oliva y mezclar hasta que la masa se una, con la mano o con un accesorio de gancho para masa si se utiliza una batidora con base. Agregar amaranto inflado. Amasar hasta que la masa se haya separado de las paredes del recipiente (añadiendo harina adicional sólo si es necesario - la masa será menos pegajosa a medida que la amases), aproximadamente 4-6 minutos. La masa debe estar suave y flexible pero no excesivamente rígida. Del mismo modo no debería dejar demasiados restos de masa pegajosa en los dedos. El objetivo es obtener una masa suave y flexible. Si lo deseas, puedes añadir 2-3 cucharadas de grano de amaranto inflado.
Cubre el recipiente con papel plástico ligeramente enmantecado y dejar reposar la masa durante 30 minutos, hasta que esté hinchada. Desinflar la masa y dejar reposar durante 5 minutos.
Precalentar el horno a 425 grados. Engrasar ligeramente una bandeja para hornear grande con bordes, extender la masa con las manos hasta formar un rectángulo más o menos de 8x10". Usa tus nudillos o tus dedos para hacer hendiduras en la masa, aproximadamente cada ½". Pinta ligeramente la superficie de la masa con aceite de oliva y hornea durante 15 a 20 minutos, hasta que estén dorados.
Inmediatamente después de sacarlo del horno, mezcla 1 cucharada de aceite de oliva y ½ cucharadita de sal y pínta la superficie del pan caliente. Romper o cortar en trozos y servir.
Para inflar el amaranto; colocarlo en una sarten que precalentada a fuego alto. Partir constantemente hasta que la mayor parte haya estallado y el grano tenga color blanco.

Glaseados/Coberturas Especiales

Añadir 1-2 gotas de limón o aceite esencial de naranja silvestre a las coberturas o glaseados. Si haces una torta o pastel de limón o cítricos, puedes usar un palillo de dientes sumergido en aceite esencial de lavanda con una gota de aceite esencial de limón en el glaseado, para lograr una combinación de sabor única y deliciosa.

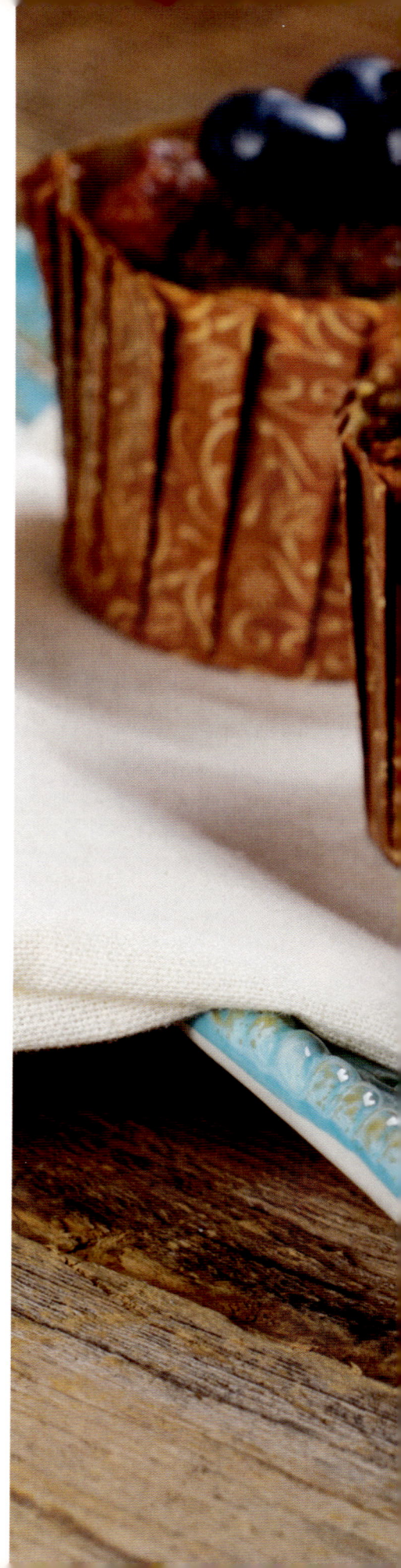

Pan/Panecillos Dulces y Fáciles

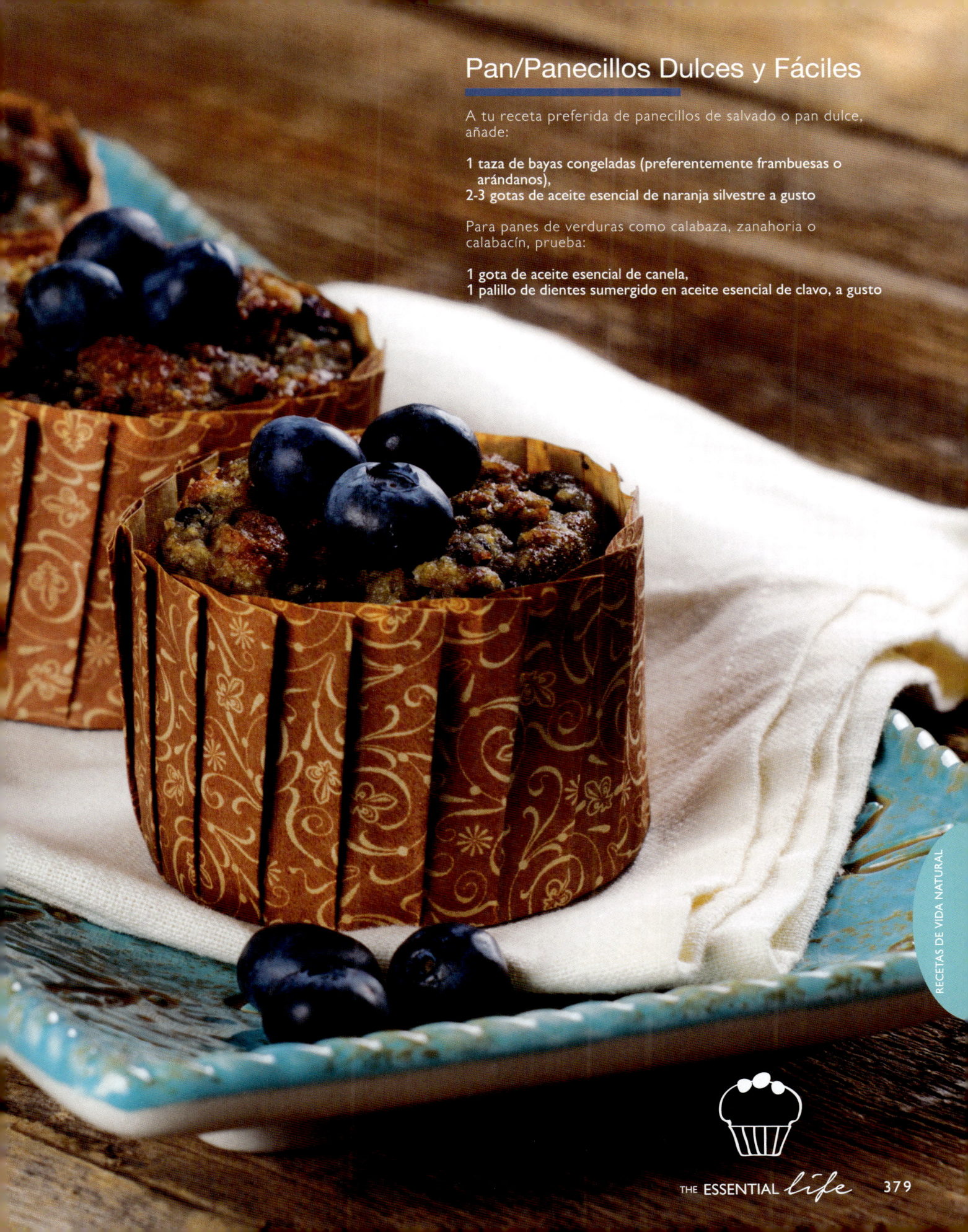

A tu receta preferida de panecillos de salvado o pan dulce, añade:

1 taza de bayas congeladas (preferentemente frambuesas o arándanos),
2-3 gotas de aceite esencial de naranja silvestre a gusto

Para panes de verduras como calabaza, zanahoria o calabacín, prueba:

1 gota de aceite esencial de canela,
1 palillo de dientes sumergido en aceite esencial de clavo, a gusto

PLATILLO PRINCIPALES
Culinario

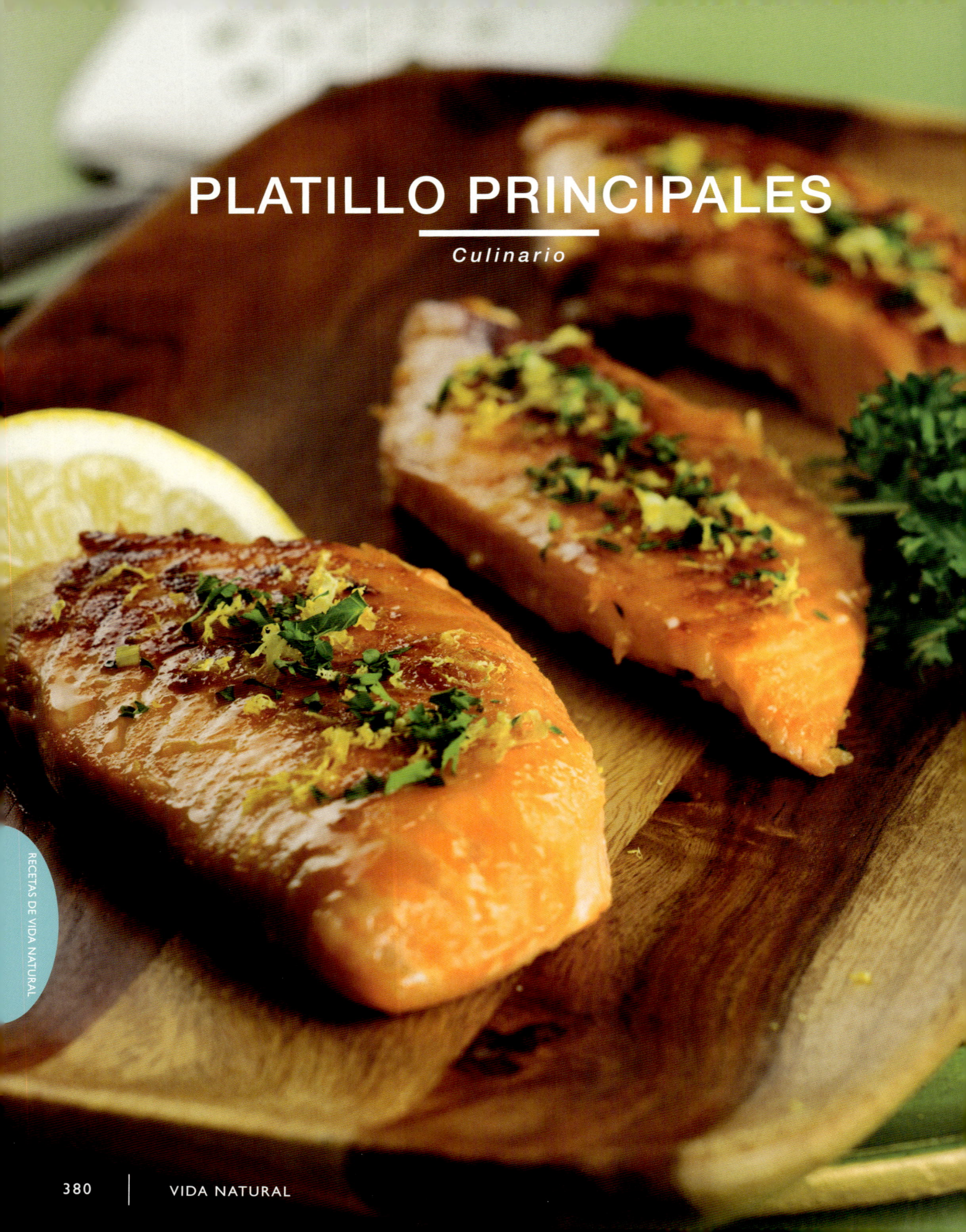

Sabroso Salmón al Azúcar Moreno

1 filete entero de salmón (½ salmón)

Para la marinada:
1 taza de azúcar morena
½ taza de mantequilla
¼ taza de jugo de limón
4 gotas aceite esencial de limón

Poner los ingredientes de la marinada en una sartén y calentar a fuego lento, revolviendo hasta que se derrita la mantequilla y el azúcar se disuelva. Dividir el salmón en filetes de dos a tres pulgadas de ancho. Poner la marinada en una bolsa de un galón con cierre hermético y añadir los trozos de salmón, con la carne hacia abajo. Cerrar la bolsa y marinar durante al menos 30 minutos.

Precalentar la asadera. Cubrir la asadera con papel de aluminio y colocar el pescado en la cacerola, con la carne hacia arriba. Cocinar hasta que esté escamosa, con gotas de la marinada sobre el pescado mientras se asa. Voltear y asar hasta que la piel comience a ponerse negra. Retirar la asadera del horno. Levantar la piel del pescado con un tenedor y desecharla. Rociar con la marinada y asar durante uno o dos minutos más. Voltear nuevamente, verter la marinada restante sobre el pescado. Devolverlo a la asadera y cocinar hasta que el pescado tenga un color parejo ligeramente rosa. Colocar el pescado en un plato para servir. Verter la salsa de la asadera sobre el pescado.

Ideas para Saborizar Lasaña

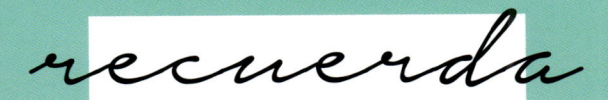

Para dar sabor a tus recetas favoritas de lasaña prueba:
Aceite esencial de orégano (a gusto)
Aceite esencial de albahaca (a gusto)
aceite esencial de romero (a gusto)

recuerda

Ciertos aceites esenciales van mejor con ciertos platos.
- **Pollo**: albahaca, bergamota, pimienta negra, canela, cilantro, canela, jengibre, toronja, limón, hierba limonera, lima, romero, tangerina, salvia esclarea, tomillo y naranja silvestre
- **Carnes rojas**: albahaca, pimienta negra, canela, cilantro, canela, clavo, cilantro, hinojo, jengibre, toronja, hierba limonera, lima, mejorana, orégano, romero, naranja silvestre, tangerina, y tomillo
- **Vegetales:** albahaca, pimienta negra, cardamomo, cilantro, hinojo, jengibre, toronja, limón, hierba limonera y lima.

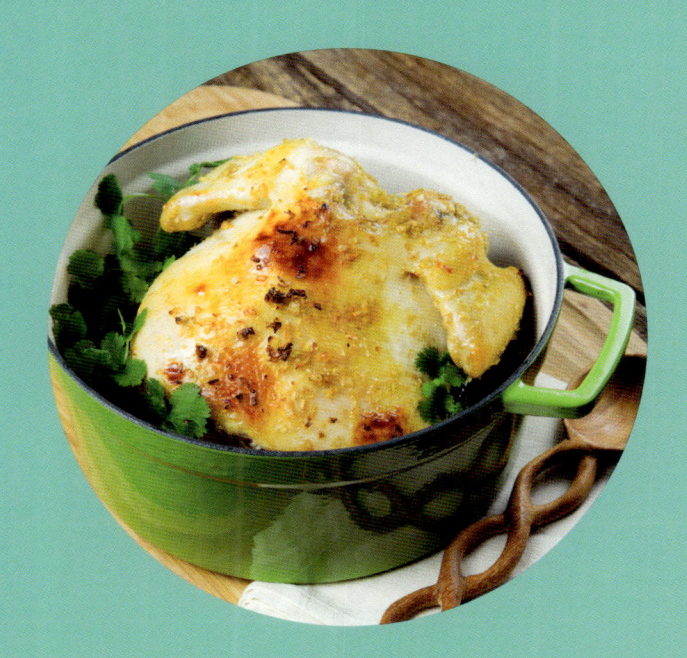

Pollo Tailandés a la Hierba limonera

½ taza finamente picada de hierba limonera (3 o 4 tallos)
2 cucharadas de chalotas finamente picadas
1 cucharada de ajo finamente picado
4 ½ cucharaditas de salsa de pescado
1 cucharada de salsa de soja
1 pizca de hojuelas de pimiento rojo
1 ½ cucharaditas de sal kosher
2 cucharadas azúcar granulada o
1 cucharada de agave, 1 (3-4 libras), pollo entero, enjuagado y secado
2 cucharadas de cilantro fresco finamente picado
1 cucharada de aceite vegetal
3-4 gotas de aceite esencial de hierba limonera

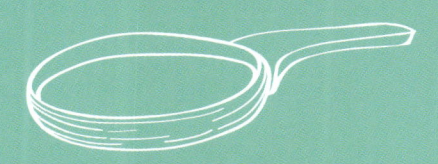

En un plato no reactivo suficientemente grande para contener el pollo, combinar todos los chalotes, ajo, salsa de pescado, salsa de soja, el pimiento rojo, sal y azúcar, menos 2 cucharadas de hierba limonera. Agregar el pollo y voltearlo para cubrirlo, metiendo algo de marinada debajo de la piel. Verter el exceso de marinada en la cavidad del ave. Marinar en el refrigerador durante al menos 3 horas, preferentemente durante la noche. Llevar el pollo a temperatura ambiente antes de cocinarlo.

Calentar el horno a 350 grados. Colocar el pollo con el lado de la pechuga hacia abajo, sobre una rejilla en un molde para hornear. Cocinar durante 40 minutos. Voltear el ave y asar hasta que el pollo esté cocinado y bien dorado, de 20 a 30 minutos. El azúcar de la marinada puede hacer que los jugos de la asadera se quemen, pero eso no afectará el sabor del pollo. Unos 10 minutos antes de que el pollo esté cocido, combinar las 2 cucharadas restantes de hierba limonera con el cilantro y el aceite vegetal. Usando una cuchara, frotar la mezcla en el ave, extendiéndola uniformemente; continuar asándola. El pollo está listo cuando los jugos estén claros. Dejar que el pollo repose durante 10 minutos fuera del horno antes de cortarlo.

London Broil Marinado en Hierbas

1 carne asada estilo London Broil, pinchada por todas partes con un tenedor para absorber marinada,
1 cucharada de vinagre blanco, rociada y frotada sobre la carne asada para tiernizarla.

Para la marinada:
1 taza de vinagre de vino tinto
½ taza de aceite de oliva
1 ½ cucharadas de cebolla picada
2 cucharaditas de pimienta negra
1 gota de aceite esencial de pimienta negra
1 gota de aceite esencial de limón
1 palillo de dientes sumergido en aceite esencial de tomillo
1 palillo de dientes sumergido en aceite esencial de mejorana

Colocar el London broil en una fuente para hornear en forma plana, cubrir con la marinada. Dejar reposar durante al menos 1 hora, dando vuelta cada 15 minutos. Asar o grillar hasta término medio o tu preferencia. Dejar reposar 10-15 minutos. Cortar en forma perpendicular a las fibras.

Pollo Parmesano al Orégano

2 tazas de aderezo para ensalada
1 ½ taza de queso parmesano finamente rallado
2-3 gotas de aceite esencial de orégano (a gusto, comienza con 2 gotas)
4 pechugas de pollo deshuesadas y sin piel.

Mezclar el aderezo de ensalada y el queso parmesano. Agregar aceite esencial de orégano suficiente para transmitir el sabor, pero sin imponerlo sobre los otros sabores. Colocar sobre el pollo con una cuchara. Hornear a 350 grados durante unos 45 minutos o hasta que el pollo esté cocido a una temperatura interna de 165 grados. Servir con arroz.

¡Disfruta!

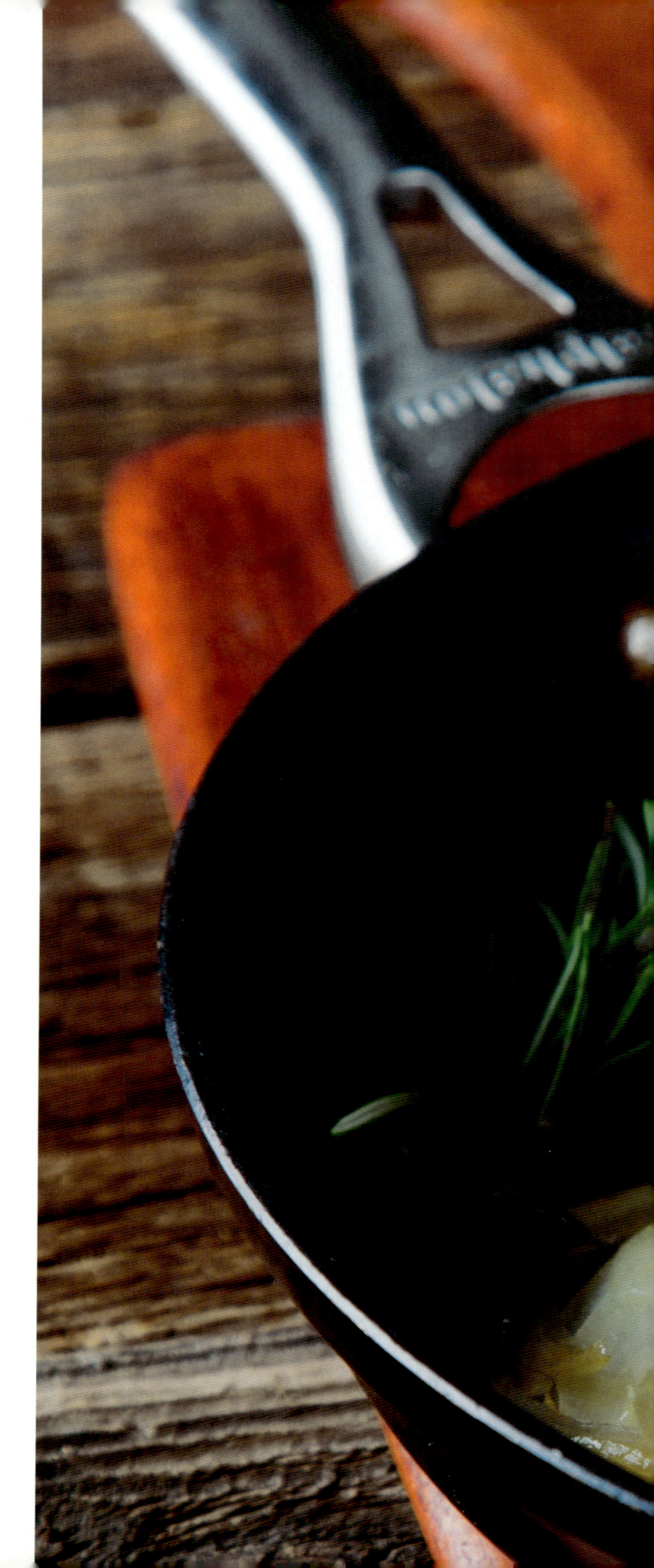

RECETAS DE VIDA NATURAL

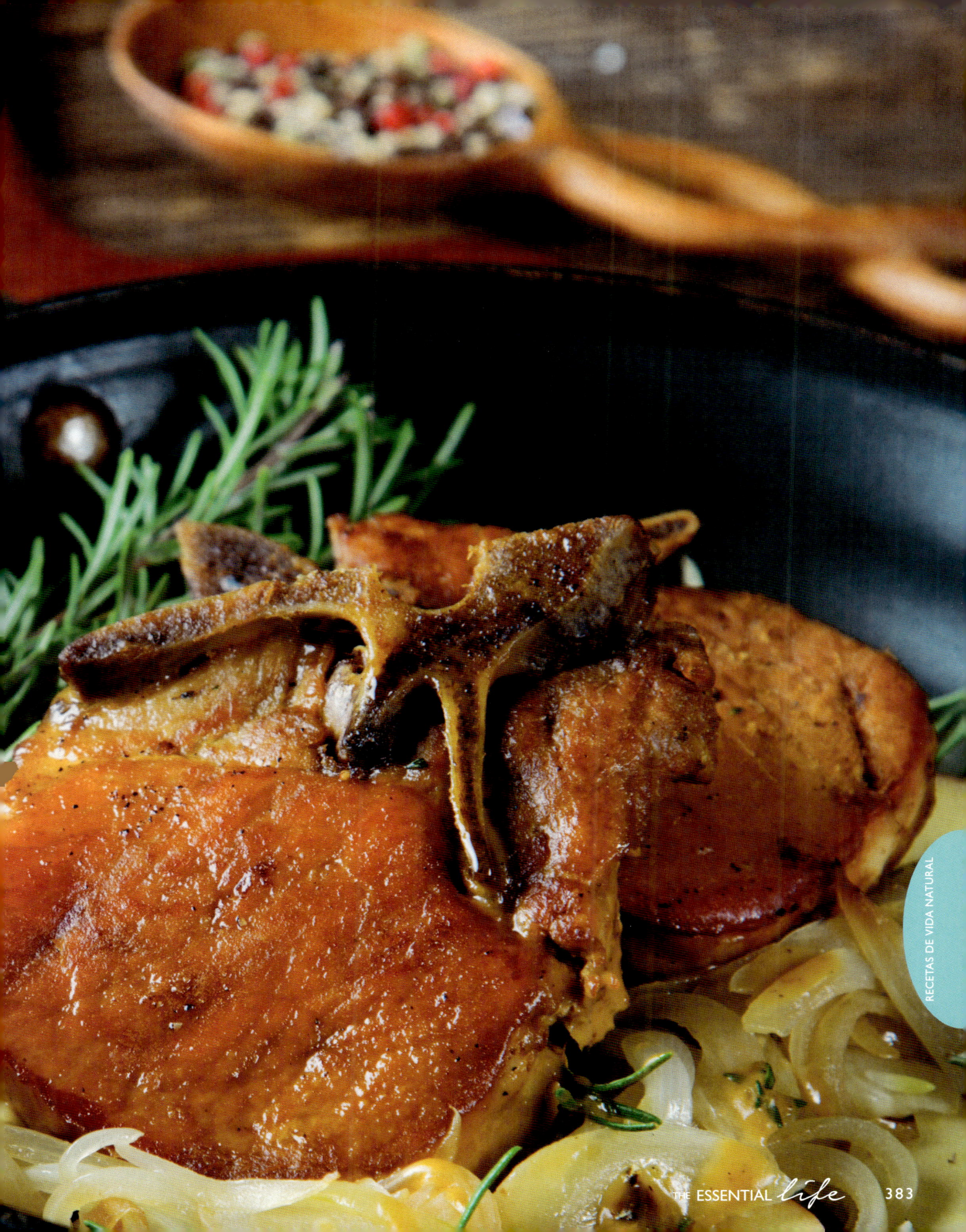

POSTRES
Culinario

Barras de Limón o Lima

MASA:
1 taza de mantequilla blanda (no derretida)
2 tazas de harina
½ taza de azúcar en polvo
¼ de cucharadita de sal marina

RELLENO:
4 huevos
2 tazas de azúcar
3 cucharadas de jugo de limón o lima,
1 cucharada de agua
¼ taza de fécula de maíz

6 gotas de aceite esencial de limón o lima (o más, a gusto).

COBERTURA (luego de la cocción):
⅓ - ½ taza de azúcar en polvo
1 gota de aceite esencial de limón o lima

Mezcla mantequilla, harina, ½ taza de azúcar en polvo, y sal con un mezclador de masa. Colócala sobre el fondo de una fuente de 9×13". (Para una presentación más agradable, cubre la fuente con papel manteca, para poder levantar las barras de la fuente). Hornea a 350 grados durante 15 minutos. Mientras se hornean, mezcla los huevos y el azúcar hasta que estén suaves y esponjosos. Agrega el jugo de limón o lima, aceite esencial, agua y fécula de maíz. Vierte la mezcla sobre la masa semi-cocida y hornea a 350 grados durante 25-30 minutos más. Mezcla el azúcar en polvo y los aceites cítricos en una bolsita y sacúdela. Cuando las barras de limón estén listas, espolvoréalas con azúcar en polvo con la infusión de cítricos arriba colocando un cernidor metálico y esparciéndolo sobre las barras tibias (deja que se enfríen un poco, pero no completamente).

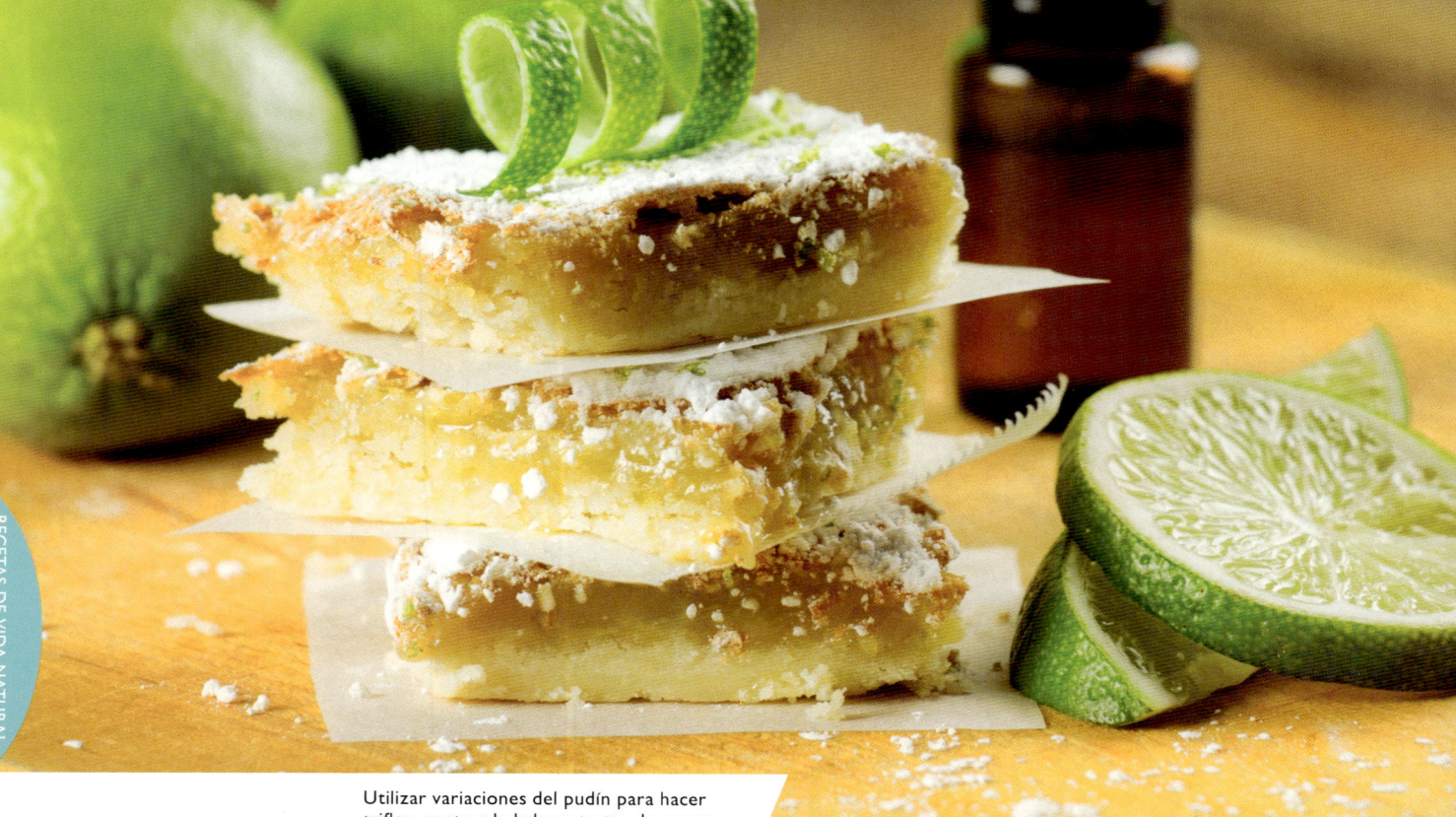

RECETAS DE VIDA NATURAL

consejos

Utilizar variaciones del pudín para hacer trifles, postres helados y tartas de crema.

Saborizar la crema batida y el azúcar (espolvorea sobre magdalenas o galletas de azúcar) con los aceites esenciales.

Fresas Romanoff

Lavar y enjuagar 1 cuarto de galón de fresas y colocarlas en una toalla de papel para que se sequen. En la crema agria o en el yogur griego añade 2 palillo de dientes sumergidos en aceite esencial de limón. Pon el azúcar moreno en un plato. Sosteniendo las fresas por el tallo, sumérgelas en yogur o en una mezcla de aceite esencial con crema agria, luego píntalas con azúcar moreno.

Rollo de Helado

Prepara la receta de torta deseada como se indica. En lugar de utilizar un molde de 9" x 13", prepara una bandeja baja con spray antiadherente. Coloca el papel manteca 2 pulgadas más largo que el molde en todos los lados, y rocía spray antiadherente sobre el papel manteca. Esparce la masa de torta en una capa delgada sobre el papel.

Hornea en una rejilla alta del horno durante 10-12 minutos a 350 grados. Retira la fuente. Separa la torta de la fuente sosteniendo todos los rincones del papel manteca, deja enfriar.

Mientras la torta se está enfriando, haz la mezcla de helado. A 1 cuarto de helado de vainilla ablandado con la consistencia de un batido espeso, añádele tu aroma deseado (por ejemplo aceites esenciales de menta, naranja, lima, limón, canela, cardamomo, trocitos o chispas de chocolate) a gusto. Esparce el helado de manera uniforme sobre la mezcla de pastel fría. Enrolla el pastel y el helado usando papel manteca, retira el papel a medida que lo enrolles. Coloca el arrollado en un molde forrado con papel manteca y llévalo al congelador. Una vez congelado se puede envolver con plástico para guardarlo en el congelador. Cortar y servir.

Variaciones de Pudín

Utiliza tu receta favorita de pudín. Nota: No añadas vainilla si utilizas aceites esenciales en el pudín.

Cítrico: Agrega 1 gota de aceites esenciales de limón, lima, toronja o naranja silvestre al pudín caliente, luego que el pudín se haya espesado. Si deseas añadir más, agrega de a "palillos de dientes sumergidos"

Chocolate: En una fuente para microondas, derrite 1 taza de chispas de chocolate y mezcla con el pudín caliente luego que el pudín se espese. Agrega 3 palillos de dientes sumergidos en aceite esencial de menta a gusto; 1 gota de aceite esencial de naranja silvestre; 2 palillos de dientes sumergidos en aceite esencial de canela, casia, o de cardamomo a gusto.

Caramelo: En una fuente para microondas, derreti 1 taza de chispas de caramelo y revolver en el pudín caliente luego que el pudín se espese. Agrega 1 palillo de dientes sumergido en aceite esencial de jengibre a gusto.

Banana: Corta un plátano en trozos pequeños; añade al pudín caliente. Agrega 1 palillo de dientes sumergido en la mezcla vigorizante de aceites esenciales o 1 palillo de dientes sumergido en aceite esencial de jengibre.

Coco: Agrega copos de coco tostados al pudín preparado, añade una cucharada de crema batida y espolvorea coco rallado encima.

Lima al Coco: Agrega copos de coco tostados al pudín preparado junto con 2-3 palillos de dientes sumergidos en aceite esencial de lima. Agrega una porción de crema batida y espolvorea coco rallado encima.

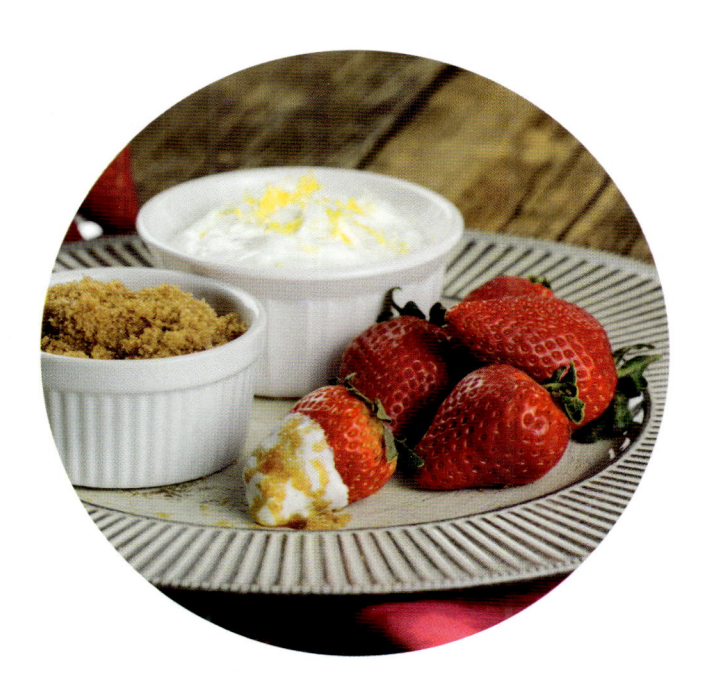

Relleno para Tarta de Manzana

5 tazas de rodajas de manzana, peladas
¼ de taza de agua
¾ taza de azúcar morena
¼ de taza de harina
2 cucharadas de azúcar granulada
3 cucharadas de mantequilla
1 cucharadita de vainilla
¾ cucharadita de sal
½ cucharadita de canela en polvo
¼ - ½ cucharadita de nuez moscada
2 palillos de dientes sumergidos en aceite esencial de limón
1 palillo de dientes sumergido en aceite esencial de canela
1 palillo de dientes sumergido en aceite esencial de clavo
1 palillo de dientes sumergido en aceite esencial de jengibre

Combina las manzanas, el azúcar morena y el agua. Tapar y cocinar 8 minutos. Mezcla la harina y el azúcar granulada, revolver junto con la mezcla de manzana. Cocina en la estufa a fuego medio, revolviendo constantemente hasta que espese. Retíralo del fuego. Agrega la mantequilla, la vainilla, la sal, la canela, la nuez moscada, y los aceites esenciales. Prueba la mezcla y corrige los sabores si lo deseas.

Añade a la masa de tarta preparada, hornea con streusel (cobertura de mantequilla, harina y azúcar) encima, o utiliza como un complemento para panqueques o tostadas a la francesa.

consejos — Puedes utilizar aceites esenciales para saborizar alimentos fermentados después de que se complete el proceso de fermentación. Basta con añadir a gusto un palillo de dientes sumergido en el aceite de tu elección.

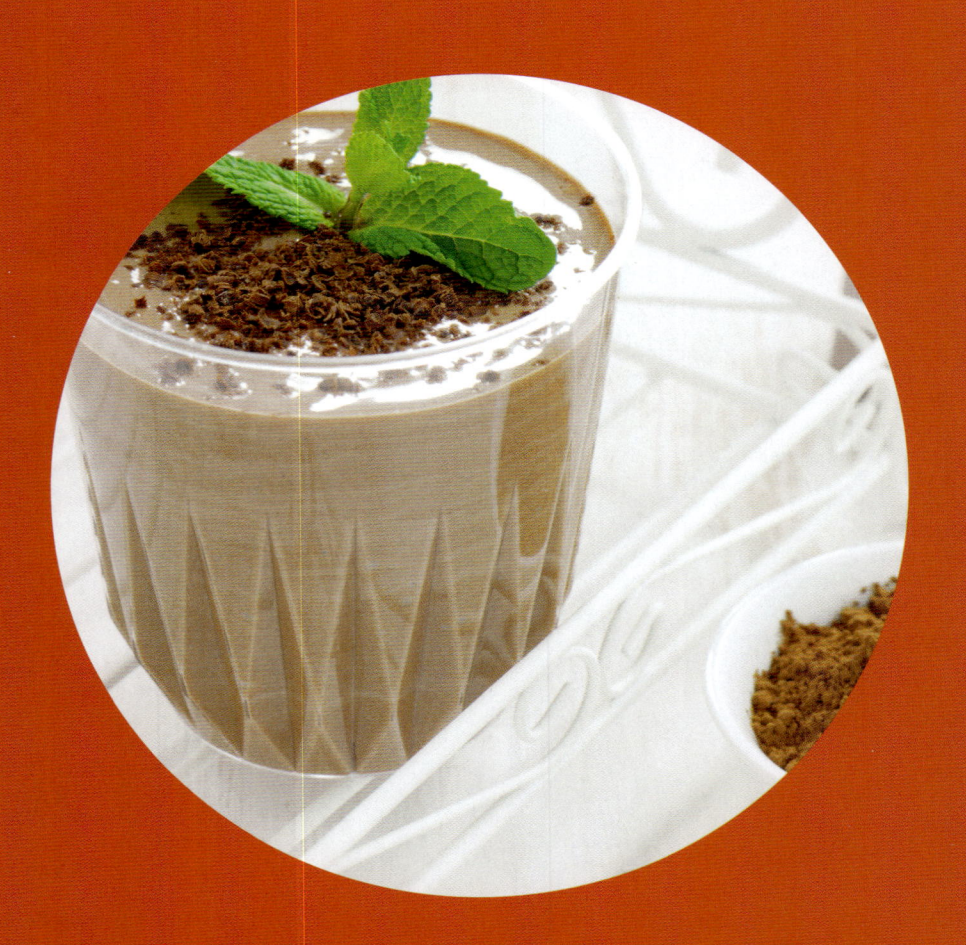

Kéfir Orgánico con Naranja Roja y Chocolate Amargo

½ a 1 taza de kéfir
½ a 1 naranja sanguina entera
Algunos cuadrados de chocolate negro
2 a 4 gotas de aceite esencial cítrico, opcional
Hojas de menta, opcional

Verter el kéfir en un tazón. Ralladura de naranja, reservar. Pelar la naranja, cortarla en trozos, agregar al kéfir. Rallar el chocolate oscuro sobre el kéfir y las naranjas. Mezclar con la cáscara de naranja. Servir con unas hojas de menta, si se desea.

Kéfir

El kéfir tiene muchas enzimas y probióticos y es un alcalinizante para el cuerpo. Estimula la respuesta inmune de las mucosas para proteger de la invasión microbiológica de las membranas mucosas del cuerpo. El kéfir contiene péptidos que pueden restaurar la función inmune normal. El kéfir también es bueno para las personas intolerantes a la lactosa. La lactosa de la leche se convierte en ácido láctico durante el proceso de fermentación.

1 cucharada de granos de leche de kéfir
8 a 16 onzas de leche de cabra o vaca (la mejor opción es que sea pura, sin pasteurizar)

Agrega los granos de kéfir 1 cucharada a 8-16 onzas de leche cruda, colocar en un frasco con tapa. Agregar 1 cucharada de granos de kéfir a 8-16 onzas de leche cruda, colocar en un frasco con tapa. Agitar suavemente un par de veces al día para redistribuir los granos. Cuando termina la fermentación, colar la leche y guardar los granos de kéfir para hacer un nuevo lote. Poner el kéfir colado en un frasco con tapa hermética. Dejar reposar a temperatura ambiente durante un par de horas para aumentar la efervescencia. Luego almacenar en el refrigerador.

Licuado de Arándanos con Kéfir

Mezclar:
1 taza de arándanos
1 taza de kéfir
2 puñados grandes de hojas verdes
1 manzana

SALSAS Y CONDIMENTOS
Culinario

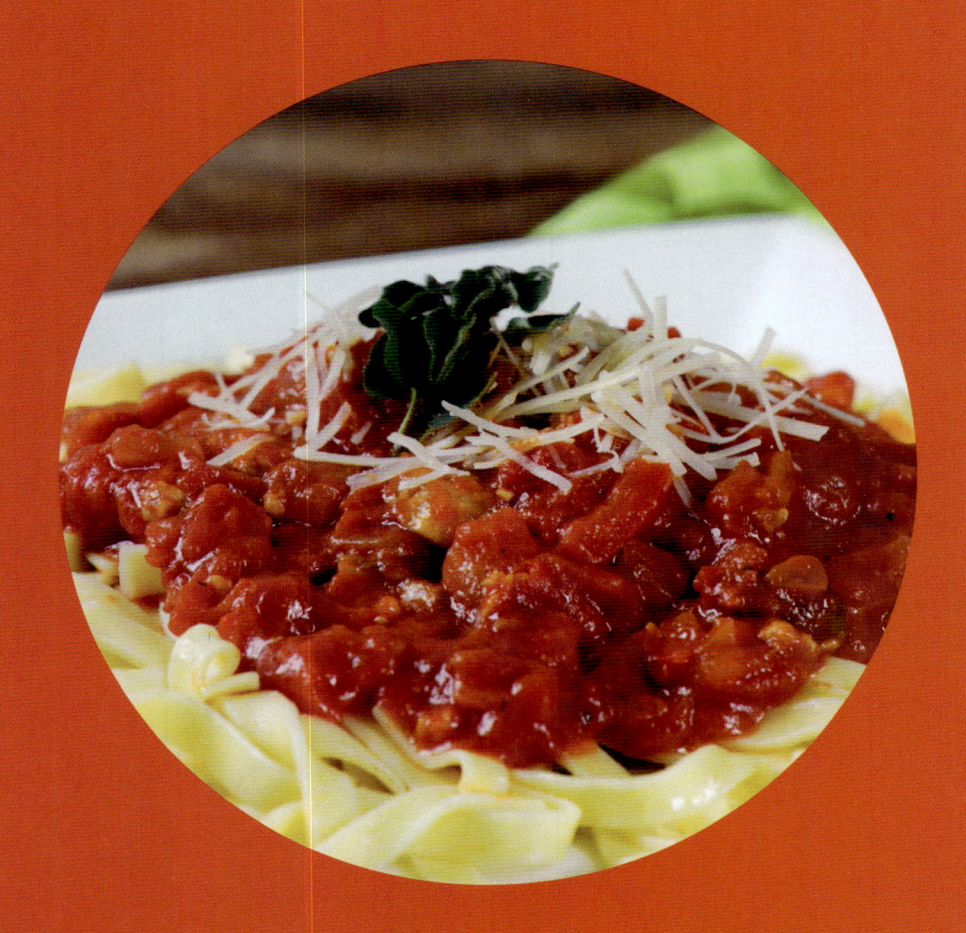

Salsa de Espagueti Rápida y Fácil

1 lata de tomates en trozos o cocidos, escurridos
1 lata de 16 onzas de salsa de tomate
1 lata de 4 onzas de pasta de tomate
4 onzas de salchicha picante o italiana, puede ser carne de cerdo o pollo
4 a 6 onzas frescas de hongos en rodajas
1 cebolla mediana en cubitos
1 mitad de pimiento morrón, cortado en dados

Ajo en polvo - comenzar con 2 cucharaditas y agregar a gusto.
Cebolla en polvo - comenzar con 1 cucharadita.
Aceite esencial de Albahaca - para empezar colocar 1 palillo de dientes sumergido en aceite en la salsa
Aceite esencial de orégano - comenzar con 1 palillo de dientes sumergido en aceite en la salsa.
Aceite esencial de pimienta negra - 1 gota o más, a gusto

Cocinar las cebollas hasta que estén blandas. Agregar salchichas, cocinar hasta que ya no estén rosadas. Añadir los hongos y cocinar. Agregar los tomates y cocinar durante unos minutos. Añadir pasta de tomate y revolver para mezclar. Añadir salsa de tomate y revolver para mezclar. Sazonar con aceites esenciales y especias, añadiendo más a gusto. Una vez que esté correctamente sazonada está lista para servir.

¡Disfruta!

Salsa Barbacoa de 5 Estrellas

2 tazas de ketchup
1 taza de agua
⅔ taza de azúcar morena ligera
½ taza de vinagre de sidra de manzana
1 ¼ cucharadas de salsa inglesa
½ cuchara de cebolla en polvo
½ cucharada de ajo picado
½ cucharada de mostaza molida
2 palillos de dientes sumergidos en humo líquido
2 gotas de aceite esencial de pimienta negra
1 - 2 gotas de aceite esencial de limón.

Combinar todos los ingredientes excepto los aceites esenciales en una cacerola, llevar a ebullición. Reducir a a fuego bajo, añadir los aceites esenciales. Cocinar a fuego lento, revolviendo con frecuencia, 1 hora y media.

Salsa de Limón y Parmesano para Pescado

¾ taza de mayonesa (o sustituto vegano)
⅔ tazas de queso parmesano rallado
4-5 gotas de aceite esencial de limón
2 limones en rodajas finas
Perejil fresco en rodajas

Mezclar bien los ingredientes. Cubrir cada porción de pescado cocinado con la salsa; asar 2-3 minutos hasta que la salsa se infle y se dore. Decorar con los limones en rodajas y el perejil fresco.

Ideas para Saborizar Salsas

Para dar sabor a tus receta de salsa favorita prueba añadir:
Aceite esencial de lima (a gusto)
1 palillo de dientes sumergido en aceite esencial de cilantro (o a gusto)
1 palillo de dientes sumergido en aceite esencial de pimienta negra (o a gusto)

Ideas para Saborizar Pestos

A tu receta favorita de pesto, agrega uno o todos los siguientes:
1 palillo de dientes sumergido en aceite esencial de pimienta negra (o a gusto)
1 palillo de dientes sumergido en aceite esencial de albahaca (o a gusto)
1 palillo de dientes sumergido en aceite esencial de limón (o a gusto)

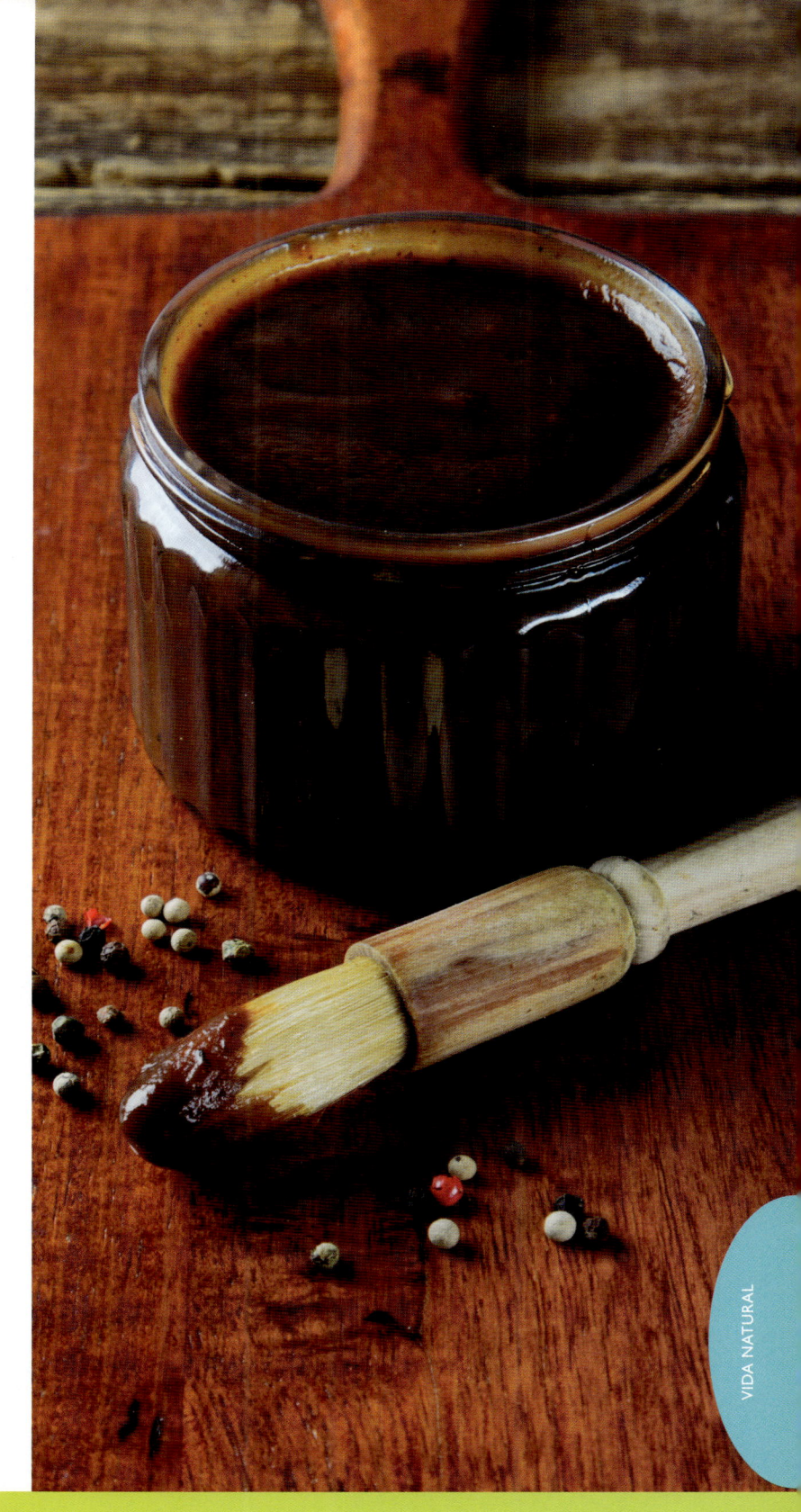

consejos

- Crea un glaseado dulce para pollo o pescado agregando aceites esenciales a la miel y colocándolo con un pincel al pollo o pescado antes de la cocción.
- Añade aceite esencial de limón a la salsa holandesa casera.
- Utiliza aceites esenciales para hacer un baño de miel para las alitas de pollo. Crea mantequillas a las hierbas para carnes agregando tus sabrosos aceites favoritos a la mantequilla batida.

VIDA NATURAL

RECETAS DE VIDA NATURAL

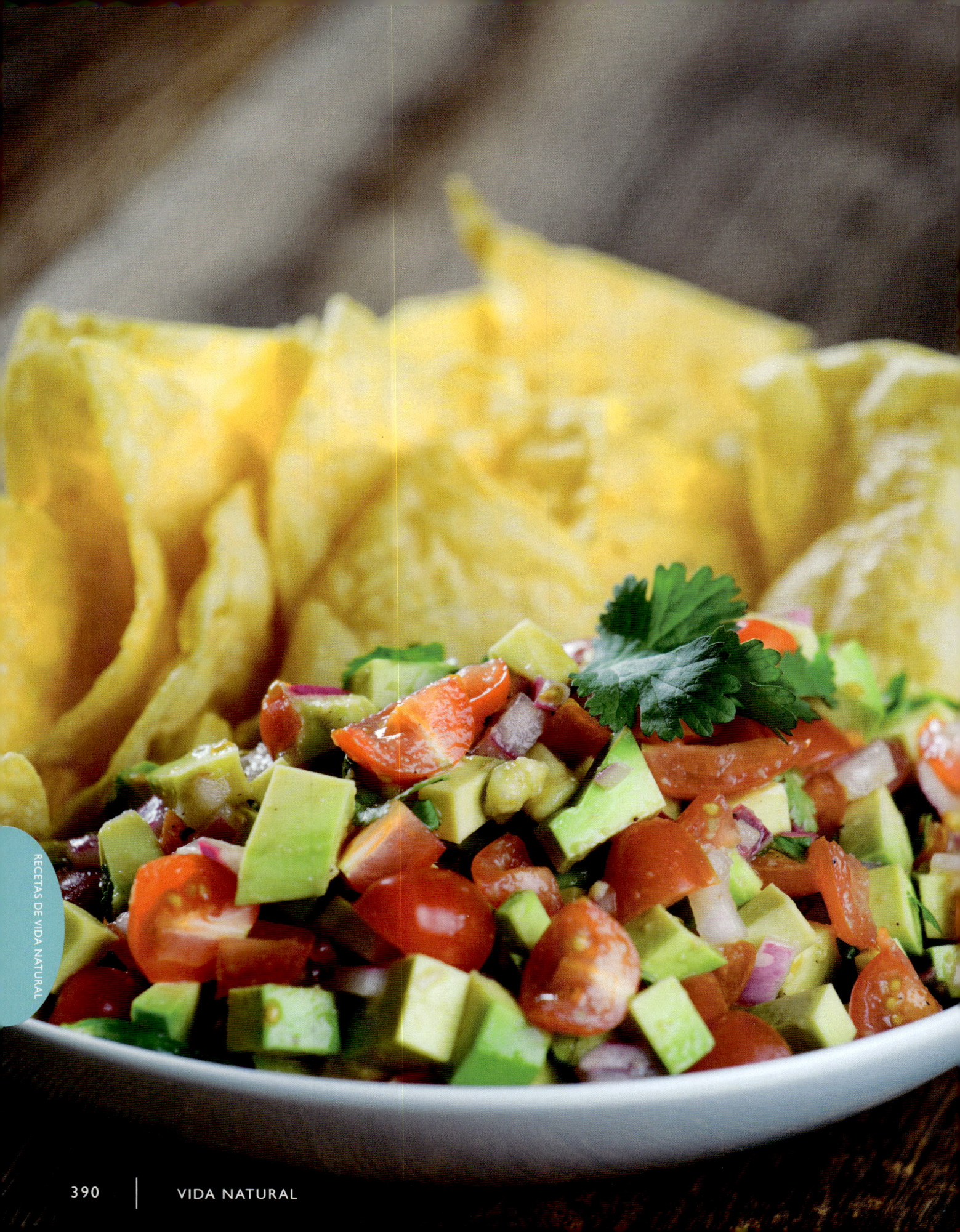

Salsa de Aguacate

6 tomates medianos roma (20 onzas), sin semillas y cortados en cubitos
1 taza de cebolla roja picada
1 jalapeño grande o 2 pequeños, sin semillas y picados (¼ de taza. Deja las semillas si te gusta picante)
3 aguacates medianos, firmes pero maduros, pelados, sin carozo y cortados en cubitos
3 ½ cucharadas de aceite de oliva
3 cucharadas de jugo de limón fresco
1 diente de ajo, finamente picado
½ cucharadita de sal (a gusto, más o menos según se desee)
¼ de cucharadita de pimienta negra recién molida,
½ taza de hojas de cilantro sin apretar, picadas.

Colocar la cebolla roja en un colador o tamiz y enjuagarla con agua fría para eliminar el sabor fuerte. Escurrir bien. Añadir a un recipiente junto con los tomates cortados en cubitos, los jalapeños y los aguacates.
En un tazón pequeño aparte batir el aceite de oliva, el jugo de limón, el ajo, la sal y la pimienta hasta que la mezcla esté homogénea. Verter la mezcla sobre la de aguacate, agregar el cilantro y luego revolver suavemente la mezcla para cubrirla uniformemente. Servir con tortillas o más entradas mexicanas.

Sal de Mezcla Italiana

2 cucharadas de sal marina
1 gota de: romero, albahaca, orégano y aceite esencial de tomillo

Mezclar y reservar en un recipiente hermético.

Mezcla de 5 Especias con Azúcar

2 cucharadas de azúcar de caña gruesa
1 gota de aceite esencial de canela
1 gota de aceite esencial de cardamomo
1 gota de aceite esencial de pimienta negra
1 gota de aceite esencial de naranja silvestre
1 gota de aceite esencial de clavo

Mezclar y reservar en un recipiente hermético.

Mezcla Asiática

2 cucharadas de sal marina,
2 gotas de aceite esencial de jengibre,
2 gotas de aceite esencial de hierba limonera,
1 gota de aceite esencial de albahaca.

Mezclar y reservar en un recipiente hermético.

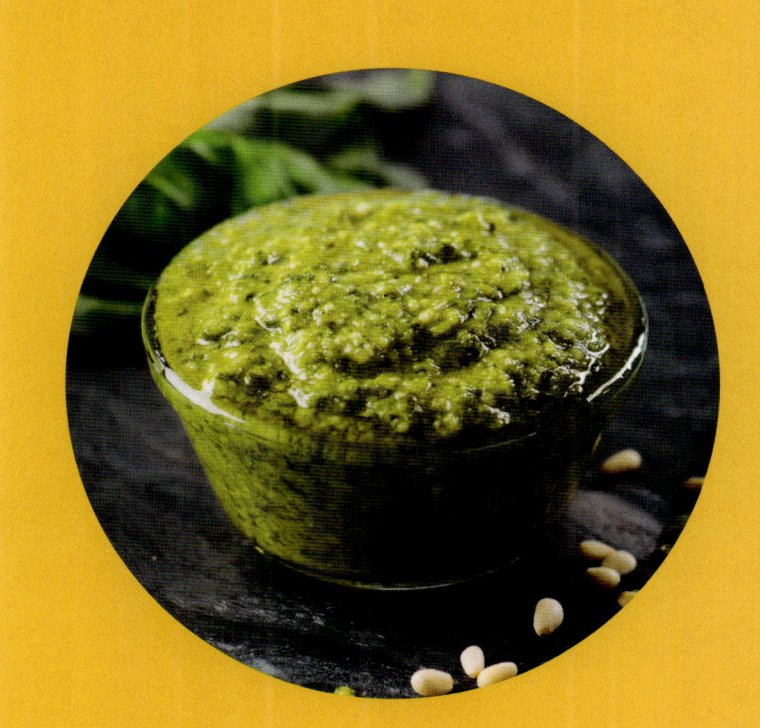

Pesto

3 tazas de hojas de albahaca, sin apretar
3 dientes de ajo pequeños o 2 medianos
⅓ taza de piñones
⅔ - ¾ de tazas de aceite de oliva
1 palillo de dientes sumergido en aceite esencial de pimienta negra
1 palillo de dientes sumergido en aceite esencial de albahaca
1 palillo de dientes sumergido en aceite esencial de limón
½ taza de queso parmesano fresco rallado

Combinar todos los ingredientes en la licuadora o en un procesador de alimentos. Si usas licuadora, mezcla bien la mitad de los ingredientes, luego añade el resto y licúa manualmente hasta que el pesto haya alcanzado la consistencia deseada. Si está demasiado seco añade más aceite de oliva. Si utilizas un procesador de alimentos, añade todos los ingredientes y procésalos hasta que estén bien mezclados y hayan alcanzado la consistencia deseada. Almacenar en el refrigerador en un recipiente hermético. Excelente para pasta, pescado, pollo, para añadir a salsa fresca.

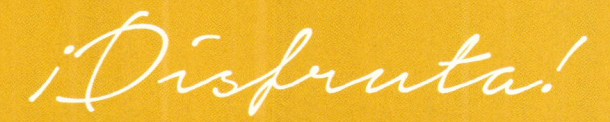

¡Disfruta!

SOPAS

Culinario

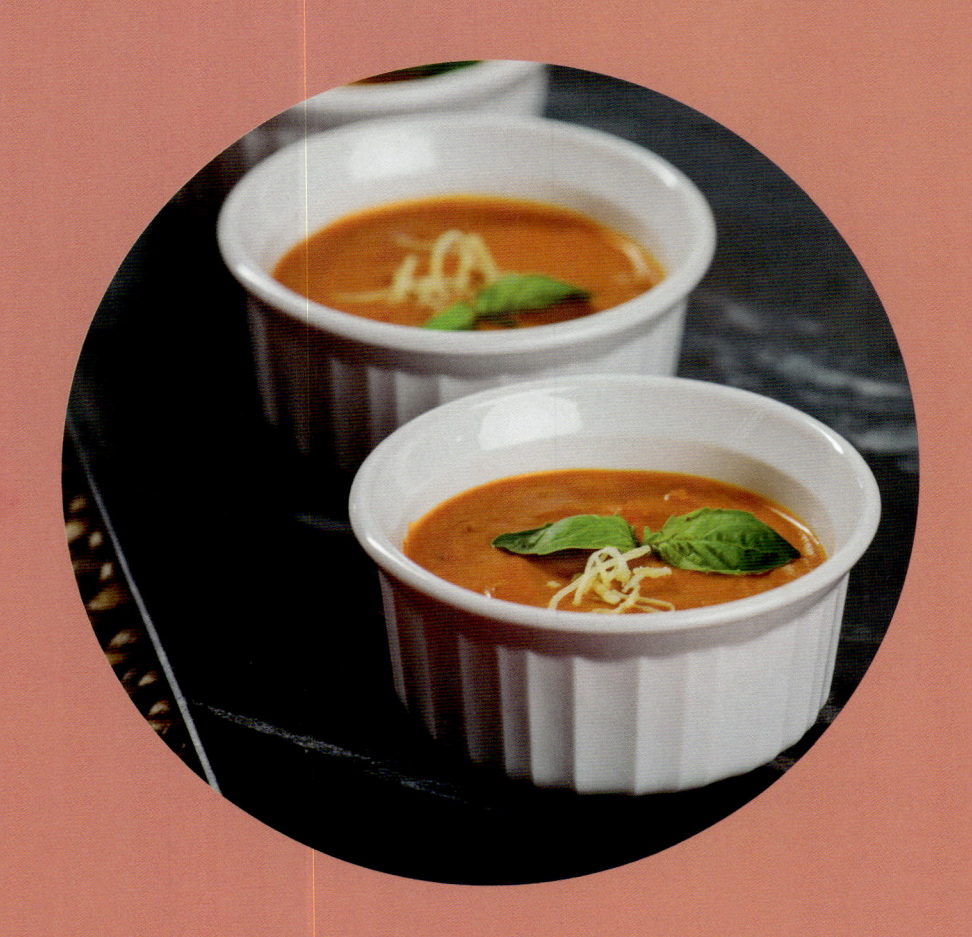

Sopa de Tomate y Albahaca Rápida y Fácil

1 lata de tomates cocidos asados en cubitos
¾ de taza de caldo de pollo
1 lata de sopa de tomate
8 onzas de crema de leche o mitad y mitad
2 onzas de mantequilla
1 cucharadita de azúcar
1 pizca de albahaca seca triturada

2 palillos de dientes sumergidos en aceite esencial de albahaca
2 palillos de dientes sumergidos en aceite esencial de pimienta negra
Pimienta molida a gusto
Pocas pizcas de ajo granulado (opcional)

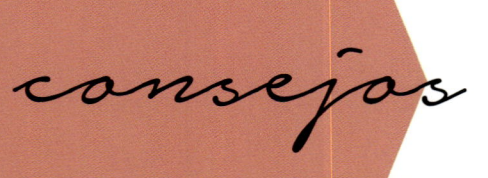

Mezclar los tomates y el caldo en una olla y calentar hasta que hierva. Reducir el fuego, tapar y cocer a fuego lento durante unos 10 minutos. Agregar sopa, crema, mantequilla, azúcar, albahaca seca y aceites esenciales. Puedes añadir más albahaca seca o pimienta molida a gusto, pero no agregues más aceite esencial, ya que rápidamente puede convertirse en un sabor demasiado fuerte. Agrega ajo si lo deseas. Cocinar a fuego lento hasta que la mantequilla se derrita y la sopa esté caliente y burbujeante.

consejos

- Se ha descubierto que oler aceites esenciales ayuda a controlar el apetito. Cada pocas horas, huele aceites sabrosos y engaña al cerebro para que se sienta saciado.
- Las sopas asiáticas son fantásticas con un poco de aceite esencial de hierba limonera, limón y aceite de jengibre.
- Recuerda, menos es más. Para conservar el sabor de todos los ingredientes del plato, utiliza el palillo de dientes sumergido y agrega más a gusto.

VIDA NATURAL

Sopa de Pollo y Tortilla

¡Una excelente manera de utilizar las sobras de pollo!

1 ½ libras de pollo, cocido y picado
1 lata (15 onzas) de tomates cortados en cubitos
1 lata (10 onzas) de salsa de enchiladas
3 ½ cucharadas de base de pollo
1 cebolla mediana picada
1 diente de ajo picado
3 ½ tazas de agua
1 cucharadita de chile en polvo
1 cucharadita de sal
1 hoja de laurel (retirar antes de servir)
1 paquete de maíz congelado
1 cucharadita de comino
1 palillo de dientes sumergido en aceite de cilantro
1 gota de pimienta negra
Cilantro fresco (opcional)
Queso rallado
Chips de tortilla

En una olla eléctrica, combinar todos los ingredientes, cubrir y cocinar a fuego lento durante 6-8 horas o en fuego fuerte durante 3-4 horas. Servir con aguacate, queso rallado Monterey Jack y chips de tortillas. Colocar también cilantro fresco picado arriba para darle más sabor.

Chile Barbacoa

1 ½ libra de pavo molido, dorado y escurrido
1 taza de Salsa Barbacoa de 5 Estrellas (ver receta en la pg 389)
½ taza de azúcar morena
½ taza de tocino crujiente, desmenuzado
2 taza de frijoles cocidos escurridos
2 latas de carne de cerdo y frijoles, escurrida
1 lata de frijoles del norte, escurrida
1 lata de frijoles, escurrida
2 tazas de agua
1 cucharada de humo líquido
1 cucharada de vinagre de sidra de manzana
1 palillo de dientes sumergido en aceite esencial de pimienta negra.

Combinar todos los ingredientes y cocinar a fuego lento en olla eléctrica o calentar en la estufa. Servir caliente.

¡Disfruta!

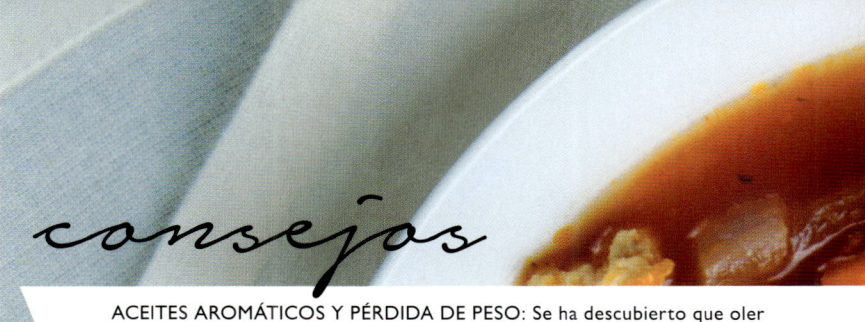

consejos

ACEITES AROMÁTICOS Y PÉRDIDA DE PESO: Se ha descubierto que oler aceites esenciales ayuda a controlar el apetito. Cada pocas horas, huele aceites sabrosos y engaña al cerebro para que se sienta saciado.
Las sopas asiáticas son fantásticas con un poco de hierba limonera, limón y aceite de jengibre.
Recuerda: menos es más. Actúa siempre con precaución, utiliza el palillo de dientes sumergido y agrega más, aún debes poder sentir el sabor de todos los ingredientes del plato.

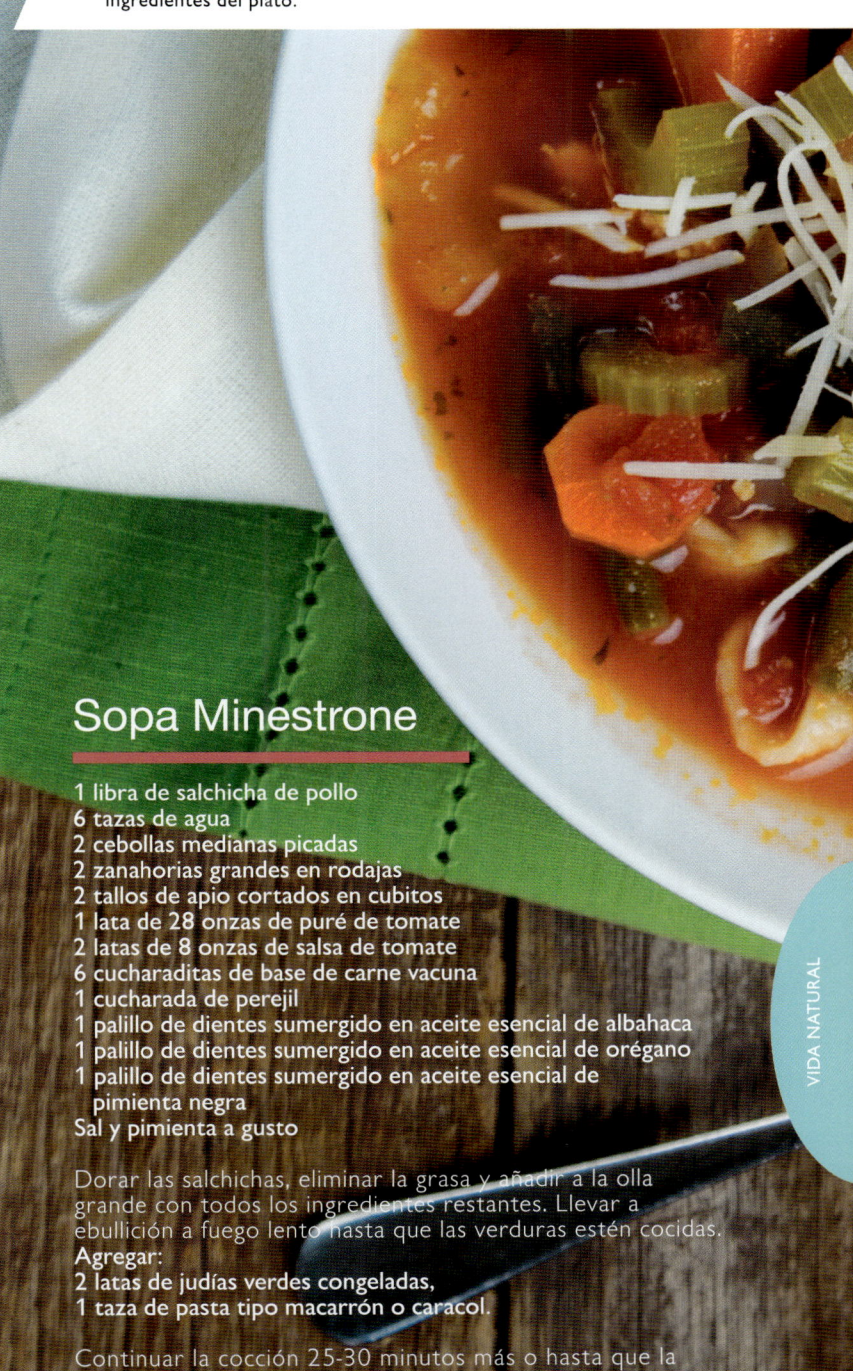

Sopa Minestrone

1 libra de salchicha de pollo
6 tazas de agua
2 cebollas medianas picadas
2 zanahorias grandes en rodajas
2 tallos de apio cortados en cubitos
1 lata de 28 onzas de puré de tomate
2 latas de 8 onzas de salsa de tomate
6 cucharaditas de base de carne vacuna
1 cucharada de perejil
1 palillo de dientes sumergido en aceite esencial de albahaca
1 palillo de dientes sumergido en aceite esencial de orégano
1 palillo de dientes sumergido en aceite esencial de pimienta negra
Sal y pimienta a gusto

Dorar las salchichas, eliminar la grasa y añadir a la olla grande con todos los ingredientes restantes. Llevar a ebullición a fuego lento hasta que las verduras estén cocidas.
Agregar:
2 latas de judías verdes congeladas,
1 taza de pasta tipo macarrón o caracol.

Continuar la cocción 25-30 minutos más o hasta que la pasta esté lista.

VIDA NATURAL

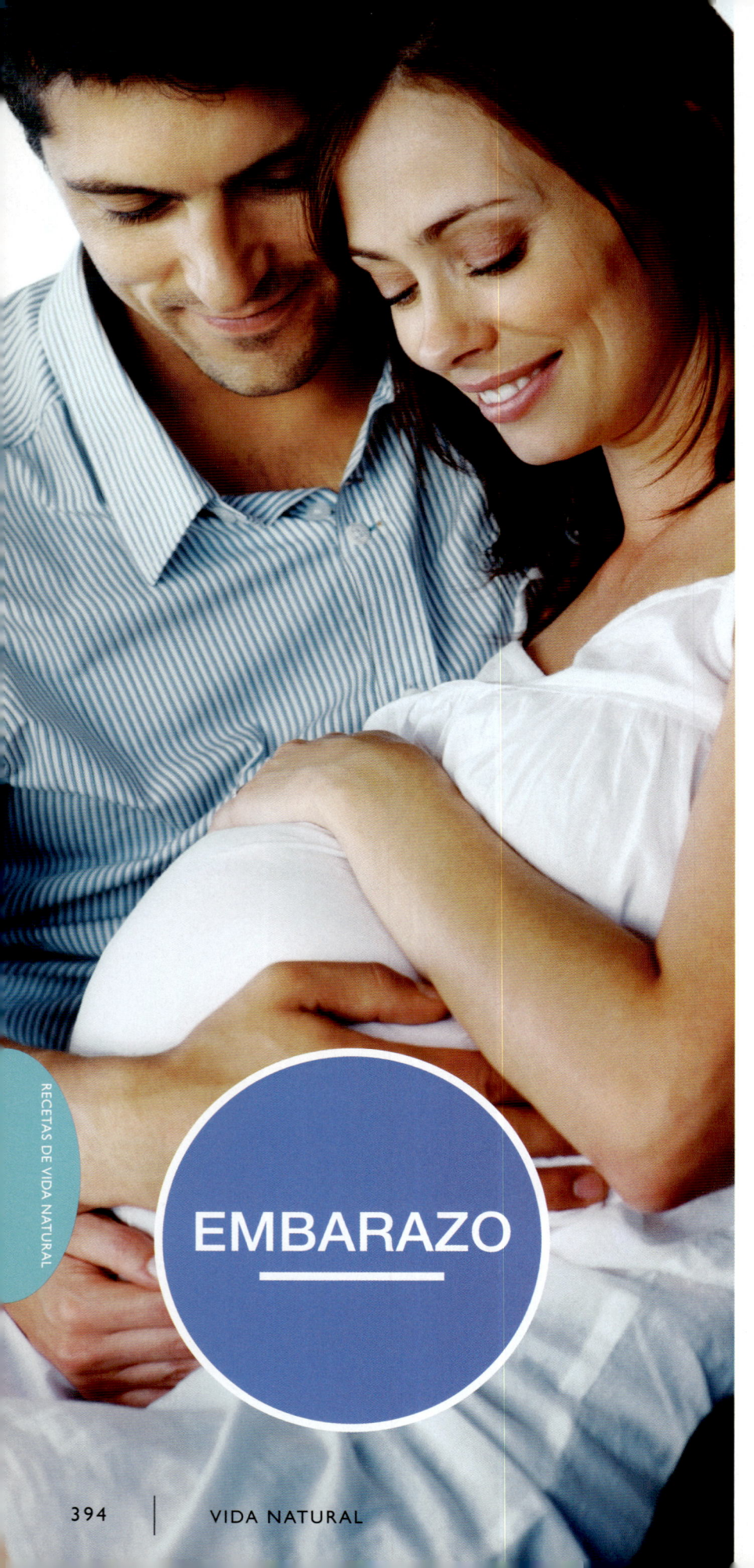

Los aceites esenciales puros son una poderosa ayuda durante el embarazo, especialmente porque los efectos secundarios de la medicación pueden ser muy perjudiciales. Los aceites esenciales refuerzan la salud general de la madre y el bebé, y van más allá, solucionando otras molestias comunes.

Spray para el Alivio de Hemorroides

1 gota de aceite esencial de hierbabuena
2 gotas de aceite esencial de helicriso
2 gotas de aceite esencial de geranio
2 gotas de aceite esencial de ciprés
Aceite de coco fraccionado

Mezclar los aceites y el aceite de coco fraccionado en una botella con rociador y aplicar.

Gotas de Alivio Post-parto

1 botella de agua de hamamelis
4 gotas de aceite esencial de lavanda
4 gotas de aceite esencial de melaleuca

Añadir la lavanda y la melaleuca a la botella de agua de hamamelis y agitar para mezclar. Luego corta una toalla sanitaria grande en tres partes. Rociar la solución sobre las almohadillas. Colocar gel de aloe en el centro y congelar. Aplicar la solución restante con la botella según sea necesario.

Crema para la Picazón en la Piel

½ taza de mantequilla de karité,
¼ de taza de aceite de coco,
¼ de taza de aceite de almendras dulces,
10 gotas de mezcla calmante.

Agregar el aceite y la manteca de karité y colocar en un recipiente de vidrio apto para horno. Llenar una olla con un par de pulgadas de agua y colocar un tazón de vidrio en el interior. Derretir la mantequilla y el aceite a fuego medio hasta que esté transparente. Retirar del fuego y colocar en el refrigerador durante aproximadamente 2 horas hasta que solidifique. Batir 2-3 minutos hasta lograr una consistencia mantecosa. Colocar la mezcla en el tarro, cubrir y refrigerar 1 hora más. Almacenar durante 6 meses a temperatura ambiente. Aplicar directamente sobre el vientre o puntos de picazón para nutrir e hidratar la piel. Otra solución es añadir aceite esencial de cilantro a la loción.

Mezcla para las Estrías

5 gotas de aceite esencial de lavanda,
5 gotas de aceite esencial de mirra,
5 gotas de aceite esencial de helicriso,
10 gotas de aceite de coco fraccionado.

Mezclar los aceites y aplicar sobre la zona afectada. Repetir con la frecuencia deseada para suavizar las estrías.

EMBARAZO

consejos

- Al utilizar los grados superiores de los aceites esenciales, su uso durante el embarazo se expande a la mayoría de los aceites. Para obtener más información, consulta la sección de Sistemas del Organismo de este libro, bajo Embarazo, Parto y Lactancia.
- Desarrollo del cerebro del bebé: Toma 2-3 de complejo omega de aceite esencial adicional por día durante el embarazo y la lactancia.
- Soporte emocional tranquilizador: aplicar mezcla para centrarse o incienso en las plantas de los pies.
- Fatiga: añadir 2-3 gotas de limón, toronja o naranja silvestre en el agua, 2-3 veces al día
- Soporte para el Sueño: aplicar lavanda en los pies en la siesta o a la hora de acostarse, colocar un par de gotas en el agua del baño, o vaporizar 30 minutos antes de acostarse. Añadir unas gotas a una botella con rociador con agua y rociar sobre las sábanas.
- Soporte emocional edificante: aplicar por vía tópica mezcla de alegría debajo de la nariz, los oídos, o las plantas de los pies.

Embarazo

- Soporte para Alergias: tomar 2 gotas de limón y hierbabuena en una cápsula o en agua
- Alivio de la cefalea: aplicar la mezcla de tensión o de hierbabuena por vía tópica en la frente, las sienes, la nuca y debajo de la nariz
- Acidez estomacal: aplicar la mezcla digestiva, menta, jengibre o directamente sobre el esternón.
- Aumento del deseo sexual: vaporizar o aplicar naranja silvestre y ylang ylang tópicamente
- Náuseas matutinas: aplicar mexcla desintoxicante y complejo de desintoxicación de pre-embarazo o durante el primer trimestre
- Náuseas matutinas: aplicar bajo la nariz o poner en agua o en una cápsula. Utilizar hierbabuena, mezcla digestiva, hinojo o jengibre.
- Relajación y sueño profundo. Frotar lavanda o mezcla calmante por vía tópica bajo la nariz, la frente, el corazón y/o los pies
- Ciática y dolor muscular: aplicar por vía tópica mezcla calmante en el área afectada
- Hinchazón: aplicar mezcla de masaje, mezcla calmante o hierba limonera en las plantas de los pies o en el área de hinchazón. Añadir unas gotas de limón al agua de beber o tomar en una cápsula.

Parto

- Dolor de espalda durante el parto: aplicar hierbabuena o mezcla de masaje de en la espalda para adormecer el dolor
- Energía durante el parto: añadir hierbabuena tópicamente o internamente al agua para beber o al hielo
- Aumentar la elasticidad del perineo: masajear con mirra o helicriso en el perineo antes y durante el parto.
- Proteger el canal del parto del estreptococo de grupo B: añadir incienso y orégano o albahaca a la ducha de agua
- Promover o inducir el parto: aplicar mezcla mensual de las mujeres al abdomen, tobillos y a los puntos de presión cuando la madre y el bebé están listos
- Para apoyar el trabajo de parto: aplicar salvia esclarea a los tobillos y otros puntos de presión.

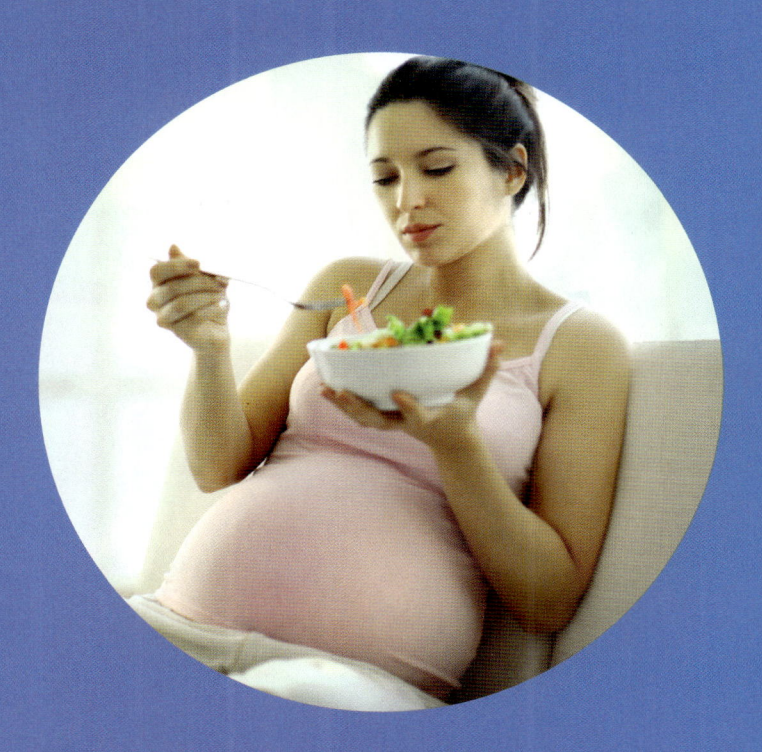

Posparto

- Dolores de posparto: aplicar mezcla calmante en el abdomen
- Dolores corporales: aplicar mezcla relajante, mezcla de masaje, o salvia esclarea en los puntos de dolor.
- Evacuación de intestinos: tomar 2-3 gotas de mezcla digestiva en agua o en una cápsula
- Congestión mamaria: aplicar albahaca alrededor del pecho
- Depresión: aplicar mezcla de la alegría, incienso, melisa o mezcla estimulante debajo de la nariz y en los oídos
- Fatiga: Tomar 6 gotas de mezcla metabólica y 3 gotas de de menta y naranja silvestre en una cápsula al día
- Alivio de hemorroides: aplicar mezcla para centrarse directamente en la zona afectada
- Aumentar la producción de leche: aplicar hinojo y/o romero en los pechos
- Prevenir infecciones en el bebé: combinar incienso plata coloidal y rociar o aplicar en todo el cuerpo del bebé
- Dolor en los pezones: aplicar helicriso directamente en los pezones para sanarlos y otorgarles elasticidad
- Desgarro, inflamación y dolor: aplicar incienso, helicriso, y/o lavanda por vía tópica. Colocar gotas de lavanda y de incienso en compresas femeninas congeladas.

Recién nacido

- Para hinchazón, manchas o decoloración de la piel: aplicar incienso tópicamente en cualquier área afectada.
- Para asistir en la transición del bebé y liberar cualquier trauma: vaporizar o aplicar incienso o mezcla para centrarse en la columna vertebral y en la planta de los pies del bebé
- Para ayudar a evitar la infección y despegar los restos del cordón umbilical: colocar varias gotas de mirra en el cordón umbilical.

HOMBRES

¿Quién dijo que los aceites esenciales eran sólo para mujeres?
La mayoría de las colonias y limpiadores son costosos y tóxicos.
Aprende cómo los hombres de verdad pueden beneficiarse del poder de los aceites esenciales puros.
Elimina manchas de aceite, de grasa y residuos pegajosos con aceite esencial de limón.
Limpia la batería del coche y las ruedas cromadas con aceites esenciales de melaleuca y de limón
diluidas con agua en una botella con rociador.
Para fortalecer el crecimiento del cabello en áreas debilitadas, aplicar aceite esencial de romero
directamente en el cuero cabelludo, o agregar al champú.

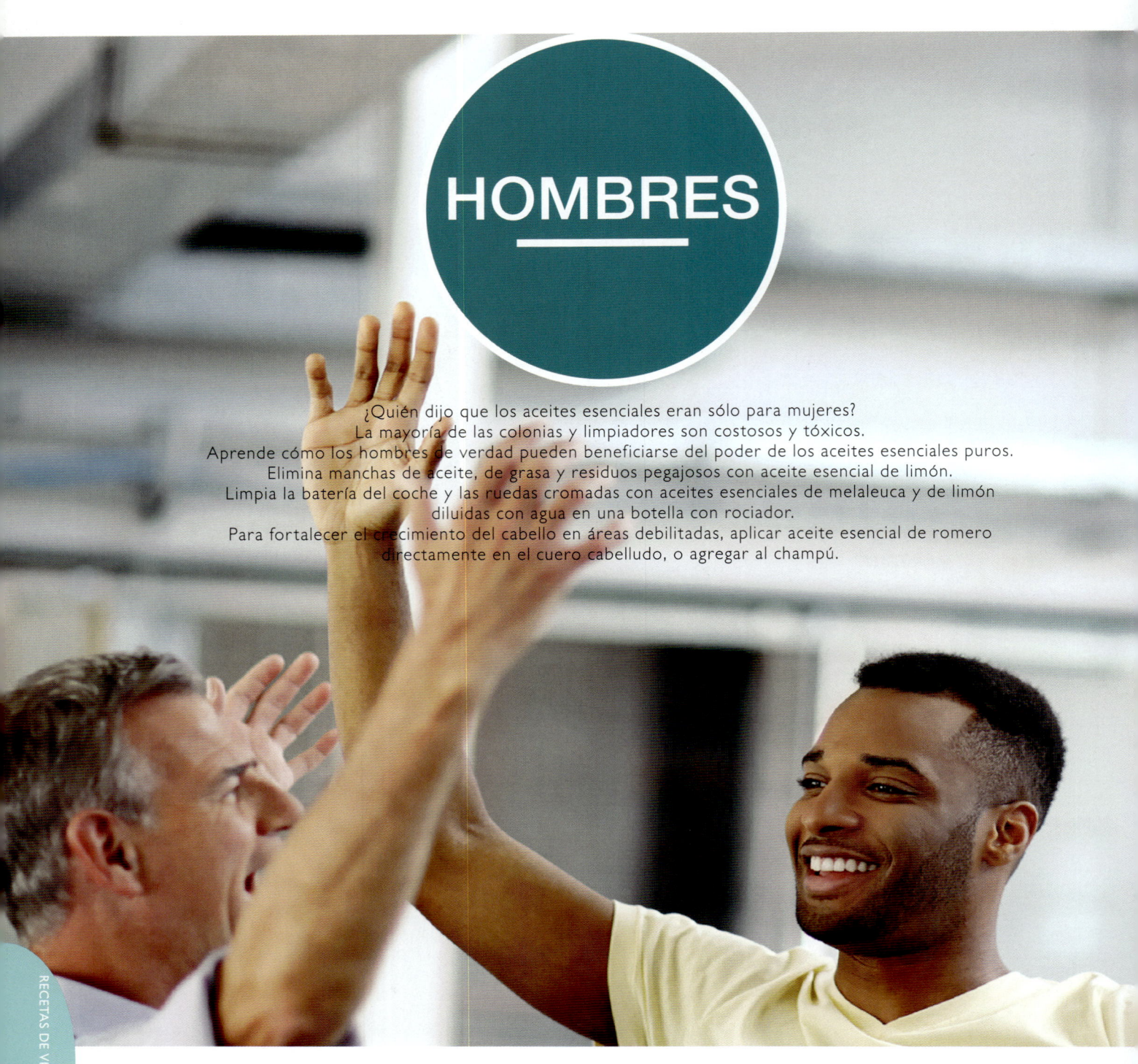

Crema de Afeitar

2/3 tazas de manteca de karité
2/3 taza de manteca de cacao
1/4 de taza de aceite de coco fraccionado
5 gotas de aceite esencial de sándalo
5 gotas de aceite esencial de menta
5 gotas de aceite esencial de melaleuca

Colocar las mantequillas y el aceite en baño maría para fundir. Mezclar en aceites esenciales. Dejar enfriar la crema de afeitar. Batir con batidora manual.

Loción Natural para Después de Afeitar

3/4 de taza de hamamelis
1 cucharada de vinagre de sidra de manzana
10 gotas de aceite esencial de sándalo
5 gotas de aceite esencial de menta
3 gotas de aceite esencial de romero
2 gotas de aceite esencial de melaleuca

Colocar todos los ingredientes en una botella. Agitar bien y colocar sobre la piel luego del afeitado para obtener una loción para después de afeitarse antiséptica y anti-inflamatoria natural, con un excelente aroma.

Desodorante Almizclado

15 gotas de mezcla purificadora de aceites esenciales
15 gotas de aceite esencial de salvia esclarea
10 gotas de aceite esencial de incienso
10 gotas de aceite esencial de limón
5 gotas de aceite esencial de lavanda
5 gotas de aceite esencial de pachuli
5 gotas de mezcla para centrarse de aceites esenciales
5 gotas de aceite esencial de cedro
3 gotas de aceite esencial de sándalo
Aceite de coco fraccionado

Combinar los aceites esenciales en una botella de 2 onzas vacía de vidrio con rociador. Añadir el aceite de coco fraccionado para llenar la botella. Agitar bien antes de cada uso.

Estimulante de Cabello y Cuero Cabelludo

½ taza de aceite de coco fraccionado,
40 gotas de aceite esencial de romero,
25 gotas de aceite esencial de albahaca,
20 gotas de aceite esencial de limón,
15 gotas de aceite esencial de lavanda,
15 gotas de aceite esencial de hierba limonera,
10 gotas de aceite esencial de hierbabuena.

Colocar los aceites esenciales y el aceite de coco en una botella con tapa. Agitar vigorosamente durante 2 minutos. Sumergir los dedos en la mezcla poco a poco y masajear toda la mezcla en el cuero cabelludo seco de tres a cinco minutos. Envolver el cabello completamente con una envoltura de plástico o un gorro de ducha y cubrirlo con una toalla caliente y húmeda. Reemplazar la toalla con otra toalla caliente una vez que se haya enfriado. Dejar actuar de treinta a cuarenta y cinco minutos. Seguir con champú y acondicionador ligero. Utilizar hasta dos veces por semana si el cabello se está debilitando.

Desodorante de Bolita Antihongos para Pies

35 gotas de aceite esencial de melaleuca
8 gotas de aceite esencial de lavanda

Combinar los aceites esenciales en una botella de vidrio con tapa con bolilla y aplicar por vía tópica en las zonas afectadas entre los dedos y alrededor de las uñas.

Desodorizante para Calzado

2 gotas de aceite esencial de menta
2 gotas de aceite esencial de naranja salvaje

Colocar los aceites esenciales en una toalla de papel o una hoja de secadora usada. Colocar en el calzado durante la noche.

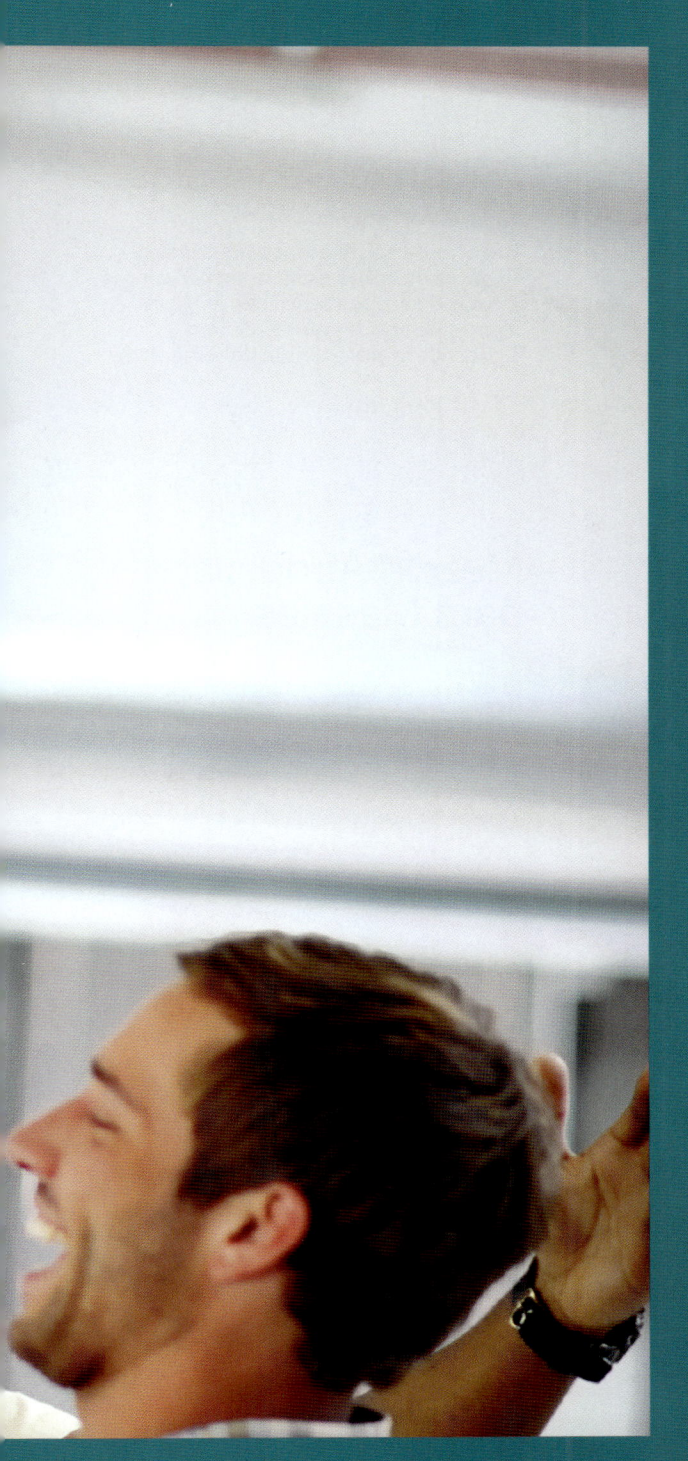

Colonia Especiada

40 gotas de aceite esencial de bergamota
10 gotas de aceite esencial de clavo
20 gotas de aceite esencial de abeto blanco
5 gotas de aceite esencial de limón
3 cucharadas de aceite de coco fraccionado

Combinar los aceites esenciales con el aceite de coco fraccionado en una botella de vidrio con bolilla. Colocar la tapa del rodillo y agitar la botella hasta que se combine la mezcla. Dejar que la mezcla repose durante al menos 24 horas antes de su uso.

INTIMIDAD

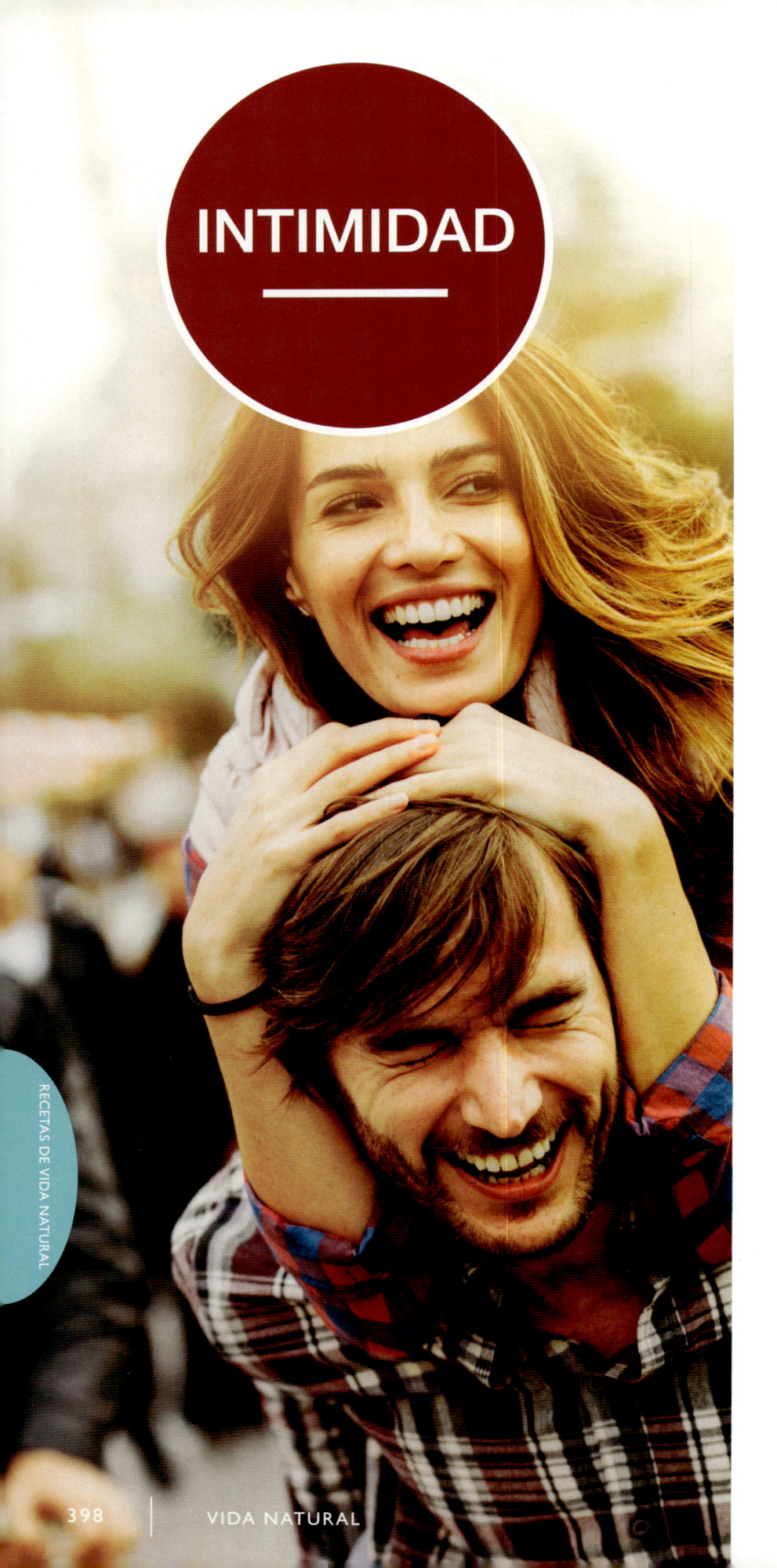

Sábanas Sensuales

10 gotas de aceite esencial de sándalo
10 gotas de aceite esencial de bergamota
3 gotas de aceite esencial de jengibre
3 gotas de aceite esencial de lima
2 gotas de aceite esencial de ylang ylang

Añadir los aceites esenciales a una botella con rociador y llenar con agua. Rociar sobre las sábanas de la cama para disfrutar de una noche romántica.

Mezcla Afrodisíaca para Masajes

¼ de taza de aceite de coco fraccionado o loción sin perfume
2 gotas de aceite esencial de rosas o geranio
3 gotas de aceite esencial de sándalo
2 gotas de aceite esencial de ylang ylang
3 gotas de aceite esencial de salvia esclarea

Mezclar los aceites y masajear sobre la piel para incrementar la conexión y la excitación.

Mezcla Afrodisíaca para Vaporizar

1 gota de aceite esencial de abeto blanco
1 gota de aceite esencial de canela
1 gota de aceite esencial de pachulí
1 gota de aceite esencial de romero
1 gota de aceite esencial de sándalo
1 gota de aceite esencial de ylang ylang

Coloca estos aceites esenciales en un difusor y llena el aire de excitación.

Mezcla para Masaje Erótico

¼ de taza de aceite de coco fraccionado
2 gotas de aceite esencial de geranio
1 gota de aceite esencial de canela
1 gota de aceite esencial de jengibre
1 gota de aceite esencial de hierba limonera
1 gota de aceite esencial de menta

Mezclar los aceites y aplicar suavemente sobre los genitales. Esta mezcla ayuda a alcanzar y prolongar el clímax.

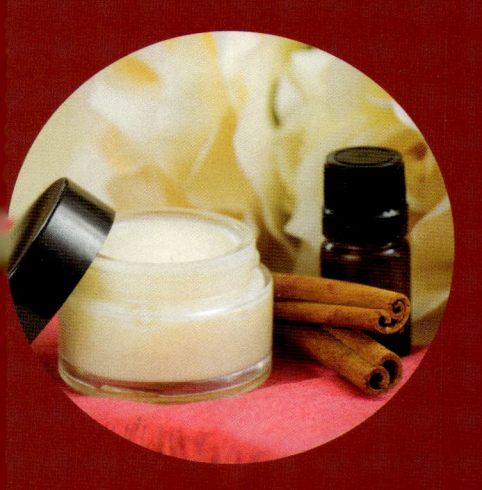

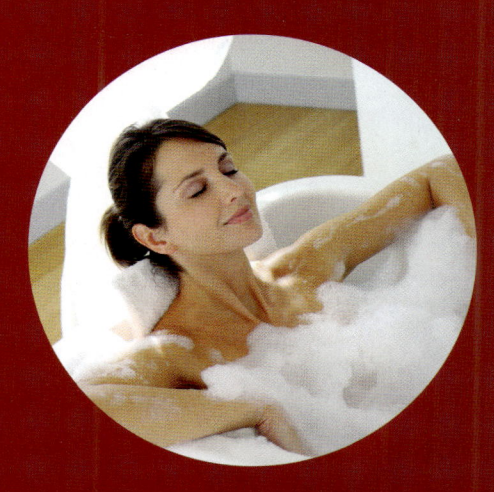

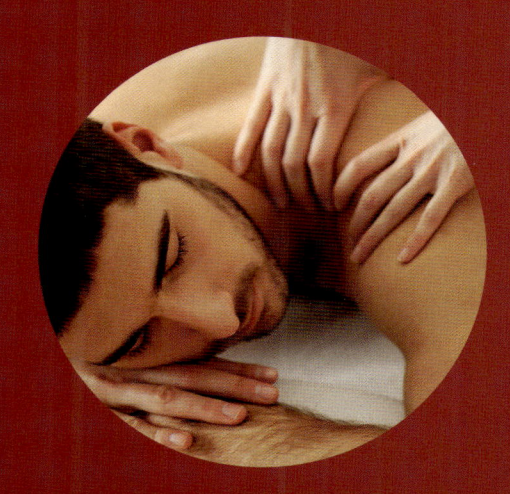

Bálsamo Exótico de Canela para el Amor

- 2 ½ cucharadas de aceite de coco
- 1 cucharada de manteca de cacao
- 1 ½ cucharadita de glicerina vegetal
- 1 cucharadita de cera de abeja
- 6 gotas de aceite esencial de canela

Calentar todos los ingredientes a fuego lento, a excepción del aceite esencial, hasta que la manteca de cacao y la cera de abejas se fundan. Retirar del fuego y añadir el aceite esencial de canela. Batir la mezcla durante unos minutos hasta que empiece a espesar y se vuelva opaca. Vertir o colocar con cuchara en un recipiente de almacenamiento. Enfriar durante quince minutos antes de tapar. Dejar que la mezcla repose durante cuatro horas antes de su uso como bálsamo para besos o masajes.

Baño de Burbujas Éxtasis

- 1 ½ taza de jabón líquido de Castilla
- 2 cucharadas de glicerina vegetal
- ½ cucharada de azúcar blanco
- 30 gotas de aceite esencial de cedro
- 20 gotas de aceite esencial de salvia esclarea
- 10 gotas de aceite esencial de ylang ylang
- 6 gotas de aceite esencial de pachulí

Mezclar los ingredientes en un tazón grande de vidrio o de cerámica hasta que el azúcar se haya disuelto. Verter en la botella, agitar y dejar reposar durante 24 horas antes de usar. Para utilizar, colocar aproximadamente ¼ de taza de baño de burbujas bajo el agua corriente caliente.

Loción Vaporosa para Después del Baño

- 30 gotas de aceite esencial de bergamota
- 10 gotas de aceite esencial de sándalo
- 5 gotas de aceite esencial de bayas de enebro
- 4 gotas de aceite esencial de jengibre
- 4 gotas de aceite esencial de ylang ylang
- 2 gotas de jazmín o aceite esencial de lavanda
- 4 onzas de aceite de coco

Combinar los ingredientes y masajear sobre la piel. Combina los efectos profundos y embriagadores de los aceites esenciales con un toque sensual y masajea para despertar el deseo intenso.

RECETAS DE VIDA NATURAL

¿Sabías que?

- Los aceites esenciales se han utilizado a lo largo de la historia para incrementar la sensualidad y la pasión ayudando a proporcionar un ambiente agradable, aliviando el agotamiento emocional e incluso aumentando la libido.
- Los aceites esenciales utilizados para este propósito normalmente se utilizan por vía tópica y aromáticamente. Diferentes aceites atraen a diferentes personas; se trata de un viaje de descubrimiento para saber qué aceites funcionan mejor para usted y su pareja.

JARDINERÍA

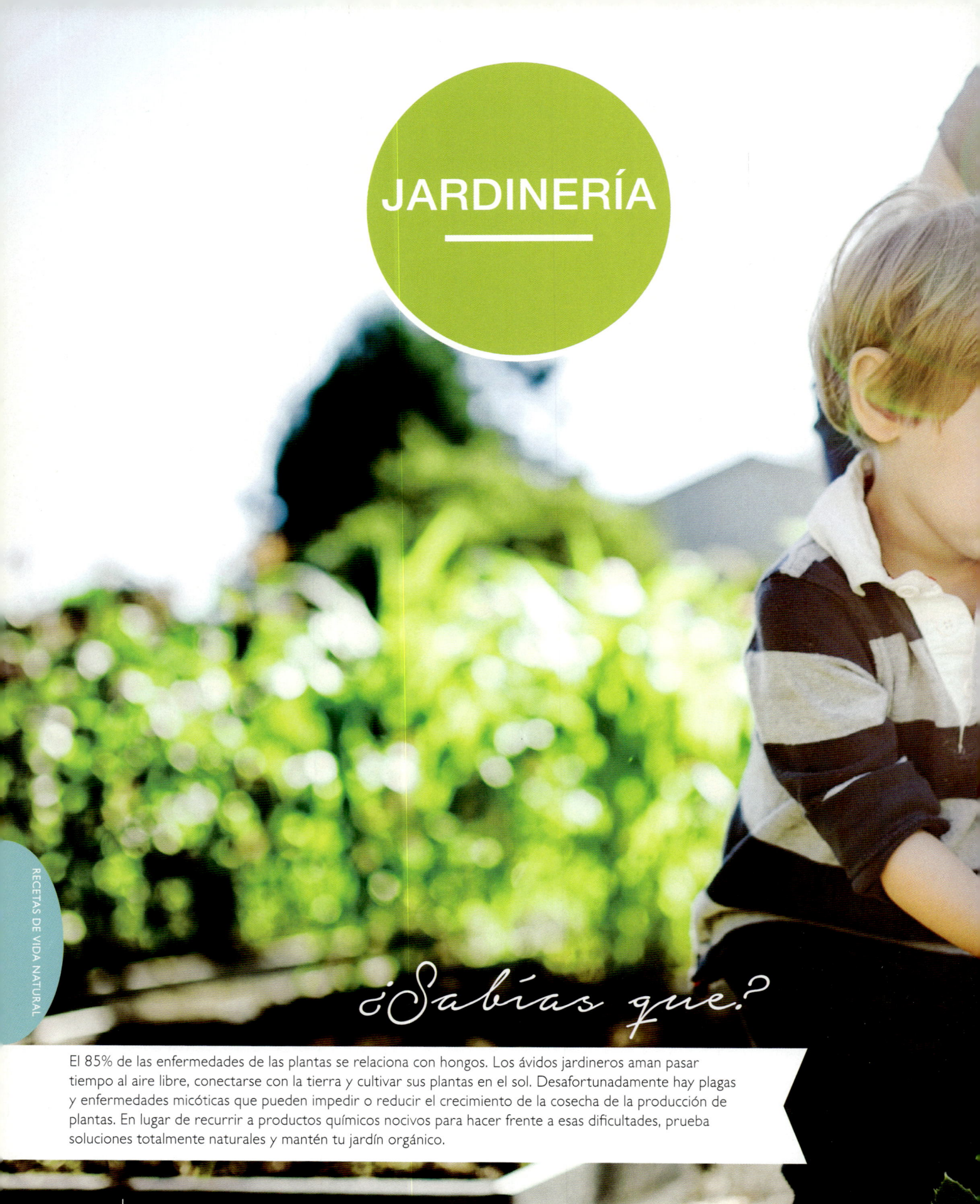

RECETAS DE VIDA NATURAL

¿Sabías que?

El 85% de las enfermedades de las plantas se relaciona con hongos. Los ávidos jardineros aman pasar tiempo al aire libre, conectarse con la tierra y cultivar sus plantas en el sol. Desafortunadamente hay plagas y enfermedades micóticas que pueden impedir o reducir el crecimiento de la cosecha de la producción de plantas. En lugar de recurrir a productos químicos nocivos para hacer frente a esas dificultades, prueba soluciones totalmente naturales y mantén tu jardín orgánico.

VIDA NATURAL

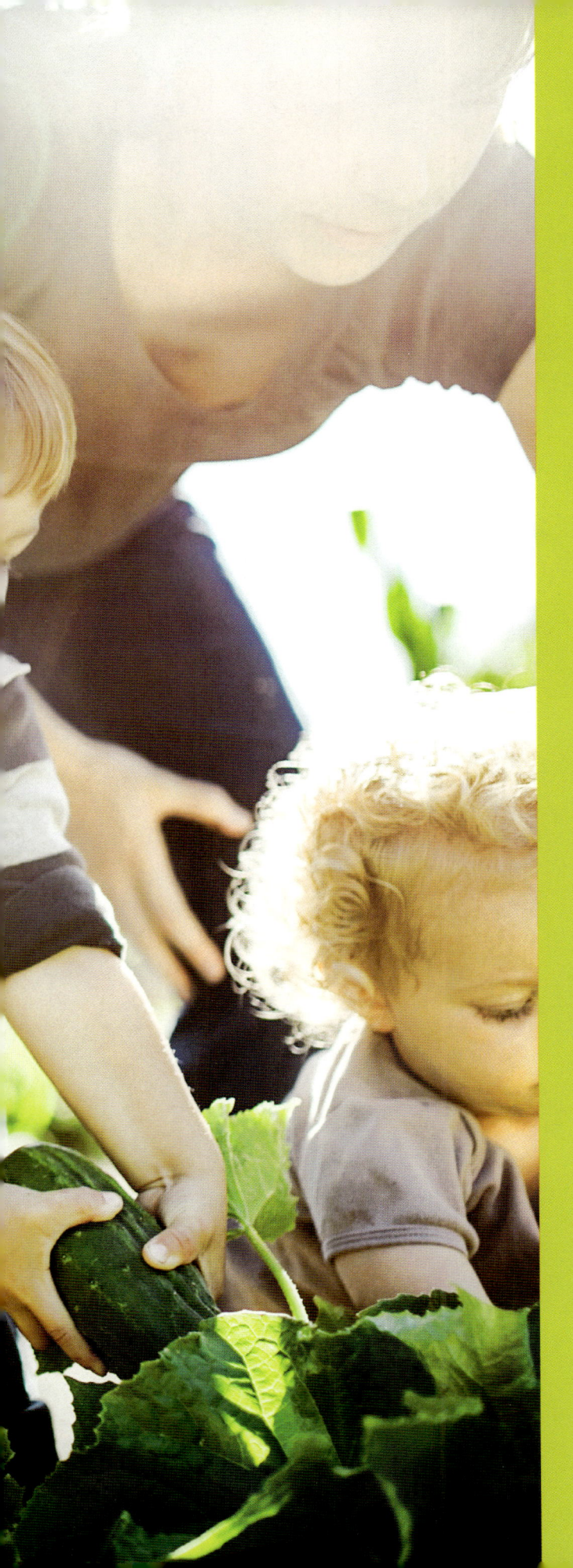

Repelente de Insectos de Jardín

10 gotas de aceite esencial de romero
10 gotas de aceite esencial de menta
10 gotas de aceite esencial de tomillo
10 gotas de aceite esencial de clavo

Combinar en una pequeña botella con rociador. Rellenar con agua y agitar bien. Aplicar en cualquier lugar en el que desees deshacerse de los insectos.

Supresor de Hongos

En una pequeña botella con rociador combinar 20 gotas de aceite esencial de melaleuca y completar con agua. Rociar directamente sobre las plantas infectadas una o dos veces por semana.

Lavado de Frutas y Verduras

Llena el fregadero de la cocina con agua fría. Agrega 1/2 taza de vinagre blanco y 6 gotas de aceite esencial de limón. Remoja las frutas y verduras, luego enjuagar.

Atractor de Polinizadores

Agrega 5 a 6 gotas de aceite esencial de naranja silvestre a una botella con rociador llena con 1 taza de agua. Rocía en las flores y capullos para atraer a las abejas para su polinización.

Repelentes de Plagas

Ahuyenta a los roedores con 2 gotas de aceite esencial de menta en una bola de algodón. Coloca las bolas en los agujeros, madrigueras y nidos de los ratones para animarles a trasladarse.

Repele otras plagas con estos aceites esenciales:

Hormigas: hierbabuena, menta verde.
Pulgones: cedro, hierbabuena, menta verde.
Escarabajos: hierbabuena, tomillo.
Orugas: hierbabuena, menta.
Ácaros rojos: lavanda, hierba limonera, salvia, tomillo.
Pulgas: hierbabuena, hierba limonera, menta verde, lavanda.
Moscas: lavanda, menta, romero, salvia.
Jejenes: pachulí, menta verde.
Piojos: cedro, hierbabuena, menta verde.
Mosquitos: lavanda, hierba limonera, árbol de la vida, mezcla repelente.
Polillas: cedro, lavanda, hierbabuena, menta verde.
Pulgones de plantas: hierbabuena, menta verde.
Babosas: cedro.
Caracoles: cedro, pachulí.
Arañas: hierbabuena, menta verde.
Garrapatas: lavanda, hierba limonera, salvia, tomillo.
Gorgojos: cedro, pachulí, sándalo

LIMPIEZA

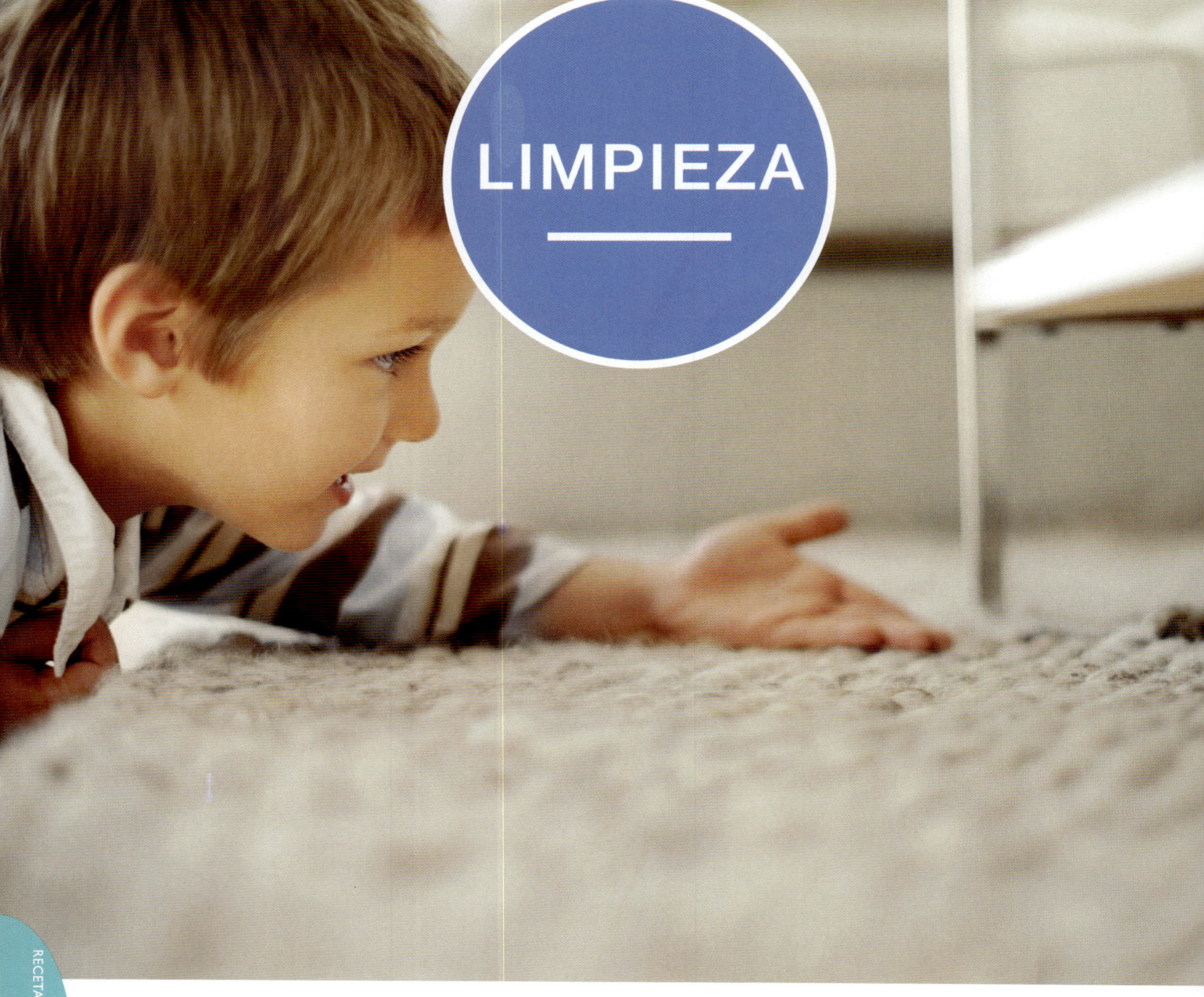

Lavado de Frutas y Verduras

Es importante lavar los pesticidas y gérmenes de las frutas y verduras. Esta solución elimina todos los residuos y tiene propiedades germicidas.

½ taza de vinagre de sidra de manzana
½ taza de agua
5 gotas de aceite esencial de limón
5 gotas de aceite esencial de mezcla protectora

Removedor Natural de Rayas

2 cucharaditas de jugo de limón
1 cucharadita de vinagre blanco destilado
3 gotas de aceite esencial de lima

Mezclar los ingredientes en un tazón pequeño. Sumergir un paño en la solución y frotar sobre la superficie de madera. Frotar en las rayas hasta que desaparezcan o en algunas marcas profundas hasta que se solucionen. Frotar todo residuo restante con un paño seco.

Limpiador de Tapicería

¼ de taza de agua tibia
2 cucharaditas de jabón de castilla
3 gotas de aceite esencial de lima

Mezclar los ingredientes en un recipiente. Sumergir el tejido en la mezcla y aplicar sobre la mancha para tratamientos localizados rápidos sobre cualquier tipo de tejido.

Ambientador para Alfombras

2 tazas de bicarbonato de sodio
10 gotas de aceite esencial de limón
10 gotas de aceite esencial de naranja o toronja

Combinar todos los ingredientes en un recipiente. Espolvorear sobre la alfombra o tapete y dejar reposar por 15 minutos. Pasar la aspiradora exhaustivamente.

Quitamanchas de Alfombra

4 tazas de agua caliente
½ cucharadita de jabón blanco de castilla o jabón para lavar platos
10 gotas aceite esencial de limón

Mezclar 2 tazas de agua tibia, jabón y aceite esencial. Empapar un trapo en la mezcla, estrujar, y limpiar suavemente la mancha. Utilizar un trapo limpio empapado en las 2 tazas de agua tibia restantes para eliminar el residuo. Alternar la solución de jabón con el agua fresca hasta que la mancha desaparezca. Recuerda que para eliminar una mancha de alfombra debes mojarla sin frotar, ya que frotarla arruinará las fibras de la alfombra.

Limpiador y Lustrador de Madera

1 taza de aceite de oliva, almendra o coco fraccionado, ½ taza de agua destilada o hervida y enfriada, 30 gotas aceite esencial de limón, 10 gotas de aceite esencial de naranja. Combinar los ingredientes en una botella con rociador o un recipiente con tapa y agitar bien. Rociar o verter en un paño de microfibra y aplicarlo en la superficie para limpiar y lustrar cualquier superficie de madera.

Limpiador de Piso de Madera

1 galón de agua tibia
½ taza de vinagre blanco destilado
3 gotas de limón o aceite esencial de naranja

Mezclar el agua, el vinagre y el aceite en un cubo o contenedor grande.
Trapear con un trapeador seco o en forma manual con paños de microfibra.
Cambiar la solución según sea necesario.

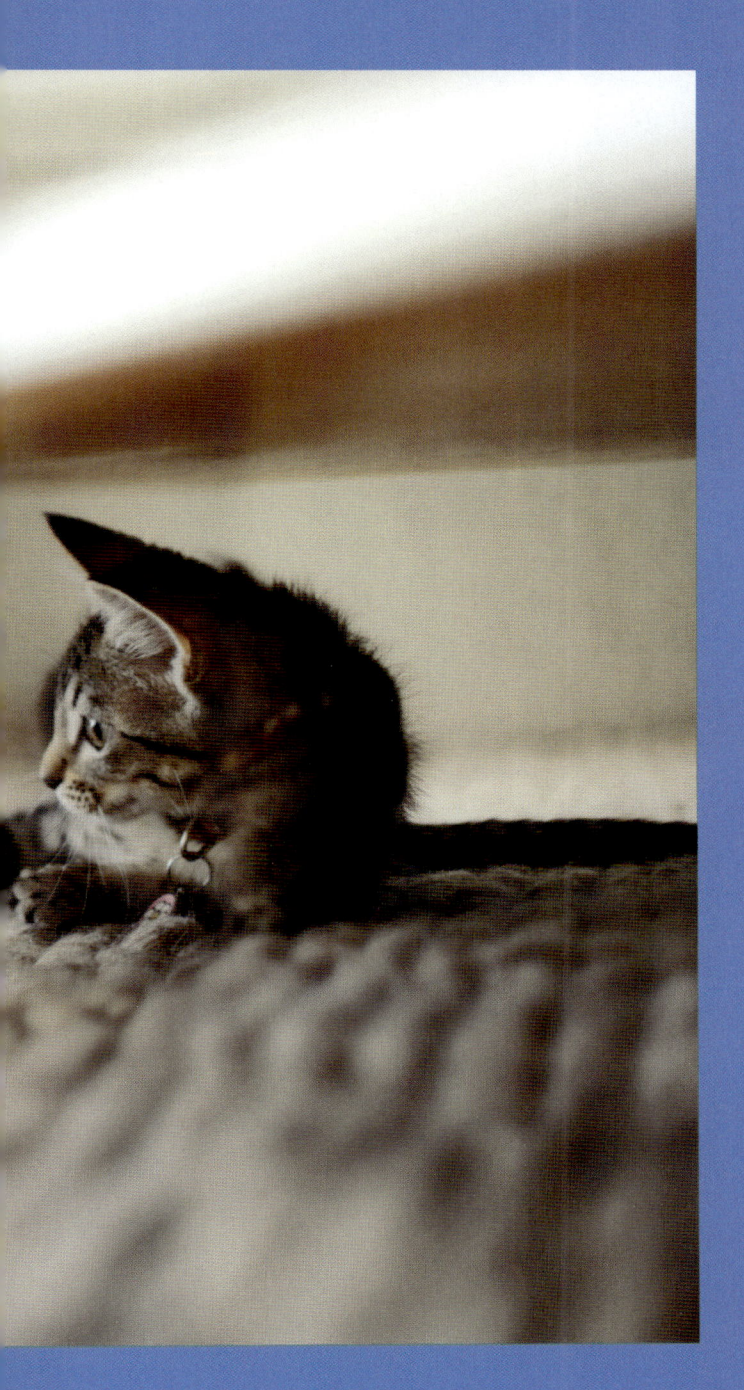

Limpiador de Cuero

¼ de taza de aceite de oliva
½ taza de vinagre ordinario
3 gotas de eucalipto
1 botella con rociador

Mezclar los dos ingredientes en la botella con rociador y agitar bien. Ahora sólo hay que rociar el cuero y limpiarlo con un paño de algodón.
Tenga en cuenta que esta receta es perfectamente segura para el cuero normal, pero no se ha diseñado para ser utilizada en gamuza.

BAÑO
LIMPIEZA

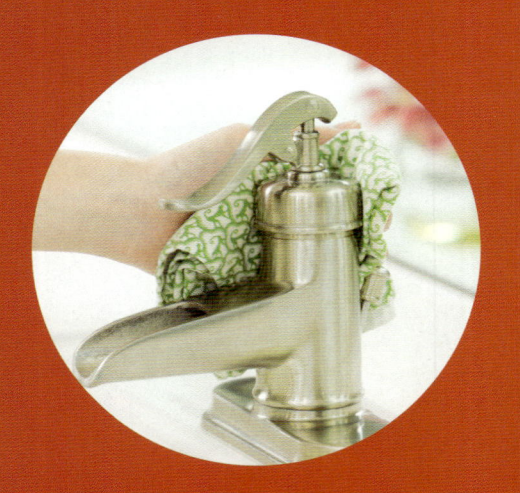

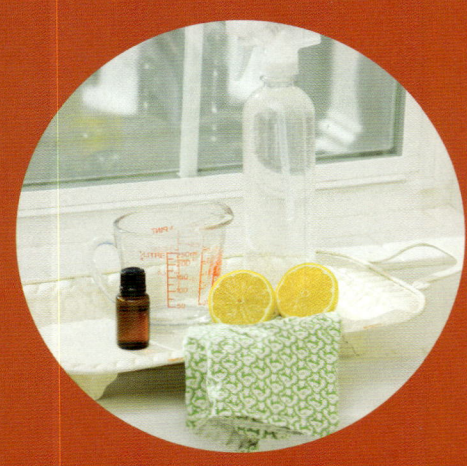

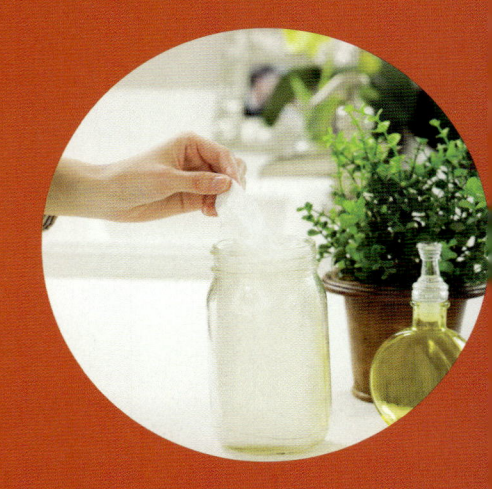

Removedor de Residuo de Jabón

2 tazas de agua caliente
¼ - ½ taza de bórax
10 gotas de aceite esencial de limón

Añadir los ingredientes en una botella con rociador y agitar bien. Rociar las ventanas o espejos y secar. Almacenar en un lugar fresco durante uno o dos meses.

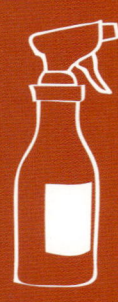

Limpiador de Espejos y Ventanas

2 tazas de agua
2 cucharadas de vinagre blanco
2 cucharadas de alcohol isopropílico
5 gotas de aceite esencial de menta

Añadir los ingredientes en una botella con rociador y agitar bien. Rociar ventanas o espejos y secar. Almacenar en un lugar fresco para de uno a dos meses.

Toallitas Húmedas Desinfectantes

12 toallas de papel gruesas y duraderas
1 taza de agua hervida y ligeramente refrigerada
½ taza de vinagre blanco
¼ de taza de alcohol isopropílico,
5 gotas de aceite de esencial de lavanda
5 gotas de aceite esencial de limón

Cortar las toallas de papel por la mitad y apilar en una pila ordenada. Enrollar y colocar en un frasco de vidrio de boca ancha de gran tamaño o en una bolsa con cierre hermético. Mezclar los ingredientes y verter sobre las toallas de papel. Colocar la tapa o cerrar la bolsa y agitar para humedecer las toallas.

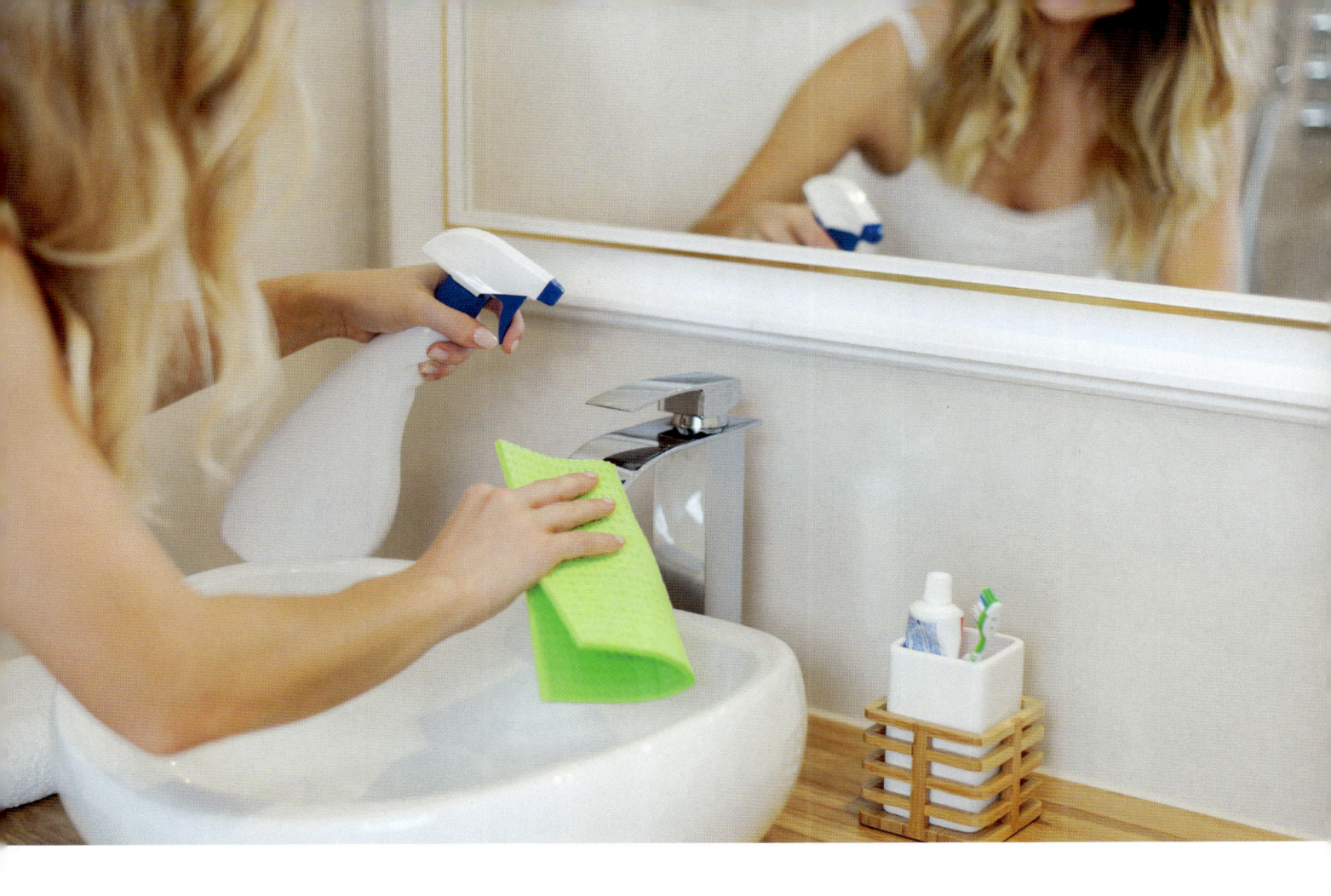

Prevenir Moho y Hongos

2 tazas de agua
30 gotas de aceite esencial de melaleuca
10 gotas de aceite esencial de menta.

Añadir los ingredientes en una botella con rociador y agitar bien. Rociar directamente en hongos o moho. No enjuagar. Repetir diaria o semanalmente, según sea necesario.

Limpiador Desinfectante de Inodoros

½ taza de bicarbonato de sodio
¼ de taza de vinagre blanco
10 gotas de aceite esencial de melaleuca

Mezclar los ingredientes para disolver el bicarbonato de sodio. Colocar en el inodoro. Deje actuar durante cinco a quince minutos. Frotar con un cepillo de baño y descargar.

COCINA
LIMPIEZA

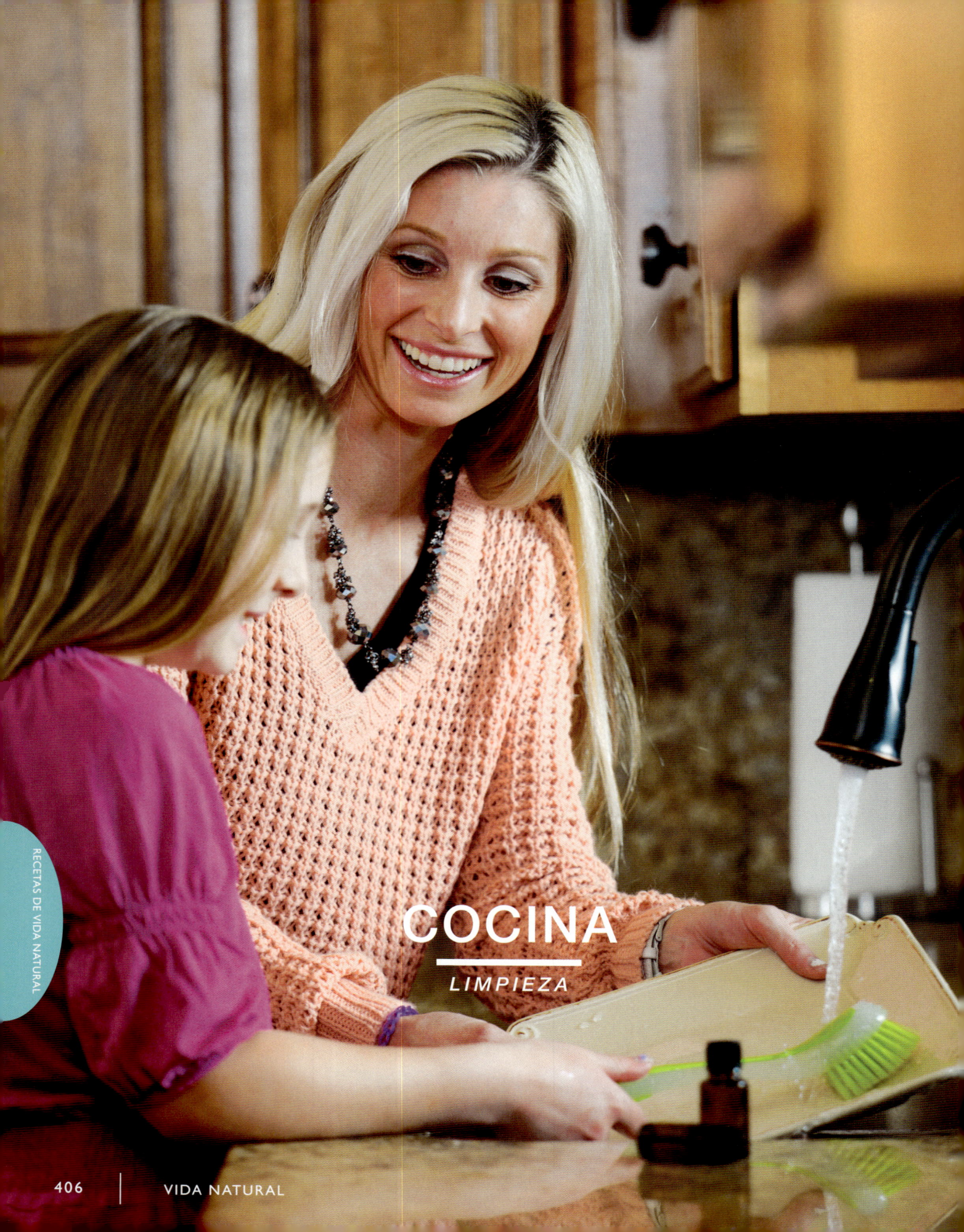

RECETAS DE VIDA NATURAL

Limpiador de Drenaje

¼ de taza de bicarbonato de sodio
¼ de taza de vinagre blanco destilado
3 gotas de aceite esencial de naranja silvestre

Verter el aceite esencial directamente en el drenaje, seguido del bicarbonato de sodio y luego el vinagre. Dejar reposar durante quince minutos. Verter el agua caliente por el desagüe seguido de agua fría, para desatascar desagües.

Removedor de Adhesivo y Viscosidad

1 cucharada de bicarbonato de sodio,
1 cucharada de aceite de almendras o vegetal,
2 gotas de aceite esencial de limón.

Mezclar en un recipiente pequeño de vidrio. Aplicar una pequeña cantidad a la pegatina o etiqueta y dejar reposar durante uno o dos minutos. Utilizar un paño o toalla de papel para eliminarlo. Aplicar nuevamente si es necesario.

Tabletas Odorizantes para el Tacho de Basura

2 tazas de bicarbonato de sodio
1 taza de sales de Epsom
¼ taza de agua
10 gotas de aceite esencial de limón
5 gotas de aceite esencial de hierbabuena
1 bandeja de cubitos de hielo

Combinar los ingredientes secos. Añadir lentamente el agua, luego los aceites, y revolver. Con una cuchara, transferir la mezcla a la bandeja de cubitos de hielo sin llenar demasiado la bandeja. Dejar que se seque durante la noche o hasta que quede endurecida. Colocar una o dos tabletas en el fondo del bote de basura y guardar el resto en un recipiente hermético. Reemplazar las tabletas según sea necesario

Limpiador de Parrilla

¼ de taza de bicarbonato de sodio
2 cucharadas de detergente natural para lavar platos
5 gotas de aceite esencial de limón
Vinagre blanco destilado.

Combinar los tres primeros ingredientes. Añadir el vinagre hasta que la mezcla tenga una consistencia de aceite de oliva. Aplicar la mezcla con un pincel en la parrilla de metal, y dejar reposar entre quince y treinta minutos. Utilizar una esponja o cepillo de parrilla húmedo para limpiar la superficie. Enjuagar con agua.

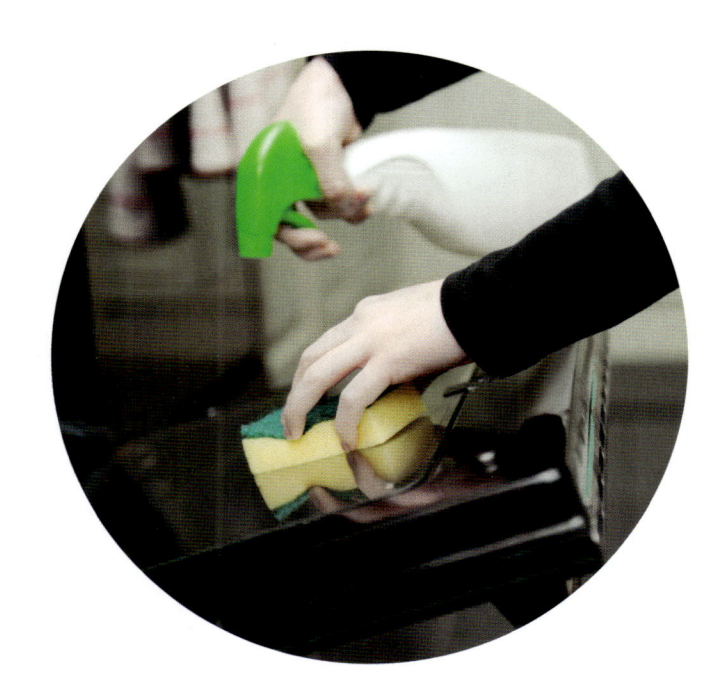

Limpiador de Hornos

1 taza de agua tibia
3 cucharadas de bicarbonato de sodio
1 cucharada de jabón de castilla
5 gotas de aceite esencial de limón
5 gotas de aceite esencial de clavo

Añadir todos los ingredientes en una botella con rociador y agitar para combinarlos. Rociar libremente en el horno y dejar reposar durante quince minutos. Limpiar con una esponja o paño.

Pasta para Limpiar Hornos

1 taza de bicarbonato de sodio
½ taza de agua
1 cucharada de detergente o jabón de Castilla
10 gotas de aceite esencial de limón

Combinar los ingredientes en un recipiente para formar una pasta. Aplicar con una esponja y dejar reposar hasta treinta minutos. Limpiar con un paño o esponja limpio y agua.

LAVANDERÍA
LIMPIEZA

Quitamanchas

½ taza de vinagre blanco
20 gotas de aceite esencial de limón

Combinar los ingredientes en una botella de cristal con rociador. Rociar sobre la mancha y lavar. ¡Excelente para manchas de grasa y resistentes!

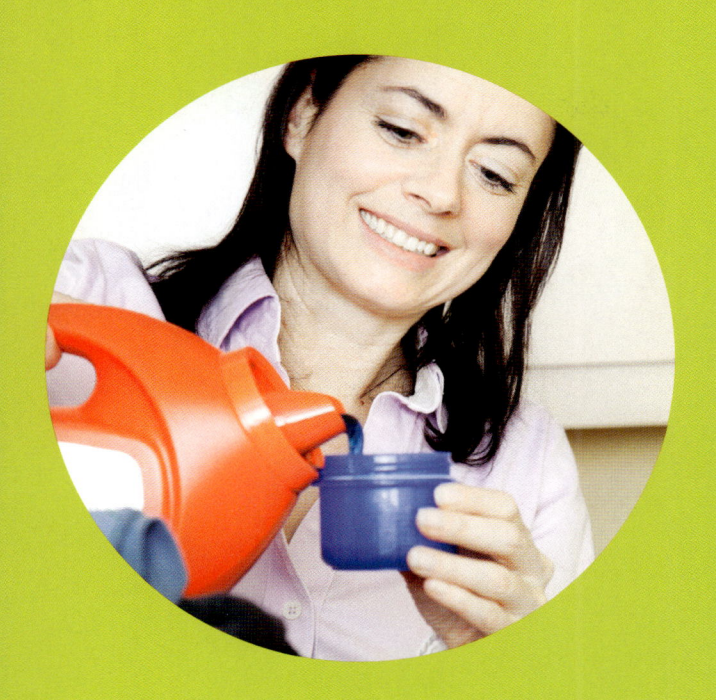

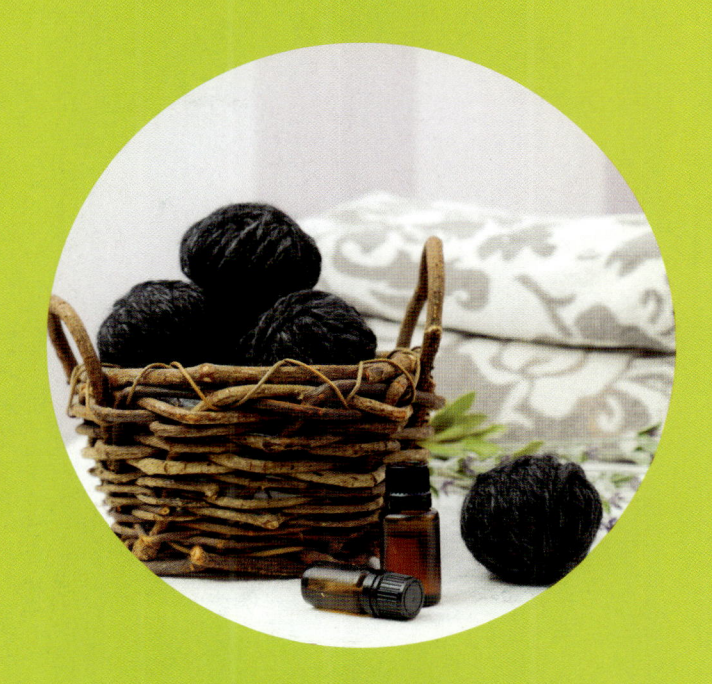

Suavizante Líquido para Telas

1 galón de vinagre blanco destilado
2 tazas de bicarbonato de sodio
20 gotas de aceite esencial de clavo
10 gotas de aceite esencial de limón

Combinar los ingredientes en un recipiente o contenedor grande y agregar de ¼ a ½ taza por carga. La ropa se suavizará y olerá bien.

Hoja para la Secadora Reutilizable

Esta es una solución fácil y natural para obtener hojas para secadora maravillosamente perfumadas.

1 pedazo de algodón o paño de lana de 6" x 6" (camisetas recicladas, suéters o calcetines, etc.)
2 a 4 gotas de aceite esencial de naranja u otro tipo.

Colocar la tela en un recipiente. Colocar el aceite esencial sobre la tela. Dejar que el aceite esencial se seque completamente. Colocar la hoja de secadora sobre la ropa húmeda en la secadora y realizar el secado como de costumbre. Cuando la hoja haya perdido su esencia sólo debes añadir más aceite.

Blanqueador y Abrillantador

2 onzas o ¼ de taza de agua oxigenada
10 gotas de aceite esencial de limón.

Combinar los ingredientes y verterlos en el compartimento de blanqueador de la lavadora o directamente en el agua. Lavar como de costumbre. No utilizar en ropa brillante o de colores. El agua oxigenada es un ingrediente natural conocido por sus propiedades blanqueadoras.

Bolillas Suavizantes para la Secadora

Hilo de 100% de lana o 100% animal,
Pantimedias (reutilizar medias con corridas)
4 a 6 gotas de aceite esencial a elección.

Tomar el extremo del hilo y envolverlo alrededor del dedo medio y el índice diez veces. Quitarlo de los dedos y luego envolverlo dos o tres veces por la mitad. (Debe quedar como un moño.) Mantener estirado el hilo mientras se lo envuelve, creando una forma redonda del tamaño de una pelota de tenis. Cortar el hilo y meter los extremos en los lados de la pelota. Crear cuatro o más pelotas. Cortar una pierna de pantimedias. Colocar una pelota de hilo en la parte inferior y hacer un nudo por encima de la pelota. Repetir hasta que todas las pelotas hayan sido añadidas y aseguradas. Una vez asegurado depura el hilo (creando una pelota) lavándolo y secándolo en el nivel de calor más alto. Cuando las bolas estén secas, retira las pantimedias y añade de 4 a 6 gotas de tu aceite esencial favorito. Echar en la secadora con la ropa.

Barra quitamanchas

Esta es una receta rápida para tratamientos localizados en cualquier tipo de tejido.

½ barra de jabón de castilla de 5 onzas
3 cucharaditas de agua
4 gotas de aceite esencial de melaleuca

Rallar el jabón y colocarlo en un recipiente para microondas con agua. Derretir a fuego lento en el microondas en intervalos de treinta segundos durante aproximadamente un minuto y medio. Una vez que se haya derretido, dejar enfriar durante cinco minutos y revolver en el aceite esencial. Verter en un recipiente del barra para manchas o en un envase de desodorante con fondo móvil. Dejar enfriar hasta lograr un estado sólido antes de usar. Debido a que el aceite esencial de melaleuca es un solvente suave, esta barra también ayudará a eliminar manchas anteriores.

RECETAS DE VIDA NATURAL

MASCOTAS

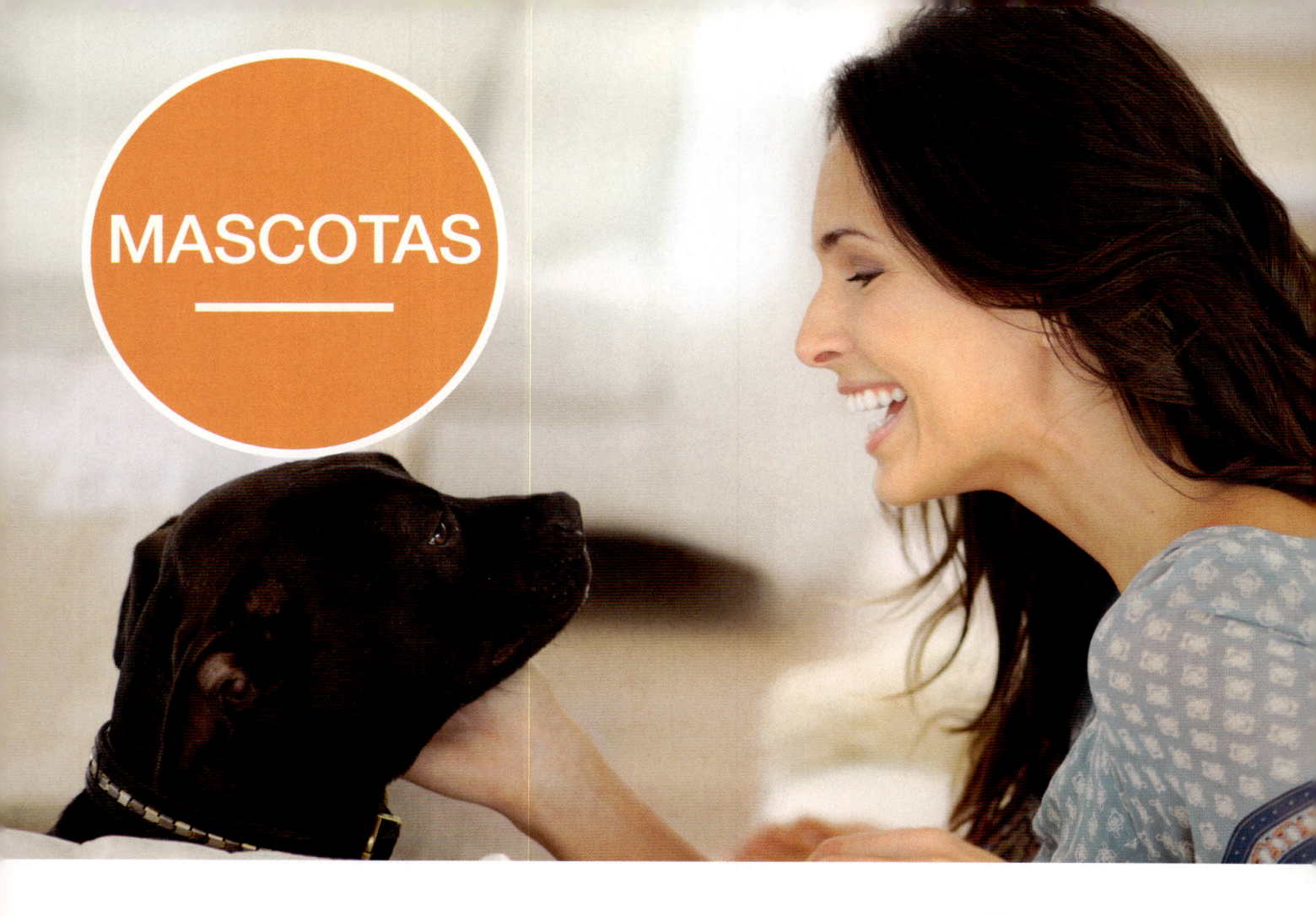

Galletas para el Mal Aliento

2 tazas de harina
½ taza de avena
¼ de cucharadita de sal (opcional)
2 plátanos
3 huevos
2 cucharadas de mantequilla de maní
2 cucharadas de aceite de coco
3- 6 gotas de aceite esencial de hierbabuena (dependiendo del tamaño del perro),
1 gota de aceite esencial de canela.

Mezclar los ingredientes secos en un tazón pequeño. En otro bol mezclar los plátanos, los huevos, la mantequilla de maní y el aceite de coco. Mezclar bien. Añadir los aceites esenciales y mezclar.

Mezclar los ingredientes secos con la mezcla de plátano y revolver hasta que se integren. Con una cuchara, colocar bolas grandes en una bandeja de galletas y hornear a 350 grados durante 20 minutos para hacer alrededor de 1 docena de galletas.

¿Sabías que?

- Las soluciones anti-pulgas comunes para perros pueden causar reacciones adversas, tales como irritación de la piel, pérdida de cabello, vómitos, diarrea, temblores y convulsiones.

- La medicación utilizada para tratar la dolorosa artritis en gatos y perros a menudo causa graves daños al estómago, el hígado y los riñones.

- La mayoría de las personas no se dan cuenta de que los aceites esenciales puros pueden proporcionar soluciones completamente naturales tanto para animales como para seres humanos.

Arena sin Olor para Gatos

25 gotas de mezcla purificadora de aceites esenciales
4 tazas de bicarbonato de sodio

Combinar en un tazón grande. Espolvorear 2 cucharadas en la arena para gatos al realizar la limpieza diaria de la caja.

Preventivo de Rasguños de Gatos

10 gotas de aceite esencial de eucalipto
10 gotas de aceite esencial de limón
1 taza de agua

Llenar una botella con rociador vacía con los aceites. Añadir agua, agitar bien y rociar en las áreas en las que no deseas que tu gato rasguñe.

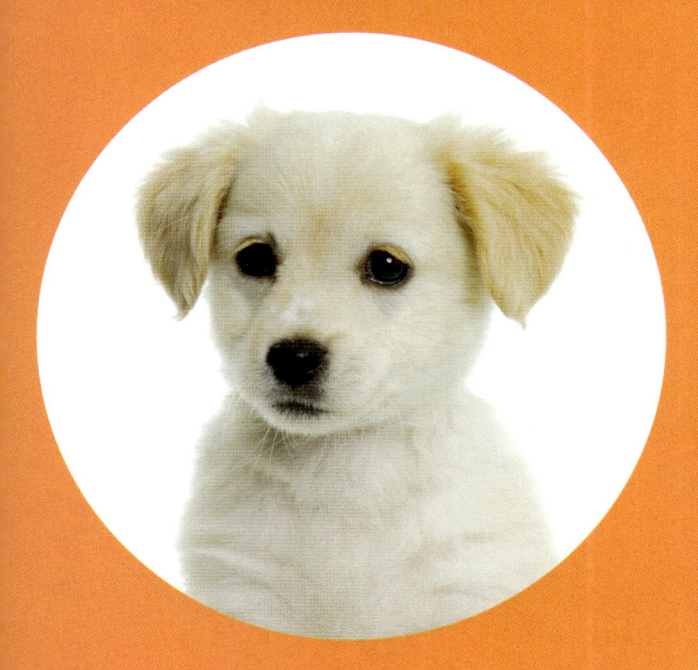

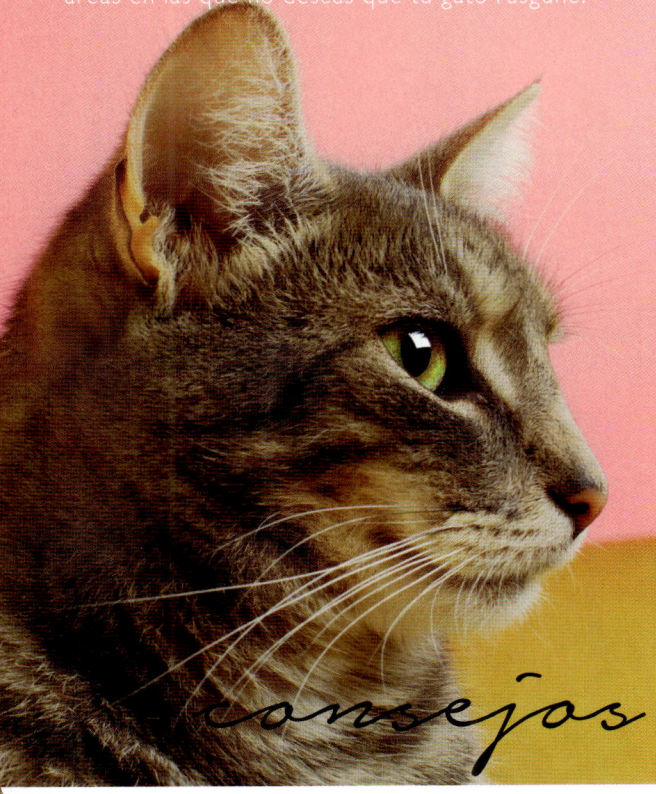

Collar Repelente de Pulgas

½ cucharadita de alcohol de frotar
4 cápsulas de aceite de ajo
1 gota de aceite esencial de cedro
1 gota de aceite esencial de lavanda
1 gota de aceite esencial de limón
1 gota de aceite esencial de tomillo

Mezclar los ingredientes en un tazón mediano. Empapar un collar de mascota en la mezcla durante 25 a 30 minutos. Poner a secar; colocar sobre el cuello del animal. Repetir una vez o dos veces al mes.

Champú para Mascotas

1 taza de agua
1 cucharada de jabón de Castilla
¼ de cucharadita de vitamina E
3 gotas de aceite esencial de hierbabuena
2 gotas de aceite esencial de manzanilla romana
2 gotas de mezcla purificadora de aceites esenciales
1 gota de aceite esencial de cedro

Colocar todos los ingredientes en un frasco de vidrio y mezclar bien. Aplicar una cuarta parte a la mascota y frotar vigorosamente. Utilizar más en una mascota grande, si es necesario. El champú estará un poco aguado, pero tu mascota estará limpia y olerá muy bien por días.

Spray para Buen Aroma de las Mascotas

10 gotas de mezcla purificadora y
8 onzas de agua.

Combinar en una pequeña botella de vidrio con rociador. Agitar bien y rociar sobre la mascota para el alivio instantáneo de gérmenes y olores.

consejos

- Los animales son más pequeños, por lo que es importante diluir los aceites esenciales.
- Evitar el uso de melaleuca en gatos.
- Los animales prefieren ciertos aromas, al igual que los humanos; se puede experimentar con diversos aceites para ver cómo responde tu mascota al aroma y el beneficio del aceite.
- Para aliviar el dolor en las articulaciones, masajear con incienso y mezcla relajante de aceites esenciales directamente sobre las articulaciones.
- Para ayudar a calmar y relajar un animal estresado, aplicar de 2 a 3 gotas de aceite esencial de lavanda en las orejas y las patas.

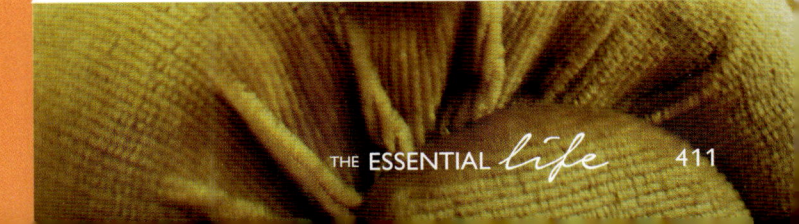

RECETAS DE VIDA NATURAL

NAVIDEÑA

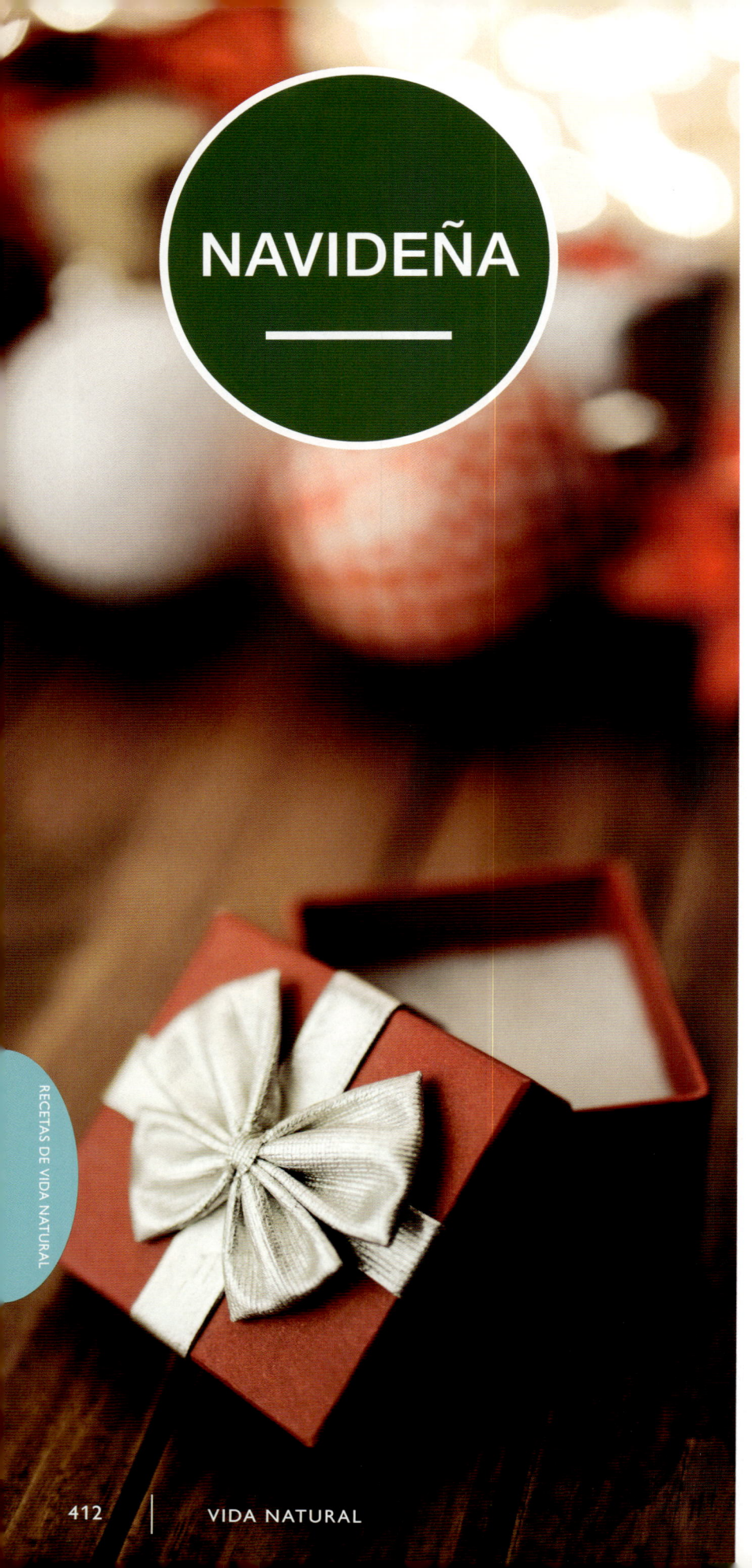

Adornos Perfumados

1 taza de bicarbonato de sodio
½ taza de fécula de maíz
½ taza de agua
10-15 gotas de aceite esencial de casia, abeto blanco, mezcla navideña, naranja silvestre o hierbabuena

En una cacerola calentar todos los ingredientes a fuego medio, exceptuando los aceites. Llevar a ebullición, revolviendo continuamente. Una vez que la mezcla se haya espesado hasta obtener una consistencia similar a una masa, retirar del fuego y mezclar en los aceites. Agrega brillo o colorante para alimentos, si lo deseas. Enrollar la masa enfríada sobre una bandeja de horno y cortar con cortadores de galletas. Utilizar un palillo o pincho grande para hacer un agujero en la parte superior de cada figura. Pasar una cuerda o una cinta a través del agujero para colgar el adorno.

Velas de Frasco de Albañil

Mechas para lámparas (pueden encontrarse en tiendas de manualidades)
Tarros de tamaño pequeño - mediano con tapa
Aceite de coco
10 gotas de aceite esencial de naranja, limón, canela o abeto blanco

Rellena un tarro casi hasta arriba con aceite de coco. Mézclalo con el aceite esencial deseado. (Si deseas agregar decoraciones tales como piñas, cítricos, arándanos, ramas de abeto, colorante para alimentos, etc. agrégalos al tarro antes de verter el aceite.)
Perforar un pequeño agujero en la parte superior de la tapa del frasco y deslizar la mecha de lámpara a través del orificio, logrando que la mayor parte de la mecha quede dentro del tarro. Apretar la tapa e iluminar la noche.

Té para la Indulgencia Excesiva

Todos hemos tenido la triste sensación de haber comido en exceso, ¡también conocido como coma por comida! Prueba este té que ayuda a aliviar la sensación de hinchazón, aturdimiento y asco asociada con el exceso de comida.

10 gotas de naranja silvestre
2 gotas de menta
5 gotas de limón
2 gotas de jengibre
3 gotas de cilantro.

En una pequeña botella añadir todos los aceites esenciales juntos. Mantén lo que te quede para los días festivos restantes. En una taza de té añadir 1 taza de agua caliente a 1 cucharada de miel, revolver y luego agregar 2 gotas de la mezcla de aceite esencial. mezclar bien y beber hasta que tu estómago se asiente.

consejos

- Crea el aroma de la Navidad vaporizando la mezcla navideña de aceites esenciales.
- Crea conos de pino navideños agregando 1-2 gotas de aceite esencial de casia a un cono de pino o rocía un cuenco de conos de pino con Mezcla navideña de aceites esenciales.
- Conserva tu árbol de Navidad con olor fresco durante toda la temporada llenando una pequeña botella de vidrio con rociador con 20 gotas de abeto blanco. Llena el resto con agua y rocíalo sobre tu árbol de Navidad.

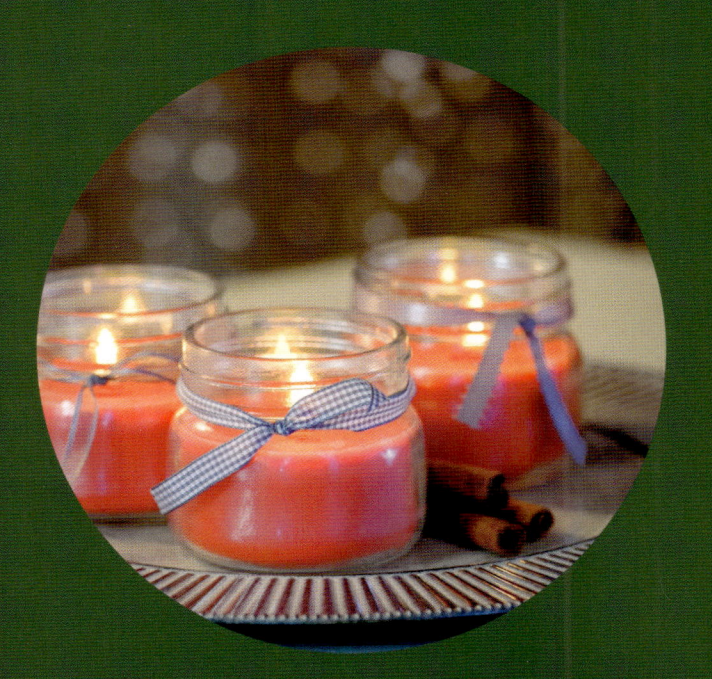

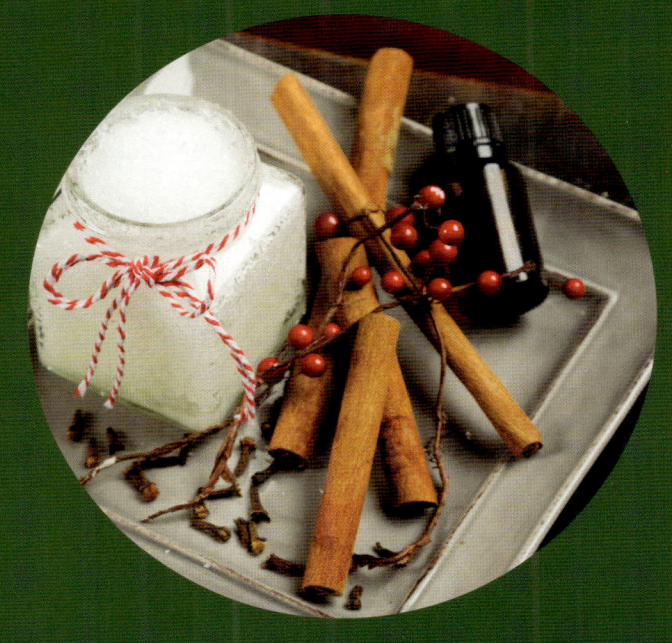

Exfoliante de Azúcar Festivo

Este exfoliante de azúcar es suave con tu piel y tiene un aroma delicioso, especiado.

¾ taza de azúcar blanco (también se puede usar azúcar morena o sal marina),
½ taza de aceite de coco fraccionado (también se puede usar aceite de almendras, aceite de semilla de uva o aceite de oliva).
4 gotas de aceite esencial de casia,
4 gotas de aceite esencial de clavo,
4 gotas de aceite esencial de jengibre

Mezclar el azúcar y el aceite de coco fraccionado en un recipiente. Agregar los aceites esenciales. Revolver hasta que la mezcla tenga la consistencia de un granizado. Es posible que tengas que añadir más azúcar o aceite para obtener la consistencia deseada. Verter en un recipiente hermético.

Ambientador de Otoño

6 gotas de aceite esencial de naranja silvestre,
1 gota de aceite esencial de pachulí,
1 gota de aceite esencial de jengibre.

Combinar los aceites en una botella de sifón de 4 onzas. Llenar la botella con agua. Rociar en la casa.

PRIMEROS AUXILIOS

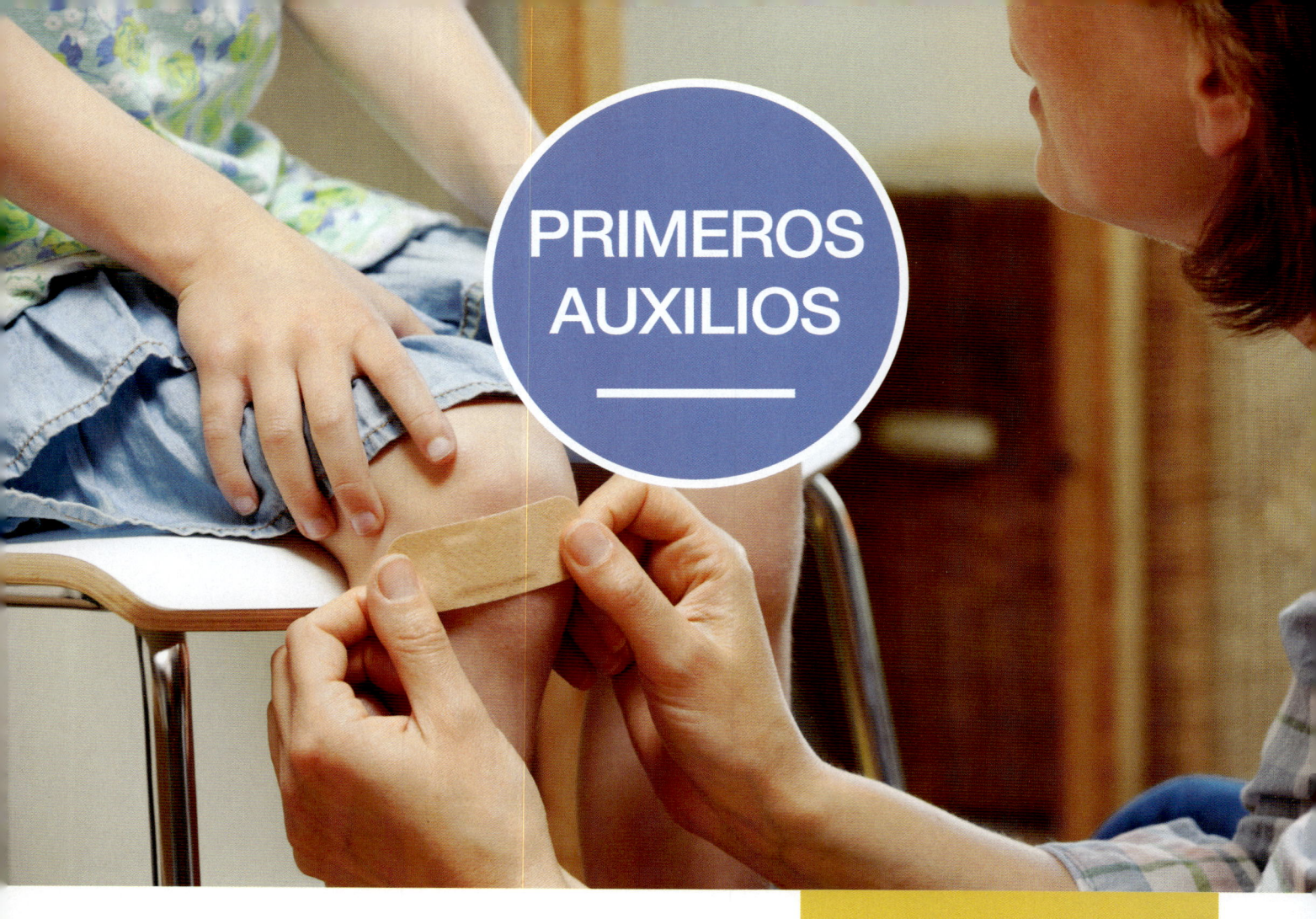

Vacuna Contra la Gripe en una Botella

40 gotas de limón
30 gotas de mezcla protectora
20 gotas de orégano
Aceite de coco fraccionado

Mezclar los aceites esenciales en botella con bolilla y llenar con aceite de coco fraccionado. Este es un gran remedio ante la aparición de una enfermedad. Cuando sientas la garganta rasposa o ante la aparición de dolores, aplica la mezcla a la garganta, en las plantas de los pies y detrás de las orejas. Debido a que esta mezcla contiene aceite esencial de orégano, debe ser usada sólo de cinco a siete días. El aceite esencial de orégano puede ser afectar el hígado cuando se utiliza durante largos períodos de tiempo. La mezcla protectora de aceites esenciales también debe utilizarse a lo largo de la columna vertebral (aplicar con aceite de coco, ya que es un aceite cálido) y en las plantas de los pies para la prevención de la enfermedad.

Razones principales para incluir los aceites esenciales en tu Equipo de Primeros Auxilios

1. Tienen múltiples facetas. Puedes desinfectar un corte, detener el sangrado y calmar a un niño con una sola aplicación de unas gotas de aceite esencial de lavanda.

2. Son accesibles. Cuestan centavos en comparación con lo que se paga por la mayoría de los medicamentos de venta libre.

3. ¡No caducan! Tienen una vida útil extendida que te impedirá desperdiciar tus aceites.

4. Todos son naturales. Así evitarás cualquier efecto adverso negativo de los medicamentos sintéticos, utilizando el botiquín de la naturaleza.

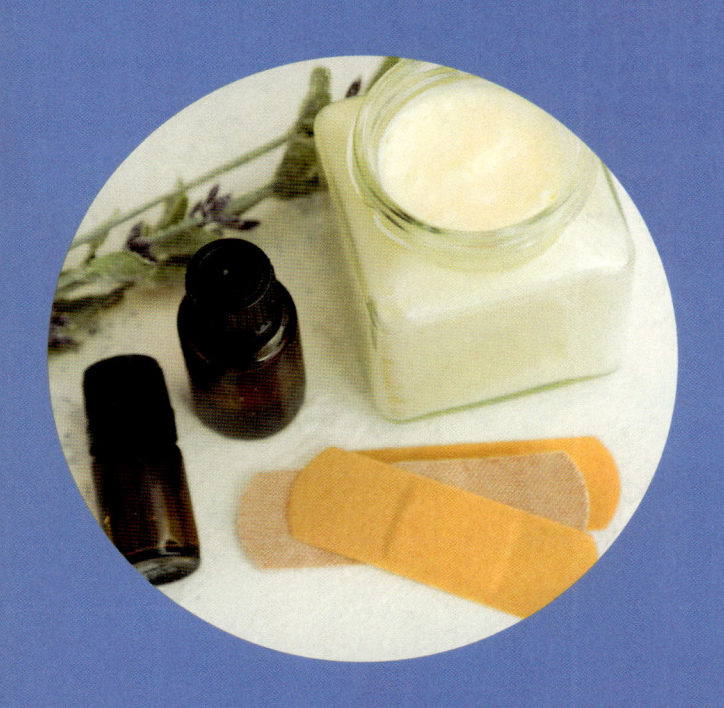

Spray para Golpes y Moretones

Para el alivio de hematomas, aplicar con bolilla aceites esenciales de mezcla para la tensión o mezcla relajante

30 gotas de geranio
15 gotas de lavanda
10 gotas de ciprés
5 gotas de incienso
5 gotas de helicriso
Agua.

Mezclar los ingredientes en una botella de 2 onzas con rociador y completar con agua. Agitar y rociar para reforzar la normalización de la circulación, suavizar la piel y reforzar el proceso de curación natural del cuerpo

Tónico para Toceduras

½ taza de vinagre de manzana
1 cucharada de sal marina
5 gotas de mezcla calmante
5 gotas de mejorana
5 gotas de limón

En un tazón pequeño mezclar todos los ingredientes y aplicar en el área del esguince. Volver a aplicar según sea necesario.

Spray Ouchie

2 gotas de manzanilla romana
2 gotas de melaleuca
2 gotas de lavanda
1 cucharadita de aceite de coco fraccionado

Mezclar y aplicar directamente en los cortes o rasguños.

Alivio para Alergias

Prueba 1-3 cápsulas de mezcla estacional para el alivio rápido de la alergia.

4 gotas de limón
4 gotas de lavanda
4 gotas de menta
Aceite de coco fraccionado

En un frasco pequeño con bolilla mezclar los aceites esenciales y completar con aceite de coco fraccionado. Agitar y aplicar donde sea necesario.

consejos

- Para limpiar una herida, aplicar lavanda o ungüento correctivo para desinfectar y promover la cicatrización.

- Para detener una hemorragia rápidamente, aplicar lavanda y aceite esencial de helicriso.

- Para astillas profundamente debajo de la piel, aplicar clavo para traer la astilla a la superficie. Para astillas cercanas a la superficie, aplicar un trozo de cinta adhesiva a la zona de la piel que contiene la astilla. Quitar la cinta de un tirón y la astilla debería salir. Aplicar 1 gota de aceite esencial de mezcla relajante sobre la zona afectada.

- Para las picaduras, aplicar la mezcla purificadora y después lavanda para calmar.

- Para el alivio de ampollas, aplicar 2 gotas de lavanda y 2 gotas de melaleuca. Repetir según sea necesario.

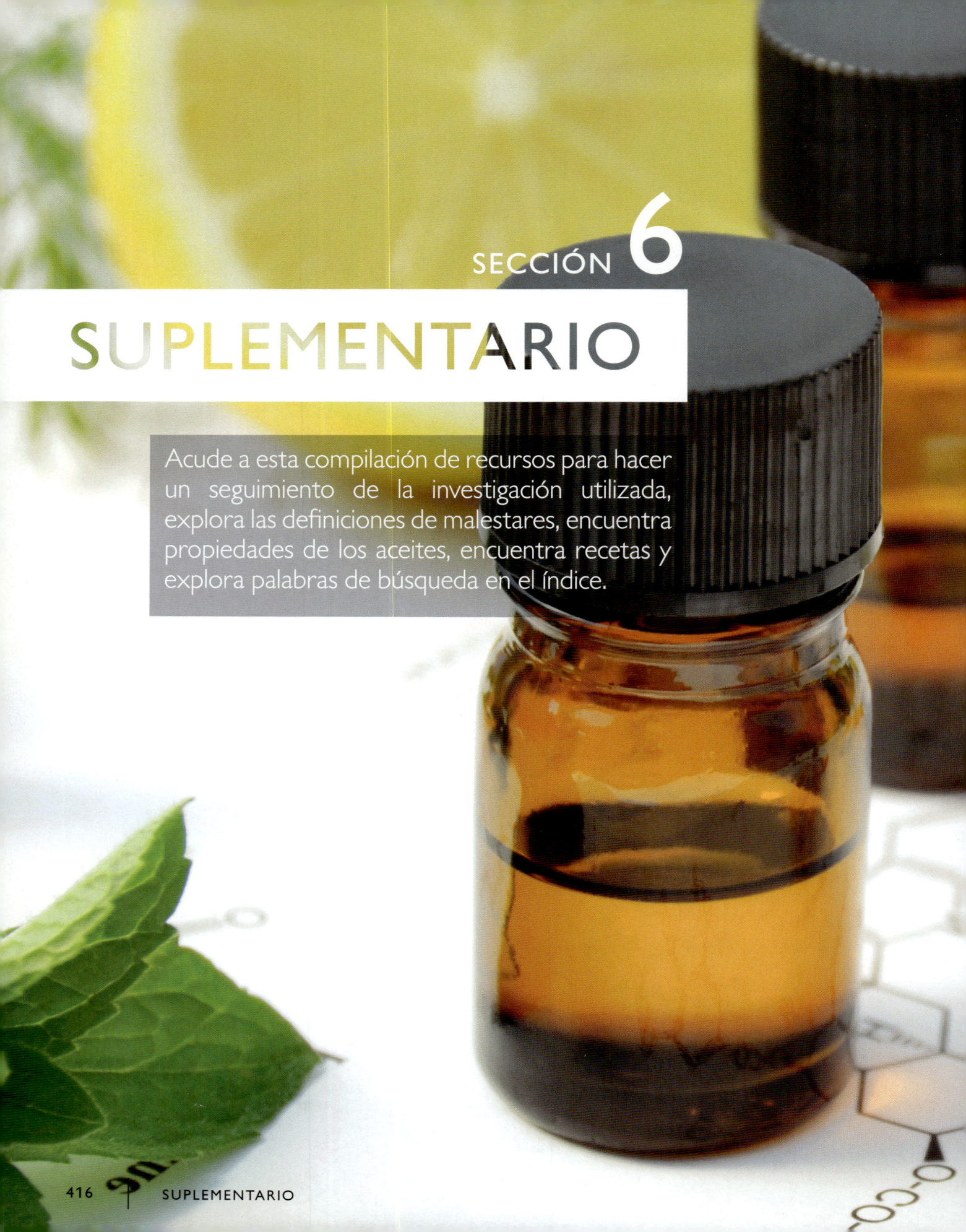

SECCIÓN 6

SUPLEMENTARIO

Acude a esta compilación de recursos para hacer un seguimiento de la investigación utilizada, explora las definiciones de malestares, encuentra propiedades de los aceites, encuentra recetas y explora palabras de búsqueda en el índice.

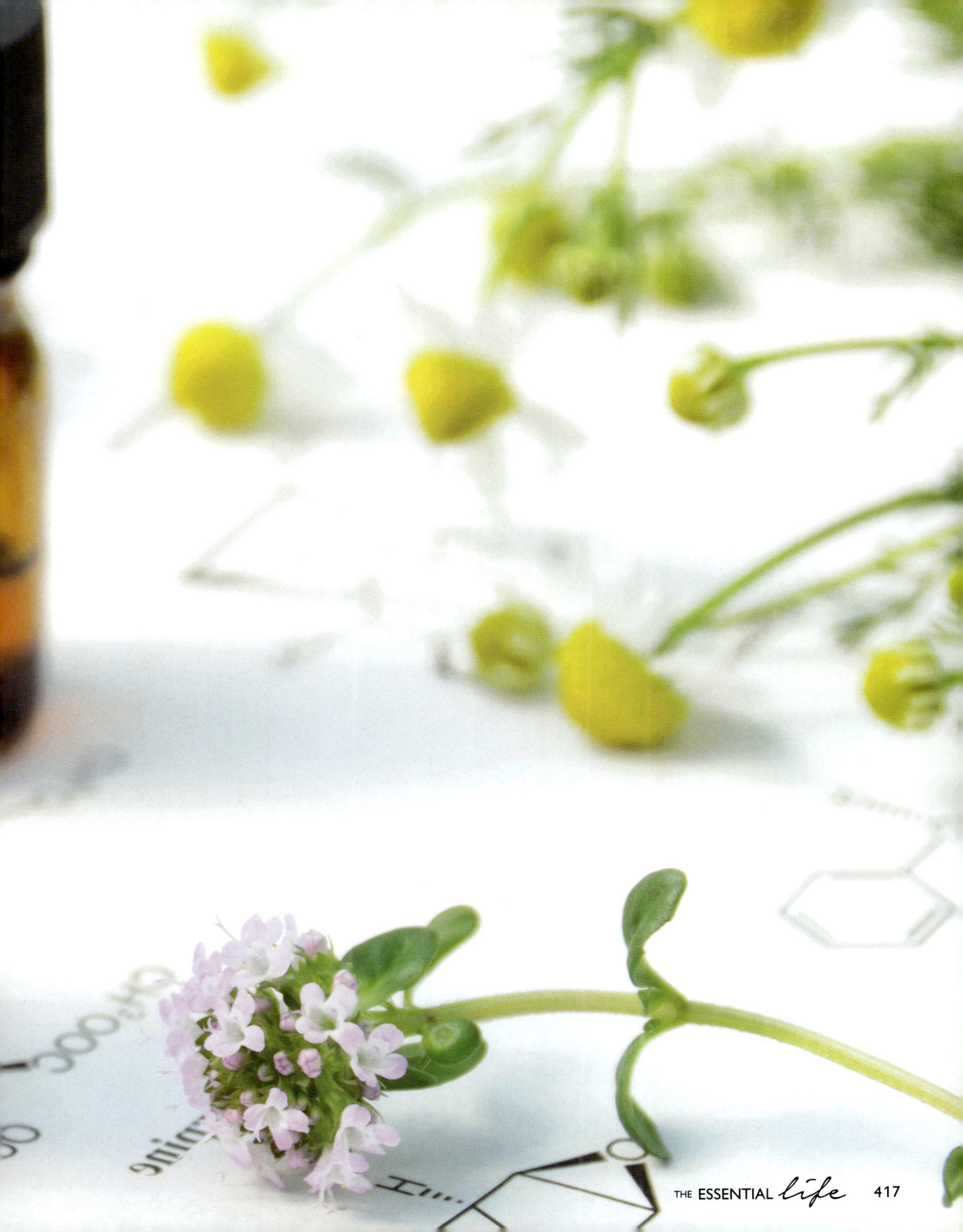

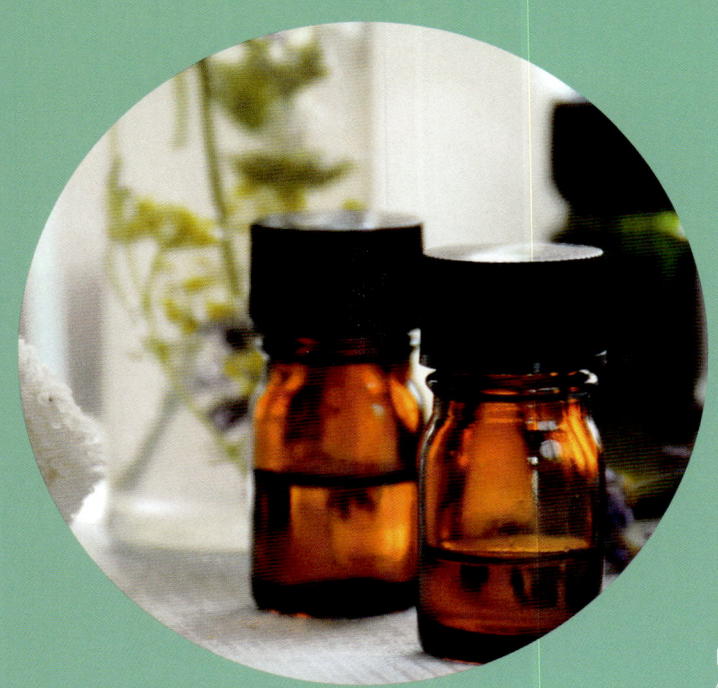

Sé un Usuario Experto

La Vida Esencial se trata de concentrarse en los elementos centrales de un bienestar asombroso, y TU tienes el poder de transformar esto en tu realidad. Esta sección te enseñará cómo convertirte en un usuario experto de las herramientas curativas que elevarán tu vida esencial.

Vive un Estilo de Vida Esencial

Para alcanzar un elevado nivel de bienestar, primero debes entender los componentes que contribuyen al bienestar, o si no se les presta atención, a la falta de bienestar. Las herramientas naturales que contiene este libro pueden ayudarte en cada una de estas áreas clave.

COMBUSTIBLE DEL CUERPO

Lo que pones en tu cuerpo se convierte en tu cuerpo. Si deseas un cuerpo lleno de energía, vibrante, y un alto funcionamiento, ¡pon alimentos y combustible de gran energía, vibrantes y de alto funcionamiento en tu cuerpo! **Añade suplementos de vitalidad y acenties energizantes a una buen dieta.**

ACTIVIDAD

Tu cuerpo fue creado para moverse. A medida que disfrutas algún tipo de momento activo cada día, tus sistemas corporales tendrán una buena razón para permanecer activos y saludables. **Realza la actividad con aceites para apoyar los músculos, articulaciones y la función respiratoria.**

DESCANSO

El descanso significativo es necesario para el restablecimiento y regeneración de tus sistemas. Comprométete a dedicar el tiempo necesario para reponerte con un sueño reparador y tu cuidado personal diario. **Conoce los aceites a los que responde tu cuerpo para tener un sueño magnífico.**

MANEJO DEL ESTRÉS

El estés emocional y físico son la raíz de todas las enfermedades. Crea espacio y utiliza buenas herramientas para reducir el estés en tu vida. **Haz una pause pequeña cada día para disfrutar de un balance emocional con tus aceites.**

REDUCCIÓN TÓXICA

Podemos encontrar toxicidad en nuestra agua, aire, limpiadores y productos químicos caseros, y muchas cosas que ponemos en nuestro cuerpo. Minimiza la toxicidad para crear un ambiente limpio dentro de tu cuerpo. **Usa aceites para limpiar tu hogar y desintoxicar tu cuerpo de forma segura.**

CUIDADO PERSONAL RESTAURATIVO

Saber cómo usar remedios seguros, eficaces y naturales te empodera. Te permite restaurar la salud, prevenir problemas indeseados, y estar preparado para lo inesperado. **Conoce los usos de los mejores aceites para tus necesidades de salud.**

ESTILO DE VIDA ESENCIAL

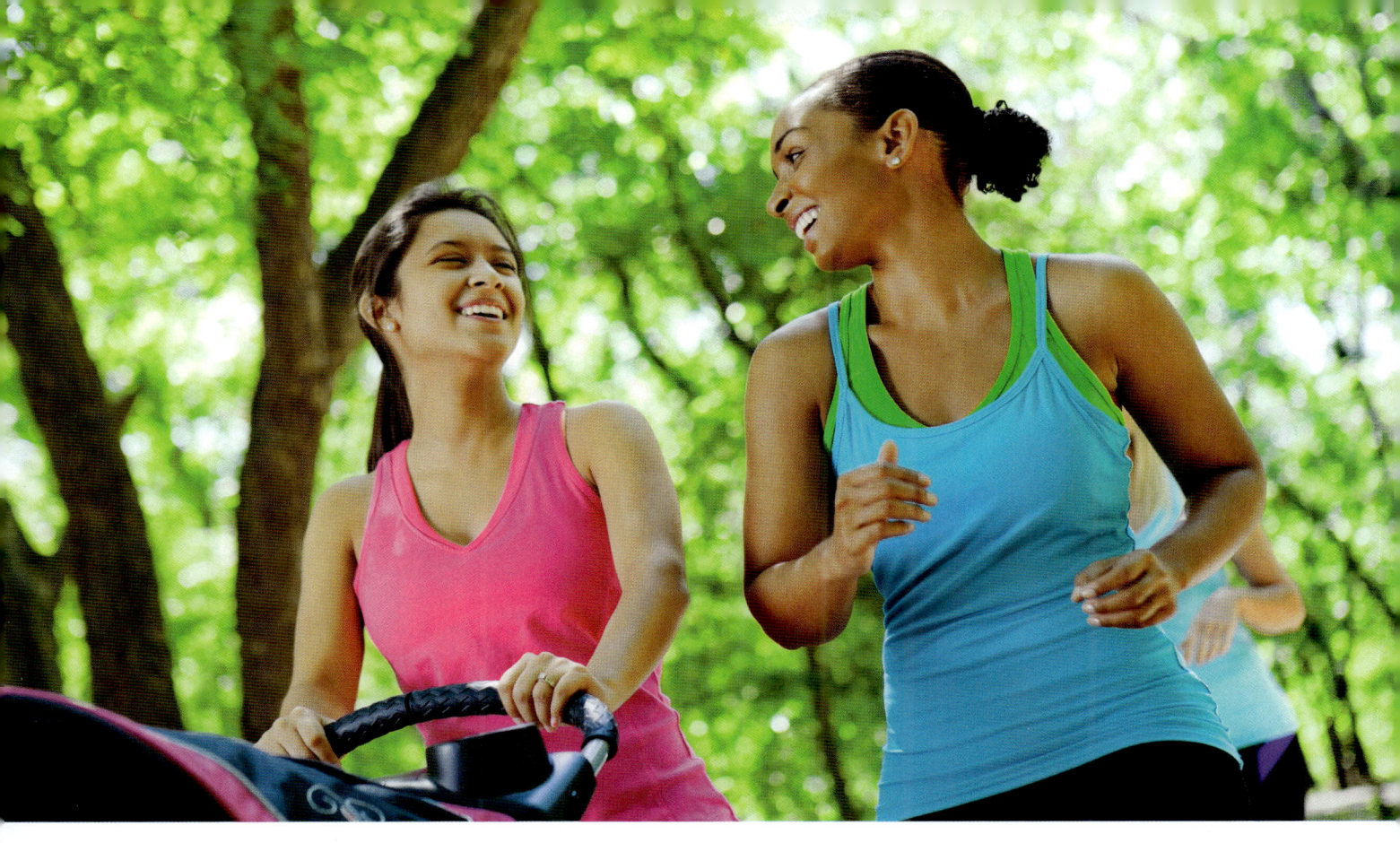

La Buena Salud Ama la Preparación

Prepárate para lo que sea al tener tus aceites esenciales y otros remedios a mano. Prueba lo siguiente:

- **Dentro de la Casa** Mantén los aceites de uso frecuente a mano en tu mesa de noche, en el baño, la cocina, y el principal espacio de uso familiar. Los utilizarás más a menudo y verás mejores resultados, además, tu familia también lo hará si pueden acceder a ellos fácilmente.
- **Cartera o Llavero** Ten una pequeña bolsa de aceites que necesitarás para mejorar el humor, reforzar el sistema digestivo, y proteger el sistema inmunológico en tus momentos de mayor actividad. Si no utilizas una cartera o bolso, consigue un llavero en el que puedas guardar pequeñas dosis (5/8 adarmes) de tus aceites favoritos.
- **Automóvil** Ten los aceites para la concentración y el manejo de estrés en el auto para que el tiempo que pasas conduciendo se convierta en un tiempo útil de rejuvenecimiento.
- **Bolso o Carriola** A los niños les encanta hacer cosas inesperadas, por lo que siempre te alegrará tener aceites listos para los golpes y moretones, irritaciones de la piel y berrinches en cualquier lugar.

consejos

La constancia es mágica. Aunque los aceites actúan en forma rápida, la constancia genera los mejores resultados a largo plazo.

consejos

La Frecuencia Triunfa sobre la Cantidad. Utiliza menos cantidad de aceite de manera más frecuente para maximizar los resultados

Encuentra Respuestas Brillantes

En vez de estresarte por convertirte en un experto de la salud y bienestar, simplemente familiarízate con las fuentes a las que puedes acudir para encontrar las respuestas que necesitas para tu salud. Si desarrollas el hábito de recurrir a los remedios naturales primero, y sabes dónde buscar acerca de su uso y otros refuerzos, tendrás más confianza para crear el bienestar que deseas. Prueba los siguientes recursos:

- **El Libro de *La Vida Esencial***
- **Recursos en línea** Hay un gran número de sitios que te permiten buscar malestares y el uso de aceites esenciales. Marca tus favoritos para acceder a ellos fácilmente.
- **Aplicaciones Móviles** Encuentra una aplicación que te guste, y disfruta de tener un buen recurso de los aceites esenciales donde quiera que vayas.
- **Recursos de Redes Sociales** Hay muchos blogs y sitios de redes sociales en donde puedes encontrar consejos y trucos, recetas, y apoyo de otros usuarios de aceites esenciales. Sigue a bloggers que te gusten y únete a un grupo de Facebook para conectarte con otros.

Explora Distintos Métodos de Uso

- **Aromático.** Ten un difusor en las áreas de mayor circulación dentro del hogar y en lugares de descanso. Los difusores son una gran forma de hacer que todos a tu alrededor disfruten los beneficios de los aceites.
- **Tópico.** Ten un aceite emoliente como aceite fraccionado de coco a mano para utilizar en pieles sensibles, y para usar como remedio si alguien experimenta sensibilidad luego de la aplicación de un aceite. Prueba recetas de cremas para la piel y lociones con tus aceites.
- **Interno.** Ten cápsulas vegetales cerca de tus aceites para facilitar el uso interno. Intenta poner algunos en bolsas plásticas para que puedas tenerlas listas cuando las necesites. Recuerda utilizar aceites de manera interna si su pureza y uso terapéutico están verificados.

consejos

Capas vs. Mezclas: Mientras que la mezcla de aceites es un arte valioso, puedes lograr el éxito al trabajar con capas. Aplica un aceite en forma tópica, espera algunos segundos, y aplica el siguiente, etc.

consejos

Enfoca tus esfuerzos. Alcanzarás mejores resultados al concentrar tus esfuerzos en algunas metas de bienestar claves.

Refuerza Tus Aceites

Aunque puedes utilizar aceites de una cantidad de formas que parece ser infinita, también encontrarás métodos que funcionan mejor para ti y tu familia. Prueba alguno de estos consejos para mejorar la eficacia de tus aceites:

- **Agrega calor** Utiliza una compresa caliente para que los aceites penetren mejor cuando los usas de forma tópica
- **Agrega incienso** El incienso mejora los efectos terapéuticos de muchos procedimientos, y provee poderosas propiedades curativas.
- **Masajes** El masajear los aceites en el área a tratar estimula los tejidos y aumenta la absorción. También provee beneficios tanto para la persona que da como la persona que recibe el masaje.
- **Combina aceites que se complementen** No tengas temor de probar diferentes combinaciones de aceites. Puedes encontrar un océano de recetas y procedimientos con los aceites porque la naturaleza se complementa a sí misma de muchas maneras. Prueba diferentes combinaciones, y disfruta del proceso de descubrir lo que funciona mejor en tu cuerpo.

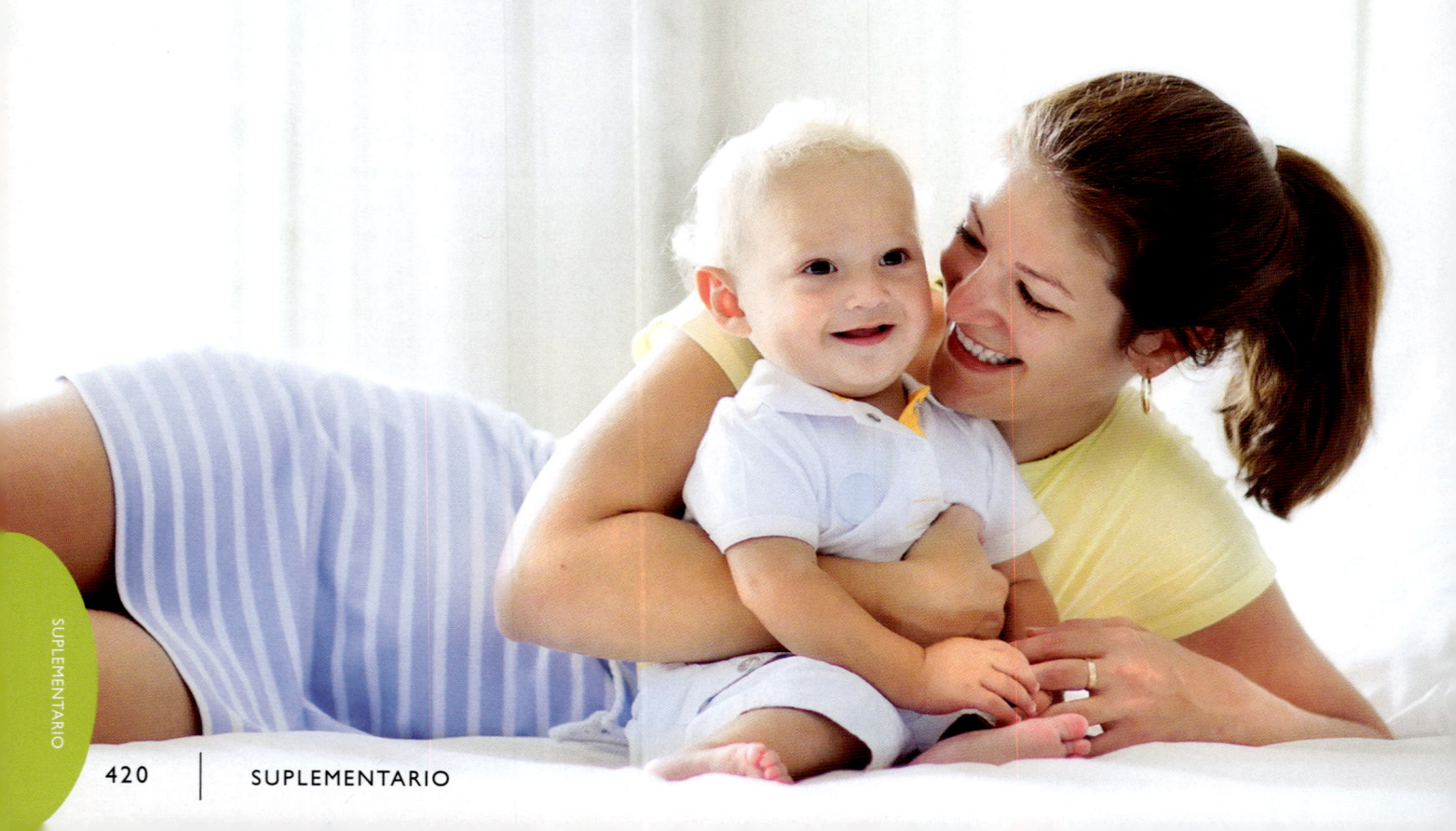

Composición y Química del Aceite

Las plantas sintetizan dos tipos de aceites: aceites fijos y aceites esenciales. Los aceites fijos consisten en glicerol y ácidos grasos. Los aceites esenciales son una mezcla de componentes orgánicos volátiles que contribuyen a la fragancia y bienestar de la planta. Los aceites esenciales están hechos de muchos elementos compuestos que cumplen diferentes propósitos en la planta:

- protección y respuesta a los parásitos tales como bacterias, virus, hongos y otras pestes
- restauración de heridas y daños físicos
- protección del sol y otros elementos
- comunicación por medio de la fragancia a los insectos y otras plantas del mismo género

Los aceites esenciales son aceites volátiles que tienen una naturaleza o esencia intrínseca de la planta. Los aceites esenciales son más solubles en solventes lipófilos que en agua. Son mezclas complejas de compuestos químicos, y cada efecto biológico que muestra un aceite esencial se debe a las acciones de uno o más de sus componentes.

Los aceites esenciales son metabolitos secundarios en las plantas. Los aceites esenciales son aislados de las plantas mediante un proceso llamado hidrodestilación: se pasa agua hirviendo a través del material de la planta y se vaporiza el aceite esencial. A medida que el vapor se eleva y se condensa, el agua y el aceite esencial se separan y se obtiene el producto de aceite, el aceite esencial. El agua que queda es aromática y contiene, en concentraciones mucho más bajas y en diferentes proporciones, algunos de los componentes del aceite. A esta agua se la conoce como hidrosol y se utiliza y se vende por sus beneficios terapéuticos y su fragancia.

Los compuestos químicos de los aceites esenciales cítricos vienen de la cáscara de la fruta. La mayoría de los aceites esenciales cítricos en general se aíslan por prensado en frío y no por destilación. Los aceites cítricos que se prensan en frío también incluyen moléculas no volátiles relativamente grandes, incluyendo los compuestos fototóxicos. Estos compuestos no están en aceites cítricos destilados.

Algunos aceites aromáticos como el aceite de rosa o jazmín, son a veces extraídos con solventes orgánicos, lo que produce concretos, absolutos o resinoides

Los aceites esenciales generalmente contienen docenas de componentes con estructuras químicas relacionadas pero distintas. Cada componente tiene su propia característica y tiene diferentes efectos cuando se utiliza. A pesar de que un aceite esencial contiene muchos tipos diferentes de compuestos, usualmente uno o dos compuestos dominan su acción. Por ejemplo, alfa-pineno es el compuesto principal responsable por la acción del aceite esencial de incienso. Algunos componentes pueden conformar un pequeño porcentaje de un aceite pero pueden tener un papel importante en su acción general. Dado que todas las destilaciones son diferentes y debido a que muchas otras variables, tales como la elevación, tiempo de cosecha, tipo de suelo, condición climática, etc., las listas de compuestos que contiene un aceite esencial usualmente se expresan por medio de rangos. Por ejemplo, el complejo alfa-pineno puede variar de 41 por ciento a 80 por ciento en un aceite esencial de incienso (*Boswelia frereana*).

Debido a sus propiedades antimicrobianas, los aceites esenciales en general no están sujetos a contaminación microbiana. Los aceites esenciales pueden estar contaminados por componentes no naturales, productos de la destilación, o adulterantes. Entre estos se incluyen los pesticidas o herbicidas, rastros de solvente, y ftalatos (agentes plastificantes). La adulteración incluye ser tanto dilución intencional como la fabricación de un aceite o partes de un aceite esencial. Hay muchas formas y métodos para analizar los niveles de pureza de un aceite esencial. Las pruebas realizadas en laboratorios independientes y con equipos adecuado es indispensable para saber la pureza de un aceite y su perfil completo. La adulteración podría aumentar la toxicidad de un aceite. Solo deben utilizarse los aceites esenciales que son probados y puros de grado terapéutico certificado para obtener beneficios terapéuticos.

Es una tarea compleja evaluar y descifrar la química de un aceite esencial. Muchos compuestos de un aceite esencial están presentes en cantidades ínfimas. Pueden ser difíciles de detectar excepto por medio de pruebas realizadas por laboratorios que cuenten con bases de datos lo suficientemente grandes como para identificar todos los componentes. Algunos de los métodos modernos y análisis que se utilizan para determinar el perfil químico de un aceite esencial son:

- Cromatografía de Gases (GC)
- Espectrometría de Masas (MS)
- Cromatografía Líquida de Alta Eficiencia (HPLC)
- Espectroscopía de Resonancia Magnética Nuclear (NMR)
- Espectrocopía Infrarroja Transformada de Fourier
- Cromatografía de Gases para Sustancias Quirales
- Recuento total en placa/análisis microbiano
- Isótopo Carbono 14TPC/Microbial

Las mejores pruebas incluyen una combinación de distintos métodos a lo largo del proceso desde la cosecha a la botella.

Los aceites esenciales están formados por compuestos orgánicos (a base de carbono). Los componentes individuales del aceite esencial contienen átomos además del carbono (C), tales como hidrógeno (H) y oxígeno (O). Aprender los conceptos básicos de la construcción química del aceite esencial te ayudará a entender

---

[1] *Essential Oil Safety (Seguridad de los Aceites Esenciales)*, Robert Tisserand y Rodney Young, 2014, página 6.
[2] *Essential Oil Safety*, pág. 7.
[3] *Essential Oil Safety*, pág. 8.

por qué diferentes aceites logran diferentes acciones. Por ejemplo, alfa-pineno, un compuesto del aceite esencial de incienso, químicamente se expresa como $C_{10}H_{16}$. Esto significa que el alfa-pineno consiste de diez átomos de carbono y dieciséis átomos de hidrógeno. El compuesto también puede mostrarse como diagrama. La línea doble indica una unión doble en esa parte el compuesto. Las moléculas de aceite esencial son tridimensionales pero se representan en este diagrama como bidimensionales.

Los compuestos del aceite esencial se construyen en un marco de unidades isoprenoides. Las unidades isoprenoides consisten en átomos de carbono e hidrógeno; su composición química consiste en cinco átomos de carbono y ocho átomos de hidrógeno. Su firma química es C_5H_8. La mayoría de los compuestos de los aceites esenciales consisten en dos a cuatro unidades isoprenoides. A estas unidades se les llama terpenos o terpenoides. Los terpenoides son terpenos a los que se les han agregado grupos funcionales. Estos grupos funcionales consisten básicamente en hidrógeno y oxígeno e incluyen alcoholes, fenoles, aldehídos, ésteres y éteres. Los terpenos no tienen grupos funcionales adicionales; en general se les llama hidrocarburos. La clase más simple y común de terpenos que se encuentra en los aceites esenciales es el monoterpeno (una unidad isoprenoide doble con diez átomos de carbono). El próximo grupo de terpenos son los sesquiterpenos, y la esctructura básica se compone de quince átomos de carbono o tres unidades isoprenoides. Tienen un tamaño molecular mayor que los monoterpenos y por lo tanto son menos volátiles. Véase la siguiente tabla de las clases de terpenos y el número de átomos de carbono en cada una

Monoterpeno	10 átomos de carbono	Más común
Sesquiterpenos	15 átomos de carbono	Moléculas de mayor tamaño y menos volátiles
Diterpenos	20 átomos de carbono	Solo en algunos aceites esenciales
Triterpenos	30 átomos de carbono	Pueden estar presentes en absolutos
Tetraterpenos	40 átomos de carbono	No forman parte de los aceites esenciales pero pueden encontrarse en aceites cítricos prensados en frío (por ejemplo el betacaroteno)

Todos los compuestos o elementos de los aceites esenciales pertenecen a un grupo. Estos grupos son definidos por el número de átomos de carbono que tienen y el tipo de grupo funcional que se les ha asignado. Por ejemplo, alfa-pineno es parte del grupo de hidrocarburos monoterpénicos. Tiene diez átomos de carbono y no tiene un grupo funcional como parte de su composición molecular, lo que lo convierte en un hidrocarburo. Es único entre los otros compuestos en el grupo debido al número de átomos de hidrógeno y la forma en la que los átomos de carbono e hidrógeno están unidos. Otro ejemplo es el alfa-santalol, un compuesto principal del aceite esencial de sándalo. El alfa-santalol se expresa químicamente como $C_{15}H_{24}O$. Tiene un grupo funcional de oxígeno y quince átomos de carbono, por lo que forma parte del grupo de alcoholes sesquiterpénicos.

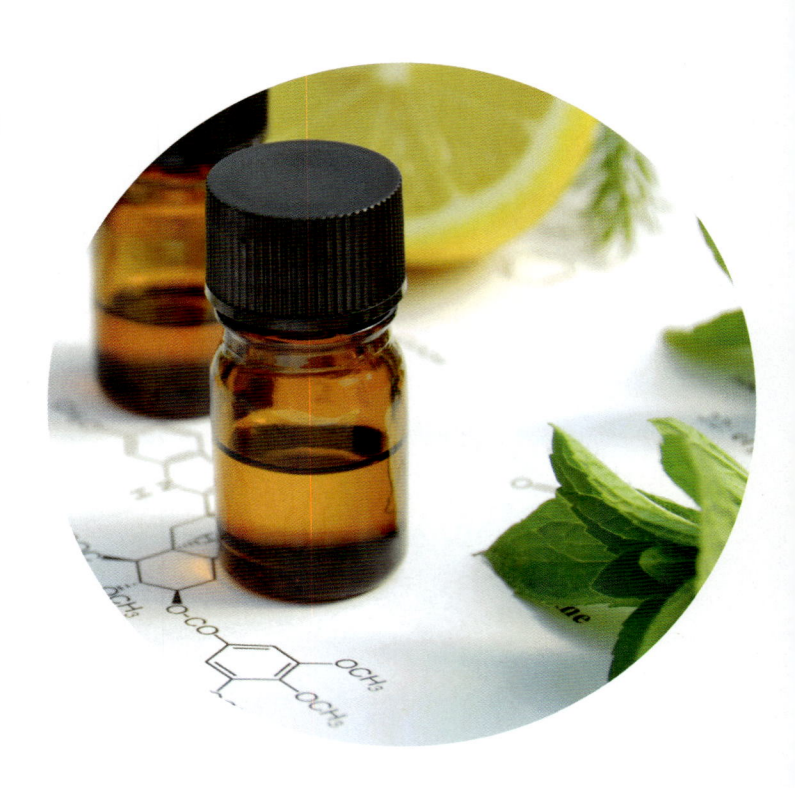

Se han investigado los compuestos y los grupos de compuestos y se demostró que exhiben ciertos beneficios terapéuticos comunes. Una vez que se identifica un compuesto como parte de un aceite esencial y una vez que se identifica el grupo al cual pertenece, se puede determinar la posible acción terapéutica del aceite esencial. Los aceites esenciales están conformados por muchos compuestos. Algunos compuestos constituyen un porcentaje mayor de un aceite, mientras que de otros quizás solo aparezcan rastros en el total del aceite esencial. A pesar de que los compuestos que conforman la mayor parte de un aceite definitivamente son una guía en cuanto al beneficio del aceite, las cantidades menores influyen en las acciones del aceite.

La siguiente tabla presenta una lista de grupos comunes de compuestos de los aceites esenciales, ejemplos de compuestos en ese grupo, los beneficios terapéuticos conocidos de ese grupo, y algunos de los aceites esenciales que contienen compuestos de ese grupo.

GRUPO DE COMPUESTOS QUÍMICOS Y EJEMPLOS	BENEFICIOS TERAPÉUTICOS	ACEITES QUE CONTIENEN ALGÚN COMPONENTE DEL GRUPO	NOTAS
Hidrocarburo Monoterpénico (alfa y beta pineno, limoneno, sabinena, felandreno)	Inhibe la acumulación de toxinas y ayuda a la eliminación de dichas toxinas, anti-inflamatorio, antibacteriano, alivio a tejidos irritados, repelente de insectos, propiedades preventivas contra el cáncer.	aceites cítricos, incienso, jengibre, tomillo, ciprés, abeto blanco, pimienta negra, mejorana, melaleuca	Terpenos de 10 carbonos
Hidrocarburos Sesquiterpenos (camazuleno, faresene, zingibereno)	Anti-inflamatorio, sedante, reconfortante, antibacteriano, alivio a piel y tejidos irritados, estimulante hepático y glandular.	mirra, jengibre, vetiver, sándalo, pimienta negra, pachuli, ylang ylang, helicriso, cedro	Terpenos de 15 carbonos
Alcoholes Monoterpenos (borneol, geraniol, linalool)	Antimicrobiano, refuerzo de sistema inmunológico, restaurador de la piel, limpiador, antiespasmódico, sedante, suave, leve	geranio, lavanda, melaleuca, incienso	Terpenoide de 10 carbonos unido a un grupo hidroxilo, alta resistencia a la oxidación
Alcoholes Sesquiterpenoides	Anti-alérgico, antibacteriano, anti-inflamatorio, estimulante hepático y glandular	sándalo, pachuli, cedro, jengibre	Tepernoides de 15 carbonos unidos a un grupo hidroxilo unido a un carbono en vez de un hidrógeno
Ésteres (acetato geranilo, acetato de linalilo, salicilato de metilo)	Muy relajante, calmante, equilibrante, antihongos, antiespasmódico, equilibrio al sistema nervioso	cardamomo, salvia esclarea, helicriso, lavanda, manzanilla romana, jazmín, ylang ylang, bergamota	Consiste en un grupo carboxilo (átomo de carbono con unión doble a un átomo de oxígeno)
Aldehídos (citral, geranial, neral)	Aromas poderosos, calmante de emociones, previene infecciones, anti-inflamatorio, calmante del sistema nervioso autónomo, reduce la fiebre, hipotenso, tónico	casia, canela, cilantro, hierba limonera, melisa	Consiste en un grupo carboxilo (átomo de carbono con unión doble a un átomo de oxígeno) Aroma levemente frutal, puede causar irritación en la piel
Cetonas (alcanfor, jazmín)	Mucolítico, estimula la regeneración celular, promueve la formación de tejido, analgésico, sedante.	helicriso, menta, romero, hinojo, vetiver, lavanda, mirra, manzanilla romana, hierba limonera	Consiste en un grupo carboxilo (átomo de carbono con unión doble a un átomo de oxígeno)
Fenoles (carvacrol, eugenol, timol)	Poderoso antibacteriano, anti-infeccioso, antiséptico, muy estimulante para el sistema nervioso autónomo, analgésico, anti-hongos, preventivo del cáncer	orégano, tomillo, clavo de olor	Consiste en un anillo de benceno – 6 átomos de carbono unidos en círculo – y un grupo de hidroxilo. Puede causar irritación en la piel, se aconseja precaución dado que en dosis altas puede ser tóxico para el hígado. Uso por períodos de tiempo cortos.
Óxidos (1,8 cineol)	Expectorante, levemente estimulante, refuerzo del sistema respiratorio, alivio del dolor, anti-inflamatorio.	eucalipto, romero, menta, ciprés, salvia esclarea, clavo de olor, cardamomo, tomillo, melaleuca, albahaca, hinojo	Un átomo de oxígeno se ha unido entre dos átomos de carbono.
Éteres (estragol, anetol)	Equilibrante del sistema nervioso autónomo, calmante, sedante	hinojo, albahaca, ylang ylang, mejorana	Compuestos en los que un átomo de oxígeno en la molécula está unido a dos átomos de carbono.
Lactonas (cumarina)	Propiedades expectorantes	En muy bajas cantidades en algunos aceites esenciales	Consiste en un grupo de esteres integrado a un sistema de anillo de carbono. Tiene un aroma semejante a la vainilla
Cumarinas (bergamotina)		bergamota	fototóxica

Mezclas y Capas

Al utilizar aceites esenciales, la mejor forma de alcanzar el resultado deseado es utilizar más de un aceite esencial a la vez. Para hacerlo, los aceites pueden ponerse en capas de forma tópica, ingerirse de forma separada, o ponerse juntos en una mezcla. Se entiende por capas el aplicar un aceite esencial a la piel, esperar que se absorba, y luego aplicar otro aceite sobre el primero. Esto se puede repetir varias veces hasta aplicar todos los aceites deseados. Los masajes aceleran y mejoran el proceso de absorción. La piel absorbe los aceites rápidamente, por lo que el tiempo de espera puede ser corto. Se puede aplicar un aceite emoliente, como aceite de coco fraccionado, antes o junto con la aplicación de un aceite. En algunos casos, es preferible usar el método de capas para usos tópicos, dado que requiere menos habilidad y conocimiento que las mezclas, y permite que las selecciones de aceites varíen en cada aplicación.

Las capas son particularmente útiles cuando se deben tratar varias dolencias simultaneamente. Por ejemplo, un esguince o torcedura de tobillo puede involucrar tanto tendones o ligamentos (tejido conectivo) como músculo o hueso. Incluso puede haber moretones e hinchazón. El aumentar el flujo de sangre al lugar de la herida también puede ser útil para el proceso de curación. Cada una de estas dolencias puede tratarse al usar capas.

Aquí hay un ejemplo de una secuencia de capas para tejido dañado:

1-2 gotas de hierba limonera – para tejido conectivo; aplica, masajea ligeramente de ser posible, espera que se absorba.

1-2 gotas de mejorana – para el músculo, aplica, masajea ligeramente de ser posible, espera que se absorba.

1-2 gotas de ciprés – para la circulación; aplica, masajea ligeramente de ser posible, espera que se absorba.

1-2 gotas de helicriso – para el dolor; aplica, masajea ligeramente de ser posible, espera que se absorba

1-2 gotas de gaulteria – para los huesos; aplica, masajea ligeramente de ser posible, espera que se absorba.

Esta secuencia de capas puede aplicarse repetidamente para acelerar el proceso de curación. Por ejemplo, las primeras cuatro aplicaciones pueden hacerse cada 30-60 minutos, luego puedes aplicar cada 4-6 horas los siguientes días. Finalmente, se puede utilizar una aplicación dos veces al día una vez que el dolor ha disminuido y se ha logrado una curación completa.

Además de utilizar los aceites en capas, a veces la creación de una mezcla de aceite esencial puede ser una buena o mejor manera de lograr un resultado esperado, tal como un efecto tranquilizador, relajar los músculos, o reforzar un sistema respiratorio vulnerable. Las mezclas son el proceso de combinar múltiples aceites esenciales seleccionados en un solo frasco. El perfil químico de una mezcla es muy diferente a cada uno de los aceites individuales que contiene. El combinar aceites esenciales crea un efecto sinérgico, formando una estructura molecular nueva y única.

Las mezclas son un arte, que se mejora con la práctica y al utilizar técnicas y principios comprobados. El arte y la habilidad se combinan para crear una mezcla que sea agradable en aroma y que cumpla con el resultado terapéutico o meta deseados. Dado que los aceites esenciales son potentes y a menudo costosos, se debe tener cuidado de mezclar apropiadamente, para no desperdiciar aceites esenciales o crear mezclas que pueden causar efectos adversos, tales como dolor de cabeza o sensibilidad en la piel. Hay muchos recursos y clases educativas acerca del arte de mezclar aceites esenciales. Un recurso excelente es *Aromatherapy Workbook (Manual de Aromaterapia)* por Marcel Lavabre El estudiar la composición química básica de un aceite esencial ayuda a la creación de mezclas efectivas en lo terapéutico. Para lograr una comprensión básica de los elementos químicos principales de los aceites esenciales, consulta la sección "Sistemas del Cuerpo: Composición y Química de los Aceites".

Guías para Mezclar

Algunos lineamientos generales para ayudarte en las mezclas más allá del método que utilices:

1. La lista de "Combina Bien Con" debajo de la descripción de cada aceite en "Soluciones Naturales: Aceites Solos" es de utilidad para seleccionar aceites que combinan bien.

2. Es mejor usar las mezclas que han sido creadas por profesionales tal como están.

3. Los aceites esenciales de la misma familia botánica por lo general combinan bien.

4. Los aceites esenciales con componentes similares por lo general combinan bien.

5. Una mezcla debe tener aroma agradable.

6. Es mejor utilizar la menor cantidad posible de aceite al experimentar con una mezcla.

7. Es útil etiquetar tu mezcla.

8. Sé específico al definir el resultado que deseas.

9. El llevar un registro de mezclas es de gran ayuda para usar de referencia al hacer ajustes o recordar qué funcionó.

10. Como principiante, es mejor comenzar con una mezcla de entre cuatro a seis aceites esenciales para un total de quince a veinte gotas en la mezcla.

Hay diferentes opiniones y experiencias en cuanto al orden en el que los aceites deben agregarse a una mezcla. Se ha demostrado en un laboratorio que en pequeñas cantidades, tales como mezclas para uso personal, el orden no es importante. Sin embargo, si se mezclan grandes cantidades, por ejemplo, compañías que crean sus propias mezclas en masa para la venta, el orden en el que se agregan los aceites puede ser muy importante.

Métodos de Mezcla

Hay tres técnicas sugeridas para crear mezclas de aceites esenciales:

1 Método de Mezcla de Clasificaciones

2 Tipos de Aroma/Método de Notas

3 Método de Combinación de Técnicas (Compuestos Químicos y Tipos de Aroma)

Una descripción más detallada de cada uno de estos métodos y técnicas supera los objetivos de este libro, pero de todas formas se incluye un resumen de cada método. La práctica y el estudio mejoran la habilidad de crear mezclas efectivas y de aroma agradable.

Método de Mezcla de Clasificaciones

Este método usa las cuatro clasificaciones de mezclas: personificador, mejorador, ecualizador y modificador. A continuación se encuentra una descripción de cada clasificación.

PONER EN LA MEZCLA	NOMBRE DE CLASSIFICACIÓN	PERCENTAJE DE LA MEZCLA	CARACTERÍSTICAS	EJEMPLOS DE ACEITES DENTRO DE ESTA CLASIFICACIÓN
Primero	Personificador	1-5%	penetrante, fuerte, aroma duradero, propiedades dominantes, fuerte acción terapéutica	abedul, pimienta negra, casia, cardamomo, canela, salvia esclarea, clavo de olor, cilantro, jengibre, helicriso, naranja, menta, manzanilla romana, rosa, hierbabuena, mandarina, vetiver, gaulteria, e ylang ylang
Segundo	Mejorador	50-80%	Mejora las propiedades de los otros aceites en la mezcla, no tiene un aroma intenso; se evapora más rápidamente que el Personificador	arborvitae, albahaca, bergamota, abedul, casia, cedro, canela, eneldo, eucalipto, incienso, geranio, pomelo, jazmín, lavanda, limón, limoncillo, lima, mejorana, melaleuca, melisa, naranja, orégano, pachuli, rosa, romero, tomillo y gaulteria
Tercero	Ecualizador	10-15%	Crea equilibrio y sinergia entre los aceites de la mezcla	arborvitae, albahaca, bergamota, cedro, cilantro, ciprés, hinojo, abeto blanco, incienso, geranio, jengibre, jazmín, enebro, lavanda, limoncillo, lima, mejorana, melaleuca, melisa, mirra, orégano, rosa, sándalo, tomillo y abeto blanco
Cuarto	Modificador	5-8%	Suave; se evapora rápidamente, agrega armonía a la mezcla	bergamota, pimienta negra, cardamomo, cilantro, eucalipto, hinojo, pomelo, jazmín, lavanda, limón, melisa, mirra, rosa, sándalo, mandarina e ylang ylang

La tabla siguiente toma como ejemplo una mezcla para aliviar la distensión muscular utilizando el Método de Mezcla de Clasificaciones Utilizando esta receta, mezcla los cuatro aceites en el orden en el que aparecen nombrados en un frasco de 10ml y completa con aceite emoliente, tal como aceite de coco fraccionado, para diluir.

CLASSIFICACIÓN	CANTIDAD*	ACEITE ESENCIAL
Personificador	1 gota	canela
Mejorador	8 gotas	albahaca
Ecualizador	2 gotas	jengibre
Modificador	4 gotas	pomelo

*basado en una mezcla de 15 gotas

Tipos de Aroma/Notas

Este segundo método se concentra en el aroma y la intensidad del aroma atribuido a cada aceite esencial. La industria de perfumes ha asignado "notas" de perfume a los aceites esenciales. Las tres notas son de base, media y alta. Estas designaciones se pueden utilizar como guía al crear una mezcla.

Las notas altas son aceites claros y a menudo tienen aromas frescos, dulces, cítricos o frutales. Las notas medias son aceites que tienen aromas florales, ligeramente amaderados, o dulces. Las notas de base son amaderadas, pesadas, terrosas, intensas, o profundas. Algunos aceites como la albahaca o el hinojo pueden utilizarse en una mezcla tanto como nota alta o nota media. La salvia esclarea e ylang ylang son ejemplos de aceites que pueden utilizarse como notas medias o de base. Cuando se crea una mezcla, las notas de base representan de 5% a 20% de la mezcla, las medias de 50% a 80%, y las altas 5% a 20%. Este método de mezcla está más enfocado en el aroma que en los beneficios terapéuticos.

A continuación hay un ejemplo de una mezcla para aliviar la distensión muscular utilizando el **método** de Tipo de Aroma/Notas. Al utilizar esta receta, mezcla los cuatro aceites en el orden que se mencionan en un frasco de 10ml y llénalo con un aceite emoliente, como aceite fraccionado de coco, para diluir.

TIPO DE AROMA/NOTA	CANTIDAD*	ACEITE
Nota Base	3 gotas	sándalo
Nota Media	3 gotas	jengibre
Nota Media	4 gotas	ciprés
Nota Alta	5 gotas	naranja silvestre

*basado en una mezcla de 15 gotas

A continuación verás una tabla de aceites individuales con su perfil aromático y nota aromática asignada. El conocer la nota aromática de un aceite es clave al mezclar utilizando el método de clasificación de tipos de nota.

ACEITE	PERFIL AROMÁTICO	NOTA AROMÁTICA
Arborvitae	Intenso, medicinal, amaderado, terroso	Alta a Media
Albahaca	Herbáceo, especiado, del tipo del anís, alcanforado, vivaz	Alta a Media
bergamota	Dulce, vivaz, cítrico, frutal	Alta
Abedul	Dulce, penetrante, alcanforado, fresco	Alta
Pimienta negra	Especiado, pimentoso, almizclado, cálido, con un matiz herbáceo	Media
Cardamomo	Dulce, especiado, balsámico, con matices florales	Media
Casia	Especiado, cálido, dulce	Media
Cedro	Cálido, suave, amaderado	Media
Cilantro	Herbáceo, cítrico, fresco	Alta
Canela	Especiado, terroso, dulce	Media
Salvia esclarea	Herbáceo, especiado, similar al heno, penetrante, fijativo	Medias a de Base
Clavo de olor	Especiado, cálido, ligeramente amargo, terroso	Medias a de Base
Cilantro	Terroso, especiado, dulce	Media
Ciprés	Fresco, herbáceo, ligeramente amaderado con matices perennes	Media
Eneldo	Fresco, dulce, herbáceo, ligeramente terroso	Media
Eucalipto	Ligeramente alcanforado, dulce, frutal	Media
Hinojo (dulce)	Dulce, algo especiado, similar al regaliz	Alta a Media
Incienso	Intenso, profundo, cálido, balsámico, dulce	De Base
Geranio	Dulce, verde, cítrico-rosado, fresco	Media
Jengibre	Dulce, especiado-amaderado, cálido, tenaz, fresco, penetrante	Media
Toronja	Limpio, fresco, amargo, cítrico	Alta
Helicriso	Intenso, dulce, frutal, con matices a te y miel	Media
Jazmín	Poderoso, dulce, tenaz, floral con matices frutales-herbáceos	De Base
Enebro	Dulce, balsámico, tenaz	Media
Lavanda	Floral, dulce, herbáceo, balsámico, con matices amaderados	Media
Limón	Dulce, penetrante, nítido, cítrico	Alta

ACEITE	PERFIL AROMÁTICO	NOTA AROMÁTICA
Hierba limonera	Con aroma a hierba, alimonado, acre, terroso, ligeramente amargo	Alta
Lima	Dulce, agrio, intenso, vivaz	Alta
Mejorana	Herbáceo, verde, especiado	Media
Melaleuca	Medicinal, fresco, amaderado, terrroso, herbáceo	Media
Melisa	Delicado, alimonado, especiado	Media
Mirra	Cálido, terroso, amaderado, balsámico	De Base
Naranja	Fresco, cítrico, frutal, dulce	Alta
Orégano	Especiado, cálido, herbáceo, penetrante	Media
Pachuli	Terroso, herbáceo, dulce, balsámico, intenso con matices amaderados	De Base
Menta	Mentolado, penetrante, intenso	Media
Manzanilla romana	Fresco, dulce, frutal-herbáceo, aroma a manzana, sin tenacidad	Media
Rosa	Floral, especiado, intenso, profundo, sensual, verde, similar a la miel	Medias a de Base
Romero	Herbáceo, fuerte, alcanforado, con matices amaderados-balsámicos y perennes	Media
Sándalo (Hawaiano)	Suave, amaderado, especiado, dulce, terroso, balsámico	De Base
Hierbabuena	Mentolado, ligeramente frutal, menos vívido que la menta	Alta
Tangerina	Fresco, dulce, cítrico	Alta
Tomillo	Fresco, medicinal, herbáceo	Media
Vetiver	Matices dulces, pesado, terroso, amaderado, ahumado, balsámico	De Base
Abeto blanco	Fresco, amaderado, terroso, dulce	Media
Gaulteria	Mentolado, alcanforado, fresco	Alta
Ylang ylang	Dulce, pesado, narcótico, empalagoso, floral tropical, con matices especiados-balsámicos	Medias a de Base

Combinación de Técnicas (Compuestos Químicos y Tipos de Aroma)

Los primeros dos tipos de métodos de mezcla están enfocados principalmente en crear un aroma agradable y de manera secundaria en un objetivo terapéutico El Método de Combinación de Técnicas permite tener en cuenta tanto el aroma como la efectividad terapéutica. Se crea una mezcla más efectiva cuando se define en primer lugar un objetivo final y luego se eligen los aceites esenciales teniendo en cuenta los beneficios terapéuticos de los compuestos químicos. Si se tienen en cuenta también los tipos de aroma, entonces se crea una mezcla efectiva y de aroma agradable. Ver Sistemas del Cuerpo Composición y Química de los Aceites.

A continuación se mencionan los pasos para crear una mezcla teniendo en cuenta los compuestos químicos del aceite esencial y sus tipos de aroma. Para afinar estos pasos se requiere acción intuitiva y experiencia.

1 Selecciona el resultado deseado Mientras más específico sea el resultado, más efectiva será la mezcla.

2 Selecciona los grupos de compuestos químicos de los aceites que más se ajusten al objetivo final.

3 Selecciona aproximadamente de ocho a quince aceites esenciales de estos grupos de los cuales elegir.

4 Ten en cuenta el tipo de aroma/notas de cada aceite seleccionado.

5 Elije un aceite como nota de base, de dos a tres aceites como notas medias, y un aceite como nota alta. (Esta es una guía; utiliza la intuición y experiencia para hacer modificaciones)

6 Decide cuántas gotas utilizarás de cada uno de los cinco aceites elegidos. Una mezcla de quince gotas es una buena proporción para un frasco de 5 ml o 10 ml con aceite emoliente.

7 Coloca los aceites en el frasco con el aceite emoliente. Al usar la mezcla para lograr el objetivo deseado, toma notas en un diario de mezclas.

El siguiente es un ejemplo de cómo utilizar los pasos para crear una mezcla para aliviar la distensión muscular utilizando el Método de Combinación de Técnicas Para **los pasos 1-2**, se utiliza la siguiente tabla para identificar los grupos de compuestos químicos más útiles para lograr el objetivo de la mezcla. En este ejemplo serán útiles los aldehidos, esteres, hidrocarburos sesquiterpenos, y éteres.

Pasos 3-4 El siguiente es un ejemplo de una lista de aceites elegidos de los cuatro grupos químicos seleccionados, que ayudarán a lograr el objetivo deseado de aliviar la distensión muscular. La letra al lado de cada aceite indica el tipo de aroma asignado a ese aceite para facilitar la selección. (A) Alta (M) Media (B) Base

GRUPO DE COMPUESTO QUÍMICO	BENEFICIO TERAPEUTICO	ACEITE
Hidrocarburos Monoterpenos	Protege las células, anti-inflamatorio, antibacterial	aceites cítricos, incienso, jengibre, albahaca, tomillo, ciprés
Hidrocarburos Sesquiterpenos	Anti-inflamatorio, sedante, calmante, anti-bacterial	cedro, mirra, abeto blanco, pimienta negra, jengibre, helicriso, pachuli, ylang ylang limoncillo
Alcoholes Monoterpenos	Anti-microbial, algo estimulante, tonifica y restaura la piel, limpiante, antiespasmódico, sedante, suave,	geranio, lavanda, melaleuca, incienso
Alcoholes Sesquiterpenos	Anti-alérgico, anti-bacterial, anti-inflamatorio, estimulante del higado y las glándulas	cedro, geranio, pachuli, sándalo
Esteres	Muy calmante, relajante, promueve el equilibrio, anti-hongos, anti-espasmódico	cardamomo, bergamota, manzanilla romana, helicriso, clavo de olor, geranio, ylang ylang, menta, casia
Aldehídos	Aroma fuerte, calma las emociones, anti-infeccioso, anti-inflamatorio, ayuda a la calma en general, reduce la fiebre, hipotensivo, tónico; algunos son vasodilatadores	casia, lemongrass, lima, manzanilla romana, melisa, mejorana, melissa, marjoram
Ketonas	Mucolítico, estimula la regeneración celular, promueve la formación de tejido, analgésico, sedante	romero, hinojo, vetiver, lavanda, mirra, manzanilla romana, menta, helicriso
Fenoles	Poderoso antibacterial, anti-infeccioso, anticéptico, muy estimulante al sistema nervioso autónomo	canela, clavo de olor, orégano, tomillo
Óxidos	Expectorante, levemente estimulante	romero, menta, ciprés, salvia esclarea, clavo de olor, cardamomo, tomillo, melaleuca, albahaca, hinojo
Éteres	Equilibra el sistema nerviosos autónomo, calmante, sedante	hinojo, albahaca, ylang ylang, mejorana

Aldehídos:	hierba limonera (A), manzanilla romana (M)
Esteres:	manzanilla romana (M), geranio (M), ylang ylang (M a B)
Hidrocarburos Sesquiterpenos:	cedro (B), abeto blanco (M), pimienta negra (M), jengibre (M), ylang ylang (M a A)
Esteres:	albahaca (M a A), ylang ylang (M a A), mejorana (M)

Pasos 5-7: Utilizando la lista mencionada de aceites seleccionados, elige cinco aceites y la cantidad de gotas necesarias de cada uno para crear una mezcla con un total de quince gotas. La mezcla puede colocarse en un frasco de 5 ml o 10 ml y completarse con aceite emoliente hasta llenar el frasco.

Nota de Base:	Sándalo	(4 gotas)
Nota Media:	manzanilla romana	(2 gotas)
Nota Media:	Jengibre	(2 gotas)
Nota Media:	Pimienta negra	(3 gotas)
Nota alta:	Ylang ylang	(4 gotas)

Cuando se utilizan los aceites esenciales con un objetivo terapéutico, a menudo es útil usar más de un aceite. Usar estos aceites en capas siguiendo los pasos sugeridos en esta sección ayudará a lograr el resultado deseado. Cuando el tiempo lo permita, también puede ser útil crear una mezcla utilizando aceites seleccionados en función de sus compuestos químicos y sus tipos de notas como se explica en esta sección. La intuición y la experiencia mejoran las habilidades de mezcla.

Masajes con Aceites

La aplicación tópica de aceites esenciales, combinada con masajes, es algo simple pero muy poderoso en el proceso de curación. Aumenta los beneficios del masaje y la eficacia de los aceites esenciales en y dentro del cuerpo. Los masajes aumentan la circulación y absorción, ayudan a mejorar el flujo linfático, y ayuda a la eliminación de toxinas. También puede aliviar terminaciones nerviosas, relajar músculos, y aliviar el estrés y la tensión del cuerpo.

Cabeza
Aplica aceites esenciales en la punta de los dedos y masajea suavemente todo el cuero cabelludo. Para el dolor de cabeza, masajea en la base del cuello y trabaja hacia arriba hasta la base del cuero cabelludo.

Cuello
Utiliza movimientos circulares, trabajando desde la base del cuello hacia arriba, a ambos lados de las vértebras, hasta la base del cuero cabelludo Trabaja en los lados del cuello y repite los movimientos hacia abajo otra vez.

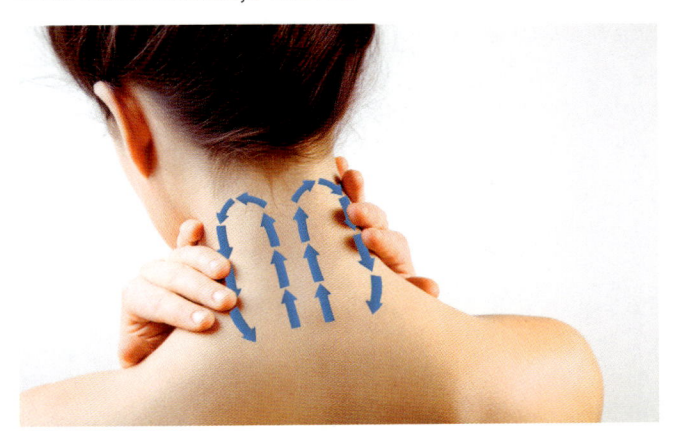

Hombros
Utilizando tus pulgares y las palmas de las manos, haz movimientos firmes desde el hombro hacia el cuello y de manera inversa

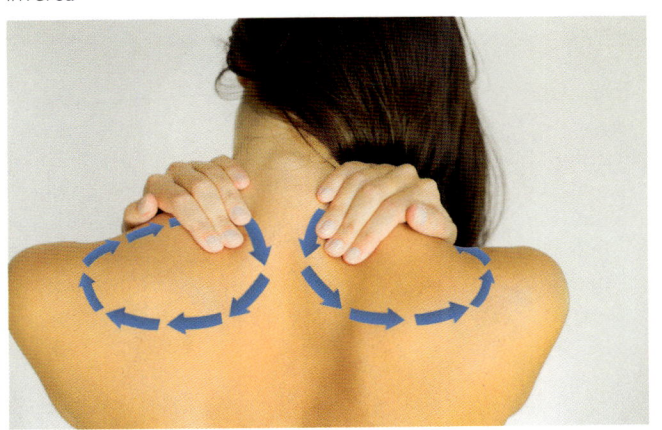

Brazos
Masajea con movimientos ascendentes hacia la axila solo en las partes grasas o musculares.

Espalda
Comienza desde la región lumbar y con ambas manos haz movimientos ascendentes firmes hacia los hombros a lo largo de la columna. Desliza las manos hasta los hombros y vuelve por los costados de la espalda.

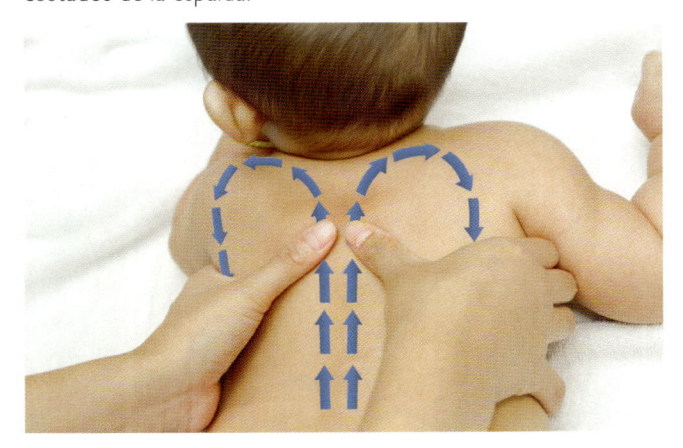

Abdomen
Solo utiliza movimientos circulares, en sentido de las agujas del reloj.

Piernas
Siempre masajea las piernas con movimientos ascendentes solo en las partes grasas o musculares y evita las varices.

Pies
Masajea desde los dedos hasta el talón con los pulgares debajo del pie y los dedos arriba.

consejos
- El masaje es más efectivo cuando se hace en el sentido del flujo del cuerpo y hacia el corazón, desde la mano hacia el hombro, desde el pie hacia el muslo, etc.
- Cuando se dan masajes a niños o inválidos, utiliza movimientos suaves.

Reflexología

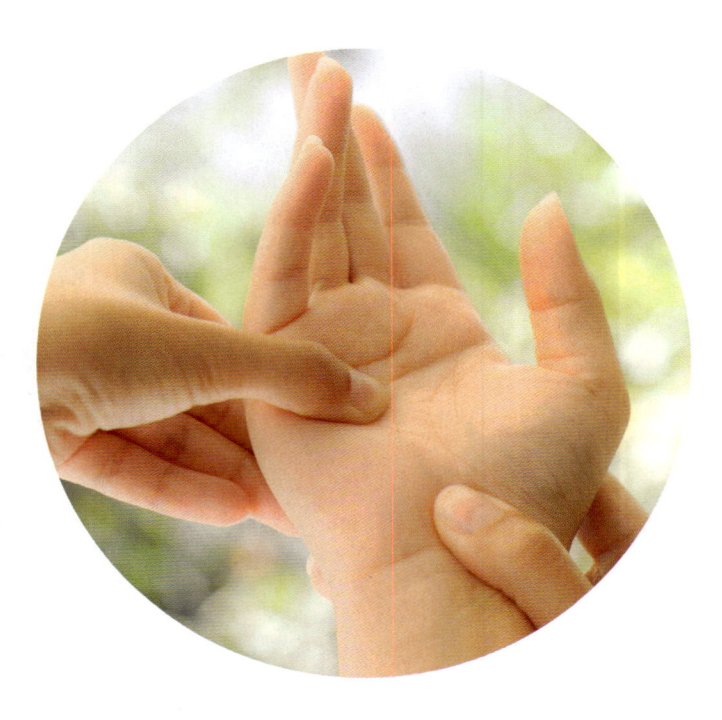

La reflexología es la aplicación de presión a los pies y manos con técnicas específicas de pulgares, dedos y manos, sin el uso de aceite o lociones. Se basa en un sistema de zonas y áreas de reflejo que reflejan una imagen del cuerpo en los pies y las manos, con la premisa de que esto genera un cambio físico en el cuerpo.

La reflexología de oreja es una forma simple y efectiva de aliviar el estrés y el dolor al aplicar una presión mínima a los puntos reflejos de la oreja. Cada oreja contiene un mapa completo del cuerpo, rico en terminaciones nerviosas y múltiples conectores al sistema nervioso central. Por ejemplo, si el punto reflejo de la vejiga está sensible, el cuerpo puede estar en las primeras etapas de una infección urinaria. Uno puede tomar medidas preventivas para evitar la infección urinaria al aplicar un aceite esencial al punto reflejo de la oreja seguido de presión mínima.

Para comenzar el tratamiento, empieza en la parte superior de la oreja derecha y suavemente desliza hacia abajo tu pulgar y dedo índice a lo largo de los bordes exteriores. Sostén cada punto por cinco segundos antes de continuar hasta el final del lóbulo. Para mejores resultados, repite este procedimiento al menos cinco veces. Luego, trabaja en los pliegues internos de la oreja utilizando el dedo índice y aplicando una presión mínima. Repite el procedimiento en la oreja izquierda. Si alguna de las áreas dentro y alrededor de los pliegues de la oreja están sensibles, consulta el cuadro de reflexología para determinar el área del cuerpo que puede estar desequilibrada.

Esta es una gran técnica para usar de manera personal, en familiares o amigos, como así también con aquellos cuyos pies y manos no estén accesibles para aplicar allí la reflexología. Los niños pequeños son especialmente receptivos a que se trabaje con sus orejas, ya que lo encuentran calmante y relajante.

La reflexología de pies es un método efectivo para equilibrar los sistemas corporales al aplicar presión en puntos específicos de los pies. La reflexología de manos puede utilizarse de manera similar. Los nervios en los pies se corresponden con varias partes del cuerpo; por lo tanto, se encuentra un mapa de el cuerpo entero está trazado en los pies, que cuentan una historia del bienestar físico y emocional.

Una forma de encontrar desequilibrios en el cuerpo es masajear las áreas que aparecen en el cuadro de reflexología y buscar detonantes o pequeños nudos debajo de la piel. Cuando se encuentra un detonante, aplica un aceite esencial en ese lugar y continúa masajeándolo hasta que se alivie el dolor. Otra forma de utilizar la reflexología es tratar una dolencia en particular. Por ejemplo, si una persona tiene dolor de cabeza, localiza el cerebro en el cuadro del pie, y el punto correspondiente en el pie. Aplica un aceite esencial que tú elijas y masajea la yema del pulgar del pie para reducir la tensión. Si una persona tiene cerrado el pecho debido al estrés, localiza los pulmones/pecho en el cuadro del pie y el punto correspondiente en el pie. Aplica un aceite esencial que tú elijas seguido de masajes circulares moderados a suaves en la zona del metatarso.

De esta forma se involucra el sistema nervioso autónomo, lo que ayuda a aliviar los síntomas y curar el cuerpo de forma natural.

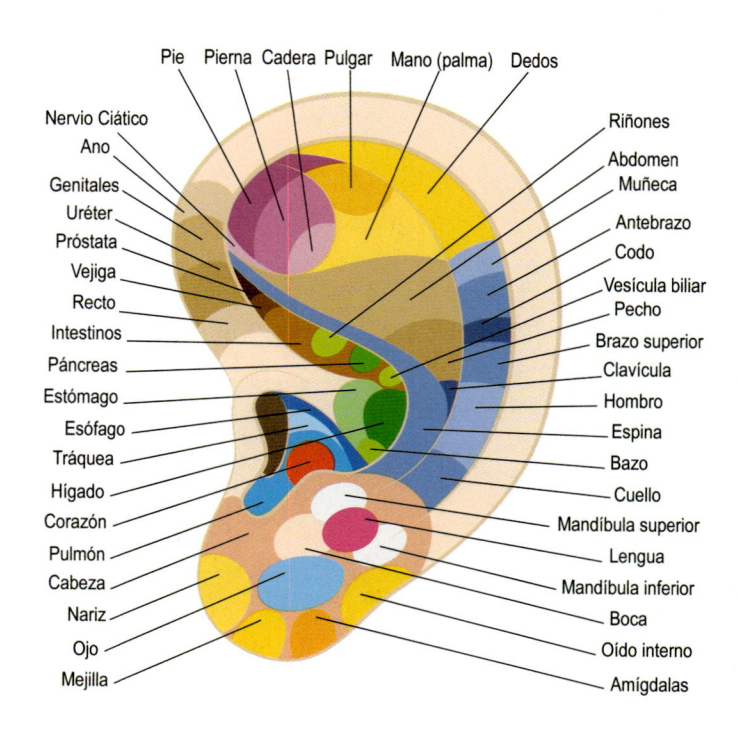

SUPLEMENTARIO

REFERENCIA DE REFLEXOLOGÍA

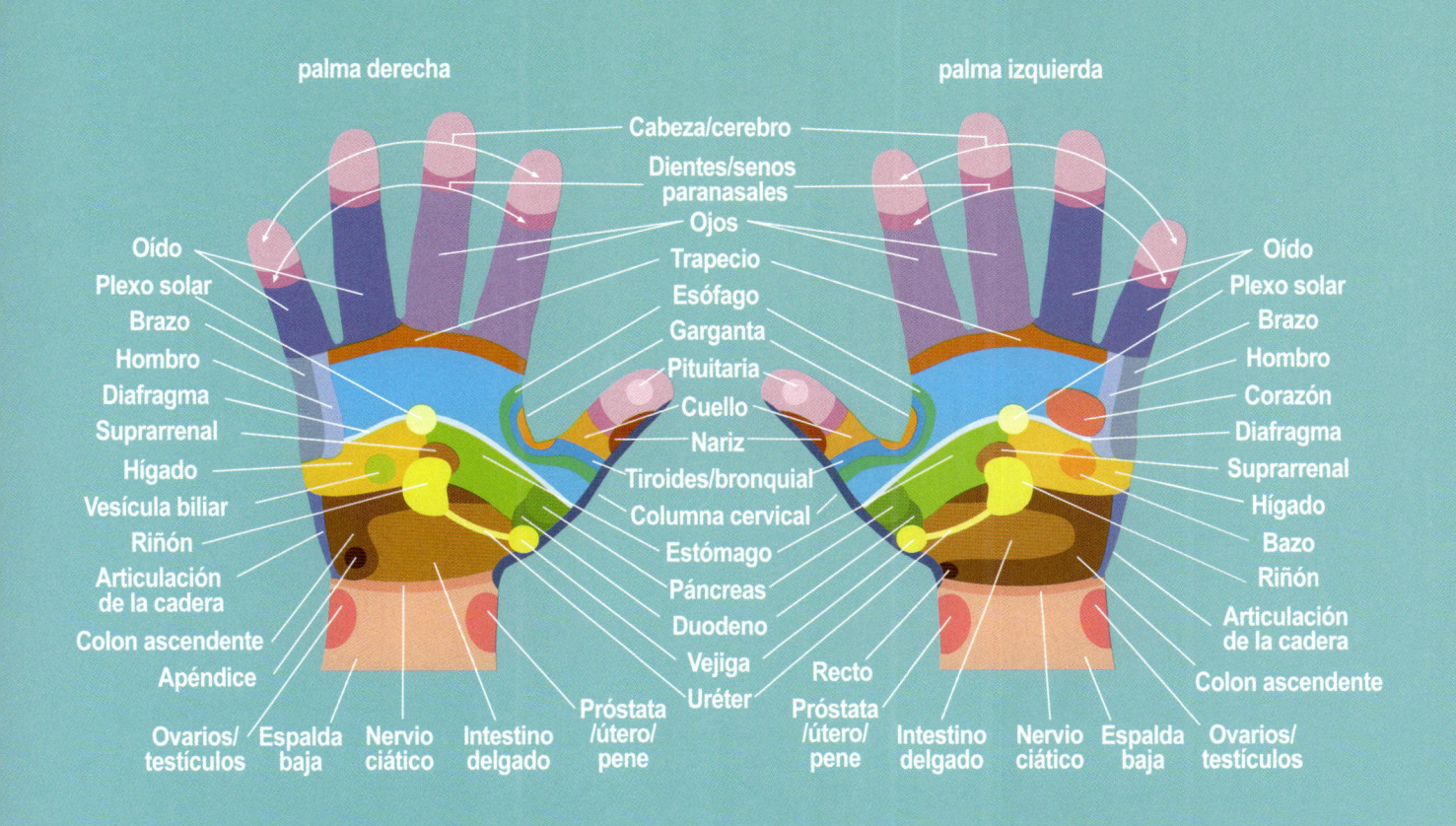

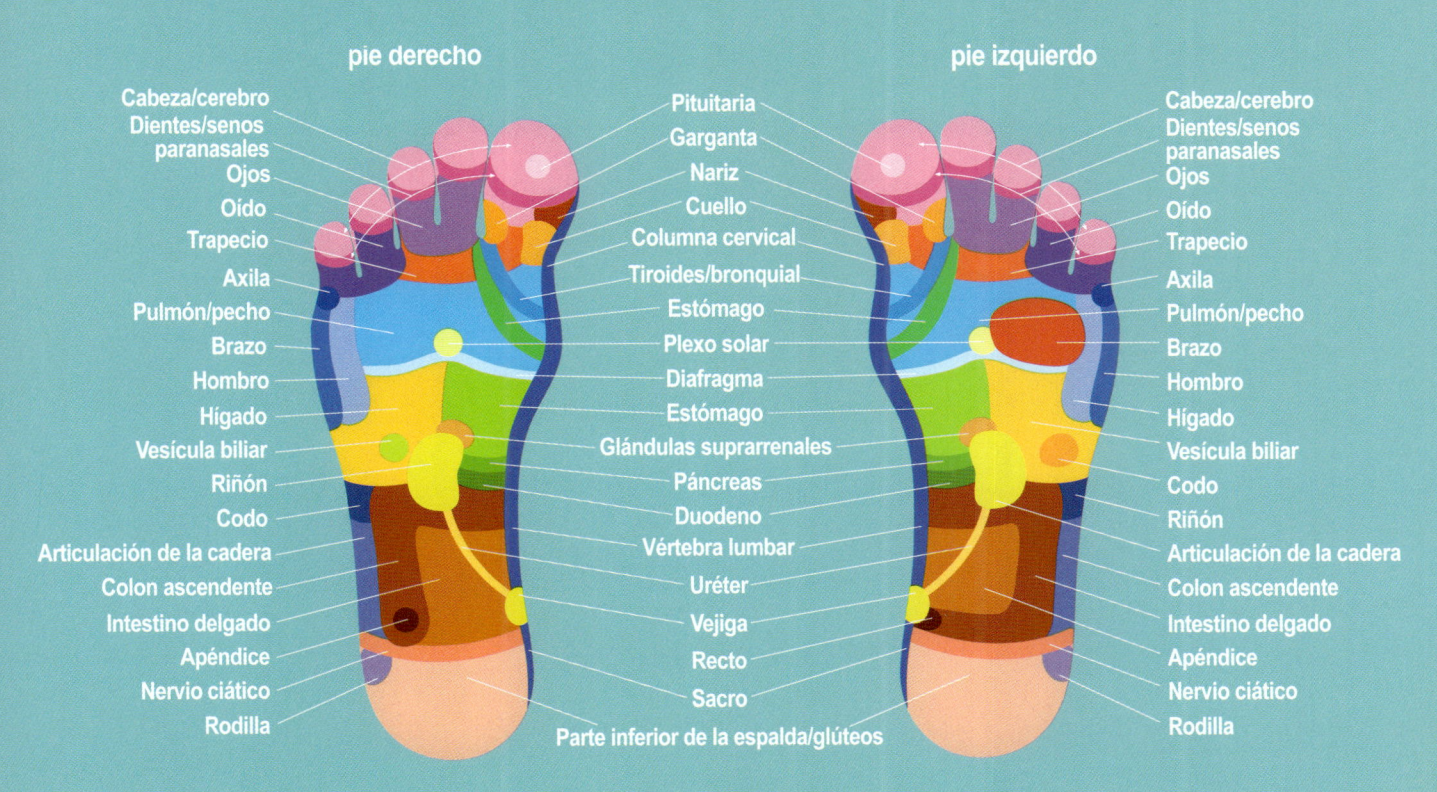

palma derecha | palma izquierda

palma derecha (etiquetas centrales):
- Cabeza/cerebro
- Dientes/senos paranasales
- Ojos
- Trapecio
- Esófago
- Garganta
- Pituitaria
- Cuello
- Nariz
- Tiroides/bronquial
- Columna cervical
- Estómago
- Páncreas
- Duodeno
- Vejiga
- Uréter
- Próstata/útero/pene
- Recto
- Próstata/útero/pene

palma derecha (lado izquierdo):
- Oído
- Plexo solar
- Brazo
- Hombro
- Diafragma
- Suprarrenal
- Hígado
- Vesícula biliar
- Riñón
- Articulación de la cadera
- Colon ascendente
- Apéndice
- Ovarios/testículos
- Espalda baja
- Nervio ciático
- Intestino delgado

palma izquierda (lado derecho):
- Oído
- Plexo solar
- Brazo
- Hombro
- Corazón
- Diafragma
- Suprarrenal
- Hígado
- Bazo
- Riñón
- Articulación de la cadera
- Colon ascendente
- Ovarios/testículos
- Espalda baja
- Nervio ciático
- Intestino delgado

pie derecho | pie izquierdo

pie derecho (lado izquierdo):
- Cabeza/cerebro
- Dientes/senos paranasales
- Ojos
- Oído
- Trapecio
- Axila
- Pulmón/pecho
- Brazo
- Hombro
- Hígado
- Vesícula biliar
- Riñón
- Codo
- Articulación de la cadera
- Colon ascendente
- Intestino delgado
- Apéndice
- Nervio ciático
- Rodilla

centro (entre pies):
- Pituitaria
- Garganta
- Nariz
- Cuello
- Columna cervical
- Tiroides/bronquial
- Estómago
- Plexo solar
- Diafragma
- Estómago
- Glándulas suprarrenales
- Páncreas
- Duodeno
- Vértebra lumbar
- Uréter
- Vejiga
- Recto
- Sacro
- Parte inferior de la espalda/glúteos

pie izquierdo (lado derecho):
- Cabeza/cerebro
- Dientes/senos paranasales
- Ojos
- Oído
- Trapecio
- Axila
- Pulmón/pecho
- Brazo
- Hombro
- Hígado
- Vesícula biliar
- Codo
- Riñón
- Articulación de la cadera
- Colon ascendente
- Intestino delgado
- Apéndice
- Nervio ciático
- Rodilla

THE ESSENTIAL life

SUPLEMENTARIO

Tabla de Cocina con Aceites

	Carne	Pollo	Pescado	Huevos	Queso	Vegetales	Arroz	Pasta	Postres	Pastelería	Pan	Tortas	Sorbetes	Helado	Fruta	Aderezos
Albahaca	•					•										•
Bergamota		•	•						•				•			
Canela	•	•	•	•	•	•	•		•	•	•	•	•	•	•	
Cardamomo	•	•	•	•		•	•		•	•	•	•	•	•	•	
Casia			•		•	•	•	•	•	•	•					
Cilantro	•	•				•										
Clavo de olor	•	•														
Culantro	•															
Eneldo	•						•		•		•	•	•	•	•	•
Geranio		•	•		•	•	•									
Hierba de limón		•	•	•	•	•	•	•	•	•	•	•	•	•	•	•
Hierbabuena						•			•		•		•	•	•	•
Hinojo			•			•	•		•	•	•	•	•	•	•	
Jazmín		•	•			•	•		•	•	•	•	•	•	•	
Jengibre					•	•	•									
Lavanda		•		•	•		•		•	•	•	•	•	•	•	
Lima	•															
Limón	•	•	•		•	•							•			•
Mandarina	•	•	•	•		•			•	•	•	•	•	•	•	
Mejorana	•	•	•													•
Melisa		•		•	•								•	•	•	•
Menta						•			•	•			•			•
Naranja silvestre	•	•	•						•	•	•	•	•	•	•	
Orégano	•	•	•	•	•	•	•	•			•			•		•
Pimienta Negra	•	•	•	•	•	•	•	•			•	•	•	•	•	•
Pomelo	•	•		•		•	•									
Romero	•	•														
Rosa			•		•	•		•		•		•	•	•	•	
Salvia	•	•				•	•		•	•	•	•	•	•	•	
Tomillo	•	•														•
Ylang ylang		•					•		•	•	•	•	•	•	•	

Glosario de Propiedades de Aceites

Afrodisíaco - aumenta el deseo sexual
Anafrodisíaco - reduce el deseo sexual
Analgésico - alivia o apacigua el dolor
Antialergénico - reduce la respuesta alérgica
Antiartrítico - efectivo en el tratamiento de la artritis
Antibacterial - mata o inhibe el crecimiento de bacterias
Anticancerígeno - inhibe el desarrollo del cáncer
Anticarcinoma - destruye o inhibe las células cancerosas
Anticatarral - elimina el exceso de moco
Anticoagulante - previene los coágulos en sangre
Anticonvulsivo - reduce las convulsiones
Antidepresivo - efectivo en el tratamiento contra la depresión
Antiemético - effectivo contra las náuseas y los vómitos
Antiespasmódico - alivia los espasmos musculares involuntarios
Antihemorrágico - promueve la hemostasia, detiene el sangrado
Antihistamínico - bloquea los receptores de histamina; reduce la respuesta alérgica
Antiinfeccioso - reduce/previene infecciones
Antiinflamatorio - reduce la inflamación
Antimicótico - inhibe el crecimiento de hongos
Antimicrobial - mata o inhibe microorganismos
Antimutagénico - reduce la tasa de variantes/mutaciones genéticas
Antioxidante - mitiga el daño por radicales libres
Antiparasitario - destruye o inhibe el crecimiento/reproducción de parásitos
Antirreumático - mitiga el dolor y la rigidez
Antiséptico - destruye los microorganismos para prevenir o tratar infecciones del tejido vivo/piel
Antitóxico - neutraliza o contrarresta las toxinas
Antitumoral - inhibe el crecimiento de tumores
Antiviral - destruye virus o reprime su replicación
Astringente - contrae tejidos, generalmente de la piel; reduce sangrado leve
Cálido - aumenta la temperatura corporal o tejido corporal específico - se lo denomina "calidez localizada"
Calmante - tranquilizante
Cardiotónico - tonifica y revitaliza el corazón
Carminativo - reduce gases e hinchazón
Citofiláctico - estimula el crecimiento de células
Descongestivo - reduce la congestión respiratoria; abre las vías respiratorias
Desinfectante - mitiga el crecimiento de microorganismos en superficies inorgánicas
Desintoxicante - elimina las toxinas de los tejidos y órganos del cuerpo

Desodorante - detiene la formación de olores
Diurético - aumenta la producción y excreción de orina
Edificante - eleva; promueve el sentimiento de felicidad y esperanza
Emenagogo - regula e induce la menstruación
Energizante - genera y aumenta la energía
Equilibrante - ayuda a sentirse centrado y seguro
Esteroideo - estimula acción similar a la cortisona
Estimulante - aumenta la actividad
Estimulante digestivo - estimula la digestión
Estomáquico - asiste a la digestión, promueve el apetito
Expectorante - promueve la eliminación de flema y otros fluidos del tracto respiratorio
Galactagogo - promueve la lactancia y aumenta el flujo de leche
Hipertensivo - aumenta la presión sanguínea
Hipotenso - disminuye la presión sanguínea
Inmunoestimulante - induce la activación de la habilidad protectiva del cuerpo
Insecticida - mata insectos y bichos
Laxante - estimula la excreción intestinal
Limpiante - limpia el cuerpo y/o las superficies de la vivienda
Mucolítico - afloja, aligera y deshace el moco
Nervino - efecto beneficioso en los nervios
Neuroprotector - protege los nervios
Neurotónico - mejora el tono o fuerza del sistema nervioso
Purificador - elimina impurezas
Refrescante - renueva, promueve la sensación de frescura
Regenerativo - promueve la regeneración del tejido del cuerpo
Relajante - promueve la relajación, reduce la tensión
Repelente de insectos - disuade insectos y bichos
Restaurador - estimula la reparación, recuperación, restauración
Revitalizador - eleva el ánimo y energiza
Rubefaciente - aumenta la circulación, aumenta el enrojecimiento de la piel
Sedante - promueve calma y sueño; reduce la agitación; tranquilizante
Tónico - promueve una sensación de vigor y bienestar
Vasoconstrictor - restringe los vasos sanguíneos; disminuye el flujo sanguíneo; puede aumentar la presión sanguínea
Vasodilatador/relajante - dilata los vasos sanguíneos; Aumenta el flujo sanguíneo; Puede disminuir la presión arterial
Vermicida - mata gusanos parasíticos
Vermífugo - aturde a los parásitos
Vigorizante - revitaliza y rejuvenece

Propiedades de Aceites

	afrodisiaco	anafrodisiaco	analgésico	antialergenico	antiartrítico	antibacterial	anticancerígeno	anticarcinoma	anticatarral	anticoagulante	anticonvulsivo	antidepresivo	antiemético	antiespasmódico	antihemorrágico	antihistamínico	antiinfeccioso	antiinflamatorio	antimicótico	antimicrobial	antimutagénico	antioxidante	antiparasitario	antireumático	antiséptico	antitóxico	antitumoral	antiviral	astringente	calmante	cardiotónico	carminativo	citofiláctico	descongestivo	desinfectante	desintoxicante	desodorante
Abedul			•		•									•				•						•	•				•						•		
Abeto blanco			•	•																		•	•		•	•											•
Abeto Douglas			•			•																•			•												
Albahaca			•			•			•			•	•	•			•	•				•							•	•		•		•	•		
Arborvitae		•	•	•		•	•	•						•			•		•						•	•	•	•						•	•	•	
Baya de enebro	•		•									•										•	•		•	•			•	•					•		
Begamota			•							•		•																		•							•
Canela	•					•							•	•			•			•		•	•	•	•							•					
Cardamomo	•					•						•	•	•											•					•		•					
Casia			•		•	•								•	•										•				•	•		•		•		•	
Cedro						•								•	•				•				•		•				•								
Cilantro						•												•		•										•						•	
Ciprés			•			•																			•				•					•			
Clavo de olor	•		•			•					•	•		•		•	•			•		•	•		•		•	•		•					•		
Coriandro	•		•			•				•		•		•				•		•									•	•							•
Eneldo						•						•		•															•								
Eucalipto			•			•			•								•	•										•						•	•	•	
Gaulteria													•					•						•			•			•							
Geranio				•		•								•		•		•	•						•				•	•			•			•	•
Helicriso			•	•				•	•					•	•											•	•			•							
Hierbabuena	•		•					•																						•							
Hinojo			•								•		•	•										•						•		•					
Incienso			•				•	•			•							•		•		•			•		•	•	•	•			•		•		•
Jazmin	•		•									•		•																•							
Jengibre			•		•	•							•							•		•	•	•	•					•		•					
Lavanda			•								•	•		•		•		•		•				•	•			•	•	•			•	•	•		•
Lima						•														•		•			•									•	•		
Limón							•															•		•	•				•					•	•		
Limoncillo			•			•								•				•		•	•	•	•	•	•												•
Mandarina						•					•			•											•					•	•						
Manzanilla romana												•		•	•					•									•	•							
Mejorana		•	•			•								•			•								•					•							
Melaleuca			•			•												•	•			•	•		•			•						•		•	
Melisa			•							•		•		•			•								•			•		•							
Menta	•		•		•	•							•	•				•												•							
Milenrama														•				•												•							
Mirra					•	•	•	•										•					•	•	•	•			•								
Naranja silvestre	•		•			•			•			•						•		•		•			•					•					•		
Nardo			•										•						•																		•
Orégano			•			•						•					•	•	•	•		•	•		•										•		
Pachuli	•					•					•	•		•			•		•						•	•		•		•			•	•	•	•	•
Pimienta negra	•		•			•							•							•		•			•					•		•					
Pomelo								•				•																		•					•	•	
Ravensara	•		•			•											•								•			•									
Romero	•		•		•	•		•	•					•			•			•					•				•	•					•		•
Rosa			•									•		•				•							•			•		•							
Salvia esclarea	•		•								•	•						•							•					•							•
Sándalo	•					•			•	•		•						•		•					•			•	•	•		•					
Tomillo	•					•						•					•		•	•	•	•			•				•								
Vetiver	•													•				•		•									•	•							
Ylang ylang	•					•						•										•								•	•						•

434 SUPLEMENTARIO

	diurético	edificante	emenagogo	energizante	estabilizante	esteroide	estimulante	estimulante digestivo	estomáquico	expectorante	galactagogo	hipertensivo	hipotensivo	inmunoestimulante	insecticida	laxante	limpiante	mucolítico	nervino	neuroprotector	neurotónico	produce calidez	purificador	refrescante	regenerativo	relajante	repelente de insectos	restaurador	revitalizador	rubefaciente	sedante	tónico	vasoconstrictor	vasodilatador	vermicida	vermífugo	vigorizante
Abedul	•			•																			•				•				•	•					
Abeto blanco	•			•			•			•			•	•												•					•	•	•				
Abeto Douglas	•			•					•	•						•															•						
Albahaca	•		•	•	•	•	•	•		•	•					•		•	•							•	•		•			•	•				•
Arborvitae	•		•	•					•				•			•					•		•		•							•					•
Baya de enebro	•		•	•			•	•					•		•		•						•					•	•	•	•	•					
Begamota	•	•						•		•			•										•								•	•					•
Canela			•				•	•		•			•													•						•					•
Cardamomo	•	•					•	•		•																						•					
Casia			•										•													•											
Cedro	•	•	•	•					•				•			•			•				•				•	•				•	•				
Cilantro																•																					
Ciprés	•	•		•		•							•				•						•			•			•			•	•				
Clavo de olor				•				•		•			•									•					•					•				•	
Coriandro				•				•	•				•														•			•							
Eneldo			•	•				•		•	•	•																				•					
Eucalipto	•						•			•								•					•				•		•			•					•
Gaulteria	•		•	•			•			•																•	•	•	•			•			•	•	•
Geranio	•												•							•	•				•	•	•	•				•					
Helicriso	•							•		•										•	•							•				•					
Hierbabuena				•	•			•		•																					•						•
Hinojo	•			•	•			•	•	•	•								•				•				•					•					
Incienso	•									•			•											•	•		•	•				•	•				
Jazmín			•						•	•																•		•				•					
Jengibre			•	•			•	•		•					•							•						•				•				•	
Lavanda	•							•			•		•			•			•	•	•	•				•		•			•	•				•	
Lima	•	•		•		•							•					•	•						•				•		•	•					•
Limón	•	•				•							•	•	•		•						•	•			•		•			•				•	•
Limoncillo				•	•			•		•			•				•		•				•			•	•				•	•					
Mandarina		•					•	•																								•					•
Manzanilla romana																			•					•		•						•					•
Mejorana			•					•	•	•		•											•	•	•							•					
Melaleuca			•	•	•			•					•	•											•		•	•	•			•					
Melisa		•						•				•							•												•	•					
Menta			•					•		•														•										•			
Milenrama							•	•					•															•				•					
Mirra							•	•													•						•	•				•					
Naranja silvestre	•	•				•	•						•													•	•	•				•					
Nardo																			•												•						
Orégano			•					•		•																•	•					•				•	
Pachuli	•			•									•					•								•		•	•		•	•					
Pimienta negra				•				•		•			•			•					•	•							•			•					
Pomelo	•	•				•		•						•									•								•	•					•
Ravensara	•									•																		•				•				•	
Romero																										•				•		•			•		•
Rosa			•							•																						•				•	
Salvia esclarea			•	•			•				•		•													•					•						
Sándalo	•	•								•			•						•							•					•						
Tomillo			•	•						•				•								•					•	•				•					
Vetiver				•	•															•	•										•	•					•
Ylang ylang		•			•	•							•													•					•	•					

Índice de Recetas

A la Mano
Ambientador para Autos	345
Ayuda para el Jet Lag	345
Limpiador de Anteojos	345
Desinfectante de manos	345
Spray Adiós Chinches en la Cama	345

Aderezos y Marinados
Aderezo Cremoso de Cilantro	359
Aderezo de Albahaca y Fresa	359
Vinagreta Básica	359

Aire Libre
Spray para Quemaduras de Sol	347
Spray Refrescante	347
Bloqueador solar	347
Repelente de Insectos	347

Alimentos Fermentados
Licuado de Arándanos con Kéfir	387
Chucrut Básico	361
Chucrut de Bayas de Enebro	361
Chucrut de Col Roja y Manzana	361
Cómo hacer Chucrut Fermentado	360
Kéfir	387
Kéfir Orgánico con Naranja Roja y Chocolate Amargo	386

Aptitud Física
Baño Post-entrenamiento	349
Batido de Proteína de Mantequilla de Maní en el Cielo	348
Frotación Post-entrenamiento	349
Mezcla para Calambres en las Piernas	349
Spray Corporal Refrescante	349
Spray Desinfectante	349
Spray para Reducir la Celulitis	349

Baño
Limpiador Desinfectante de Inodoros	407
Limpiador de Espejos y Ventanas	406
Prevenir Moho y Hongos	407
Removedor de Residuos de Jabón	406
Toallitas Húmedas Desinfectantes	406

Bocadillos
Almendras Asadas Condimentadas	365
Arándanos Cítricos	365
Paletas heladas	365
Palomitas de Maíz Esenciales	365
Pasas con Chocolate y Naranja	365
Rodajas de Manzana Condimentadas	365
Sandía Tropical	365

Bebé
Alivio para Dermatitits del Pañal	351
Bálsamo para Mejillas Irritadas por el Frío	351
Humectante para Costra Láctea	351
Mezcla para Calmar Cólicos	351
Spray Quitamanchas de Bebé	351

Bebidas
Agua de Casia Dulce y Toronja	363
Bar de Chocolate Caliente	362
Bar de limonada	363
Batido de Proteína de Baya Verde	363
Bebida Cítrica Espumosa	362
Daiquiri Virgen Congelado	363
Wassai Caliente	363
Té para la Indulgencia Excesiva	362

Bricolaje y Regalos
Baño para Pies de Menta y Lima	352
Exfoliante de Azúcar, Vainilla y Lavanda	353
Exfoliante de Naranja Dulce	353
Exfoliante de Azúcar Festivo	352
Fragancia Corporal Embrace Fall	353
Fragancia Corporal Happy Grapefruit	353
Mentas Caseras	353
Plastilina Sensorial	352
Vendaje para Cuello con Aceite Esencial	352

Cocina
Limpiador de Drenaje	409
Limpiador de Hornos	409
Limpiador de Parrilla	409
Pasta para Limpiar Hornos	409
Removedor de Adhesivo y Viscosidad	409
Tabletas Odorizantes para el Tacho de Basura	409

Cuidado Personal
Blanqueador de Dientes	355
Desodorante Natural	354
Enjuague Bucal de Menta	355
Envoltura para Adelgazar	355
Microdermoabrasión Casera	354

Desayuno
Avena Condimentada Fácil	367
Avena Horneada	368
Granola Casera	367
Miel de Maple	368
Parfait de Frutas con Yogurt	368
Quiche de Jamón y Queso sin Corteza	368
Tostada Francesa Condimentada	368

Embarazo
Gotas de Alivio Post-parto	396
Spray para el Alivio de Hemorroides	396
Crema para la Picazón en la Piel	396
Mezcla para las Estrías	396

Ensaladas
Ensalada de Calabaza Asada Tibia y Quinoa	370
Ensalada en una jarra	371
Ensalada de Pera y Queso	371

436 | SUPLEMENTARIO

Guarniciones

Aderezo de Yogur Dulce y Picante	373
Arroz con Cilantro y Lima	372
Espárragos con Parmesano y Limón	373
Pasta de Calabacín y Champiñón	373
Salteado de Vegetales y Piña	372
Zanahorias Con Yogur Dulce y Picante	373

Hombres

Colonia Especiada	399
Crema de Afeitar	398
Desodorante Almizclado	399
Desodorante de Bolita Antihongos para Pies	399
Desodorante para Calzado	399
Estimulante de Cabello y Cuero Cabelludo	399
Loción Natural para Después de Afeitar	398

Intimidad

Bálsamo Exótico de Canela para el Amor	401
Baño de Burbujas Éxtasis	401
Loción Vaporosa para Después del Baño	401
Mezcla Afrodisíaca para Masajes	400
Mezcla Afrodisíaca para Vaporizar	400
Mezcla para Masaje Erótico	400
Sábanas Sensuales	400

Jardín

Atractor de Polinizadores	403
Repelente de Insectos de Jardín	403
Repelente de Plagas	403
Lavado de Frutas y Verduras	403
Supresor de Hongos	403

Lavandería

Blanqueador y Abrillantador	411
Bolillas Suavizantes para la Secadora	411
Hoja para la Secadora Reutilizable	411
Quitamanchas	410
Barra Quitamanchas	411
Suavizante Líquido para Telas	411

Licuados

Licuado de Bayas y Banana	375
Licuado Paraíso en un Vaso	375
Licuado Simple de Vegetales	375
Licuado Tropical Verde	375
Licuado Verde de Manzana	375

Limpieza

Ambientador para Alfombras	405
Limpiador de Cuero	405
Limpiador de Frutas y Verduras	404
Limpiador de Piso de Madera	405
Limpiador de Tapicería	405
Limpiador y Lustrado de Madera	405
Quitamanchas de Alfombra	405
Removedor Natural de Rayones	404

Mascotas

Arena sin Olor para Gatos	413
Spray para Buen Aroma de las Mascotas	413
Champú para Mascotas	413
Collar Repelente de Pulgas	413
Preventivo de Rasguños de Gato	413
Galletas para el Mal Aliento	412

Navideña

Adornos Perfumados	394
Aromatizante de Árbol de Navidad	395
Aromatizante de Otoño	395
Exfoliante de Azúcar Festivo	395
Té para para la Indulgencia Excesiva	394
Velas en Frasco de Albañil	394

Panes

Glaseados/Coberturas Especiales	378
Galletas de Hierbas	377
Pan de Calabacín	377
Pan de Trigo y Hierbas	376
Pan/Panecillos Dulces y Fáciles	379
Pan Focaccia de Hierbas	378

Platos Principales

London Broil Marinado en Hierbas	382
Ideas para Saborizar Lasagna	381
Pollo Parmesano al Orégano	382
Pollo Tailandés al hierba limonera	381
Sabroso Salmón al Azúcar Moreno	381

Postres

Barras de Limón o Lima	384
Fresas Romanoff	385
Paletas Heladas	365
Relleno para Tarta de Manzana	385
Rollo de Helado	385
Variantes de Pudín	385

Primeros Auxilios

Alivio para Alergias	415
Spray Ouchie	415
Spray para Golpes y Moretones	415
Tónico para Torceduras	415
Vacuna contra la Gripe en una botella	414

Salsas y Aderezos

Ideas para Saborizar Pestos	389
Ideas para Saborizar Salsas	389
Mezcla Asiática	391
Mezcla de 5 Especias con Azúcar	391
Sal de Mezcla Italiana	391
Pesto	391
Salsa Barbacoa de 5 Estrellas	389
Salsa de Aguacate	391
Salsa de Espagueti Rápida y Fácil	388
Salsa de Limón y Parmesano para Pescado	389

Sopas

Chile Barbacoa	393
Sopa de Tomate y Albahaca Rápida y Fácil	392
Sopa de Pollo y Tortilla	393
Sopa Minestrone	393

Índice de Investigación

ACV

Effect of lavender oil (Lavandula angustifolia) on cerebral edema and its possible mechanisms in an experimental model of stroke,Vakili A, Sharifat S, Akhavan MM, Bandegi AR, *Brain Research*, 2014

ADICCIÓN

The effects of aromatherapy on nicotine craving on a U.S. campus: a small comparison study, Cordell B, Buckle J, *The Journal of Alternative and Complementary Medicine*, 2013

AGILIDAD FÍSICA

Effects of lavender (lavandula angustifolia Mill.) and peppermint (Mentha cordifolia Opiz.) aromas on subjective vitality, speed, and agility, Cruz AB, Lee SE, Pagaduan JC, Kim TH, *The Asian International Journal of Life Sciences*, 2012

The effects of peppermint on exercise performance, Meamarbashi A, Rajabi A, *Journal of International Society of Sports Nutrition*, 2013

ALERGIAS

Cytological aspects on the effects of a nasal spray consisting of standardized extract of citrus lemon and essential oils in allergic rhinopathy, Ferrara L, Naviglio D, Armone Caruso A, *ISRN Pharm*, 2012

ANSIEDAD

Ambient odor of orange in a dental office reduces anxiety and improves mood in female patients, Lehrner J, Eckersberger C, Walla P, Pötsch G, Deecke L, *Physiology and Behavior*, 2000

Anxiolytic-like effects of rose oil inhalation on the elevated plus-maze test in rats, de Almeida RN, Motta SC, de Brito Faturi C, Catallani B, Leite JR, *Pharmacology Biochemistry and Behavior*, 2004

Effect of sweet orange aroma on experimental anxiety in humans, Goes TC, Antunes FD, Alves PB, Teixeira-Silva F, *The Journal of Alternative and Complementary Medicine*

Essential oils and anxiolytic aromatherapy, Setzer WN, *Natural Product Communications*, 2009

The effects of prolonged rose odor inhalation in two animal models of anxiety, Bradley BF, Starkey NJ, Brown SL, Lea RW, *Physiology & Behavior*, 2007

The GABAergic system contributes to the anxiolytic-like effect of essential oil from Cymbopogon citratus (lemongrass), Costa CA, Kohn DO, de Lima VM, Gargano AC, Flório JC, Costa M, *Journal of Ethnopharmacology*, 2011

ANTIBACTERIAL

Activity of Essential Oils Against Bacillus subtilis Spores, Lawrence HA, Palombo EA, *Journal of Microbiology and Biotechnology*, 2009

Antibacterial activity of essential oils and their major constituents against respiratory tract pathogens by gaseous contact, Inouye S, Takizawa T, Yamaguchi H, *The Journal of Antimicrobial Chemotherapy*, 2001

Antibacterial activity of the essential oil from Rosmarinus officinalis and its major components against oral pathogens, Bernardes WA, Lucarini R, Tozatti MG, Flauzino LG, Soutza MG, Turatti IC, Andrade e Silva ML, Martins CH, da Silva Filho AA, Cunha WR, *Zeitschrift Fur Naturforschung C-A Journal of Biosciences*, 2010

Antibacterial and antioxidant properties of Mediterranean aromatic plants, Piccaglia R, Marotti M, Giovanelli E, Deans SG, Eaglesham E, *Industrial Crops and Products*, 1993

Antibacterial Effects of the Essential Oils of Commonly Consumed Medicinal Herbs Using an In Vitro Model, Soković M, Glamočlija J, Marin PD, Brkić D, van Griensven LJ, *Molecules*, 2010

Atomic force microscopy analysis shows surface structure changes in carvacrol-treated bacterial cells, La Storia A, Ercolini D, Marinello F, Di Pasqua R, Villani F, Mauriello G, *Research in Microbiology*, 2011

Bactericidal activities of plant essential oils and some of their isolated constituents against Campylobacter jejuni, Escherichia coli, Listeria monocytogenes, and Salmonella enterica, Friedman M, Henika PR, Mandrell RE, *Journal of Food Protection*, 2002

Chemical composition and antibacterial activity of selected essential oils and some of their main compounds, Wanner J, Schmidt E, Bail S, Jirovetz L, Buchbauer G, Gochev V, Girova T, Atanasova T, Stoyanova A, *Natural Product Communications*, 2010

Coriander (Coriandrum sativum L.) essential oil: its antibacterial activity and mode of action evaluated by flow cytometry, Silva F, Ferreira S, Queiroz JA, Domingues FC, *Journal of Medical Microbiology*, 2011

Effects of Helichrysum italicum extract on growth and enzymatic activity of Staphylococcus aureus, Nostro A, Bisignano G, Angela Cannatelli M, Crisafi G, Paola Germanò M, Alonzo V, *International Journal of Antimicrobial Agents*, 2001

Eugenol (an essential oil of clove) acts as an antibacterial agent against Salmonella typhi by disrupting the cellular membrane, Devi KP, Nisha SA, Sakthivel R, Pandian SK, *Journal of Ethnopharmacology*, 2010

Evaluation of bacterial resistance to essential oils and antibiotics after exposure to oregano and cinnamon essential oils, Becerril R, Nerín C, Gómez-Lus R, *Foodborne Pathogens and Disease*, 2012

Growth inhibition of pathogenic bacteria and some yeasts by selected essential oils and survival of L. monocytogenes and C. albicans in apple-carrot juice., Irkin R, Korukluoglu M, *Foodborne Pathogens and Disease*, 2009

Helichrysum italicum extract interferes with the production of enterotoxins by Staphylococcus aureus., Nostro A, Cannatelli MA, Musolino AD, Procopio F, Alonzo V, *Letters in Applied Microbiology*, 2002

In vitro antibacterial activity of some plant essential oils, Prabuseenivasan S, Jayakumar M, Ignacimuthu S, *BMC Complementary and Alternative Medicine*, 2006

Inhibition by the essential oils of peppermint and spearmint of the growth of pathogenic bacteria, Imai H, Osawa K, Yasuda H, Hamashima H, Arai T, Sasatsu M, *Microbios*, 2001

Investigation of antibacterial activity of rosemary essential oil against Propionibacterium acnes with atomic force microscopy, Fu Y, Zu Y, Chen L, Efferth T, Liang H, Liu Z, Liu W, *Planta Medica*, 2007

Origanum vulgare subsp. hirtum Essential Oil Prevented Biofilm Formation and Showed Antibacterial Activity against Planktonic and Sessile Bacterial Cells, Schillaci D, Napoli EM, Cusimano MG, Vitale M, Ruberto A, *Journal of Food Protection*, 2013

Potential of rosemary oil to be used in drug-resistant infections, Luqman S, Dwivedi GR, Darokar MP, Kalra A, Khanuja SP, *Alternative Therapies in Health and Medicine*, 2007

Screening of the antibacterial effects of a variety of essential oils on microorganisms responsible for respiratory infections, Fabio A, Cermelli C, Fabio G, Nicoletti P, Quaglio P, *Phytotherapy Research*, 2007

Screening of the antibacterial effects of a variety of essential oils on respiratory tract pathogens, using a modified dilution assay method, Inouye S, Yamaguchi H, Takizawa T, *Journal of Infection and Chemotherapy: Official Journal of the Japan Society of Chemotherapy*, 2001

Some evidences on the mode of action of Cinnamomum verum bark essential oil, alone and in combination with piperacillin against a multi-drug resistant Escherichia coli strain, Yap PS, Krishnan T, Chan KG, Lim SH, *Journal of Microbiology and Biotechnology*, 2014

Tea tree oil-induced transcriptional alterations in Staphylococcus aureus, Cuaron JA, Dulal S, Song Y, Singh AK, Montelongo CE, Yu W, Nagarajan V, Jayaswal RK, Wilkinson BJ, Gustafson JE, *Phytotherapy Research*, 2013

The anti-biofilm activity of lemongrass (Cymbopogon flexuosus) and grapefruit (Citrus paradisi) essential oils against five strains of Staphylococcus aureus, Adukwu EC, Allen SC, Phillips CA, *Journal of Applied Microbiology*, 2012

The antibacterial activity of geranium oil against Gram-negative bacteria isolated from difficult-to-heal wounds, Sienkiewicz M, Poznańska-Kurowska K, Kaszuba A, Kowalczyk E, *Burns*, 2014

The effect of lemongrass EO highlights its potential against antibiotic resistant Staph. aureus in the healthcare environment, Adukwu EC, Allen SC, Phillips CA, *Journal of Applied Microbiology*, 2012

The potential of use basil and rosemary essential oils as effective antibacterial agents, Sienkiewicz M, Łysakowska M, Pastuszka M, Bienias W, Kowalczyk E, *Molecules*, 2013

ANTIMICÓTICO

Antibacterial, antifungal, and anticancer activities of volatile oils and extracts from stems, leaves, and flowers of Eucalyptus sideroxylon and Eucalyptus torquata, Ashour HM, *Cancer Biology and Therapy*, 2008

Antifungal activity of clove essential oil and its volatile vapour against dermatophytic fungi, Chee HY, Lee MH, *Mycobiology*, 2007

Antifungal mechanism of essential oil from Anethum graveolens seeds against Candida albicans, Chen Y, Zeng H, Tian J, Ban X, Ma B, Wang Y, *Journal of Medical Microbiology*, 2013

Antifungal, anti-biofilm and adhesion activity of the essential oil of Myrtus communis L. against Candida species, Cannas S, Molicotti P, Usai D, Maxia A, Zanetti S, *Natural Product Research*, 2014

Chemical composition, bio-herbicidal and antifungal activities of essential oils isolated from Tunisian common cypress (Cupressus sempervirens L.), Ismail A, Lamia H, Mohsen H, Samia G, Bassem J, *Journal of Medicinal Plants Research*, 2013

Coriandrum sativum L. (Coriander) Essential Oil: Antifungal Activity and Mode of Action on Candida spp., and Molecular Targets Affected in Human Whole-Genome Expression, Freires Ide A, Murata RM, Furletti VF, Sartoratto A, Alencar SM, Figueira GM, de Oliveira Rodrigues JA, Duarte MC, Rosalen PL, *PLoS One*, 2014

Dill (Anethum graveolens L.) seed essential oil induces Candida albicans apoptosis in a metacaspase-dependent manner, Chen Y, Zeng H, Tian J, Ban X, Ma B, Wang Y, *Fungal Biology*, 2014

In vitro antagonistic activity of monoterpenes and their mixtures against 'toe nail fungus' pathogens, Ramsewak RS, Nair MG, Stommel M, Selanders L, *Phytotherapy Research*, 2003

In-vitro and in-vivo anti-Trichophyton activity of essential oils by vapour contact, Inouye S, Uchida K, Yamaguchi H, *Mycoses*, 2001

Oil of bitter orange: new topical antifungal agent, Ramadan W, Mourad B, Ibrahim S, Sonbol F, *International Journal of Dermatology*, 1996

ANTIMICROBIAL

A novel aromatic oil compound inhibits microbial overgrowth on feet: a case study, Misner BD, *Journal of the International Society of Sports Nutrition*, 2007

Antimicrobial activities of cinnamon oil and cinnamaldehyde from the Chinese medicinal herb Cinnamomum cassia Blume, Ooi LS, Li Y, Kam SL, Wang H, Wong EY, Ooi VE, *The American Journal of Chinese Medicine*, 2006

Antimicrobial Activities of Clove and Thyme Extracts, Nzeako BC, Al-Kharousi ZS, Al-Mahrooqui Z, *Sultan Qaboos University Medical Journal*, 2006

Antimicrobial activity against bacteria with dermatological relevance and skin tolerance of the essential oil from Coriandrum sativum L. fruits, Casetti F, Bartelke S, Biehler K, Augustin M, Schempp CM, Frank U, *Phytotherapy Research*, 2012

Antimicrobial activity of clove oil and its potential in the treatment of vaginal candidiasis, Ahmad N, Alam MK, Shehbaz A, Khan A, Mannan A, Hakim SR, Bisht D, Owais M, *Journal of Drug Targeting*, 2005

Antimicrobial activity of essential oils and five terpenoid compounds against Campylobacter jejuni in pure and mixed culture experiments, Kurekci C, Padmanabha J, Bishop-Hurley SL, Hassan E, Al Jassim RA, McSweeney CS, *International Journal of Food Microbiology*, 2013

Antimicrobial activity of individual and mixed fractions of dill, cilantro, coriander and eucalyptus essential oils, Delaquis PJ, Stanich K, Girard B, Mazza G, *International Journal of Food Microbiology*, 2002

Antimicrobial activity of juniper berry essential oil (Juniperus communis L., Cupressaceae), Pepeljnjak S, Kosalec I, Kalodera Z, Blazevič N, *Acta Pharmaceutica*, 2005

Antimicrobial activity of the bioactive components of essential oils from Pakistani spices against Salmonella and other multi-drug resistant bacteria, Naveed R, Hussain I, Tawab A, Tariq M, Rahman M, Hameed S, Mahmood MS, Siddique AB, Iqbal M, *BMC Complementary and Alternative Medicine*, 2013

Antimicrobial Effect and Mode of Action of Terpeneless Cold Pressed Valencia Orange Essential Oil on Methicillin-Resistant Staphylococcus aureus, Muthaiyan A, Martin EM, Natesan S, Crandall PG, Wilkinson BJ, Ricke SC, *Journal of Applied Microbiology*, 2012

Antimicrobial effects of essential oils in combination with chlorhexidine digluconate, Filoche SK, Soma K, Sissons CH, *Oral Microbiology and Immunology*, 2005

Chemical composition and in vitro antimicrobial activity of essential oil of Melissa officinalis L. from Romania, Hăncianu M, Aprotosoaie AC, Gille E, Poiată A, Tuchiluş C, Spac A, Stănescu U, *Revista Medico-Chirurgicala a Societatii de Medici si Naturalisti din Iasi*, 2008

Comparison of essential oils from three plants for enhancement of antimicrobial activity of nitrofurantoin against enterobacteria, Rafii F, Shahverdi AR, *Chemotherapy*, 2007

Evaluation of the antimicrobial properties of different parts of Citrus aurantifolia (lime fruit) as used locally, Aibinu I, Adenipekun T, Adelowotan T, Ogunsanya T, Odugbemi T, *African Journal of Traditional, Complementary, and Alternative Medicines*, 2006

Immune-Modifying and Antimicrobial Effects of Eucalyptus Oil and Simple Inhalation Devices, Sadlon AE, Lamson DW, *Alternative Medicine Review: A Journal of Clinical Therapeutic*, 2010

Microbicide activity of clove essential oil (Eugenia caryophyllata), Nuñez L, Aquino MD, *Brazilian Journal of Microbiology*, 2012

Oregano essential oil as an antimicrobial additive to detergent for hand washing and food contact surface cleaning, Rhoades J, Gialagkolidou K, Gogou M, Mavridou O, Blatsiotis N, Ritzoulis C, Likotrafiti E, Journal of Applied Microbiology, 2013

Study of the antimicrobial action of various essential oils extracted from Malagasy plants. II: Lauraceae, Raharivelomanana PJ, Terrom GP, Bianchini JP, Coulanges P, *Arch Inst Pasteur Madagascar*, 1989

The additive and synergistic antimicrobial effects of select frankincense and myrrh oils--a combination from the pharaonic pharmacopoeia, de Rapper S, Van Vuuren SF, Kamatou GP, Viljoen AM, Dagne E, *Letters in Applied Microbiology*, 2012

The battle against multi-resistant strains: Renaissance of antimicrobial essential oils as a promising force to fight hospital-acquired infections, Warnke PH, Becker ST, Podschun R, Sivananthan S, Springer IN, Russo PA, Wiltfang J, Fickenscher H, Sherry E, *Journal of Cranio-Maxillo-Facial Surgery*, 200

Volatile composition and antimicrobial activity of twenty commercial frankincense essential oil samples, Van Vuurena SF, Kamatoub GPP, Viljoenb, AM, *South African Journal of Botany*, 2010

ANTIOXIDANTE

Antioxidant activities and volatile constituents of various essential oils, Wei A, Shibamoto T, Journal of Agriculture and Food Chemistry, 2007

Antioxidant activity of rosemary (Rosmarinus officinalis L.) essential oil and its hepatoprotective potential, Ra Kovi A, Milanovi I, Pavlovi NA, Ebovi T, Vukmirovi SA, Mikov M, *BMC Complementary and Alternative Medicine*, 2014

Antioxidant and antimicrobial activities of essential oils obtained from oregano, Karakaya S, El SN, Karagözlü N, Sahin S, *Journal of Medicinal Food*, 2011

Antioxidant and Hepatoprotective Potential of Essential Oils of Coriander (Coriandrum sativum L.) and Caraway (Carum carvi L.) (Apiaceae), Samojlik I, Lakić N, Mimica-Dukić N, Daković-Svajcer K, Bozin B, *Journal of Agricultural and Food Chemistry*, 2010

Antioxidant potential of the root of Vetiveria zizanioides (L.) Nash, Luqman S, Kumar R, Kaushik S, Srivastava S, Darokar MP, Khanuja SP, *Indian Journal of Biochemistry and Biophysics*, 2009

Antioxidative effects of lemon oil and its components on copper induced oxidation of low density lipoprotein, Grassmann J, Schneider D, Weiser D, Elstner EF, *Arzneimittel-Forschung*, 2001

Biological effects, antioxidant and anticancer activities of marigold and basil essential oils, Mahmoud GI, *Journal of Medicinal Plants Research*, 2013

Evaluation of in vivo anti-hyperglycemic and antioxidant potentials of α-santalol and sandalwood oil, Misra BB, Dey S, *Phytomedicine*, 2013

In Vitro Antioxidant Activities of Essential Oils, Veerapan P, Khunkitti W, *Isan Journal of Pharmaceutical Sciences*, 2011

Minor Furanocoumarins and Coumarins in Grapefruit Peel Oil as Inhibitors of Human Cytochrome P450 3A4, César TB, Manthey JA, Myung K, *Journal of Natural Products*, 2009

ANTIVIRAL

Antiviral activities in plants endemic to madagascar, Hudson JB, Lee MK, Rasoanaivo P, *Pharm Biol.* 2000

Antiviral activity of the volatile oils of Melissa officinalis L. against Herpes simplex virus type-2, Allahverdiyev A, Duran N, Ozguven M, Koltas S, *Phytomedicine*, 2004

Antiviral efficacy and mechanisms of action of oregano essential oil and its primary component carvacrol against murine norovirus, Gilling DH, Kitajima M, Torrey JR, Bright KR, *Journal of Applied Microbiology*, 2014

Immunologic mechanism of Patchouli alcohol anti-H1N1 influenza virus may through regulation of the RLH signal pathway in vitro, Wu XL, Ju DH, Chen J, Yu B, Liu KL, He JX, Dai CQ, Wu S, Chang Z, Wang YP, Chen XY, *Current Microbiology*, 2013

Oral administration of patchouli alcohol isolated from Pogostemonis Herba augments protection against influenza viral infection in mice, Li YC, Peng SZ, Chen HM, Zhang FX, Xu PP, Xie JH, He JJ, Chen JN, Lai XP, Su ZR, *International Immunopharmacology*, 2012

ARTRITIS

Anti-arthritic effect of eugenol on collagen-induced arthritis experimental model, Grespan R, Paludo M, Lemos Hde P, Barbosa CP, Bersani-Amado CA, Dalalio MM, Cuman RK, *Biological and Pharmaceutical Bulletin*, 2012

The effects of aromatherapy on pain, depression, and life satisfaction of arthritis patients, Kim MJ, Nam ES, Paik SI, *Taehan Kanho Hakhoe Chi*, 2005

ATENCIÓN

Effects of Peppermint and Cinnamon Odor Administration on Simulated Driving Alertness, Mood and Workload, Raudenbush B, Grayhem R, Sears T, Wilson I., *North American Journal of Psychology*, 2009

The influence of essential oils on human attention. I: alertness, Ilmberger J, Heuberger E, Mahrhofer C, Dessovic H, Kowarik D, Buchbauer G, *Chemical Senses*, 2001

The influence of essential oils on human vigilance, Heuberger E, Ilmberger J, *Natural Product Communications*, 2010

Volatiles emitted from the roots of Vetiveria zizanioides suppress the decline in attention during a visual display terminal taskvi, Matsubara E, Shimizu K, Fukagawa M, Ishizi Y, Kakoi C, Hatayama T, Nagano J, Okamoto T, Ohnuki K, Kondo R, *Biomedical Research*, 2012

CÁNCER

Alpha-santalol, a chemopreventive agent against skin cancer, causes G2/M cell cycle arrest in both p53-mutated human epidermoid carcinoma A431 cells and p53 wild-type human melanoma UACC-62 cells, Zhang X, Chen W, Guillermo R, Chandrasekher G, Kaushik RS, Young A, Fahmy H, Dwivedi C, *BMC Research Notes*, 2010

Anticancer activity of an essential oil from Cymbopogon flexuosus (lemongrass), Sharma PR, Mondhe DM, Muthiah S, Pal HC, Shahi AK, Saxena AK, Qazi GN, *Chemico-Biological Interactions*, 2009

Anticancer activity of liposomal bergamot essential oil (BEO) on human neuroblastoma cells, Celia C, Trapasso E, Locatelli M, Navarra M, Ventura CA, Wolfram J, Carafa M, Morittu VM, Britti D, Di Marzio L, Paolino D, *Colloids and Surfaces*, 2013

Antioxidant and Anticancer Activities of Citrus reticulate (Petitgrain Mandarin) and Pelargonium graveolens (Geranium) Essential Oils, Fayed SA, *Research Journal of Agriculture and Biological Sciences*, 2009

Apoptosis-mediated proliferation inhibition of human colon cancer cells by volatile principles of Citrus aurantifolia, Patil JR, Jayaprakasha GK, Chidambara Murthy KN, Tichy SE, Chetti MB, Patil BS, *Food Chemistry*, 2009

Biological effects, antioxidant and anticancer activities of marigold and basil essential oils, Mahmoud GI, *Journal of Medicinal Plants Research*, 2013

Composition and potential anticancer activities of essential oils obtained from myrrh and frankincense, Chen Y, Zhou C, Ge Z, Liu Y, Liu Y, Feng W, Li S, Chen G, Wei T, *Oncology Letters*, 2013

Conservative surgical management of stage IA endometrial carcinoma for fertility preservation, Mazzon I, Corrado G, Masciullo V, Morricone D, Ferrandina G, Scambia G, *Fertil Steril*, 2010

Differential effects of selective frankincense (Ru Xiang) essential oil versus non-selective sandalwood (Tan Xiang) essential oil on cultured bladder cancer cells: a microarray and bioinformatics study, Dozmorov MG, Yang Q, Wu W, Wren J, Suhail MM, Woolley CL, Young DG, Fung KM, Lin HK, *Chinese Medicine*, 2014

Effect of Vetiveria zizanioides Essential Oil on Melanogenesis in Melanoma Cells: Downregulation of Tyrosinase Expression and Suppression of Oxidative Stress, Peng HY, Lai CC, Lin CC, Chou ST, *The Scientific World Journal*, 2014

Medicinal plants as antiemetics in the treatment of cancer: a review, Haniadka R, Popouri S, Palatty PL, Arora R, Baliga MS, *Integrative Cancer Therapies*, 2012

Protective effects of lemongrass (Cymbopogon citratus STAPF) essential oil on DNA damage and carcinogenesis in female Balb/C mice, Bidinotto LT, Costa CA, Salvadori DM, Costa M, Rodrigues MA, Barbisan LF, *Journal of Applied Toxicology*, 2011

Sesquiterpenoids from myrrh inhibit androgen receptor expression and function in human prostate cancer cells, Wang XL, Kong F, Shen T, Young CY, Lou HX, Yuan HQ, *Acta Pharmacologica Sinica*, 2011

Skin cancer chemopreventive agent, {alpha}-santalol, induces apoptotic death of human epidermoid carcinoma A431 cells via caspase activation together with dissipation of mitochondrial membrane potential and cytochrome c release, Kaur M, Agarwal C, Singh RP, Guan X, Dwivedi C, Agarwal R, *Carcinogenesis*, 2005

Terpinen-4-ol, the main component of Melaleuca alternifolia (tea tree) oil inhibits the in vitro growth of human melanoma cells, Calcabrini A, Stringaro A, Toccacieli L, Meschini S, Marra M, Colone M, Salvatore G, Mondello F, Arancia G, Molinari A, *Journal of Investigative Dermatology*, 2004

Topically applied Melaleuca alternifolia (tea tree) oil causes direct anti-cancer cytotoxicity in subcutaneous tumour bearing mice, Ireland DJ, Greay SJ, Hooper CM, Kissick HT, Filion P, Riley TV, Beilharz MW, *Journal of Dermatological Science*, 2012

α-Santalol, a derivative of sandalwood oil, induces apoptosis in human prostate cancer cells by causing caspase-3 activation, Bommareddy A, Rule B, VanWert AL, Santha S, Dwivedi C, *Phytomedicine*, 2012

CEREBRO

Effects of fragrance inhalation on sympathetic activity in normal adults, Haze S, Sakai K, Gozu Y, *The Japanese Journal of Pharmacology*, 2002

Essential oil from lemon peels inhibit key enzymes linked to neurodegenerative conditions and pro-oxidant induced lipid peroxidation, Oboh G, Olasehinde TA, Ademosun AO, *Journal of Oleo Science*, 2014

Inhibition of acetylcholinesterase activity by essential oil from Citrus paradisi, Miyazawa M, Tougo H, Ishihara M, *Natural Product Letters*, 2001

Neuropharmacology of the essential oil of bergamot, Bagetta G, Morrone LA, Rombolà L, Amantea D, Russo R, Berliocchi L, Sakurada S, Sakurada T, Rotiroti D, Corasaniti MT, *Fitoterapia*, 2010

Olfactory receptor neuron profiling using sandalwood odorants., Bieri S, Monastyrskaia K, Schilling B, *Chemical Senses*, 2004

Plasma 1,8-cineole correlates with cognitive performance following exposure to rosemary essential oil aroma, Moss M, Oliver L, *Therapeutic Advances in Psychopharmacology*, 2012

The essential oil of bergamot enhances the levels of amino acid neurotransmitters in the hippocampus of rat: implication of monoterpene hydrocarbons, Morrone LA, Rombolà L, Pelle C, Corasaniti MT, Zappettini S, Paudice P, Bonanno G, Bagetta G, *Pharmacological Research*, 2007

COLESTEROL

Hypolipidemic activity of Anethum graveolens in rats, Hajhashemi V, Abbasi N, *Phytotherapy Research*, 2008

Protective effect of lemongrass oil against dexamethasone induced hyperlipidemia in rats: possible role of decreased lecithin cholesterol acetyl transferase activity, Kumar VR, Inamdar MN, Nayeemunnisa, Viswanatha GL, *Asian Pacific Journal of Tropical Medicine*, 2011

Protective role of arzanol against lipid peroxidation in biological systems, Rosa A, Pollastro F, Atzeri A, Appendino G, Melis MP, Deiana M, Incani A, Loru D, Dessì MA, *Chemical and Physics of Lipids*, 2011

COMPORTAMIENTO

Immunological and Psychological Benefits of Aromatherapy Massage, Kuriyama H, Watanabe S, Nakaya T, Shigemori I, Kita M, Yoshida N, Masaki D, Tadai T, Ozasa K, Fukui K, Imanishi J, *Evidence-based Complementary and Alternative Medicine*, 2005

The effect of gender and ethnicity on children's attitudes and preferences for essential oils: a pilot study, Fitzgerald M, Culbert T, Finkelstein M, Green M, Johnson A, Chen S, *Explore (New York, N.Y.)*, 2007

COMPOSICIÓN QUÍMICA Y PROPIEDADES

Anethum graveolens: An Indian traditional medicinal herb and spice, Jana S, Shekhawat GS, *Pharmacognosy Review*, 2010

Antioxidant activities and volatile constituents of various essential oils, Wei A, Shibamoto T, *Journal of Agriculture and Food Chemistry*, 2007

Application of near-infrared spectroscopy in quality control and determination of adulteration of African essential oils, Juliani HR, Kapteyn J, Jones D, Koroch AR, Wang M, Charles D, Simon JE., *Phytochem Anal.* 2006 Mar-Apr

Botanical perspectives on health peppermint: more than just an after-dinner mint, Spirling LI, Daniels IR, *Journal for the Royal Society for the Promotion of Health*, 2001

Chamomile: A herbal medicine of the past with bright future, Srivastava JK, Shankar E, Gupta S, *Molecular Medicine Reports*, 2010

Chemical composition and antibacterial activity of selected essential oils and some of their main compounds, Wanner J, Schmidt E, Bail S, Jirovetz L, Buchbauer G, Gochev V, Girova T, Atanasova T, Stoyanova A, *Natural Product Communications*, 2010

Chemical composition and biological activity of the essential oil from Helichrysum microphyllum Cambess. ssp. tyrrhenicum Bacch., Brullo e Giusso growing in La Maddalena Archipelago, Sardinia., Ornano L, Venditti A, Sanna C, Ballero M, Maggi F, Lupidi G, Bramucci M, Quassinti L, Bianco A, *Journal of Oleo Science*, 2014

Chemical composition of the essential oils of variegated pink-fleshed lemon (Citrus x limon L. Burm. f.) and their anti-inflammatory and antimicrobial activities, Hamdan D, Ashour ML, Mulyaningsih S, El-Shazly A, Wink M, *Zeitschrift Fur Naturforschung C- A Journal of Biosciences*, 2013

Constituents of south Indian vetiver oils, Mallavarapu GR, Syamasundar KV, Ramesh S, Rao BR, *Natural Product Communications*, 2012

Determination of the absolute configuration of 6-alkylated alpha-pyrones from Ravensara crassifolia by LC-NMR., Queiroz EF, Wolfender JL, Raoelison G, Hostettmann K, *Phytochem Anal.* 2003

Evaluation of the chemical constituents and the antimicrobial activity of the volatile oil of Citrus reticulata fruit (Tangerine fruit peel) from South West Nigeria, Ayoola GA, Johnson OO, Adelowotan T, Aibinu IE, Adenipekun E, Adepoju AA, Coker HAB, Odugbemi TO, *African Journal of Biotechnology*, 2008

The Essential Oil of Bergamot Stimulates Reactive Oxygen Species Production in Human Polymorphonuclear Leukocytes, Cosentino M, Luini A, Bombelli R, Corasaniti MT, Bagetta G, Marino F, *Phytotherapy Research*, 2014

The essential oil of ginger, Zingiber officinale, and anaesthesia, Geiger JL, *International Journal of Aromatherapy*, 2005

Two 6-substituted 5,6-dihydro-alpha-pyrones from Ravensara anisata., Andrianaivoravelona JO, Sahpaz S, Terreaux C, Hostettmann K, Stoeckli-Evans H, Rasolondramanitra J, *Phytochemistry*. 1999

Volatile composition and biological activity of key lime Citrus aurantifolia essential oil, Spadaro F, Costa R, Circosta C, Occhiuto F, *Natural Product Communications*, 2012

Volatiles from steam-distilled leaves of some plant species from Madagascar and New Zealand and evaluation of their biological activity, Costa R, Pizzimenti F, Marotta F, Dugo P, Santi L, Mondello L, *Nat Prod Commun*, 2010

CONVULSIONES

Anticonvulsant and neuroprotective effects of Pimpinella anisum in rat brain, Fariba K, Mahmoud H, Diana M, Hassan A, Gholam RH, Mohamad B, Maryam J, Hadi K, Ali G, *BMC Complementary and Alternative Medicine*, 2012

Increased seizure latency and decreased severity of pentylenetetrazol-induced seizures in mice after essential oil administration, Koutroumanidou E, Kimbaris A, Kortsaris A, Bezirtzoglou E, Polissiou M, Charalabopoulos K, Pagonopoulou O, *Epilepsy Research and Treatment*, 2013

DEMENCIA

Aromatherapy as a safe and effective treatment for the management of agitation in severe dementia: the results of a double-blind, placebo-controlled trial with Melissa, Ballard CG, O'Brien JT, Reichelt K, Perry EK, *The Journal of Clinical Psychiatry*, 2002

DEPRESIÓN (INCLUSO POST-PARTO)

Antidepressant-like effect of carvacrol (5-Isopropyl-2-methylphenol) in mice: involvement of dopaminergic system, Melo FH, Moura BA, de Sousa DP, de Vasconcelos SM, Macedo DS, Fonteles MM, Viana GS, de Sousa FC, *Fundamental and Clinical Pharmacology*, 2011

Antidepressant-like effect of Salvia sclarea is explained by modulation of dopamine activities in rats, Seol GH, Shim HS, Kim PJ, Moon HK, Lee KH, Shim I, Suh SH, Min SS, *Journal of Ethnopharmacology*, 2010

Effects of Aroma Hand Massage on Pain, State Anxiety and Depression in Hospice Patients with Terminal Cancer, Chang SY, *Journal of Korean Academy of Nursing*, 2008

Effects of lavender aromatherapy on insomnia and depression in women college students, Lee IS, Lee GJ, *Taehan Kanho Hakhoe Chi*, 2006
The effects of clinical aromatherapy for anxiety and depression in the high risk postpartum woman – a pilot study, Conrad P, Adams C, *Complimentary Therapy in Clinical Practice*, 2012

DESCONGESTIVO
Effect of inhaled menthol on citric acid induced cough in normal subjects, Morice AH, Marshall AE, Higgins KS, Grattan TJ, *Thorax*, 1994
Remedies for common family ailments: 10. Nasal decongestants, Sinclair A, *Professional Care of Mother and Child*, 1996

DIABETES
Ameliorative effect of the cinnamon oil from Cinnamomum zeylanicum upon early stage diabetic nephropathy, Mishra A, Bhatti R, Singh A, Singh Ishar MP, *Planta Medica*, 2010
Cinnamon bark extract improves glucose metabolism and lipid profile in the fructose-fed rat, Kannappan S, Jayaraman T, Rajasekar P, Ravichandran MK, Anuradha CV, *Singapore Medical Journal*, 2006
Comparative effects of Artemisia dracunculus, Satureja hortensis and Origanum majorana on inhibition of blood platelet adhesion, aggregation and secretion, Yazdanparast R, Shahriyary L, *Vascular Pharmacology*, 2008
Effects of a novel formulation of essential oils on glucose-insulin metabolism in diabetic and hypertensive rats: a pilot study, Talpur N, Echard B, Ingram C, Bagchi D, Preuss H, Diabetes, *Obesity and Metabolism*, 2005
From type 2 diabetes to antioxidant activity: a systematic review of the safety and efficacy of common and cassia cinnamon bark., Dugoua JJ, Seely D, Perri D, Cooley K, Forelli T, Mills E, Koren G, *Canadian Journal of Physiology and Pharmacology*, 2007
Hypoglycaemic effects of myrtle oil in normal and alloxan-diabetic rabbits, Sepici A, Gürbüz I, Cevik C, Yesilada E, *Journal of Ethnopharmacology*, 2004
Hypoglycemic and antioxidant effects of leaf essential oil of Pelargonium graveolens L'Hér. in alloxan induced diabetic rats, Boukhris M, Bouaziz M, Feki I, Jemai H, El Feki A, Sayadi S, *Lipids in Health and Disease*, 2012
Inhibitory potential of ginger extracts against enzymes linked to type 2 diabetes, inflammation and induced oxidative stress, Rani MP, Padmakumari KP, Sankarikutty B, Cherian OL, Nisha VM, Raghu KG, *International Journal of Food Sciences and Nutrition*, 2011

DIGESTIÓN
Antigiardial activity of Ocimum basilicum essential oil, de Almeida I, Alviano DS, Vieira DP, Alves PB, Blank AF, Lopes AH, Alviano CS, Rosa Mdo S, *Parasitology Research*, 2007
Enteric-coated, pH-dependent peppermint oil capsules for the treatment of irritable bowel syndrome in children, Kline RM, Kline JJ, Di Palma J, Barbero GJ, *The Journal of Pediatrics*, 2001
Gastroprotective activity of essential oils from turmeric and ginger, Liju VB, Jeena K, Kuttan R, *Journal of Basic and Clinical Physiology and Pharmacology*, 2014
Gastroprotective effect of cardamom, Elettaria cardamomum Maton. fruits in rats., Jamal A, Javed K, Aslam M, Jafri MA, *Journal of Ethnopharmacology*, 2006
Olfactory stimulation using black pepper oil facilitates oral feeding in pediatric patients receiving long-term enteral nutrition, Munakata M, Kobayashi K, Niisato-Nezu J, Tanaka S, Kakisaka Y, Ebihara T, Ebihara S, Haginoya K, Tsuchiya S, Onuma A, *The Tohoku Journal of Experimental Medicine*, 2008
Peppermint oil for the treatment of irritable bowel syndrome: a systematic review and meta-analysis, Khanna R, MacDonald JK, Levesque BG, *Journal of Clinical Gastroenterology*, 2014
Randomized clinical trial of a phytotherapic compound containing Pimpinella anisum, Foeniculum vulgare, Sambucus nigra, and Cassia augustifolia for chronic constipation, Picon PD, Picon RV, Costa AF, Sander GB, Amaral KM, Aboy AL, Henriques AT, *BMC Complementary and Alternative Medicine*, 2010
Reversal of pyrogallol-induced delay in gastric emptying in rats by ginger (Zingiber officinale), Gupta YK, Sharma M, *Methods and Findings in Experimental and Clinical Pharmacology*, 2001
Systematic Review of Complementary and Alternative Medicine Treatments in Inflammatory Bowel Diseases, Langhorst J, Wulfert H, Lauche R, Klose P, Cramer H, Dobos GJ,Korzenik,J, *Journal of Crohn's & Colitis*, 2015
The cinnamon-derived dietary factor cinnamic aldehyde activates the Nrf2-dependent antioxidant response in human epithelial colon cells, Wondrak GT, Villeneuve NF, Lamore SD, Bause AS, Jiang T, Zhang DD, *Molecules*, 2010
Treatment of irritable bowel syndrome with herbal preparations: results of a double-blind, randomized, placebo-controlled, multi-centre trial, Madisch A, Holtmann G, Plein K, Hotz J, *Alimentary pharmacology and & therapeutics*, 2004

EMBARAZO
Clinical trial of aromatherapy on postpartum mother's perineal healing, Hur MH, Han SH, *Journal of Korean Academy of Nursing*, 2004

ENFERMEDAD DE ALZHEIMER
Effect of arborvitae seed on cognitive function and α7nAChR protein expression of hippocampus in model rats with Alzheimer's disease, Cheng XL, Xiong XB, Xiang MQ, *Cell Biochem Biophys*, 2013
Effect of aromatherapy on patients with Alzheimer's disease, Jimbo D, Kimura Y, Taniguchi M, Inoue M, Urakami K, *Psychogeriatrics*, 2009
Inhalation of coriander volatile oil increased anxiolytic-antidepressant-like behaviors and decreased oxidative status in beta-amyloid (1-42) rat model of Alzheimer's disease, Cioanca O, Hritcu L, Mihasan M, Trifan A, Hancianu M, *Physiology & Behavior*, 2014

ESTRÉS
Effect of "rose essential oil" inhalation on stress-induced skin-barrier disruption in rats and humans, Fukada M, Kano E, Miyoshi M, Komaki R, Watanabe T, *Chemical Senses*, 2012
Effect of flavour components in lemon essential oil on physical or psychological stress, Fukumoto S, Morishita A, Furutachi K, Terashima T, Nakayama T, Yokogoshi H, *Stress and Health*, 2008
The physical effects of aromatherapy in alleviating work-related stress on elementary school teachers in taiwan, Liu SH, Lin TH, Chang KM, *Evidence-Based Complementary and Alternative Medicine*, 2013

FIBROMIALGIA
Cutaneous application of menthol 10% solution as an abortive treatment of migraine without aura: a randomised, double-blind, placebo-controlled, crossed-over study, Borhani Haghighi A, Motazedian S, Rezaii R, Mohammadi F, Salarian L, Pourmokhtari M, Khodaei S, Vossoughi M, Miri R, *The International Journal of Clinical Practice*, 2010
Lavender essential oil in the treatment of migraine headache: a placebo-controlled clinical trial, Sasannejad P, Saeedi M, Shoeibi A, Gorji A, Abbasi M, Foroughipour M, *European Neurology*, 2012

HERPES
Inhibitory effect of essential oils against herpes simplex virus type 2, Koch C, Reichling J, Schneele J, Schnitzler P, *Phytomedicine*, 2008
Susceptibility of drug-resistant clinical herpes simplex virus type 1 strains to essential oils of ginger, thyme, hyssop, and sandalwood, Schnitzler P, Koch C, Reichling J, *Antimicrobial Agents and Chemotherapy*, 2007

HUMOR
Effects of fragrance inhalation on sympathetic activity in normal adults, Haze S, Sakai K, Gozu Y, *The Japanese Journal of Pharmacology*, 2002
Evaluation of the harmonizing effect of ylang-ylang oil on humans after inhalation, Hongratanaworakit T, Buchbauer G, *Planta Medica*, 2004
Relaxing effect of rose oil on humans, Hongratanaworakit T, *Natural Product Communications*, 2009
Relaxing Effect of Ylang ylang Oil on Humans after Transdermal Absorption, Hongratanaworakit T, Buchbauer G, *Phytotherapy research*, 2006

INFLAMACIÓN Y DOLOR
A review on anti-inflammatory activity of monoterpenes, de Cássia da Silveira e Sá R, Andrade LN, de Sousa DP, *Molecules*, 2013
An experimental study on the effectiveness of massage with aromatic ginger and orange essential oil for moderate-to-severe knee pain among the elderly in Hong Kong, Yip YB, Tam AC, *Complementary Therapies in Medicine*, 2008
Anti-inflammatory activity of patchouli alcohol in RAW264.7 and HT-29 cells, Jeong JB, Shin YK, Lee SH, *Food and Chemical Toxicology*, 2013
Anti-inflammatory and analgesic activity of different extracts of Commiphora myrrha, Su S, Wang T, Duan JA, Zhou W, Hua YQ, Tang YP, Yu L, Qian DW, *Journal of Ethnopharmacology*, 2011
Anti-inflammatory and anti-ulcer activities of carvacrol, a monoterpene present in the essential oil of oregano, Silva FV, Guimarães AG, Silva ER, Sousa-Neto BP, Machado FD, Quintans-Júnior LJ, Arcanjo DD, Oliveira FA, Oliveira RC, *Journal of Medicinal Food*, 2012
Anti-inflammatory and antioxidant properties of Helichrysum italicum, Sala A, Recio M, Giner RM, Máñez S, Tournier H, Schinella G, Ríos JL, *The Journal of Pharmacy and Pharmacology*, 200
Anti-inflammatory effects of Melaleuca alternifolia essential oil on human polymorphonuclear neutrophils and monocytes, Caldefie-Chézet F, Guerry M, Chalchat JC, Fusillier C, Vasson MP, Guillot J, *Free Radical Research*, 2004
Antihypernociceptive activity of anethole in experimental inflammatory pain, Ritter AM, Domiciano TP, Verri WA Jr, Zarpelon AC, da Silva LG, Barbosa CP, Natali MR, Cuman RK, Bersani-Amado CA, *Inflammopharmacology*, 2013
Antiinflammatory effects of essential oil from the leaves of Cinnamomum cassia and cinnamaldehyde on lipopolysaccharide-stimulated J774A.1 cells., Pannee C, Chandhanee I, Wacharee L, *Journal of Advanced Pharmaceutical Technology & Research*, 2014
Antiinflammatory effects of ginger and some of its components in human bronchial epithelial (BEAS-2B) cells, Podlogar JA, Verspohl EJ, *Phytotherapy Research*, 2012
Antioxidant components of naturally-occurring oils exhibit marked anti-inflammatory activity in epithelial cells of the human upper respiratory system, Gao M, Singh A, Macri K, Reynolds C, Singhal V, Biswal S, Spannhake EW, *Respiratory Research*, 2011
Antioxidant, anti-inflammatory and antinociceptive activities of essential oil from ginger, Jeena K, Liju VB, Kuttan R, *Indian Journal of Physiology and Pharmacology*, 2013
Arzanol, a prenylated heterodimeric phloroglucinyl pyrone, inhibits eicosanoid biosynthesis and exhibits anti-inflammatory efficacy in vivo, Bauer J, Koeberle A, Dehm F, Pollastro F, Appendino G, Northoff H, Rossi A, Sautebin L, Werz O, *Biochemical Pharmacology*, 2011
Arzanol, an anti-inflammatory and anti-HIV-1 phloroglucinol alpha-Pyrone from Helichrysum italicum ssp. microphyllum, Appendino G, Ottino M, Marquez N, Bianchi F, Giana A, Ballero M, Sterner O, Fiebich BL, Munoz E, *Journal of Natural Products*, 2007
Assessment of the anti-inflammatory activity and free radical scavenger activity of tiliroside., Sala A, Recio MC, Schinella GR, Máñez S, Giner RM, Cerdá-Nicolás M, Rosí JL, *European Journal of Pharmacology*, 2003
Boswellia frereana (frankincense) suppresses cytokine-induced matrix metalloproteinase expression and production of pro-inflammatory molecules in articular cartilage., Blain EJ, Ali AY, Duance VC, *Phytotherapy Research*, 2012
Ginger: An herbal medicinal product with broad anti-inflammatory actions, Grzanna R, Lindmark L, Frondoza CG, *Journal of Medicinal Food*, 2005
Identification of proapoptopic, anti-inflammatory, anti-proliferative, anti-invasive and anti-angiogenic targets of essential oils in cardamom by dual reverse virtual screening and binding pose analysis, Bhattacharjee B, Chatterjee J, *Asian Pacific Journal of Cancer Prevention*, 2013
In vitro cytotoxic and anti-inflammatory effects of myrrh oil on human gingival fibroblasts and epithelial cells, Tipton DA, Lyle B, Babich H, Dabbous MKh, *Toxicology in Vitro*, 2003
In Vivo Potential Anti-Inflammatory Activity of Melissa officinalis L. Essential Oil, Bounihi A, Hajjaj G, Alnamer R, Cherrah Y, Zellou A, *Advances in Pharmacological Sciences*, 2013
Inhibitory effect of anethole in nonimmune acute inflammation, Domiciano TP, Dalalio MM, Silva EL, Ritter AM, Estevão-Silva CF, Ramos FS, Caparroz-Assef SM, Cuman RK, Bersani-Amado CA, *Naunyn-Schmiedeberg's Archives of Pharmacology*, 2013
Lavender essential oil inhalation suppresses allergic airway inflammation and mucous cell hyperplasia in a murine model of asthma, Ueno-Iio T, Shibakura M, Yokota K, Aoe M, Hyoda T, Shinohata R, Kanehiro A, Tanimoto M, Kataoka M, *Life Sciences*, 2014
Rose geranium essential oil as a source of new and safe anti-inflammatory drugs, Boukhatem MN, Kameli A, Ferhat MA, Saidi F, Mekarnia M, *The Libyan Journal of Medicine*, 2013
Supercritical fluid extraction of oregano (Origanum vulgare) essentials oils: anti-inflammatory properties based on cytokine response on THP-1 macrophages, Ocaña-Fuentes A, Arranz-Gutiérrez E, Señorans FJ, Reglero G, *Food and Chemical Toxicology*, 2010

MENOPAUSIA
Aromatherapy Massage Affects Menopausal Symptoms in Korean Climacteric Women: A Pilot-Controlled Clinical Trial, Myung-HH, Yun Seok Y, Myeong SL, *Evidence-based Complementary and Alternative Medicine*, 2008
Changes in 5-hydroxytryptamine and Cortisol Plasma Levels in Menopausal Women After Inhalation of Clary Sage Oil, Lee KB, Cho E, Kang YS, *Phytotherapy Research*, 2014
Effect of aromatherapy massage on abdominal fat and body image in post-menopausal women, Kim HJ, *Taehan Kanho Hakhoe Chi*, 2007

MENSTRUAL
Effect of aromatherapy on symptoms of dysmenorrhea in college students: A randomized placebo-controlled clinical trial, Han SH, Hur MH, Buckle J, Choi J, Lee MS, *The Journal of Alternative and Complementary Medicine*, 2006
Pain relief assessment by aromatic essential oil massage on outpatients with primary dysmenorrhea: a randomized, double-blind clinical trial, Ou MC, Hsu TF, Lai AC, Lin YT, Lin CC, *The Journal of Obstetrics and Gynecology Research*, 2012

MIGRAÑA
Cutaneous application of menthol 10% solution as an abortive treatment of migraine without aura: a randomised, double-blind, placebo-controlled, crossed-over study, Borhani Haghighi A, Motazedian S,

Rezaii R, Mohammadi F, Salarian L, Pourmokhtari M, Khodaei S, Vossoughi M, Miri R, *The International Journal of Clinical Practice*, 2010
vender essential oil in the treatment of migraine headache: a placebo-controlled clinical trial, Sasannejad P, Saeedi M, Shoeibi A, Gorji A, Abbasi M, Foroughipour M, *European Neurology*, 2012

ÁUSEAS
brief review of current scientific evidence involving aromatherapy use for nausea and vomiting, Lua PL, Zakaria NS, *The Journal of Alternative and Complementary Medicine*, 2012
omatherapy as a Treatment for Postoperative Nausea: A randomized Trial, Hunt R, Dienemann J, Norton HJ, Hartley W, Hudgens A, Stern T, *Divine G, Anesthesia and Analgesia*, 2013
ontrolled breathing with or without peppermint aromatherapy for postoperative nausea and/or vomiting symptom relief: a randomized controlled trial, Sites DS, Johnson NT, Miller JA, Torbush PH, Hardin JS, Knowles SS, Nance J, Fox TH, Tart RC, *Journal of PeriAnesthesia Nursing*, 2014
e effect of lemon inhalation aromatherapy on nausea and vomiting of pregnancy: a double-blinded, randomized, controlled clinical trial, Yavari Kia P, Safajou F, Shahnazi M, Nazemiyeh H, *Iranian Red Crescent Medical Journal*, 2014
e palliation of nausea in hospice and palliative care patients with essential oils of Pimpinella anisum (aniseed), Foeniculum vulgare var. dulce (sweet fennel), Anthemis nobilis (Roman chamomile) and Mentha x piperita (peppermint), Gilligan NP, *International Journal of Aromatherapy*, 2005

ÉRDIDA DE PESO Y MANEJO DE PESO CORPORAL
fect of aromatherapy massage on abdominal fat and body image in post-menopausal women, Kim HJ, *Taehan Kanho Hakhoe Chi*, 2007
fects of herbal essential oil mixture as a dietary supplement on egg production in quail, Çabuk M, Eratak S, Alçicek A, Bozkurt M, *The Scientific World Journal*, 2014
sential oil from Citrus aurantifolia prevents ketotifen-induced weight-gain in mice, Asnaashari S, Delazar A, Habibi B, Vasfi R, Nahar L, Hamedeyazdan S, Sarker SD, *Phytotherapy Research*, 2010
w level of Lemon Balm (Melissa officinalis) essential oils showed hypoglycemic effects by altering the expression of glucose metabolism genes in db/db mice, Mi Ja Chung, Sung-Yun Cho and Sung-Joon Lee, *The Journal of the Federation of American Societies for Experimental Biology*, 2008
lfactory stimulation with scent of grapefruit oil affects autonomic nerves, lipolysis and appetite in rats, Shen J, Niijima A, Tanida M, Horii Y, Maeda K, Nagai K, *Neuroscience Letters*, 2005
fety assessment of Ylang-Ylang (Cananga spp.) as a food ingredient., Burdock GA, Carabin IG, *Food and chemical toxicology*, 2008
e effects of inhalation of essential oils on the body weight, food efficiency rate and serum leptin of growing SD rats, Hur MH, Kim C, Kim CH, Ahn HC, Ahn HY, *Korean Society of Nursing Science*, 2006
e metabolic responses to aerial diffusion of essential oils, Wu Y, Zhang Y, Xie G, Zhao A, Pan X, Chen T, Hu Y, Liu Y, Cheng Y, Chi Y, Yao L, Jia W, *PLOS One*, 2012

EL
comparative study of tea-tree oil versus benzoylperoxide in the treatment of acne, Bassett IB, Pannowitz DL, Barnetson RS, *Medical Journal of Australia*, 1990
ctivities of Ten Essential Oils towards Propionibacterium acnes and PC-3, A-549 and MCF-7 Cancer Cells, Zu Y, Yu H, Liang L, Fu Y, Efferth T, Liu X, Wu N, *Molecules*, 2010
innamomum cassia essential oil inhibits α-MSH-induced melanin production and oxidative stress in murine B16 melanoma cells, Chou ST, Chang WL, Chang CT, Hsu SL, Lin YC, Shih Y, *International Journal of Molecular Sciences*, 2013
ooling the burn wound: evaluation of different modalites., Jandera V, Hudson DA, de Wet PM, Innes PM, Rode H, Burns: *Journal of the International Society for Burn Injuries*, 2000
oriandrum sativum L. protects human keratinocytes from oxidative stress by regulating oxidative defense systems, Park G, Kim HG, Kim YO, Park SH, Kim SY, Oh MS, *Skin Pharmacology and Physiology*, 2012
ssential oil of Australian lemon myrtle (Backhousia citriodora) in the treatment of molluscum contagiosum in children, Burke BE, Baillie JE, Olson RD, *Biomedicine & Pharmacotherapy*, 2004
andomized trial of aromatherapy: successful treatment for alopecia areata, Hay IC, Jamieson M, Ormerod AD,, *Archives of Dermatology*, 1998
ea tree oil as a novel anti-psoriasis weapon, Pazyar N, Yaghoobi R, *Skin Pharmacology and Physiology*, 2012
ea tree oil reduces histamine-induced skin inflammation, Koh KJ, Pearce AL, Marshman G, Finlay-Jones JJ, Hart PH, *British Journal of Dermatology*, 2002
e effect of clove and benzocaine versus placebo as topical anesthetics, Alqareer A, Alyahya A, Andersson L, *Journal of Dentistry*, 2006
wo US practitioners' experience of using essential oils for wound care, Hartman D, Coetzee JC, *Journal of Wound Care*, 2002

RESIÓN SANGUÍNEA
ntioxidative Properties and Inhibition of Key Enzymes Relevant to Type-2 Diabetes and Hypertension by Essential Oils from Black Pepper, Oboh G, Ademosun AO, Odubanjo OV, Akinbola IA, *Advances in Pharmacological Sciences*, 2013
ffects of Aromatherapy Massage on Blood Pressure and Lipid Profile in Korean Climacteric Women, Myung-HH , Heeyoung OH, Myeong SL, Chan K, Ae-na C, Gil-ran S, *International Journal of Neuroscience*, 2007
ffects of Ylang-Ylang aroma on blood pressure and heart rate in healthy men, Jung DJ, Cha JY, Kim SE, Ko IG, Jee YS, *Journal of Exercise Rehabilitation*, 2013
ssential oil inhalation on blood pressure and salivary cortisol levels in prehypertensive and hypertensive subjects, Kim IH, Kim C, Seong K, Hur MH, Lim HM, Lee MS, *Evidence-Based Complementary and Alternative Medicine*, 2012
hibitory potential of omega-3 fatty and fenugreek essential oil on key enzymes of carbohydrate-digestion and hypertension in diabetes rats, Hamden K, Keskes H, Belhaj S, Mnafgui K, Feki A, Allouche N, *Lipids in Health and Disease*, 2011
Olfactory stimulation with scent of essential oil of grapefruit affects autonomic neurotransmission and blood pressure, Tanida M, Niijima A, Shen J, Nakamura T, Nagai K, *Brian Research*, 2005
Randomized controlled trial for Salvia sclarea or Lavandula angustifolia: differential effects on blood pressure in female patients with urinary incontinence undergoing urodynamic examination, Seol GH, Lee YH, Kang P, You JH, Park M, Min SS, *The Journal of Alternative and Complementary Medicine*, 2013
he effects of the inhalation method using essential oils on blood pressure and stress responses of clients with essential hypertension, Hwang JH, *Korean Society of Nursing Science*, 2006

REPARACIÓN CELULAR Y SALUD CELULAR
Carvacrol and rosemary essential oil manifest cytotoxic, DNA-protective and pro-apoptotic effect having no effect on DNA repair, Melusova M, Slamenova D, Kozics K, Jantova S, Horvathova E, *Neoplasma*, 2014
Effectiveness of aromatherapy with light thai massage for cellular immunity improvement in colorectal cancer patients receiving chemotherapy, Khiewkhern S, Promthet S, Sukprasert A, Eunhpinitpong W, Bradshaw P, *Asian Pacific Journal of Cancer Prevention*, 2013
Protective effect of basil (Ocimum basilicum L.) against oxidative DNA damage and mutagenesis, Berić T, Nikolić B, Stanojević J, Vuković-Gacić B, Knezević-Vukcević J, *Food and Chemical Toxicology*, 2008

REPELENTE DE INSECTOS
Bioactivity-guided investigation of geranium essential oils as natural tick repellents, Tabanca N, Wang M, Avonto C, Chittiboyina AG, Parcher JF, Carroll JF, Kramer M, Khan IA, *Journal of Agricultural and Food Chemistry*, 2013
Essential oils and their compositions as spatial repellents for pestiferous social wasps., Zhang QH, Schnidmiller RG, *Hoover DR, Pest Management Science*, 2013
Field evaluation of essential oils for reducing attraction by the Japanese beetle (Coleoptera: Scarabaeidae), Youssef NN, Oliver JB, Ranger CM, Reding ME, Moyseenko JJ, Klein MG, Pappas RS, *Journal of Economic Entomology*, 2009
Fumigant toxicity of plant essential oils against Camptomyia corticalis (Diptera: Cecidomyiidae), Kim JR, Haribalan P, Son BK, Ahn YJ, *Journal of Economic Entomology*, 2012
Insecticidal properties of volatile extracts of orange peels, Ezeonu FC, Chidume GI, Udedi SC, *Bioresource Technology*, 2001
Repellency of Essential Oils to Mosquitoes (Diptera: Culicidae), Barnard DR, Journal of Medical Entomology, 1999
Repellency to Stomoxys calcitrans (Diptera: Muscidae) of Plant Essential Oils Alone or in Combination with Calophyllum inophyllum Nut Oil, Hieu TT, Kim SI, Lee SG, Ahn YJ, *Journal of Medical Etomology*, 2010
Repelling properties of some plant materials on the tick Ixodes ricinus L, Thorsell W, Mikiver A, Tunón H, *Phytomedicine*, 2006

SALUD ORAL
Efficacy of grapefruit, tangerine, lime, and lemon oils as solvents for softening gutta-percha in root canal retreatment procedures, Jantarat J, Malhotra W, Sutimuntanakul S, *Journal of Investigative and Clinical Dentistry*, 2013
Essential oil of Melaleuca alternifolia for the treatment of oral candidiasis induced in an immunosuppressed mouse model, de Campos Rasteiro VM, da Costa AC, Araújo CF, de Barros PP, Rossoni RD, Anbinder AL, Jorge AO, Junqueira JC, *BMC Complementary and Alternative Medicine*, 2014
Susceptibility to Melaleuca alternifolia (tea tree) oil of yeasts isolated from the mouths of patients with advanced cancer, Bagg J, Jackson MS, Petrina Sweeney M, Ramage G, Davies AN, *Oral Oncology*, 2006
Synergistic effect between clove oil and its major compounds and antibiotics against oral bacteria, Moon SE, Kim HY, Cha JD, *Archives of Oral Biology*, 2011
Topical lavender oil for the treatment of recurrent aphthous ulceration, Altaei DT, *American Journal of Dentistry*, 2012

SANGRE
Black pepper essential oil to enhance intravenous catheter insertion in patients with poor vein visibility: a controlled study, Kristiniak S, Harpel J, Breckenridge DM, Buckle J, *Journal of Alternative and Complementary Medicine*, 2012
Comparative screening of plant essential oils: Phenylpropanoid moiety as basic core for antiplatelet activity, Tognolini M, Barocelli E, Ballabeni V, Bruni R, Bianchi A, Chiavarini M, Impicciatore M, *Life Sciences*, 2006
Comparison of oral aspirin versus topical applied methyl salicylate for platelet inhibition, Tanen DA, Danish DC, Reardon JM, Chisholm CB, Matteucci MJ, Riffenburgh RH, *Annals of Pharmacotherapy*, 2008
Effects of a novel formulation of essential oils on glucose-insulin metabolism in diabetic and hypertensive rats: a pilot study, Talpur N, Echard B, Ingram C, Bagchi D, Preuss H, Diabetes, *Obesity and Metabolism*, 2005
Mechanism of changes induced in plasma glycerol by scent stimulation with grapefruit and lavender essential oils, Shen J, Niijima A, Tanida M, Horii Y, Nakamura T, Nagai K, *Neuroscience Letters*, 2007
Suppression of neutrophil accumulation in mice by cutaneous application of geranium essential oil, Maruyama N, Sekimoto Y, Ishibashi H, Inouye S, Oshima H, Yamaguchi H, Abe S, *Journal of Inflammation (London, England)*, 2005

SISTEMA INMUNE
Chemistry and immunomodulatory activity of frankincense oil, Mikhaeil BR, Maatooq GT, Badria FA, Amer MM, *Zeitschrift fur Naturforschung C*, 2003

SISTEMA REPRODUCTIVO
Effect of different terpene-containing essential oils on permeation of estradiol through hairless mouse skin, Monti D, Chetoni P, Burgalassi S, Najarro M, Saettone MF, Boldrini E, *International Journal of Pharmaceutics*, 2002
Effect of olfactory stimulation with flavor of grapefruit oil and lemon oil on the activity of sympathetic branch in the white adipose tissue of the epididymis, Niijima A, Nagai K, *Experimental Biology and Medicine*, 2003
The Effects of Herbal Essential Oils on the Oviposition-deterrent and Ovicidal Activities of Aedes aegypti (Linn.), Anopheles dirus (Peyton and Harrison) and Culex quinquefasciatus (Say), Siriporn P, Mayura S, *Tropical Biomedicine*, 2012

SUEÑO
An olfactory stimulus modifies nighttime sleep in young men and women, Goel N, Kim H, Lao RP, *Chronobiology International*, 2005
Preliminary investigation of the effect of peppermint oil on an objective measure of daytime sleepiness, Norrish MI, Dwyer KL, *International Journal of Psychophysiology: Official Journal of the International Organization of Psychophysiology*, 2005
Sedative effects of the jasmine tea odor and (R)-(-)-linalool, one of its major odor components, on autonomic nerve activity and mood states, Kuroda K, Inoue N, Ito Y, Kubota K, Sugimoto A, Kakuda T, Fushiki T, *European Journal of Applied Physiology*, 2005
Stimulating effect of aromatherapy massage with jasmine oil, Hongratanaworakit T, *Natural Product Communications*, 2010
Stimulative and sedative effects of essential oils upon inhalation in mice, Lim WC, Seo JM, Lee CI, Pyo HB, Lee BC, *Archives of Pharmacal Research*, 2005

TUMORES
Chemopreventive effects of alpha-santalol on skin tumor development in CD-1 and SENCAR mice, Dwivedi C, Guan X, Harmsen WL, Voss AL, Goetz-Parten DE, Koopman EM, Johnson KM, Valluri HB, Matthees DP, Cancer Epidemiology, *Biomarkers and Prevention*, 2003
Frankincense oil derived from Boswellia carteri induces tumor cell specific cytotoxicity, Frank MB, Yang Q, Osban J, Azzarello JT, Saban MR, Saban R, Ashley RA, Welter JC, Fung KM, Lin HK, *BMC Complementary and Alternative Medicine*, 2009
Sandalwood oil prevent skin tumour development in CD1 mice, Dwivedi C, Zhang Y, *European Journal of Cancer Prevention*, 1999

Bibliografía:

About Brain Tumors. Barrow Neurological Institute. Thebarrow.org, 2014.

The American Heritage Medical Dictionary. Boston: Houghton Mifflin Co., 2007.

The Aromatic Practitioners Reference. Australia: Maria Mitchell, 2011.

The Aromatherapy Encyclopedia: A Concise Guide to Over 385 Plant Oils. Basic Health Publications, Inc.: Schiller, C. and Schiller, D., 2008.

Aromatherapy Workbook. London: Price, Shirley, Thorsons, 2000.

The Art of Aromatherapy. Essex: The C W Daniel Company Ltd, Tisserand, Robert, 2009.

The Aromatherapy Encyclopedia. Laguna Beach, CA: Basic Health Publications Inc, Schiller, Carol & Schiller, David, 2008.

Aromatherapy for Health Professionals, 3rd ed. London: Churchill Livingstone Elsevier, Price, Shirley & Price, Len, 2007.

Aromatherapy A-Z. London, England: Random House, Davis Patricia, 2005.

BabyMed.com, 2014.

Churchill Livingstone Dictionary of Sport and Exercise Science and Medicine. Philadelphia: Churchill Livingstone, 2008.

Clinical Aromatherapy Essential Oils in Healthcare, 3rd ed. St Louis, MO: Elsevier, Buckle, Jane 2015.

Collins English Dictionary. London: Collins, 2000.

The Columbia Electronic Encyclopedia. New York, NY: Columbia University Press, 2012.

The Complete Aromatherapy & Essential Oils Handbook for Everyday Wellness. Toronto: Robert Rose Inc, Purchon, Nerys & Cantele, Lora, 2014.

The Complete Guide to Aromatherapy, 2nd ed. Brisbane, QLD: The International Centre of Holistic Aromatherapy, Battaglia, Salvatore, 2003.

The Directory of Essential Oils. London: Vermillion, Sellar, Wanda, 2005.

Dorland's Medical Dictionary for Health Consumers. 2014

Emotions & Essential Oils 3rd Edition. American Fork, Utah: Enlighten Alternative Healing, 2014.

The Encyclopedia of Essential Oils. London: Thorsons, Lawless, Julia, 2002.

Essential Oil Safety, 2nd ed. London: Churchill Livingstone Elsevier, Tisserand, Robert & Young, Rodney, 2013.

Essential Oils Desk Reference, 5th ed. USA: Life Science Publishing, 2011.

The Essential Oils Handbook. London: Duncan Baird Publishers Ltd, Harding, Jennie, 2008

Essential Oils Integrative Medical Guide. USA: Essential Science Publishing, Young, D Gary, 2006.

Essentials of the Earth, 2nd ed. Idaho USA: Essential Oils Books LLC, James, R L, 2013.

Farlex Partner Medical Dictionary. Huntingdon Valley, PA: Farlex Inc. 2014.

The Fragrant Pharmacy. Moorebank, NSW: Transworld Publishers Ltd, Wormwood, Valerie A, 1993.

Gale Encyclopedia of Medicine. Farmington Hills, MI: Gale, 1999

The Healing Intelligence of Essential Oils. Rockester, Vermont: Healing Arts Press, Schnacbelt Kurt, 2011.

The Huffington Post; HuffingtonPost.com, 2014.

The Human Body. New York, New York: Dorling Kindersley Publishing, Inc., 2001.

Illustrated Dictionary of Podiatry and Foot Science. New York: Churchill Livingstone, 2009.

MayoClinic.org, 2014 & 2015.

McGraw-Hill Concise Dictionary of Modern Medicine. New York: McGraw-Hill, 2006.

McGraw-Hill Dictionary of Scientific & Technical Terms 6th ed., New York: McGraw-Hill, 2003.

Mind Over Medicine. Hay House, Inc.: Rankin Lissa, 2014.

Molecules of Emotion. Simon & Schuster, Pert Candance B. Ph.D., 1999.

The Mood Cure. London, England: Penguin Books, Ross Julia MA, 2003.

Mosby's Dental Dictionary, 2nd ed. C.V. Mosby Co, 2008

Mosby's Dictionary of Complementary and Alternative Medicine. St. Louis, MO: Elsevier Mosby, 2005.

Mosby's Medical Dictionary 9th ed., Philadelphia: Elsevier, 2013

Miller-Keane Encyclopedia and Dictionary of Medicine, Nursing, and Allied Health, 7th ed. Philadelphia: Saunders, 2003.

Patient.co.uk, 2014.

Random House Kernerman Webster's College Dictionary. New York: Random House, 1997.

Saunders Comprehensive Veterinary Dictionary. Edinburgh [Scotland]: Saunders Elsevier, 2012.

Segen's Medical Dictionary. New York: McGraw-Hill, 2006.

Stedman's Medical Dictionary for the Health Professions and Nursing. Philadelphia: Lippincott Williams & Wilkins, 2005

WebMD.com, 2014.

Índice:

Abedul: 73
Abejas: 111
Abejorros: 54, 68
Abeto de Douglas: 75
Aborto natural: 20, 198, 235, 316
Abscesos (dentadura): 20,
Abuso: 188, 253, 325, 327
Ácaros: 93, 293, 301
Ácaros del oído: 20, 292, 307
Acidez: 20, 45, 105, 109, 121, 170, 175, 178, 233, 247, 397
Acidosis: 20, 217
Acné: 20, 61, 81, 99, 115, 135, 151-152, 268, 288
Acromegalia: 20, 237
ADD/ADHD: 20, 145, 168-169, 179
Adenitis: 20
Adicciones: 21, 139, 151, 188-191, 338
Adicción a fumar y a la nicotina: 21
Adicción a la comida: 21, 189, 296
Adicción al alcohol: 21, 105, 189
Adicción a las drogas: 21, 35, 188-191
Adrenales: 31, 141, 255
Afrodisíaco: 272-273, 314, 433
Afta: 21,
Aftas : 21, 316, 320
Agitación: 21, 214, 252
Agorafobia: 252
Agotado: 257, 341
Agotamiento: 21, 104, 110, 121, 197, 203, 237, 240, 247, 274, 292, 299-301
Agotamiento por calor: 21, 196, 299-301
Albahaca: 76
Alcalosis: 21, 217
Alergias (caspa de mascotas): 21, 192
Alergias (en sistema respiratorio): 21
Alergias (insectos): 21
Alergias: 192-194, 204, 262, 264, 267, 288
Aletargamiento: 93
Alopecia: 86, 441
ALS (Esclerosis Lateral amiotrófica): 37, 202
Alucinaciones: 22, 39, 276
Amenorrea: 22, 313, 327
Amigdalitis: 22, 115, 265, 321
Amnesia: 22, 213
Ampollas: 22, 43, 67, 107, 265, 267, 322
Anafrodisíaco: 189, 433
Analgésico: 189, 199, 267, 279, 314, 328, 433
Anemia: 22, 208-209, 211, 240, 304
Anemia de células falciformes: 22
Anemia perniciosa: 22, 202
Aneurisma: 22, 208-209, 211, 215
Angina: 22, 208-209
Angustia: 190
Anorexia: 22, 111, 136, 139, 191, 296, 327-328
Anosmia: 22, 304
Ansias (alcohol): 190
Ansias (debidas a la necesidad de algún alimento, azúcar o sal): 190
Ansias (debidas a la necesidad de cafeína o de bebidas energéticas): 190
Ansias (por la nicotina): 190
Ansiedad: 23, 65, 190, 194, 213, 252, 256-257, 260, 325, 329, 438
Anti-carcinoma: 433
Anti-infeccioso: 120, 199, 262, 267, 300, 321, 332, 433
Antialergénico: 433
Antiartrítico: 433
Antibacterial: 262, 287, 321, 433, 438, 433
Anticancerígeno: 433
Anticarcinogénico: 433
Anticatarral: 433
Anticoagulante: 433
Anticonvulsivo: 213, 279, 300, 433
Antidepresivo: 189, 199, 231, 241, 244, 252, 276, 287, 295, 314, 324, 433
Antiespasmódico: 433
Antifúngico: 204, 244, 259, 262, 267, 433
Antihistamínico: 433
Antiinflamatorio: 193, 196, 199, 208, 213, 227, 237, 248, 259, 262, 267, 279, 283, 287, 300, 304, 310, 318, 321, 332, 433
Antimicrobiano: 204, 267, 423, 433
Antimutagénico: 433
Antioxidante: 199, 204, 259, 262, 213, 244, 310, 433, 438
Antiparasitario: 189, 199, 213, 292, 433
Antirreumático: 433
Antiséptico: 262, 267, 287, 300, 433
Antisocial: 190, 245, 253
Antitumoral: 433
Antiviral: 262, 267, 287, 433
Ántrax: 23, 262
Apatía: 23, 252, 329
Apendicitis: 222
Apetito (excesivo): 23, 190, 197, 224, 260, 296
Apetito (pérdida): 23, 81, 105, 197, 224, 296, 329
Aplicación y recuperación con antibiótico: 288
Apnea del sueño: 23, 304, 307, 325
Aptitud física: 348-349, 398
Arborvitae: 310, 340, 426
Arritmia: 23, 208-209, 331
Arrugas: 23, 98, 103-104, 128, 142, 268
Arteriosclerosis: 23, 207-209
Articulaciones: 34, 75, 81, 100, 126, 132, 143, 164, 194, 198, 228, 250, 263
Artritis de Reiter: 23
Artritis o dolor artrítico: 35, 73, 88, 94, 109, 113, 133, 143, 164-165, 229, 250, 439
Artritis reumatoide: 23, 59, 179, 202, 250
Asma: 24, 74, 93, 119, 134, 163, 195, 240, 304
Astringente: 433
Ataque al corazón: 209
Ataxia: 24, 213
Atención: 24, 326, 340, 439
Atletas: 195-197
Atracón: 328
Aturdimiento: 49, 181, 301
Audición: 24, 56, 250, 304, 307
Autismo y Síndrome de Asperger: 24, 215, 245
Autoimmune: 24, 198-202, 204
Autointoxicación: 24, 295, 311
Azúcar en sangre: 35, 83, 85, 132, 154, 172, 178, 181, 200, 202, 214, 233, 237-238, 258-259, 295-296, 316, 335-336
Barrera hematoencefálica: 215
Batido de sustitución de comida (vegano): 172
Batido de sustitución de comida: 172
Bebé: 230, 346, 350-351, 436
Bergamota: 81
Bilis: 225
Bocio: 24, 200, 237
Bolsas debajo de los ojos: 24
Bradicardia (ritmo cardíaco lento): 209
Bronquial: 160, 307
Bronquitis: 24, 74, 81, 93, 99, 113, 115, 126, 130, 135, 163, 182, 288, 304, 307
Bulimia: 24, 191, 329-330
Bursitis: 24, 74

Cabello: 25, 95, 119, 124, 127, 134, 193, 198, 201, 242, 266-268, 271, 284, 318, 399
Cabello frágil: 25, 267
Cabello grasoso: 97
Cabello seco y quebradizo: 25
Calambres en las piernas o dolores crecientes: 25
Calambres y espasmos musculares: 81, 94, 97, 101, 105, 113, 117, 125, 131, 194, 228, 233, 279, 280-281
Cálculos biliares: 25, 224
Cálculos renales: 25, 109, 333
Calentamiento: 196, 208, 262, 273-274, 279, 300
Callos: 25, 268
Calmante: 143, 189, 193, 208, 222-223, 231, 237, 244, 252, 256, 273, 276, 283, 295, 300, 324, 328, 433
Calores repentinos: 44, 87, 121, 144, 157-158, 164
Calvicie: 25, 267, 319
Cáncer (cervical): 25, 310
Cáncer (células de Hurtle de tiroides): 27, 310
Cáncer (de colon): 25, 310
Cáncer (de garganta): 26, 310
Cáncer (de hueso): 26, 310
Cáncer (de la boca): 26, 310
Cáncer (de la piel): 27, 310
Cáncer (del cerebro): 25, 310
Cáncer (de lengua): 26, 310
Cáncer (del hígado): 25, 310
Cáncer (de mama): 26, 310
Cáncer (de ovarios): 26, 310
Cáncer (de próstata): 27, 310
Cáncer (de pulmón): 27, 310
Cáncer (de tiroides): 27, 310
Cáncer (de vejiga): 26, 310
Cáncer (folicular detiroides): 26, 310
Cáncer (linfático): 26, 310
Cáncer (pancreático): 26, 310
Cáncer (uterino): 27, 310
Cáncer: 322, 439
Candida: 27, 203-206, 212, 267, 288, 316
Candidiasis vaginal: 27, 204
Cansado: 253
Capilares rotos: 27, 208
Cápsulas blandas de mezcla desintoxicante: 174
Cápsulas blandas de mezcla digestiva: 177
Cápsulas blandas de mezcla estacional: 176
Cápsulas blandas de mezcla protectora: 180
Cápsulas blandas de mezcla reparadora: 182
Cápsulas blandas metabólicas: 178
Cápsulas blandas para limpieza gastrointestinal (GI en inglés): 178
Carcinoma: 310
Carcinoma de las células basales: 27
Cardiopatía congénita: 27
Cardiotónico: 208, 318, 433
Cardamomo: 84
Caries: 27, 89, 115, 159, 288, 322
Carminativo: 222, 231, 328, 433
Casia: 85
Caspa: 27, 97, 115, 192-193, 268
Cataratas: 27, 73, 283
Cedro: 86
Celulitis: 28, 217, 264, 268, 296, 301
Chinches : 28, 436
Ciática: 28, 103, 111, 197, 285
Cicatrices: 98-99, 103, 107, 128, 131, 136, 142, 267
Cicatrizante: 117
Cilantro: 87
Ciprés: 88
Circulación (deficiente): 28, 89, 133, 150, 153, 161, 197, 209, 211, 268, 280,
Circulación renal: 333

Cirrosis: 28, 223
Cistitis (infección de la vejiga): 45, 262
Citofiláctico: 267, 310, 433
Citotoxicidad (cytotoxicity): 103, 115, 441
Citronela: 151, 162
Clamidia: 265
Clavo: 89
Coágulo sanguíneo: 28
Codo de tenista: 28, 248
Colágeno (pérdida): 268, 280
Cólera: 28, 262, 264
Colesterol: 28, 79, 83, 91, 100, 148, 154, 209, 211, 439
Cólico: 28, 73, 91, 99, 101, 105, 111, 113, 139, 137, 147, 224, 288
Colitis: 29, 146, 147, 222
Colon: 25, 223, 311
Colonia: 156, 189-190, 318, 399, 437
Columna vertebral calcificada: 29
Coma: 29, 2013, 215
Comer en exceso: 29, 256, 295, 329
Comezón: 29, 132
Complejo celular de aceites esenciales: 263
Complejo de aceite esencial omega (vegano): 259
Complejo de aceite esencial omega: 259
Complejo de energía y resistencia: 175
Complejo de fitoestrógeno: 208
Complejo de polifenol: 180
Complejo desintoxicante: 193
Complejo de vitalidad celular: 171
Complejo nutritivo óseo: 177
Concentración (pérdida o escasez): 29, 145, 204, 243, 245-246, 260
Condromalacia de rótula: 29
Conducto lacrimal: 29, 192, 285, 304, 308
Confianza (falta de): 29, 252-253, 274
Confusión: 29, 84, 139, 141, 150, 204, 209, 213, 244-245, 260
Congestión: 29, 74, 84, 93, 97-98, 101, 103, 105, 109-110, 120, 133, 163, 194, 218, 238, 265, 288, 304, 307
Congestión del bazo: 261
Congestión del hígado: 224
Congestión linfática: 197, 208, 265
Congestión sinusal: 29, 194, 288, 303
Conjuntivitis (ojos colorados): 30
Conjuntivitis: 29, 104, 115, 122, 262, 265, 288, 306
Conmoción: 30, 97-98, 111, 115-116, 194
Conmoción cerebral: 30, 197, 213, 215
Conteo de espermas, bajo: 319
Conteo insuficiente de glóbulos blancos: 265
Control de la vejiga: 30
Convalescencia: 30
Convulsiones: 30, 97, 103, 129, 144, 213, 215, 279, 288, 439
Cortes: 30, 95, 107, 115, 191, 267-268, 288, 301
Corteza de canela: 340-341
Costra láctea: 30, 288-289, 351
Crecimiento muscular: 268
Crup: 30, 304, 308
Cuello uterino: 25, 230, 311, 313
Cuidado de la piel: 165
Daño en los nervios: 144, 197, 228
Daño por radiación: 30, 262, 311
Decongestivo: 88, 433, 440
Defensa probiótica: 174
Degenaración macular: 31
Demencia: 31, 103, 213, 439
Dental: 46, 89, 288, 320

THE ESSENTIAL life 443

Depresión: 31, 75, 137, 140, 204, 233-234, 238, 252, 256, 260, 274, 316, 325-326, 331, 397, 439
Depresión posparto: 31, 169, 232, 316
Dermatitis: 152, 268, 351
Dermatitis del pañal: 31, 288
Dermatitis Esquistosomiásica: 31
Dermatofítico: 89, 101, 134
Dermatología: 86, 115, 121
Derrames cerebrales: 89, 103, 143, 443
Desarrollo cerebral: 280
Desengrasante: 108-109
Desequilibrio de cortisol: 31, 237
Desequilibrio químico: 32, 215, 245
Desgarro perineal: 32, 83, 397
Deshidratación: 32, 197, 224, 331
Desinfectante: 93, 345, 349, 406-407
Desintoxicación: 32, 146, 174, 193, 216-220, 314
Desintoxicación de la sangre: 217
Desintoxicante: 146, 208, 222, 237, 259, 433
Desmayo: 32, 208-209, 256, 300-301
Desodorante: 267, 354, 399, 433
Desodorantes: 354
Desorden afectivo estacional: 32
Después de la afeitada: 318
Destilación: 9-10
Detergente: 409
Deterioro de la columna vertebral: 32, 248
DHEA: 238
DHT (dihidrotestosterona): 319
Diabetes: 32, 85, 105, 125, 202, 258-259, 440-441
Diabetes gestacional: 32
Diarrea: 32, 125, 147, 172-173, 201, 223-224, 412
Dientes, decolorados: 33, 307
Dieta: 203, 315
Dificultades de aprendizaje: 33, 245
Difteria: 33, 304
Digestiva e intestinal: 147, 221-225
Disentería: 33, 116, 222
Disfagia (dificultad al tragar): 33, 225, 321
Disfunción cerebral focal: 33, 276
Disfunción eréctil: 33, 318
Dismenorrea: 33, 314, 316
Disnea: 307
Distracción: 33, 213
Distrofia miotónica: 33, 279
Distrofia muscular: 33, 279
Diurética: 433
Diverticulitis: 33, 222, 224
Dolor crónico: 34, 228, 276
Dolor de cabeza: 34, 143, 194, 197, 228, 256, 259-260, 274, 285, 288, 304, 316, 322
Dolor de cuello: 34, 279-280
Dolor de dentición: 34, 288
Dolor de espalda: 34, 233, 279
Dolor de garganta: 34, 105, 110, 115, 182, 191, 226, 240, 265, 306, 321
Dolor de muela: 34, 322
Dolor de oído: 34, 77, 111, 265, 288-289, 304
Dolor de pecho: 34, 230
Dolor e inflamación: 226-229, 248
Dolor en las articulaciones: 34, 179, 198, 413
Dolor en las espinillas: 35, 248
Dolor en los huesos: 35
Dolores de crecimiento: 35, 279, 288
Dolores fantasma: 35, 228, 283
Dolor estomacal o de barriga: 288
Dolor muscular: 35, 74, 84, 93, 126, 195, 201, 229, 279, 281

Dolor neural: 263
Dolor o rigidez de espalda: 34, 333
Dolor y espasmos menstruales: 35
Duelo: 35, 128, 252-253
E. Coli: 35
Eccema: 35, 81, 86, 115-117, 120, 125, 299
Edema: 35, 74, 88, 101, 160, 209, 233, 296, 333
Edificante: 148, 231, 237, 244, 252, 256, 273, 287, 295, 433
Ejercicio: 35, 163, 196
Ejercicios preliminares para preparación muscular: 56
Embarazo, trabajo de parto y lactancia: 230-235
Embarazo: 36, 231-232, 267, 301, 416
Emmenagogue: 433
Encías: 36, 86, 322
Endometriosis: 36, 88, 129, 274, 314, 316
Endorfinas: 337-338
Endurecimiento de las arterias: 36, 28
Enebro: 191
Eneldo: 90
Energizante: 190, 196, 231, 244, 252, 279, 328, 433
Energía y vitalidad: 240-242
Enfermedad, de manos, pies y boca: 287-288
Enfermedad cardiovascular: 36, 208
Enfermedad celíaca: 36, 202
Enfermedad de Addison: 36, 202, 237
Enfermedad de Alzheimer: 36, 103, 131, 180, 213, 354, 440
Enfermedad de Buerger: 36
Enfermedad de Creutzfeldt-Jakob: 36, 213
Enfermedad de Crohn: 36, 147, 200, 202, 221-222
Enfermedad de Grave: 37, 202, 238
Enfermedad de Hashimoto: 37, 200, 202, 237
Enfermedad de Hodgkin: 37, 310
Enfermedad de Huntington: 37, 202, 213, 285
Enfermedad de las encías: 37, 321-322
Enfermedad de Legg-calve-perthes: 37, 287
Enfermedad del legionario: 37, 262
Enfermedad de Lou Gehrig: 37, 213
Enfermedad de Lyme: 37, 183, 262-263
Enfermedad de Paget: 37, 248
Enfermedad de Raynaud: 37, 208, 211
Enfermedad hepática: 222
Enfermedad inflamatoria intestinal: 38
Enfermedad pericárdica: 38, 208
Enfisema: 38, 304
Enfoque: 38, 136, 145, 184, 186, 213, 204, 243-244, 246
Enfoque y concentración: 201, 243-246
Entumecimiento: 38, 201, 209, 228, 280, 283, 285
Enuresis (mojar la cama): 38, 88
Envenenamiento por plomo: 38, 217
Enzimas alimentarias: 170
Epilepsia: 38, 149, 213
Episiotomía: 234
Erliquiosis: 38, 262
Eructo: 224
Escarabajos: 403
Escarlatina: 38, 287
Esclerodermia: 38, 202

Esclerosis múltiple: 39, 127, 283, 285
Escoliosis: 39, 248
Escorbuto: 39, 121, 241, 265
Esguinces: 39, 105, 107, 113, 125, 279
Esguinces y tensión muscular: 113, 125, 299
Esofagitis: 39, 222
Espasmo muscular: 39, 73, 77, 197, 279, 325
Espasmos (menstruación dolorosa): 39, 88, 101, 105, 131, 224, 280
Espasmos abdominales: 39, 194
Espina dorsal bífida: 39, 246, 248
Espinillas: 152
Espondilitis anquilosante: 39, 248
Esquizofrenia: 39, 213
Estabilizadora: 149, 276
Estado de ánimo y comportamiento: 251-254
Estenosis de la arteria renal: 40, 208
Esteroidal: 40, 433
Estimulante: 189-190, 213, 222, 237, 241, 244, 252, 259, 262, 283, 433
Estimulante digestivo: 222, 433
Estornudo: 194, 307
Estreñimiento: 146, 147, 160, 201, 223-224, 232-234, 238, 288, 327
Estrés: 40, 74, 79, 81, 99, 106-107, 109, 111, 121-122, 134, 136-137, 139-140, 155, 149, 164-165, 190, 197, 202, 245, 254-257, 276-277, 321, 325, 329
Estrías: 40, 98, 103, 124, 136, 142, 232-233, 267, 269, 296, 396
Estrógeno (desequilibrio): 31, 173, 252, 314, 316, 319
Eucalipto: 92, 304, 332
Exfoliante: 270, 352-353, 395
Expectorante: 287, 304, 433
Faringitis estreptocócica: 123, 262, 265
Fascitis plantar: 40, 248
Fatiga: 40, 77, 84, 93, 99, 126-127, 134, 137, 141, 147, 154, 159, 194, 197, 204, 233, 238, 245, 256, 260, 274, 280, 285, 326
Fatiga Adrenal: 40, 135, 146
Fatiga crónica: 40, 147, 159, 194, 241, 279
Fatiga mental: 40, 77, 84, 126, 141, 146, 213, 215, 245
Fatiga muscular de la espalda: 40, 279
Fatiga nerviosa: 40, 283
Fatiga y debilidad muscular: 74, 93, 133, 279
Fertilidad: 95, 315
Fibrilación: 40, 208
Fibromas: 40, 314, 316
Fibromialgia: 41, 143, 276, 279-280, 440
Fibrosis quística: 41, 304
Fiebre: 41, 73, 84, 93, 107, 116, 119, 262, 265, 288-289
Fiebre del dengue: 41, 262
Fiebre del heno: 41, 193-194
Fiebre Q: 41, 262
Fiebre reumática: 41, 265
Fitoestrógeno: 176, 193, 208, 252, 256, 295, 314-315, 324, 328
Fitomedicina: 439
Flatulencia: 42, 101, 147, 173, 225
Flebitis: 41, 209
Flujo de orina (deficiente): 41, 316, 332-333
Flujo sanguíneo: 77, 85, 88, 93, 119, 125, 150, 153, 164, 181, 207, 209, 211, 215, 222, 226, 241, 251, 258, 279, 332

Forúnculos: 41, 264, 267, 269
Fractura de hueso: 41, 105
Fractura por estrés: 195
Frustración: 137, 226, 246, 253
Frío (temperatura corporal): 209, 264, 329
Galactagogue: 314, 433
Gangrena: 41, 209
Gargarizar: 159
Gases: 42, 87, 91, 122, 125, 132, 179, 187
Gástrico: 225
Gastroenteritis: 42, 225, 265, 287
Gastrointestinal: 178, 202, 217, 221, 310
Gaultería: 94
Geranio: 95
GERD: 38
Gérmenes: 126, 264-265, 308
Giardia: 42, 222, 293
Gingivitis: 42, 321
Glaucoma: 42, 283
Gonorrea: 265
Gota: 42, 202, 223, 248, 396, 436
Grano franés: 96
Gripe: 42, 74, 83, 93, 105, 115, 125-126, 134, 155, 159, 225, 262, 264-265, 288-289, 306, 414
Gusanos: 42, 292-293
Gusto, pérdida: 42, 308
H. Pylori: 42
Halitosis: 42, 224, 321-322
Hambre: 101, 224, 238, 296, 329
Helicriso: 98
Hematoma: 42, 208-209, 280, 301
Hemocromatosis: 42, 222
Hemofilia: 43, 208
Hemorragia: 43, 208
Hemorragia nasal: 301, 304
Hemorragia uterina: 43
Hemorroides: 43, 209, 225, 233, 269, 274, 316, 332
Hepatitis: 43, 202, 225, 262, 265
Heridas: 43, 79, 89, 98, 102, 114, 143, 152, 260, 264, 267, 269-270, 300, 331
Hernia: 43, 222, 225, 267, 269, 280
Hernia de disco: 43, 248
Herpes: 43, 284, 440
Herpes labial: 43, 265, 267, 322
Herpes simple: 43, 198, 262, 265, 440
Hidratación: 34, 196, 216, 238, 266, 294, 313
Hidrocefalia: 43, 213
Hiedra venenosa: 44, 267, 301
Hierbabuena: 99
Hierba limonera: 100
Hígado: 25, 37, 87-88, 95, 146, 154, 161, 177, 194, 202, 206, 222, 224-225, 311, 412, 414
Hinchazón: 44, 87, 91, 147, 194, 209, 225, 232-233, 268, 296, 322, 397
Hinojo: 101
Hiperactividad: 44, 139, 145, 241, 244-246
Hiperglucemia: 30, 259
Hiperlipidemia: 110, 439
Hipernea: 44
Hiperplasia Prostática Benigna: 44, 317
Hipersexualidad: 31, 276
Hipersomnia: 44, 324
Hipertensivo: 433
Hipertensión: 56, 89, 91, 97, 107, 113, 116, 137, 208, 210
Hipertiroidismo: 44, 237-238
Hipo: 44, 100, 288, 304, 308
Hipoglucemia: 30, 44, 258-259
Hipotensión: 56, 134, 208, 210
Hipotensor: 300, 433

444 | SUPLEMENTARIO

Hipotermia: 44, 299-300
Hipotiroidismo: 44, 100, 238
Hipotálamo: 237, 251, 275, 327, 334
Histeria: 44, 97, 148, 252
Hombro congelado: 44, 94, 250, 279
Hongos: 45, 51, 144, 159, 161, 192, 204, 269, 288, 403, 407
Hongos en las uñas: 203
Hongos en los dedos de los pies: 45, 211, 285
Hormonas: 95, 129, 137, 156, 158, 174, 181, 236, 238, 316, 319
Hueso (reparación): 177, 250, 311
Hueso roto: 45, 197, 248, 250
Humor: 25, 204, 252, 256, 260, 274, 440
Ictericia: 45, 127, 146, 222, 225, 288-289
Ictiosis vulgar: 45, 267
Impotencia: 45, 128, 137, 253, 274, 318-319, 329
Impulso sexual: 157-158
Impétigo: 45, 267, 269
Incienso: 102
Incontinencia: 45, 88, 134, 161, 332-333
Índice emocional: 340
Indigestión: 45, 87, 91, 99, 122, 147-148, 222, 224-225
Infección: 45, 74-75, 94, 115, 123, 134, 146, 159, 160-161, 204, 209, 233-234, 262, 265, 269, 274, 293, 304, 307-308, 319
Infección de la vejiga (cistitis): 45, 262, 316
Infección del oído: 46, 115, 304
Infección del tracto urinario (UTI en inglés): 46, 74, 94, 123, 134, 146, 430
Infección del uréter: 46, 204
Infección dental: 46, 288
Infección en el pecho: 46, 262
Infección por estafilococo: 46, 115, 123, 262
Infección por hongos de la piel: 45, 161, 204
Infección por Shigella: 46, 262
Infección renal: 46, 332
Infertilidad: 116, 139, 314, 316, 318-319
Inflamación: 46, 82, 102, 118, 143, 152, 194, 202, 204, 209, 224-225, 269, 280-281, 285, 304, 307, 316, 329
Inflamación del iris: 46, 283
Influenza: 42, 163
Inmunoestimulante: 433
Insecticida: 433
Insolación: 46, 299
Insomnio: 46, 81, 97, 111, 121-122, 129, 131, 136, 165, 201, 256, 325-326
Insuficiencia cardíaca: 47
Insulina: 132, 144, 151, 154, 258-260
Integridad de los vasos sanguíneos (rotura, escasez o debilidad): 209
Integumentario: 266-271
Intestinal: 202, 221-225, 287
Intimidad: 272-274, 406
Intolerancia a la lactosa: 47, 193
Intolerancia al frío: 238
Intoxicación alimentaria: 47, 222, 225, 301
Intranquilidad: 47
Ira: 47, 246, 252, 289, 329
Jardinería: 402-403
Jazmín: 104
Jengibre: 105
Jeringa: 13, 357
Jet lag (descompensación horaria): 47, 149, 241, 324-325

Juanetes: 47, 250
Labios: 47, 194, 267, 288
Lactancia: 47, 87, 230-235
Lactobacilo acidófilo: 323
Laringitis: 47, 308, 321-322
Latigazo cervical: 47, 280
Lavado y enjuague bucal: 322, 354-355
Lavanda: 106
Laxante: 222, 433
Lepra: 265
Lesión (ósea, de cartílago, del tejido conectivo, muscular): 47, 197, 248
Lesión cerebral: 47, 213, 215, 276, 325
Lesión del cartílago: 48, 197, 248
Lesión del tejido conectivo: 48
Lesiones cerebrales: 103
Leucemia: 48
Levadura: 48, 134, 204-205, 225, 274, 289, 314
Libido: 48, 150, 156-158, 160-161, 314, 318
Ligamentos: 100, 153, 197, 250
Lima: 110
Limpiador: 178, 433
Limón: 108
Linfoadenitis mesentérica: 48
Linfoma: 48
Lipoma: 48, 310
Liquen nítido: 48, 267
Listeria: 46, 262
Llagas y úlceras en la boca: 99, 113, 124, 269, 322, 329
Llanto: 253
Llanto de bebé: 48, 287
Lombrices intestinales: 48, 293
Lumbago: 49, 279
Lunares: 49, 267, 269
Lupus: 49, 143, 202
Mal de movimiento: 49, 105, 182, 225, 301
Mal de Parkinson: 49, 213, 280
Mal olor corporal: 49
Mala absorción: 61
Malaria: 49, 265, 292
Malestar: 77, 84, 101, 105, 117, 119-120, 122, 183, 202, 224, 256, 307, 326
Manchas de la edad: 49, 267
Manos, pies y extremidades frías: 49,
Manzanilla romana: 111
Mareo: 49, 208-209, 215, 225, 238
Masaje: 153, 222-223, 429
Masticable para niños: 237
Mastitis: 49, 234
Meditación: 78, 103, 120, 131, 142, 149, 160
Mejorana: 112
Melaleuca: 114
Melanoma: 50, 310
Melatonina: 32, 237, 325
Melisa: 116
Memoria: 50, 105, 110, 118, 127, 134, 150, 204, 215, 245-246, 326
Mengua o pérdida de energía: 132, 167, 178
Meningitis: 50, 262
Menopausia: 50, 101, 121, 129, 150, 157, 314, 316, 440
Menorragia (excesivo sangrado): 50, 314-315
Menstruación: 39, 99, 101, 128, 150, 314, 316, 329
Mesotelioma: 50, 310
Metabolismo (lento): 50, 85, 154, 170, 172, 178, 222, 296, 298
Mezcla alentadora: 141, 244, 276
Mezcla antienvejecimiento: 142, 239
Mezcla calmante: 143, 244, 276
Mezcla compleja celular: 144, 213, 237, 259
Mezcla de la alegría: 140, 276

Mezcla de limpieza para la piel: 152, 210
Mezcla de perfume para mujeres: 158
Mezcla desintoxicante: 127, 146, 193, 213, 222, 237, 262
Mezcla digestiva: 147, 193, 222
Mezcla edificante: 148, 162
Mezcla estabilizadora: 149, 276
Mezcla inspiradora: 150, 208
Mezcla mensual para mujeres: 157, 315
Mezcla metabólica: 154, 199, 222
Mezcla navideña: 155
Mezcla para hombres: 156
Mezcla para la concentración: 145, 213, 244
Mezcla para la tensión: 164
Mezcla para masaje: 153, 208, 222
Mezcla protectora: 159, 193, 259, 262
Mezcla purificadora: 151, 193, 208, 259, 262
Mezcla reconfortante: 160
Mezcla renovadora: 161
Mezcla reparadora: 181
Mezcla repelente: 162, 300
Mezcla respiratoria: 163, 193
Mezcla tranquilizante: 165
Mezcla vigorizante: 166, 252
Miastenia Grave: 50, 279
Micción (dolorosa/frecuente): 50, 260, 332-333
Micción nocturna: 50
Microbicida: 89, 134, 438
Mielitis transversa: 51, 213
Mielofibrosis: 51, 248
Migraña: 51, 77, 99, 107, 113, 119, 155, 164, 224, 228-229, 256, 279-280, 285, 316, 440
Miocardiopatía : 208
Miopatías inflamatorias: 51, 202, 279
Miositis corporal: 51, 279
Mirra: 120
Moco: 51, 108-109, 120, 125, 193, 307
Moho u hongos: 51
Mononucleosis: 51, 262
Mordeduras de serpientes: 51, 300
Moretones: 288, 415
Morfología anormal de un espermatozoide: 51, 318
Mosquito: 54, 124, 300-301, 403
Mucolítico: 204, 433
Muebles: 74, 109
Músculos adoloridos: 51, 281
Músculos magullados: 51, 279
Naranja silvestre: 121
Narcolepsia: 51, 213, 326
Nardo: 122
Nariz: 52, 208, 304
Náuseas: 52, 77, 97, 99, 101, 105, 122, 132, 147, 194, 196-197, 222-223, 225, 232-233, 260, 285, 301-302, 322, 333,
Náusea matutina: 52, 147, 232, 397
Nervine: 433
Nerviosismo: 52, 91, 97, 121, 127, 139, 145, 165, 252, 260
Neumonía: 52, 93, 123, 163, 304, 308
Neuralgia: 52, 94, 280, 283-285
Neuralgia trigeminal: 52, 283
Neuritis: 52, 283
Neuroblastoma: 81
Neurodegenerativa: 37
Neuropatía: 52, 153, 259, 283
Neuroprotector: 433
Neuropéptidos: 334-335
Neurotoxinas: 198, 251
Neurotónico: 433
Neurotransmisor: 32, 173, 188, 334, 336

Niebla cerebral: 52
Niguas: 52, 300-301
Niños: 286-290
Obesidad: 52, 154, 238, 256, 295-296
Oído de nadador: 52
Ojos (bolsas bajo los ojos): 24, 267-268, 285
Ojos (escozor): 285, 288
Ojos (hinchados): 53
Ojos (secos): 53, 201, 304
Ojos: 30, 193-194, 210, 285, 308
Olfato (pérdida): 53, 119, 193
Oncología: 103, 115, 120, 439, 441
Orégano: 123
Orzuelo: 53, 304
Osgood-Schlatter: 37, 248
Osteoartritis: 53, 248
Osteomielitis: 53, 248
Osteoporosis: 53, 248
Ovarios: 88, 101, 311-312, 316
Ovicida: 113, 137, 444
Ovulación: 53, 128, 314, 316
Pachulí: 124
Padrastro: 337
Palpitaciones: 53, 97, 116, 208, 210, 260
Páncreas: 83, 88, 95, 206, 217, 222, 225, 237-238, 259, 296, 311
Pancreatitis: 53, 84, 113, 237-238
Pánico: 24, 252, 254
Paperas: 53, 262
Parálisis: 53, 209, 265, 280, 283, 285
Parálisis de Bell: 53, 127, 283
Parásitos: 54, 100-101, 111, 123, 133, 159, 161, 215, 217, 225, 265, 291-292, 298
Paratiroides: 237
Partículas flotantes: 54
Parvovirus: 38, 287
Patógenos: 73, 78, 159, 178, 180-181, 198, 203, 205, 221, 226, 261, 292, 304
Pelvis: 333
Pérdida de cabello: 127, 134, 201, 267
Pérdida olfativa: 54, 193
Perfume: 104, 150, 157-158, 165-166, 254, 277
Perineo: 233, 397
Pesadillas: 79, 276-277, 325
Peso: 124, 135, 146, 154, 206, 294-298, 327-328
Pesticidas: 10, 192, 216, 309, 421
Pezones (dolor): 234, 397
Pica: 54, 328
Picadura de abeja: 54, 300
Picadura de avispa: 54, 111, 300
Picadura de mosquitos: 54, 300-301
Picaduras: 77, 111, 117, 288, 301
Picaduras de arañas: 302
Picaduras de garrapata: 54, 293, 300-301
Picaduras de insectos: 54, 111, 124, 151, 194, 288, 300-301
Pie de atleta: 55, 115, 123, 197, 204, 269
Pie equinovaro: 55
Piel (grasosa): 55, 152
Piel (problemas): 62, 142, 152, 204, 210, 240, 260, 270
Piel (seca): 55, 288
Piel (úlceras): 67, 267
Piel agrietada: 55, 267
Piel seca: 55, 288, 329
Pies hinchados: 55
Pimienta negra: 125
Piojo : 55, 110, 115, 292, 301
Piorrea: 55, 321
Placa: 55, 210, 322
Pleuresía: 55, 304

Polimiositis: 55, 279
Polio: 55, 262
Pólipo nasal: 56, 304
Pólipos: 56, 163, 225, 307, 310
Porfiria: 56, 283
Poros obstruidos: 56, 267
Preeclampsia: 56, 233
Presencia de sangre o pus en la orina: 331
Presión sanguínea: 56, 194, 197, 210, 258, 331, 433, 441
Primeros auxilios: 299-302
Proapoptópico (proapoptoic): 84, 440
Probióticos: 218, 360, 387
Problemas de equilibrio: 56, 208
Problemas del corazón: 57, 83
Problemas del corazón o del ritmo cardíaco: 282
Problemas digestivos: 100, 141, 183, 200, 202, 221, 251, 255, 260, 299, 313, 329, 334, 336
Problemas respiratorios: 57, 78, 91, 304
Producción y calidad de plaquetas en glóbulos rojos: 202
Progesterona: 135, 233, 316
Prolapso de la válvula mitral: 57, 210
Próstata: 27, 88, 102, 161, 203, 206, 311, 318-319
Prostatitis: 57, 318
Proyecciones en los huesos: 57
Psoriasis: 57, 79, 81, 86, 98, 115, 204, 206, 267-268, 288
Pubertad: 57, 237
Pubertad precoz: 57, 237
Pulgas: 57, 293, 413, 437
Pulmones: 85, 306
Purificador: 310, 332, 433
Quelación: 98, 314
Quemadura de sol: 57, 269, 288
Quemadura por viento: 408
Quemaduras: 57, 267, 269, 288, 301
Queratosis actínica: 57, 267
Queratosis pilar: 315
Quinta enfermedad: 287
Quiste de ovario: 58, 248
Quiste ganglionar: 58, 248
Quistes: 58, 248, 267, 314, 316
Quiste sebáceo: 58, 267
Rasguños: 299
Ravensara: 126
Reacción a la sensibilidad química múltiple: 58, 193
Reacción por sensibilidad química: 58, 193, 262
Rechinamiento de dientes: 58, 256, 285, 288, 325
Recién nacidos: 323
Recuperación del entrenamiento: 58
Reflexología: 430-431
Reflujo infantil: 58, 288
Reflujo ácido: 58, 222, 225
Refrescante: 140, 155-156, 241, 244, 433
Regeneración del tejido: 433
Regenerativa: 279, 310, 433
Relajante: 131, 155, 164, 189, 208, 237, 276, 433
REM: 323
Repelente de insectos: 58, 162, 267, 300-301, 433, 441
Resaca: 58, 135, 164, 190, 217
Resfrío (común)/gripa: 58, 74, 93, 105, 115-116, 121, 134, 154, 208, 210, 264, 288
Resistencia: 59, 175, 199, 259-260, 310
Restaurativa: 241, 433
Retención de líquidos: 59, 85, 101, 124, 209

Retinitis pigmentosa: 59, 283
Reumatismo: 59, 73-74, 77, 94, 109, 123, 248, 250, 279
Revitalizadora: 433
Rigidez: 59, 139, 148, 196-197, 245, 250, 279-280
Rigidez muscular: 59, 197, 279
Rinitis: 59, 304
Riñones: 59, 73, 87, 100, 135, 333
Rodillas: 23, 246, 259
Romero: 127
Ronquido: 59, 304, 308, 325, 304, 308, 325
Rosa: 314
Rosácea: 59, 267, 283
Rosácea ocular: 59, 283
Roséola: 59, 287
Rubefaciente: 273, 433
Rubéola: 59, 262, 265
Salud bucodental: 83
Salud cardiovascular: 171, 207-208, 216, 267
Salud celular: 103, 148, 162, 187, 221, 309-312
Salud de la mujer: 313-316, 332
Salud del hombre: 276, 317-319
Salud del útero: 79, 135, 233, 311, 316
Salud emocional: 340
Salud oral: 60, 159, 291, 320-326
Salud y refuerzo cerebral: 159
Salvia esclarea: 244
Sándalo: 213
Sangrado: 60, 98, 120, 210, 225, 233, 301, 307, 314, 322
Sarampión: 60, 262
SARM: 60, 115, 123, 134
Sarnas: 60
Sarpullido: 60, 115, 122, 132, 193, 288
SDRA: 60, 304
Sedativo: 96, 276, 287, 433
Semilla de cilantro: 132
Senos fibroquísticos: 60, 314
Senos paranasales: 75, 129, 136, 192, 233, 315
Sensibilidad al humo: 194
Septicemia: 60
Sibilancia: 194, 307
SIDA: 60, 262, 264
Sífilis: 265
Síndrome de abstinencia: 60
Síndrome de alimentación nocturna: 60, 328
Síndrome de Cushing: 61, 237
Síndrome de dolor pélvico: 61, 314
Síndrome de Down: 61, 213
Síndrome de hipersensibilidad eléctrica: 61
Síndrome de intestino irritable (IBS en inglés): 222
Síndrome de intestino permeable: 61, 222
Síndrome de la Guerra del Golfo: 61, 276
Síndrome de Marfan: 61, 208
Síndrome de ovario poliquístico (PCOS en inglés): 61, 314
Síndrome de pierna inquieta: 61, 153
Síndrome de QT Largo: 61, 208
Síndrome de Schmidt: 61, 202, 237
Síndrome de Sjogren: 62, 202
Síndrome de Stevens-Johnson: 62, 267
Síndrome de Tourette: 62, 283
Síndrome de Turner: 62, 237
Síndrome de vaciamiento rápido: 61
Síndrome premenstrual (PMS en inglés): 62, 157, 168-169, 313-314
Sinusitis: 62, 74, 86, 93, 105, 119, 163, 304
Sistema endocrino: 227, 244

Sistema esquelético: 313-316
Sistema inmunológico y linfático: 259
Sistema linfático: 153-154, 261, 311
Sistema límbico: 273-275
Sistema muscular: 283-286
Sistema nervioso: 287-290
Sistema respiratorio: 307
Sobrecalentamiento: 62, 196
Somnolencia: 260, 326
Sonambulismo: 62, 325
Staphylococcus: 60, 100, 110, 115, 121, 438
Sudoración: 97, 260
Sudor nocturno: 62, 144
Sueño: 23, 155, 163-165, 233, 260, 274, 288, 317, 323-326
Suministro de leche (escaso): 47, 63, 232
Suplemento de nutrientes de alimentos completos: 182
Suplemento en polvo de frutas y vegetales: 177
Suplemento líquido de omega-3: 179
Tabletas de mezcla protectora: 199
Tabletas para la respiración: 180
Tangerina: 133
Taquicardia: 63, 160
Técnica del toque de aceite: 14
Temor: 63, 97, 137, 149
Tendinitis: 63, 113, 197, 279
Tendones: 100, 280
Tenosinovitis de De Quervain: 63, 279
Tensión (músculo): 63, 75, 89, 113, 164
Testosterona: 63, 319
Tétano: 63
Tifoidea: 63, 262
Tímpano perforado: 63, 307
Tiña: 63, 265, 267, 269, 319
Tiña inguinal: 63, 197, 319
Tinnitus: 64, 98
Tiroides: 89, 100, 120, 144, 206, 208, 237-239
Tiroiditis, silenciosa: 64, 237
TMJ (Disfunción de la articulación temporomandibular): 64
Tomillo: 134
Tónico: 199, 208, 267, 279, 310
Tónico para el sistema circulatorio: 210
Toronja: 135
Tos: 64, 75, 194, 227, 288, 304, 306, 308
Tos ferina: 64, 288, 304
Toxemia: 64
Toxicidad: 64, 215, 217, 296
Toxicidad de metales pesados: 64, 215, 217
Toxicidad en la sangre: 64, 217
Toxicidad hepática: 217
Trabajo de parto: 64, 129, 157, 231, 233
Trabajo de parto prematuro: 64, 235
Trastorno bipolar: 65, 213, 276
Trastorno de ansiedad social: 65, 235
Trastorno de apego reactivo (RAD en inglés): 65
Trastorno de estrés postraumático (PTSD en inglés): 65
Trastorno de la Ingesta Restrictiva de Alimento por Evitación: 65
Trastorno del procesamiento auditivo: 65
Trastorno de movimiento periódico de extremidades: 65
Trastorno de oposición desafiante: 65
Trastorno de purga: 65

Trastorno de rumiación: 65, 328
Trastorno dismórfico del organismo: 65
Trastorno muscular metabólico: 66
Trastorno obsesivo compulsivo: 66
Trastorno por atracón: 66, 328
Trastornos alimenticios: 327-330
Trastornos mentales: 173
Trastornos neuromusculares: 66, 279
Trauma: 103, 116, 149, 165, 279, 301, 322
Trauma emocional: 66, 252
Trauma por abuso: 66
Trombosis: 208, 210
Trombosis de vena profunda: 66, 208
Tuberculosis: 66, 123, 136
Tularemia: 66, 262
Tumor: 66, 100, 103, 131, 144, 441
Túnel carpiano: 88, 113, 123
Úlcera duodenal: 66, 225
Úlcera gástrica: 66, 225
Úlcera péptica: 67
Úlceras diabéticas: 67, 259
Úlceras en las piernas: 66, 210
Úlceras por presión: 67
Úlceras varicosas: 67, 210, 267, 269
Urticaria: 67, 115, 119, 193-194, 288
Uña encarnada: 67, 226
Uñas: 67, 204, 267-268, 271
Uñas quebradizas: 67, 267-268
Uveítis: 67
Vaginitis: 67, 314
Varicela: 67, 110, 262
Vasoconstrictor: 433
Vasodilatador: 208, 433
Vejiga (hiperactiva): 68, 311
Venas inflamadas en el rostro: 208
Venas varicosas: 68, 208, 210-211, 233, 269
Venenos: 194, 267, 301
Vermicida: 292, 433
Vermífugo: 204, 433
Verrugas: 68, 267, 269-270, 288
Verrugas genitales: 68, 267, 319
Verrugas plantares: 68, 267
Vértigo: 68, 105, 116, 208, 210, 215
Vesícula biliar: 125, 135, 154, 217, 222, 225
Vetiver: 136
Vigorizante: 166, 433
VIH: 60, 262, 264
Viral: 116, 225, 265, 287, 304
Virus: 68, 78, 89, 114, 120, 123, 134, 144, 262, 265, 285, 308
Virus de Epstein-Barr: 68
Virus del papiloma humano: 39
Virus estomacal: 42
Visión (borrosa): 68, 210, 260, 283, 285
Visión (deficiente, problemas): 68, 210, 283, 285
Vitíligo: 68, 136, 202, 267, 269
Vómito: 68, 85, 97, 99, 194, 197, 225, 288, 443
Voz ronca: 68, 321
VSR (virus sincitial respiratorio): 69
Xenoestrógenos: 69, 217, 316
Xeroftalmia: 69, 283
Yara yara: 43
Ylang ylang: 137
Zoonosis: 265